医学概論　Ⅰ

医用電気電子工学　Ⅱ

医用機械工学　Ⅲ

生体物性材料工学　Ⅳ

# 臨床工学技士
# ブルー・ノート
## 基礎編

編集 見目恭一 埼玉医科大学 保健医療学部 医用生体工学科 教授

MEDICAL VIEW

本書では，厳密な指示・副作用・投薬スケジュール等について記載されていますが，これらは変更される可能性があります．本書で言及されている薬品については，製品に添付されている製造者による情報を十分にご参照ください．

**Blue Note for Clinical Engineers**
(ISBN 978-4-7583-1465-7 C3347)

Editor : Kyoichi Kenmoku

2013. 9.30　1st ed

©MEDICAL VIEW, 2013
Printed and Bound in Japan

**Medical View Co., Ltd.**
2-30 Ichigayahonmuracho, Shinjyukuku, Tokyo, 162-0845, Japan
E-mail　ed@medicalview.co.jp

# 編集の序

　臨床工学技士業務は呼吸・循環・代謝の代行装置の運転と院内ME機器の保守管理である。それを記す臨床工学技士法は1987年に公布され，翌年11月には第1回の国家試験が実施された。臨床工学技士が誕生して約25年が経過した現在，資格者数は延べ32,559名となっている（2013年3月時点）。

　臨床工学技士養成校における教育カリキュラムは3,000時間の時間制で開始し，2004年から総単位93の単位制に変更された。最初の国家試験出題基準は1995年9月に作成され，1999年8月一部改訂，2004年3月にはカリキュラム変更に伴う新たな出題基準が作成された。臨床の場では，医療機器やシステムの高度化・多様化に伴い安全な操作・運用，管理の専門の知識・技術習得がより必要視され，医療スタッフと目的・情報を共有し，業務分担，連携・補完して医師と共に包括的医療を提供する「チーム医療」が求められている。

　このようななか，臨床工学技士は新たに①人工呼吸器装着患者の喀痰などの吸引業務，②動脈留置カテーテルからの採血業務が可能となった。さらに「臨床工学技士業務指針」に代わり「臨床工学技士業務指針2010」が策定された。また，医療安全管理体制の拡充，院内感染防止対策，医薬品の安全使用，医療機器の安全使用のために医療法，薬事法が改定され医療機器安全管理者の設置が義務化し，多くの施設で臨床工学技士がその任を担うようになっている。

　我々を取り巻く環境が大きく変化するなか，臨床工学技士に求められる能力として，①生命維持管理装置の操作保守管理に関する知識・技能，②高度化・多様化する医療技術対応能力を有しチーム医療を効果的に推進する能力，そして，③安全性を確保したうえでの業務遂行力，が挙げられるであろう。これに対処すべく「平成24年版国家試験出題基準」が作成され，平成25年（2013年）3月の国家試験から適応されている。

　ここまで臨床工学技士誕生からの変遷を辿った。医療施設において臨床工学技士を配置する要望は高まるばかりだが，それと同時に，求められる能力も日増しに高まっているのが現状である。これから国家試験を受ける皆さんには，資格取得後の活躍がおおいに期待されているのである。

　さて，本書は学生さんにとって最大の難関ともいえる国家試験の対策本である。内容は新出題基準に準拠している。メジカルビュー社が刊行している一連の『ブルー／イエロー・ノート』シリーズを踏襲し，国家試験出題傾向に基づきながら最低限おさえるべき必要項目を簡潔に解説している。写真やイラストを多く取り入れ，わかりやすい紙面構成を心がけた。執筆は各専門領域の先生方にお願いした。

　本書『臨床工学技士　ブルー・ノート　基礎編』は専門基礎科目である「医学概論」，「医用電気電子工学」，「医用機械工学」，「生体物性材料工学」で構成し，臨床工学技士として必須な工学的，医学的な知識を得るための集大成本である。同時刊行予定の『イエロー・ノート　臨床編』と併用すれば，出題範囲すべてをカバーできる。

　また，国家試験対策のみならず講義の予習復習のサブテキストとしても有用な内容である。さらに，臨床でも役立つ知識を収めているので，資格取得後も活用できると考えている。

　発刊に当たりご尽力頂きましたメジカルビュー社スタッフの皆様に御礼を申し上げたい。

2013年9月

埼玉医科大学 保健医療学部 医用生体工学科

見目恭一

# 執筆者一覧

## 編　集

見目恭一　　埼玉医科大学 保健医療学部 医用生体工学科 教授

## 執筆者(掲載順)

大野良三　　埼玉医科大学 保健医療学部 学部長・教授

野寺　誠　　埼玉医科大学 保健医療学部 健康医療科学科 准教授

小林　浩　　埼玉医科大学 保健医療学部 医用生体工学科

脇田政嘉　　埼玉医科大学 保健医療学部 医用生体工学科 講師

鈴木正彦　　埼玉医科大学 保健医療学部 健康医療科学科 教授

山下芳久　　埼玉医科大学 保健医療学部 医用生体工学科 准教授

木村美智代　埼玉医科大学 保健医療学部 健康医療科学科 講師

村田栄子　　埼玉医科大学 保健医療学部 健康医療科学科 教授

田邊一郎　　埼玉医科大学 保健医療学部 医用生体工学科 准教授

戸井田昌宏　埼玉医科大学 保健医療学部 医用生体工学科 教授

駒形英樹　　埼玉医科大学 保健医療学部 医用生体工学科 講師

加藤綾子　　埼玉医科大学 保健医療学部 医用生体工学科 講師

中島孔志　　埼玉医科大学 保健医療学部 医用生体工学科 講師

下岡聡行　　埼玉医科大学 保健医療学部 医用生体工学科 教授

若山俊隆　　埼玉医科大学 保健医療学部 医用生体工学科 准教授

## 企画協力

福士政広　　首都大学東京 健康福祉学部 放射線学科 教授

# CONTENTS

略語一覧..................................................xiv
用語アラカルト＋補足一覧..................................xx
本書の特徴と活用法........................................xxvi

## I 医学概論 .................................... 1

### 臨床工学に必要な医学的基礎

■ **1 医学概論** ......................【大野良三】 2
- 医の倫理.................................................2
- 医療の質の確保...........................................8
- 医療事故の防止..........................................10
- 社会と医療..............................................14

■ **2 公衆衛生** ........................【野寺 誠】17
1. **公衆衛生の概念** ...................................17
   - 健康の定義...........................................17
   - 環境作用と環境形成作用...............................17
   - 疾病発生の考え方.....................................17
   - 障害の定義...........................................17
2. **疫学と衛生統計** ...................................18
   - 疫学の意義と調査方法.................................18
   - 人口静態統計.........................................20
   - 人口動態統計（人口動態統計と疾病，障害統計）.........21
3. **保健活動** .........................................23
   - 予防医学の概念.......................................24
   - 感染症の予防対策.....................................25
   - 精神保健.............................................28
   - 母子保健.............................................28
   - 老人保健.............................................29
   - 学校保健.............................................29
   - 産業保健.............................................29
   - 保健・医療・福祉・介護の施設と機能...................30
4. **健康保持増進** .....................................31
   - 健康増進対策.........................................32
   - 健康診断と健康管理...................................32
   - 生活習慣病...........................................33
   - 特定健康診査・特定保健指導...........................34
5. **社会保障制度** .....................................35
   - 社会福祉，社会保険，医療保険.........................35
   - 国民医療費...........................................36
6. **生活環境** .........................................36
   - 大気.................................................38
   - 水...................................................39
   - 放射線...............................................41
   - 騒音と振動...........................................41
   - 廃棄物処理...........................................42
   - 住居.................................................42
   - 公害.................................................43
   - 食品の安全性.........................................45

■ **3 関係法規** ........................【小林 浩】46
1. **臨床工学技士法** ...................................46
   - 臨床工学技士の業務...................................46
   - 名称独占と業務独占...................................46
   - 守秘義務.............................................46
   - 医師の指示の下での生命維持管理装置の業務.............46
2. **医師法** ...........................................47
   - 医師の任務...........................................47
   - 医師法の要点.........................................47
   - 守秘義務.............................................47
3. **保健師助産師看護師法（保助看法）** .................48
   - 保健師・助産師・看護師の業務.........................48
   - 助産師の応召義務.....................................48
   - 名称独占と業務独占...................................48
   - 守秘義務.............................................48
4. **医療法** ...........................................49
   - 医療法の制度趣旨と主要内容...........................49

- ●地域医療支援病院と特定機能病院………49
- ●医療の安全の確保………49
- ●医療機器の保守点検の外部委託………49
- 5 **薬事法(医療機器・医薬品)**………50
  - ●医療機器………50
  - ●医薬品………50
  - ●薬事法の要点………50
  - ●医療機器に関する薬事法の項目………50
- 6 **健康増進法**………51
  - ●国民健康・栄養調査………51
  - ●保健指導………51
  - ●受動喫煙(他人のたばこの煙を吸う)の防止………51
- 7 **感染症に関する法律(感染症法)**………52
  - ●感染症法の変遷………52
  - ●医師の届出………52
  - ●対象となる感染症………52
- 8 **廃棄物処理法**………53
  - ●産業廃棄物と一般廃棄物………53
  - ●マニフェストシステム………53
  - ●感染性廃棄物の処理………53
  - ●バイオハザードマーク………53
- 9 **毒物及び劇物取締法(毒劇法)**………54
  - ●毒物………54
  - ●劇物………54
  - ●毒物又は劇物の表示………54
  - ●毒性区分………54
- 10 **臓器の移植に関する法律(臓器移植法)**………55
  - ●基本的理念………55
  - ●臓器の摘出………55
  - ●臓器提供意思カード(ドナーカード)………55

## 4 生化学の基礎　【脇田政嘉】56
- ●生体物質………56
- ●生体内の物質代謝………65
- ●エネルギー代謝………66
- ●ビタミン………66
- ●微量元素………67

## 5 薬理学の基礎　【鈴木正彦】70
- ●薬物の投与経路………70
- ●主な適用法の特徴………71
- ●薬物の体内動態………73
- ●薬物の効果………77
- ●薬効を規定する因子………78

## 6 病理学概論　【山下芳久】81
- 1 **病理学**………81
  - ●病理学とは………81
  - ●病因………81
  - ●病気の種類………82
- 2 **組織細胞障害とその修復**………83
- 3 **代謝障害**………85
  - ●タンパク質代謝障害………86
  - ●含水炭素代謝障害………86
  - ●脂質代謝障害………86
  - ●無機物代謝障害………86
  - ●色素代謝障害………87
- 4 **循環障害**………87
  - ●充血………88
  - ●うっ血………88
  - ●虚血………88
  - ●血栓症………88
  - ●塞栓症………88
  - ●出血………89
  - ●梗塞………89
  - ●水腫………89
  - ●高血圧症………90
  - ●ショック………90
- 5 **炎症**………91
  - ●炎症の組織変化………91
  - ●炎症の原因………91
  - ●炎症に関与する細胞………92
  - ●慢性炎症………92
- 6 **感染症**………93
  - ●感染症成立に必要な要素………94
  - ●菌交代現象………94
- 7 **免疫異常**………95
  - ●免疫担当細胞………96
  - ●液性免疫………96
  - ●細胞性免疫………97
  - ●アレルギー………97
  - ●自己免疫疾患………97
  - ●移植………97
  - ●免疫不全症候群………98
- 8 **腫瘍**………98
  - ●腫瘍の定義………99

- ●腫瘍の構成成分 …………………… 99
- ●腫瘍の分類 ………………………… 99
- ●癌腫の組織型 ……………………… 100
- ●異型性と分化度 …………………… 100
- ●発癌の要因 ………………………… 101
- ⑨ 先天異常 …………………………… 102
  - ●奇形とは …………………………… 102
  - ●奇形発生の形式 …………………… 103
  - ●奇形の分類 ………………………… 103
  - ●染色体異常を伴う先天性疾患 …… 103
- **7 臨床検査** ………………【木村美智代】104
  - ① 臨床検査 …………………………… 104
    - ●臨床検査 …………………………… 104
  - ② 検体検査 …………………………… 104
    - ●検体検査 …………………………… 104
    - ●一般検査 …………………………… 105
    - ●血液検査 …………………………… 105
    - ●臨床化学検査 ……………………… 106
    - ●免疫血清検査 ……………………… 107
    - ●輸血・移植検査 …………………… 109
    - ●微生物検査 ………………………… 110
    - ●病理検査 …………………………… 110
    - ●遺伝子検査 ………………………… 111
  - ③ 生理検査 …………………………… 112
    - ●生理検査 …………………………… 112
    - ●機能検査 …………………………… 112
    - ●画像検査 …………………………… 113

**人体の構造および機能**　【村田栄子，田邊一郎】

- **1 生物学的基礎** ………………………… 114
  - ●細胞の構造 ………………………… 114
  - ●細胞の機能 ………………………… 119
  - ●細胞の増殖 ………………………… 122
  - ●組織 ………………………………… 124
  - ●体液 ………………………………… 125
  - ●血漿浸透圧 ………………………… 126
- **2 身体の支持と運動** …………………… 127
  - ●骨 …………………………………… 127
  - ●筋 …………………………………… 132
- **3 呼吸** …………………………………… 138
  - ●呼吸器の構造 ……………………… 138

- ●呼吸機能 …………………………… 140
- ●肺循環 ……………………………… 145
- **4 心臓の収縮と血液の拍出** …………… 147
  - ●心臓，血管の構造 ………………… 148
  - ●心臓の収縮と血液の拍出 ………… 150
  - ●刺激伝導系 ………………………… 150
  - ●心電図の基礎 ……………………… 151
  - ●心周期と心機図 …………………… 151
  - ●心電図の実際 ……………………… 154
  - ●血液の循環 ………………………… 156
  - ●リンパ ……………………………… 162
- **5 血液** …………………………………… 166
  - ●血漿の成分 ………………………… 167
  - ●血球成分 …………………………… 168
  - ●血液の凝固と線維素溶解 ………… 172
- **6 腎・泌尿器** …………………………… 174
  - ●腎・泌尿器の構造 ………………… 174
  - ●尿生成のメカニズム ……………… 176
  - ●腎由来生理活性物質 ……………… 178
  - ●腎クリアランス …………………… 178
  - ●尿の貯蔵と排尿 …………………… 180
  - ●体液の調節 ………………………… 181
- **7 消化と吸収** …………………………… 184
  - ●消化器の構造 ……………………… 185
  - ●消化管の機能 ……………………… 188
  - ●肝臓の機能 ………………………… 191
- **8 内臓機能の調節** ……………………… 194
  - ●自律神経の種類と機能 …………… 195
  - ●内分泌 ……………………………… 197
  - ●脳下垂体 …………………………… 199
  - ●視床下部 …………………………… 200
  - ●甲状腺 ……………………………… 200
  - ●副甲状腺 …………………………… 201
  - ●副腎皮質ホルモン ………………… 201
  - ●副腎髄質ホルモン ………………… 202
  - ●膵臓から分泌されるホルモン …… 202
  - ●その他 ……………………………… 203
- **9 情報の受理と処理** …………………… 204
  - ●神経細胞（ニューロン）の基礎知識 … 205
  - ●神経系の構造と機能 ……………… 208
  - ●中枢神経の構造と機能 …………… 208
  - ●末梢神経系 ………………………… 215

- ●感覚機能……………………………217
- **10 外部環境からの防御**……………223
  - ●皮膚の構造と機能…………………224
  - ●生体の防御機能……………………225
  - ●体温とその調節……………………230
- **11 生殖，発生，老化**………………232
  - ●生殖器の構造と機能①：女性生殖器……232
  - ●生殖器の構造と機能②：男性生殖器……236
  - ●受精と胎児の発生…………………238
  - ●成長と老化…………………………241

# II 医用電気電子工学 ……………243

## 電気工学

- **1 電磁気学**………………【戸井田昌宏】244
  - 1 電界………………………………244
    - ●電界………………………………244
  - 2 磁界………………………………249
    - ●磁界………………………………249
  - 3 電磁波……………………………255
    - ●電磁波……………………………255
- **2 電気回路**………………【駒形英樹】256
  - 1 直流回路基礎……………………256
    - ●オームの法則，合成抵抗，回路の計算…256
    - ●電力，電力量，ジュールの法則…………258
    - ●電源の内部抵抗……………………258
    - ●電流計，電圧計，テスタ，
      デジタルマルチメータ………………258
  - 2 さまざまな直流回路……………260
    - ●ブリッジ回路………………………260
    - ●導線の抵抗，コンダクタンス，電流密度
      ………………………………………261
    - ●電源の直列接続・並列接続………261
    - ●キルヒホッフの法則………………262
    - ●コイル(L)やコンデンサ(C)が入った定常状
      態の直流回路………………………262
  - 3 交流基礎…………………………263
    - ●正弦波交流…………………………263
    - ●交流回路計算の分類………………264
    - ●実効値による計算…………………265
    - ●瞬時値による計算…………………265
  - 4 複素数による交流回路計算……266
    - ●複素数………………………………266
    - ●電圧(電流)と複素数の関係………267
    - ●インピーダンスと交流回路の計算……267
    - ●複素数を用いた位相差の計算……269
    - ●複素アドミタンス…………………269
  - 5 交流電力…………………………270
    - ●交流電力……………………………270
    - ●複素電力，皮相電力，無効電力…270
  - 6 共振回路…………………………271
    - ●共振…………………………………271
    - ●誘導性，容量性……………………271
    - ●共振曲線と回路のQ………………271
  - 7 フィルタ…………………………273
    - ●フィルタの役割とフィルタ回路……273
    - ●増幅度，利得，周波数伝達関数……274
    - ●フィルタの周波数特性……………275
  - 8 過渡現象…………………………277
    - ●RC回路の過渡現象………………277
    - ●RL回路の過渡現象………………277
    - ●微分回路・積分回路………………277
- **3 電力装置**………………【戸井田昌宏】280
  - ●変換器………………………………281
  - ●発電機………………………………282
  - ●電動機………………………………282
  - ●サーボモータ………………………284

## 電子工学

- **1 電子回路**………………【加藤綾子】285
  - 1 半導体……………………………285
    - ●真性半導体…………………………285
    - ●n型半導体…………………………285
    - ●p型半導体…………………………286
  - 2 ダイオード………………………287
    - ●ダイオードの構造…………………287
    - ●ダイオードの性質…………………287
    - ●ダイオードの用途…………………288
    - ●いろいろなダイオード……………288
  - 3 ダイオードを使った回路………289
    - ●半波整流回路………………………289

- ●全波整流回路……………………290
- ●ピーククリップ回路……………290
- ④ トランジスタ………………………292
  - ●トランジスタの種類……………292
  - ●バイポーラトランジスタの構造………292
  - ●FETの構造と回路記号…………293
- ⑤ バイポーラトランジスタの動作……294
  - ●トランジスタの静特性…………294
  - ●バイアス回路……………………294
  - ●エミッタ接地増幅回路の動作…295
  - ●負荷線の求め方…………………295
- ⑥ 演算増幅器（オペアンプ）…………296
  - ●オペアンプとは…………………296
  - ●理想オペアンプの条件…………296
  - ●オペアンプの回路記号…………296
  - ●オペアンプの基本的な動作……297
  - ●比較器……………………………297
  - ●負帰還……………………………298
- ⑦ オペアンプを使った回路の計算①……299
  - ●反転増幅器………………………299
  - ●非反転増幅器……………………300
  - ●バッファ…………………………301
  - ●スルーレート……………………302
- ⑧ オペアンプを使った回路の計算②……303
  - ●差動増幅器………………………303
  - ●同相信号除去比（CMRR）……304
  - ●加算回路…………………………305
- ⑨ オペアンプを使った回路の計算③……306
  - ●積分回路…………………………307
  - ●微分回路…………………………308
- ⑩ 半導体素子，センサ………………309
  - ●サイリスタ………………………309
  - ●フォトカプラ……………………309
  - ●センサ……………………………310
  - ●光センサ…………………………310
  - ●温度センサ………………………310
  - ●圧力センサ………………………310
- ■ 2 通信工学………………【中島孔志】311
  - ●通信理論…………………………311
  - ●通信方式と通信路………………312
  - ●変調方式…………………………314
  - ●アナログ通信の変調・復調方式………314
- ●デジタル通信……………………317
- ●多重化技術・多重通信方式……319

## 情報処理工学　　　　　　【中島孔志】

- ■ 1 電子計算機………………………320
  - ●ハードウェア……………………320
  - ●入力装置…………………………320
  - ●CPU………………………………321
  - ●記憶装置…………………………321
  - ●出力装置…………………………323
  - ●入出力インターフェース（I/Oインターフェース）……324
  - ●ソフトウェア……………………324
  - ●オペレーティングシステム（OS）………325
  - ●プログラミング言語……………326
  - ●ネットワーク……………………328
- ■ 2 情報処理…………………………334
  - ●10進数と2進数，8進数，16進数……334
  - ●2進化10進符号…………………337
  - ●情報表現…………………………337
  - ●文字表現…………………………338
  - ●誤り検出…………………………338
  - ●画像表現…………………………338
  - ●論理演算…………………………339
  - ●信号処理…………………………341

## システム工学　　　　　　【下岡聡行】

- ■ 1 システムと制御……………………346
  - ① システムと伝達関数モデル……346
    - ●システムとは……………………346
    - ●数学モデル………………………347
    - ●ラプラス変換……………………347
    - ●伝達関数…………………………347
  - ② システムの基本要素と伝達関数……349
    - ●比例要素…………………………349
    - ●積分要素…………………………350
    - ●微分要素…………………………350
    - ●1次遅れ要素……………………351
    - ●2次遅れ要素……………………351
  - ③ ブロック線図……………………352

- ●ブロック線図の要素……………352
- ●ブロック線図の等価変換…………352
- ●ブロックの統合による伝達関数の合成の例………………353

④ 過渡応答…………………354
- ●ステップ入力とインパルス入力………354
- ●1次遅れ系のステップ応答…………354
- ●2次遅れ系のステップ応答…………355
- ●1次遅れ系のインパルス応答………355

⑤ 周波数応答………………356
- ●周波数伝達関数……………356
- ●周波数伝達関数とベクトル線図……356
- ●ボード線図…………………357
- ●1次遅れ系の周波数応答……………357
- ●2次遅れ系の周波数応答……………358

⑥ システムの安定性…………359
- ●極と安定性…………………359

⑦ フィードバック制御系………360
- ●フィードバック結合の信号の流れと伝達関数………………360
- ●一般的なフィードバック制御系と温度制御の構成例……………361
- ●フィードバック制御系の特徴………361

⑧ PID制御……………………362
- ●PIDコントローラー…………362
- ●比例動作・積分動作・微分動作の効果…363

# III 医用機械工学　【若山俊隆】365

## 医用機械工学

### ■1 力学の基礎…………366

① 力のつり合い……………366
- ●力の分解……………366
- ●力の合成……………366
- ●力の合成に関する問題………367

② 位置・速度・加速度……367
- ●ボールの投げ上げと投げ下ろし……367
- ●放物線運動…………368

③ ニュートンの運動法則……369
- ●ニュートンの運動法則………369

④ 運動方程式………………370
- ●運動方程式…………370
- ●束縛運動……………370

⑤ 等速円運動………………371
- ●等速円運動…………371

⑥ モーメント………………372
- ●モーメントの計算…………372
- ●モーメントのつり合い………373
- ●力のつり合い………373

⑦ エネルギー………………374
- ●代表的な力学的エネルギー…374
- ●力学的エネルギー保存則……374

⑧ 機械的振動………………375
- ●合成バネ定数………375
- ●単振動・減衰振動・強制振動…376

### ■2 材料力学…………377

① 応力・ひずみ・フックの法則…377
- ●応力とひずみ………377
- ●せん断応力とせん断ひずみ…377
- ●フックの法則………378

② 応力ひずみ線図…………379
- ●応力ひずみ線図……379
- ●専門用語……………380

③ 応力集中と安全率………380
- ●応力集中……………381
- ●安全率………………381

④ 粘弾性……………………382
- ●弾性要素と粘性要素………382
- ●粘弾性体のモデル…………382
- ●粘弾性体の時間特性………383

### ■3 流体力学…………384

① 圧力………………………384
- ●ゲージ圧と絶対圧…………384
- ●パスカルの原理……………384

② 流体の種類と性質………385
- ●流れの種類…………386

③ 連続の式とベルヌーイの定理…386
- ●連続の式……………386
- ●ベルヌーイの定理…………387

④ ニュートンの粘性法則…388
- ●ニュートンの粘性法則……388

⑤ ハーゲン・ポアゼイユの法則…389

- ●ハーゲン・ポアゼイユの法則……………390
- ●管路抵抗……………………………………390
- 6 レイノルズ数……………………………391
  - ●レイノルズ数………………………………391
- ■ 4 生体における流体力学……………………392
  - 1 血液の流体特性………………………392
    - ●血液の流れ：血管が太く，流速が大きい場合 ……………………………………………392
    - ●血液の流れ：血管が細く，流速が小さい場合 ……………………………………………392
  - 2 血圧………………………………………393
    - ●血圧の時間波形……………………………393
    - ●重力による血圧測定の影響………………394
  - 3 脈波伝搬速度(PWV)…………………395
    - ●脈波伝搬速度………………………………395
- ■ 5 波動と音波・超音波………………………397
  - 1 縦波と横波……………………………397
    - ●縦波と横波…………………………………397
  - 2 波動の式………………………………398
    - ●波動の式……………………………………398
  - 3 音の三要素……………………………399
    - ●音の三要素…………………………………399
  - 4 定常波…………………………………400
    - ●定常波(定在波)……………………………400
  - 5 音響インピーダンス…………………401
    - ●音響インピーダンス………………………401
  - 6 減衰と指向性…………………………402
    - ●超音波の減衰特性と指向性………………402
  - 7 ドップラー効果………………………403
    - ●ドップラー効果……………………………403
  - 8 キャビテーション……………………405
    - ●キャビテーション…………………………405
  - 9 弾性波速度……………………………406
    - ●弾性波速度…………………………………406
- ■ 6 熱と気体……………………………………407
  - 1 ボイル・シャルルの法則……………407
    - ●ボイル・シャルルの法則…………………407
    - ●理想気体の状態方程式……………………408
    - ●絶対温度と絶対零度………………………408
  - 2 全圧と分圧……………………………409
    - ●分圧の法則…………………………………409
  - 3 気体の溶解……………………………410

- ●ヘンリーの法則……………………………410
- 4 比熱と熱量……………………………411
  - ●熱量…………………………………………411
  - ●熱量保存則…………………………………411
- 5 伝熱の種類……………………………412
  - ●伝熱の種類…………………………………412
  - ●ステファン・ボルツマンの法則…………413
- 6 熱力学の法則…………………………413
  - ●熱力学第一法則……………………………413
  - ●エンタルピー………………………………414
  - ●熱膨張………………………………………414
  - ●熱力学第二法則……………………………414
- 7 等圧・等積変化と等温・断熱変化…415
  - ●等圧変化……………………………………415
  - ●等積変化……………………………………415
  - ●等温変化……………………………………416
  - ●断熱変化……………………………………416
- 8 熱機関と熱効率………………………417
  - ●熱機関のサイクル…………………………417

# Ⅳ 生体物性材料工学……………419

## 生体物性　　　　　【下岡聡行】

- ■ 1 生体組織の物性の特徴……………………420
  - ●各種工学における物性の理想化…………420
  - ●生体物性の特異性(生体だけにみられる性質ではないことに注意)……………………421
  - ●受動特性と能動特性………………………421
  - ●物理的エネルギーと医療…………………421
- ■ 2 生体の受動的電気特性……………………422
  - ●細胞レベルの電気特性モデルと異方性…422
  - ●電気特性モデルと周波数依存性…………423
  - ●周波数分散特性……………………………424
  - ●各生体組織と導電率………………………425
- ■ 3 生体の能動的電気特性……………………426
  - ●静止電位……………………………………427
  - ●脱分極………………………………………427
  - ●オーバーシュート…………………………427
  - ●再分極………………………………………427
  - ●過分極(後過分極)…………………………427

- ●不応期…………………………………427
- ●無髄神経………………………………428
- ●有髄神経………………………………428
- ●基電流とクロナキシー………………429

### 4 生体と電磁界…………………………430
- ●生体の能動作用に基づく磁気現象……430
- ●受動的な生体磁気現象………………430
- ●生体磁気現象の強度…………………430
- ●電磁界・電磁波の影響………………431

### 5 生体軟組織の機械的性質：応力－ひずみ特性
　…………………………………………432
- ●細胞外マトリックス…………………432
- ●応力－ひずみ関係の非線形性………432
- ●異方性…………………………………433
- ●非圧縮性………………………………434
- ●粘弾性…………………………………434

### 6 血液の機械的特性：粘性………………436
- ●血液の非ニュートン性………………436
- ●ずり速度の影響………………………436
- ●血管内径の影響………………………437

### 7 生体組織の音響特性……………………438
- ●音波・超音波…………………………438
- ●音速……………………………………438
- ●音響インピーダンス…………………438
- ●減衰……………………………………439
- ●音響特性の組織依存性………………439

### 8 放射線とその種類………………………441
- ●電離作用………………………………441
- ●放射線の分類…………………………442
- ●$\alpha$線……………………………………442
- ●$\beta$線……………………………………443
- ●中性子線………………………………443
- ●$\gamma$線……………………………………443
- ●X線……………………………………444

### 9 放射線の諸量と単位……………………446
- ●放射能…………………………………446
- ●照射線量………………………………446
- ●吸収線量………………………………446
- ●等価線量………………………………446
- ●RBE……………………………………447
- ●実効線量………………………………447
- ●半減期…………………………………448

### 10 放射線の生体への影響…………………449
- ●DNAの損傷……………………………449
- ●細胞の放射線感受性…………………450
- ●組織・臓器の放射線感受性…………450
- ●急性障害………………………………450
- ●晩発障害………………………………451
- ●胎児の被曝……………………………451
- ●体内被曝………………………………451

### 11 生体の熱特性……………………………452
- ●熱の産出………………………………452
- ●熱の伝達………………………………453
- ●熱の放散………………………………453
- ●熱輻射…………………………………453
- ●蒸散……………………………………454
- ●対流……………………………………454
- ●熱伝導…………………………………454

### 12 生体組織と温度…………………………455
- ●体温の変化……………………………455
- ●局所的な変化…………………………455

### 13 生体組織における光の吸収・散乱・反射…457
- ●皮膚への光の入射と反射・散乱……457
- ●生体組織における光の減衰…………457
- ●光のエネルギー………………………458
- ●生体組織中の光（電磁波）の速度……459

### 14 光の波長と生体組織に対する影響……460
- ●光を吸収する生体物質………………460
- ●紫外線の分子レベルでの作用………462
- ●紫外線の皮膚に対する作用…………462
- ●紫外線の眼球に対する作用…………463
- ●可視光の作用…………………………463
- ●赤外線の作用…………………………463
- ●レーザーの作用………………………464

### 15 生体内の受動的物質輸送の物理………465
- ●対流……………………………………465
- ●拡散（受動拡散，単純拡散）の原理……465
- ●濾過……………………………………466
- ●浸透……………………………………467
- ●イオン流………………………………467

### 16 生体組織の受動的物質輸送現象………468
- ●ガスの交換（肺，末梢）………………468
- ●血液中の酸素と二酸化炭素…………468
- ●浸透圧による水の移動………………469

- ●腎臓における物質移動……………………470
- **17 細胞膜における物質輸送**……………471
  - ●脂質2重層と受動的な物質透過…………471
  - ●担体(膜タンパク質)による輸送…………471
  - ●チャネルによる輸送……………………471
  - ●キャリアによる輸送……………………472
  - ●トランスポーター(イオンポンプ)による輸送
    ………………………………………………472
  - ●エンドサイトーシス(食作用・飲作用)とエキソサイトーシス(開口放出・開口分泌)…473

## 医用材料　【脇田政嘉】

- **1 医用材料の条件**………………………474
  - ●医用材料に求められる基本条件(必要条件)
    ………………………………………………474
  - ●医用材料の滅菌………………………475
  - ●滅菌による材料の変性…………………477
- **2 安全性テスト**…………………………478
  - ●物性試験…………………………………478
  - ●溶出物試験………………………………478
  - ●生物学的試験……………………………479
  - ●無菌試験…………………………………482
- **3 相互作用**………………………………483
  - ●医用材料と生体との相互作用…………483
  - ●ショック…………………………………483
  - ●炎症………………………………………483
  - ●血栓………………………………………484
  - ●医用材料による血小板反応と血液凝固反応の惹起……………………………………485
  - ●壊死………………………………………486
  - ●アレルギー………………………………486
  - ●創傷治癒…………………………………486
  - ●器質化，被包化…………………………487
  - ●溶血………………………………………487
  - ●補体………………………………………487
- **4 医用材料の種類**………………………489
  - ●金属材料…………………………………489
  - ●無機材料…………………………………490
  - ●高分子材料………………………………491
  - ●生体弁……………………………………496
  - ●再生工学…………………………………497

- **5 材料化学の結合**………………………499
  - ●イオン結合………………………………499
  - ●共有結合…………………………………499
  - ●金属結合…………………………………501
  - ●水素結合…………………………………501
  - ●ファンデルワールス力…………………501

索引……………………………………………504

# 略語一覧

## A

| | | | |
|---|---|---|---|
| ACTH | adrenocorticotropic hormone | 副腎皮質刺激ホルモン | 199 |
| ADH | antidiuretic hormone | 抗利尿ホルモン | 199 |
| ADP | adenosine diphosphate | アデノシン-二リン酸 | 484 |
| ADSL | asymmetric digital subscriber line | 非対称デジタル加入者線 | 330 |
| AD変換 | analog-digital | | 341 |
| AFP | $\alpha$-fetoprotein | $\alpha$フェトプロテイン | 101 |
| AIDS | acquired immunodeficiency syndrome | 後天性免疫不全症候群 | 98 |
| ALT | alanine aminotransferase | アラニンアミノトランスフェラーゼ | 106 |
| ALU | arithmetic and logic unit | 算術論理演算装置 | 321 |
| AM | amplitude modulation | 振幅変調 | 314 |
| ANS | autonomic nervous system | 神経系 | 208 |
| APTT | activated partial thromboplastin time | 活性化部分トロンボプラスチン時間 | 106 |
| ASK | amplitude shift keying | 振幅偏移変調 | 318 |
| AST | asparate aminotransferase | アスパラギン酸アミノトランスフェラーゼ | 106 |
| ATP | adenosine 5'-triphosphate | アデノシン5'-三リン酸 | 66 |

## B

| | | | |
|---|---|---|---|
| BBB | blood brain barrier | 脳関門 | 74 |
| BCDコード | binary coded decimal code | | 337 |
| BMP | bitmap | | 339 |
| BMR | basal metabolic ratio | 基礎代謝率 | 231 |
| BPSK | binary phase-shift keying | 二位相偏移変調 | 318 |
| BUN | blood urea nitrogen | 血中尿素窒素 | 106 |

## C

| | | | |
|---|---|---|---|
| CDMA | code division multiple access | 符号分割多重 | 319 |
| CEA | carcinoembryonic antigen | 癌胎児性抗原 | 101 |
| CK | creatine kinase | クレアチンキナーゼ | 107 |
| CMRR | common-mode rejection ratio | 同相信号除去比 | 304 |
| CNS | central nervous system | 中枢神経系 | 208 |
| CPU | central processing unit | 中央処理装置 | 320 |
| CRD | current regulative diode | 定電流ダイオード | 288 |
| CRH | corticotropin-releasing hormone | 副腎皮質刺激ホルモン放出ホルモン | 200 |
| CRT | cathode ray tube | 陰極線管 | 323 |
| CSMA/CD | carrier sense multiple access with collision detection | 搬送波感知多重アクセス/衝突検出方式 | 331 |
| CU | control unit | 制御装置 | 321 |

## D

| | | | |
|---|---|---|---|
| DDS | drug delivery system | 薬物伝達システム | 491 |
| DIC | disseminated intravascular coagulation | 播種性血管内凝固症候群 | 88 |
| DNA | deoxyribonucleic acid | デオキシリボ核酸 | 56, 62, 116 |
| DNS | domain name server | | 332 |
| dpi | dots per inch | 点の密度 | 323 |
| DPSK | differential phase-shift keying | 差分位相偏移変調 | 318 |
| DRAM | dynamic RAM | | 322 |
| DSL | digital subscriber line | デジタル加入者線 | 330 |

## E

| | | | |
|---|---|---|---|
| ED50 | effective dose 50% | 50%有効量 | 78 |
| EEPROM | electrically EPROM | | 322 |
| EL | electroluminescence | エレクトロルミネセンス | 323 |
| EOG | ethylene oxide gas | エチレンオキサイドガス | 476 |
| EPROM | erasable PROM | | 321 |
| ERV | expiratory reserve volume | 予備呼気量 | 143 |
| ES細胞 | embryonic stem cells | 胚性幹細胞 | 498 |

## F

| | | | |
|---|---|---|---|
| FDDI | fiber distributed data interface | | 331 |
| FDM | frequency division multiplexing | 周波数分割多重 | 319 |
| FDP | fibrin degradation products | フィブリン分解産物 | 106 |
| FET | field effect transistor | 電界効果トランジスタ | 292 |
| $FEV_{1.0}$ | forced expiratory volume 1.0(sec) | 1秒量 | 143 |
| $FEV_{1.0}\%$ | forced expiratory volume 1.0(sec)% | 1秒率 | 143 |
| FF | filtration fraction | 濾過率 | 178 |
| FFT | fast Fourier transform | 高速フーリエ変換 | 343 |
| FM | frequency modulation | 周波数変調 | 316 |
| FRC | functional residual capacity | 機能的残気量 | 143 |
| FSH | follicle stimulating hormone | 卵胞刺激ホルモン | 199 |
| FSK | frequency shift keying | 周波数偏移変調 | 318 |
| FTP | file transfer protocol | ファイル転送プロトコル | 332 |
| FTTH | fiber to the home | | 330 |
| FVC | forced vital capacity | 努力肺活量 | 143 |

## G

| | | | |
|---|---|---|---|
| GFR | glomerular filtration rate | 糸球体濾過量 | 178 |
| GH | growth hormone | 成長ホルモン | 199 |
| GIF | graphics interchange format | | 339 |
| GIH | growth hormone inhibiting hormone | 成長ホルモン抑制ホルモン | 200 |
| GIP | gastric inhibitory polypeptide | 胃抑制性ペプチド | 192 |
| GRH | growth hormone releasing hormone | 成長ホルモン放出ホルモン | 200 |
| GUI | graphical user interface | | 328 |
| GVHD | graft-versus-host reaction | 移植片宿主反応 | 98 |

## H

| | | | |
|---|---|---|---|
| H-FABP | heart type fatty acid-binding protein | ヒト心臓由来脂肪酸結合蛋白 | 107 |
| Hb | hemoglobin | ヘモグロビン | 105 |
| hCG | human chorionic gonadotropin | 絨毛性性腺刺激ホルモン | 240 |
| HPF | high-pass filter | ハイパスフィルタ | 273 |
| HPT | hepaplastin test | ヘパプラスチンテスト | 106 |
| Ht | hematocrit | ヘマトクリット値 | 105 |

## I

| | | | |
|---|---|---|---|
| IC | inspiratory capacity | 最大吸気量 | 143 |
| IH | inhibitory hormone | 抑制ホルモン | 200 |
| IMAP | internet message access protocol | | 332 |
| IP | internet protocol | | 331 |
| iPS細胞 | induced pluripotent stem cells | 人工多能性幹細胞 | 498 |
| IRV | inspiratory reserve volume | 予備吸気量 | 143 |
| ISDN | integrated services digital network | デジタル総合サービス網 | 330 |

## J

| | | | |
|---|---|---|---|
| J-FET | junction FET | 接合型FET | 292 |
| JGA | juxtaglomerular apparatus | 傍糸球体装置 | 176 |
| JPEG | joint photographic expert group | | 339 |

## L

| | | | |
|---|---|---|---|
| LAN | local area network | 構内ネットワーク | 330 |
| LCD | liquid crystal display | 液晶ディスプレイ | 323 |
| LCT | lymphocyte cytotoxicity test | リンパ細胞傷害試験 | 110 |
| LD | lactate dehydrogenase | 乳酸脱水素酵素 | 106 |
| LD50 | lethal dose 50% | 50%致死量 | 78 |
| LED | light emitting diode | 発光ダイオード | 288 |
| LET | linear energy transfer | 線エネルギー付与 | 442 |
| LH | luteinizing hormone | 黄体刺激ホルモン | 199 |
| LPF | low-pass filter | ローパスフィルタ | 273 |

## M

| | | | |
|---|---|---|---|
| MCH | mean corpuscular hemoglobin | 平均赤血球ヘモグロビン量 | 105 |
| MCHC | mean corpuscular hemoglobin concentration | 平均赤血球ヘモグロビン濃度 | 105 |
| MCV | mean corpuscular volume | 平均赤血球容積 | 105 |
| MLC | mixed lymphocyte culture | リンパ球混合培養法 | 110 |
| MODEM | modulator and demodulator | モデム | 329 |
| MOS FET | metal oxide semiconductor FET | MOS型FET | 292 |
| MP3 | mpeg audio layer-3 | | 339 |
| MPEG | motion picture expert group | | 339 |
| mRNA | messenger ribonucleic acid | メッセンジャーリボ核酸 | 62 |
| MRSA | methicillin-resistant staphylococcus aureus | メチシリン耐性黄色ブドウ球菌 | 111 |
| MUX | multiplexer | 多重化装置 | 319 |

## O

| | | | |
|---|---|---|---|
| OCR | optical character reader | イメージスキャナ | 320 |
| OMR | optical mark reader | ラインスキャナ | 320 |
| OSI | open system interconnection | | 331 |

xvii

## P

| | | | |
|---|---|---|---|
| PAM | pulse amplitude modulation | パルス振幅変調 | 317 |
| PCM | pulse code modulation | パルス符号変調 | 318 |
| PDP | plasma display panel | プラズマディスプレイパネル | 323 |
| PHS | personal handyphone system | | 330 |
| PIC | plasmin-plasmin inhibitor complex | プラスミン・プラスミンインヒビター複合体 | 106 |
| PLT | platelet count | 血小板数 | 105 |
| PM | phase modulation | 位相変調 | 317 |
| PNS | peripheral nervous system | 末梢神経系 | 208 |
| POP | post office protocol | | 332 |
| PPM | pulse position modulation | パルス位置変調 | 317 |
| PRL | prolactin | 乳腺刺激ホルモン | 199 |
| PROM | programmable ROM | | 321 |
| PSK | phase shift keying | 位相偏移変調 | 318 |
| PT | prothrombin time | プロトロンビン時間 | 106 |
| PtoP | point to point | 点対点方式 | 331 |
| PWM | pulse width modulation | パルス幅変調 | 317 |

## Q

| | | | |
|---|---|---|---|
| QAM | quadrature amplitude modulation | 直角位相振幅変調 | 319 |
| QOL | quality of life | 生活の質 | 2, 14 |
| QPSK | quadrature phase shift keying | 四位相偏移変調 | 318 |

## R

| | | | |
|---|---|---|---|
| RAID | redundant array of inexpensive disks | | 322 |
| RAM | random access memory | | 321 |
| RBC | red blood (cell) count | 赤血球数 | 105 |
| RBE | relative biological effectiveness | 生物学的効果比 | 447 |
| RCA | root cause analysis | 根本原因解析 | 11 |
| Ret | reticulocyte | 網状赤血球 | 105 |
| RH | releasing hormone | 放出ホルモン | 200 |
| RNA | ribonucleic acid | リボ核酸 | 56, 62, 116 |
| ROM | read only memory | 読み出し専用記憶装置 | 321 |
| RPF | renal plasma flow | 腎血漿流量 | 178 |
| rRNA | ribosomal ribonucleic acid | リボソームリボ核酸 | 62 |
| RV | residual volume | 残気量 | 143 |

## S

| | | | |
|---|---|---|---|
| SCR | silicon controlled rectifier | シリコン制御整流素子 | 310 |
| SCSI | small computer system interface | 小型計算機システムインタフェース | 324 |
| SMTP | simple mail transfer protocol | 簡易メール転送プロトコル | 332 |
| SNS | somatic nervous system | 体性神経系 | 208 |
| SRAM | static RAM | | 322 |
| SSD | solid state drive | | 322 |
| STP | shield twisted pair | | 328 |

## T

| | | | |
|---|---|---|---|
| TAT | thrombin antithrombin Ⅲ complex | トロンビン・アンチトロンビンⅢ複合体 | 106 |
| TCP | transmission control protocol | 伝送制御プロトコル | 331 |
| TDM | therapeutic drug monitoring | 治療薬血中濃度モニタリング | 76 |
| TDM | time division multiplexing | 時分割多重 | 319 |
| TIFF | tagged image file format | | 339 |
| TLC | total lung capacity | 全肺気量 | 143 |
| TRH | thyrotropin-releasing hormone | 甲状腺刺激ホルモン放出ホルモン | 200 |
| TSH | thyroid stimulating hormone | 甲状腺刺激ホルモン | 199 |
| TT | thrombo test | トロンボテスト | 106 |
| TV | tidal volume | 1回換気量 | 143 |

## U

| | | | |
|---|---|---|---|
| USB | universal serial bus | | 324 |
| UTP | unshield twisted pair | | 328 |

## V

| | | | |
|---|---|---|---|
| VC | vital capacity | 肺活量 | 143 |
| VIP | vasoactive intestinal polypeptide | 血管作動性腸管ペプチド | 192 |
| vWF | von Willebrand factor | フォン・ウィルブランド因子 | 484 |

## W

| | | | |
|---|---|---|---|
| WAN | wide area network | 広域ネットワーク | 330 |
| WBC | white blood (cell) count | 白血球数 | 105 |
| WDM | wavelength division multiplexing | 波長分割多重 | 319 |
| WHO | World Health Organization | 世界保健機関 | 6, 17 |
| WiMAX | worldwide interoperability for microwave access | | 330 |

# 用語アラカルト・補足　一覧

## あ

- アイントーベンの三角形……154
- アシドーシスとアルカローシスの考え方……183
- アセチルコリン……189
- 圧縮ファイル……339
- アテロコラーゲン……495
- アナフィラキシーショック……483
- アポトーシス……241
- 位相……264
- ──差……264
- 一次応答と二次応答……229
- 一酸化炭素中毒……168
- 一酸化窒素……157
- 医療機器の分類と接触時間（累積）……480
- インスリン……198
- ──と糖尿病……203
- 咽頭……185
- インバータ……280
- インピーダンス……267
- ウィーンの法則……453
- ウィルソンの中心電極とゴールドバーガーの誘導……155
- 栄養所要量……189
- エノコサイド……61
- エリスロポエチン……178
- 延伸ポリテトラフルオロエチレン……492
- 延性……489
- 塩素による消毒……39
- 嘔吐……186

## か

- 介在板……150
- 外側膝状体……217
- 解糖系……120
- 外分泌腺……197
- 蝸牛……219
- 角周波数……263
- 核小体……116
- 加算器……344
- 下垂体後葉ホルモン……199
- 下垂体前葉ホルモン……199
- ガストリン……189
- 滑液……129
- 活性化部分トロンボプラスチン時間……173
- 活動電位……122
- カテコールアミン……195
- 過渡現象（過渡状態）……277
- ──の定量的解法……278
- ガラクトース（$C_6H_{12}O_6$）……57
- 顆粒球……169
- 眼球の構造……217
- 幹細胞……171
- 関節軟骨……129
- 汗腺……224
- 肝臓の機能血管と栄養血管……187
- 肝臓の組織……187
- 肝門脈……165
- キーセルバッハの部位……139
- 基礎代謝……191
- ──と基礎代謝率……231
- 機能性高分子……491
- 共振……271
- ──曲線……271
- 共役複素数……266
- 極座標……266
- 虚数単位……266
- キルヒホッフの第一法則……262
- キルヒホッフの第二法則……262
- 近視と遠視……218
- 筋収縮機構……136
- 金属疲労……489
- 筋の肥大と萎縮……133
- 筋の名称……132
- 偶力……478
- クーロン力……499
- 矩形波……277
- 駆出期……153
- 薬の放出制御……73
- クリープ……435
- グリコーゲン……57
- グリコシド結合……58
- グルコース（$C_6H_{12}O_6$）……57
- クレアチン……136
- 頸椎……129
- 形質細胞……171
- 系統（器官系）……124

| | |
|---|---|
| 血液 | 167 |
| 血液凝固因子 | 485 |
| 血液凝固系カスケード | 173 |
| 血液尿関門 | 176 |
| 血管透過性の亢進 | 225 |
| 月経 | 233 |
| 血行力学とオームの法則 | 160 |
| 血色素 | 168 |
| 血漿 | 167 |
| 　　──中のタンパク質 | 167 |
| 血小板凝固反応 | 485 |
| 血小板反応 | 484 |
| 　　──と血液凝固反応 | 484 |
| 血清 | 167 |
| 結腸ヒモ | 187 |
| 下痢と便秘 | 186 |
| 健康食品 | 50 |
| 高圧蒸気滅菌を適用できない物質 | 475 |
| 睾丸 | 236 |
| 交感神経幹 | 195 |
| 合金 | 490 |
| 口腔 | 185 |
| 膠原線維 | 124 |
| 抗原提示 | 227 |
| 抗コリン薬 | 189 |
| 好酸球や好塩基球の役割 | 169 |
| 膠質浸透圧 | 167 |
| 甲状腺ホルモン | 200 |
| 合成インピーダンス | 267 |
| 合成抵抗 | 257 |
| 酵素反応 | 65 |
| 喉頭筋群 | 139 |
| 喉頭隆起 | 138 |
| 高尿酸血症 | 191 |
| 交流電力 | 270 |
| 呼吸中枢 | 145 |
| 鼓室 | 219 |
| 骨の形状 | 127 |
| 骨の発生 | 127 |
| 骨盤 | 130 |
| コドン | 120 |
| ゴルジ装置 | 118 |
| コレステロール($C_{27}H_{46}O$) | 61 |
| コレステロールエステル | 61 |
| コロトコフ音 | 158 |
| コロニー | 480 |
| コンダクタンス | 261 |
| コンデンサの容量と比誘電率 | 247 |

## さ

| | |
|---|---|
| 細気管支 | 140 |
| 催奇形性試験 | 482 |
| 細胞の形と大きさ | 119 |
| 細胞膜 | 114 |
| 酸・塩基平衡の反応 | 182 |
| 三層性胚盤 | 239 |
| 酸素解離曲線とボーア効果 | 144 |
| 子宮 | 234 |
| 糸球体濾過バリア | 176 |
| 死腔 | 142 |
| 刺激伝導系 | 150 |
| 視神経乳頭 | 217 |
| 耳石とクプラ | 219 |
| 磁束の単位 | 250 |
| 実効値 | 264 |
| 質量作用の法則 | 182 |
| 脂肪酸 | 61 |
| 斜角筋隙 | 133 |
| 射精のメカニズム | 239 |
| 遮断角周波数 | 275 |
| 遮断周波数 | 275 |
| 周期 | 263 |
| 絨毛性性腺刺激ホルモン | 240 |
| 自由電子 | 501 |
| 周波数 | 263 |
| 　　──伝達係数 | 274 |
| 　　──特性図 | 271 |
| ジュールの法則 | 258 |
| 受動免疫 | 229 |
| 循環器系 | 148 |
| 瞬時値 | 264 |
| 消化管ホルモン | 192 |
| 上肢の皮静脈 | 165 |
| 小脳核 | 210 |
| 小胞体 | 118 |
| 初期位相 | 264 |
| 食道 | 186 |
| 　　──の生理的狭窄部 | 186 |
| 食品衛生法 | 45 |
| 心音 | 151 |
| 心筋梗塞 | 149 |
| 心筋の活動電位の波形 | 151 |
| 神経筋接合部 | 136 |
| 神経系の発生 | 208 |
| 神経系の用語 | 208 |
| 神経の興奮 | 208 |
| 人工循環 | 161 |

xxi

| | |
|---|---|
| 人工多能性幹細胞 | 498 |
| 人工透析のシャント作成 | 161 |
| 心周期 | 151 |
| 靱性 | 490 |
| 心臓に関する用語 | 148 |
| 心電図 | 151 |
| 浸透圧の計算 | 126 |
| 振幅 | 263 |
| 心房性ナトリウム利尿ペプチド | 157 |
| 心房と心室 | 148 |
| 髄鞘 | 206 |
| 膵消化酵素 | 193 |
| 水素結合 | 62 |
| 錐体 | 217 |
| スカルパの三角 | 135 |
| スクロース($C_{12}H_{22}O_{11}$) | 57 |
| ステファン・ボルツマンの法則 | 453 |
| ステロイドホルモン | 61 |
| スパイロメーター | 142 |
| 正弦波電流 | 263 |
| 静止電位 | 122 |
| 生殖管の分化 | 239 |
| 精巣 | 236 |
| 生体活性セラミックス | 490 |
| 生体内分解性試験 | 482 |
| 生体不活性セラミックス | 490 |
| 静電気力 | 499 |
| 正のフィードバック機構 | 203 |
| 生物学的半減期 | 76 |
| 性ホルモン | 237 |
| 生命科学 | 3 |
| 咳 | 139 |
| 脊髄反射 | 210 |
| 積分の逆演算 | 350 |
| セグメント化ポリウレタン | 493 |
| 舌 | 185 |
| 赤筋と白筋 | 132 |
| セルロース | 57 |
| ──の水酸基 | 495 |
| セロトニン | 484 |
| 染色体 | 116 |
| 蠕動運動 | 188 |
| 前立腺 | 176 |
| ──肥大 | 237 |
| 増幅度 | 274 |
| 鼠径管と鼠径靱帯 | 135 |
| 塑性 | 490 |
| ソマトスタチン | 202 |

## た

| | |
|---|---|
| 体温 | 230 |
| 胎児循環 | 161 |
| 代謝 | 74 |
| ──水 | 181 |
| 大十二指腸乳頭 | 186 |
| 体循環(静脈) | 165 |
| 体循環(動脈) | 164 |
| 大食細胞 | 225 |
| 体性幹細胞 | 498 |
| 大腿三角 | 135 |
| 大脳基底核 | 209 |
| 胎盤 | 239 |
| 脱水 | 181 |
| 痰 | 139 |
| 胆汁 | 187 |
| ──酸 | 61 |
| 弾性 | 489 |
| ──線維 | 124 |
| 単糖類 | 190 |
| タンパク質の種類 | 59 |
| タンパク質の変性 | 475 |
| 単量体(モノマー) | 491 |
| 中心小体 | 118 |
| 直流電源 | 257 |
| 治療薬血中濃度モニタリング(TDM) | 76 |
| 鎮痛薬使用の考え方 | 6 |
| 抵抗 | 256 |
| ──率 | 261 |
| 定常状態 | 262 |
| デジタル変調 | 314 |
| デジタルマルチメータ | 259 |
| テスタ | 259 |
| テフロン® | 492 |
| 電圧 | 257 |
| ──計 | 259 |
| 電位 | 257 |
| 電界Eの単位 | 246 |
| 電気陰性度 | 499 |
| 電子殻 | 500 |
| 電子伝達系 | 119 |
| 電磁波の速さ | 255 |
| 展性 | 489 |
| 伝導率 | 261 |
| デンプン | 57 |
| 電離作用 | 477 |
| 電流 | 256 |
| ──計 | 258 |

| | |
|---|---|
| 電流密度 | 261 |
| 電力 | 258 |
| ──量 | 258 |
| 等温変化と断熱変化 | 416 |
| 等価回路 | 262 |
| 導体/絶縁体と電荷 | 246 |
| 導電性 | 489 |
| 等容性拡張期 | 153 |
| 等容性収縮期 | 153 |
| 特異的生体防御機構 | 227 |

## な

| | |
|---|---|
| 内尿道括約筋 | 176 |
| 内部抵抗 | 258 |
| 内分泌腺 | 197 |
| 肉芽組織 | 486 |
| 二糖類 | 190 |
| 乳ビ槽 | 163 |
| 尿 | 174 |
| 尿管の生理的狭窄部 | 176 |
| ネイピア数 | 277 |
| 熱中症 | 231 |
| ネフロン | 175 |
| 脳幹 | 209 |
| 脳室 | 208 |
| 脳脊髄液 | 208 |
| 能動免疫と受動免疫 | 229 |

## は

| | |
|---|---|
| 歯 | 185 |
| ハーゲン・ポアズイユの式 | 159 |
| ハードディスク装置 | 323 |
| 肺活量と努力肺活量 | 143 |
| 胚性幹細胞 | 498 |
| 灰白質と白質 | 209 |
| ハイパスフィルタ | 273 |
| 肺胞 | 140 |
| ──上皮細胞 | 141 |
| 発がん性試験 | 482 |
| ハムストリングス | 135 |
| パルス変調 | 317 |
| 反射 | 133 |
| バンドエリミネイトフィルタ | 273 |
| バンドパスフィルタ | 273 |
| 皮下脂肪 | 224 |
| 微小循環 | 160 |
| 皮静脈 | 165 |

| | |
|---|---|
| ヒスタミン | 484 |
| 皮相電力 | 270 |
| 必須アミノ酸と非必須アミノ酸 | 59 |
| ビット | 311 |
| 非特異的生体防御機構 | 225 |
| 泌尿器系 | 174 |
| 皮膚 | 224 |
| 表皮 | 224 |
| 表面張力 | 141 |
| 鼻涙管 | 139 |
| 貧血 | 168 |
| フィードフォワード制御系 | 362 |
| フィブリノゲン | 172 |
| フィルタ | 273 |
| 不感蒸泄 | 181 |
| 副甲状腺(上皮小体) | 201 |
| 複雑な合成抵抗の計算 | 259 |
| 副資材 | 478 |
| 副腎 | 201 |
| 複素数 | 266 |
| 複素電圧 | 267 |
| 複素平面 | 266 |
| 副鼻腔 | 139 |
| 浮腫 | 181 |
| 腐食 | 489 |
| 不対電子 | 499 |
| 不動態 | 490 |
| ブドウ糖やアミノ酸のクリアランス | 179 |
| ブラジキニン | 484 |
| プラズマ球 | 171 |
| プラスミン | 172 |
| プラチナバンド | 313 |
| ブリッジ回路 | 260 |
| フルクトース($C_6H_{12}O_6$) | 57 |
| プロトロンビン | 172 |
| ──時間 | 173 |
| プロリン | 59 |
| 吻合と終動脈 | 156 |
| 分布 | 74 |
| 分流器 | 258 |
| 分裂しない細胞と分裂し続ける細胞 | 123 |
| 平均値 | 264 |
| 平衡条件 | 260 |
| ヘーリング・ブロイウェル反射 | 145 |
| 壁細胞 | 186 |
| ペプシン | 186 |
| ヘム | 65 |
| ヘモグロビン | 168 |
| 辺縁系 | 208 |

方形波　277
紡錘体　122
補体系を構成するタンパク質　488
骨の形状　127
骨の発生　127
ポリ乳酸　493
ポリプロピレン　492

## ま

マクロファージ　225
マルトース（$C_{12}H_{22}O_{11}$）　57
ミトコンドリア　118
耳　219
味蕾　221
無菌性保証水準　482
無効電力　270
滅菌　475
メモリ　321
網膜　217
網様体　209
モールス信号　311

## や

薬物受容体　78
薬物の臨床試験　80
有効電力　270
誘導体　56
輸送　114

## ら

ラクトース（$C_{12}H_{22}O_{11}$）　57
ラプラスの式　141
ラプラス変換の定義と変換法　348
卵管　234
卵巣　233
立毛筋　224
利得　274
リボソーム　118
リン脂質　62
臨床工学技士法施行規則　46
レイノルズ数　159
レニン　178
ローパスフィルタ　273

## わ

ワルダイエルの咽頭輪　185

## 欧文

action potential　122
ADME　76
adrenal gland　201
antigen-presentation　227
apoptosis　241
ATP(adenosine 5'-triphosphate)　66
atrial natriuretic peptide　157
BMI体格指数　189
centriole　118
chorionic gonadotropin　240
chromosome　116
codon　120
$C_x(H_2O)_y$　56
dB/octave　275
DICOM　329
DNA(deoxyribonucleic acid)　116
electron transfer system　119
EOGによる生体反応の阻害　476
erythropoietin　178
ES細胞　498
glycolysis　120
Golgi apparatus　118
Gy（グレイ）　476
Hagen-Poiseuilleの式　159
hemoglobin　168
Hering-Breuer reflex　145
insulin　198
iPS細胞　498
LPFとHPFの考え方　276
mitochondria　118
mitotic spindle　122
mRNAとtRNA　120
muelin sheath　206
nervous excitation　208
NK細胞　169
NO(nitric oxide)　157
nucleolus　116
p-p値　263
placenta　239
prothrombin　172
$Q$　271
Re(Reynolds number)　159
renin　178

resting potential……………………122
reticulum……………………………118
Rh血液型不適合妊娠………………170
Rh抗原(Rh因子)……………………170
ribosome……………………………118
RNA(ribonucleic acid)……………116
SAR……………………………………431
sex hormone………………………237
specific defense system…………227
spinal reflex………………………210
stem cell……………………………171
transport……………………………114
Tリンパ球……………………………169
vascular hyperpermeability……225
$V_R$と$aV_R$の違い……………………155

## 記号

γ線……………………………………476
％肺活量………………………………143

# 本書の特徴と活用法

平成24年版国家試験出題基準の内容を踏まえ，学びやすい順序で記載しています。

冒頭のTAP&TAPに要点をまとめてあります。

専門用語は用語アラカルトにて解説しました。

おさえるべき重要な内容や国試出題頻度の高い内容を中心に，ポイントを絞った箇条書きにしています。

---

## 1 人体の構造および機能
## 生物学的基礎

**TAP & TAP**

| | | |
|---|---|---|
| ●細胞膜 | ⇒ | リン脂質2重層，機能性タンパク質（受容体，チャネル，キャリアー） |
| ●受動輸送 | ⇒ | 拡散，浸透，濾過（ATPを必要としない） |
| ●能動輸送 | ⇒ | $Na^+$－$K^+$ポンプ（ATPを必要とする） |
| ●核 | ⇒ | 遺伝子を司る司令塔。DNA（4種類の塩基配列からなる2重らせん構造） |
| ●嫌気性解糖 | ⇒ | 細胞質内で糖を分解してピルビン酸へ→2個のATP産生 |
| ●好気性解糖 | ⇒ | ミトコンドリア内で酸素を使って，二酸化炭素と水に分解→30個以上のATP産生 |
| ●静止電位 | ⇒ | －70mV，細胞外は$Na^+$，細胞内は$K^+$が多い |
| ●活動電位 | ⇒ | ＋20～40mV，$Na^+$と$K^+$が，$Na^+$－$K^+$ポンプを使って一時的に入れ替わる現象 |
| ●細胞の増殖 | ⇒ | 有糸分裂と減数分裂 |
| ●染色体 | ⇒ | DNAがコンパクトに折りたたまれた状態。ヒトでは23対（22対の常染色体と1対の性染色体）からなる |
| ●組織 | ⇒ | 上皮組織（腺組織を含む），支持・結合組織，筋組織，神経組織 |
| ●ヒトの体液量 | ⇒ | 体重の約60％が水分，細胞内液（40％），細胞外液（20％） |
| ●浸透圧 | ⇒ | 血漿浸透圧と膠質浸透圧 |

### 細胞(cell)の構造
●ヒトは約60兆個の細胞の集まりで細胞は生命の最小単位である。

**■細胞膜(cell membrane)**[*1]
●大部分が**リン脂質の2重構造**からなり，ところどころにタンパク質が埋め込まれている（図1）。
●タンパク質は，細胞外のホルモンや化学伝達物質と結合する**受容体**や，アミノ酸輸送などを行う**キャリアー(担体)**，水溶性分子や電解質などが通過する**チャネル**など多彩な機能を担っており，**機能性タンパク質**とよばれる。
●細胞膜を通過するには，**受動輸送**と**能動輸送**[*2]の2種類がある（図2，3）。受動輸送は，エネルギーを使用しない自然界の物理法則に従うもので，**拡散，浸透，濾過**の3種類がある。能動輸送は，物質の濃度勾配に逆らって物質が移動するので，エネルギーを必要とする。
●細胞膜には，細胞内外のイオンを入れ替えるチャネル機能がある。イオンの入れ替えにはエネルギーを必要とするので，$Na^+$－$K^+$ポンプとよばれる。

**用語アラカルト**

*1 細胞膜
形質膜ともいう。厚さ5nm。リン脂質の親水部を外側に向け，内部に疎水性を向けておくと，親水性の薄い膜ができる。細胞の種類によっては，微絨毛（microvilli）や線毛（cilium），鞭毛（flagellum）をもつものもある。

*2 輸送(transport)
受動輸送（passive transport）と能動輸送（active transport）。受動輸送は，拡散（diffusion），浸透（osmosis），濾過（filtration）に分類される。

114

---

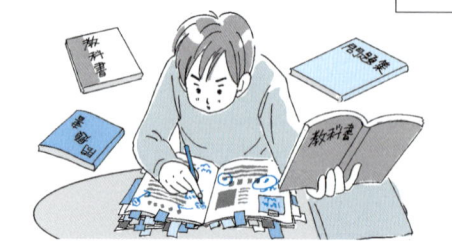

●本書（『ブルー・ノート 基礎編』）は臨床工学技士国家試験の試験科目のうち，医学概論，医用電気電子工学，医用機械工学，生体物性材料工学を掲載しています。
●「生体機能代行装置学」，「医用治療機器学」などを掲載した姉妹本『イエロー・ノート 臨床編』と併せれば，国試出題範囲のすべてをカバーすることができます。

図4 さまざまな免疫の方法

a 貪食作用（好中球やマクロファージ）
細菌 / 食べて殺す！

b 液性免疫（Bリンパ球）
抗体 / 飛び道具（抗体）を作って殺す！

c 細胞性免疫（Tリンパ球）
がん細胞やウイルスに感染した細胞に穴をあけて細胞ごと殺す！

→ 図表を多用し，視覚的にポイントを理解できるようにしています。

→ 余白は書き込みにご利用ください。

**補足**
- 好酸球や好塩基球の役割は，ちょっとわかりにくい。好酸球も好塩基球も主としてアレルギーに関係している。特に好塩基球はヒスタミンやロイコトリエンなどの物質を放出して，血管内皮細胞間の隙間を拡げ，好中球や単球が血管内から組織に移行しやすいようにする。これを血管透過性の亢進という。
- 透過性が亢進すると水分も血管外に出て行くため，末梢循環不全を起こして，重篤な場合はショックになる。これがスズメバチに刺された場合などに起こるアナフィラキシーショックである。

→ 補足解説を掲載しています。

**用語アラカルト**

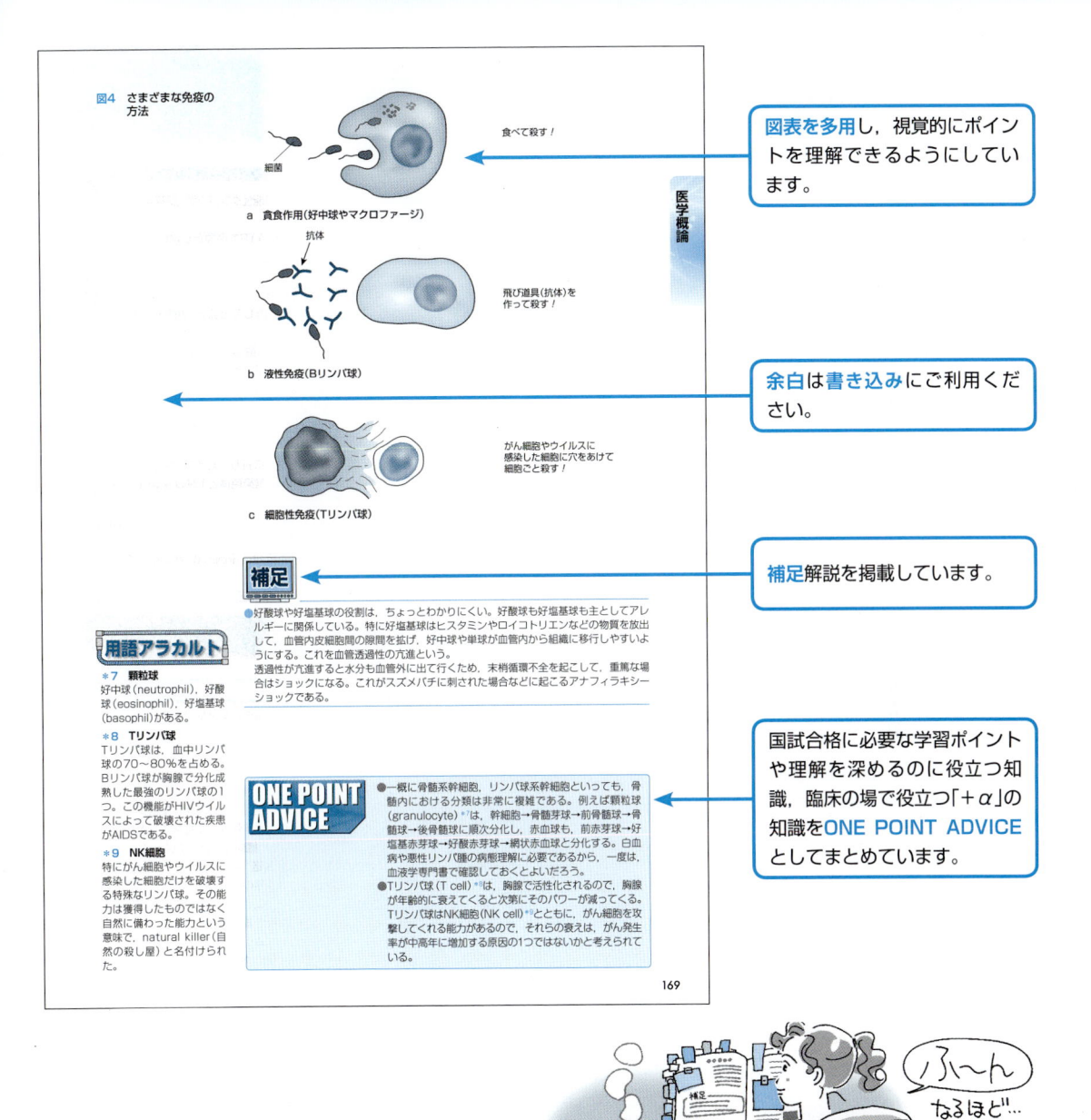

＊7 顆粒球
好中球（neutrophil），好酸球（eosinophil），好塩基球（basophil）がある。

＊8 Tリンパ球
Tリンパ球は，血中リンパ球の70～80％を占める。Bリンパ球が骨髄で分化成熟した最強のリンパ球の1つ。この機能がHIVウイルスによって破壊された疾患がAIDSである。

＊9 NK細胞
特にがん細胞やウイルスに感染した細胞だけを破壊する特殊なリンパ球。その能力は獲得したものではなく自然に備わった能力という意味で，natural killer（自然の殺し屋）と名付けられた。

**ONE POINT ADVICE**
- 一概に骨髄系幹細胞，リンパ球系幹細胞といっても，骨髄内における分類は非常に複雑である。例えば顆粒球（granulocyte）＊7は，幹細胞→骨髄芽球→前骨髄球→骨髄球→後骨髄球に順次分化し，赤血球も，前赤芽球→好塩基赤芽球→好酸赤芽球→網状赤血球と分化する。白血病や悪性リンパ腫の病態理解に必要であるから，一度は，血液学専門書で確認しておくとよいだろう。
- Tリンパ球（T cell）＊8は，胸腺で活性化されるので，胸腺が年齢的に衰えてくると次第にそのパワーが減ってくる。TリンパはNK細胞（NK cell）＊9とともに，がん細胞を攻撃してくれる能力があるので，それらの衰えは，がん発生率が中高年に増加する原因の1つではないかと考えられている。

→ 国試合格に必要な学習ポイントや理解を深めるのに役立つ知識，臨床の場で役立つ「＋α」の知識をONE POINT ADVICEとしてまとめています。

ふ～ん なるほど…

- 本書に記載されているのは，あくまで必要最小限の内容です。
- 講義で学んだ内容，国試の過去問を解いてみてわからなかった事項，他の書籍で調べた知識などを余白にどんどん書き込んで，自分だけのオリジナルノートを完成させてください！
- 学内試験対策，そして国家試験突破の最高の武器となることでしょう！

# I 医学概論

# 1 医学概論

臨床工学に必要な医学的基礎

## TAP & TAP

- 医の倫理 ⇒ 医療倫理，臨床倫理，医学研究者の倫理，生命倫理
- 医の倫理に関する各種の宣言
  ⇒ ジュネーブ宣言，医の倫理の国際綱領，リスボン宣言，ヘルシンキ宣言
- 医の倫理と関連した用語
  ⇒ インフォームド・コンセント，セカンド・オピニオン，守秘義務，緩和ケア，安楽死と尊厳死
- 医療の質を守る試み
  ⇒ 病院機能評価，PDCAサイクル，クリニカル・パス
- 医療事故 ⇒ 医療事故と医療過誤，ハインリッヒの法則，スイスチーズモデル
- 医療安全管理 ⇒ フール・プルーフ，フェイル・セーフ，ヒヤリハット報告，根本原因解析
- 医療廃棄物 ⇒ 感染性廃棄物の分別処理
- 院内感染対策 ⇒ 感染対策チーム，標準予防策と感染経路別予防策
- QOL ⇒ Quality of Life（QOL）の考え方
- チーム医療 ⇒ 特定の目的をもったチーム医療

## 医の倫理

### 医の倫理とは

- 医の倫理（広義）は4つに分けられる（表1）。
- **医療倫理**は，医師（医療人）はどうあるべきかを示したものである。
- 医療倫理では，専門化集団の一員としての使命と義務が宣言されており，個人の価値観を越えた共通の倫理原則が示されている。
- 医療倫理に関する重要な宣言として，ヒポクラテスの誓い，**ジュネーブ宣言**（世界医師会，1948），**医の倫理の国際綱領**（世界医師会，1949）などがある。後2者は度々修正されている。
- **臨床倫理**とは，臨床の現場において，患者さんや家族と医療者側とが，それぞれの価値観を尊重しつつ，患者さんにとって最善の対応を模索していくための指針である。

表1　医の倫理

1. 医の倫理（医療倫理）
2. 臨床倫理
3. 医学研究の倫理
4. 生命倫理

- 臨床倫理の根幹となるのは，患者の権利に関する世界医師会のリスボン宣言(1981)である．この宣言も度々修正されており，内容としてインフォームド・コンセント，セカンド・オピニオン，情報開示，尊厳死などに通じる概念が盛り込まれている．
- **医学研究の倫理**は，医学研究者の倫理的規範を示している．
- その根幹となるのは，**ヘルシンキ宣言** ヒトを対象とする医学研究の倫理的原則(世界医師会，1964)である．
- ヘルシンキ宣言では，インフォームド・コンセントの重要性が強調され，また，施設内での倫理審査委員会の設置義務など，宣言の趣旨を遵守するための方策も盛り込まれている．
- ヘルシンキ宣言も度々修正・追加されており，最新の修正(2008)では，ヒトを対象とする医学研究の中に，「個人を特定できるヒト由来の試料およびデータの研究」も含むこととした．
- **生命倫理**とは，生命科学[*1]の進歩の過程として，生命工学的技術をさまざまに応用していく中で守られるべき人間の行動規範であり，提供されるさまざまな技術，例えば，遺伝子治療や遺伝子組み換え，生殖医療や再生医療などの実用化においても，常に留意されるべきものである．

### 用語アラカルト

**\*1 生命科学**
生命科学とは，ヒトを含めたすべての生命体を対象とした科学であり，生物学や生化学から始まり，生命工学的技術とも融合することで，大きな発展を遂げている．

## ■患者の権利と自己決定権

- 患者の権利や自己決定権については，上述の"医の倫理の国際綱領"や"ヘルシンキ宣言"においても言及されているが，"患者の権利に関する世界医師会の**リスボン宣言**"は，まさに患者の権利について謳ったものとして重要である．
- リスボン宣言では，患者さんの権利として，下記のような事柄が述べられている(表2)．
  - **良質の医療を受ける権利**：患者さんが差別なしに質の高い医療を受ける権利が書かれ，医師については，医療の質を保証する義務があることが明示されている．
  - **選択の自由の権利**：患者さんが自由に医療機関を選択できる権利とともに，他の医師の意見を求める権利(セカンド・オピニオンの概念)が書かれている．
  - **自己決定の権利**：患者さんが検査や治療について自分で決定する権利とともに，その決定を行ううえで必要な情報を得る権利が書かれている．要するにインフォームド・コンセントの必要性を明らかにしているわけである．さらに，自己決定の権利として，医学研究や医学教育への参加を拒む権利も書かれている．

表2　リスボン宣言

序文
原則
1. 良質の医療を受ける権利
2. 選択の自由の権利
3. 自己決定の権利
4. 意識のない患者
5. 法的無能力の患者
6. 患者の意思に反する処置
7. 情報に対する権利
8. 守秘義務に対する権利
9. 健康教育を受ける権利
10. 尊厳に対する権利
11. 宗教的支援に対する権利

(日本医師会訳，抜粋)

- **意識のない患者，法的無能力の患者**：意識のない患者さんや法的無能力の患者さんの場合でのインフォームド・コンセントについて，法的な権利をもつ代理人の存在が必要などの留意点が書かれている。
- **患者の意思に反する処置**：患者さんの意思に反する処置や治療は原則的に禁止であることが書かれている。
- **情報に対する権利**：患者さんが医療記録上の自己の情報を得る権利，自らの健康状態の説明を受ける権利が書かれており，前者はまさに医療情報の開示にほかならない。情報に対する権利として，さらに，自らが望めば情報を知らされない権利ももつこと，代わりに情報を聞く人を選択する権利ももつことが書かれている。
- **守秘義務に対する権利**：診療情報を含む患者さんの個人情報については，秘密が守られる権利が書かれている。
- **健康教育を受ける権利**：ライフスタイルや疾病の予防，早期発見などを含む健康教育を受ける権利が書かれている。
- **尊厳に対する権利**：患者さんの尊厳とプライバシーを守る権利，苦痛を緩和される権利，人間的な終末期ケアを受ける権利および安楽に死を迎えるための助力を与えられる権利が書かれている。緩和ケアや尊厳死に通じる考え方である。
- **宗教的支援に対する権利**：宗教的支援を受けるかどうか選択する権利が書かれている。

## ■インフォームド・コンセント

- インフォームド・コンセントは，「説明と同意」，「説明・理解と同意」，「説明と理解・納得・同意」，「説明と理解・選択」などさまざまに訳されるが，統一的な見解はない。
- 厚生省の「インフォームド・コンセントの在り方に関する検討会」報告書（1995）によれば，医療者側には，あらゆる医療行為（検査，診断，治療，予防，ケア等）の実施にあたり十分な説明を行うこと，患者さんの理解と納得を前提として医療行為への同意（選択）を得ることが求められている。
- インフォームド・コンセントは努力義務として位置づけられている（表3 医療法第1条の4の2）。
- インフォームド・コンセントで必要とされる説明事項は下記のとおりである。ある疾患に罹って治療を受ける場合を例にとって示す（表4）。
  - **病名と病状の説明**：現在の状態について説明
  - **治療が必要な理由**：なぜ治療が必要なのか，病状との関連で説明
  - **推薦する治療法を選んだ理由**：なぜその治療が必要なのか，エビデンスに基づき説明
  - **その治療法の内容（方法，期間など）**：具体的な方法，期間などを詳しく説明
  - **予測される結果**：期待される効果（治癒する可能性，退院後の日常生活動作の向上など）について説明
  - **予測されるリスクや副作用・合併症**：治療による死亡を含む各種のリスク，起こりうる副作用や合併症について説明
  - **代替えとなる治療法の有無，内容，副作用など**：代替療法があれば，その内容，予測される結果，リスクや副作用・合併症について説明
  - **これらを行わない場合に予測される結果**
  - **治療を拒否した場合でも，不利益をこうむらないことの保障**

- **セカンド・オピニオンの機会の提供**：セカンド・オピニオンの説明，希望の有無の確認
- 医学研究への患者さんの参加，特に新薬の臨床試験への参加については，インフォームド・コンセントの取得が必須であり，その他の注意事項も含めて，上述のヘルシンキ宣言に詳しく書かれている。
- インフォームド・コンセントで大切なのは，患者さんや家族の人に医療者側の説明を十分に理解してもらうこと，そして彼らの意思を最大限に尊重した結論に至ることである。
- したがって，形式的に必要な事項を述べ立て，同意や署名を求めるというやり方は，インフォームド・コンセントの基本的な考え方と相反するものである。

**表3　医療法第1条の4の2**

「医師，歯科医師，薬剤師，看護師その他の医療の担い手は，医療を提供するに当たり，適切な説明を行い，医療を受ける者の理解を得るよう努めなければならない」

**表4　インフォームド・コンセントで必要とされる説明事項（治療を受ける場合）**

1. 病名と病状の説明
2. 治療が必要な理由
3. 推薦する治療法を選んだ理由
4. その治療法の内容（方法，期間など）
5. 予測される結果
6. 予測されるリスクや副作用・合併症
7. 代替えとなる治療法の有無，内容，副作用など
8. これらを行わない場合に予測される結果
9. 治療を拒否した場合でも，不利益をこうむらないことの保障
10. セカンド・オピニオンの機会の提供

## ■セカンド・オピニオン

- セカンド・オピニオンには適切な訳語がなく，インフォームド・コンセントと同様にそのまま使用されている。
- セカンド・オピニオンは直訳すれば"第2の意見"となり，提示されたある意見に対する"別な人の意見"を指す。多様な意見に接することで，適切な問題解決を図ることが期待できる。
- 医療の現場でのセカンド・オピニオンの活用例を示す。
  - ある医師に"○○病"と診断され，治療方針の説明を受けた場合に，その意見を唯一のものとせずに，別な施設において診断あるいは治療方針に関する意見（セカンド・オピニオン）を聞き，最終的な判断を行う場合である。
- 患者がセカンド・オピニオンを求める権利に関しては，リスボン宣言に明示されている（表5）。
- わが国においても，セカンド・オピニオンの利用は普及しつつあり，近年ではセカンド・オピニオンの専門外来を設ける病院も増加してきた。

**表5　リスボン宣言**

**2　選択の自由の権利**
  a. 患者は，民間，公的部門を問わず，担当の医師，病院，あるいは保健サービス機関を自由に選択し，また変更する権利を有する。
  b. 患者はいかなる治療段階においても，他の医師の意見を求める権利を有する。

（日本医師会訳，抜粋）

## ◾守秘義務，プライバシーの尊重

- 患者情報の守秘義務に関する最古の記載は，医の倫理の原点となるヒポクラテスの誓いにある（表6）。
- 医療行為の過程において，医療者側が患者さんの個人情報を漏洩し，患者さんのプライバシーを損なうことは厳に慎むべきであり，医の倫理に関する各種の宣言においても，患者情報の守秘義務の重要性が強調されている（表7）。
- 刑法134条1項では医師その他の専門職者に関する守秘義務規定が定められ（表8），同様に，看護師，保健師，臨床工学技士，臨床検査技師，理学療法士などの医療職者についても，守秘義務が法的に定められている。

### 表6　ヒポクラテスの誓い

医に関すると否とにかかわらず他人の生活について秘密を守る。

（小川鼎三訳，抜粋）

### 表8　刑法134条1項

医師，薬剤師，医薬品販売業者，助産師，弁護士，弁護人，公証人又はこれらの職にあった者が，正当な理由がないのに，その業務上取り扱ったことについて知り得た人の秘密を漏らしたときは，六月以下の懲役又は十万円以下の罰金に処する。

### 表7　守秘義務に関する各種の宣言

**ジュネーブ宣言（1948）**
医師の一人として参加するに際し，私は，私への信頼のゆえに知りえた患者の秘密を，たとえその死後においても尊重する。

**医の倫理の国際綱領（1949）**
医師は，守秘義務に関する患者の権利を尊重しなければならない。

**ヘルシンキ宣言（1964）**
21．被験者の完全無欠性を守る権利は常に尊重されることを要する。被験者のプライバシー，患者情報の機密性に対する注意及び被験者の身体的，精神的完全無欠性及びその人格に関する研究の影響を最小限に留めるために，あらゆる予防手段が講じられなければならない。

**リスボン宣言（1981）**
8．守秘義務に対する権利．a．患者の健康状態，症状，診断，予後および治療について個人を特定しうるあらゆる情報，ならびにその他個人のすべての情報は，患者の死後も秘密が守られなければならない。

（日本医師会訳，抜粋）

## ◾緩和ケア（患者の苦痛の緩和・除去）

- 世界保健機関（WHO）によれば，緩和ケアとは，"病気が診断された時から，死を迎え，別れが訪れる時まで，疼痛やその他の症状を取り去り，霊的な，また精神的・社会的なサポートを行うことにより，命を脅かす病気に直面した患者さんやその家族のQOLを改善すること"とされている。
- 終末期ケア（ターミナル・ケア）においても，同様な視点からのサポートが行われるが，終末期とは治療効果が期待できず予測される死への対応が必要となった時期（死の数カ月前，数週間前，数日前から直前）を意味するので，診断と同時にサポートが開始され，治癒を目指した積極的な治療と並行して行われる緩和ケアとは若干内容が異なる。
- 患者さんが苦痛を緩和される権利に関しては，リスボン宣言に明示されている（表9）。
- 緩和ケアの対象となる事柄とそれへの対応は下記のとおりである（表10）。
  - **身体的苦痛の緩和（痛み対策）**：痛みを緩和・除去するために，痛みの程度により，必要に応じて医療用麻薬も使用する。⇒補足参照
  - **身体的苦痛の緩和（その他の症候への対策）**：全身倦怠感，発熱，悪心・嘔吐，胸やけ，腹部膨満感，掻痒，しびれ，浮腫，便秘や下痢など，重篤な全身疾患に伴う各種の症候に対して適切な対応を行う。

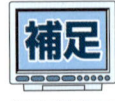

---

**補足**

**鎮痛薬使用の考え方**
- WHOのがん疼痛治療指針によれば，鎮痛薬は経口投与を基本とし，鎮痛のための十分な量を，時間を決めて（痛くなる前に）投与するのが原則である。副作用の防止策も重要である。

- **精神的苦痛の緩和**：悲しみ，落胆，不安，焦燥，死への恐怖など，さまざまな精神的苦痛への対応が重要である。また，社会的・経済的問題への悩みについてもサポートできる体制づくりが望ましい。
- **快適な療養生活へのサポート**：室内環境や寝具の整備，体調に合わせた温かい食事，適切な体位交換，口腔内ケアや体の清拭，入浴介助，トイレ介助などを通じて，患者さんのQOL向上を図る。
- **家族へのケア**：家族の人たちの身体的疲労や精神的苦痛についても，常に心をかけること，さらに患者さんの死後の悲しみについても十分に留意することが必要である。

### 表9　リスボン宣言

**10　尊厳に対する権利**
b. 患者は，最新の医学知識に基づき苦痛を緩和される権利を有する。
c. 患者は，人間的な終末期ケアを受ける権利を有し，またできる限り尊厳を保ち，かつ安楽に死を迎えるためのあらゆる可能な助力を与えられる権利を有する。

（日本医師会訳，抜粋）

### 表10　緩和ケアの対象となる事柄

1. 身体的苦痛を緩和するケア
    a. 痛み対策
    b. その他の身体症候への対策
2. 精神的苦痛を緩和するケア
3. 快適な療養生活を送るためのケア
4. 家族へのケア

## 安楽死と尊厳死

- 安楽死とは，"死期が迫っている患者さんの耐え難い苦痛を緩和・除去して，苦痛のない安らかな死を迎えてもらうこと"といえるが，患者さん本人の希望の有無にかかわらず，状況によっては殺人罪，自殺幇助罪に問われる場合もあり，刑法上の問題点となる。
- **消極的安楽死**とされるのは，積極的な延命措置（心肺蘇生，人工呼吸器の装着，胃瘻などによる栄養補給その他）を行わない，または中止することにより，無理な延命を図らないことである。
- **積極的安楽死**とされるのは，患者さんの希望を受け入れて致死的な薬物を手渡す行為（自殺幇助ともいえる），または医療者側が致死的な薬物投与などで死期を早める行為（殺人ともいえる）をいう。
- 積極的安楽死を法的に認めているのは，オランダ，ベルギー，米国の一部の州のみであり，いずれも厳しい前提条件が設定されている。
- **尊厳死**とは，"人間としての尊厳を保ちつつ死を迎えること"を意味しており，消極的安楽死の考え方に合致している。
- 患者さんが尊厳かつ安楽に死を迎えるための助力を受ける権利に関しては，リスボン宣言に明示されている（表9）。
- 尊厳死を患者さんが望む場合には，十分な緩和ケアを行うことができ，消極的安楽死の考え方を受け入れてくれる施設（ホスピス）を選ぶ必要がある。
- 米国では，ほとんどの州において，リビング・ウィル（生前にかかれた尊厳死を希望する文書）による尊厳死が法的に認められているが，わが国ではなお検討中である。

### ■情報開示

- 病気になって医療を受けた際の患者さんの各種の情報（診療情報）は，本来的に個人情報に属するものであり，医療者側には守秘義務が生じ，患者さんの側からは自らの健康状態に関する情報を受ける権利が生じる。
- 患者さんが自らの医療情報を得る権利に関しては，リスボン宣言に明示されている（表11）。
- 患者さんの健康問題を解決するための情報開示として重要なのは，インフォームド・コンセントやセカンド・オピニオンにおける適切な説明である。
- 診療報酬明細書の発行は，いわゆる明朗会計につながる情報開示であり，また，医療過誤の有無を問う医療紛争事例においては，診療情報の開示が不可欠となっている。
- 患者さんが病院を選択する場合の指標となりうるのは，各病院による診療実績の開示や病院機能評価の結果の開示である。
- 診療情報の提供についての一般原則を示す（厚労省，表12）。

**表11　リスボン宣言**

7　情報に対する権利
　a. 患者は，いかなる医療上の記録であろうと，そこに記載されている自己の情報を受ける権利を有し，また症状についての医学的事実を含む健康状態に関して十分な説明を受ける権利を有する。（後略）

（日本医師会訳，抜粋）

**表12　診療情報の提供等に関する指針**

3　診療情報の提供に関する一般原則
- 医療従事者等は，患者等によって理解を得やすいように，懇切丁寧に診療情報を提供するよう努めなければならない。
- 診療情報の提供は，①口頭による説明，②説明文書の交付，③診療記録の開示等具体的な状況に即した適切な方法により行われなければならない。

（厚生労働省，2003）

## 医療の質の確保

### ■医療の質とは

- 医療の質を保証する要素は下記のとおりである（表13）。
  - **安全・安心な医療**：患者さんにとっては，医療過誤の起こらない安全な環境づくりが最重要である。
  - **患者さんの権利を第一とする医療**：リスボン宣言に掲げられた各種の患者の権利を常に尊重する医療が必要である。
  - **技術に優れ，専門的設備の整った医療**：スタッフの技術と手術室や検査室などハード面の充実は当然のことである。
  - **安楽な療養環境を提供する医療**：病室や食堂，談話室，購買その他の療養環境，寝具や食事，トイレなどの整備は，患者さんのQOL向上に重要である。

**表13　医療の質を保証する要素**

1. 安全・安心な医療
2. 患者さんの権利を第一とする医療
3. 技術に優れ，専門的設備の整った医療
4. 安楽な療養環境を提供する医療

### ◾病院機能の評価

- 病院機能評価とは，第三者機関(日本医療評価機構)により病院の機能を評価，認証してもらう制度である。
- 評価は，書面審査，訪問審査，評価委員会による最終審査の3段階で行われる。
- 評価内容は，患者の権利と安全管理，療養環境，医療の質，運営組織など幅広い観点からなる(表14)。
- 最終審査に合格すると認定証が交付される。有効期間は5年間である。
- このような第三者評価は，現状の把握と改善行動を促進し，医療の質を維持・向上させるために重要である。

表14 病院機能評価の内容

1. 病院組織の運営と地域の役割
2. 患者の権利と安全確保の体制
3. 療養環境と患者サービス
4. 医療提供の組織と運営
5. 医療の質と安全のためのケアプロセス
6. 病院運営管理の合理性

### ◾PDCAサイクル(図1)

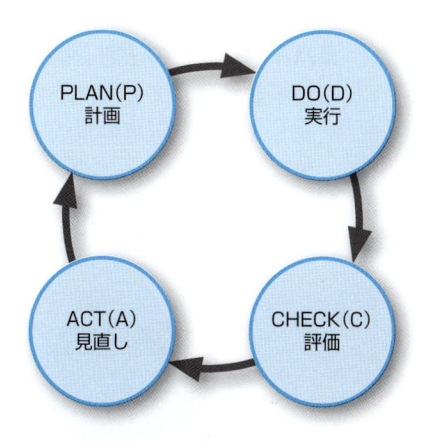

- PDCAサイクルは，業務改善を目指すマネジメント・サイクルの1つであり，医療を含む各種の業務形態の中で取り入れられている。
- PLAN(P)では，目標を設定して業務改善のための計画を立てる(計画)。
- DO(D)では，目標に向かい計画を実行する(実行)。
- CHECK(C)では，実行中の計画の進捗状況を評価する(評価)。
- ACT(A)では，評価結果をもとに，計画自体を見直し，継続，修正，中止など，将来に向けた方策を考え(見直し)，次のPDCAサイクルに結び付けていく。
- PDCAサイクルとは，このように，P→D→C→A→(P)のサイクルを繰り返して，対象となる業務の改善・進展を図る手法である。

図1 PDCAサイクル

### ■クリニカル・パス

- クリニカル・パスとは，入院治療における診療の工程表（スケジュール表）である。
- クリニカル・パスは，クリティカル・パスともよばれる。
- よこ軸には入院日から退院予定日までの時間軸をとり，たて軸には手術やその前処置，検査，投薬や注射，安静度や食事，トイレ，入浴などの説明がならぶ構成となっている。
- クリニカル・パスの作成には，医師，看護師，薬剤師，理学療法士その他の多くの医療職者が参画する。
- 医療者側にとっては，最も標準的で効率の良い診療方針が示されるので，担当医による方針の差異などで混乱が生じることもなく，円滑な医療が期待できる。
- 患者さんは画一ではないので，当然，この工程表から外れる場合があるが，その原因を追究し解決を目指すことで，より安全な医療が期待できる。
- 患者さんや家族にとっては，その疾患の一般的な診療日程（予定）が示されているので，心の準備をして，不安なく積極的に治療に取り組むことが可能となる。
- このような観点から，クリニカル・パスには医療者用の専門的なものと同時に，患者さん用にわかりやすい言葉で，イラストを多用したものの2種類を用意することが望ましい。

## 医療事故の防止

### ■医療事故

- 医療事故とは，医療の現場で起きたすべての事故を指し，医療従事者への事故も含まれる。
- 医療過誤とは，医療者側が十分な注意や必要な措置を怠ったために起こった事故を指し，医療訴訟となれば責任の所在が追及されることになる。
- 事故には至らなかったが，一歩間違えれば事故につながったかもしれない，ヒヤリとした，ハッとした経験を，**ヒヤリハット事例（インシデント）**という。
- **ハインリッヒの法則**（図2）によれば，1つの重大な事故の背景には29の軽い事故が隠れており，その背後には300の傷害には至らなかった事故が存在している。医療の領域でいうヒヤリハット事例はまさに，この300の事故に相当する。

図2　ハインリッヒの法則

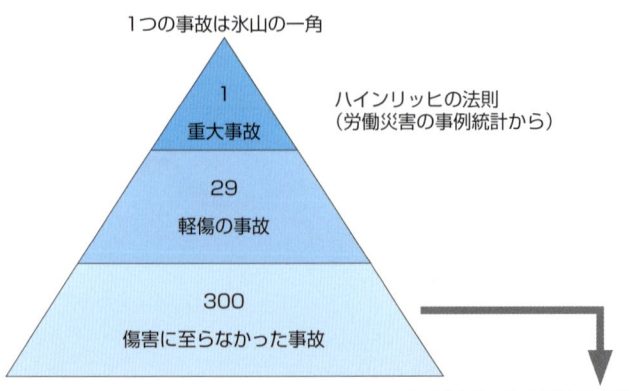

1つの事故は氷山の一角

1　重大事故
29　軽傷の事故
300　傷害に至らなかった事故

ハインリッヒの法則
（労働災害の事例統計から）

ヒヤリハット：医療の場面で，一歩間違えれば事故につながったかもしれない，ヒヤリとした，ハッとした経験

- ハインリッヒの法則からいえることは，この300の傷害には至らなかった事例を防ぐ対策が講じられれば，軽い事故も防がれ，重大な事故も防がれるということになる。
- **スイスチーズモデル**では，スイスのエメンタールチーズ(穴が開いている)のスライスを防御壁に見立てて，事故の起こり方を説明している(図3)。
- どんな防御壁でもどこかに穴(エラー)が開いている。通常なら何枚か防護壁を重ねればリスク因子が食い止められるが，何らかのはずみで穴の開いた壁を何枚も通り抜けると事故が起こる。このように，防御壁を何枚重ねても事故は0にはならないので，1枚1枚の壁の穴を丹念に塗りつぶしていく努力が必要となる。

**図3 スイスチーズモデル**

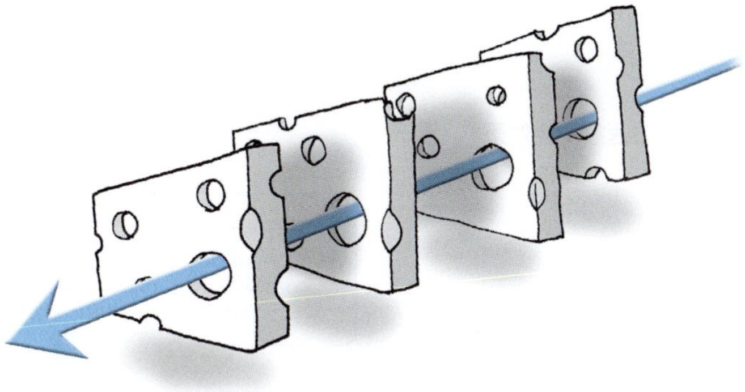

### ■医療安全管理

- 医療安全管理を考えるうえでの基本的な認識は下記のとおりである。
  - **ヒトはミスを犯すものである。**
  - **機械は故障するものである。**
  - 天災はいつやってくるかわからない。
  - 絶対的な安全はありえない。

  したがって，100％の安全を求めるなら，ヒトはその行為自体を廃止するしかないが，そうもいかない場合には，この基本的認識を忘れることなく，必要な対策を考える。
- ヒトはミスを犯すものであれば，ミスが起こりえない設計，例えば酸素の接続口には酸素専用のプラグ，窒素の接続口には窒素専用のプラグを用意し，付け間違いが起こりえない器具を設計するといった配慮が要求される(**フール・プルーフ**)。
- ヒトはミスを犯し，機械は故障するものであれば，エラーが生じないようなシステムを構築したり，エラーをカバーする二重，三重の対策を講じることが必要となる(**フェイル・セーフ**)。
- 医療安全管理の対策を立案する際，下記の2つの方法がある。
  - 起こりうる事故を想定して，未然に原因を除去するやり方
  - 起こった事故の原因を分析し，安全対策に生かすやり方

  後者のやり方の代表的なものが"**根本原因解析(RCA)**"とよばれる方法である。
- 根本原因解析では，起こった事故の根本的な原因を考えることで，目先の対応策ばかりでなく，システムとしての対応を考え実行する。

- 病院内で起こったヒヤリハット事例は，報告書（ヒヤリハット報告，インシデント・レポート）として提出し，医療安全管理対策の一環とすることが望ましい。
- 組織としての医療安全対策の考え方を図に示した（図4）。
  - 組織的な安全対策の基本となるのは，トップの意識である。
  - トップを中心に安全に関する基本理念を構築する。
  - その理念を基に，事例分析とその共有，安全体制の構築など管理面での向上とともに，スタッフ各自の能力アップを図るなど技術面での向上も図る。
  - 基本理念とその対策の全員への浸透を図ることにより，**安全文化**（安全な行為が習慣化すること）の構築を目指す。
- 厚生労働省が提唱している「安全な医療を提供するための10の要点」を示す（表15）。

**図4　組織としての医療安全対策**

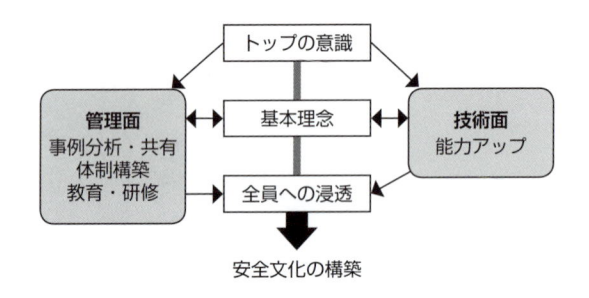

```
            トップの意識
           ↗         ↘
    ┌─────┐   基本理念   ┌─────┐
    │ 管理面 │←─────→│ 技術面 │
    │事例分析・共有│         │能力アップ│
    │ 体制構築 │   全員への浸透  │     │
    │ 教育・研修 │         │     │
    └─────┘             └─────┘
              ↓
         安全文化の構築
```

**表15　安全な医療を提供するための10の要点**

① 根づかせよう安全文化　みんなの努力と活かすシステム
② 安全高める患者の参加　対話が深める互いの理解
③ 共有しよう　私の経験　活用しよう　あなたの教訓
④ 規則と手順　決めて　守って　見直して
⑤ 部門の壁を乗り越えて　意見かわせる　職場を作ろう
⑥ 先の危険を考えて　要点おさえて　しっかり確認
⑦ 自分自身の健康管理　医療人の第一歩
⑧ 事故予防　技術と工夫も取り入れて
⑨ 患者と薬を再確認　用法・用量　気をつけて
⑩ 整えよう療養環境　つくりあげよう作業環境

### ■医療者の安全

- 医療の現場では患者さんや家族の方の安全を第一に考えるべきであるが，医療者側の安全についても十分な対策を講ずべきである。
- 院内感染防止のため，医療職者にとっても標準予防策（後述）の励行は重要である。
- 針刺し事故を防ぐためには，リキャップ廃止，注射針の廃棄時の注意などとともに，事故が起こった際の対応についても，マニュアル化し周知しておく必要がある。
- 予防可能な疾病に関しては，ワクチン接種を奨励する（例：B型肝炎ワクチン）。
- 爆発その他の危険性がある医療用の器具については，定期的な点検作業と同時に，その取扱いに対する教育と注意を定期的に行うことが望ましい。
- 医療廃棄物の処理方法（後述）についても十分な検討が必要である。

### ■医療廃棄物

- 医療廃棄物とは，医療機関などで行った医療行為に伴って出される廃棄物のことである。
- 医療廃棄物の中では，**感染性廃棄物**の処理が大きな問題となる。
- 感染性廃棄物とは，感染のおそれがある病原体が含まれたり，付着したりした廃棄物をさす。その可能性がある場合も含まれる。
- 感染性廃棄物は廃棄物処理法に即して，医療機関から業者に排出され，処理される。
- 感染性廃棄物は他の廃棄物と分別しておく必要があり，図5に示したバイオハザードマークをつけておくことが望ましい。
- 感染性廃棄物は3種類に分類される(表16)。
    - 鋭利な物(注射針，メス，はさみ，試験管など)は容器に黄色マークをつける。
    - 固形の物(包帯，ガーゼ，手袋，尿コップなど)は容器に橙色マークをつける。
    - 液状・泥状の物(血液，血清，尿・便など各種の体液その他)は容器に赤色をつける。
- 容器はふたつきとし，保管場所・方法にも注意を払う。

図5　バイオハザードマーク

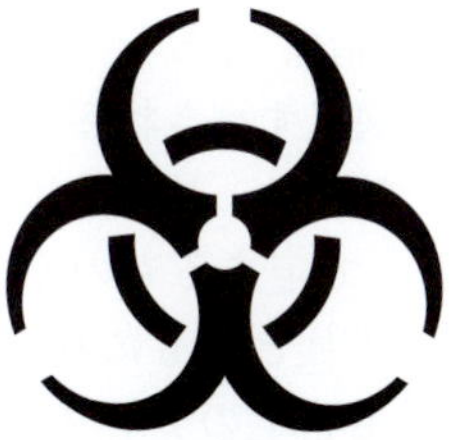

表16　感染性廃棄物の分類

| 1. 鋭利な物(黄色マーク) | 注射針，メス，はさみ，試験管など |
|---|---|
| 2. 固形の物(橙色マーク) | 包帯，ガーゼ，手袋，尿コップなど |
| 3. 液状・泥状の物(赤色マーク) | 血液，血清，各種の体液など |

### ■院内感染対策

- 院内感染とは，医療施設内で感染したすべての感染症を指す(施設外での感染であれば，院内感染ではなく市井感染といわれる)。
- 院内感染の対象者には，患者さんのほか，家族，医療関係者，外からの来訪者のすべてが含まれる。
- 院内感染対策の要として，管理者サイドを含む院内感染対策委員会の存在が必要であり，院内感染に対する組織的な対応を主導する。
- 実働部隊としては，院長直属の感染対策チーム(ICT)が置かれ，院内感染管理者を中心に病棟を横断する形で，全病棟・外来の院内感染コントロールに責任をもつ。
- **感染対策チーム**は，定期的に全病棟・外来の見回り(サーベイランス)を行い，院内感染対策への指導・介入を行うとともに，全職員への啓発・研修を企画・運営する。また，院内感染発生の特定および制圧に主導的に関与する。

- 院内感染を予防するためには，**標準予防策**（スタンダード・プリコーション）と感染経路別予防策が用いられる。
- 標準予防策は，感染の有無にかかわらず，すべての患者さんに対して行うべき方策である。
- 標準予防策の対象となるのは，患者さんの血液，その他の体液（唾液，涙，鼻汁，喀痰，尿，便，胸水，腹水など），粘膜や傷のある皮膚であり，これらを湿性生体物質とよんでいる。
- 標準予防策では，湿性生体物質への接触が予想されるすべての処置について，手洗い，手袋，マスク，ガウン，器具，リネン，患者さんの配置，針刺し事故への対応などの8項目について，細かな予防策が規定されている。
- **感染経路別予防策**は，感染力の強い，重篤な病態を引き起こす感染症患者を対象とし，感染経路別に，空気予防策，飛沫予防策，接触予防策の3つに分けられている。

## 社会と医療

### QOL

- QOLはquality of lifeの略であり，生活の質，人生の質，生命の質などと訳されるが，それぞれ内包する意味合いが微妙に異なるので，そのままQOLとして用いることが多い。
- QOLは，あくまで"個人的な指標"である。QOLは疾患や障害を抱える個々人が，現在の生活（人生）を満足すべき状態ととらえるかどうかを表す言葉であり，その人の身体的，精神的，社会的状況により変化する（図6）。
- QOLは個人の価値観によって定まるものである。例えば，寝たきりで，治療で辛い思いをしても，家族とともに過ごす1日でも長い人生を望む人もいれば，死期が早まっても自宅のアトリエで最後の1枚を仕上げ，人生を終えたいと考える人もいる。
- 病気や障害をもつ人を支える医療関係者や行政側は，個々人のQOLをいかに高めるかを目標にするが，QOLは他人が観察して評価しうるものではなく，個人がいかに感じているかであることに留意する必要がある。
- QOLを客観的に評価するための指標として，自己記入あるいは面接によるさまざまな「健康関連QOL指標」が考案されている。治療方式や看護・介護方式の効果判定などに利用可能である。

図6 QOLは個人的な指標

患者さんのQOLは，患者さんしかわからない

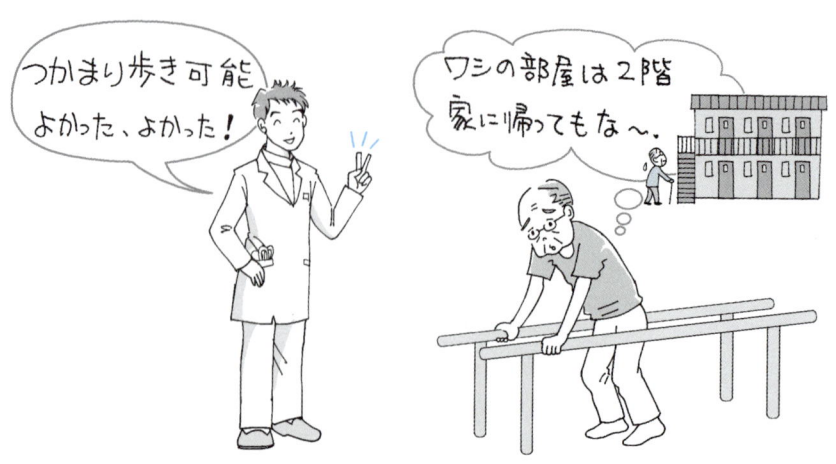

### ■チーム医療

- 一昔前の医療はパターナリズム。医師の指示に患者さんも医療スタッフも従っていた。医療者中心の医療ともいえる(図7)。
- 現代の医療はパートナーシップ。患者さんを中心に，各医療スタッフがパートナーとして診療に従事する。これが**患者さん中心の医療**である(図7)。
- チーム医療では，医療者側と患者さんとがパートナー，各医療スタッフも全員がパートナーとして，チームとして診療に取り組む(図8)。
- チーム医療では，他の臨床部門や手術室，栄養部，施設管理部門など，病棟外の各部門もチームの構成員となり，いわば病院全体が1つのチームとして機能する必要がある(図8)。
- このようなチーム医療では，医師がリーダーシップをとって大きな方針を定めるにせよ，専門スタッフが各自の専門性を十分に発揮し，専門領域にかかわる部分では医師にかわってリーダーシップをとるよう，自由な意見交換ができる体制づくりが重要である。
- さらに視野を広げれば，患者さんの退院後もチーム医療は必要であり，患者さんと家族を中心として，地域の診療所，薬局，訪問看護ステーションやデイケア施設，行政などが地域ぐるみでチームを組んで診療にあたり，病院は緊急時の受け入れ先として，かかりつけ医と連携して機能する(図9)。

### 図7　パターナリズムからパートナーシップへ

パターナリズム → パートナーシップ

医療者中心の医療 → 患者中心の医療

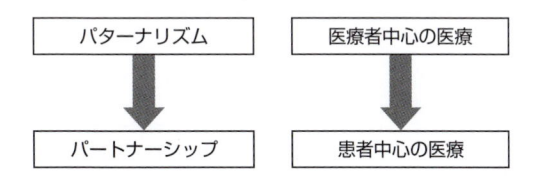

### 図8　チーム医療とは

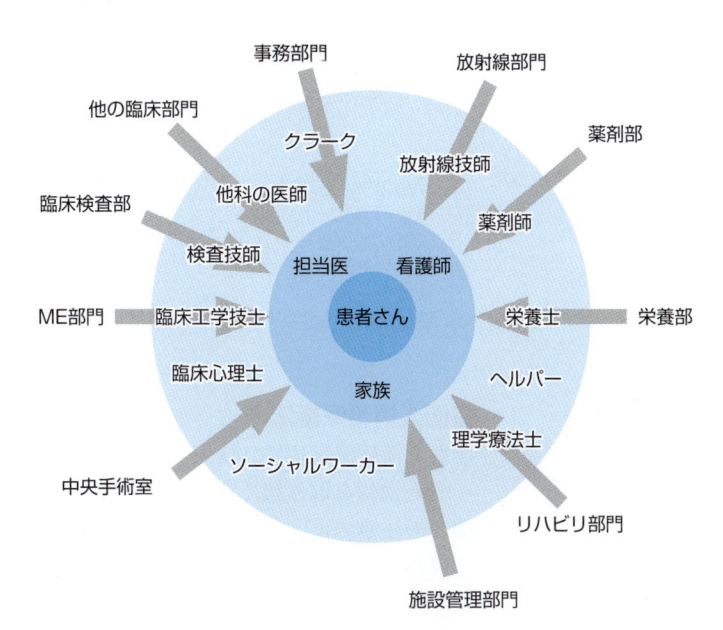

図9　地域ぐるみのチーム医療

```
                               病院
                            緊急時の受入体制

        行政          診療所
        ケアマネージャー   医師
        保健師
        ヘルパー
                                調剤薬局
                                薬剤師
                    患者さん
    訪問看護ステーション
    保健師・看護師         家族
                                医療機器メーカー
   地域
            デイケア施設    臨床工学技士
            看護師，ヘルパー  臨床検査技師
            理学療法士
```

### ■特定の目的をもったチーム医療

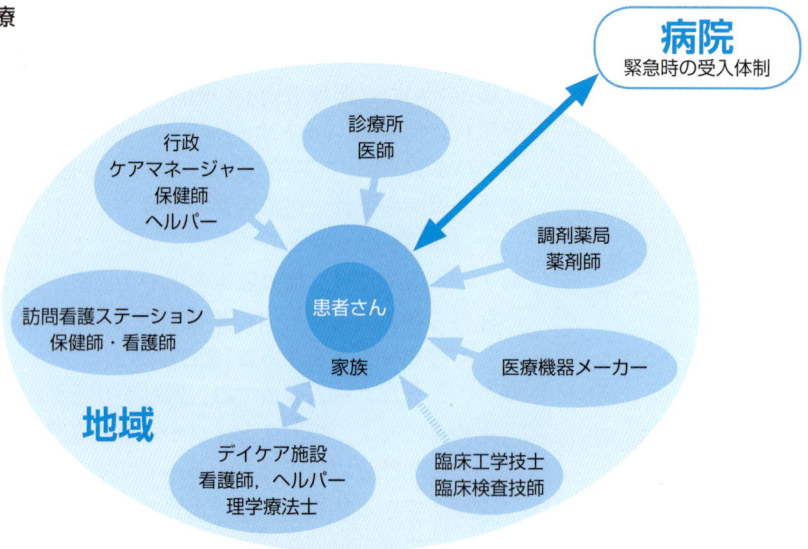

- 特定の目的をもったチーム医療として，病院内では，がんのチーム医療，感染対策チーム，栄養サポートチーム，緩和ケアチーム，褥瘡チーム，糖尿病チームなど，さまざまな形のチーム医療の重要性が認識されるようになった（表17）。
- がんのチーム医療では，診療科の壁をはずし，腫瘍内科医，外科医，放射線科医，病理医，腫瘍精神科医，がん専門ナース，ソーシャル・ワーカーなどがチームとしてがん診療にあたる。
- 感染対策チームでは，医師，看護師，薬剤師，臨床検査技師，事務職員などがチームとなり，院内感染のサーベイランス，院内感染に対する指導介入，院内感染に対する安全対策やそのマニュアル作成などを担当する。
- 栄養サポートチームでは，医師，看護師，管理栄養士，薬剤師，言語聴覚士，歯科衛生士などがチームとなり，入院患者の栄養状態チェックや栄養摂取に関する指導・提言などを行う。
- 緩和ケアチーム，褥瘡チーム，糖尿病チームなども，それぞれの専門性を生かして，病院全体の円滑な診療体制を進めるよう活躍する。

表17　特定の目的をもったチーム医療

1. がんのチーム医療
2. 感染対策チーム
3. 栄養サポートチーム
4. 緩和ケアチーム
5. 褥瘡チーム
6. 糖尿病チーム　など

### ■個人情報保護法

- 個人情報保護法は，個人情報に関して本人の権利や利益を保護するために，個人情報を取り扱う事業者などに一定の義務を課す法律である。
- この法律では，一定数以上の個人情報を取り扱う事業者に対して，情報の取得，保全，利用に関する義務を定め，違反時の罰則も定められている。
- 病院その他の医療施設においては，大量の個人情報を取り扱う可能性が高いので，その保全や利用に関しては，周到な注意をはらう必要がある。

# 2 公衆衛生

臨床工学に必要な医学的基礎

## 1 公衆衛生の概念

**TAP & TAP**

- 公衆衛生とは，人々の疾病を予防し，健康増進を図る科学であり，実践活動である
- 健康の定義 ⇒ WHO憲章
- 疾病の発生 ⇒ 宿主と環境にかかわる多くの要因が関与して疾病が発生する
- 障害 ⇒ 障害の定義（WHO）

### 健康の定義

- 「健康とは，身体的，精神的，社会的に完全によい状態にあることで，単に疾病または虚弱でないということではない」→WHO憲章（あるべき理想像）

### 環境作用と環境形成作用

- 宿主（ヒト）は絶えず環境による作用を受け（環境作用），また環境に対しても影響を与えている（環境形成作用）→環境と人間との関係の基本的な考え方。

### 疾病発生の考え方

- 環境要因：化学的要因，物理的要因，生物学的要因，社会的要因。
- 宿主要因：性，年齢，人種，遺伝など。

### 障害の定義

- 身体機能・構造，活動性，社会参加の面から定義（WHO）。
- 機能障害，活動制限，社会参加への制限。

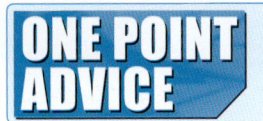

**ONE POINT ADVICE**

- 機能障害は，個人の身体機能などが喪失した状態。活動制限は，個人が示す機能になんらかの制限がある状態。社会参加の制限は，個人が仕事など社会活動への参加に制限を受けることである。

## 2 疫学と衛生統計

### TAP & TAP

**疫学の意義と調査方法**
- 疫学　　　　⇒　記述疫学と分析疫学
- 分析疫学　　⇒　患者（症例）・対照研究
　　　　　　　⇒　コホート研究

**人口静態統計**
- 人口統計　　⇒　人口静態統計，人口動態統計
- 人口静態統計（時点で捉える）
- 国勢調査（5年に1度，10月1日）
　　　　　　　⇒　総人口，（性，年齢，居住地，職業など），世帯（人員構成など）
- 年齢構成　　⇒　年少人口（0～14歳），生産年齢人口（15～64歳），老年人口（65歳以上）
- 年少人口指数　⇒　（年少人口/生産年齢人口）×100
- 老年人口指数　⇒　（老年人口/生産年齢人口）×100
- 従属人口指数　⇒　｛（年少人口＋老年人口）/生産年齢人口｝×100
- 老年化指数　⇒　（老年人口/年少人口）×100
- 人口構成図　⇒　人口ピラミッド

**人口動態統計（人口動態統計と疾病障害統計）**
- 人口動態統計（期間で捉える）
- 出生
　出生率　　　⇒　人口千対
- 合計特殊出生率　⇒　1人の女性（15～49歳）が生涯に何人の子を産んだか
- 総再生産率，純再生産率
　　　　　　　⇒　1人の女性が生涯に何人の女児を産んだか。さらにその女児の死亡率を考慮したもの
- 死亡
　（粗）死亡率　⇒　人口千対
　年齢調整死亡率　⇒　各々の人口構成を基準人口に直し，そのうえで死亡率を計算したもの（年次，地域の比較が可能）
- 結婚（結婚率）
- 離婚（離婚率）

## 疫学の意義と調査方法

### 疫学の意義
- 人間集団を観察することで疾病の起こり方などを調べ，疾病の予防を図る。

## 疫学調査方法
- 記述疫学や分析疫学があり，分析疫学の代表的な調査法として，患者(症例)・対照研究やコホート研究がある。
- **記述疫学**：対象とする疾病について誰が(人)，いつ(時間)，どこで(場所)発生したかを調べ，詳細に観察，記録する(疫学の調査・研究の第一段階である)。
- **分析疫学**：続いて，どのような要因が，どの程度関連しているかを調べる(患者・対照研究，コホート研究)。

## 患者(症例)・対照研究
- 対象とする疾患のある者とない者の特定要因の曝露状態を調べ，特定要因の影響を知る。後ろ向き研究。
- 患者(症例)・対照研究をコホート研究と比較したときの特徴として，
  ①コホート研究に対して費用や時間を要しない。
  ②まれな疾患の研究に適している。
  ③寄与危険度は計算できない。
  ④相対危険度の近似値としてオッズ比が計算される。

## コホート研究
- 特定要因に曝露していない者について，以後の特定要因に曝露した者と曝露しない者とを比較して，特定要因の影響を知る。前向き研究。
- 患者(症例)・対照研究と比較して，
  ①追跡調査のために時間や費用を要する。
  ②調査の対象者が明確なため，バイアスが少なく，信頼性が高い結果が得られる。
  ③要因曝露量別の群を調査・解析できる。
  ④寄与危険度，相対危険度を直接計算できる。

## 相対危険度
- 相対危険度＝曝露群における疾患等の発生率／非曝露群における疾患等の発生率
- 要因が疾病に作用する強さを示す。

## 寄与危険度
- 寄与危険度＝曝露群における疾患等の発生率－非曝露群における疾患等の発生率
- 要因を除くことで，どれだけ効果があるかを示す。

表1 疫学調査法

| | | 特定疾病 あり | 特定疾病 なし | |
|---|---|---|---|---|
| 要因曝露 | あり | a | b | a+b |
| | なし | c | d | c+d |

注) a/(a+b)＝曝露群の罹患率
　　c/(c+d)＝非曝露群の罹患率

表2　疫学調査の評価

| 危険度 | 計算法 | 備考 |
|---|---|---|
| コホート研究の相対危険度 | $\{a/(a+b)\}/\{c/(c+d)\}$ | ・罹患率の比を示す<br>・曝露群の罹患率が非曝露群の何倍になるかを示している<br>・特定要因が特定疾病を罹患させる影響力を示す |
| コホート研究の寄与危険度 | $a/(a+b) - c/(c+d)$ | ・罹患率の差を示す<br>・特定要因がその集団に及ぼす影響力を示す |
| 患者・対照研究の相対危険度の近似値 | オッズ比＝$ad/bc$ | ・オッズ：起きる確率/起きない確率<br>・オッズ比が近似値となる |

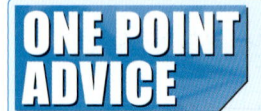

**ONE POINT ADVICE**
- 患者・対照研究とコホート研究の違いや長所を比較できること。
- 相対危険度，寄与危険度，オッズ比の意味を理解する。

## 人口静態統計

### わが国の主な統計（2011年）

- 総人口：1億2,779万9千人
- 年少人口割合：13.1％（減少）
- 老年人口割合：23.3％（増加）
- 従属人口指数：57.1（上昇）
- 1世帯当たりの平均世帯人員：2.58人
- 全世帯の4割は65歳以上の高齢者がいる。
- 65歳以上の1人暮らし：469万7千世帯（増加）

図1　わが国の人口ピラミッド（2011年10月1日現在）

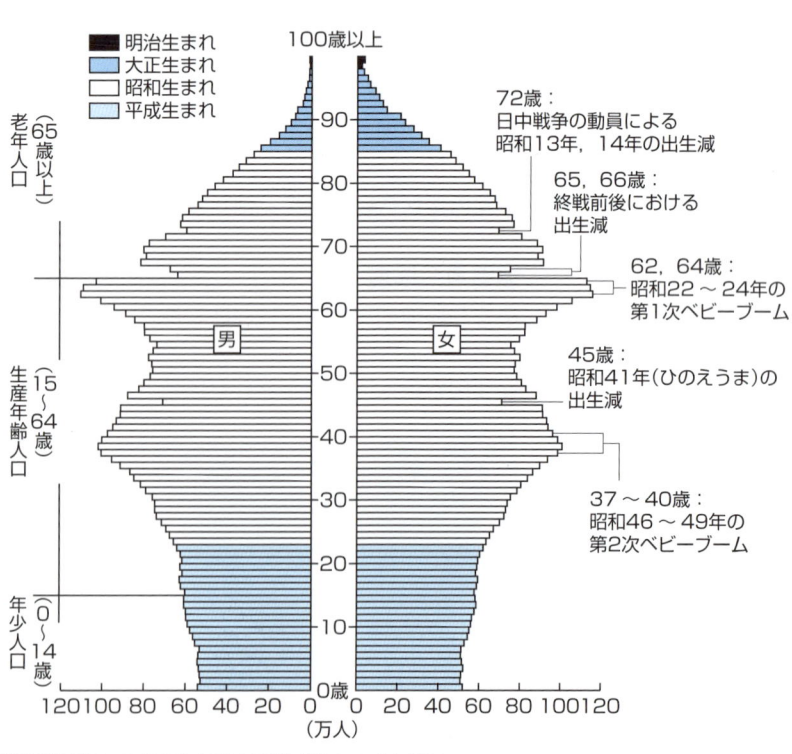

72歳：日中戦争の動員による昭和13年，14年の出生減
65，66歳：終戦前後における出生減
62，64歳：昭和22～24年の第1次ベビーブーム
45歳：昭和41年（ひのえうま）の出生減
37～40歳：昭和46～49年の第2次ベビーブーム

（総務省統計局：平成23年10月1日現在推計人口．より引用）

表3　年齢3区分別人口構成割合の推移（各年10月1日現在）

| | 年齢3区分別人口（千人） | | | | 年齢3区分別人口構成割合（%） | | | | 指数[3] | | | |
|---|---|---|---|---|---|---|---|---|---|---|---|---|
| | 総数 | 年少人口（0～14歳） | 生産年齢人口（15～64歳） | 老年人口（65歳以上） | 総数 | 年少人口（0～14歳） | 生産年齢人口（15～64歳） | 老年人口（65歳以上） | 年少人口指数 | 老年人口指数 | 従属人口指数 | 老年化指数 |
| 昭25年[1]（'50） | 83,200 | 29,428 | 49,658 | 4,109 | 100.0[1] | 35.4 | 59.7 | 4.9 | 59.3 | 8.3 | 67.5 | 14.0 |
| 35（'60） | 93,419 | 28,067 | 60,002 | 5,350 | 100.0 | 30.0 | 64.2 | 5.7 | 46.8 | 8.9 | 55.7 | 19.1 |
| 45（'70） | 103,720 | 24,823 | 71,566 | 7,331 | 100.0 | 23.9 | 69.0 | 7.1 | 34.7 | 10.2 | 44.9 | 29.5 |
| 55[1]（'80） | 117,060 | 27,507 | 78,835 | 10,647 | 100.0[1] | 23.5 | 67.4 | 9.1 | 34.9 | 13.5 | 48.4 | 38.7 |
| 平2[1]（'90） | 123,611 | 22,486 | 85,904 | 14,895 | 100.0[1] | 18.2 | 69.7 | 12.1 | 26.2 | 17.3 | 43.5 | 66.2 |
| 7[1]（'95） | 125,570 | 20,014 | 87,165 | 18,261 | 100.0[1] | 16.0 | 69.5 | 14.6 | 23.0 | 20.9 | 43.9 | 91.2 |
| 12[1]（'00） | 126,926 | 18,472 | 86,220 | 22,005 | 100.0[1] | 14.6 | 68.1 | 17.4 | 21.4 | 25.5 | 46.9 | 119.1 |
| 17[1]（'05） | 127,768 | 17,521 | 84,092 | 25,672 | 100.0[1] | 13.8 | 66.1 | 20.2 | 20.8 | 30.5 | 51.4 | 146.5 |
| 22[1]（'10） | 128,057 | 16,803 | 81,032 | 29,246 | 100.0[1] | 13.2 | 63.8 | 23.0 | 20.7 | 36.1 | 56.8 | 174.0 |
| 23（'11） | 127,799 | 16,705 | 81,342 | 29,752 | 100.0 | 13.1 | 63.6 | 23.3 | 20.5 | 36.6 | 57.1 | 178.1 |

注 1）総数には年齢不詳を含む。また，**年齢3区分別人口は，年齢不詳を按分した人口は用いていない**。その構成割合は，年齢不詳を除いた人口を分母として算出している　2）昭和45年までは沖縄県を含まない
3）
$$年少人口指数 = \frac{年少人口}{生産年齢人口} \times 100 \qquad 老年人口指数 = \frac{老年人口}{生産年齢人口} \times 100$$

$$従属人口指数 = \frac{年少人口 + 老年人口}{生産年齢人口} \times 100 \qquad 老年化指数 = \frac{老年人口}{年少人口} \times 100$$

（総務省統計局：各年国勢調査報告，平成23年10月1日現在推計人口．より引用）

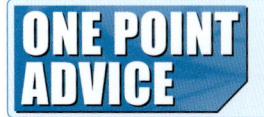

## ONE POINT ADVICE

- 年少人口と老年人口の動向を理解する。
- 世帯構造別では，「夫婦と未婚の子のみの世帯」が最多。
- 平均寿命＝0歳の者の平均余命，男79.55歳，女86.30歳（2010年）

## 人口動態統計（人口動態統計と疾病，障害統計）

### 疾病，障害統計
- 死因順位（2011年）：悪性新生物（28.3%），心疾患（15.4%），肺炎（9.9%），脳血管疾患（9.8%），不慮の事故，老衰，自殺，腎不全，慢性閉塞性肺疾患，肝疾患。

### 主な死亡統計の動向
- 悪性新生物：（粗）死亡率は増加（年齢調整死亡率は減少）。男性は肺癌，女性は大腸癌が多い。乳癌は増加。
- 心疾患：増加傾向。死因としては虚血性心疾患が多い。
- 脳血管疾患：減少傾向。死因として脳梗塞が多い。
- 肺炎：増加傾向。背景に高齢化がある。

**図2** 主要死因別にみた死亡率（人口10万対）の推移

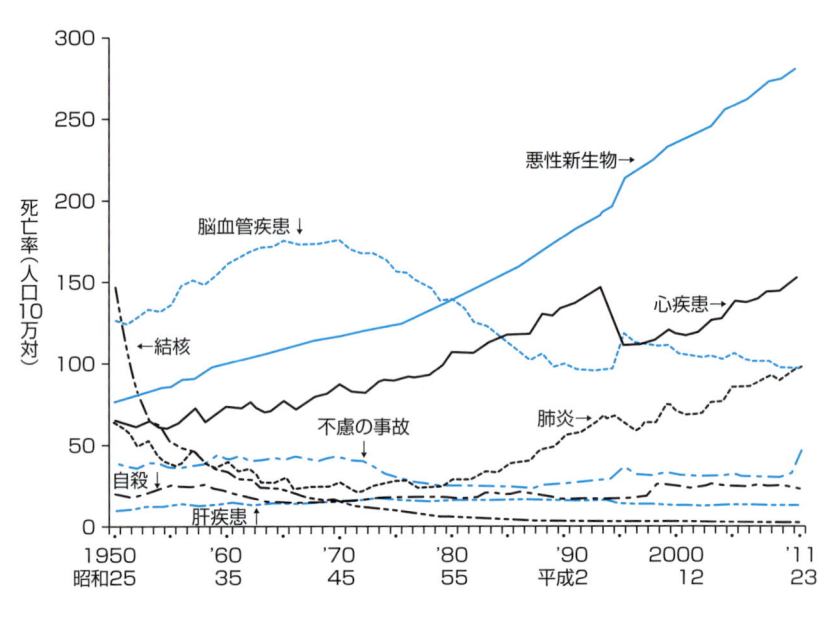

注 1）平成6年までの死亡率は旧分類によるものである
　 2）平成23年は概数である

（厚生労働省：人口動態統計. より引用）

**図3** 部位別にみた悪性新生物の年齢調整死亡率（人口10万人対）の推移

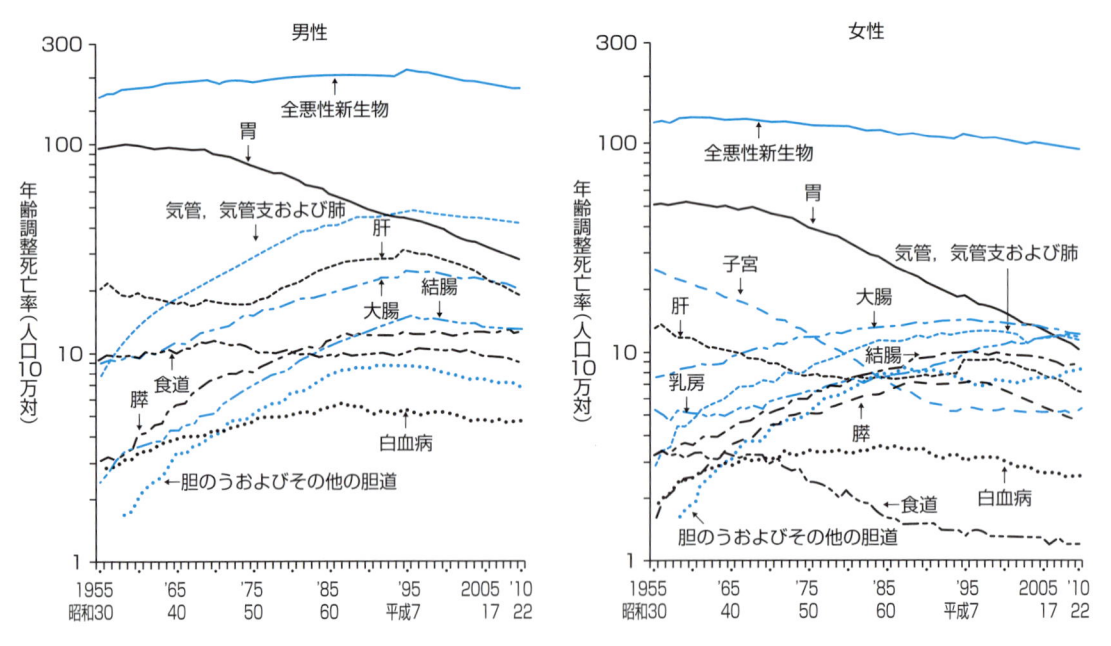

注 1）大腸は，結腸と直腸S状結腸移行部および直腸を示す．ただし，昭和40年までは直腸肛門部を含む
　 2）結腸は，大腸の再掲である
　 3）肝は，肝および肝内胆管で示す
　 4）年齢調整死亡率の基準人口は「昭和60年モデル人口」である

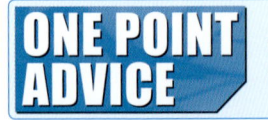

（厚生労働省：人口動態統計. より引用）

**ONE POINT ADVICE**
- 主要死因の動向を把握する．
- 自殺は年間約3万人．原因として健康問題や経済問題が多い．

## 3 保健活動

### 予防医学の概念
- 予防医学 ⇒ 治療医学に対して用いられ，病人をつくらないようにする医学（狭義）
  - ⇒ 一次予防，二次予防，三次予防

### 感染症の予防対策
- 感染症の3大要因 ⇒ ①病原体，②感染経路，③感受性の存在
- 病原巣 ⇒ 患者，接触者，保菌者，動物（人畜共通感染症），土
- 感染経路 ⇒ 直接接触感染（性交，垂直感染，口咬，土，飛沫）
  - ⇒ 間接接触感染（空気，飲食物，媒介物，動物，医療）
- 感染経路対策 ⇒ 消毒
- 感受性対策 ⇒ 予防接種

### 精神保健
- 精神保健の第一線機関 ⇒ 保健所
- 入院受療率 ⇒ 第1位
- 精神疾患の患者数 ⇒ 近年急増
- 入院 ⇒ 精神保健指定医が精神障害のため入院の必要を認めた場合のみ

### 母子保健
- 乳児 ⇒ 生後1年未満の者
- 新生児 ⇒ 生後4週（28日）未満の者
- 早期新生児 ⇒ 生後1週（7日）未満の者
- 周産期 ⇒ 妊娠満22週以後より早期新生児期
- 死産 ⇒ 妊娠満12週以後の死児の出産（自然死産，人工死産）

### 老人保健
- 老人保健 ⇒ 高齢者の医療の確保に関する法律
  - ⇒ 特定健康診査（40歳以上74歳以下），特定保健指導（情報提供者全員）
  - ⇒ 後期高齢者医療制度（75歳以上）

### 学校保健
- 学校保健の対象 ⇒ 教育機関に学ぶ用事，児童，生徒，学生および教職員
- 学校保健主事，養護教諭，学校保健技師
- 医療関係者 ⇒ 学校医，学校歯科医，学校薬剤師

- ●学校の環境衛生　　　　⇒　照度，飲料水，プールなどの管理
- ●健康診断　　　　　　　⇒　就学時健康診断，定期健康診断，臨時健康診断
- ●学齢期の健康状況　　　⇒　死亡と傷病
- ●学校において予防すべき感染症
  - 　　　　　　　　　　　⇒　第一種，第二種，第三種

**産業保健**
- ●労働災害　　　　　　　⇒　昭和30年代をピークに減少
- ●業務上疾病者（休業4日以上）
  - 　　　　　　　　　　　⇒　昭和30年代をピークに減少，近年は増減を繰り返している
  - 　　　　　　　　　　　⇒　災害性腰痛が最も多い
- ●健康診断　　　　　　　⇒　定期健康診断，特殊健康診断，じん肺検診
- ●労働衛生管理　　　　　⇒　3管理（作業環境管理，作業管理，健康管理）

**保健・医療・福祉・介護の施設と機能**
- ●老人福祉法に基づく老人施設
  - 　　　　　　　　　　　⇒　老人デイサービスセンター
  - 　　　　　　　　　　　⇒　老人短期入所施設
  - 　　　　　　　　　　　⇒　特別養護老人施設（要件を満たすと介護保険法の介護老人施設）
  - 　　　　　　　　　　　⇒　軽費老人ホーム
  - 　　　　　　　　　　　⇒　老人福祉センター
  - 　　　　　　　　　　　⇒　老人介護支援センター
- ●介護施設（介護保険が適用）
  - 　　　　　　　　　　　⇒　介護老人福祉施設
  - 　　　　　　　　　　　⇒　介護老人保健施設
  - 　　　　　　　　　　　⇒　介護療養型医療施設

## 予防医学の概念

### ■一次予防
- ●健康増進，疾病の予防⇒健康増進活動，健康教育，栄養改善，特異的予防。

### ■二次予防
- ●疾病の早期発見，早期予防⇒定期健康診断，がん検診。

### ■三次予防
- ●疾病の悪化防止と社会復帰⇒治療医学，リハビリテーション。

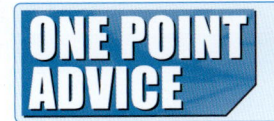

## ONE POINT ADVICE
●予防医学は，事例でなく，考え方を理解すること。
●糖尿病患者に対する栄養指導など，合併症の予防は二次予防である。

## 感染症の予防対策

### 病原巣対策
●感染症法。1類，2類，3類，4類，5類，新型インフルエンザ等感染症，指定感染症，新感染症。
●検疫→検疫法。

### 感染経路対策
●一般細菌，ウイルスともに有効な消毒薬：ホルムアルデヒド，エチレンオキシド，次亜塩素酸，アルコール。
●媒介動物（人畜共通感染症），蚊（マラリア，日本脳炎など），ダニ（ツツガムシ病など），ノミ（ペスト），シラミ（発疹チフスなど）。

### 水系感染症の特徴
●性，年齢，職業に無関係。季節に無関係。爆発的に患者が発生。潜伏期は長く，軽症例が多い。

### 感受性対策
●定期予防接種（一類疾病，二類疾病）。

表4 感染症法に基づく分類（2008年5月施行）

| | 感染症名等 | 性格 |
|---|---|---|
| 感染症類型 | [1類感染症]<br>・エボラ出血熱<br>・クリミア・コンゴ出血熱<br>・痘そう<br>・南米出血熱<br>・ペスト<br>・マールブルグ熱<br>・ラッサ熱 | 感染力，罹患した場合の重篤性等に基づく総合的な観点からみた危険性が極めて高い感染症 |
| | [2類感染症]<br>・急性灰白髄炎<br>・結核<br>・ジフテリア<br>・重症急性呼吸器症候群（SARS）<br>・鳥インフルエンザ（H5N1） | 感染力，罹患した場合の重篤性等に基づく総合的な観点からみた危険性が高い感染症 |
| | [3類感染症]<br>・コレラ<br>・細菌性赤痢<br>・腸管出血性大腸菌感染症<br>・腸チフス<br>・パラチフス | 感染力，罹患した場合の重篤性等に基づく総合的な観点からみた危険性が高くないが，特定の職業への就業によって感染症の集団発生を起こしうる感染症 |

（次ページに続く）

(前ページからの続き)

| | 感染症名等 | 性格 |
|---|---|---|
| 感染症類型 | [4類感染症]<br>・E型肝炎<br>・A型肝炎<br>・黄熱<br>・Q熱<br>・狂犬病<br>・炭疽<br>・鳥インフルエンザ（鳥インフルエンザ（H5N1）を除く）<br>・ボツリヌス症<br>・マラリア<br>・野兎病<br>・その他の感染症（政令で規定） | 動物，飲食物等の物件を介して人に感染し，国民の健康に影響を与えるおそれのある感染症（人から人への伝染はない） |
| | [5類感染症]<br>・インフルエンザ（鳥インフルエンザおよび新型インフルエンザ等感染症を除く）<br>・ウイルス性肝炎（E型肝炎およびA型肝炎を除く）<br>・クリプトスポリジウム症<br>・後天性免疫不全症候群<br>・性器クラミジア感染症<br>・梅毒<br>・麻しん<br>・メチシリン耐性黄色ブドウ球菌感染症<br>・その他の感染症（省令で規定） | 国が感染症発生動向調査を行い，その結果等に基づいて必要な情報を一般国民や医療関係者に提供・公開していくことによって，発生・拡大を防止すべき感染症 |
| 新型インフルエンザ等感染症 | ・新型インフルエンザ<br>・再興型インフルエンザ | 新たに人から人に伝染する能力を有することとなったウイルスを病原体とするインフルエンザ<br>かつて，世界的規模で流行したインフルエンザであって，その後流行することなく長期間が経過しているものが再興したもの<br>両型ともに，全国的かつ急速なまん延により国民の生命・健康に重大な影響を与えるおそれがあると認められるもの |
| 指定感染症 | 政令で1年間に限定して指定される感染症 | 既知の感染症の中で上記1〜3類，新型インフルエンザ等感染症に分類されない感染症で1〜3類に準じた対応の必要が生じた感染症 |
| 新感染症 | [当初]<br>都道府県知事が厚生労働大臣の技術的指導・助言を得て個別に応急対応する感染症<br>[要件指定後]<br>政令で症状等の要件指定をした後に1類感染症と同様の扱いをする感染症 | 人から人に伝染すると認められる感染であって，既知の感染症と症状等が明らかに異なり，その伝染力，罹患した場合の重篤度から判断した危険性が極めて高い感染症 |

表5 定期予防接種（2012年5月現在）

| 対象疾病（ワクチン） | | | 接種 | | 標準的な接種年齢等 | 回数 |
|---|---|---|---|---|---|---|
| | | | | 対象年齢等 | | |
| 一類疾病 | ジフテリア百日せき破傷風 | 沈降精製DPT混合ワクチン | 1期初回 | 生後3～90月未満 | 生後3～12月 | 3回 |
| | | | 1期追加 | 生後3～90月未満（1期初回接種（3回）終了後，6カ月以上の間隔をおく） | 1期初回接種（3回）後12～18月 | 1回 |
| | | 沈降DT混合ワクチン | 2期 | 11～13歳未満 | 11～12歳 | 1回 |
| | ポリオ | | | 生後3～90月未満 | 生後3～18月 | 2回 |
| | 麻しん風しん | 乾燥弱毒生麻しん風しん混合ワクチン，乾燥弱毒生麻しんワクチン，乾燥弱毒生風しんワクチン | 1期 | 生後12～24月未満 | | 1回 |
| | | | 2期 | 5歳以上7歳未満の者であって，小学校就学の始期に達する日の1年前の日から当該始期に達する日の前日までの間にある者 | | 1回 |
| | 日本脳炎 | | 1期初回 | 生後6～90月未満 | 3～4歳 | 2回 |
| | | | 1期追加 | 生後6～90月未満（1期初回終了後概ね1年をおく） | 4～5歳 | 1回 |
| | | | 2期 | 9～13歳未満 | 9～10歳 | 1回 |
| | 結核 | BCGワクチン | | 生後6カ月未満（地理的条件，交通事情，災害の発生その他の特別な事情によりやむを得ないと認められる場合においては，1歳未満） | | 1回 |
| 二類疾病 | インフルエンザ | | | ①65歳以上 ②60歳以上65歳未満であって，心臓，じん臓もしくは呼吸器の機能またはヒト免疫不全ウイルスによる免疫機能に障害を有するものとして厚生労働省令で定める者 | インフルエンザの流行シーズンに間に合うように通常，12月中旬まで | 毎年度1回 |

（厚生労働省健康局）

### 結核

- 結核予防法は廃止され，感染症法の2類疾患となった。
- 新登録患者数は減少傾向（2万3,261人，2010年），70歳以上が半数を占めている。
- 欧米先進国に対して，罹患率が高い。
- 健康診断は，事業所，学校，施設はその長，一般住民は市町村長が実施義務者。
- ツベルクリン反応は廃止され，生後6カ月までにBCG直接接種（予防接種法）。

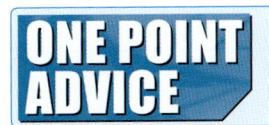

**ONE POINT ADVICE**
- 感染症分類は理解しておく。
- 定期予防接種の対象疾病となっている疾患を理解する。
- 定期予防接種は努力義務である。

## 精神保健

### ■患者数
- 320万人以上（2008年），気分（感情）障害（躁うつ病を含む）が最多。

### ■任意入院
- 精神障害者自身の同意に基づく入院（57.7％）。

### ■医療保護入院
- 指定医が入院の必要ありと判断し，保護者の同意がある場合（41.1％）。

### ■措置入院
- 2人以上の指定医が診察した結果，その者が精神障害者であり，かつ入院させなければ自傷他害のおそれがあるとき，都道府県知事が国もしくは都道府県立の精神病院または指定病院に入院させる制度（0.6％）。

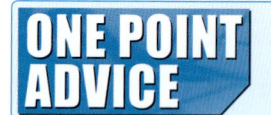

**ONE POINT ADVICE**
- 精神障害者の入院形態および精神保健指定医の制度は精神保健福祉法に基づいている。
- 精神障害者保健福祉手帳制度があり，種々のサービスや施設の利用が可能。

## 母子保健

### ■妊娠届
- 妊娠した者は市町村長に届け出る。

### ■母子健康手帳
- 届け出をした者に対し，市町村長が交付。

### ■保健所の事業
- 低出生体重児（2,500g未満）の届け出を受理し，必要に応じて保健師などが家庭訪問を行う。
- 小児慢性特定疾患への対応を行う。

### ■市町村の事業
- 妊娠届の受理，母子健康手帳の交付，妊婦の健康診査，両（母）親学級，乳児の健康診査，幼児（1歳6カ月児，3歳児）などの健康診査を行う。

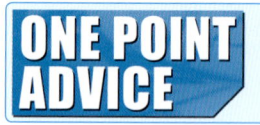

**ONE POINT ADVICE**
- 周産期，周産期死亡の定義を明確にしておくこと。
- 乳児死亡率はその地域「国」の衛生状態の指標。
- 保健所および市町村の事業を明確にしておくこと。

## 老人保健

- 「高齢者の医療の確保に関する法律」がある。
- 特定健康診査(40歳以上74歳以下), 特定保健指導(情報提供者全員), 後期高齢者医療制度(75歳以上)がある。

**ONE POINT ADVICE**
- 1人当たりの医療費は, 65歳以上は65歳未満の約4倍, 75歳以上は約5倍である。
- 特定健康診査の対象年齢を知っておくこと。

## 学校保健

### 死亡統計
- 不慮の事故や自殺が多い。

### 疾病
- 幼稚園・小学校ではう歯, 中学校・高等学校では裸眼視力1.0未満の者が多い(2011年)。

### 感染症予防
- 出席停止(学校長)。
- 臨時休業(学校の設置者)。

**ONE POINT ADVICE**
- 学校管理下の死亡は, 突然死が最も多い。

## 産業保健

### 健康診断
- 定期健康診断:有所見率は増加傾向52.7%(2011年)。血中脂質検査の有所見率が最も高い(32.2%)。
- 特殊健康診断:事業場別では騒音作業が最も高い(14.6%)。
- じん肺[*1]検診:有所見率は減少傾向(1.4%)。

### 労働者災害補償法(労災法)
- 労働者災害補償保険(労災保険):労働者の負傷, 疾病, 死亡に対して, 労働者や遺族への公正な保護, 社会復帰の促進などを目的とする。政府が管掌。
- 脳・心疾患による労災認定数が増加。
- 精神障害による労災認定数が増加。

**用語アラカルト**

[*1] **じん肺**
遊離ケイ酸などの粉じんを吸入することにより生ずる肺の線維増殖性変化を主とする疾患。

表6 要因と職業病

| 要因 | 職業病 |
|---|---|
| 高温・高湿 | 熱中症（脱水症） |
| 局所振動 | レイノー症（白ろう病） |
| 紫外線 | 電気性眼炎，角膜潰瘍 |
| 赤外線 | 白内障 |
| 放射線 | 再生不良性貧血 |
| VDT作業・同一肢位保持 | 頸肩腕症候群 |
| 無機鉛 | 低色素性貧血 |
| カドミウム | 肺気腫 |
| 急激な減圧 | 減圧症 |
| 騒音 | 難聴（感音型，高音部より） |
| ベンゼン | 再生不良性貧血 |
| 遊離ケイ酸，石綿 | じん肺症（肺線維症） |
| 無機水銀 | 手指の振せん，神経，腎障害 |

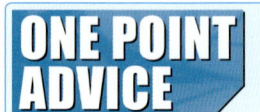

**ONE POINT ADVICE**
- 要因と職業病，職業がんの組み合わせを理解する。
- 2005年頃より，石綿による中皮腫，肺がんの労災認定件数が増加した。
- 近年の精神障害の労災認定数の増加に注意。

## 保健・医療・福祉・介護の施設と機能

- 老人福祉法に基づく老人施設として，老人デイサービスセンター，老人短期入所施設，特別養護老人施設（要件を満たすと介護保険法の介護老人施設），軽費老人ホーム，老人福祉センター，老人介護支援センターがある。
- 介護施設（介護保険が適用）として，介護老人福祉施設，介護老人保健施設，介護療養型医療施設がある。

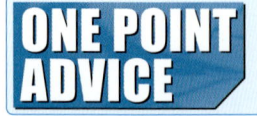

**ONE POINT ADVICE**
- 療養型病床群は，医療保険の適応となる。

## 4 健康保持増進

### 健康増進対策
- 健康日本21（21世紀における国民健康づくり運動）
    - ⇒ 生活習慣病の増加や高齢化社会の到来に対して，生活習慣の改善や健康寿命の延伸など各分野に具体的な目標を定めて対応する
    - ⇒ かつての「成人病対策」が二次予防中心であったのに対して，一次予防に重点を置いているのが特徴（一次予防＋二次予防）
    - ⇒ 現在は「第2次」（2013～2022年）
- 健康増進法
    - ⇒ 健康日本21の推進および健康保持増進のための法的基盤
    - ⇒ 急速な高齢化と疾病構造の変化に対して，栄養改善や健康増進をはかるなど総合的な国民保健の向上を目指す

### 健康診断と健康管理
- 主な健康診断
    - ⇒ 学校保健安全法（就学時健康診断，定期健康診断，臨時健康診断）
    - ⇒ 労働安全衛生法（一般健康診断，特殊健康診断）
    - ⇒ じん肺法（じん肺健康診断）
- 生活習慣病
    - ⇒ 「食習慣，運動週間，休養，喫煙，飲酒等の生活習慣が，その発症・進行に関与する疾患群」
    - ⇒ 「健康日本21」，「健康増進法」，「特定健康診査，特定保健指導」において対策が講じられている

### 生活習慣病
- 成人病と生活習慣病
    - ⇒ 二次予防重視から一次予防重視へ
- 患者調査
    - ⇒ 高血圧797万人，糖尿病237万人，虚血性心疾患81万人，脳血管疾患134万人，悪性新生物152万人。合計約1,400万人（2008年）
- 国民医療費
    - ⇒ 一般医療費の31.7％（2009年）

### 特定健康診査・特定保健指導
- 特定健康診査・特定健康指導
    - ⇒ 医療保険者の40～74歳の被保険者・被扶養者が対象
- 特定健康診査
    - ⇒ メタボリックシンドローム（内臓脂肪症候群）に着目した健康診査

- ●特定保健指導
  - ⇒ 生活習慣病の発症リスクが高い者に対して，程度に応じて「動機づけ支援」や「積極的支援」を行う
- ●水道水の水質基準
  - ⇒ 検出されてはならないのは大腸菌のみ

## 健康増進対策

### ■健康日本21（第2次）の健康増進の推進に関する基本的方向（目標を定めて対応）
- ●健康寿命の延伸，健康格差の縮小。
- ●がん，循環器疾患，糖尿病，慢性閉塞性呼吸器疾患(COPD)。

### ■健康増進法の主な内容
- ●健康増進の基本的方針策定。
- ●地方健康増進計画の策定。
- ●健康診査の指針策定。
- ●国民健康・栄養調査の実施。
- ●受動喫煙の防止。

### ■国民健康・栄養調査
- ●健康増進法に基づき毎年実施（対象は，世帯を無作為抽出）。身体状況調査，血液検査，栄養摂取状況調査，生活習慣調査を実施する。
- ●調査結果から，栄養素の摂取状況，食品群別摂取状況，身体所見の状況，身体活動レベルについて取りまとめ，要約する。

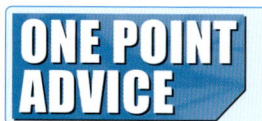

**ONE POINT ADVICE**
- ●健康日本21の基本的な考え方は，一次予防＋二次予防である。
- ●国民健康・栄養調査は健康増進法に基づいて実施されている。

## 健康診断と健康管理

### ■学校における健康診断
- ●**就学時健康診断**：小学校入学前に行う健康診断は，就学4カ月前までに，就学手続きに支障がない場合は3カ月前までに行い，治療の勧告，就学義務の猶予・免除，特別支援教育の適応などについて行う。検査内容は，「学校保健安全法施行規則」に基づく。
- ●**定期健康診断**：毎学年6月30日までに行う。検査内容は，「学校保健安全法施行規則」に基づく。

### ■事業所における健康診断
- ●**一般健康診断**：雇い入れ時の健康診断，定期健康診断，特定業務従事者の健康診断，海外派遣労働者の健康診断，給食従事者の検便，歯科医師による健康診断がある。

- ●特殊健康診断：有機溶剤，特定化学物質，石綿，鉛，四アルキル鉛，放射線，高気圧などがある。

### ◼特定健康診査，特定保健指導
- ●高齢者の医療の確保に関する法律に基づき行われる。
- ●生活習慣病を予防することにより，国民の健康の確保と医療費の軽減化を図ることなどを目的としている。
- ●40～74歳の者は義務，75歳以上の者は努力義務。
- ●血圧，血糖，脂質等に関する健康診査の結果から生活習慣の改善が必要な者を抽出→医師，保健師，管理栄養士等が生活習慣改善のための指導を実施する。

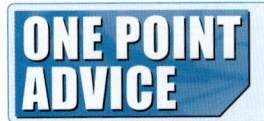

**ONE POINT ADVICE**
- ●特定健康診査，特定保健指導の概要を理解する。

## 生活習慣病

### ◼糖尿病
- ●脳卒中や虚血性心疾患の危険因子。透析導入の原因疾患として糖尿病性腎症が最多。

### ◼BMI
- ●体重(kg)/身長($m^2$)
- ●25以上を肥満，18.5未満をやせ。
- ●肥満者の割合は，男性30.4%(50歳代が最多)，女性21.1%
- ●女性の20歳代ではやせが多い。

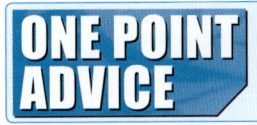

**ONE POINT ADVICE**
- ●生活習慣病対策は，一次予防＋二次予防，特に一次予防が重視されている。
- ●BMIの計算式を理解しておくこと(自分のBMIを求めるのがよい)。

## 特定健康診査・特定保健指導

### 図4 特定健康診査・特定保健指導の概要（2008年4月から）

**特定健康調査**

特定健康診査は、メタボリックシンドローム（内臓脂肪症候群）に着目した健診で、以下の項目を実施する。

| 基本的な項目 | ○質問票（服薬歴、喫煙歴等）　○身体計測（身長、体重、BMI、腹囲）　○血圧測定　○理学的検査（身体診察）　○検尿（尿糖、尿蛋白）<br>○血液検査<br>・脂質検査（中性脂肪、HDLコレステロール、LDLコレステロール）<br>・血糖検査（空腹時血糖またはHbA1c）<br>・肝機能検査（GOT、GPT、γ-GTP） |
|---|---|
| 詳細な健診の項目 | ※一定の基準の下、医師が必要と認めた場合に実施<br>○心電図　○眼底検査　○貧血検査（赤血球、血色素量、ヘマトクリット値） |

**特定保健指導**

特定健康診査の結果から、生活習慣病の発症リスクが高く、生活習慣の改善による生活習慣病の予防効果が多く期待できる者に対して、生活習慣を見直すサポートをする。

特定保健指導には、リスクの程度に応じて、動機づけ支援と積極的支援がある（よりリスクが高い者が積極的支援）。

| 動機づけ支援 | 積極的支援 |
|---|---|

初回面接：個別面接20分以上、または8名以下のグループ面接で80分以上
専門的知識・技術をもった者（医師・保健師・管理栄養士等）が、対象者に合わせた実践的なアドバイス等を行う

↓

自身で、「行動目標」に沿って、生活習慣改善を実践

↓（積極的支援のみ）

面接・電話・メール・ファックス・手紙等を用いて、生活習慣の改善を応援する（約3カ月以上）

↓

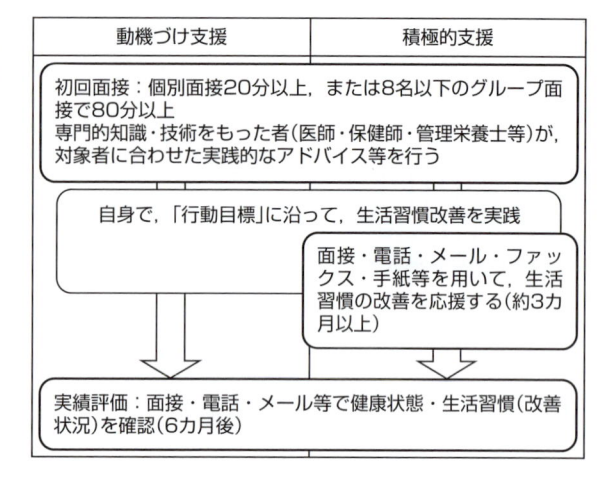

実績評価：面接・電話・メール等で健康状態・生活習慣（改善状況）を確認（6カ月後）

### 図5 保健指導対象者の選定と階層化

**ステップ1**　○内臓脂肪蓄積に着目してリスクを判定
・腹囲　男≧85cm、女≧90cm　　　→（1）
・腹囲　男＜85cm、女＜90cm　かつ　BMI≧25→（2）

**ステップ2**
①血糖　a 空腹時血糖100mg/dl以上または b HbA1cの場合5.2%以上または c 薬剤治療を受けている場合
②脂質　a 中性脂肪150mg/dl以上または b HDLコレステロール40mg/dl未満または c 薬剤治療を受けている場合
③血圧　a 収縮期血圧130mmHg以上または b 拡張期血圧85mmHg以上または c 薬剤治療を受けている場合
④質問票　喫煙歴あり（①から③のリスクが1つ以上の場合のみカウント）

**ステップ3**　○ステップ1,2から保健指導対象者をグループ分け
（1）の場合　①〜④のリスクのうち追加リスクが
　　　　　　　　2以上の対象者は………積極的支援レベル
　　　　　　　　1の対象者は…………動機づけ支援レベル
　　　　　　　　0の対象者は…………情報提供レベル　　とする。
（2）の場合　①〜④のリスクのうち追加リスクが
　　　　　　　　3以上の対象者は………積極的支援レベル
　　　　　　　　1または2の対象者は……動機づけ支援レベル
　　　　　　　　0の対象者は…………情報提供レベル　　とする。

**ステップ4**
○服薬中の者については、医療保険者による特定保健指導の対象としない。
○前期高齢者（65歳以上75歳未満）については、積極的支援の対象となった場合でも動機づけ支援とする。

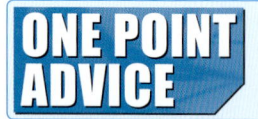

---

**ONE POINT ADVICE**
- メタボリックシンドロームの疑いは、腹囲、BMI、血糖、血中脂質、血圧から判断される。
- 特定健康診査・特定保健指導の対象者を覚える。

## 5 社会保障制度

**社会福祉，社会保険，医療保険**

- 憲法第25条 ⇒ すべての国民は，健康で文化的な最低限度の生活を営む権利を有する。国はすべての生活部面について，社会福祉，社会保障および公衆衛生の向上および増進に努めなければならない
- 社会福祉 ⇒ 生活保護，高齢者福祉（介護保険），母子福祉，障害者福祉
- 社会保障制度 ⇒ 保険，医療，社会福祉，所得補償，労災・雇用，公衆衛生
- 主たる社会保障費 ⇒ 医療費，年金，福祉，生活保護費など
- 医療保険 ⇒ 被用者保険（各種医療保険，各種共済組合など）
   ⇒ 国民健康保険
   ⇒ 後期高齢者医療制度

**国民医療費**

- 国民医療費 ⇒ 36兆67億円（国民1人当たり28万2,400円）（2009年）
   ⇒ 国民所得費10.61%
   ⇒ 国民所得の伸びを上回るペースで増加
- 後期高齢者の医療費 ⇒ 11兆307万円（国民医療費の31%）

### 社会福祉，社会保険，医療保険

#### ■社会保障
- 疾病，負傷，分娩，廃疾，老衰，失業，多子などによる困窮の原因に対し，保険的方法または直接公の負担において経済保障の道を講じることをいう。
- 社会保険と公的扶助がある。
- 総額99兆8,447億円（2009年），国民所得比29.44%（2009年）⇒増加傾向。

#### ■社会保障の内訳
- 所得保障（生活保護→医療扶助が最も多い）。
- 医療保障⇒国民皆保険制度⇒医療保険，年金保険。
- 公衆衛生⇒予防，生活環境，学校保健など。
- 社会福祉（児童福祉，障害者福祉，高齢者介護）。

#### ■介護保険
- 保険者：市町村
- 被保険者：第1号被保険者→65歳以上，第2号被保険者→40歳以上65歳未満の者。

- 利用者自らが利用するサービスを選択。
- 介護給付に必要な費用は，サービス利用時の利用者負担を除いた50％が公費。

### ■医療保険
- 被用者保険(58.3％)，国民健康保険(30.8％)，後期高齢者医療制度(10.9％)。

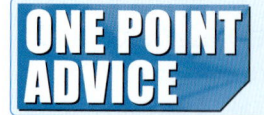

**ONE POINT ADVICE**
- わが国では国民皆保険制度が行われている。
- 介護保険の保険者は，市町村，政令市，特別区である。
- 社会保障費は，高齢化などを背景に増加している。

## 国民医療費

### ■年齢階級別国民医療費
- 65歳以上は65歳未満の約4倍，75歳以上は約5倍。

### ■傷病分類別一般診療医療費
- 「循環器系の疾患」が最多，次いで「新生物」。

### ■国民医療費に含まれるもの
- 診療費，調剤費，入院時食事療養費，訪問看護療養費，健康保険等で支給される移送費など。

### ■国民医療費に含まれないもの
- 正常な妊娠や分娩などに要する費用，健康の維持・増進のための健康診断や予防接種，固定した身体障害のための義眼や義肢など。

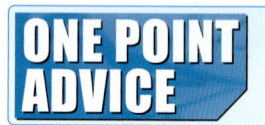

**ONE POINT ADVICE**
- 国民医療費，1人当たりの医療費，国民所得に占める割合を理解する。
- 高齢者の医療費の動向を理解する。

## 6 生活環境

**TAP & TAP**

**大気**

| | | |
|---|---|---|
| ●空気の組成 | ⇒ | 窒素78％，酸素21％，アルゴン0.9％，二酸化炭素0.03％ |
| ●酸素 | ⇒ | 酸欠状態（法的）：18％未満，16％未満になると生体影響 |
| ●二酸化炭素 | ⇒ | 室内空気の汚染指標0.1％（恕限度） |
| ●大気汚染物質 | ⇒ | 環境基本法により，環境基準が定められている |
| ●空気の温熱因子 | ⇒ | 温度，湿度，気流，輻射熱 |
| ●感覚温度 | ⇒ | ヤグロー（温度，湿度，気流から感覚温度図表を用いて求める） |

- ●不快指数 　⇒ 温度，湿度から求める

## 水
- ●水源 　⇒ 河川表流水，湖水，伏流水，地下水
- ●水道普及率 　⇒ 97.5％（2010年）
- ●1人1日平均給水量 　⇒ 約350$l$
- ●浄水法 　⇒ 急速濾過法
- ●水道水の水質基準 　⇒ 検出されてはならないのは大腸菌のみ
　　　　　　　　　　　ほかは基準値以下ならば許される

## 放射線
- ●電離放射線の生体影響 　⇒ 確定的（非確率的）影響
　　　　　　　　　　　　閾値（しきい値）があり，閾値を超えると，被曝線量が増えるほど生体影響が強まる
　　　　　　　　　　　⇒ 確率的影響
　　　　　　　　　　　　閾値がない。被曝線量が増すほど障害の発生率が高くなる。閾値以下であれば，影響はないと考えられている
- ●電離放射線の生体影響の大きさ
　　　　　　　　　　　⇒ 等価線量Sv（シーベルト）で表す

## 騒音と振動
- ●騒音 　⇒ 安寧な生活を妨害する主観的な概念。心理的な影響などがある。睡眠妨害，作業効率の低下，会話妨害などの生活妨害に対して騒音規制法がある
　　　　⇒ 騒音性難聴（職業病）
- ●振動 　⇒ 睡眠妨害，精神的影響などの生活妨害に対して振動規制法がある
　　　　⇒ 全身振動障害（職業病）
　　　　⇒ 局所振動障害（職業病）

## 廃棄物処理
- ●廃棄物処理法 　⇒ 一般廃棄物と産業廃棄物
- ●その他の法律 　⇒ 循環型社会形成推進基本法，容器包装リサイクル法，家電リサイクル法，食品リサイクル法，自動車リサイクル法

## 住居
- ●照度，採光，照明
- ●換気
- ●シックハウス

**公害**
- ●典型7公害（環境基本法） ⇒ 大気汚染，水質汚濁，土壌汚染，地盤沈下，騒音，振動，悪臭
- ●環境基準 ⇒ 環境基本法に基づく。行政の目標値。すべての人が健康であるための基準
- ●大気汚染
  - 1次汚染物質 ⇒ ガス状物質：窒素酸化物，イオウ酸化物，一酸化炭素，炭化水素類
  - ⇒ 粒子状物質：降下ばいじん，浮遊粒子状物質，微小粒子状物
  - 2次汚染物質 ⇒ 光化学オキシダント（オゾン，PAN，アルデヒド類，アクロレイン）
- ●公害健康被害補償法 ⇒ 第1種地域（非特異的疾患，大気汚染）と第2種地域（特異的疾患）
- ●公害健康被害補償法における特異的疾患
  - ⇒ 水俣病→有機水銀
  - ⇒ イタイイタイ病→カドミウム
  - ⇒ 慢性ヒ素中毒→ヒ素

**食品の安全性**
- ●細菌性食中毒 ⇒ 毒素型：ブドウ球菌，ボツリヌス菌
  - ⇒ 感染型：サルモネラ，腸炎ビブリオ，カンピロバクターなど
- ●ウイルス性食中毒 ⇒ ノロウイルス
- ●カビ毒 ⇒ アフラトキシン（アスペルギルス菌の産生する毒素）
- ●自然毒 ⇒ 動物性：フグ（テトロドトキシン），貝毒，アサリ，シガテラ毒魚
  - 植物性：毒キノコ，ジャガイモ（ソラニンによる），青梅（青酸配糖体による）
- ●化学物質 ⇒ 食品添加物
  - ヒ素ミルク事件（製造過程でヒ素が混入）， 油症事件（製造過程でPCB，PCDFが混入）

## 大気

### 温熱の測定機器
- ●温度・湿度：アウグスト乾湿計，アスマン通風乾湿計
- ●室内の微風速：カタ寒暖計
- ●輻射熱：黒球温度計

## ONE POINT ADVICE

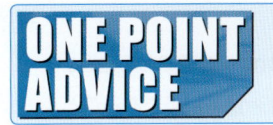

- 環境基準で決められている大気汚染物質を覚える。
- 正常な空気の組成を覚える。
- 感覚温度と不快指数の求め方を理解する。

## 水

### ■上水道の普及と国民衛生
- 表7を参照。

### ■浄水法（沈澱，濾過，消毒）
- わが国では急速濾過法を用いている。沈澱，濾過，消毒の3過程を経る。
- 硫酸バンドなどの薬品を使用。消毒は不連続点塩素消毒法（図6）。

### ■水道水の問題点
- 副生成物：塩素消毒により生成。クロロホルム，ジブロモクロロメタン，ブロモジクロロメタン，ブロモホルム（消毒副生成物）。
- 耐塩素性病原微生物対策→クリプトスポリジウム：濾過等の設備を設置，紫外線処理。
- 水道水中の放射性物質の基準を設定（2012年）：放射性セシウム（セシウム134と137の合計値）。

### ■高度浄水処理
- 従来の沈澱，濾過，消毒の過程に加えて，オゾン処理や活性炭処理を追加して安全でおいしい水を供給。

---

**補足**

**塩素による消毒**
- 殺菌のために行う。蛇口から出る水において，遊離残留塩素0.1ppm以上が必要である（不連続点を超す塩素量を加えると，遊離残留塩素となる）。

**図6　不連続点塩素消毒法**

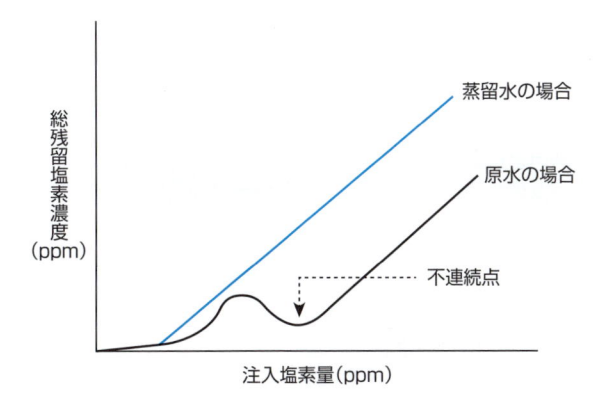

（グラフ：縦軸 総残留塩素濃度(ppm)，横軸 注入塩素量(ppm)。蒸留水の場合，原水の場合，不連続点を示す）

表7 水道法による水質基準（2011年4月1日施行）

| 項目 | 基準 | 項目 | 基準 |
|---|---|---|---|
| 一般細菌 | 1mlの検水で形成される集落数が100以下であること。 | トリクロロ酢酸 | 0.2mg/l以下であること。 |
| 大腸菌 | 検出されないこと。 | ブロモジクロロメタン | 0.03mg/l以下であること。 |
| カドミウムおよびその化合物 | カドミウムの量に関して，0.003mg/l以下であること。 | ブロモホルム | 0.09mg/l以下であること。 |
| 水銀およびその化合物 | 水銀の量に関して，0.0005mg/l以下であること。 | ホルムアルデヒド | 0.08mg/l以下であること。 |
| セレンおよびその化合物 | セレンの量に関して，0.01mg/l以下であること。 | 亜鉛およびその化合物 | 亜鉛の量に関して，0.1mg/l以下であること。 |
| 鉛およびその化合物 | 鉛の量に関して，0.01mg/l以下であること。 | アルミニウムおよびその化合物 | アルミニウムの量に関して，0.2mg/l以下であること。 |
| ヒ素およびその化合物 | ヒ素の量に関して，0.01mg/l以下であること。 | 鉄およびその化合物 | 鉄の量に関して，0.3mg/l以下であること。 |
| 六価クロム化合物 | 六価クロムの量に関して，0.05mg/l以下であること。 | 銅およびその化合物 | 銅の量に関して，1.0mg/l以下であること。 |
| シアン化物イオンおよび塩化シアン | シアンの量に関して，0.01mg/l以下であること。 | ナトリウムおよびその化合物 | ナトリウムの量に関して，200mg/l以下であること。 |
| 硝酸態窒素および亜硝酸態窒素 | 10mg/l以下であること。 | マンガンおよびその化合物 | マンガンの量に関して，0.05mg/l以下であること。 |
| フッ素およびその化合物 | フッ素の量に関して，0.8mg/l以下であること。 | 塩化物イオン | 200mg/l以下であること。 |
| ホウ素およびその化合物 | ホウ素の量に関して，1.0mg/l以下であること。 | カルシウム，マグネシウム等（硬度） | 300mg/l以下であること。 |
| 四塩化炭素 | 0.002mg/l以下であること。 | 蒸発残留物 | 500mg/l以下であること。 |
| 1,4-ジオキサン | 0.05mg/l以下であること。 | 陰イオン界面活性剤 | 0.2mg/l以下であること。 |
| シス-1,2-ジクロロエチレンおよびトランス-1,2-ジクロロエチレン | 0.04mg/l以下であること。 | (4S,4aS,8aR)-オクタヒドロ-4,8a-ジメチルナフタレン-4a(2H)-オール（別名ジェオスミン） | 0.00001mg/l以下であること。 |
| ジクロロメタン | 0.02mg/l以下であること。 | 1,2,7,7-テトラメチルビシクロ[2,2,1]ヘプタン-2-オール（別名2-メチルイソボルネオール） | 0.00001mg/l以下であること。 |
| テトラクロロエチレン | 0.01mg/l以下であること。 | | |
| トリクロロエチレン | 0.01mg/l以下であること。 | 非イオン界面活性剤 | 0.02mg/l以下であること。 |
| ベンゼン | 0.01mg/l以下であること。 | フェノール類 | フェノールの量に換算して，0.005mg/l以下であること。 |
| 塩素酸 | 0.6mg/l以下であること。 | 有機物（全有機炭素(TOC)の量） | 3mg/l以下であること。 |
| クロロ酢酸 | 0.02mg/l以下であること。 | pH値 | 5.8以上8.6以下であること。 |
| クロロホルム | 0.06mg/l以下であること。 | 味 | 異常でないこと。 |
| ジクロロ酢酸 | 0.04mg/l以下であること。 | 臭気 | 異常でないこと。 |
| ジブロモクロロメタン | 0.1mg/l以下であること。 | 色度 | 5度以下であること。 |
| 臭素酸 | 0.01mg/l以下であること。 | 濁度 | 2度以下であること。 |
| 総トリハロメタン（クロロホルム，ジブロモクロロメタン，ブロモジクロロメタンおよびブロモホルムのそれぞれの濃度の総和） | 0.1mg/l以下であること。 | | |

**ONE POINT ADVICE**
- 浄水過程を順に把握する。
- 水質基準（水道法）の内容を把握する。
- 不連続点塩素消毒法を理解する。

## 放射線

### 電離放射線の種類
- 電磁放射線：X線，γ線
- 粒子線：α線，β線，中性子線

### 放射線障害
- 確定的影響：皮膚障害，脱毛，白血球数の減少，不妊など(早期影響)
  白内障，胎児障害(晩発影響)
- 確率的影響：白血病，がん(晩発影響)
- 確率的影響として，染色体への影響もある。

### 放射障害防止法
- 電離放射線障害の法規制として中心的な役割を果たしており，線量限度勧告がなされている→職業被曝の線量限度「5年間に100mSv，年間50mSv」など。

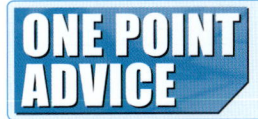

**ONE POINT ADVICE**
- 放射線の確定的影響と確率的影響を理解する。

## 騒音と振動

### 騒音測定
- 騒音レベルの測定には騒音計を用い，dB(A特性)で表す。

### 騒音性難聴(職業性難聴)
- 継続した騒音曝露により，内耳が障害されて発症(→感音性難聴)。
- 4,000Hz周辺から聴力レベルの低下が起こるため，初期には気づかない。
- 永久性難聴である。

### 全身振動による障害
- トラクターや起重機などの運転作業で生じる。
- 内臓下垂や自律神経障害がみられる。

### 局所振動による障害
- 林業(チェーンソーの使用)，建設業，タイピストなどで生じる。
- 末梢循環障害，末梢神経障害，関節障害がみられる。
- レイノー現象(白ろう病)が特徴の1つ。寒冷曝露でも起こる。

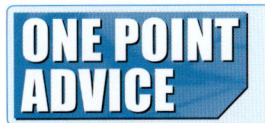

**ONE POINT ADVICE**
- 職業病として，騒音性難聴，局所振動障害を理解しておく。

## 廃棄物処理

### ■一般廃棄物（家庭のごみやし尿）
- 市町村が処理責任。
- 総排出量は年間4,536万トン、1人1日当たりの排出量は976g（2010年）。
- 水洗人口は、総人口の92.1％（2010年）。

### ■産業廃棄物
- 排出業者に処理責任。
- 汚泥の排出量が最も多い。

### ■特別管理廃棄物
- 爆発性、毒性、感染性のある廃棄物（特別管理一般廃棄物と特別管理産業廃棄物）。

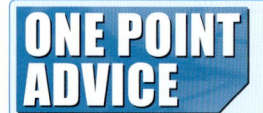

**ONE POINT ADVICE**
- 一般廃棄物は市町村、産業廃棄物は事業者に処理責任がある。
- 病院から排出されるものは、感染性廃棄物に相当するものがある。

## 住居

### ■採光、照明
- 室内の明るさは、直射日光などの自然光を利用した採光と照明を適当に調整する。
- 均斉度：室内の明るさが不均一の場合、視覚の負担が大きいため、室内照度の均一さである均斉度は小さいほうがよい。

### ■換気
- 自然環境中の二酸化炭素濃度は0.035％であるが、多数の人間の呼吸などにより、その値は高くなる。そのため、換気の目安として、二酸化炭素が指標とされており、0.1％以下に維持する（恕限度）。

### ■シックハウス
- 住居・室内に使用されている化学物質（例えば、壁紙に用いる接着剤など）がもたらす健康障害。ホルムアルデヒドなど揮発性の化学物質が室内空気を汚染する場合が多い。症状は、中枢神経症状、眼症状、呼吸器症状、皮膚症状など多様。

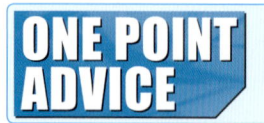

**ONE POINT ADVICE**
- 室内空気の汚染指標として、二酸化炭素濃度が用いられる。
- 近年、シックハウス症候群が問題視されている。

## 公害

### ■環境基準

#### ①大気汚染
- 大気汚染にかかわる環境基準：二酸化硫黄，一酸化炭素，浮遊粒子状物質，微小粒子状物質，二酸化窒素，光化学オキシダント。
- 有害大気汚染物質にかかわる環境基準：ベンゼン，トリクロロエチレン，テトラクロロエチレン，ジクロロメタン。

#### ②水質汚濁
- 人の健康の保護に関する環境基準（検出されてはならないもの→全シアン，アルキル水銀，PCB）。
- 生活環境の保全に関する環境基準（河川，湖沼，海域）。

### ■公害発生地域
- イタイイタイ病：富山県神通川流域。
- 水俣病：新潟県阿賀野川流域と鹿児島県，熊本県の水俣湾沿岸地域。
- 慢性ヒ素中毒症：島根県笹ヶ谷地区と宮崎県土呂久地区。

### ■光化学オキシダント
- 自動車等から排出される窒素酸化物や炭化水素類と日光（紫外線）による光化学反応で粘膜刺激物質が生成される。オゾンが主成分。

表8 公害健康被害の補償等に関する法律の被認定者数等（2012年3月末）

| 地域 | 疾病名 | 指定地域 | | | 実施主体 | 指定年月日 | 現存被認定者数 |
|---|---|---|---|---|---|---|---|
| | | 総数 | | | | | 40,766 |
| 旧第一種地域（非特異的疾患） | 慢性気管支炎，気管支喘息，喘息性気管支炎，肺気腫およびこれらの続発症 | 千葉市南部臨海地域 | | | 千葉市 | 49.11.30 | 280 |
| | | 東京都 | 千代田区 | 全域 | 千代田区 | 〃 | 133 |
| | | 〃 | 中央区 | 全域 | 中央区 | 50.12.19 | 214 |
| | | 〃 | 港区 | 全域 | 港区 | 49.11.30 | 362 |
| | | 〃 | 新宿区 | 全域 | 新宿区 | 〃 | 1,009 |
| | | 〃 | 文京区 | 全域 | 文京区 | 〃 | 427 |
| | | 〃 | 台東区 | 全域 | 台東区 | 50.12.19 | 410 |
| | | 〃 | 品川区 | 全域 | 品川区 | 49.11.30 | 804 |
| | | 〃 | 大田区 | 全域 | 大田区 | 〃 | 1,714 |
| | | 〃 | 目黒区 | 全域 | 目黒区 | 50.12.19 | 496 |
| | | 〃 | 渋谷区 | 全域 | 渋谷区 | 49.11.30 | 481 |
| | | 〃 | 豊島区 | 全域 | 豊島区 | 50.12.19 | 639 |
| | | 〃 | 北区 | 全域 | 北区 | 〃 | 1,028 |
| | | 〃 | 板橋区 | 全域 | 板橋区 | 〃 | 1,561 |
| | | 〃 | 墨田区 | 全域 | 墨田区 | 〃 | 580 |
| | | 〃 | 江東区 | 全域 | 江東区 | 49.11.30 | 1,344 |
| | | 〃 | 荒川区 | 全域 | 荒川区 | 50.12.19 | 671 |
| | | 〃 | 足立区 | 全域 | 足立区 | 〃 | 1,608 |
| | | 〃 | 葛飾区 | 全域 | 葛飾区 | 〃 | 1,030 |
| | | 〃 | 江戸川区 | 全域 | 江戸川区 | 〃 | 1,517 |
| | | 東京都小計 | | | | | 16,028 |

（次ページに続く）

（前ページからの続き）

| 地域 | 疾病名 | 指定地域 | 実施主体 | 指定年月日 | 現存被認定者数 |
|---|---|---|---|---|---|
| 旧第一種地域（非特異的疾患） | 慢性気管支炎，気管支喘息，喘息性気管支炎，肺気腫およびこれらの続発症 | 横浜市　鶴見臨海地域 | 横浜市 | 47.2.1 | 440 |
| | | 川崎市　川崎区・幸区 | 川崎市 | 44.12.27 47.2.1 49.11.30 | 1,549 |
| | | 富士市　中部地域 | 富士市 | 47.2.1 52.1.13 | 425 |
| | | 名古屋市　中南部地域 | 名古屋市 | 48.2.1 50.12.19 53.6.2 | 2,159 |
| | | 東海市　北部・中部地域 | 愛知県 | 48.2.1 | 371 |
| | | 四日市市　臨海地域 | 四日市市 | 44.12.27 49.11.30 | 433 |
| | | 大阪市　全域 | 大阪市 | 44.12.27 49.11.30 50.12.19 | 6,890 |
| | | 豊中市　南部地域 | 豊中市 | 48.2.1 | 197 |
| | | 吹田市　南部地域 | 吹田市 | 49.11.30 | 209 |
| | | 守口市　全域 | 守口市 | 52.1.13 | 1,206 |
| | | 東大阪市　中西部地域 | 東大阪市 | 53.6.2 | 1,322 |
| | | 八尾市　中西部地域 | 八尾市 | 〃 | 756 |
| | | 堺市　西部地域 | 堺市 | 48.8.1 52.1.13 | 1,703 |
| | | 神戸市　臨海地域 | 神戸市 | 〃 | 786 |
| | | 尼崎市　東部・南部地域 | 尼崎市 | 45.12.1 49.11.30 | 2,108 |
| | | 倉敷市　水島地域 | 倉敷市 | 50.12.19 | 1,293 |
| | | 玉野市　南部臨海地域 | 岡山県 | 〃 | 33 |
| | | 備前市　片上湾周辺地域 | 〃 | 〃 | 49 |
| | | 北九州市　洞海湾沿岸地域 | 北九州市 | 48.2.1 | 912 |
| | | 大牟田市　中部地域 | 大牟田市 | 48.8.1 | 866 |
| | | 計 | | | 40,015 |
| 第二種地域（特異的疾患） | 水俣病 | 阿賀野川下流地域 | 新潟県 | 44.12.27 | 74 |
| | 〃 | 〃 | 新潟市 | 〃 | 119 |
| | 〃 | 水俣湾沿岸地域 | 鹿児島県 | 〃 | 144 |
| | 〃 | 〃 | 熊本県 | 〃 | 357 |
| | イタイイタイ病 | 神通川下流地域 | 富山県 | 〃 | 4 |
| | 慢性ヒ素中毒症 | 島根県笹ケ谷地区 | 島根県 | 49.7.4 | 3 |
| | 〃 | 宮崎県土呂久地区 | 宮崎県 | 48.2.1 | 50 |
| | | 計 | | | 751 |

注　旧指定地域の表示は，いずれも指定当時の行政区画等による

（環境省）

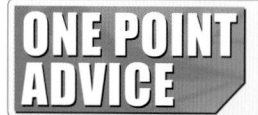

## ONE POINT ADVICE

- イタイイタイ病の主たる病態は腎尿細管再吸収障害で，骨軟化症がみられた。
- 水俣病は，メチル水銀による中枢神経系の疾患である。
- 環境基準の対象となっている物質を把握しておく。

## 食品の安全性

### ■主な細菌性食中毒

- ブドウ球菌：食品中で増殖する際に耐熱性の毒素であるエンテロトキシンを産生。エンテロトキシンによる食中毒のため，潜伏期間が数時間と短く，食前加熱は食中毒予防には無効。原因食品として弁当やにぎりめしが多い。
- ボツリヌス菌：致命率が高く，眼症状や嚥下障害等の神経症状を呈する。ボツリヌス神経毒素による食中毒であり，治療には抗毒素血清が有効。嫌気性菌のため，いずしによる中毒が多い。辛子レンコン事件が有名。
- サルモネラ菌：生卵や肉類からの感染が多い。人畜共通感染症であり，ペットからの感染もある。
- 腸炎ビブリオ：夏期に海水中で増殖するため，魚介類からの感染が多い。好塩菌ともよばれ，新鮮な魚介類も原因食品となる。
- カンピロバクター：鶏肉や生乳からの感染が多い。潜伏期は2～7日と長い。

### ■ノロウイルス

- カキなどの二枚貝からの感染が多い。冬季に多発傾向にある。近年，患者数が多い。

### ■フグ毒

- テトロドトキシン（麻痺毒）による中毒で，呼吸筋麻痺を起こす。致命率が高い。

### ■腸管出血性大腸菌（O-157など）

- 感染症法の3類感染症。
- 経口感染し，汚染された飲食物の摂取，感染者の糞便を直接または間接的に口にすることで感染。発症すると重篤な症状を呈することが多い。
- 年間を通じて患者が出ている。
- 腸管内でVero毒素を産生し，溶血性尿毒症症候群（HUS）や脳症を合併することがある。

### ■食中毒の発生状況

- 年間3万人前後の患者。
- 原因施設としては飲食店が最多。

**補足**
- 食品衛生法では，食品添加物や農薬についても基準が定められている。
- 食品の安全を期すために，食品安全基本法も定められている。

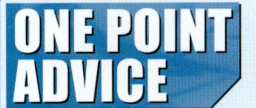

**ONE POINT ADVICE**
- 黄色ブドウ球菌やボツリヌスは発熱はない。
- 黄色ブドウ球菌は食前加熱は無効。
- 食品衛生法を理解すること。

# 3 関係法規

臨床工学に必要な医学的基礎

## 1 臨床工学技士法

**TAP & TAP**
- 臨床工学技士 ⇒ 生命維持管理装置の操作，保守点検が行える
- 免許 ⇒ 厚生労働大臣が交付，厚生労働省の臨床工学技士名簿に登録

### 臨床工学技士の業務

- 臨床工学技士は，診療の補助として生命維持管理装置の操作を行うことが主たる業務である。
  ① 「生命維持管理装置」とは，人の呼吸，循環または代謝の機能の一部を代替し，または補助することが目的とされている装置をいう。
  ② 業務については，**医師の具体的な指示**を受けなければ，生命維持管理装置の操作を行ってはならない（法第38条）。
  ③ 業務を行うに当たっては，医師その他の医療関係者との緊密な連携を図り，適正な医療の確保に努めなければならない。

### 名称独占と業務独占

- 臨床工学技士でない者は，紛らわしい名称を使用してはならない。業務は看護師の診療補助にあたるが，技士が行える業務独占として規定されている。

### 守秘義務

- 正当な理由がなく，その業務上知り得た人の秘密を漏らしてはならず，臨床工学技士でなくなった後においても同様である。

### 医師の指示の下での生命維持管理装置の業務

| 臨床工学技士が行える業務 | 臨床工学技士が行えない業務 |
|---|---|
| ①装置の操作・保守点検・始業点検 | ①静脈路確保のための穿刺 |
| ②血液浄化装置の穿刺針のシャントへの接続 | ②医師の指示を受けてIABPのカテーテルを挿入 |
| ③血液浄化装置への脱血 | ③人工心肺カニューレの血管への接続 |
| ④人工呼吸回路の気管カニューレからの除去 | ④気管内挿管 |
| ⑤体外循環装置からの採血 | ⑤体内ペースメーカの植え込み |
| ⑥導出電極の皮膚への装着 | ⑥診断を目的とする心電図の測定 |
| ⑦人工心肺装置からの送血 | ⑦静脈からの採血 |

（国家試験既出問題より）

**補足**

臨床工学技士法施行規則
- 第32条 厚生労働省令で定める生命維持管理装置の操作
  ①身体への血液，気体または薬剤の注入
  ②身体からの血液または気体の抜き取り（採血を含む）
  ③身体への電気的刺激の負荷

**ONE POINT ADVICE**
- 試験合格後，厚生労働省の臨床工学技士名簿への登録が必要。
- 生命維持管理装置の操作は，医師の具体的な指示を必要とする。

## 2 医師法

| | | |
|---|---|---|
| ●医師 | ⇒ | 医療と保健指導により国民の健康な生活を確保 |
| ●臨床研修 | ⇒ | 診療に従事するためには2年以上の臨床研修 |
| ●応召義務 | ⇒ | 診察・治療の拒否の制限 |
| ●診断書交付義務 | ⇒ | 診断書，検案書，出生証明書，死産証書の交付 |
| ●異状死体等の届出義務 | ⇒ | 死体等に異状がある場合の警察への届出 |

### 医師の任務

●医師は，医療及び保健指導をつかさどることにより，公衆衛生の向上および増進に寄与し，国民の健康な生活を確保するものとする（医師法第1条）。

### 医師法の要点

●国家試験合格後，医籍への登録が必要となる。
●診療に従事する医師は，大学医学部付属病院または厚生労働大臣の指定する「臨床研修指定病院」で2年以上の臨床研修を受けなければならない（2004年から制度化。診療に従事しない場合は不要）。
●業務独占と名称独占により，医師でなければ医業をなしてはならず，医師またはこれに紛らわしい名称を用いてはならない。
●業務として，診察治療の求めがある場合，正当な事由がなければ拒んではならず，診断書，検案書，出生証明書，死産証書の交付の求めがある場合にも正当な事由がなければ拒んではならない。
●診察をせずに治療や診断書，処方箋を交付することや，出産に立ち会わずに出生証明書，または死産証書の交付，検案をしないで検案書を交付することは禁じられている。
●死体，妊娠4カ月以上の死産児を検案して異状があることを認めた場合，24時間以内に所轄警察署に届け出なければならない。
●患者に対し治療上薬剤を調剤して投与する必要があると認めた場合，患者らに対し処方箋を交付しなければならない（交付不要の場合は適用外）。
●診療をしたときは，患者らに対し療養の方法などを指導しなければならない。
●診療の際には診療録の記載義務とともに5年間の保存義務がある。

### 守秘義務

●医師は，業務上知り得た人の秘密を漏らしたときは，刑法第134条により罰せられる（医師，薬剤師および助産師以外の免許を有する資格者は，各資格の法令の適応対象となる）。

## ③保健師助産師看護師法（保助看法）

- 保健師　⇒　保健指導に従事
- 助産師　⇒　助産と妊婦・じょく婦・新生児の保健指導
- 看護師　⇒　傷病者・じょく婦の療養上の世話，診療補助
- 准看護師　⇒　医師・歯科医師・看護師の指示による看護業務
- 免許　⇒　試験に合格し，厚生労働大臣が交付（准看は都道府県知事）

### 保健師・助産師・看護師の業務

- 特定行為の制限として，主治医の指示以外，診療機械の使用，医薬品の授与および指示，医師らが行わなければ衛生上危害を生じるおそれのある行為の禁止（応急の手当てや助産師による助産にかかる業務は制限されない。放射線の照射業務は不可）。

### 助産師の応召義務

- 助産師は，助産または妊婦・じょく婦・新生児の保健指導の求めがあった場合は，正当な事由がない限り拒んではならない。また，分娩の介助または死胎の検案をした場合は，出生証明書，死産証書または死胎検案書の交付を拒んではならない（※「じょく婦」とは，産婦を意味し病人ではない）。

### 名称独占と業務独占

- 保助看法では，無資格者が資格の名称または紛らわしい名称を使用することを禁じている。保健師は名称独占であるが，助産師，看護師および准看護師は資格がなければその業務が行えない業務独占である。

### 守秘義務

- 助産師の守秘義務違反は，医師・薬剤師と同様に刑法134条で罰せられる。
- 保健師，看護師，准看護師は，業務上知り得た人の秘密を漏らしてはならない。保健師，看護師，准看護師でなくなった後においても同様である。罰則規定は保健師助産師看護師法に含まれる。

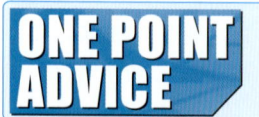

---

**ONE POINT ADVICE**
- 看護師の診療補助行為は，医療行為であるから，原則として医師または歯科医師の指示の下に行われることが必須条件である。
- 秘密漏示の罰則は，助産師は刑法，保健師と看護師は保健師助産師看護師法。

## 4 医療法

| | | |
|---|---|---|
| ●目的 | ⇒ | 医療提供体制の確保により国民の健康の保持に寄与すること |
| ●病院・診療所の定義 | ⇒ | 病院＝20床以上，診療所＝19床以下 |
| ●病院の機能分担 | ⇒ | 地域医療支援病院と特定機能病院の機能分担 |
| ●医療の安全の確保 | ⇒ | 国・自治体による医療安全支援センターの設置努力 |
| ●人員配置と施設 | ⇒ | 医師等の医療従事者の員数と施設基準の規定 |
| ●医療施設の開設・廃止 | ⇒ | 病院等の開設および廃止・休止の許可および届出事項 |
| ●医療計画 | ⇒ | 都道府県による医療計画の策定 |

### 医療法の制度趣旨と主要内容

- 医療法は，日本の医療提供体制の根底をなす。
- 病院や診療所，助産所の開設や管理に必要な事項や，その施設の整備を推進するために必要な事項を定めた法律である。

### 地域医療支援病院と特定機能病院

- 地域医療支援病院は，その地域のかかりつけ医等を支援し，他の病院・診療所からの紹介患者に医療を提供する。また，施設・設備を他院の医療者が共同利用できるように開放し救急医療を行う。
- 特定機能病院は，一般の病院・診療所から紹介された高度医療を必要とする患者に対し医療を提供する。2013年4月時点で，大学病院(80)と国立がん研究センター中央病院，国立循環器病研究センター，大阪府立成人病センターなど6病院の計86病院。
- 双方の病院には承認要件として病床数，設備面などの施設基準がある。

### 医療の安全の確保

- 病院等は，院内感染対策の体制，医薬品および医療機器にかかる**安全管理**の体制の確保を構築しなければならない。

### 医療機器の保守点検の外部委託

- 医療機器の**保守点検**は，病院，診療所または助産所の業務であり，医療機関が自ら適切に実施すべきものであるが，医療機器のうち特定保守管理医療機器については，業務遂行能力のある外部事業者へ委託することができる(医療法第15条の2，同施行令第4条7)。

---

**ONE POINT ADVICE**

- 病院・診療所の定義は必ず覚えておくこと。
- 地域医療支援病院・特定機能病院の施設基準を整理しておくこと。

## 5 薬事法（医療機器・医薬品）

| | | |
|---|---|---|
| ●目的 | ⇒ | 医薬品，医薬部外品，化粧品および医療機器の品質，有効性および安全性の確保，指定薬物の規制，医薬品および医療機器の研究開発の促進，保健衛生の向上を図る |
| ●医療機器の分類 | ⇒ | 高度管理医療機器，管理医療機器および一般医療機器 |
| ●特定保守管理医療機器 | ⇒ | 医療機器のうち保守点検等の管理が必要なもの |

### 医療機器
- 疾病の診断，治療，予防に使用され，身体の構造，機能に影響を及ぼすことが目的とされている機械器具等。

### 医薬品
- 日本薬局方に収められているもの。
- 疾病の診断，治療，予防に使用され，身体の構造，機能に影響を及ぼすことが目的とされているもので，機械器具，歯科材料，医療用品および衛生用品でないもの。

### 薬事法の要点
- 薬事法では，医療機器と医薬品に対し，製造から販売まで人的及び構造設備要件に関し多くの規制がある。さらに，安全確保のため，医療機関，事業者ともに，医療機器の不具合や副作用，医薬品の副作用等の安全情報の報告，収集および提供が義務づけられている。
- 医薬部外品と化粧品については，有害な成分による健康被害防止の観点から，製造販売や輸入に関する許可制度があるが，販売に関する規制はない。

### 医療機器に関する薬事法の項目
- 医療機器の賃貸業および修理業，医療機器の取扱い，医薬品等の広告，生物由来製品の特例，希少疾病用医療機器の指定等。

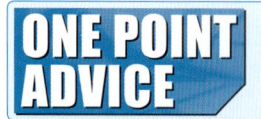

### 補足
- 健康食品は薬事法の規制対象外である。食品に医薬品に該当する成分を配合したり，医薬品と紛らわしい効能などの表示・広告を行ったりした場合は薬事法違反となる。
- 健康食品のうち，一定の条件を満たした食品を「保健機能食品」と称し，現在は消費者庁が所管している。

### ONE POINT ADVICE
- 薬事法の規制対象の多くは，医療機器・医薬品等の製造と販売の事業者。
- 医療関係者に対する義務として医療機器の不具合および医薬品の副作用報告。

## 6 健康増進法

| | | |
|---|---|---|
| ●目標 | ⇒ | 国民の健康の増進の推進 |
| ●国民健康・栄養調査 | ⇒ | 国民の身体の状況，栄養摂取量，生活習慣の調査 |
| ●保健指導 | ⇒ | 都道府県，市町村，保険者，学校，事業者等による保健指導 |
| ●栄養管理の推進 | ⇒ | 特定給食施設における栄養管理の推進 |
| ●受動喫煙の防止 | ⇒ | 公共の場における受動喫煙の防止対策を講ずる |
| ●特別用途表示・栄養表示基準 | ⇒ | 乳児，妊産婦，病者等への食品の特別の用途に適する旨の表示 |

### 国民健康・栄養調査

- 国民健康・栄養調査は，国民の身体の状況，栄養素等摂取量および生活習慣の状況を明らかにし，国民の健康の増進の総合的な推進を図るための基礎資料を得ることが目的である（調査対象は無作為抽出で約5,000世帯）。
- 国および地方公共団体は，生活習慣とがん，循環器病その他の生活習慣病との相関関係を明らかにするため，生活習慣病の発生状況を把握する。

### 保健指導

- 市町村は，栄養改善その他の生活習慣の改善に関する事項についての相談・保健指導を行う。
- 都道府県等は，特に専門的な知識・技術を必要とする栄養指導等の保健指導を行う。
- 2008年4月より，健康保険組合，国民健康保険などの保険者に対し，40歳以上の加入者を対象に，内臓脂肪症候群いわゆるメタボリックシンドロームに着目した健診および保健指導の実施を義務づけた。その概要は，腹囲測定や血液検査で有所見者もしくは予備群を選び出し，これらの者に対し特定保健指導を行うことである。

### 受動喫煙（他人のたばこの煙を吸う）の防止

- 学校，体育館，劇場，病院，事務所，官公庁施設等の多数の者が利用する施設を管理する者は，受動喫煙を防止するため必要な措置を講ずるよう努める。
- 公共的な空間は原則として全面禁煙であるが，それが極めて困難な場合，喫煙可能区域を設定し，禁煙区域と喫煙可能区域を明確に表示し周知を図る。

### ONE POINT ADVICE

- 健康調査や健康診断等で，内臓脂肪症候群などの生活習慣病を減らす。
- 受動喫煙の防止を法令により明確に規定した。

## 7 感染症に関する法律（感染症法）

- 感染症法　⇒　正式名称「感染症の予防及び感染症の患者に対する医療に関する法律」
- 類型化　⇒　感染力，重篤性により1類感染症から5類感染症の5つに分類
- 感染症の届出　⇒　1～5類の感染症の患者等の届出義務
- インフルエンザ　⇒　鳥インフルエンザ・新型インフルエンザ等の追加
- 未知の感染症への対応　⇒　新感染症，指定感染症を定義し対応

### 感染症法の変遷

- 伝染病予防法，性病予防法，エイズ予防法が廃止され，1998年に制定。
- 2003年：新興感染症，動物由来感染症に対する緊急時の対策。
- 2007年：生物テロへの対策，結核予防法は見直しにより感染症法と統合。
- 2008年：新型インフルエンザへの対策（2類感染症に鳥インフルエンザ（H5N1）を追加）。

### 医師の届出

- 1～4類，新型インフルエンザ等感染症の患者または無症状病原体保有者および新感染症にかかっていると疑われる者は，直ちに最寄りの保健所長を経て都道府県知事へ届け出る。
- 5類感染症の患者（無症状病原体保有者を含む）は，7日以内に最寄りの保健所長を経て都道府県知事へ届け出る。

### 対象となる感染症

- 1類：7種類；感染力，重篤性等で危険性が極めて高い感染性を有する。
- 2類：5種類；感染力，重篤性等で危険性が高い感染性を有する。
- 3類：5種類；感染力等危険性は低いが，職場等で集団発生のおそれがある。
- 4類：42種類；動物，飲食物等から感染し健康影響を起こすおそれがある。
- 5類：42種類；国が感染症発生動向調査を行い，情報を国民や医療関係者等に公開することにより発生・拡大を防止すべきもの。
  ※4類は政令指定の32種類，5類は省令指定の34種類の感染症を含む。

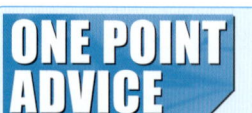

### ONE POINT ADVICE

- インフルエンザ：季節性，高病原性，新型，H5N1およびH1N1について，混同しないよう，類別，特徴，性状を正確に理解すること。
- パンデミック，アウトブレイク等の用語についてもよく理解すること。

## 8 廃棄物処理法

- ●廃棄物処理法 ⇒ 正式名称「廃棄物の処理及び清掃に関する法律」
- ●産業廃棄物 ⇒ 事業活動に伴って生じた廃棄物（燃え殻，汚泥，廃油，廃酸，廃アルカリ，廃プラスチック類，その他政令で定める廃棄物）
- ●一般廃棄物 ⇒ 産業廃棄物以外の廃棄物をいう（家庭ゴミ）
- ●感染性廃棄物 ⇒ 医療機関等から発生する感染のおそれのある廃棄物
- ●リサイクル ⇒ 廃棄物排出抑制のため物性に応じた各リサイクル法の制定

### 産業廃棄物と一般廃棄物

- ●産業廃棄物は，排出事業者の責任であり，処理業者等に委託して処理する。
- ●一般廃棄物は，市町村等の自治体の責任で処理する。

### マニフェストシステム

- ●排出事業者が，産業廃棄物の形状，種類，数量，委託先等をマニフェストという管理伝票に記入し，委託先の運搬業者や処理業者が廃棄物を適切に処理しているかどうか，返送された伝票で処理状況の確認ができる仕組み。
- ●すべての産業廃棄物（感染性廃棄物を含む）に適用されている。

### 感染性廃棄物の処理

- ●**感染性廃棄物**とは，医療関係機関等から生じ，人が感染し，もしくは感染するおそれのある病原体が含まれ，もしくは付着している廃棄物またはこれらのおそれのある廃棄物をいう。
- ●「**感染性廃棄物処理マニュアル**」（環境省）により運用される。
- ●施設内における感染事故等を防止し，感染性廃棄物を適正に処理するため，「特別管理産業廃棄物管理責任者」をおき管理体制を整備する。

図1 バイオハザードマーク

### バイオハザードマーク（図1）

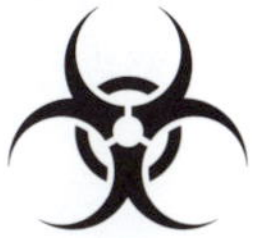

- ●感染性廃棄物の性状に着目し，色別に区分され容器等に貼付されるマーク。
- ●赤色：液状又は泥状のもの（汚泥，血液，血清等）。
- ●橙色：固形状のもの（血液等付着のガーゼ，注射筒，手袋等）。
- ●黄色：鋭利なもの（メス，注射針，替え刃等）。

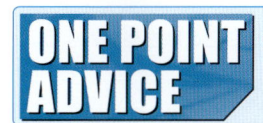

**ONE POINT ADVICE**
- ●バイオハザードマークの色区分と廃棄物の種類は，医療関係機関によって，独自のルールがあるため，異なることに注意（思い込みに注意が必要）。

## 9 毒物及び劇物取締法（毒劇法）

- ●目的 ⇒ 毒物・劇物について保健衛生上の見地から必要な取り締まりを行うこと
- ●毒物と劇物の定義 ⇒ 医薬品及び医薬部外品以外のものをいう
- ●登録 ⇒ 製造と輸入は厚生労働大臣，販売は都道府県知事への登録が必要
- ●毒物劇物取扱責任者 ⇒ 販売等において資格者の要件が必須
- ●情報の提供 ⇒ 販売業者等は購入者へ毒物・劇物の安全に関する情報（MSDS：製品安全データシート）の提供の義務

### 毒物

- ●シアン化水素，水銀，ヒ素など27品目とそれらの含有物が指定されている。
- ●毒物のうちでその毒性が極めて強く，使用に際し危害性のおそれが著しいものを「特定毒物」という。四アルキル鉛，モノフルオール酢酸など9品目とそれらの含有物。

### 劇物

- ●アンモニア，クロロホルム，ホルムアルデヒドなど93品目とそれらの含有物が指定されている。

### 毒物又は劇物の表示

- ●毒物または劇物の容器および被包には，「医薬用外」の文字を表示し，毒物は赤地に白色で「毒物」の文字を，劇物は白地に赤色で「劇物」の文字を表示しなければならない（図2）。

図2 毒物および劇物の表示例

医薬用外毒物

医薬用外劇物

### 毒性区分

- ●毒物は動物実験の単回の経口投与で$LD_{50}$が30mg/kg以下，劇物は毒物よりやや毒性が低く，$LD_{50}$は30～300mg/kgであり，それ以外に経皮投与，吸入，さらにヒトの事故事例をもとにして決められている。

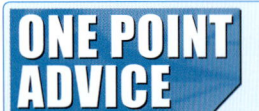

### ONE POINT ADVICE

- ●毒物・劇物は，薬事法上の医薬品および医薬部外品の「毒薬」・「劇薬」とは性格が異なる。よく混同される用語であるので注意が必要。
- ●毒劇法の規制対象は，毒物劇物の製造，営業および毒物研究者である。

## 10 臓器の移植に関する法律(臓器移植法)

- ●目的 ⇒ 移植医療の適正な実施に資すること
- ●臓器の定義 ⇒ 人の心臓，肺，肝臓，腎臓，その他厚生省令で定める内臓(膵臓と小腸)および眼球(角膜)をいう
- ●脳死判定 ⇒ 知識および経験を有する2人以上の医師
- ●臓器提供の本人意思 ⇒ 臓器提供意思カードによる書面での意思表示
- ●臓器売買の禁止事項 ⇒ 臓器提供に対し，利益の供与，申込み，要求，約束
- ●移植ネットワーク ⇒ (社)日本臓器移植ネットワークが国内唯一の機関

### 基本的理念

- ●死亡した者が生存中に有していた臓器の提供に関する意思は尊重されること。
- ●移植術に使用されるための臓器の提供は任意であること。
- ●臓器の移植は人道的精神に基づき，必要とする者に対し適切に行われること。
- ●移植術を必要とする者に対し受ける機会は公平であること。

### 臓器の摘出

- ●死亡した者が生存中に臓器を提供する意思を書面により表示している。告知を受けた遺族が当該臓器の摘出を拒まないとき摘出することができる。
- ●「脳死した者の身体」とは，脳幹を含む全脳の機能が不可逆的に停止するに至ったと判定されたものの身体をいう。
- ●脳死の判定は，必要な知識および経験を有する2人以上の医師の判断の一致によって行われる(臓器の摘出と移植術を行う医師は除く)。
- ●被虐待児童もしくは虐待を疑われる児童からの摘出は除外される。

### 臓器提供意思カード(ドナーカード)

- ●臓器移植法に基づき，臓器の提供の意思，あるいは提供を拒否する意思について，書面として意思を表示するカード。
- ●臓器提供の意思はインターネットでの意思登録，意思表示カード・シール，被保険者証や運転免許証の意思表示欄などで示すことができる。

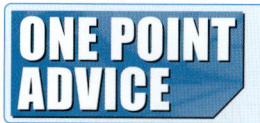

### ONE POINT ADVICE

- ●2009年の臓器移植法改正により，わが国では15歳未満の者の臓器摘出が認められていなかったが，本人意思が不明であっても家族の承諾で可能となった。
- ●同改正法で，親族(配偶者，父母，子)への優先提供も可能となった。

# 4 生化学の基礎

臨床工学に必要な医学的基礎

## TAP & TAP

- 糖質 ⇒ 単糖（グルコース），オリゴ糖・多糖（グリコシド結合で単糖がつながった物質）
- ペプチド・タンパク質 ⇒ ペプチド結合でアミノ酸がつながった物質
- 中性脂肪 ⇒ グリセロールと脂肪酸が結合した物質
- 核酸（DNA，RNA） ⇒ ヌクレオチド（塩基・五炭糖・リン酸から構成）がリン酸ジエステル結合によってつながった物質
- 生体色素 ⇒ 可視光を吸収する物質
- 酵素 ⇒ 生体内反応を円滑に促進させるタンパク質
- 補酵素 ⇒ 酵素に結合し酵素の作用を発現させる物質
- ビタミン ⇒ 脂溶性ビタミン（A, D, E, K）
  水溶性ビタミン（$B_1$, $B_2$, $B_6$, $B_{12}$, C, ナイアシン, パントテン酸, ビオチン, 葉酸）
- 微量元素 ⇒ 多量ミネラル（Ca, P, K, S, Na, Cl, Mg）
  微量ミネラル（Fe, Zn, Cu, Mn, I, Se, Mo, Co, Crなど）

### 用語アラカルト

*1 **誘導体**
分子中の一部分が他の原子団で置き換えられた化合物。

### 補足

**分子式$C_x(H_2O)_y$について**
- 一致する例
  単糖類
  　グルコース：$C_6H_{12}O_6$
  　（＝$C_6(H_2O)_6$）
  　リボース：$C_5H_{10}O_5$
  　（＝$C_5(H_2O)_5$）
  二糖類
  　スクロース：$C_{12}H_{22}O_{11}$
  　（＝$C_{12}(H_2O)_{11}$）
- 一致しない例
  単糖類
  　デオキシリボース：
  　$C_5H_{10}O_4$

## 生体物質

### 糖質

- 糖質とは，単糖，単糖が結合したもの，およびそれらの誘導体*1であり，単糖の**グルコース**，二糖の**スクロース**，多糖の**デンプン**などがある。
- 糖質を構成する主要元素は炭素・水素・酸素であり，また，いくつかの例外を除き糖質の分子式は$C_x(H_2O)_y$で表されるため**炭水化物**ともよばれる（**補足**参照）。

①糖質の役割
- 人体の主要なエネルギー源である。
- 生体内でアミノ酸・脂質・核酸・(他の)糖質を合成する際の原料となる。

②糖質の分類
- 糖質は，分子の構造から単糖，オリゴ糖，多糖に分類される。

　a)単糖
- 単糖とは，加水分解によってそれ以上簡単な構造にできない糖質である。分子内にアルデヒド基（－CHO）があるものを**アルドース**，また，ケト

## 用語アラカルト

**＊2 グルコース**
**（$C_6H_{12}O_6$）**
ブドウ糖ともいわれる。解糖系の出発物質であり生体におけるエネルギー産生に重要な役割を果たす。血糖値は，血液中のグルコース濃度である。

**＊3 ガラクトース**
**（$C_6H_{12}O_6$）**
ラクトースの成分である単糖。

**＊4 フルクトース**
**（$C_6H_{12}O_6$）**
果糖ともいわれる。スクロースの成分である単糖。

**＊5 マルトース**
**（$C_{12}H_{22}O_{11}$）**
麦芽糖ともいわれる。2分子のグルコースが結合した二糖。デンプンの消化過程で生じる。

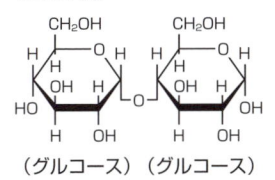

（グルコース）（グルコース）

**＊6 スクロース**
**（$C_{12}H_{22}O_{11}$）**
ショ糖ともいわれる。グルコースとフルクトースが結合した二糖。甘味が強く，砂糖の主成分である。

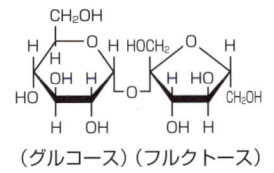

（グルコース）（フルクトース）

**＊7 ラクトース**
**（$C_{12}H_{22}O_{11}$）**
乳汁中に含まれるため乳糖ともいわれる。ガラクトースとグルコースが結合した二糖。

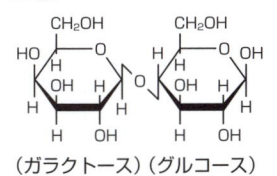

（ガラクトース）（グルコース）

---

ン基（＞C＝O）があるものを**ケトース**と総称し，単糖はこの2つのグループに分類される。
- 他の分類法として単糖分子を構成している炭素の数による方法があり，炭素数が5の**ペントース**（**5炭素**），および炭素数が6の**ヘキソース**（**6炭素**）が特に重要である。
- 代表的な単糖としては，5炭素である**リボース**，6炭素である**グルコース**＊2（図1），ガラクトース＊3，**フルクトース**＊4などがある。

b）オリゴ糖
- オリゴ糖とは，**グリコシド結合**（図2）によって単糖が数個（2～10個）結合した糖質であり，結合している単糖の数が2個のものを**二糖**という。
- 代表的な二糖としては，**マルトース**＊5，**スクロース**＊6，**ラクトース**＊7などがある。

c）多糖
- 多糖とは，グリコシド結合によって多数の単糖が結合した糖質である。代表的な多糖として，**デンプン**＊8，**グリコーゲン**＊9，**セルロース**＊10などがある。

## 用語アラカルト

**＊8 デンプン**
**アミロース**と**アミロペクチン**の混合物である。アミロースはグルコースがα1→4グリコシド結合で鎖状につながった物質である。らせん構造をとり，分子量は50万～200万である。
アミロペクチンは，鎖状のグルコース鎖（α1→4グリコシド結合によってつながっている）のところどころでα1→6グリコシド結合によってグルコース鎖が枝分かれした構造をとる。この枝分かれは，鎖状のグルコース鎖においてグルコース約25個に対して1カ所あるといわれている。分子量は，1500万～4億である。

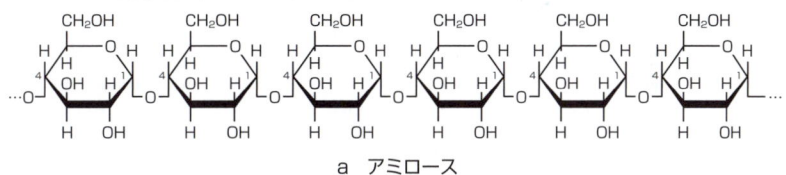

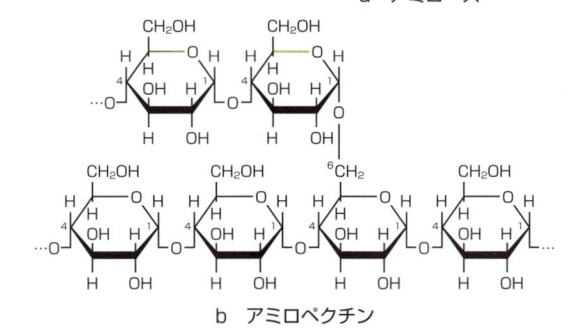

a アミロース

b アミロペクチン

**＊9 グリコーゲン**
グルコースからなる多糖。食事から摂取したグルコースの一部はグリコーゲンとして体内に貯蔵される。血液中のグルコース量が低下すると，グリコーゲンが分解されグルコースが生成する。このグルコースは血液中に放出され，正常な血糖値が保たれる。構造はアミロペクチンのようにグルコース鎖が枝分かれしているが，枝分かれの頻度はアミロペクチンより多く，樹状構造を形成する。

**＊10 セルロース**
グルコースからなる鎖状の多糖。植物細胞の細胞壁の主成分。

### 図1　単糖の構造

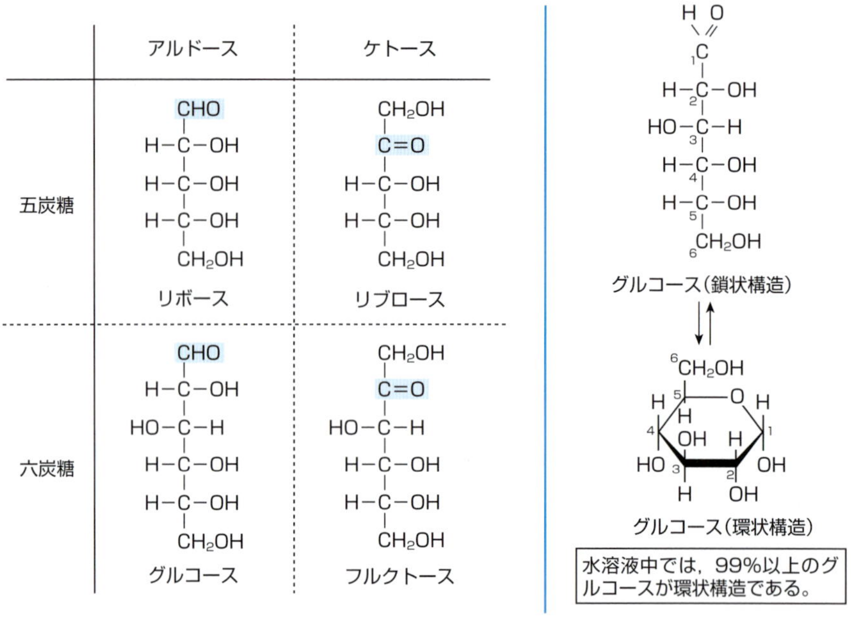

|  | アルドース | ケトース |
|---|---|---|
| 五炭糖 | CHO<br>H-C-OH<br>H-C-OH<br>H-C-OH<br>CH₂OH<br>リボース | CH₂OH<br>C=O<br>H-C-OH<br>H-C-OH<br>CH₂OH<br>リブロース |
| 六炭糖 | CHO<br>H-C-OH<br>HO-C-H<br>H-C-OH<br>H-C-OH<br>CH₂OH<br>グルコース | CH₂OH<br>C=O<br>HO-C-H<br>H-C-OH<br>H-C-OH<br>CH₂OH<br>フルクトース |

グルコース（鎖状構造）
↕
グルコース（環状構造）

水溶液中では，99％以上のグルコースが環状構造である。

### 図2　グリコシド結合

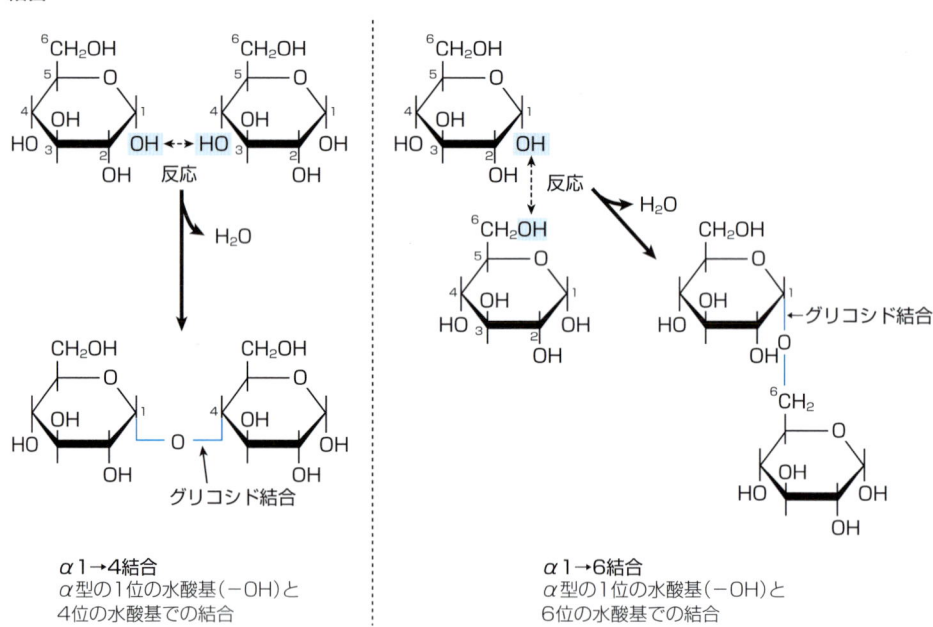

α1→4結合
α型の1位の水酸基（-OH）と4位の水酸基での結合

α1→6結合
α型の1位の水酸基（-OH）と6位の水酸基での結合

**補足**
- グリコシド結合は，2つの糖がそれぞれ有する水酸基（-OH）間での結合であり，さまざまな結合様式がある。ここでは，代表的なα1→4結合とα1→6結合を紹介する。他の結合様式の詳細については他の成書を参考にされたい。

## ■アミノ酸・タンパク質

●アミノ酸は，アミノ基（－$NH_2$）とカルボキシル基（－COOH）をもつ化合物である。

### ①アミノ酸の役割

●タンパク質を構成する基本物質である。タンパク質を構成しているアミノ酸はα－アミノ酸であり，カルボキシル基が結合している炭素（これをα炭素という）にアミノ基が結合している（図3）。

●非必須アミノ酸[*11]，グルコース，脂肪酸，コレステロールを合成するときの原料になる。

●エネルギー源である。

●いくつかの窒素を含有する化合物の原料となる（数種類の神経伝達物質（アドレナリン，ドーパミンなど），ポルフィリン，プリン塩基，ピリミジン塩基など）。

●タンパク質は，ペプチド結合により20種類のα－アミノ酸（図4）が鎖状に多数結合したポリペプチドによって構成される（図5）。タンパク質を構成しているポリペプチドの数は，タンパク質の種類によって異なり，1～数本である（例えば，ミオグロビンは1本，ヘモグロビンは4本である）。

●各タンパク質のポリペプチドは，それぞれ固有の数と順序によって20種類のα－アミノ酸が結合している。このことから非常に多種類のタンパク質が生体内に存在し，それぞれ独自の形態，機能（役割）を有する。

### ②タンパク質の特徴と役割

●生体内での役割によって以下のように分類される。

a）酵素タンパク質：生体内で生じている化学反応を触媒する（アミラーゼ，ペプシン，ヘキソキナーゼなど）。

b）構造タンパク質：細胞や組織の構造を形成し維持する（コラーゲン，ケラチン，チューブリンなど）。

c）収縮タンパク質：筋肉の伸縮など，運動に関与する（アクチン，ミオシンなど）。

d）輸送タンパク質：生体内物質を輸送する（ヘモグロビン，アルブミンなど）。

e）防御タンパク質：生体外からの異物（抗原）と結合し，生体を守る働きをする（免疫グロブリン（抗体））。

f）調節タンパク質：生体内で生じている反応を調節する（インスリンなど）。

g）受容体タンパク質：ホルモン・神経伝達物質などの化学物質を受容し，その情報を他の反応系に伝える（インスリン受容体，アドレナリン受容体など）。

h）貯蔵タンパク質：物質と結合し，その物質を生体内にて貯蔵する役割を行う（フェリチンなど）。

---

**用語アラカルト**

**\*11 必須アミノ酸と非必須アミノ酸**

タンパク質を構成している20種類のアミノ酸のうち，必要とされる量を十分に体内で合成できず食物から摂取しなければならないアミノ酸を**必須アミノ酸**という。一方，必須アミノ酸以外のアミノ酸を**非必須アミノ酸**という。

ヒトの必須アミノ酸：
（成人）メチオニン，フェニルアラニン，リシン，トリプトファン，イソロイシン，ロイシン，バリン，トレオニンの8種類。
（乳幼児）上記8種類にヒスチジンを加えた9種類。

**補足**

**プロリン**
●プロリンはアミノ基ではなくイミノ基をもつためイミノ酸であるが，アミノ酸とみなされている。

**ヒトに含まれるタンパク質の種類**
●2万2千種類存在すると推定されている。

---

**図3　α－アミノ酸の構造**

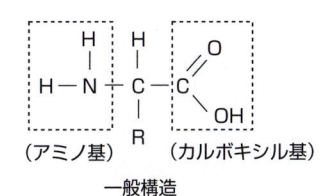

一般構造　　　生理的pH（＝7.4）における構造（両性イオン構造）

R：側鎖

## 図4　タンパク質を構成するα-アミノ酸の構造（1文字記号，3文字記号）

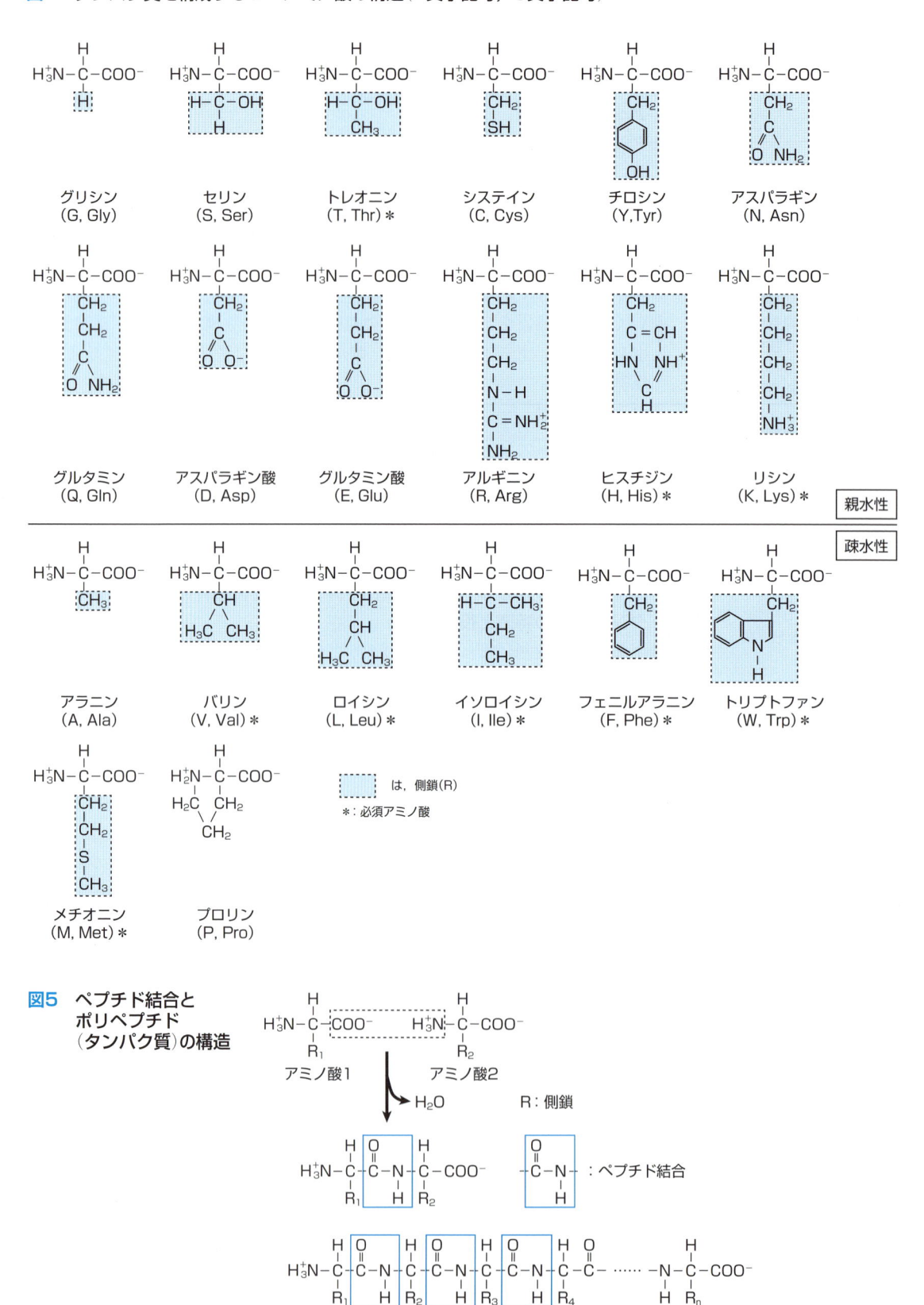

グリシン (G, Gly)
セリン (S, Ser)
トレオニン (T, Thr) *
システイン (C, Cys)
チロシン (Y, Tyr)
アスパラギン (N, Asn)

グルタミン (Q, Gln)
アスパラギン酸 (D, Asp)
グルタミン酸 (E, Glu)
アルギニン (R, Arg)
ヒスチジン (H, His) *
リシン (K, Lys) *

親水性 / 疎水性

アラニン (A, Ala)
バリン (V, Val) *
ロイシン (L, Leu) *
イソロイシン (I, Ile) *
フェニルアラニン (F, Phe) *
トリプトファン (W, Trp) *

メチオニン (M, Met) *
プロリン (P, Pro)

□は，側鎖(R)
＊：必須アミノ酸

## 図5　ペプチド結合とポリペプチド（タンパク質）の構造

アミノ酸1　アミノ酸2　→ $H_2O$　　R：側鎖

-C-N- ：ペプチド結合

(アミノ酸1)(アミノ酸2)(アミノ酸3)(アミノ酸4) ……… (アミノ酸n)
ポリペプチド（タンパク質）

## 用語アラカルト

**\*13 コレステロール**
（$C_{27}H_{46}O$）
細胞膜，神経組織，リポタンパク質の構成成分であり，性ホルモン，副腎皮質ホルモン，胆汁酸，ビタミン$D_3$などの原料となる。

**\*14 胆汁酸**
肝臓で作られ小腸管腔内に分泌される。膵リパーゼ（酵素の一種）とともに脂肪の消化を担う。

**\*15 ステロイドホルモン**
ステロイド核を有するホルモンを総称してステロイドホルモンという。性ホルモンであるアンドロゲン，エストロゲンや副腎皮質ホルモンであるグルココルチコイドなどがある。

ステロイド核の構造

**\*16 エイコサノイド**
炭素数20の不飽和脂肪酸から生成される生理活性物質の総称。プロスタグランジン，トロンボキサン，ロイコトリエンがある。

**\*17 コレステロールエステル**
コレステロールと脂肪酸がエステル結合で結合した化合物。リポタンパク質に含まれる。

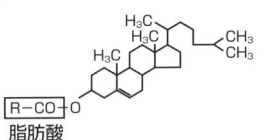

脂肪酸

## ■脂質

●脂質とは，生体内に存在し，水には不溶だが有機溶媒には溶け，加水分解によって脂肪酸を遊離する物質である。

### ①脂質の役割

●**中性脂肪**として体内に貯蔵され，必要に応じてエネルギー源となる。
●**リン脂質**（分子内にリン酸を含む脂質）や**糖脂質**（分子内に糖を含む脂質）として生体膜を構成する。
●**脂肪酸**\*12や**コレステロール**\*13などは各種生体物質の原料となる。コレステロールからは，**胆汁酸**\*14や**ステロイドホルモン**\*15などが作られる。また，不飽和脂肪酸からは，**エイコサノイド**\*16が作られる。

### ②脂質の分類

●脂質は，一般的に単純脂質，複合脂質および誘導脂質に分類される。

a) 単純脂質
- 中性脂肪と**コレステロールエステル**\*17がある。
- 中性脂肪（図6）は，グリセロール（＝グリセリン）に脂肪酸がエステル結合したものであり，エステル結合している脂肪酸の数によってモノアシルグリセロール，ジアシルグリセロール，**トリアシルグリセロール**にさらに分類される。ヒトの脂肪細胞に含まれる中性脂肪では，トリアシルグリセロールが大部分を占める。

b) 複合脂質
- リン脂質と糖脂質などがある。

c) 誘導脂質
- 単純脂質および複合脂質の分解物であり，脂肪酸やコレステロールがある。

### ③必須脂肪酸

●リノール酸，α－リノレン酸，アラキドン酸は，ヒトの体内では十分な量が合成されず，食物から摂取しなければならない脂肪酸であり，**必須脂肪酸**とよばれる。体内で欠乏すると，皮膚炎，脱毛，毛細血管の異常，血小板の減少などの症状が現れる。

## 用語アラカルト

**\*12 脂肪酸**
炭素が共有結合によって結合した鎖状の炭素鎖（炭化水素基）の末端にカルボキシル基（－COOH）が結合した化合物。炭素鎖が一重結合のみで構成されている脂肪酸を**飽和脂肪酸**という。一方，炭素鎖に二重結合を含むものを**不飽和脂肪酸**という。R－COOHと略される（R：炭素鎖）。

ステアリン酸（飽和脂肪酸）

オレイン酸（不飽和脂肪酸）

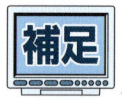

## 補足

### リン脂質
- リン脂質は分子内にリン酸を含む脂質であり，同一分子内に極性(親水性)と非極性(疎水性)の領域を有する。リン脂質は生体膜の主要な成分である。
- また，グリセロールを骨格とするグリセロリン脂質とスフィンゴシンを骨格とするスフィンゴリン脂質に大別される。生体中でもっとも多いのはグリセロリン脂質のホスファチジルコリンである。

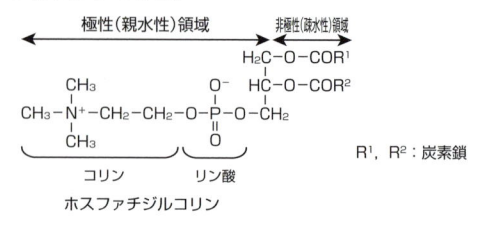

```
      極性(親水性)領域              非極性(疎水性)領域
                                    H₂C-O-COR¹
         CH₃         O⁻   HC-O-COR²
CH₃-N⁺-CH₂-CH₂-O-P-O-CH₂
         CH₃         O
         コリン       リン酸          R¹, R²: 炭素鎖
              ホスファチジルコリン
```

**図6　中性脂肪の構造**

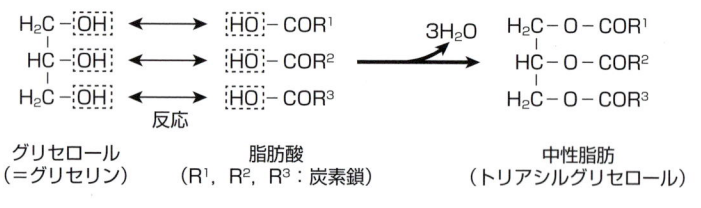

$$H_2C-OH \quad \quad HO-COR^1$$
$$HC-OH \longleftrightarrow HO-COR^2 \xrightarrow{3H_2O} \begin{array}{l} H_2C-O-COR^1 \\ HC-O-COR^2 \\ H_2C-O-COR^3 \end{array}$$
$$H_2C-OH \quad \quad HO-COR^3$$

グリセロール　　　　脂肪酸　　　　　　　　　　　中性脂肪
(=グリセリン)　　(R¹, R², R³: 炭素鎖)　　　　(トリアシルグリセロール)

グリセロールに結合している脂肪酸の数が
1分子であればモノアシルグリセロール，2分子であればジアシルグリセロールである。

```
                    H₂C-O-COR¹      H₂C-OH
モノアシルグリセロール   HC-OH          HC-O-COR²
                    H₂C-OH          H₂C-OH

                    H₂C-O-COR¹      H₂C-OH
ジアシルグリセロール    HC-OH          HC-O-COR²
                    H₂C-O-COR³      H₂C-O-COR³
```

### ■核酸
- 核酸には，**DNA**(**デオキシリボ核酸**：deoxyribonucleic acid)と**RNA**(**リボ核酸**：ribonucleic acid)がある。
- DNA，RNAはともに**ヌクレオチド**(五炭糖，塩基，リン酸から構成されている)(図7, 8)といわれる物質がリン酸ジエステル結合によって多数連なったポリヌクレオチドである。RNAはポリヌクレオチドが1本(図9)，DNAはポリヌクレオチドが2本である。
- DNAの構造：2本のポリヌクレオチドが水素結合[*18]によって結合し，らせん状の構造を形成している。この構造は**二重らせん構造**といわれる(図10)。
- DNAの役割：生体の形成と維持を行うためにはタンパク質が必要である。DNAは，このタンパク質の合成に必要な情報(遺伝子)を4種類のヌクレオチドの配列順序によって保持している。
- RNAの役割：RNAには，メッセンジャーRNA(mRNA)，トランスファーRNA(tRNA)，リボソームRNA(rRNA)の3種類がある。DNAの遺伝子情報に従ったタンパク質の生合成に関与する。

### 用語アラカルト

*18　**水素結合**
正の電荷を弱く帯びた水素が，周囲にある負の電荷を帯びた原子との間で生じる静電的相互作用による結合。

図7 ヌクレオチドの構成成分

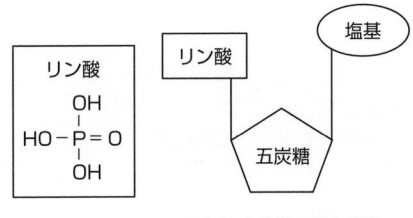

ヌクレオチドの基本構造

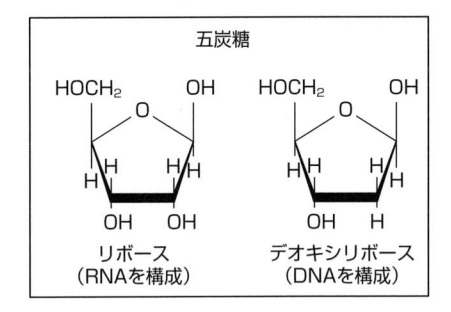

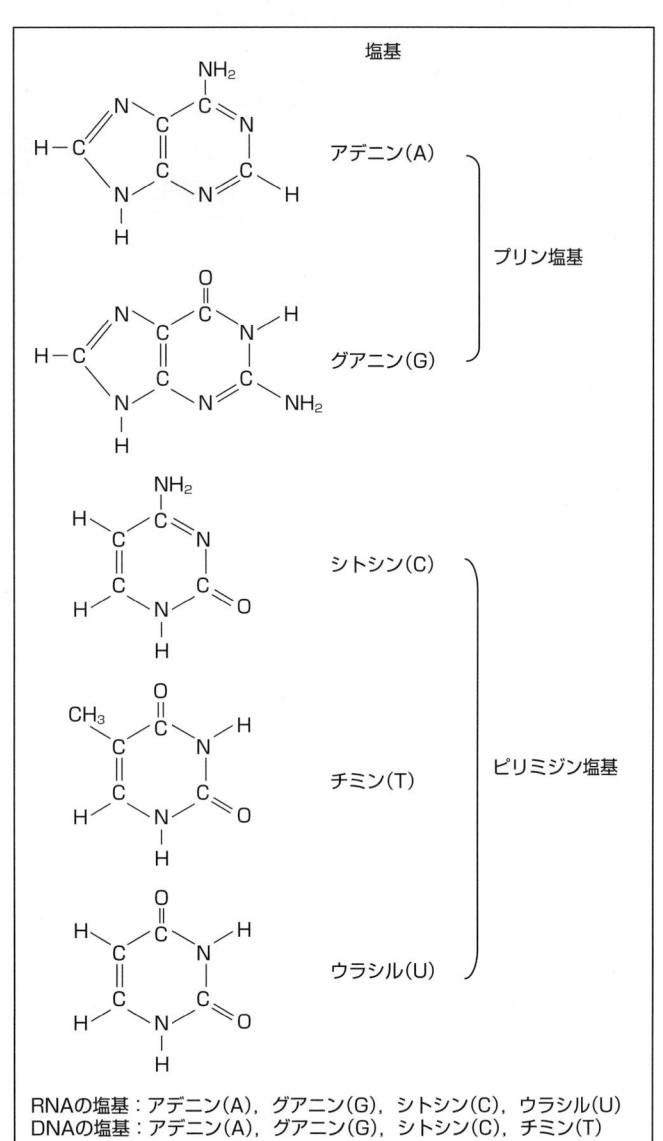

五炭糖
- リボース（RNAを構成）
- デオキシリボース（DNAを構成）

塩基
- アデニン(A) ｝プリン塩基
- グアニン(G)
- シトシン(C) ｝ピリミジン塩基
- チミン(T)
- ウラシル(U)

RNAの塩基：アデニン(A)，グアニン(G)，シトシン(C)，ウラシル(U)
DNAの塩基：アデニン(A)，グアニン(G)，シトシン(C)，チミン(T)

図8 ヌクレオチドの構造

プリンヌクレオチド（アデノシン5'-一リン酸）　塩基：アデニン

ピリミジンヌクレオチド（シチジン5'-一リン酸）　塩基：シトシン

### 図9 RNAの構造

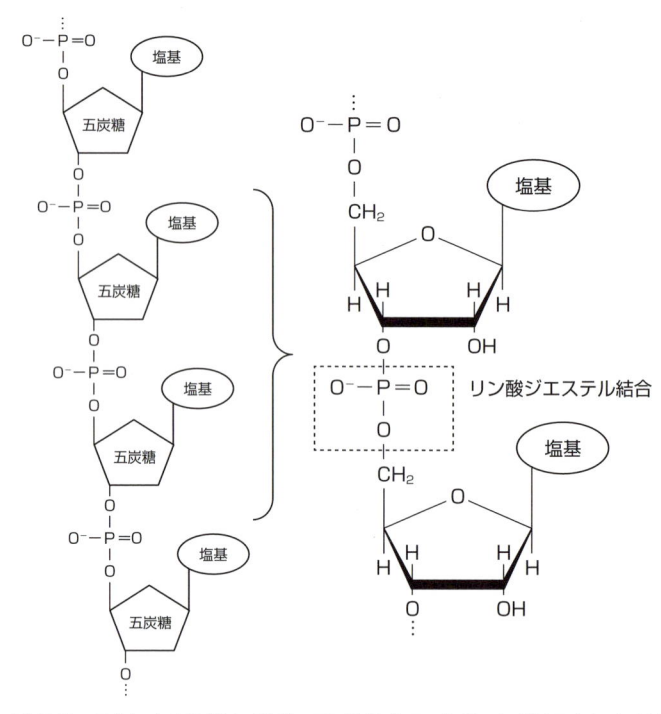

RNAは，ヌクレオチドがリン酸ジエステル結合でつながったポリヌクレオチド

### 図10 DNAの構造

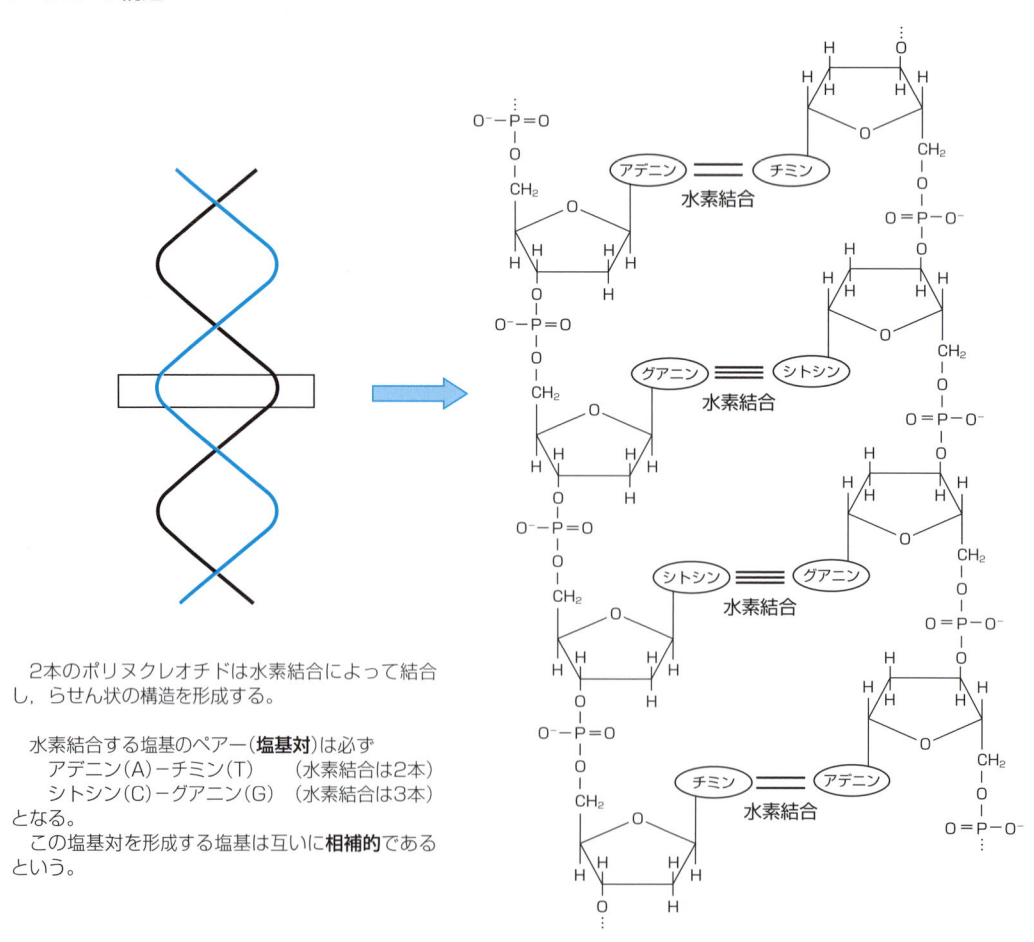

2本のポリヌクレオチドは水素結合によって結合し，らせん状の構造を形成する。

水素結合する塩基のペア(**塩基対**)は必ず
 アデニン(A)－チミン(T)　　(水素結合は2本)
 シトシン(C)－グアニン(G)　(水素結合は3本)
となる。
この塩基対を形成する塩基は互いに**相補的**であるという。

## 用語アラカルト

*19 **ヘム**
ポルフィリンの中央部に1個の$Fe^{2+}$が結合した化合物。

### ■生体色素
- 生体色素とは，可視光（波長380～800nm）の一部を吸収する，すなわちヒトが見ると色が付いているように見える生体内物質である。ヘム[*19]を分子内に含有しているヘムタンパク質（シトクロム，ヘモグロビン，ミオグロビン），ビリルビン，メラニンなどがある。

#### ①シトクロム
- 電子伝達系において電子の伝達を担っているタンパク質である（赤色）。

#### ②ヘモグロビン
- 赤血球中にあり，肺から各組織の細胞に酸素を運搬しているタンパク質である（赤色）。

#### ③ミオグロビン
- 筋肉中に存在するタンパク質である。組織が低酸素になると結合していた酸素を放出する（赤色）。

#### ④ビリルビン
- ヘムの分解（主は，老廃赤血球中のヘモグロビンの分解）に伴い脾臓で生じる物質。血液中のビリルビン濃度が上昇すると黄疸になる（黄橙色）。

#### ⑤メラニン
- 表皮や毛髪に存在する褐色あるいは黒色の色素である（褐色・黒色）。

### ■酵素・補酵素
- **酵素**は生体内で行われている化学反応を円滑に促進させる（触媒作用）物質であり，その実体はタンパク質である。
- 酵素がかかわる反応を**酵素反応**（補足参照），酵素の働きを受ける物質を**基質**とそれぞれいう。
- 酵素が触媒作用を示すとき，酵素を構成しているポリペプチドのみで示すものと，ポリペプチドと他の化合物とが可逆的に結合して示すものとがある。ポリペプチドと可逆的に結合する化合物を**補酵素**という。

## 補足

**酵素反応**
- 酵素反応では，酵素は基質と結合し酵素－基質複合体を作る。このとき酵素は，基質と結合する部位（活性中心）の構造と適合する基質としか結合しない。つまり，酵素は特定の基質のみと反応する。この特性は**基質特異性**といわれる。
- 酵素反応は，温度やpHに依存して反応速度が変化する。酵素反応の速度が最も速くなる温度とpHをそれぞれ**最適温度**と**最適pH**という。

## 生体内の物質代謝

### ■代謝
- 代謝とは，生体が生存するために必要とされる物質やエネルギーを作り出すための生体内化学反応である。この代謝は，**異化**（分解）と**同化**（合成）に大別できる。

### ■異化
- 異化は，食物として摂取した複雑な構造の物質を比較的簡単な構造の分子に分解することである。この際，食物からエネルギーが取り出される。

### ■同化
- 同化は，エネルギーを用いて簡単な構造の分子から複雑な構造の分子を合成することである。

## エネルギー代謝

- 生命は，生体を構成する各細胞が必要とする反応（物質の分解，合成，運搬など）を秩序立って行うことによって維持されている。
- 細胞が反応を行うにはエネルギーが必要であり，このエネルギーは，生体が食物を分解（異化）するときに遊離するエネルギーによって賄われている。遊離されたエネルギーは，**ATP（アデノシン5'-三リン酸）**（補足参照）の分子中に高エネルギーリン酸結合の形で蓄えられる。
- 一方，細胞がエネルギーを必要とするとき，この結合が加水分解されエネルギーが放出される。
- エネルギー代謝とは，エネルギーの産生および利用の観点からみた代謝であり，主にATPの合成にかかわる生体反応およびATPに蓄えられたエネルギーを利用する生体反応のことである。

### 補足

#### ATP (adenosine 5'-triphosphate)
- アデノシンにリン酸が3分子結合したヌクレオチド。このリン酸が形成する結合にエネルギーが蓄えられるため，この結合を特に高エネルギーリン酸結合という。加水分解によりATPから1分子のリン酸が遊離したとき，つまりATPがADP（アデノシン5'-二リン酸）とリン酸にかわるとき，ATP 1molあたり7.3kcal（31kJ）のエネルギーが放出される。
- ATPは解糖系においても産生されるが非効率的である。一方，電子伝達系に共役した酸化的リン酸化反応においては効率的に産生される。

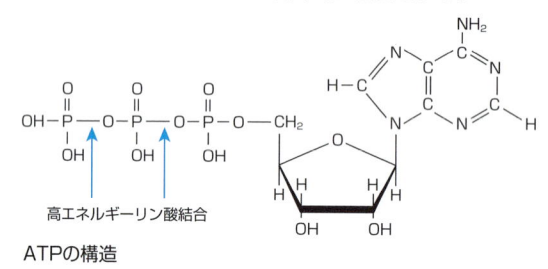

**ATPの構造**

## ビタミン

- 五大栄養素の1つであり，微量で体内の生化学反応を調節し，円滑な代謝を維持する。
- 水に溶解するか否かによって**水溶性ビタミン**と**脂溶性ビタミン**に分類される（表1）。
- 一部のビタミンを除き，体内では合成されないため，食物から摂取しなければならない。摂取が不十分であると**欠乏症**になる（表2）。また，必要以上の摂取により**過剰症**となる（表3）。

**表1 ビタミンの分類**

| 脂溶性ビタミン | ビタミンA，ビタミンD，ビタミンE，ビタミンK |
|---|---|
| 水溶性ビタミン | ビタミン$B_1$，ビタミン$B_2$，ナイアシン，ビタミン$B_6$，パントテン酸，ビオチン，葉酸，ビタミン$B_{12}$，ビタミンC |

**表2 ビタミンの欠乏症**

| | | 欠乏症 |
|---|---|---|
| 脂溶性 | ビタミンA | 角膜乾燥症（乳幼児），夜盲症，成長阻害，皮膚の乾燥・肥厚，免疫能の低下，易感染性（粘膜上皮の乾燥による） |
| | ビタミンD | くる病（幼児期），骨軟化症（成人），骨粗鬆症 |
| | ビタミンE | 溶血性貧血・神経障害（未熟児） |
| | ビタミンK | 血液凝固の遅延（腸内細菌によっても合成されるため，通常，欠乏症は生じない） |
| 水溶性 | ビタミン$B_1$ | 脚気，ウェルニッケ脳症 |
| | ビタミン$B_2$ | 成長障害，口角炎，脂漏性皮膚炎，口唇炎 |
| | ナイアシン | ペラグラ |
| | パントテン酸 | 成長障害，食欲不振，皮膚炎（広く食品に含まれ，腸内細菌によっても合成されるため，通常，欠乏症は起こりにくい） |
| | ビタミン$B_6$ | 口角炎，皮膚炎（腸内細菌によっても合成されるため，通常，欠乏症は起こりにくい） |
| | ビオチン | 皮膚炎，脱毛（腸内細菌によっても合成されるため，通常，欠乏症は起こりにくい） |
| | 葉酸 | 巨赤芽球性貧血，神経管障害（胎児）（腸内細菌によっても合成されるが欠乏するときがある） |
| | ビタミン$B_{12}$ | 巨赤芽球性貧血（通常の食生活では起こりにくい） |
| | ビタミンC | 壊血病，倦怠感，関節痛 |

**表3 脂溶性ビタミンの過剰症**

| | 過剰症 |
|---|---|
| ビタミンA | 頭痛，皮膚の落屑，脱毛，筋肉痛 |
| ビタミンD | 高カルシウム血症，腎障害，軟組織の石灰化障害 |
| ビタミンE | なし |
| ビタミンK | なし |

## 微量元素

●ヒトの体を構成している物質を元素レベルで考えると，炭素(C)，水素(H)，酸素(O)，窒素(N)が体重の約96％を占める。その他の元素は無機質（ミネラル）であり，含量に応じ多量ミネラルと微量ミネラルに大別される（表4）。

**表4 ミネラルの分類**

| 多量ミネラル | カルシウム(Ca)，リン(P)，カリウム(K)，硫黄(S)，ナトリウム(Na)，塩素(Cl)，マグネシウム(Mg) |
|---|---|
| 微量ミネラル | 鉄(Fe)，亜鉛(Zn)，銅(Cu)，マンガン(Mn)，ヨウ素(I)，セレン(Se)，モリブデン(Mo)，コバルト(Co)，クロム(Cr)など |

● ミネラルの生体内における役割は，組織の構成成分および生体反応の調節である（表5）。

表5 組織の構成成分と生体反応の調節

| 組織の構成成分 | |
|---|---|
| 骨・歯 | Ca, P, Mg |
| 細胞膜 | P（リン脂質） |
| タンパク質 | Fe（ヘムタンパク質） |
| アミノ酸 | S（システイン，メチオニン） |
| ヌクレオチド | P（DNA, RNA, ATP） |
| 生体反応の調節 | |
| 体液のpH・浸透圧 | Na, K, Ca, Mg, P |
| 酵素活性 | Cu, Zn, Mn, Se, Mg |
| 筋肉の収縮 | Ca |
| 神経の興奮 | Na, K |

● これらのミネラルが不足すると欠乏症が生じることが知られており，一方，過剰に摂取することにより健康に障害（過剰症）が生じるミネラルも知られている。（表6，7）

表6 ミネラルの欠乏症

| 元素名 | 欠乏症 |
|---|---|
| カルシウム（Ca） | くる病（幼児），骨軟化症（成人），骨粗鬆症（成人），テタニー |
| リン（P） | 体重減少，くる病，骨軟化症 |
| カリウム（K） | 低カリウム血症（食欲不振，筋力低下，不整脈） |
| ナトリウム（Na） | 食欲不振，吐き気，筋肉痛，痙攣 |
| マグネシウム（Mg） | 食欲不振，筋肉痛，筋肉の痙攣，精神異常，不整脈，心機能異常 |
| 鉄（Fe） | 鉄欠乏性貧血，免疫・感染抵抗力の低下 |
| 亜鉛（Zn） | 皮膚炎，味覚障害，慢性下痢，成長障害，性腺発育障害 |
| 銅（Cu） | 貧血，白血球減少，骨・皮膚の障害，成長障害 |
| マンガン（Mn） | 骨形成異常，生殖能力低下，血液凝固能の異常，糖・脂質代謝の異常 |
| ヨウ素（I） | 甲状腺腫 |
| セレン（Se） | 克山病（心筋障害），カシン・ベック病，筋肉萎縮，肝臓障害 |
| モリブデン（Mo） | 頻脈，多呼吸 |
| コバルト（Co） | 悪性貧血 |
| クロム（Cr） | 耐糖能低下，タンパク質・脂質代謝異常 |

表7 ミネラルの過剰症

| 元素名 | 過剰症 |
|---|---|
| カルシウム(Ca) | 腎臓結石，軟骨組織石灰化症，ミルク・アルカリ症候群 |
| リン(P) | 甲状腺機能亢進 |
| カリウム(K) | 高カリウム血症(疲労感，精神障害，不整脈) |
| ナトリウム(Na) | 高血圧症 |
| マグネシウム(Mg) | 排尿障害，倦怠感，低血圧，傾眠傾向 |
| 鉄(Fe) | ヘモクロマトーシス |
| 亜鉛(Zn) | 発熱，貧血，胃痛 |
| マンガン(Mn) | 疲労感，倦怠感，不眠，精神障害，歩行障害 |
| ヨウ素(I) | 甲状腺腫，甲状腺機能亢進 |
| セレン(Se) | 疲労感，脱毛，爪の薄化，嘔吐，下痢，末梢神経の障害 |
| モリブテン(Mo) | 関節痛 |
| コバルト(Co) | 悪心，食欲不振，甲状腺肥大，生殖能低下 |
| クロム(Cr) | アレルギー性皮膚炎，気管支がん |

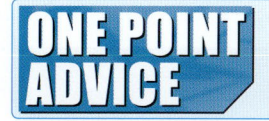

**ONE POINT ADVICE**

●ここでは，生体を構成している物質について述べた。これらの知識は，人体のしくみを理解するにあたって必要不可欠である。十分に理解してほしい。

臨床工学に必要な医学的基礎

# 5 薬理学の基礎

**TAP & TAP**

- 投与経路 ⇒ 経路により作用の発現時間と持続時間が異なる
- 薬物の体内動態 ⇒ 血中薬物濃度を決定する
  吸収, 分布, 代謝, 排泄に分けられる
  生物学的半減期
  治療薬血中濃度モニタリング
- 薬物の効果 ⇒ 主作用と副作用（有害作用）
  薬物受容体
- 薬効を規定する因子 ⇒ 用量, 用量反応曲線
  年齢・性別
  心理的な影響
  食事の影響

## 薬物の投与経路

- 薬物はいろいろな方法で投与されるが, 経路により作用の発現と持続が異なる（図1）。
- 投与された薬物は全身血流に入り, 目的の器官へ到達して作用が現れる。
  **作用発現の速さ**：静脈内注射＞吸入＞筋肉内注射＞皮下注射＞内服
  **作用持続の長さ**：内服＞皮下注射＞筋肉内注射＞吸入＞静脈内注射

図1 薬物の適用経路

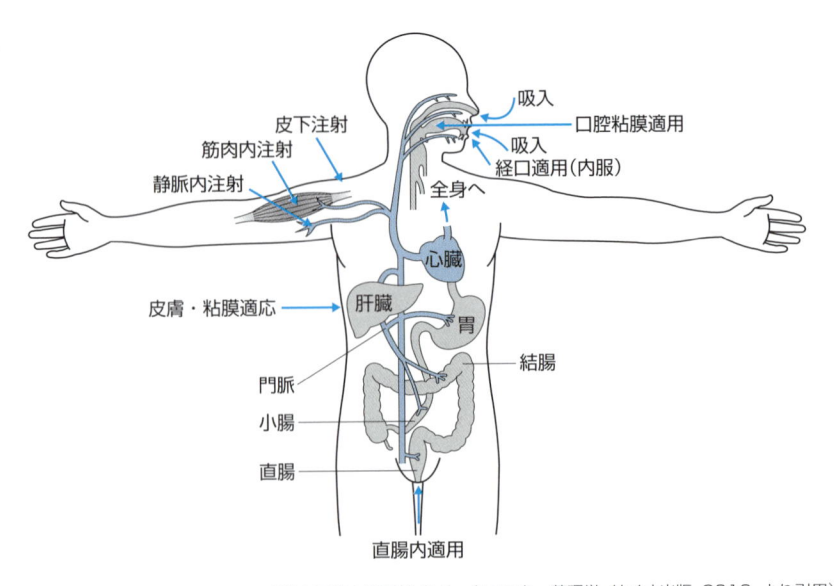

（鈴木正彦：新訂版 クイックマスター薬理学, サイオ出版, 2013. より引用）

## 主な適用法の特徴

### ◢経口適用（内服）
- 一番多く利用される適用法。
- 内服された薬物の大部分は小腸粘膜から吸収されるが，一部は口腔・胃・大腸からも吸収される。
- 小腸から吸収された薬物は門脈を介して肝臓に入り，肝臓で化学変化（代謝）を受けてから，心臓を経て全身に行き渡る。

【利点】
- 安全性が高く，簡便で経済的。
- 作用がゆっくり現れ，長く続く。

【欠点】
- 胃腸から吸収されない薬物，胃酸で分解される薬物，肝臓で代謝されやすい薬物には適さない。
- 緊急時や胃腸を刺激する薬物にも不適。

【使用される主な剤形】
- 錠剤，カプセル剤，顆粒剤，散剤，経口液剤，シロップ剤，経口ゼリー剤。

### ◢口腔内適用
- 口腔内で溶解して口腔粘膜より吸収させる。
- 肝臓を経ずに血液中に入り，心臓より全身へ行き渡る。
- 狭心症治療薬のニトログリセリンのように肝臓で分解される薬物に利用。

【使用される主な剤形】
- 口腔用錠剤（舌下錠，バッカル錠），口腔用スプレー剤，口腔用半固形剤。

### ◢注射
- 適用部位により，皮下，筋肉内，静脈内，皮内，動脈内，関節腔内，骨髄内，クモ膜下，硬膜外注射などに分けられる。
- 適用部位により，作用発現，持続時間が異なる。

【利点】
- 作用発現が速く，確実。
- 内服に比べ少量で効果が現れる。

【欠点】
- 厳重な消毒が必要。
- 疼痛を伴うことがある。
- 注入局所の組織を障害することがある。
- 肝臓を通過せず，血液中薬物濃度上昇が早いので，安全性が低い。

### ◢気管支・肺適用
- 全身用：揮発性の薬物を速やかに肺胞から吸収させる（麻酔薬）。
- 局所用：霧状か，微細な粉末の薬物を，気道に局所適用（喘息治療薬）。

【使用される主な剤形】
- 吸入剤。

医学概論

**図2** 注射の各投与方法における作用物質濃度の時間経過

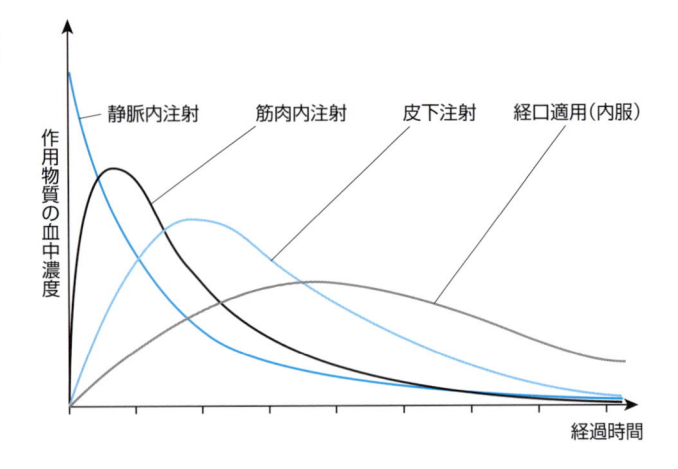

静脈内注射　筋肉内注射　皮下注射　経口適用（内服）

作用物質の血中濃度／経過時間

### ■直腸内適用
- 直腸から吸収された薬物の大部分は肝臓を通らずに心臓を経て全身に行き渡る。
- 内服ができない患者や内服不適の薬物に有益な適用法。

【使用される主な剤形】
- 坐剤，直腸用半固形剤，注腸剤。

### ■皮膚・粘膜適用
- 局所作用を目的としたものと，皮膚・粘膜から吸収させ持続性の全身作用を目的としたものがある。
- クリーム，軟膏，テープなど剤形がある。テープ状（パッチ）で全身作用を目的として皮膚に貼るものを貼付剤という。
- 貼付剤の特徴：作用発現が遅い，持続時間が長い。狭心症治療薬のニトログリセリン（図3），がん性疼痛を抑えるフェンタニル，気管支喘息治療薬のツロブテロールなどがある。

**図3** ニトログリセリン貼付薬（ニトロダームTTS）

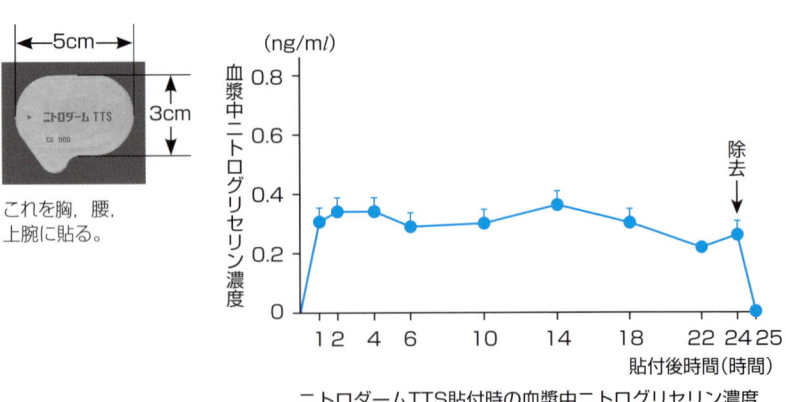

5cm × 3cm　これを胸，腰，上腕に貼る。

ニトロダームTTS貼付時の血漿中ニトログリセリン濃度（平均±SE n＝12）

（ノバルティスファーマ株式会社：ニトロダームTTSの添付文書．より引用）

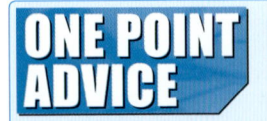

---

**ONE POINT ADVICE**
- 適用方法により作用の発現時間と持続が異なるので注意すること。
- 一般に作用の発現が速い適用方法は持続が短く，発現の遅い適用方法は持続が長い。
- 適用法の中で経口適用（内服）のみが，肝臓を通過してから全身血流に入る。他の適用法は肝臓を通らないで全身血流に入る。

> **補足**
> - 血液中の薬物濃度と薬物効果は正の相関を示すが，この血液中に入るまでの時間と量が投与経路によって異なる。
> - 薬の放出制御：普通の製剤は，血中濃度がピークに達すると一定の速度で低下する（図2）。薬物の血中濃度を長時間，有効血中の濃度の範囲に保つために，錠剤やカプセルからの薬物の放出の速度をコントロールしたのが放出制御製剤である。徐放錠，徐放性カプセル，貼付剤などがある。このような製剤を使用すると服用回数を減らすことができ，また，薬の血中濃度が高くなりすぎないので，有害作用を防ぐこともできる。

## 薬物の体内動態

- 種々の方法で適用された薬物は，全身血流に入り，標的器官に達して薬理作用を現す。
- 投与量と薬物効果は必ずしも一致しない。
- 血中濃度と薬物効果は相関する。
- 血中濃度を測定すれば，薬物効果が推定できる。
- 血中濃度は体内動態の4つの過程（吸収，分布，代謝，排泄）によって決まる（図4）。

**図4　体内動態**

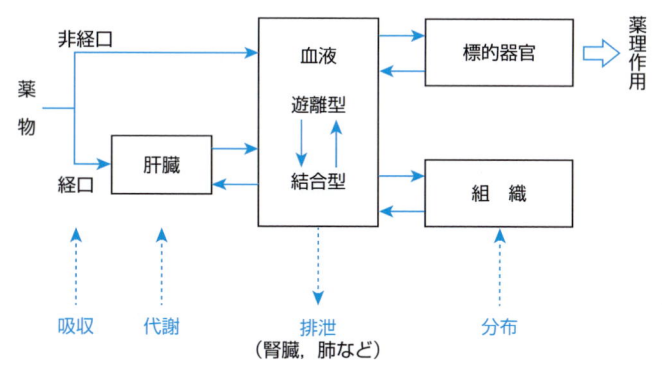

（鈴木正彦：新訂版 クイックマスター薬理学，サイオ出版，2013．より引用）

### ■吸収
- 吸収の速さは適用方法により異なる。
- 適用された薬物が全身血流に入るまでの過程を吸収という。
- 同じ薬物でも製剤の形によって吸収の速さが異なる。

#### ①初回通過効果
- 経口適用された薬物が全身血流へ入る前に，消化管での吸収や肝臓での代謝の影響を受けること。
- 全身血流へ入るのは経口適用された一部である。

#### ②バイオアベイラビリティ（生物学的利用能）
- 投与された薬物が，全身血流に入る割合。薬物によって異なる。

### 用語アラカルト

**\*1 分布**
全身血流に入った薬物が血行を介して全身に行き渡ることを分布という。

## ■分布[\*1]

### ①分布

- 特定の組織，器官に移行しやすい薬がある。
  - ⇒ 例：ヨードは甲状腺，全身麻酔薬は脂質の多い中枢神経系に移行しやすい。
- 中枢神経系や胎児への薬物の移行を規制する関門がある。それぞれ，**血液・脳関門**(blood brain barrier：BBB)，**血液・胎盤関門**という(図5)。
- この関門は脂溶性薬物が通過しやすい。
- 血液・胎盤関門のメカニズムも血液・脳関門と同様だが，関門の機能が弱く，水溶性の薬物も一部は通過する。
- 血液中に入った薬物は，血漿タンパク質(主にアルブミン)と結合するもの(結合型薬物)と結合しないもの(遊離型薬物)に分かれる。
- 薬理作用を発現したり，代謝・排泄されるのは遊離型のみ。

### ②加齢と血漿アルブミン量

- アルブミンの量は加齢によって減少し，70歳では若者の85〜90％になる。
- 若者と同じ量の薬物を老人に与えるとアルブミンが少ない分だけ遊離型の薬物が増える。
- 遊離型が薬理作用を現すので，薬物効果が強くなりすぎたりすることがある。

**図5 血液・脳関門**

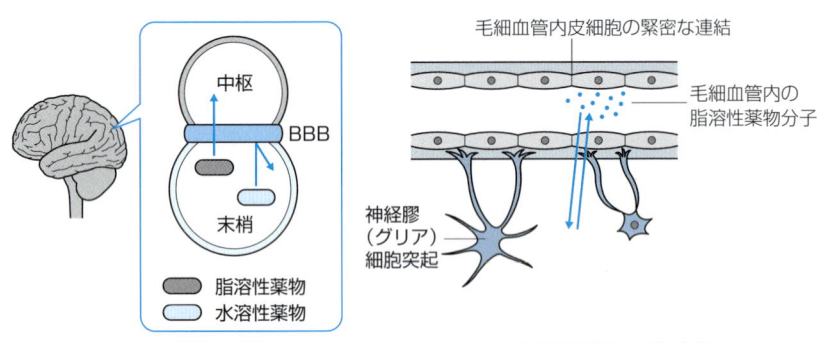

a 薬物の通過　　b 中枢神経系の毛細血管

aに示すように脂溶性薬物は容易に関門を通過するが，水溶性薬物は通過しない。これは，bに示すように中枢神経系の毛細血管では，内皮細胞が緊密に連結されており，薬は内皮細胞の生体膜に溶けて入るしか方法がない。生体膜は脂溶性物質を通しやすい性質があるので脂溶性薬物が通過する。

### 用語アラカルト

**\*2 代謝**
薬物が化学変化を受けることを代謝という。

## ■代謝[\*2]

- 大部分の薬物は肝臓で代謝される。
- 薬物は代謝されて活性が変化し，水溶性が高くなる。
- 活性の変化：多くの場合，作用が消失するが，これを不活化または解毒という。一部薬物では逆に活性化される場合がある。
- 水溶性に変化：脂溶性薬物に比べ水溶性薬物は腎臓から排泄されやすいので，代謝によって水溶性が高められる。
- **薬物代謝酵素**(チトクロムP450)：薬物代謝に重要な役割を果たしているのが肝ミクロソームにあるチトクロムP450(CYP)で薬物代謝酵素とよぶ。

- CYPにはいろいろな種類（アイソザイム）があり，アイソザイムによって代謝する薬物が異なる（表1）。
- 人によって遺伝的にある特定のアイソザイムの働きが欠損また減弱している場合もある。
- CYP以外の代謝酵素もあり，これらすべての酵素による代謝様式をまとめると，酸化・還元・加水分解で，この反応を**第1相反応**という。
- **抱合**：薬物に水溶性物資を結合させて，全体を水溶性にする反応がある。結合させるのは，グルクロン酸，グルタチオンなど。この反応を**第2相反応**という。

表1 チトクロムP450のアイソザイム（種類）と割合

| アイソザイム | 割合 | 特徴 | 代謝される主な薬物 |
|---|---|---|---|
| CYP3A4 | 30 | 多く薬物の代謝に関与 | カルシウム拮抗薬 シクロスポリン ジアゼパム |
| CYP2C9 | 20 | 酸性薬物で血漿タンパク質との結合率が高い薬物の代謝に関与 | トルブタミド ワルファリン |
| CYP2E1 | 10 | 低分子薬物の代謝に関与 | エンフルラン アセトアミノフェン |
| CYP1A2 | 15 | 喫煙により誘導を受ける（活性が高まる） | テオフィリン プロプラノロール |
| CYP2D6 | 5 | 遺伝多型系を示す酵素 | イミプラミン ハロペリドール |
| CYP2C19 | 0.4 | 遺伝多型系を示す。日本人の約20％が欠損 | ジアゼパム オメプラゾール |

図6 薬物の排泄と代謝の関係

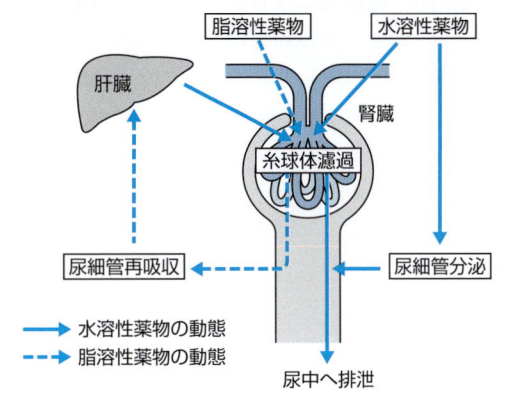

（鈴木正彦：新訂版 クイックマスター薬理学，サイオ出版，2013．より引用）

### ■排泄

- 排泄は主として腎臓を介して行われるが，一部は，肺，唾液腺，汗腺，乳腺などからも行われる。
- 水溶性薬物は腎臓から容易に排泄されるが，脂溶性薬物は尿細管で再吸収され体の中に戻る。
- そのため脂溶性物質は肝臓で水溶性物質に変化してから排泄される（図6）。

**用語アラカルト**

\*3 生物学的半減期
投与された薬物の血液中の濃度が半分になる時間を生物学的半減期という。

## ■生物学的半減期[\*3]

- 経口投与では流入相(吸収相)のあと,1回の静脈内投与では分布相のあと排泄相(消失相)になる(図7)。
- 縦軸に血中薬物濃度を対数(ログ)目盛りでとると,排泄相は,ほぼ直線的に下降する。
- 排泄相ではある濃度から半分になるまでの時間,すなわち生物学的半減期は,濃度に関係なく一定になる。
- 生物学的半減期は,薬物の血漿タンパクとの結合性,代謝,排泄の影響を受ける。

図7 血液中薬物濃度の変化

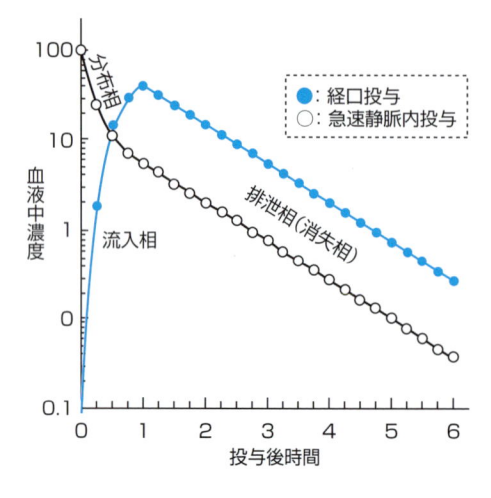

(柳澤輝行 ほか:新薬理学入門,南山堂, 2001. より引用)

**用語アラカルト**

\*4 治療薬血中濃度モニタリング(TDM)
個々の患者において,薬物の血中濃度を測定して,その薬物の投与計画(投与量や投与間隔)を立てることをいう。

## ■治療薬血中濃度モニタリング(TDM:therapeutic drug monitoring)[\*4]

- 大部分の薬物の薬物効果は,その血中濃度とよい相関を示す。
- 同量の薬物を服用しても人によって血中濃度の上昇は異なる。
- そのため特に治療域と中毒域の接近している薬物(安全域の狭い薬物),血中濃度上昇の個人差が大きい薬物ではTDMを行う必要がある。
- 代表的な対象薬物:ジギタリス製剤,抗てんかん薬,炭酸リチウム,テオフィリン,アミノ配糖体系抗生物質。

**補足**

- 薬物の体内動態のことを,吸収(absorption),分布(distribution),代謝(metabolism),排泄(excretion)の4つの頭文字を取ってADME(アドメ)とよぶことがある。
- 結合型薬物が薬理作用を現さない理由:薬物が分子量の大きな血漿タンパク質(アルブミンでは約66,000)と結合した状態では,細胞のすき間も通れないし,細胞膜にとけ込むこともできないので血管から出られない。そのため,標的器官へ薬物が到達できないため薬理作用を現さない。加えて,結合型薬物は代謝,排泄もされない。
- チトクロムP450に数多くのアイソザイム(種類)があるので,区別するために[CYP(シップ)+(数字)+(アルファベット)+(数字)]で表す。例えばCYP3A4。
- 生物学的半減期:肝臓や腎臓の機能が低下すると延長する。

**ONE POINT ADVICE**

- 薬物の効果は標的器官での薬物濃度で決まるが,その濃度を測定することは困難である。そのため,標的器官での薬物濃度と平衡関係にある血中の薬物濃度を測定すると,薬物効果が推定できる。血中薬物濃度を規定するのが吸収,分泌,代謝,排泄である。

## 薬物の効果

### 主作用と副作用
- 薬理作用のうち，治療の目的にかなった作用を主作用（main effect），主作用以外の作用を副作用（side effect）という。
- 副作用のなかでも生体にとって明らかに不利な，好ましくない作用を有害作用（adverse effect）という。
- わが国では副作用という用語の使用法が曖昧で，有害作用も副作用ということが多い。

### 作用機序
- 多くの薬物は，生体にある受容体（**薬物受容体**）に結合して作用を表す。
- 薬物受容体とは，神経伝達物質やホルモン，オータコイドなどが結合する場所で，もともと生体の機能調節に関与するもの（図8）。
- 薬物受容体を考えると薬は作用薬（アゴニスト）と拮抗薬（アンタゴニスト）の2つに分かれる（図9）。
- **作用薬**：ある受容体に結合して，固有の生理反応を引き起こす薬のこと。
- **拮抗薬**：ある受容体に結合するが生理反応を引き起こさない薬のこと。
- 拮抗薬が受容体に結合している間はその受容体に作用薬は結合できない。
- 拮抗薬は生理的に機能している活性物質の作用も遮断する。

図8　薬物受容体

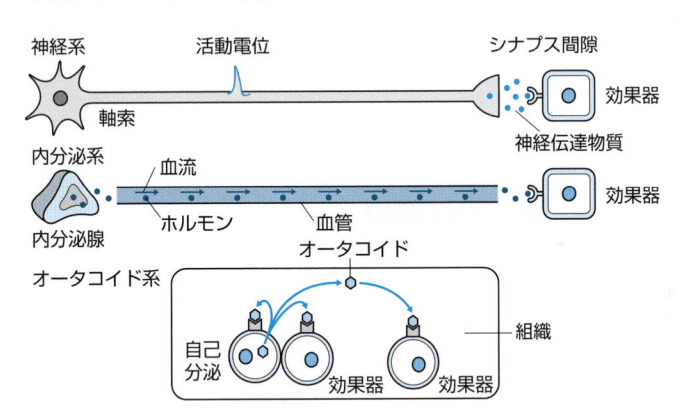

図9　作用薬と拮抗薬の関係

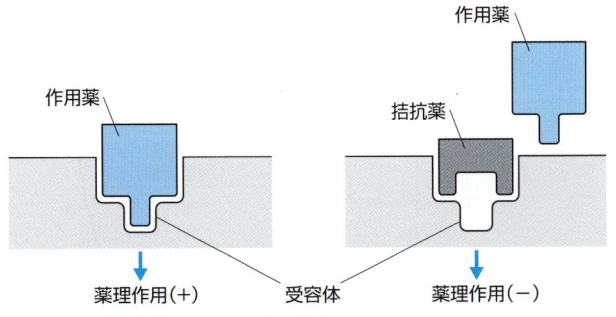

作用薬は受容体に結合して薬作用を現す（左）が，拮抗薬が受容体に結合していると，作用薬は受容体と結合できないので，薬理作用は現れない（右）

（鈴木正彦：新訂版 クイックマスター薬理学，サイオ出版，2013．より引用）

### 補足

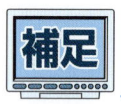

- 薬物受容体には，細胞膜表面に存在するものと，細胞内に存在するものがある。細胞膜受容体はその構造から，①イオンチャネル型受容体，②Gタンパク質共役型受容体，③酵素共役型受容体の3種類に分離される。
- 薬物受容体以外の作用部位：一部の薬物は受容体以外にも作用する。
  - **①生化学的作用によるもの**：アンジオテンシンⅡの合成酵素を阻害するアンジオテンシン変換酵素阻害薬，核酸代謝を阻害するメルカプトプリンなど。
  - **②化学的作用によるもの**：胃酸の中和をする制酸薬など。
  - **③物理学的作用によるもの**：浸透圧の差によって作用する塩類下剤，浸透圧利尿薬など。

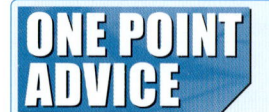

### ONE POINT ADVICE

- 主作用と副作用は目的によって入れ替わることもある。例えば，抗ヒスタミン薬のジフェンヒドラミンは副作用として眠気が現れるが，この作用を利用して睡眠改善薬としても利用される。この場合は眠気を起こす作用が主作用となる。
- 臨床に使用される薬物は多数あるが，薬物受容体を考えると多くの薬物は作用薬と拮抗薬の2つに分かれる。

## 薬効を規定する因子

### 用量

- 薬物の使用量は以下のように分けられる。
- **薬用量**：通常，治療に使用される成人量。単に用量ということが多い。
- **最小有効量**：治療効果を現す最小の量。
- **中毒量**：生体に中毒症状を発現させる量。
- **致死量**：死に至る量。

### 用量反応曲線

- 横軸に対数用量をとり，縦軸に有効率または死亡率をとると，それぞれの薬に特有な用量反応曲線が得られる（図10）。
- 一群の動物数の50％に効果の出る量を50％有効量（$ED_{50}$：effective dose 50%）という。
- 一群の動物数の50％が死亡する量を50％致死量（$LD_{50}$：lethal dose 50%）という。

図10　用量反応曲線

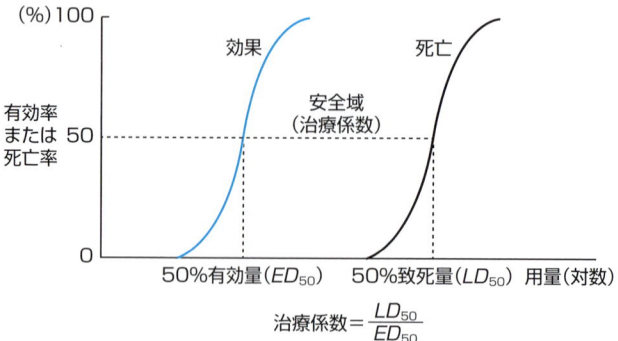

$$治療係数 = \frac{LD_{50}}{ED_{50}}$$

（鈴木正彦：新訂版 クイックマスター薬理学,サイオ出版, 2013. より引用）

## ■年齢・性別
- 新生児から老年まででは生理・生化学的変化に伴って，薬物動態や薬力学的作用が異なる。
- 薬物代謝酵素の活性：新生児では低いが，加齢とともに急激に上昇。1～3歳でピークになる。
- その後徐々に減少し，成人では約2分の1，高齢者(70歳代)では約3分の1になる。
- 腎臓の排泄能力は約半年で成人と同じなる。
- 高齢者ではホメオスタシス機能が低下している。そのため，急に立ち上がったときの立ちくらみ(起立性低血圧)，胃粘膜障害，鎮静薬の効果が強く出る。
- 女性は男性よりも感受性が高い。ただし，さほど問題とならない。
- 妊婦に投与する場合は，胎児に対する影響も考慮しなければいけない。

## ■心理的な影響
- 薬物の効果は患者の心理状態に著しく影響される。
- 医学の常識からみて薬理作用のない偽薬(プラセボ：デンプン・乳糖・食塩液など)を，本当の薬であるかのように使用すると，条件によっては治療効果が現れる。これを**プラセボ効果**またはプラシーボ効果(placebo effect)という。
- 逆に，有効な薬物が心理的影響で効果が減弱することもある。これもプラセボ効果。
- プラセボ効果は薬物だけではなく，外科療法や物理療法でも現れる。
- 臨床での薬物効果は，真の効果・プラセボ効果・病気の自然変動の和として発現する(図11)。

**図11 薬物の効果**

薬物効果 ＝ 真の薬物効果 ＋ プラセボ効果 ＋ 病気の自然変動

## ■食事の影響
- 経口適用(内服)の場合食事の影響を受ける(図12)。
- 薬の服用時間を食事に合わせて以下のように指示する。
- **食前**：食事の30分～1時間前に服用すること。食直後の作用を期待する血糖降下薬，消化機能改善薬などが該当する。
- **食後**：食直後から30分間に服用すること。食事に影響を与える消化酵素薬や胃に刺激を与える薬物などが該当する。
- **食間**：食後2～2.5時間のことで，胃粘膜保護薬のように胃の中が空のときに作用する薬物が該当する。
- 食事との関係が問題にならない薬物でも，飲み忘れを防ぐために「食後」というように指示される場合がある。

### 図12 食事と薬物の吸収

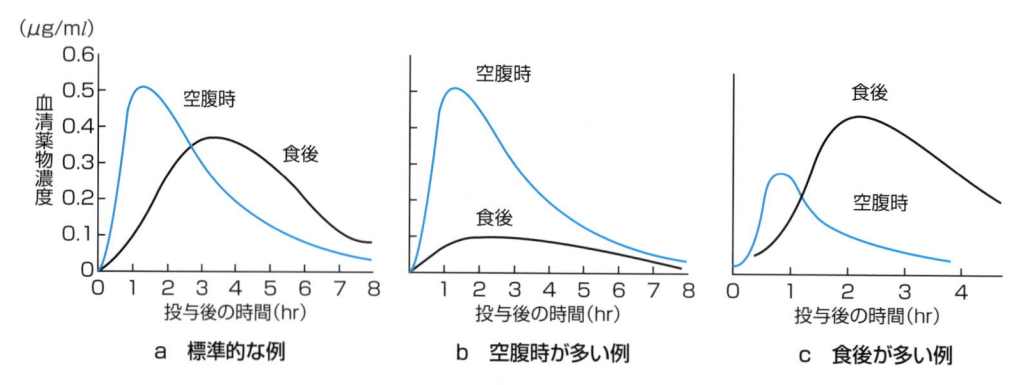

a 標準的な例　　b 空腹時が多い例　　c 食後が多い例

一般的には，aのような血中濃度の変化になる。食後のほうが血中濃度の上昇が遅く，ピークが低くなるが，持続時間は長くなる。しかしながら，体に入る総量に差はない。一方，例外的にbのように空腹時のほうが血中濃度の上昇が大きく総量も多い薬物や，cのように逆の薬物もある。

(田中千賀子 ほか：NEW薬理学，第6版，南江堂，2011．より改変引用)

**補足**

**薬物の臨床試験**
- 動物実験で有効性と安全性が確認された薬物は，ヒトを対象とした臨床試験を行う。その際にプラセボ効果の混入を防ぐために二重盲検法によって薬効を評価する。二重盲検法とは，評価対象の薬とプラセボ(偽薬)を被験者に無作為に割り付けて与え，そのとき，どちらが評価対象の薬物かを，被験者にも薬効を判定する医師にも知らせないで評価すること。被験者と医師の両方を薬物に対して目隠し状態にして薬効を検定する方法なので二重盲検法という。

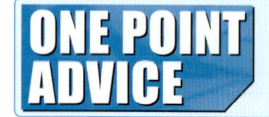

**ONE POINT ADVICE**
- 上記以外に薬効に影響を与える要因として，①長期間使用した場合に薬効が弱くなる耐性，②薬物をやめるのが困難になる依存性，③2種類以上の薬物を併用したときの相互作用，④食物・嗜好品との相互作用，⑤薬物アレルギー，⑥遺伝的要因などがある。

# 6 病理学概論

臨床工学に必要な医学的基礎

## 1 病理学

- 健康 ⇒ 身体的，精神的，社会的ないし心理的に良好な状態
- 病気 ⇒ 健康状態を逸脱した状態
- 病理学 ⇒ 病気を科学する学問
- 病因 ⇒ 病気の原因や成り立ちのこと

### 病理学とは

- 健康状態とは，「身体的，精神的，社会的ないし心理的に良好な状態」とWHOで定義されている。したがって，これから逸脱した状態を病気（疾病，疾患：disease）という。
- 病因や疾病の状態，経過などの病態への追求は病気を科学することであり，その病気を科学する学問を病理学（pathology）という。言い換えれば病理学は医学そのものということができる。

### 病因

- 病因とは，なぜこのような異常が生じたか，なぜこのような病気に罹ったのか，という病気の原因や成り立ちのことである。疾病の原因となる因子である。
- 病因は，以下のように内因と外因に分けられる。

#### ■内因：個体内に存在する因子

- 一般的素因：病気に罹りやすい個人の身体の性状を指し，具体的には，性別，年齢，さらに個人的な素因として体質が挙げられる。体質には遺伝的なものと環境要因によってもたらされるものがある。
- 遺伝的素因：親から受け継がれる遺伝子によって疾病が生じること。
- 内分泌障害：ホルモンの異常によって生じる疾患（バセドウ病，巨人症など）。
- 免疫異常：免疫の異常によって生じる疾患。アレルギー疾患を含む。

#### ■外因：生体外から作用する因子

- 生物的因子：ウイルス，細菌，真菌，寄生虫などによって疾病が生じること。
- 化学的因子：薬物，強酸，強アルカリ性物質などによって疾病が生じること。
- 物理的因子：紫外線，放射線，機械的因子などによって疾病が生じること。
- 栄養障害：栄養障害によって疾病が生じること。

## 病気の種類

- 組織細胞障害とその修復：組織細胞は傷害を受けるとそれに対して適応し，変化する。その反応によって生じる障害と修復。
- 代謝障害：代謝の異常によって生じる疾患。
- 循環障害：循環の異常によって生じる疾患。
- 炎症：炎症刺激(傷害性刺激)による傷害組織や傷害因子に対する生体の防御的・修復的局所反応。
- 感染症：病原体が生体内に侵入し，臓器・組織・細胞を傷害することにより生じる疾患。
- 免疫異常：免疫の異常によって生じる疾患。
- 腫瘍：生体の細胞から発生し，周囲と調和しない非合目的，自律性増殖による腫瘤で，宿主を犠牲にする。
- 先天異常：遺伝子異常，発生異常による機能的，形態的異常の総称で出生時に存在する疾患。

## 2 組織細胞障害とその修復

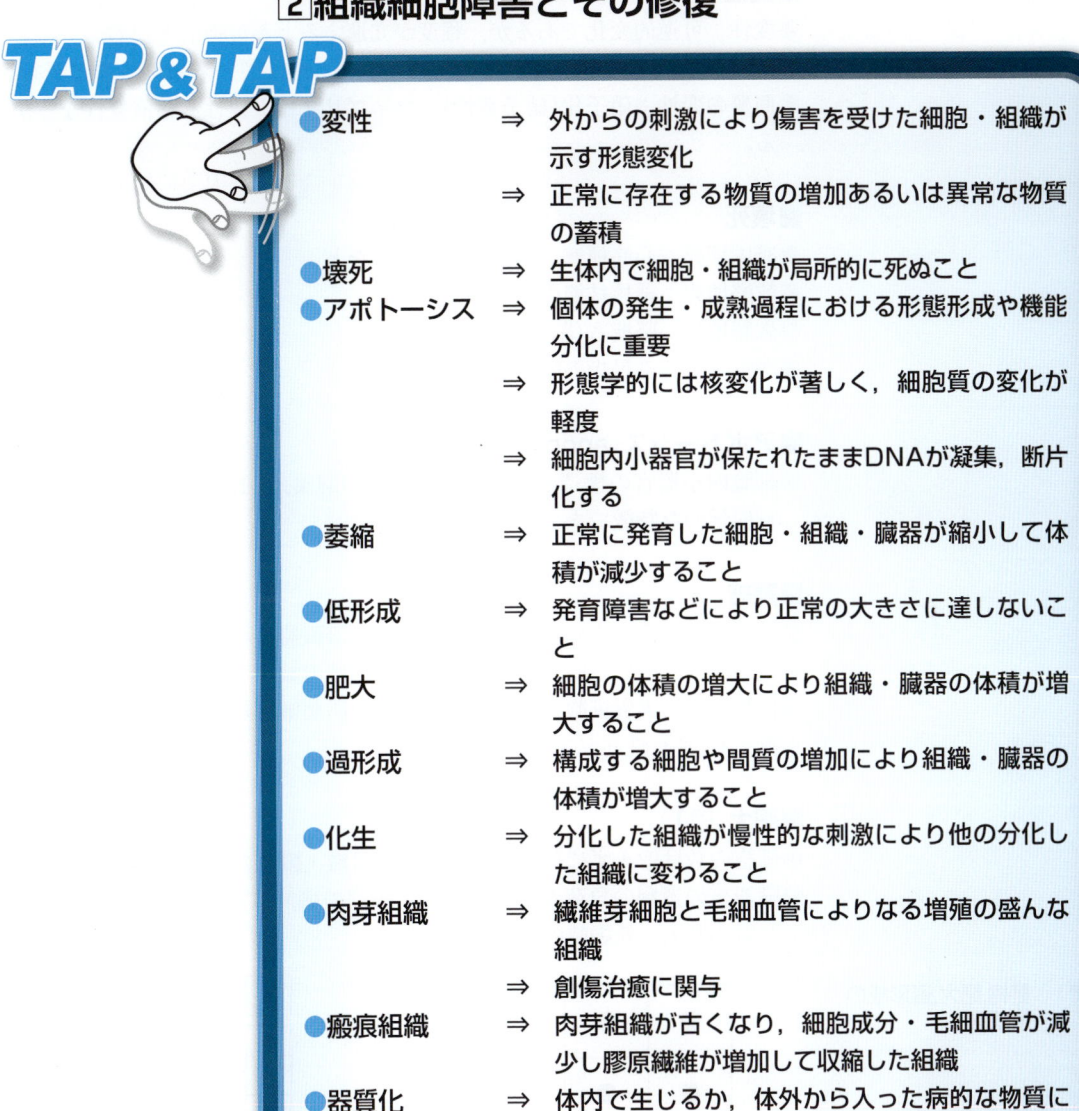

- 変性 ⇒ 外からの刺激により傷害を受けた細胞・組織が示す形態変化
  - ⇒ 正常に存在する物質の増加あるいは異常な物質の蓄積
- 壊死 ⇒ 生体内で細胞・組織が局所的に死ぬこと
- アポトーシス ⇒ 個体の発生・成熟過程における形態形成や機能分化に重要
  - ⇒ 形態学的には核変化が著しく，細胞質の変化が軽度
  - ⇒ 細胞内小器官が保たれたままDNAが凝集，断片化する
- 萎縮 ⇒ 正常に発育した細胞・組織・臓器が縮小して体積が減少すること
- 低形成 ⇒ 発育障害などにより正常の大きさに達しないこと
- 肥大 ⇒ 細胞の体積の増大により組織・臓器の体積が増大すること
- 過形成 ⇒ 構成する細胞や間質の増加により組織・臓器の体積が増大すること
- 化生 ⇒ 分化した組織が慢性的な刺激により他の分化した組織に変わること
- 肉芽組織 ⇒ 繊維芽細胞と毛細血管によりなる増殖の盛んな組織
  - ⇒ 創傷治癒に関与
- 瘢痕組織 ⇒ 肉芽組織が古くなり，細胞成分・毛細血管が減少し膠原繊維が増加して収縮した組織
- 器質化 ⇒ 体内で生じるか，体外から入った病的な物質に対し，肉芽組織を形成処理し，線維組織に置き換えること
- 再生 ⇒ 傷害を受けた組織が元の組織に置き換わること

### ◼︎変性
- 変性：可逆的変化であるが，程度が亢進すると不可逆的となる。
- 細胞質の変性：脂肪変性，硝子滴変性，好酸性変性，粘液変性などがある。
- 間質の変性：硝子化(硝子変性)，フィブリノイド変性，粘液変性などがある。

### ◼︎壊死
- 凝固壊死：心筋梗塞，腎梗塞，脾梗塞など。
- 乾酪壊死：結核結節の凝固壊死。
- 融解壊死：脳梗塞(脳軟化症)。
- 壊疽：下腿や足指の乾性壊疽と湿性壊疽。

### ◼︎アポトーシス(apoptosis)
- 細胞内小器官の構造が保たれたまま核の凝集，DNA断片化が起こるのが形態学的な特徴である。

### ◼︎萎縮
- 単純萎縮：構成細胞個々の容積減少による臓器・組織の容積の減少。
- 数的減少：構成細胞の数の減少による容積の減少。
- 仮性肥大：実質細胞の萎縮を結合組織や脂肪細胞が補い，肥大したようにみえる(進行性筋ジストロフィー)。

### ◼︎肥大（図1）
- 細胞の数は増えずに体積の増大により組織・臓器の体積が増大すること。
- 臓器への過剰の負荷が原因で臓器・細胞の機能は亢進する(高血圧による左室心肥大，妊娠時の子宮肥大など)。

図1　萎縮,肥大,過形成の模式図

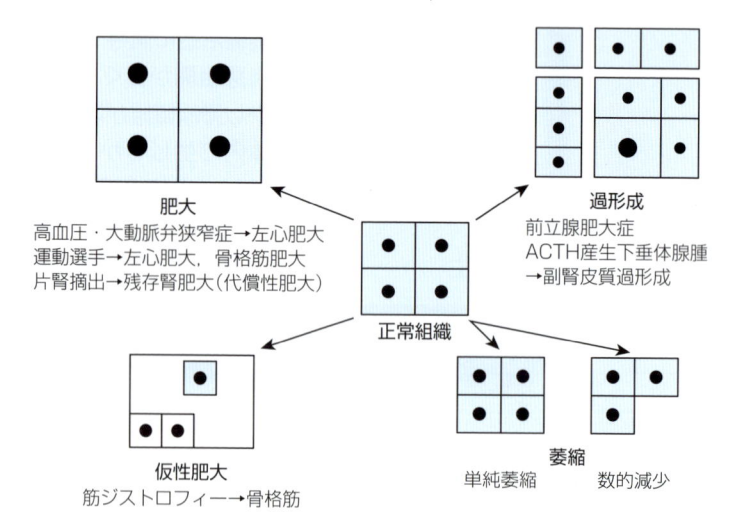

肥大
高血圧・大動脈弁狭窄症→左心肥大
運動選手→左心肥大，骨格筋肥大
片腎摘出→残存腎肥大(代償性肥大)

過形成
前立腺肥大症
ACTH産生下垂体腺腫
→副腎皮質過形成

正常組織

仮性肥大
筋ジストロフィー→骨格筋

萎縮
単純萎縮　　数的減少

### ■過形成
- 組織の構成成分（細胞や間質の線維）の数の増加による容積の増大。
- 前立腺肥大症は前立腺の過形成性変化である。

### ■化生
- 正常に分化，成熟した細胞が慢性の刺激により形態，機能ともに他の系統の成熟した細胞に変化すること。
- 上皮の化生：扁平上皮化生（円柱上皮が扁平上皮に置換されること）。
- 間質の化生：間葉系組織の化生で代表的なものは結合組織が骨組織に変わる。

### ■創傷治癒
- 皮膚や内臓臓器・組織の損傷による組織欠損の治癒に向かう生体の反応。
- 肉芽組織：血管の新生，線維芽細胞の旺盛な増殖を示す新生組織。
- 創傷治癒の経時的変化：肉芽組織の形成→線維組織の増生（瘢痕組織）→実質細胞の再生。

### ■器質化
- 血栓など体内で生じた病的な物質あるいは体外から入った異物に対して肉芽組織を形成し，結合組織に置き換える生体反応。

## ③ 代謝障害

| | | |
|---|---|---|
| ●タンパク質代謝障害 | ⇒ | アミロイドーシス，痛風（核酸代謝障害），フェニルケトン尿症 |
| ●含水炭素代謝障害 | ⇒ | 糖尿病 |
| ●糖尿病合併症（血管病変） | ⇒ | 3大合併症（糖尿病性腎症，糖尿病性神経症，糖尿病性網膜症） |
| ●脂質代謝障害 | ⇒ | 脂肪肝，粥状動脈硬化 |
| ●先天性脂質代謝障害 | ⇒ | リピドーシス |
| ●無機物代謝障害 | ⇒ | カルシウム：石灰沈着，結石症，銅：Wilson病，Menkes病，鉄：ヘモクロマトーシス |
| ●色素代謝障害 | ⇒ | 体内性色素（ビリルビン，類血素，メラニン，リポフスチン），体外性色素 |

## タンパク質代謝障害

- アミロイドーシス：慢性炎症性疾患に合併する続発性と原因疾患のない原発性に分類。
- 核酸代謝障害（痛風）：核酸に由来するプリン体の代謝障害で高尿酸血症による急性あるいは慢性の関節炎。
- アミノ酸代謝異常症：アミノ酸代謝に関する酵素の欠損による。

## 含水炭素代謝障害

### 糖尿病
- 治療指針として，HbA1c，空腹時血糖値，食後2時間血糖値などが用いられる。
- 分類
  - 原発性（1次性）：1型（インスリン依存性）：若年者，遺伝子異常
             2型（インスリン非依存性）：比較的年長者
  - 続発性（2次性）
- 合併症：血管病変，糖尿病性腎症，糖尿病性神経症，糖尿病性網膜症

### 糖原病
- グリコーゲン代謝にかかわる酵素の先天的欠損。

### メタボリックシンドローム
- 代謝障害による内臓脂肪型肥満によって生活習慣病やさまざまな病気を発症しやすくなった状態（代謝症候群）。

## 脂質代謝障害

- 高脂血症：高リポ蛋白血症
- 粥状動脈硬化：アテローム塞栓
- 脂肪肝：肝細胞に高度にびまん性に脂肪沈着
- 脂質蓄積症（リピドーシス）

## 無機物代謝障害

- カルシウム代謝異常：石灰移転（高カルシウム血症），異栄養性石灰沈着，結石症。
- 鉄代謝異常：鉄は，ヘモグロビン，フェリチン，ミオグロビンなどに含まれる。血中ではトランスフェリンと結合し，組織中ではヘモジデリンとして貯蔵される。
- 鉄欠乏：鉄欠乏性貧血，血鉄症：ヘモジデローシス，ヘモクロマトーシス：血色素症
- 銅代謝障害：Wilson病，Menkes病

### 色素代謝障害

■体内性色素
- メラニン：Addison病，色素性母斑，悪性黒色腫
- リポフスチン(消耗色素)：褐色萎縮
- 血色素性色素：血鉄素(ヘモジデリン)，類血素(ヘマトイジン)
- ビリルビン：黄疸

■体外性色素
- 炭粉沈着：喫煙，大気汚染で炭粉の吸入による肺
- 刺青

## 4 循環障害

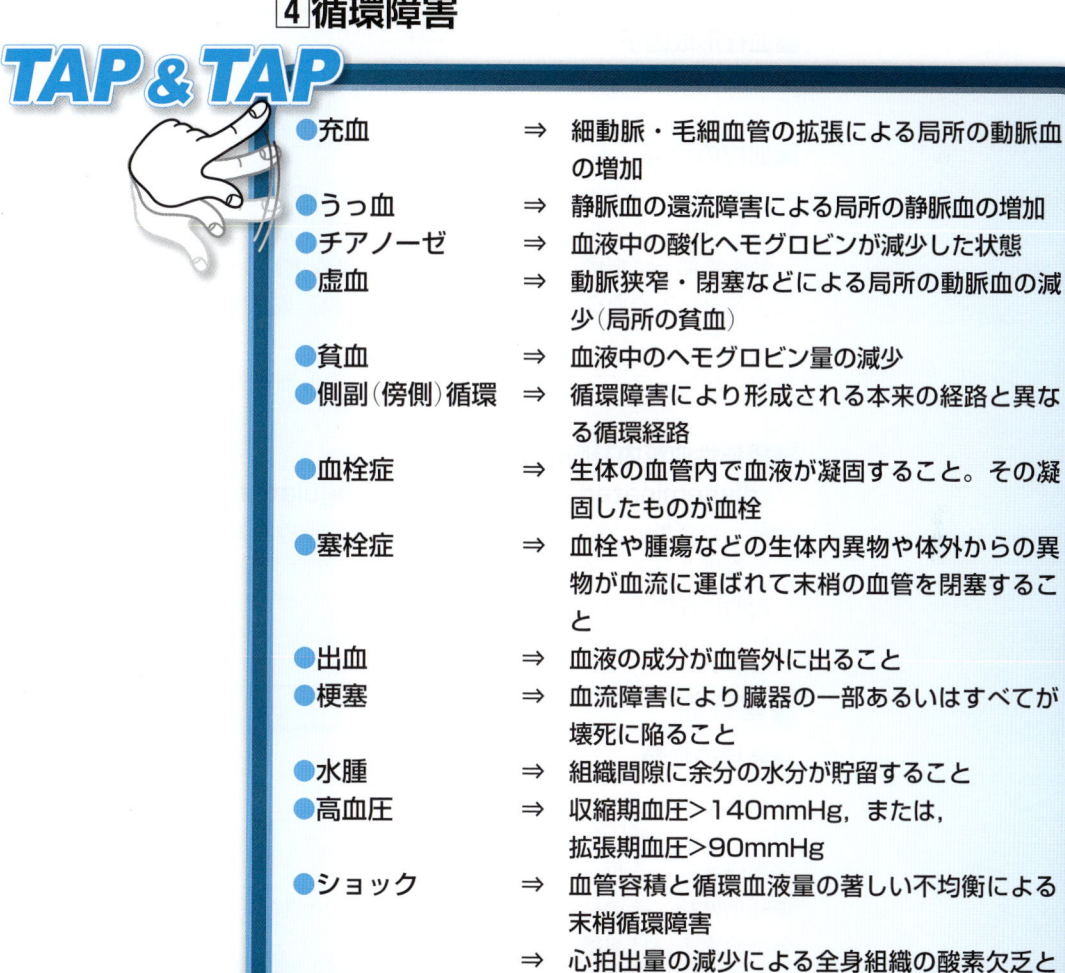

| | | |
|---|---|---|
| ●充血 | ⇒ | 細動脈・毛細血管の拡張による局所の動脈血の増加 |
| ●うっ血 | ⇒ | 静脈血の還流障害による局所の静脈血の増加 |
| ●チアノーゼ | ⇒ | 血液中の酸化ヘモグロビンが減少した状態 |
| ●虚血 | ⇒ | 動脈狭窄・閉塞などによる局所の動脈血の減少（局所の貧血） |
| ●貧血 | ⇒ | 血液中のヘモグロビン量の減少 |
| ●側副(傍側)循環 | ⇒ | 循環障害により形成される本来の経路と異なる循環経路 |
| ●血栓症 | ⇒ | 生体の血管内で血液が凝固すること。その凝固したものが血栓 |
| ●塞栓症 | ⇒ | 血栓や腫瘍などの生体内異物や体外からの異物が血流に運ばれて末梢の血管を閉塞すること |
| ●出血 | ⇒ | 血液の成分が血管外に出ること |
| ●梗塞 | ⇒ | 血流障害により臓器の一部あるいはすべてが壊死に陥ること |
| ●水腫 | ⇒ | 組織間隙に余分の水分が貯留すること |
| ●高血圧 | ⇒ | 収縮期血圧＞140mmHg，または，拡張期血圧＞90mmHg |
| ●ショック | ⇒ | 血管容積と循環血液量の著しい不均衡による末梢循環障害 |
| | ⇒ | 心拍出量の減少による全身組織の酸素欠乏と重要臓器の障害 |

## 充血
- 炎症の1つの所見。動脈血の流入増加→局所の発赤，熱感。

## うっ血
- 左心不全：肺うっ血，右心不全：全身うっ血，肝硬変：門脈還流障害。

## 虚血
- 血栓や梗塞，粥状硬化による内腔の狭窄：動脈血流入の減少。

## 血栓症

### 血栓形成因子
- 血管内皮の傷害，血流の変化，血液成分の変化。

### 血栓の種類
- 白色血栓：血小板とフィブリンより形成。血流の速い動脈に形成。
- 混合血栓：血小板，フィブリンと赤血球より形成。血流が緩やかで渦状運動する部分に形成(静脈弁，心弁膜，心耳など)。
- 赤色血栓：赤血球を含む全血球成分が血栓形成に関与。血流が緩徐な静脈系に形成。
- 硝子血栓：フィブリン血栓。DICに際して毛細血管内に形成。

### 播種性血管内凝固症候群 (disseminated intravascular coagulation：DIC)
- 種々の疾患で2次的に起こる病態で，凝固系の亢進により無数の微小血栓が形成される。その結果，血小板，フィブリン，凝固因子が消費され，2次的に線溶系が亢進する。

## 塞栓症

### 塞栓の種類
- 血栓の塞栓
- ガス塞栓：減圧症，空気
- 脂肪塞栓：骨折
- 腫瘍塞栓：その結果腫瘤を形成したものが転移
- 細胞あるいは組織の塞栓：羊水塞栓
- 細菌塞栓・寄生虫塞栓：膿瘍形成，日本住血吸虫卵

## 出血

### 出血の機序
- 破綻性出血：血管の破綻を伴うもの。動脈性出血，静脈性出血，毛細血管系(実質性)出血。

### 出血部位による名称
- 喀血：肺出血の喀出
- 吐血：上部消化管出血の嘔吐
- 下血：消化管出血の便への排出
- 血尿：尿路の出血で尿中に出血
- 鼻出血：鼻粘膜からの出血

### 血腫
- 組織内に出血し，腫瘤を形成したもの。

## 梗塞

### 梗塞の原因
- 血管の閉塞・絶対的虚血，相対的虚血。

### 梗塞の種類
- 貧血性梗塞：動脈閉塞による(心筋梗塞，腎梗塞，脳梗塞など)。
- 出血性梗塞：通常静脈閉塞による。

## 水腫

- 皮下組織の水腫を「浮腫」とよぶ。

### 水腫の原因
①リンパ液産生の亢進
- 血管透過性の亢進：炎症性水腫
- 毛細血管静水圧の上昇：うっ血性水腫
- 血漿膠質浸透圧の減少：低蛋白血症
- 組織静水圧の減少：一般に低い
- 組織膠質浸透圧の亢進：ナトリウムイオンの貯留

②リンパの流出障害
- リンパ水腫：腹水・胸水

### 全身性水腫
- 心臓性水腫：うっ血性心不全，特に右心不全で下肢に。
- 腎性水腫：顔面，特に眼瞼に。

## 高血圧症

### 高血圧症の分類
①本態性高血圧症：原因疾患のないもの。遺伝・環境などの要因が関与。
②2次性高血圧症：他の疾患により起こるもの。
　腎性高血圧：糸球体腎炎，糖尿病性腎症など
　内分泌性高血圧：原発性アルドステロン症，クッシング症候群，褐色細胞腫
　心・血管性高血圧：動脈硬化，大動脈峡部狭窄


## ショック

●循環障害，血圧低下における多臓器不全が起こる。

### ショックの原因分類
●出血性ショック：大量出血による循環血液量の減少に起因
●外傷性ショック：外傷刺激による
●熱傷性ショック：血漿の急激・大量の損失，血液濃縮を伴う
●心原性ショック：急性心筋梗塞や心室細動による
●敗血症性ショック：エンドトキシンショック
●神経原性ショック：脊髄・脳幹の外傷などの血管運動神経遮断による

### ショックによる臓器変化
●フィブリン血栓形成，出血および組織壊死が中心
●ショック腎：急性尿細管壊死
●ショック肺：フィブリン血栓形成，肺水腫
●肝臓：小葉中心部壊死

## 5 炎症

**TAP & TAP**

| | | |
|---|---|---|
| ●炎症 | ⇒ | 炎症刺激（傷害性刺激）による傷害組織や傷害因子に対する生体の防御的・修復的局所反応 |
| ●炎症刺激 | ⇒ | 病原微生物，物理化学因子，外傷，アレルギー反応など多種 |
| ●滲出 | ⇒ | 血管透過性の亢進により血液の液体成分や細胞成分が血管から逸脱すること |
| ●炎症の徴候 | ⇒ | 発赤，腫脹，熱感，疼痛（四主徴）＋機能障害（五主徴） |
| ●炎症に関与する細胞 | ⇒ | 好中球，好酸球，好塩基球，単球ーマクロファージ系，リンパ球，形質細胞，線維芽細胞，血管内皮細胞 |
| ●炎症の経過による分類 | ⇒ | 急性炎症，亜急性炎症，慢性炎症 |
| ●炎症の形態による分類 | ⇒ | 滲出性（漿液性，繊維素性，化膿性，出血性，壊死性），増殖性，肉芽腫性 |
| ●潰瘍 | ⇒ | 管腔臓器の粘膜・皮膚などの表面の物質欠損（胃潰瘍など） |

### 炎症の組織変化

●炎症刺激による細胞・組織の傷害，微小循環の障害と血管透過性亢進による滲出，細胞・組織の増殖性反応などが組み合わさった複雑な反応。

### 炎症の原因

●物理的因子：機械的刺激，温熱，寒冷，電気的刺激，X線，紫外線など
●化学的因子：有機・無機の刺激物質
●病原微生物：各種感染症
●アレルギー反応：炎症刺激因子に抗原性があり，免疫反応により細胞・組織の破綻，あるいは生理機能の破綻をきたすアレルギーあるいは過敏症が原因。

## 炎症に関与する細胞

- 好中球：貪食能を有する。
- 好酸球：Ⅰ型アレルギーの喘息やアトピー性皮膚炎，あるいは寄生虫感染。
- 好塩基球と肥満細胞：Ⅰ型アレルギーに関連し，ヒスタミンやヘパリンを放出
- 単球－マクロファージ系：貪食能と遊走能，抗原提示能をもち樹状細胞も含まれる
- リンパ球，形質細胞：免疫反応，免疫グロブリン産生，炎症細胞浸潤
- 血管内皮細胞：血管透過性の亢進，炎症細胞の組織への浸潤を助ける，血管新生
- 線維芽細胞：増殖性変化

図2 炎症の経過

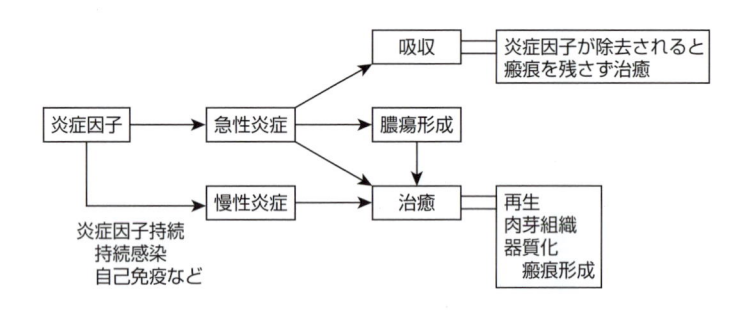

## 慢性炎症

### 慢性増殖性炎症
- 肉芽組織形成と再生性増殖。
- 細静脈からリンパ球，単球，好酸球の遊出，局所でのリンパ球・マクロファージの増殖。

### 肉芽腫性炎症
- マクロファージ系細胞に由来する類上皮細胞と多核巨細胞の小結節状集合よりなる類上皮細胞肉芽腫を形成する慢性炎症。周囲にリンパ球浸潤を伴う。
- Ⅳ型アレルギーが関与し，病原微生物の侵襲抗原に対し，比較的特徴のある肉芽腫を形成。
- 結核型肉芽腫：類上皮細胞とLanghans型巨細胞よりなる結核結節形成。中心部乾酪壊死が特徴的。
- サルコイド肉芽腫：結核型肉芽腫に類似するが壊死はほとんどない。サルコイドーシスのほかに，梅毒，ハンセン病，クローン病などにみられる。
- リウマチ結節：中心部のフィブリノイド壊死の周囲に類上皮細胞が柵状に配列。
- 異物肉芽腫：異物を貪食あるいは取り囲むマクロファージと異物巨細胞の集簇巣。

## 6 感染症

- ●感染症 ⇒ 病原体が生体内に侵入し，臓器・組織・細胞を傷害することにより生じる疾患
- ●病原体 ⇒ プリオン（蛋白性感染因子，核酸を欠く），ウイルス，マイコプラズマ，クラミジア，リケッチア，細菌，真菌，スピロヘータ，原虫，寄生虫
- ●感染経路 ⇒ 病原体が宿主に伝播された経路
  - ○経口感染 ⇒ 汚染物（食物，水，装置など）を介して口から摂取し体内へ
    - ⇒ 細菌性赤痢，腸チフス，コレラ，病原性大腸菌，A型肝炎など
  - ○経気道感染 ⇒ 飛沫・飛沫核の吸入
    - ⇒ インフルエンザ，麻疹，風疹，ジフテリア，水痘，流行性耳下腺炎など
  - ○節足動物媒介感染 ⇒ 蚊，シラミ，ノミ，ダニなどによる媒介
    - 蚊：日本脳炎，マラリア，フィラリアなど
    - シラミ：発疹チフスなど
    - ノミ：ペスト，発疹熱など
    - ダニ：ツツガムシ病，ライム病
  - ○接触感染
    - 微生物との直接接触あるいは医療器具などとの間接接触による
    - 注射・輸血など ⇒ B型肝炎，C型肝炎，AIDS，エボラ出血熱，マールブルグ病，ラッサ熱
    - 性感染症 ⇒ 性交あるいはそれに類する行為による感染
      - 梅毒，淋病，軟性下疳，性病性リンパ肉芽腫，膣トリコモナス症，疥癬，ケジラミ症，クラミジア，陰部ヘルペス，B型肝炎，AIDSなど
  - ○創傷感染 ⇒ 外傷，手術巣の感染，破傷風，炭疽菌，その他の細菌
    - ⇒ 動物による咬傷，狂犬病など
  - ○垂直感染 ⇒ 母体から子供への感染。経胎盤感染・産道感染・母乳を介した経口感染
- ●院内感染 ⇒ 医療機関内における病原体感染
  - ⇒ MRSA，バンコマイシン耐性大腸菌，多剤耐性緑膿菌などの耐性菌
- ●新興感染症 ⇒ 1970年以降に発見された新たな感染症
  - ⇒ エボラ出血熱，病原性大腸菌O-157，AIDS，ヘリコバクター・ピロリなど20種以上
- ●再興感染症 ⇒ 1969年以前に存在し，制御されたと考えられたもので再び現れた感染症

- ●人畜共通感染症 ⇒ 結核，マラリアなど
- ●人畜共通感染症 ⇒ 人と動物の双方が感染しうる感染症
- ●日和見感染症 ⇒ 免疫能の低下した宿主が通常では発症しない常在菌や弱毒菌により発症する感染症

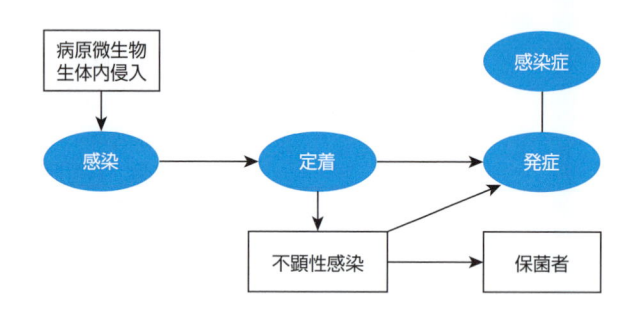

図3 感染と感染症

## 感染症成立に必要な要素

- ●病原体の存在，病原体の感染力：病原性，接種菌量，感染経路，侵入部位：カテーテル挿入，褥瘡など，宿主の感受性・抵抗力。

### 感染経路①
- ●水平感染：同一世代，同一集団内の病原体伝播。
- ●垂直感染：経胎盤，経産道，経母乳で母体から胎児・新生児へ。

### 感染経路②
- ●接触感染：性行為感染症(STD)
- ●飛沫感染：咳，くしゃみ
- ●空気感染：飛沫核
- ●一般媒介物感染：汚染された食物，水，医療機器・装置などを介して。
- ●節足動物媒介感染：蚊，ハエ，ダニ，ノミなどにより媒介される。

## 菌交代現象

- ●広い抗菌作用を有する抗生物質や2種類以上の抗生物質の大量投与により，感受性のある生体常在菌が死滅し，感受性のないものが増殖し，とって変わる状態。

## 7 免疫異常

- ●免疫 ⇒ 疫病を免れるの意味。一度罹患すると二度罹らない疾患の存在が昔から知られていた
- ●自己と非自己 ⇒ 免疫機構の基本で非自己の異物や抗原の侵入に対し特異的な免疫反応を起こす
- ●免疫学的寛容 ⇒ 胎生時期，新生児初期に遭遇するものを非自己と認識しない
- ●特異性 ⇒ 特定の抗原に対して特異性を示し，他の抗原とは交差反応を示さない
- ●抗原 ⇒ 免疫反応を惹起することができる物質
- ●抗体 ⇒ 液性免疫で形質細胞により産生される血漿中の免疫グロブリン
  - ⇒ 血漿蛋白電気泳動における膜上の移動度から「ガンマグロブリン」とよばれる
- ●細胞性免疫 ⇒ 細胞表面に抗原受容体を有するT細胞（胸腺依存性）が担う
- ●液性免疫 ⇒ 抗体産生による免疫反応でB細胞が担う
  - ⇒ 一部は形質細胞に分化する
- ●免疫不全 ⇒ 不十分な免疫反応を示す状態
  - ⇒ 生下時からみられる原発性と薬物治療や病気の進展により起こる続発性に分類される
- ●後天性免疫不全症候群（AIDS）
  - ⇒ HIV-1，一部HIV-2の感染によりCD4陽性細胞の破綻，血中CD4/CD8比率の低下をきたし，日和見感染症，二次性悪性腫瘍を合併する
- ●アレルギー ⇒ 免疫反応に基づく生体に対する全身的あるいは局所的な反応。過敏反応とほぼ同義
  - ⇒ Ⅰ型，Ⅱ型，Ⅲ型，Ⅳ型に分類される
- ●自己免疫疾患 ⇒ 自己の組織成分に対する免疫反応により惹起される疾患
  - ⇒ 自己抗体によるものと細胞性免疫が働くものがあるが多くは細胞性免疫が関与する
- ●主要組織適合遺伝子複合体（MHC）
  - ⇒ 「ヒト白血球抗原（HLA）」ともよばれ，すべての有核細胞に発現するクラスⅠ-HLA抗原とクラスⅡ-HLA抗原がある

## 免疫担当細胞

- 抗原刺激によりリンパ球の増殖と分化，すなわち免疫応答が成立するためには抗原とリンパ球上の受容体分子との特異的な結合が必要である。抗原によるT細胞の活性化にはサイトカインの働きを介して，マクロファージ，樹状細胞，樹状細網細胞，あるいはB細胞に取り込まれる必要がある。

### マクロファージ，樹状細胞
- 抗原提示細胞。

### T細胞
- 胸腺由来細胞で末梢血リンパ球の約80％を占める。
- ヘルパーT細胞（Th）：Bリンパ球の形質細胞への分化を助ける細胞。
- サプレッサーT細胞（Ts）：ヘルパーT細胞リンパ球の機能やBリンパ球の形質細胞への分化を抑制する細胞。
- キラー（細胞傷害性）T細胞（TcあるいはCTL）：ウイルス感染細胞や癌細胞を主要組織抗原クラスⅠ分子と会合して表出された抗原と結合して直接傷害する。

### B細胞
- 鳥類でファブリキウス嚢（bursa of Fabricius）で成熟することよりつけられた名称。

**図4　免疫の2系統**

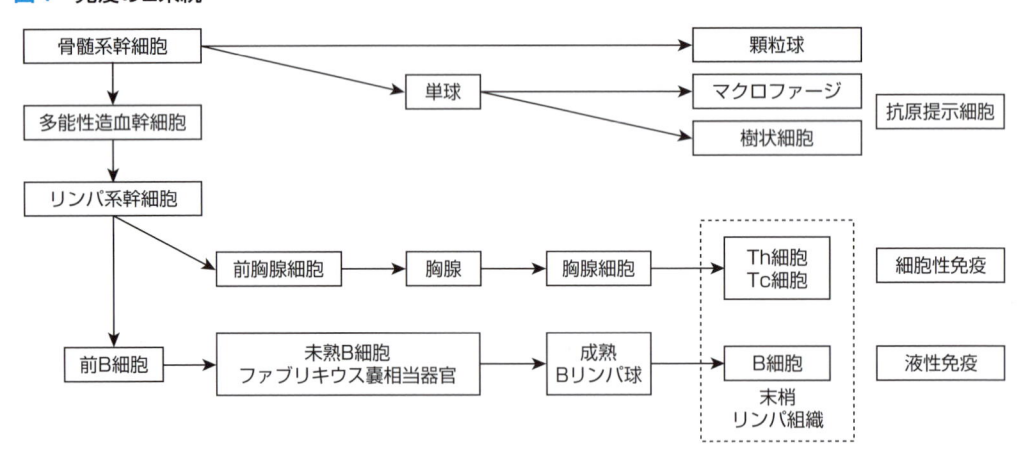

```
骨髄系幹細胞 ────────────────────→ 顆粒球
      │                    ┌──→ マクロファージ ┐
      ↓                    │                  ├ 抗原提示細胞
多能性造血幹細胞 ──→ 単球 ──┤                  │
      │                    └──→ 樹状細胞      ┘
      ↓
リンパ系幹細胞 ──→ 前胸腺細胞 → 胸腺 → 胸腺細胞 → Th細胞／Tc細胞　細胞性免疫
      │
      └──→ 前B細胞 → 未熟B細胞 → 成熟Bリンパ球 → B細胞　液性免疫
              ファブリキウス嚢相当器官            （末梢リンパ組織）
```

## 液性免疫

- 免疫グロブリン（Ig）産生とその作用による免疫。
- 免疫グロブリンは形質細胞により産生される。
- 免疫グロブリン分子は軽鎖（$\kappa$または$\lambda$）および重鎖（$\gamma$, $\mu$, $\alpha$, $\delta$, $\varepsilon$）からなり，2個の相同なポリペプチドよりなる。
- 重鎖の構造的差異により，IgG, IgA, IgM, IgD, IgEに区別される。1つの免疫グロブリン分子は$\kappa$か$\lambda$のいずれか一方のみの軽鎖をもつ。
- 免疫グロブリン分子は酵素により抗原結合部位（Fab）と結晶化部位（Fc）に分解される。

## 細胞性免疫

- 特異的に教育された免疫細胞の生成とその作用に基づいた免疫。
- Tリンパ球は胸腺に依存して成熟する。
- ヘルパーT細胞（Th）は抗原を認識してサイトカインを分泌し，B細胞による抗体産生を助ける。
- サプレッサーT細胞はB細胞を抑制し，ウイルス感染細胞を破綻する。

## アレルギー（表1）

- 免疫反応がもたらすある種の炎症反応により発生する臓器・組織傷害。過敏症と同義。
- アレルギーに関与する抗原を「アレルゲン」とよぶ。

表1　アレルギーの分類

| 型 | アレルギー反応の名称 | 反応に関与する抗体細胞 | 疾患名 |
|---|---|---|---|
| I | 即時型過敏症（アナフィラキシー反応） | IgE　マスト細胞 | アナフィラキシーショック，喘息，花粉症，アトピーなど |
| II | 細胞傷害型過敏症 | IgM，IgG，補体 | 不適合輸血，溶血性貧血，新生児溶血性貧血，特発性血小板減少症 |
| III | 免疫複合体型過敏症 | IgM，IgG，補体 | 血清病，糸球体腎炎，SLE，関節リウマチ，Arthus反応 |
| IV | 遅延型過敏症 | T細胞，サイトカイン，マクロファージ | 結核，肉芽腫性炎症，ツベルクリン反応，移植拒絶反応 |

## 自己免疫疾患

- 自己抗体や自己反応性リンパ球などの自己免疫現象を伴って発症する疾患。
- 臓器特異的自己免疫病：ある臓器に特異的に起こる自己免疫疾患。Graves病，橋本病，A型胃炎，I型糖尿病など。
- 非臓器特異的自己免疫病：全身の組織や臓器に反応する自己免疫疾患。免疫複合体により多臓器傷害。全身性エリテマトーシス（SLE），リウマチ性疾患。

## 移植

- 生体の臓器，組織・細胞の一部を生体に移すこと。
- 移植片の生着あるいは拒絶は主要組織適合遺伝子複合体が大きく関与。

### 移植の種類

- 自家移植：同一個体
- 同系移植：一卵性双生児
- 同種移植：同種（ヒトからヒト）
- 異種移植：異種動物組織の移植

### ◼︎拒絶反応
●移植片と宿主の間の免疫学的関係で以下の3型に分類。
①アルサス型：超急性に現れるもの。液性抗体による。
②細胞性免疫型：移植後2〜3週間で発現
③免疫複合体型：徐々に発現するもの

### ◼︎移植片宿主反応（graft-versus-host reaction）
●移植組織の免疫担当細胞群が宿主の組織成分を抗原として認識し，免疫反応を起こす。免疫担当細胞を多く含む骨髄移植などで起こる。

## 免疫不全症候群

### ◼︎原発性免疫不全症候群
●抗原特異的な免疫反応を担うT細胞とB細胞の先天的欠陥による。

### ◼︎続発性免疫不全症候群
●後天的な種々の病変による免疫機能障害。免疫臓器自体の病変や免疫グロブリンの喪失，免疫抑制剤などが原因となる。後天性免疫不全症候群（AIDS）。

## 8 腫瘍

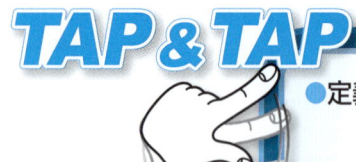

| | |
|---|---|
| ●定義 | ⇒ 生体の細胞から発生し，周囲と調和しない非合目的，自律性増殖による腫瘤で宿主を犠牲にする |
| ●腫瘍構成成分 | ⇒ 実質（腫瘍細胞）と間質（血管・結合組織） |
| ●腫瘍細胞 | ⇒ 遺伝子変異により異常増殖をきたすもので腫瘍の実質 |
| ●癌遺伝子 | ⇒ 細胞増殖を促進する遺伝子で活性化により腫瘍を発生 |
| ●癌抑制遺伝子 | ⇒ 細胞増殖を抑制する遺伝子で不活性化により腫瘍発生を促進する |
| ●異型性 | ⇒ 細胞異型と構想異型 |
| ●腫瘍の発生母地による分類 | ⇒ 上皮性腫瘍と非上皮性腫瘍 |
| ●腫瘍の分類 | ⇒ 良性腫瘍と悪性腫瘍（癌） |
| 　○良性上皮性腫瘍 | ⇒ 乳頭腫，腺腫（大腸，内分泌臓器），嚢胞腺腫（卵巣など） |
| 　○良性非上皮性腫瘍 | ⇒ 脂肪腫（皮下），平滑筋種（子宮），血管腫など |
| 　○悪性上皮性腫瘍 | ⇒ 癌腫（胃癌，大腸癌，肺癌，肝癌，膵癌，乳癌，子宮癌など各臓器の癌） |

| | | |
|---|---|---|
| ○悪性非上皮性腫瘍 | ⇒ | 肉腫（脂肪肉腫，平滑筋肉腫，横紋筋肉腫，骨肉腫，軟骨肉腫などの分化による名称と白血病，悪性リンパ腫などの血液腫瘍） |
| ●癌腫の一般的組織型 | ⇒ | 扁平上皮癌，腺癌，未分化癌，神経内分泌癌 |
| ●悪性腫瘍の増殖の特徴 | ⇒ | 浸潤性増殖，転移と播種 |
| ●転移 | ⇒ | 血行性転移とリンパ行性転移 |
| ●播種 | ⇒ | 胸膜・腹膜などの漿膜表面に浸潤した腫瘍が離れた漿膜面に撒布 |
| ●上皮内癌 | ⇒ | 上皮内に発生した癌が基底膜上にとどまり，間質に浸潤しないもの |
| ●異形成 | ⇒ | 上皮内腫瘍，高度異形成は上皮内癌と同義 |
| ●奇形腫 | ⇒ | 異なる胚葉の成分が混在する腫瘍 |
| | ⇒ | 卵巣，精巣などに多く発生 |
| ●過誤腫 | ⇒ | 正常組織の構成成分の異常による腫瘤 |
| | ⇒ | 肺過誤腫：軟骨や気管支上皮，肺胞構造からなる |
| ●腫瘍マーカー | ⇒ | 腫瘍細胞が産生し，血清中の値が高値を示し，腫瘍の存在診断が可能となる物質 |

## 腫瘍の定義

- 生体の細胞から発生し，周囲と調和しない非合目的，自律性増殖による腫瘤で宿主を犠牲にする。非整合性，自律性，脱統御性が特徴。
- 分子病理学的定義は，増殖に関連する遺伝子群に異常が生じ，増殖刺激がなくとも増殖する能力を獲得したもの。

## 腫瘍の構成成分

- 実質である腫瘍細胞とそれを養う血管および結合組織よりなる間質。
- 腫瘍細胞が多く間質の乏しい腫瘍は軟らかく，髄様。
- 間質量の多い腫瘍は，硬く，硬癌（胃癌では「スキルス癌」ともよばれる）。
- 上皮性腫瘍：扁平上皮，腺上皮，移行上皮などの上皮細胞に由来する腫瘍。
- 非上皮性腫瘍：実質である腫瘍細胞と間質が入り混じり，胞巣状構造が不明瞭。

## 腫瘍の分類

- 腫瘍の分類は図5に示すとおり。

図5　腫瘍の分類

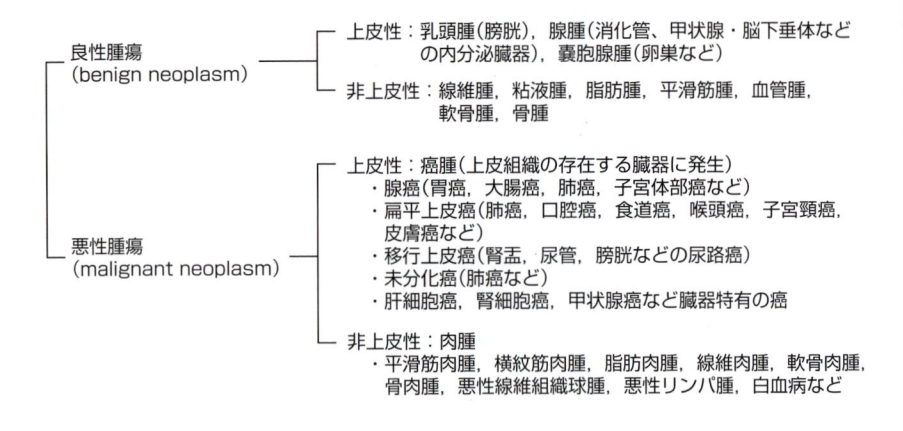

- 良性腫瘍 (benign neoplasm)
  - 上皮性：乳頭腫(膀胱)，腺腫(消化管、甲状腺・脳下垂体などの内分泌臓器)，嚢胞腺腫(卵巣など)
  - 非上皮性：線維腫，粘液腫，脂肪腫，平滑筋腫，血管腫，軟骨腫，骨腫

- 悪性腫瘍 (malignant neoplasm)
  - 上皮性：癌腫(上皮組織の存在する臓器に発生)
    - ・腺癌(胃癌、大腸癌、肺癌、子宮体部癌など)
    - ・扁平上皮癌(肺癌、口腔癌、食道癌、喉頭癌、子宮頸癌、皮膚癌など)
    - ・移行上皮癌(腎盂、尿管、膀胱などの尿路癌)
    - ・未分化癌(肺癌など)
    - ・肝細胞癌、腎細胞癌、甲状腺癌など臓器特有の癌
  - 非上皮性：肉腫
    - ・平滑筋肉腫、横紋筋肉腫、脂肪肉腫、線維肉腫、軟骨肉腫、骨肉腫、悪性線維組織球腫、悪性リンパ腫、白血病など

## 癌腫の組織型

### ■一般的組織型
● 扁平上皮癌，腺癌，移行上皮癌，未分化癌。

### ■臓器特異的組織型
● 肝細胞癌，腎細胞癌，甲状腺濾胞癌，卵巣癌，子宮体癌，繊毛癌。

表2　良性腫瘍と悪性腫瘍の比較

|  | 良性 | 悪性 |
|---|---|---|
| 発育速度 | 緩徐 | 急速 |
| 発育形式 | 膨張性・圧排性で境界明瞭 一般に被膜あり | 浸潤性・破壊性で境界不明瞭 被膜なし |
| 転移 | なし | あり |
| 再発 | まれ | あり |
| 細胞異型 | 軽度 | 高度 |
| 核分裂像 | ほとんどない | 多数 |
| 全身への影響 | ・機能性内分泌腺腫では産生ホルモンによる症状が発現するが、一般には少ない<br>・局所の神経・血管などの圧迫症状を呈するが切除により解除される | ・浸潤性・破壊性増殖による臓器の破壊が起こり、完全切除が困難なことがある<br>・癌が広範に広がると悪液質に陥る |

## 異型性と分化度

● 異型性：細胞や組織構築の正常からの隔たり。構造異型，細胞異型。
● 異型度：異型性の程度により，低異型度・高異型度などに分類。
● 分化度：腫瘍発生母地となった組織構造との類似度。高分化，低分化，中分化。

## 発癌の要因

### 発癌に関与する物質
- 化学物質，発癌ウイルス，放射線エネルギー，ホルモン，アスベスト。

### 宿主の要因
- 人種，食事，体質的要因，喫煙などの生活習慣。

### 炎症と関連した腫瘍
- 慢性肝炎・肝硬変と肝細胞癌，胆石・胆嚢炎と胆嚢癌。

### 腫瘍マーカー
- 腫瘍細胞の産生物質で，それを同定あるいは定量することにより，腫瘍の存在を知ることができるもの，あるいは腫瘍の消長の目安となるもの。

表3　汎用される腫瘍マーカー

| | |
|---|---|
| 癌胎児性抗原（CEA） | 消化管癌を中心に汎用 |
| αフェトプロテイン（AFP） | 肝細胞癌，卵巣・睾丸腫瘍の一部 |
| アルカリフォスファターゼおよびそのアイソザイム | 胎盤性：泌尿生殖器系腫瘍 |
| CA19-9 | 膵癌，胆道癌などの消化器癌 |
| CA125 | 卵巣癌 |
| PSA | 前立腺癌<br>ホルモン産生腫瘍：正所性，異所性 |

## 9 先天異常

- ●定義 ⇒ 遺伝子異常,発生異常による機能的,形態的異常の総称で出生時に存在する疾患
  - ⇒ 遺伝性のあるものと受精から出生までの子宮内成長過程に原因のあるものに分けられる
- ●奇形 ⇒ 個体内部の発育段階の異常により,器官,器官の一部に生じた形態的異常
- ●単体奇形 ⇒ 1個の生体の全身,局所あるいは臓器組織の発育異常
- ●二重体(重複奇形) ⇒ 一卵性双生児の場合にみられる奇形
  - ⇒ 発生初期に2個の胚子に分離する際の異常による
- ●先天性代謝異常 ⇒ 先天性の異常が代謝異常として発現するもの
  - ⇒ 脂質蓄積症は常染色体劣性遺伝による酵素欠損のための異常で網内系・肝・腎・脳などに蓄積

## 奇形とは

### ◼定義
- ●個体内部の発育段階の異常により生じた器官,器官の一部の形態学的異常。
- ●顕微鏡で初めてみられる組織学的異常や先天性代謝疾患でみられる肉眼的異常は奇形に含めない。

### ◼原因
#### ①内因
- ●染色体異常を伴うもの:ダウン症候群,クラインフェルター症候群,ターナー症候群など。
- ●染色体異常はないが単一遺伝子異常のあるもの。
- ●複数の遺伝子異常が関与するもの。

#### ②外因:催奇形因子
- ●感染症:妊娠初期に母体の感染症。風疹,トキソプラズマ,梅毒。
- ●薬剤および化学物質:妊娠初期の薬物投与。サリドマイド,アルコール。
- ●母体因子:高齢,糖尿病など。
- ●物理的因子:放射線
- ●機械的因子:羊水の量

### ◼多因子による奇形
- ●兎唇や口蓋破裂など。

## 奇形発生の形式

- 発育抑制：胎児の発育経過中，臓器または身体の原基の一部が形成されない。無脳症など。
- 過剰発育：正常より大きさや数が多いもの。多指症，過剰歯など。
- 位置の異常：臓器が正常と異なる位置を占める。内臓逆位，右胸心，大血管転移など。
- 分離の抑制：合指症，馬蹄腎など。
- 癒合の抑制：兎唇，口蓋破裂，脊椎裂。
- 異常残存：動脈管開存など。

## 奇形の分類

- 単体奇形：身体各部の奇形，臓器奇形
- 二重体：分離二重体，連絡二重体

## 染色体異常を伴う先天性疾患

- ダウン症候群：常染色体の21番が3個ある，21-トリソミー。
- ターナー症候群：性染色体が，Xが1個しかなく，染色体数は45Xが基本形。
- クラインフェルター症候群：性染色体が，Xが2個とYが1個で，染色体数は47XXY。

# 7 臨床検査

臨床工学に必要な医学的基礎

## TAP & TAP

- 臨床検査（広義） ⇒ 診療目的で身体の構造や機能を調べることである
- 臨床検査（狭義） ⇒ 検体検査と生理検査に大きく分けられ，主に臨床検査技師が行う検査である
- 検体検査 ⇒ 生体から採取した材料（検体）について，検査・分析を行う
- 生理検査 ⇒ 生体を対象として，生体から直接体内の情報を得る検査である

## 1 臨床検査

### 臨床検査

- 広義でいう臨床検査とは体温測定や血圧測定から，医師が行う内視鏡検査，放射線検査などが含まれる。
- 狭義でいう臨床検査とは検体検査と生理検査であり，主に臨床検査技師が担当する。
- 病理組織検査では病理医が顕微鏡で細胞や組織を観察して，最終診断を行う検査である。
- 放射線や放射性物質を使用する検査は診療放射線技師が担当する。

## 2 検体検査

### 検体検査

- 尿，血液，便，喀痰など比較的簡単に採取できるものから行う検査と，調べたい場所から直接細胞や組織を採取して検査する細胞診，病理組織診という検査がある。
- 主に以下の8つの検査に分けられる。
  - ①一般検査
  - ②血液検査
  - ③臨床化学検査
  - ④免疫血清検査
  - ⑤輸血検査
  - ⑥微生物検査
  - ⑦病理検査
  - ⑧遺伝子検査

## 一般検査

- 尿，便，脳脊髄液，胸水，腹水，精液などの排泄液，排泄物，分泌液，穿刺液などが対象となる検査である。

### 尿検査
- 主な検査項目には尿量，尿pH，尿比重，尿蛋白，尿糖，ケトン体，ビリルビン，ウロビリノゲン，潜血，尿沈渣などがある。尿の成分は血液成分を反映するものが多く，腎疾患以外のスクリーニング検査としても重要である。

### 便検査
- 大腸がんのスクリーニング検査として，血液の混入を検査する便の潜血反応をみる検査と寄生虫の虫卵や虫体を調べる検査がある。

### 穿刺液検査
- 胸水，腹水，心膜液などの体腔穿刺液を検査する。

### 脳脊髄液(髄液)検査
- 中枢神経の感染症(髄膜炎，脳炎，梅毒など)，腫瘍，脳・クモ膜下出血などの疾患の診断に有用である。髄液圧，髄液の性状，細胞数，蛋白，糖，グロブリン反応，クロール(Cl)などを検査する。

### 精液検査
- 男性不妊の診断を目的に行う検査である。精子の性状，量，数，運動率，奇形率などの検査が行われる。

## 血液検査

- 末梢血の血球数算定や血液形態の観察，骨髄内の細胞分類，異常細胞の有無を調べる検査，血液の凝固・線溶系に関係する検査を行う。

### 血球数算定
- 赤血球数(RBC)，ヘモグロビン量(Hb)，ヘマトクリット値(Ht)，赤血球恒数のMCV(平均赤血球容積)，MCH(平均赤血球ヘモグロビン量)，MCHC(平均赤血球ヘモグロビン濃度)により，全身性疾患や貧血や赤血球増加症などの血液疾患の有無を確認することができる。
- 網状赤血球(Ret)により骨髄での赤血球造血能がわかる。
- 白血球数(WBC)を調べることにより，感染症，炎症性疾患，白血病などの疾患の診断補助になる。
- 血小板数(PLT)は血小板減少症や増加症の診断に用いられる。

### 血液形態
- 白血球は形態の異常から白血病，感染症の診断が可能になる。白血病分画で細胞の質的異常がある場合は骨髄穿刺による検査が必要になることがある。
- 赤血球形態の異常は大きさ，形，染色性，封入体の出現などがある。

### ■凝固・線溶系検査
- 正常な場合，血液は血管内では一定の流動性を保ち，出血すれば直ちに止血する。しかし，止血機構に異常があると，出血傾向を示したり，凝固が亢進したりする。このような病態を診断，あるいは原因の解明を行う場合に，血管，血小板，凝固系，線溶系をそれぞれ検査する。
- 血管系の検査：毛細血管抵抗，出血時間(Duke法)などがある。
- 血小板系の検査：血小板数(PLT)，血小板機能検査などがある。
- 凝固系の検査：活性化部分トロンボプラスチン時間(APTT)，プロトロンビン時間(PT)，トロンボテスト(TT)，ヘパプラスチンテスト(HPT)などがある。
- 線溶系の検査：フィブリン分解産物(FDP)，D-ダイマー，トロンビン・アンチトロンビンⅢ複合体(TAT)，プラスミン・プラスミンインヒビター複合体(PIC)などがある。

## 臨床化学検査

- 臨床化学検査は生化学検査ともいわれ，検体検査の中心である。検査内容は多岐にわたり，肝臓，腎臓，膵臓などの疾患の診断，障害の程度をみるほか，糖尿病，脂質代謝異常，高尿酸血症などの生活習慣病の診断にも用いられている。
- 検体は血清であることが多い。食事の影響を受ける項目もあるので，注意が必要である。
- 臨床化学検査の主なものは以下の通りである。

### ■糖質に関する検査
- 血糖，糖化ヘモグロビン(HbA1c)，フルクトサミン，グリコアルブミン，1,5-アンヒドログルシトール(1,5-AG)，乳酸，ピルビン酸，インスリン，75g経口ブドウ糖負荷試験(OGTT)などがある。糖尿病，糖代謝異常の検査として行われる。

### ■脂質に関する検査
- コレステロール(Cho)，HDL-コレステロール(HDL-C)，LDL-コレステロール(LDL-C)，遊離脂肪酸，トリグリセリド(TG)，リン脂質，過酸化脂質，胆汁酸，リポ蛋白，アポ蛋白などがある。脂質異常症のスクリーニングとして用いられる検査はHDL-C，LDL-C，TGの3項目である。

### ■タンパク質に関する検査
- 総タンパク質，アルブミン，タンパク分画，急性相反応蛋白(CRPなど)，主要タンパク(プレアルブミン，トランスフェリン，フェリチン，セルロプラスミン，ハプトグロビンなど)がある。

### ■肝機能に関する検査
- アスパラギン酸アミノトランスフェラーゼ(AST)，アラニンアミノトランスフェラーゼ(ALT)，乳酸脱水素酵素(LD)などの酵素は肝細胞傷害を反映する逸脱酵素であるため，肝細胞の破壊の程度をみるのに適する検査である。

- 総タンパク，アルブミン，A/G比，コリンエステラーゼ(ChE)，プロトロンビン時間(PT)，ビリルビン，アンモニアなどは肝細胞の働き具合をみる検査である。アルカリフォスファターゼ(ALP)，γ-グルタミルトランスペプチダーゼ(γ-GT，γ-GTP)の酵素は胆汁の流れ具合をみる検査である。肝障害の慢性化状態はTTT，ZTT，ヒアルロン酸，ICG試験などの検査を行って，診断する。

### ■腎機能に関する検査
- 血中尿素窒素(BUN)，血清クレアチニン(Scr)，クレアチニンクリアランス(Ccr)，イヌリンクリアランス(Cin)は主に糸球体機能をみる検査である。$β_2$-ミクログロブリン($β_2$-m)，フィッシュバーグ濃縮試験などは主に尿細管機能をみる検査である。

### ■高尿酸血症に関する検査
- 尿酸は核酸やATPから生じるプリン体が分解された非タンパク性窒素成分である。プリン体を多く含む食事，過食，アルコールの多飲，激しい運動などにより高尿酸血症を発症する。

### ■心・血管系の病気に関する検査
- 心筋トロポニンT，ヒト心臓由来脂肪酸結合蛋白(H-FABP)，クレアチンキナーゼ(CK)，CK-MB，ミオグロビンなどがある。心筋梗塞，狭心症などの検査に用いられるが，心電図などと合わせて総合的に診断する。

### ■ホルモンの検査
- ホルモンは液性の調節因子であり，さまざまな器官から分泌され，生体の恒常性に寄与している。ホルモン分泌の過剰，欠乏，ホルモン産生腫瘍によって異常が起こるので検査を行う。主なホルモンとして，成長ホルモン(GH)，甲状腺ホルモン($T_3$，$T_4$)，膵臓が産生するホルモン(インスリン，グルカゴン)，副腎皮質ホルモンなどがある。

### ■水・電解質の検査
- ナトリウム(Na)やカリウム(K)，クロール(Cl)，カルシウム(Ca)，マグネシウム(Mg)は体液の構成成分であり，これらを一定に保つことは生体の恒常性を維持するうえで非常に重要である。これらの異常により浮腫，脱水や心不全，酸塩基平衡異常などをきたす。

### ■その他
- 血中薬物濃度の検査，骨代謝に関する検査，鉄や銅の代謝の検査，血液ガス分析などがある。

## 免疫血清検査

- 免疫血清検査は主に抗原抗体反応を応用して行われる検査である。感染症をはじめ，アレルギー，自己免疫疾患，悪性腫瘍，免疫機能の評価などを検査する。

## ■細胞性免疫機能検査

● 血球が造血幹細胞から分化・成熟していく過程で固有の抗原性が発現される。この抗原性は蛍光色素を標識した単クローン性抗体を用いて解析することが可能である。この抗体にはCD番号が付けられ分類されている。これを用いることにより，血球がどの分化段階か決定できるだけでなく，造血器腫瘍や免疫不全症などの診断，予後の判定などに利用できる。

表1　代表的な細胞表面マーカー

| 細胞 | CD抗原 |
| --- | --- |
| T細胞 | CD2，CD3，CD4，CD8など |
| B細胞 | CD19，CD21，CD23など |
| NK細胞 | CD56 |

## ■免疫グロブリン（抗体）・補体の検査

● 免疫グロブリンの定量や補体成分のC3，C4の定量，血清補体価測定（CH50）などがある。免疫グロブリンの質的あるいは量的変化を調べる検査に免疫電気泳動（IEP）がある。

## ■炎症マーカーの検査

● 感染症，腫瘍，外傷などにより炎症反応が起こると急性相反応蛋白が産生される。急性相反応蛋白として，C反応性蛋白（CRP），$a_1$-アンチトリプシン，ハプトグロビン，フィブリノゲンなどがある。

## ■感染症の検査

● A群溶血性連鎖球菌，梅毒，肝炎ウイルス（特にHAV，HBV，HCV），ヒト免疫不全ウイルス（HIV），成人T細胞性白血病ウイルス（HTLV-Ⅰ），インフルエンザなど，細菌やウイルスによる感染症を検査する。

## ■自己免疫疾患の検査

● 本来，自己の組織や臓器に対して抗体を作られることはないが，なんらかの原因で自己の成分に対して抗体が作られてしまうことがある。これを自己抗体とよび，自己免疫疾患を発病する。自己抗体は患者血清中に検出されるので，自己免疫疾患の診断や経過観察に使用される。

表2　主な自己抗体と関連する疾患

| 自己抗体 | 疾患 |
| --- | --- |
| リウマチ因子 | 関節リウマチ |
| 抗核抗体 | 全身性エリテマトーデス |
| 抗サイログロブリン抗体，抗ミクロゾーム抗体 | バセドウ病，橋本病 |
| 抗TSHレセプター抗体 | バセドウ病 |
| 抗アセチルコリン受容体抗体 | 重症筋無力症 |
| 抗内因子抗体，抗胃壁細胞抗体 | 悪性貧血 |
| 抗赤血球抗体 | 自己免疫性溶血性貧血 |
| 抗血小板抗体 | 特発性血小板減少性紫斑病 |
| 抗ミトコンドリア抗体 | 原発性胆汁性肝硬変 |
| 抗副腎皮質抗体 | アジソン病 |
| 抗糸球体基底膜抗体 | グッドパスチャー症候群 |

## 悪性腫瘍の検査
- 腫瘍細胞に特有な成分や腫瘍細胞が産生する特異成分を腫瘍マーカーという。これらの検査はがんの診断や経過観察に有用である。

表3 主な腫瘍マーカーと関連する高率に陽性を示すがん

| 腫瘍マーカー | 高率に陽性を示すがん |
|---|---|
| α-フェトプロテイン(AFP) | 原発性肝細胞癌 |
| がん胎児性抗原(CEA) | 消化器系癌 |
| CA15-3 | 乳癌など |
| CA19-9 | 膵癌，胆管癌 |
| CA125 | 卵巣癌 |
| PSA，PAP，γ-Sm | 前立腺癌 |
| SCC抗原 | 扁平上皮癌 |
| 神経特異エノラーゼ(NSE) | 神経芽細胞腫，肺小細胞癌など |

## アレルギーの検査
- 気管支喘息，花粉症，アトピー性皮膚炎，じんましんなどのアレルギー疾患ではアレルゲンを同定することが治療につながる。アレルゲンの同定には生体内で行う検査（皮内反応，スクラッチ試験，プリックテスト，誘発試験など）と試験管内で行う検査（総IgEの定量，アレルゲン特異的IgEの定量，ヒスタミン遊離試験など）がある。生体内で行う検査は感度・特異性に優れているが，アナフィラキシーショックを誘発する危険性もあり，患者の負担が大きい。試験管内で行う検査は患者の負担も少なく，客観性にも優れている。

# 輸血・移植検査
- 輸血を実施する際に行う検査にはABO血液型検査，Rh血液型検査，交差適合試験，不規則性抗体スクリーニングなどがある。

## ABO血液型検査
- 輸血において最も重要な検査である。おもて検査とうら検査よりなる。
- おもて検査では患者の赤血球を用いて型物質の種類を既知の抗血清を使って調べる。
- うら検査では正常同種抗体の存在を既知の赤血球を用いて検出する。
- 血液型の判定はおもて検査とうら検査が一致することを確認する。一致しない場合は，亜型，病的変化，不規則性抗体の存在などが考えられる。

## Rh血液型検査
- 不適合妊娠により新生児溶血性疾患を引き起こすので，Rh抗原系のうち抗原性の一番強いD抗原の有無を検査する。

## 交差適合試験
- 受血者(患者)と供血者(ドナー)の適合性を調べる検査で，輸血を実施する際には必ず行う。主試験と副試験よりなり，いずれの試験においても溶血や凝集が起こらないことを確認する。

### ■不規則性抗体スクリーニング
- ABO血液型以外の血液型（例えば，Lewis，Diego，MNs，Kidd，Duffyなど）に対する抗体が存在するかどうか調べる。ABO血液型，Rh血液型が一致していても，不規則性抗体が存在すると輸血副作用を引き起こすことがある。そのため，不規則性抗体が存在する患者ではそれに対応する抗原をもたない適合血を確保する必要がある。

### ■HLA抗原検査法
- 血清学的な検査法としてリンパ球を用いた細胞傷害試験（LCT），細胞学的な方法としてリンパ球混合培養法（MLC），生化学的な方法として一次元電気泳動法，二次元電気泳動法，Western blot法など，DNAレベルの検出としてDNAタイピングがある。HLA-A，-B，DRの3種の抗原を用いてタイピングを実施し，その結果より，ドナーの選択を行う。これら3種のHLAが一致していると拒絶反応は起こりにくい。
- 骨髄移植や臓器移植を実施する際，主要組織適合抗原（ヒトの場合HLA抗原という）が適合性に大きく関与している。そのため，適合性を調べる検査としてHLAタイピングを行う。

## 微生物検査
- 細菌感染症，真菌感染症の原因となる微生物を同定し，有効な薬剤について検索する。検査材料から生体の状況を調べるのではなく，原因微生物の性状を検査して，診断・治療に役立つ情報を提供するという点がその他の検査と大きく異なる。

### ■細菌感染症の検査
- 検査材料をスライドガラスに塗抹し，染色して，細菌の有無，染色性，形態を観察する。観察結果から，予想される菌に応じた培地に検体を接種した後，生化学的性状を詳細に検査する。さらに，薬剤感受性試験を実施し，治療に適する薬剤の情報を提供する。

### ■真菌感染症の検査
- 検査手順は細菌検査に準じて，塗抹検査，染色，培養を行い，薬剤感受性検査を行う。

### ■ウイルス感染症の検査
- 細菌感染症や真菌感染症と異なり，通常培養検査は実施しない。ウイルス感染症が疑われる場合は，患者の症状や臨床所見をもとに原因ウイルスを推定し，その感染の有無を抗体検査，抗原検査，ウイルス遺伝子検出検査によって調べる。

## 病理検査
- 生体より採取した臓器・組織の一部，尿，喀痰，胸水，腹水などの体腔液などに含まれる細胞の標本を作製し，適切な染色を行い，形態学的な診断を行う検査である。最近では顕微鏡による観察に加えて，分子生物学的な手法を用いた診断も行われている。

- 検査は主として細胞診，病理組織検査，剖検が行われる。細胞診や病理組織検査では直接臓器の一部を採取して検査する生検材料（内視鏡採取生検や穿刺針生検により採取），手術で摘出された材料，試験切除された材料などの検査が行われる。また，解剖された組織，臓器の剖検材料などがある。
- 病理検査法は肉眼的検査（マクロ所見）と組織・細胞学的検査（顕微鏡的検査，ミクロ所見）によって行われ，病理医が最終診断として診断を確定する。
- 細胞診とは組織や尿，喀痰，体腔液などから採取した細胞を染色し，顕微鏡で観察して，形態的な診断を行う検査法である。採取された細胞が悪性腫瘍に由来する細胞かどうか，5段階の評価（パパニコロウ分類）を行う。正常細胞のClass Ⅰから悪性と断定できる細胞があるClass Ⅴまで段階的な判定を行う。
- 病理組織検査は患者から採取した組織を標本にし，顕微鏡で観察して異常を調べる方法である。病変の一部を採取して検査する（生検），手術中に採取した組織を速やかに診断する術中迅速診断，手術で摘出した臓器，組織の検査などがある。
- 剖検とは病気で死亡した患者に対して原因，詳細な病態などを究明するために行う解剖のことを指す。一般に病理解剖は遺族の承諾を得たうえで，病理医によって行われる。外表所見を観察後，臓器を取り出し，標本作製・検討期間を経て，最終診断として剖検報告書が作成される。

## 遺伝子検査

- 遺伝子検査はさまざまな疾患の同定に使用されている。主に細菌やウイルスによる感染症，白血病などの造血器腫瘍，遺伝性疾患の検査が行われている。

### 感染症の検査
- **MRSA**：MRSA（メチシリン耐性黄色ブドウ球菌）の*mecA*遺伝子を核酸増幅検査（PCR）法により検出し，同定する方法がある。
- **抗酸菌**：結核など抗酸菌の診断には遺伝子検査が用いられる。検体から結核菌の分離・培養が重要であるが，培養に3〜4週間と時間がかかる。そのため，結核菌であるかどうかを迅速に検出するためにPCR法などが行われている。
- **ウイルス性疾患**：PCR法やRT-PCR法を用いて，目的のウイルスの遺伝子を検出する。B型肝炎ウイルス（HBV），C型肝炎ウイルス（HCV），E型肝炎ウイルス（HEV），ヒト免疫不全ウイルス（HIV），成人T細胞性白血病ウイルス（HTLV-Ⅰ）などがある。

### 造血器腫瘍の検査
- 白血病や悪性リンパ腫では遺伝子異常が認められ，診断に際し重要となる。

### 遺伝性疾患の検査
- 遺伝性疾患や家族性腫瘍，生活習慣病に罹患しやすいかなどの診断にかかわる検査を行う。

# 3 生理検査

## 生理検査

- 生体に直接触れて行う生体検査を生理検査，生理学的検査，生理機能検査という。16種のうち，超音波検査，磁気共鳴画像検査，眼底写真検査は診療放射線技師も行うことができる検査である。
- 臨床検査技師が検査可能な生理学的検査は厚生労働省令で定める以下の16種である（表4）。生理機能検査が網羅する範囲は非常に広く，機能検査と画像検査に大きく分けられる。

表4 生理学的検査（16種類）

| | |
|---|---|
| ① | 心電図検査（体表誘導によるものに限る） |
| ② | 心音図検査 |
| ③ | 脳波検査（頭皮誘導によるものに限る） |
| ④ | 筋電図検査（針電極による場合の穿刺を除く） |
| ⑤ | 基礎代謝検査 |
| ⑥ | 呼吸機能検査（マウスピースおよびノーズクリップ以外の装着器具によるものを除く） |
| ⑦ | 脈波検査 |
| ⑧ | 熱画像検査 |
| ⑨ | 眼振電図検査（冷水もしくは温水，電気または圧迫による刺激を加えて行うものを除く） |
| ⑩ | 重心動揺計検査 |
| ⑪ | 超音波検査 |
| ⑫ | 磁気共鳴画像検査 |
| ⑬ | 眼底写真検査（散瞳薬を投与して行うものを除く） |
| ⑭ | 毛細血管抵抗検査 |
| ⑮ | 経皮的血液ガス分圧検査 |
| ⑯ | 聴力検査（機器を用いるもので，厚生労働省令で定めるものに限る） |

- X線，CT，PET，PET-CTは診療放射線技師が撮影することができる検査である。

## 機能検査

### 循環器系の機能検査
- 心電図，運動負荷心電図，ホルター心電図，心音図，心機図，脈波などがある。

### 神経機能検査
- 脳波，聴性脳幹反応（ABR），針筋電図，誘発筋電図，表面筋電図，運動神経伝導検査，感覚神経伝導検査などがある。

### 呼吸機能検査
- スパイロメータを使用した換気機能検査，肺拡散能検査がある。その他，動脈血ガス分析，パルスオキシメータ，呼気ガス分析などがある。

### ■耳鼻科領域の機能検査
●聴力検査，平衡機能検査（直立検査，重心動揺計検査），眼球運動の検査（自発眼振検査，注視眼振検査，頭位眼振検査，頭位変換眼振検査）などがある。

### ■その他
●味覚検査，嗅覚検査などがある。

## 画像検査

### ■熱画像検査（サーモグラフィ検査）
●皮膚表面の温度分布を測定する。末梢の循環障害検査に用いられている。

### ■超音波検査
●超音波（エコー）の振幅や輝度を利用して，人体の内部構造を断層画像としてとらえ，診断に用いる検査で，エコー検査ともいう。腹部，心臓，甲状腺，乳腺，婦人科領域，泌尿器科領域，耳鼻科領域，眼科領域などで使用されている。

### ■磁気共鳴画像（MRI）検査
●超音波同様，放射線被曝のない非侵襲性の画像検査である。全身のあらゆる方向の断層像を得ることができるので，腫瘍，梗塞，出血などの検出が可能である。また，MRI用の造影剤を用いれば，さらに病変の描出能が向上する。

### ■眼底写真検査
●瞳孔から眼球の中に光を入れて眼底を撮影し，通常見ることのできない細い血管の色，形，走行などから疾患や病気の進行度を診断する方法である。眼病や高血圧による出血，糖尿病による合併症などを眼底部の画像により判断できる。
●眼底写真撮影検査には散瞳剤（点眼剤）を用いた散瞳撮影と自然散瞳を利用した無散瞳撮影がある。臨床検査技師および診療放射線技師ができる検査は散瞳剤を使用しない場合である。無散瞳撮影では薄暗い部屋で自然に散瞳させ，散瞳時に眼底撮影を行う。

### ■シンチグラフィ
●臓器の形態や機能，代謝の状況，腫瘍の存在，病気の活動性などを調べる目的で使用される。検査は放射性同位元素を含む医薬品を静脈注射あるいは経口剤として投与し，臓器や病変部に取り込まれた薬から放出されるγ線をシンチカメラで撮像する。

# 1 生物学的基礎

人体の構造および機能

## TAP & TAP

- 細胞膜 ⇒ リン脂質2重層，機能性タンパク質（受容体，チャネル，キャリアー）
- 受動輸送 ⇒ 拡散，浸透，濾過（ATPを必要としない）
- 能動輸送 ⇒ $Na^+-K^+$ポンプ（ATPを必要とする）
- 核 ⇒ 遺伝子を司る司令塔。DNA（4種類の塩基配列からなる2重らせん構造）
- 嫌気性解糖 ⇒ 細胞質内で糖を分解してピルビン酸へ→2個のATP産生
- 好気性解糖 ⇒ ミトコンドリア内で酸素を使って，二酸化炭素と水に分解→30個以上のATP産生
- 静止電位 ⇒ －70mV，細胞外は$Na^+$，細胞内は$K^+$が多い
- 活動電位 ⇒ ＋20〜40mV，$Na^+$と$K^+$が，$Na^+-K^+$ポンプを使って一時的に入れ替わる現象
- 細胞の増殖 ⇒ 有糸分裂と減数分裂
- 染色体 ⇒ DNAがコンパクトに折りたたまれた状態。ヒトでは23対（22対の常染色体と1対の性染色体）からなる
- 組織 ⇒ 上皮組織（腺組織を含む），支持・結合組織，筋組織，神経組織
- ヒトの体液量 ⇒ 体重の約60％が水分，細胞内液（40％），細胞外液（20％）
- 浸透圧 ⇒ 血漿浸透圧と膠質浸透圧

## 用語アラカルト

**＊1　細胞膜**
形質膜ともいう。厚さ5nm。リン脂質の親水部を外側に向け，内部に疎水部を向けておくと，親水性の薄い膜ができる。細胞の種類によっては，微絨毛（microvilli）や線毛（cilium），鞭毛（flagellum）をもつものもある。

**＊2　輸送（transport）**
受動輸送（passive transport）と能動輸送（active transport）。受動輸送は，拡散（diffusion），浸透（osmosis），濾過（filtration）に分類される。

## 細胞（cell）の構造

● ヒトは約60兆個の細胞の集まりで細胞は生命の最小単位である。

### 細胞膜（cell membrane）[*1]

- 大部分が**リン脂質の2重構造**からなり，ところどころにタンパク質が埋め込まれている（図1）。
- タンパク質は，細胞外のホルモンや化学伝達物質と結合する**受容体**や，アミノ酸輸送などを行う**キャリアー（担体）**，水溶性分子や電解質などが通過する**チャネル**など多彩な機能を担っており，**機能性タンパク質**とよばれる。
- 細胞膜を通過するには，**受動輸送**と**能動輸送**[*2]の2種類がある（図2，3）。受動輸送は，エネルギーを使用しない自然界の物理法則に従うもので，**拡散，浸透，濾過**の3種類がある。能動輸送は，物質の濃度勾配に逆らって物質が移動するので，エネルギーを必要とする。
- 細胞膜には，細胞内外のイオンを入れ替えるチャネル機能がある。イオンの入れ替えにはエネルギーを必要とするので，$Na^+-K^+$**ポンプ**とよばれる。

## 図1 細胞膜の構造

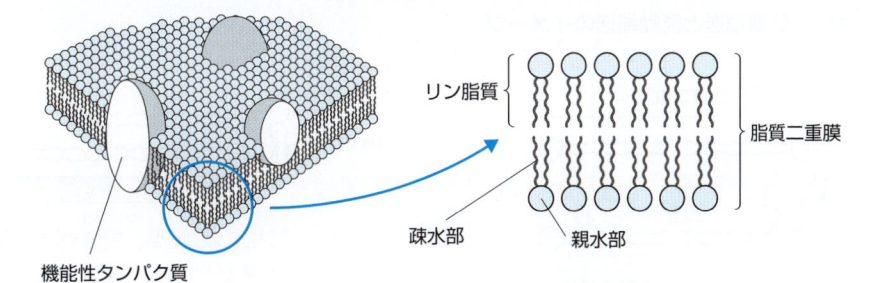

リン脂質
脂質二重膜
疎水部　親水部
機能性タンパク質

細胞膜のリン脂質は、親水部と疎水部に分かれ、親水部を外側にした安定した構造で、ところどころに機能性タンパク質が氷山のように浮かんでいる。こうした構造を通して、細胞を保護するだけでなく、細胞内外での物質交換や、情報のやり取りを行っている。

## 図2 拡散，浸透，濾過の原理

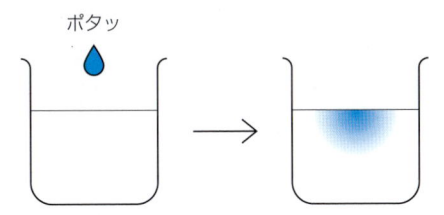

ポタッ

**a 拡散**
コップの中にインクを入れると自然に広がって均一になる現象。

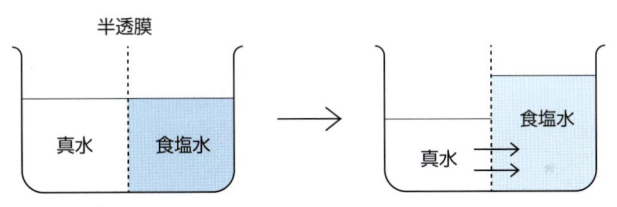

半透膜
真水　食塩水　→　真水　食塩水

**b 浸透**
例えば、真水（低張液）と食塩水（高張液）を半透膜（セロファン膜など）で仕切っておくと、低張液側から高張液側に水分が移動して、水位が変化する現象。食塩水のほかにブドウ糖液やアルブミンなどでもよい。

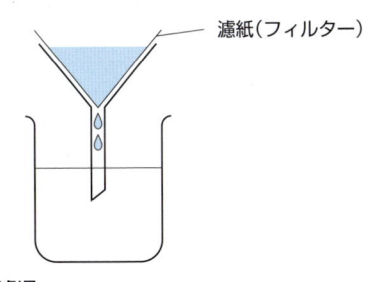

濾紙（フィルター）

**c 濾過**
細かい穴がたくさんあいた多孔質の紙（フィルター）を用いて、不純物を取り除く方法。

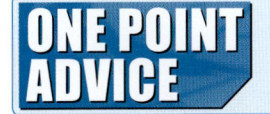

---

**ONE POINT ADVICE**

●拡散は肺のガス交換で、浸透は血管内外や細胞内外での物質のやり取りで、濾過は腎臓で常にフル活用されている。生体はエネルギーを使わない物理法則をうまく使って、われわれの意識以上にエネルギー節約を実践しているのかもしれない。

医学概論

**図3 受動輸送と能動輸送のイメージ**

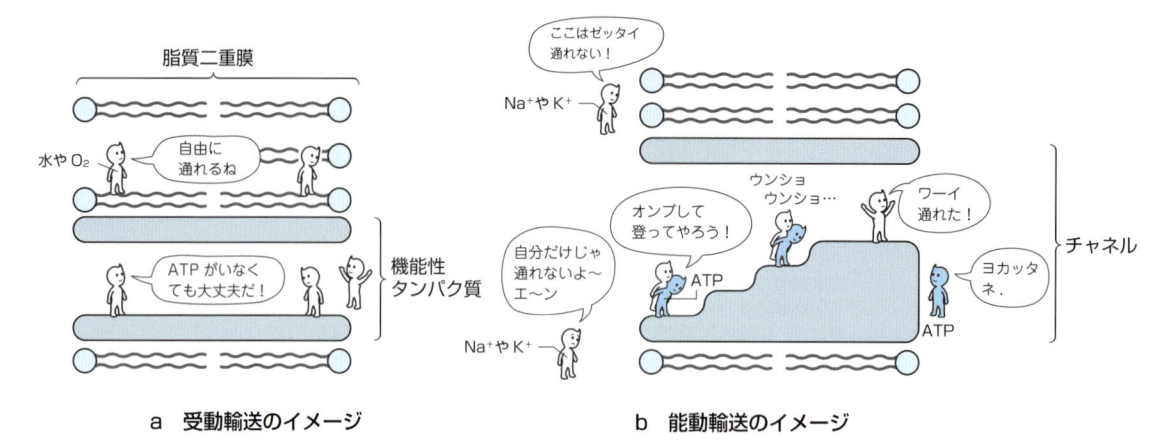

a 受動輸送のイメージ
b 能動輸送のイメージ

受動輸送は，エネルギーを使わなくても，条件次第で細胞膜を自由に通過できる。特に水は脂質二重膜も通過可能である。一方，能動輸送は，必ずATPなどのエネルギーを必要とする。

**図4 膜受容体のイメージ**

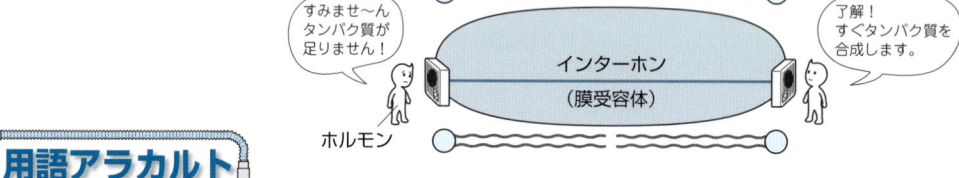

受容体も細胞膜の重要な役割の1つ。各種ホルモンは細胞膜の受容体を通して細胞内に情報を伝達する。多くの受容体は細胞膜を7回半貫通する複雑な構造のタンパク質である。なぜ7回半貫通するのか詳しいことは未解明のままである。

## 用語アラカルト

**＊3 DNA (deoxyribonucleic acid)**
2重らせん。4つの塩基配列，アデニン(A)，グアニン(G)，チミン(T)，シトシン(C)からなり，相補的な組み合わせ(GとC，AとT)からなる。

**＊4 染色体 (chromosome)**
ヒトの染色体は46個だが，生物によって，数も構造も異なる。例えば，ショウジョウバエは8個，エンドウは14個，ネコは38個，イヌ78個，金魚104個などさまざまである。

**＊5 核小体(nucleolus)**
核(nucleus)の内部にある小器官。rRNAとよばれるRNAが存在しリボソームを合成している。合成されたリボソームは，核膜孔を通り抜けてタンパク質合成を担う。

**＊6 RNA (ribonucleic acid)**
RNAは1重らせん。RNAは，チミン(T)の代わりにウラシル(U)が入る。

### ■核(nucleus)(図5)

- 遺伝を司る司令塔。主に**DNA**[＊3]からなる。細胞分裂のときに出現する**染色体**[＊4]は，DNAが折りたたまれた状態である。
- ヒトの**染色体**は，**22対(44個)の常染色体**と**1対(2個)の性染色体**よりなる。性染色体はX，Yで表す。男性はXY，女性はXXである。
- 核内には**核小体**[＊5]があり，主としてRNA[＊6]からなり，リボソームRNAが合成される。
- **核膜**には穴が数多くあいており，細胞質への通路となる。
- 遺伝子の本体はDNAで，その情報をRNAに伝えてタンパク質が合成される。DNAとRNA合わせて**核酸**という。
- 細胞増殖のときは，DNAの2重らせんがほどけて，2つの同じDNAが複製される。

## 図5 染色体，DNAの構造と複製

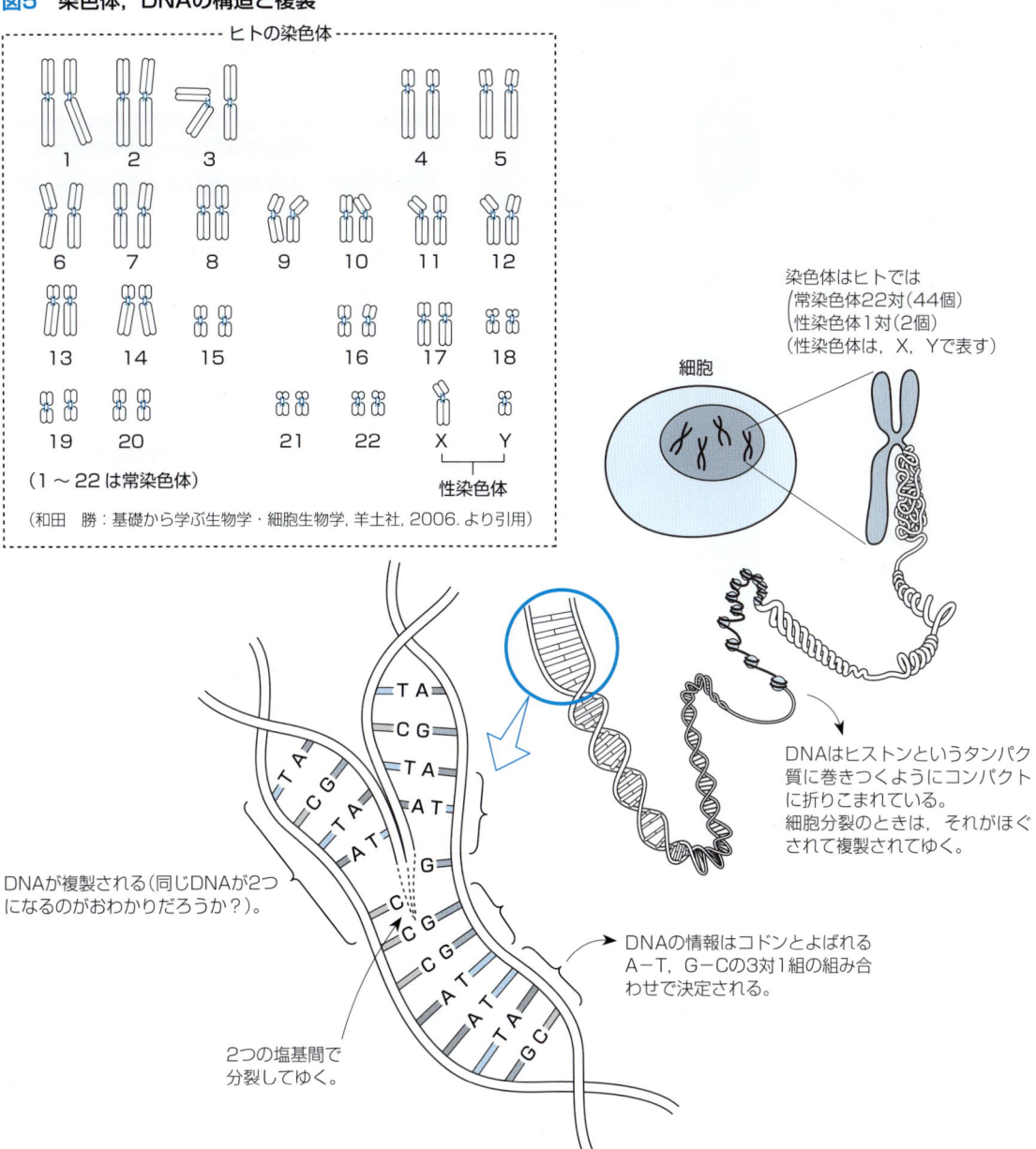

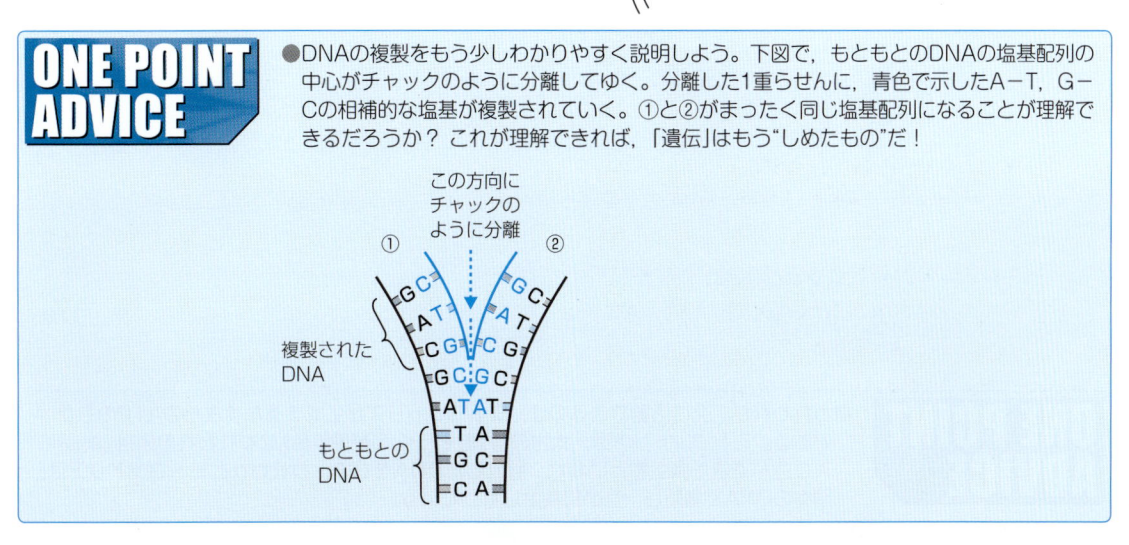

**ヒトの染色体**

1 2 3 4 5
6 7 8 9 10 11 12
13 14 15 16 17 18
19 20 21 22 X Y

（1〜22は常染色体）
性染色体

（和田 勝：基礎から学ぶ生物学・細胞生物学，羊土社，2006．より引用）

染色体はヒトでは
（常染色体22対（44個）
性染色体1対（2個）
（性染色体は，X，Yで表す）

細胞

DNAはヒストンというタンパク質に巻きつくようにコンパクトに折りこまれている。
細胞分裂のときは，それがほぐされて複製されてゆく。

DNAが複製される（同じDNAが2つになるのがおわかりだろうか？）。

2つの塩基間で分裂してゆく。

DNAの情報はコドンとよばれるA−T，G−Cの3対1組の組み合わせで決定される。

医学概論

---

**ONE POINT ADVICE**

●DNAの複製をもう少しわかりやすく説明しよう。下図で，もともとのDNAの塩基配列の中心がチャックのように分離してゆく。分離した1重らせんに，青色で示したA−T，G−Cの相補的な塩基が複製されていく。①と②がまったく同じ塩基配列になることが理解できるだろうか？ これが理解できれば，「遺伝」はもう"しめたもの"だ！

この方向にチャックのように分離

① ②

複製されたDNA

もともとのDNA

## 用語アラカルト

**\*7 リボソーム（ribosome）**
直径20nmの小顆粒。リボ核酸とタンパク質からなる。基質に散在する遊離リボソームと小胞体につく付着リボソームがある。タンパク質合成の場である。

**\*8 小胞体（reticulum）**
粗面小胞体と滑面小胞体がある。粗面小胞体の構造は核膜と同じで，核膜にもリボソームが付着している。滑面小胞体は，筋小胞体（$Ca^{2+}$を放出する）と類似することが知られている。

**\*9 ゴルジ装置（Golgi apparatus）**
扁平な袋を幾重にも重ねたような構造で，完成したタンパク質を分泌顆粒（secretory granule）として分離する。

**\*10 ミトコンドリア（mitochondria）**
ミトコンドリア内部は，クリステ（cristae）とよぶヒダ状の構造からできており，ここでATPが合成される。

**\*11 中心小体（centriole）**
中心子が2個（双心子）が互いに直交するように位置している。中心子は微小管3本が1組となり，9組からなる。細胞分裂の際は，染色体を極に移動させる重要な役割を担う。

### ■細胞内小器官（表1）

| 細胞 | | | |
|---|---|---|---|
| | 細胞質 | 細胞膜 | 2重の単位膜（リン脂質） |
| | | 細胞内小器官 | リボソーム\*7：タンパク質の合成 |
| | | | 小胞体\*8：リボソームのつく粗面小胞体とつかない滑面小胞体がある。分泌物の合成 |
| | | | ゴルジ装置\*9：分泌物に糖などを付加し，分泌物を形成する |
| | | | ミトコンドリア\*10：ATPの合成 |
| | | | 水解小体（リソソーム）：異物の消化 |
| | | | 中心小体\*11：細胞分裂の補助 |
| | | 細胞骨格 | 微小管，アクチン細糸，中間径細糸，ミオシン |
| | | 基質 | 水・タンパク質・糖質・脂質のほか酵素やRNAを含む<br>分泌顆粒（完成したタンパク質は単位膜に包まれ顆粒状となり，細胞膜から分泌される） |
| | 核 | 核膜 | 内外2枚の膜，核膜孔がある |
| | | 染色質 | DNAとヒストンの複合体，細胞分裂のとき染色体となる |
| | | 核小体 | 別名：仁。RNAが主成分。rRNAの合成 |

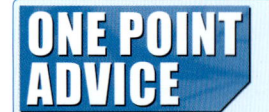

### ONE POINT ADVICE

●われわれが活発に活動できるのは，ミトコンドリアが生成するたくさんのATPのおかげである。ミトコンドリアは，太古の昔（おそらく20数億年前）にわれわれの先祖の細胞に入り込んできた微生物といわれ，独立したDNAをもつ。われわれとミトコンドリアは，別々のDNAで増殖し，互いに共生し合っている。

### 図6　細胞内のさまざまな小器官

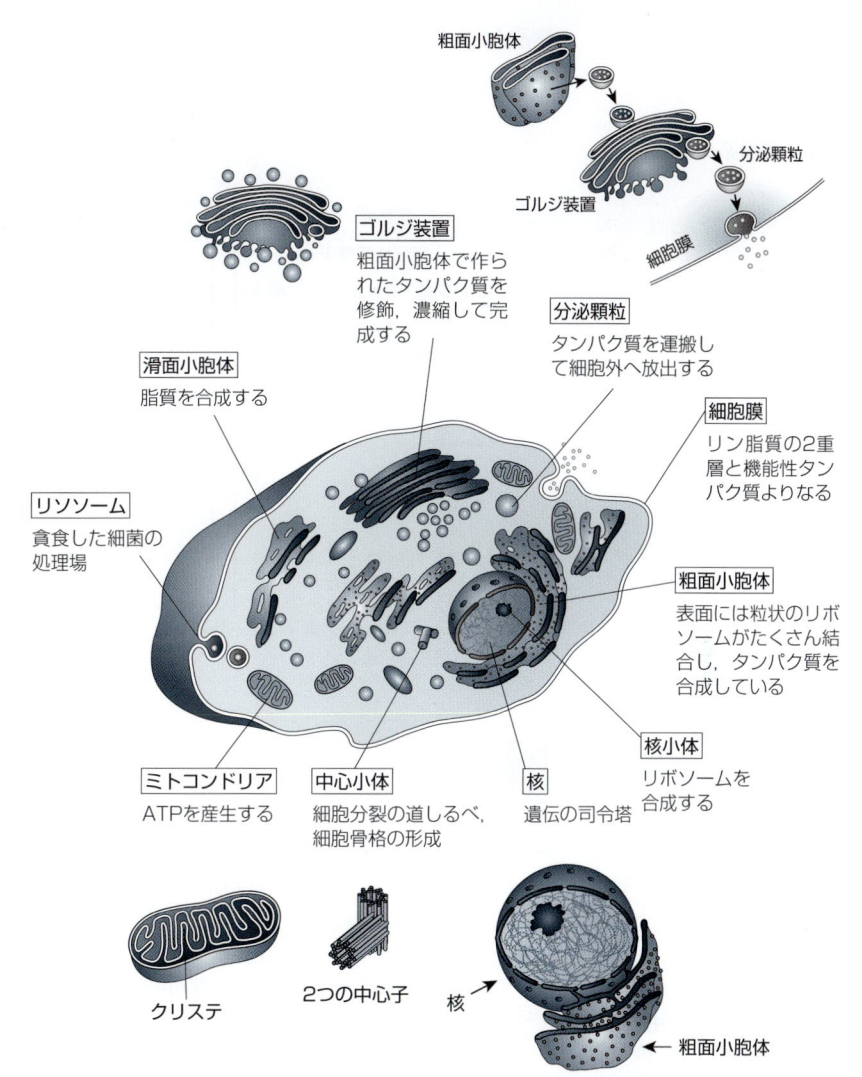

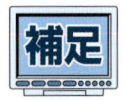

**粗面小胞体**

**ゴルジ装置**　粗面小胞体で作られたタンパク質を修飾，濃縮して完成する

**分泌顆粒**　タンパク質を運搬して細胞外へ放出する

**滑面小胞体**　脂質を合成する

**細胞膜**　リン脂質の2重層と機能性タンパク質よりなる

**リソソーム**　貪食した細菌の処理場

**粗面小胞体**　表面には粒状のリボソームがたくさん結合し，タンパク質を合成している

**ミトコンドリア**　ATPを産生する

**中心小体**　細胞分裂の道しるべ，細胞骨格の形成

**核**　遺伝の司令塔

**核小体**　リボソームを合成する

クリステ　／　2つの中心子　／　核　←　粗面小胞体

---

**補足　細胞の形と大きさ**
- 細胞の形は部位・働きにより異なる。立方形の細胞では径20～30μmが多い。赤血球は7～8μm，骨格筋細胞では数cm，神経細胞では1mを超えるものもある。

---

**ONE POINT ADVICE**
- タンパク質を細胞外に放出するときの分泌顆粒や，細菌を貪食してリソソームで殺菌処理する場合は，どちらも細胞膜と癒合や分離が容易にできる。これも細胞膜の大きな特徴の1つである。

---

### 用語アラカルト

**＊12　電子伝達系（electron transfer system）**
チトクローム系ともいい，酸素を使って効率的にATPを作り出すミトコンドリアだけの得意技である。劇薬"青酸カリ"はここをブロックするため，これを服用するとヒトは数秒たりとも生きていけない。

## 細胞の機能

### ATP産生

- 生体のエネルギーは，主として**ATP**（アデノシン三リン酸）でまかなわれる。
- **解糖系**（図7）は，ブドウ糖が二酸化炭素と水に分解する過程で，ATPを取り出す代謝系である。
- **嫌気性解糖**は**細胞質内**で行われ，ブドウ糖がピルビン酸まで分解される過程で2個のATPが得られる。
- **好気性解糖**は**ミトコンドリア内**で行われ，**TCA回路**（**クエン酸回路**）で2個のATP，**電子伝達系**[*12]で約30個のATPが合成される（酸化的リン酸化）。

● 酸化的リン酸化によって，1分子のブドウ糖は，6分子の二酸化炭素と水に分解される。

**図7 解糖系の概要**

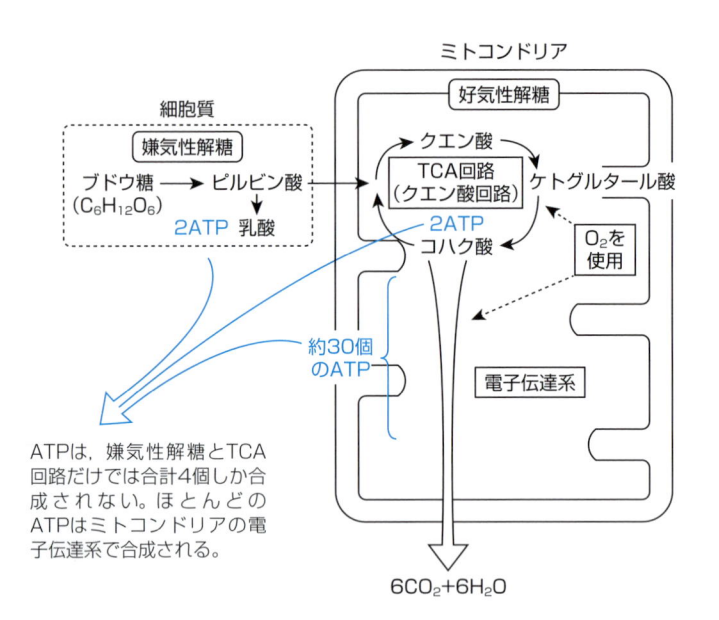

ミトコンドリア
好気性解糖
細胞質
嫌気性解糖
ブドウ糖 → ピルビン酸 → クエン酸
($C_6H_{12}O_6$)　　　　　TCA回路（クエン酸回路） → ケトグルタール酸
　　　2ATP　乳酸　　　　　2ATP
　　　　　　　　　　　　　コハク酸　　$O_2$を使用
　　　　　　　　約30個のATP
　　　　　　　　　　　　　電子伝達系

ATPは，嫌気性解糖とTCA回路だけでは合計4個しか合成されない。ほとんどのATPはミトコンドリアの電子伝達系で合成される。

$6CO_2+6H_2O$

## 用語アラカルト

**＊13　解糖系（glycolysis）**
ブドウ糖からピルビン酸に至る嫌気性解糖は，エムデン－マイヤーホフ経路（Embden-Meyerhof pathway）とよばれ，数種類の中間産物を経由する。TCA回路は，クエン酸回路またはクレブス回路（Krebs cycle）ともよばれ，9個の中間産物からなる複雑な回路である。全部，覚える必要はないが，回路全体のおおまかな流れは知っておこう。

**＊14　mRNAとtRNA**
mRNA は messenger RNAの略で，DNAの情報をリボソームに伝えるために名付けられた。tRNAは，transfer RNAの略で，アミノ酸をリボソームまで運搬するために名付けられた。もう1つ，核小体にもRNAがあり，rRNAとよばれる。ribosome RNAの略で，リボソーム合成に必要なRNAである。

**＊15　コドン（codon）**
mRNAの塩基配列各でアミノ酸に対応する3つの塩基配列が1つのアミノ酸に対応している。

## 補足

● 1個のブドウ糖が燃焼したときの化学式は，理想的には次のとおりである。

$$C_6H_{12}O_6 + 6O_2 \rightarrow 6CO_2 + 6H_2O + 686\,[kcal]$$

1分子のブドウ糖が完全燃焼すると，6分子の二酸化炭素と水，686kcalの熱が発生する。仮に解糖系＊13で30個のATPが合成されたとすると，ATP 1分子のエネルギー量は約8kcalであるから，240kcalの使用可能エネルギーが取り出せる。残りの440kcalは熱エネルギーとして体温の維持に役立っている。このときのエネルギー効率は約35％。蒸気機関や電気でも10％以下，原子力でも20％以下であることを考慮すると，解糖系は，人類が未だ到達しえない高変換効率の熱機関ということができよう。

### ■ 核酸とタンパク質の合成

● 核酸の生合成は**転写**，**複製**，**逆転写**の3つに分けられる。
- **転写**：DNAを元に，RNA（主にmRNA＊14）を作る。
- **複製**：（細胞分裂の際に）元のDNAと同じDNAをもう1つ作る。
- **逆転写**：RNAを元にDNAを作る。

これにより遺伝情報の保存・伝達が行われている。

● タンパク質の合成（図8）はDNAから合成に必要な部分が**mRNA**に転写され，核膜孔から粗面小胞体などのリボソームに運ばれていく。
● リボソーム上でコドン＊15が翻訳され，対応するアンチコドンをもつ**tRNA**＊14のアミノ酸が，タンパク質に重合されてゆく（図9）。
● 粗面小胞体やゴルジ装置で修飾，濃縮されたタンパク質が分泌顆粒によって運ばれ，細胞外へ放出される。

**図8** タンパク質の合成

細胞

- 核
- DNA
- mRNA
- DNAからmRNAへの転写
- リボソーム
- mRNAにリボソームがくっつく
- tRNA（黒丸はアミノ酸）
- リボソーム上でタンパク質が合成されてゆく
- 粗面小胞体やゴルジ装置で，タンパク質が修飾，濃縮を受ける
- 分泌顆粒で運搬
- 完成したタンパク質を細胞外に放出

**リボソームの構造**

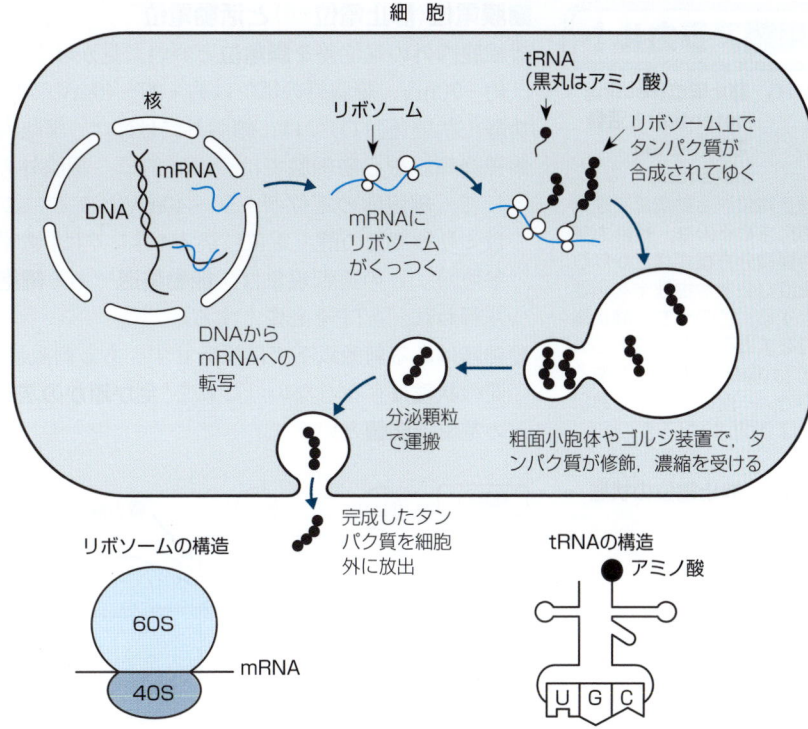

60S / 40S / mRNA

真核生物は60Sサブユニットと40Sサブユニットからなり，40Sで，mRNAのコドンを解読し，60Sで，アミノ酸を重合してタンパク質を作る。

**tRNAの構造**

アミノ酸 / UGC

tRNAはアミノ酸を1個くっつけたRNAでアンチコドンを呼ぶ3塩基が，mRNAのコドンと一致したときにアミノ酸を重合する。たとえば，アンチコドンUGCに対応するアミノ酸は，スレオニンである。

**図9** リボソーム上のタンパク合成

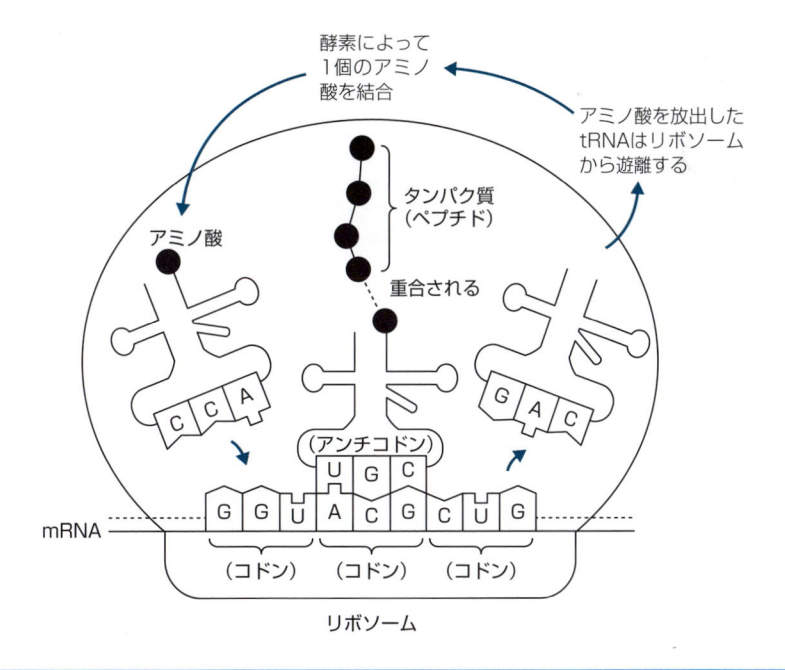

- 酵素によって1個のアミノ酸を結合
- アミノ酸を放出したtRNAはリボソームから遊離する
- アミノ酸
- タンパク質（ペプチド）
- 重合される
- CCA
- （アンチコドン）UGC / GAC
- mRNA: GGU ACG CUG
- （コドン）（コドン）（コドン）
- リボソーム

**ONE POINT ADVICE**

- リボソームは，mRNA上を移動しながらコドンを解読しタンパク質を合成していく。また，数多くのリボソームが，1本のmRNA上を連なって，順次解読していくので，一度に効率的にタンパク質を合成することができる。
- mRNAもtRNAも，本体は1重鎖の核酸であるから4種類の塩基からなっている。ただ，DNAのチミン（T）の代わりにウラシル（U）であるのが特徴である。tRNAは折り曲がった複雑な構造をしているが，教科書レベルで知っておかなければならないのは，アミノ酸の結合とアンチコドン部分だけである。コドンとアンチコドンの相補的な塩基をもう一度確認しておこう！

医学概論

| 用語アラカルト |
|---|

\*16 **静止電位(resting potential)と活動電位(action potential)**
静止電位や活動電位を理論的に求めるのは，統計力学や偏微分方程式などかなり高度な数学や物理学を必要とする。このうち，静止電位を求める"ネルンストの公式"は国試に出たことがあるので，一度は確認しておいたほうがいいだろう。

図10　静止電位の状態

### ■膜電位（静止電位[\*16]）と活動電位

- 細胞内外の電位差を**膜電位**といい，見かけ上安定したとき細胞内の電位は約－70mV，細胞外の電位は約＋20～40mV，この電位差を**静止電位**という。
- 静止状態（図10）では，細胞外にはNa$^+$，細胞内にはK$^+$が多い。
- 神経細胞や心筋細胞では，一時的に，細胞外のNa$^+$と細胞内のK$^+$が逆転して，細胞内の電位が＋30～40mVとなる。この電位を**活動電位**といい，数ミリ秒で元の静止電位に戻る（詳しくは「情報の受理と処理」の項（p.204参照））。この逆転現象は，**能動輸送**である**細胞膜のNa$^+$－K$^+$ポンプ**により行われ，ATPを必要とする。
- 神経はある刺激以下では反応せず，ある刺激以上では活動状態となり，中間の状態は存在しない。これを**"全か無かの法則"**という。境界となる刺激の電位を**閾値**という。

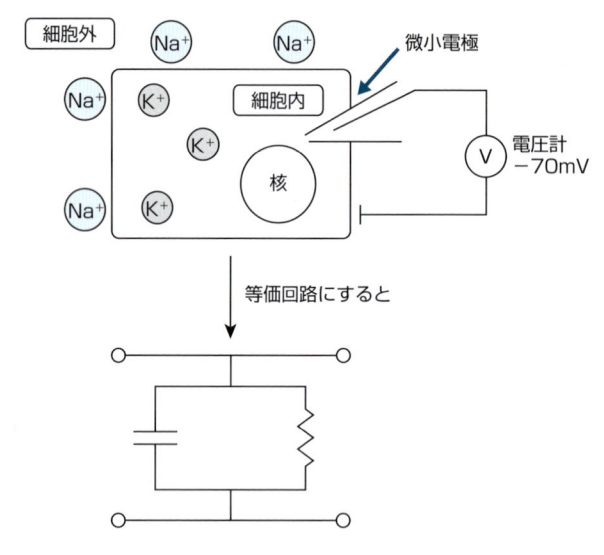

電極の一方は，細いガラス電極を細胞内に突き刺して測定している。電気生理学では，よく行われる手法である。この状態の等価回路も参考のために示した。これは直流では積分回路，交流ではローパスフィルターと同等である。電気工学や医用機器管理学を学んだ後で，もう一度振り返ってみよう！　臨床工学技士にとっては，もっとも応用される回路の1つである。

## 細胞の増殖

### ■染色体と遺伝子

- 細胞分裂のときに出現する染色体は，DNAが折りたたまれたものでヒトの染色体は，**22対（44個）の常染色体と1対（2個）の性染色体**よりなる。
- DNAのなかの遺伝形質に関係する部位を**遺伝子**といい，ヒトには約3万個の遺伝子があると考えられている。
- 遺伝情報が変化することを**突然変異**といい，通常は修復されるがときに病気の原因となったり死に至るようなこともある。

\*17 **紡錘体(mitotic spindle)**
紡錘体は微小管よりなる。直径は20～30nm（ナノメートル）と極めて微小な管状構造で，鞭毛や線毛を動かせるのも微小管の役割である。

### ■細胞周期

- 細胞分裂は，ほとんどの体細胞にみられる**有糸分裂**と，精子，卵子の**減数分裂**に分類される（図11）。
- 細胞分裂の周期（細胞周期）は，G1，S，G2の間期と，Mの分裂期からなる。
- 中心小体から伸びる**微小管（マイクロチューブ）**が，分裂への道しるべとなり，分裂期には紡錘体[\*17]を形成して，染色体を両極に引っ張る。

●G1期は分裂への最初の準備段階で細胞の大きさが大きくなり，必要な物質の合成が盛んになる。S期はDNAの複製段階である。G2期は，複製されたDNAと紡錘体が細胞の赤道面を対称に並ぶ。M期は両極に向かって紡錘体に引っ張られる形で移動し，細胞は2つに分裂する。分裂が完了し，細胞は2個の娘細胞になる（図12）。

図11　有糸分裂（mitosis）と減数分裂（meiosis）

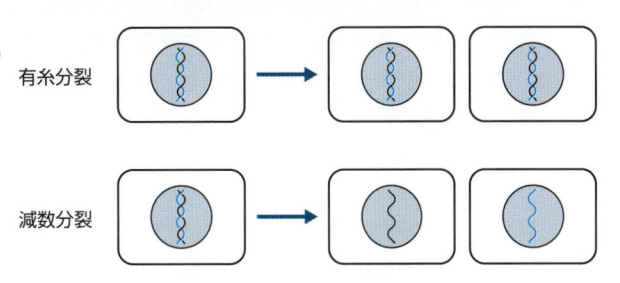

有糸分裂はDNAを複製して，うり二つの娘細胞を作る分裂である。
減数分裂はDNAを複製することなく，半分ずつの染色体数になる分裂である。父方の精子と母方の卵子がそれぞれ，半数ずつの染色体を持ち合って，新しい子どもの遺伝子を作る。実際には，遺伝子間の交叉や転座などが起こり，完全に同じDNAが複製されるわけではない。こうした現象が，遺伝病や白血病など，さまざまな疾病の原因となることも多い。

図12　細胞分裂の周期

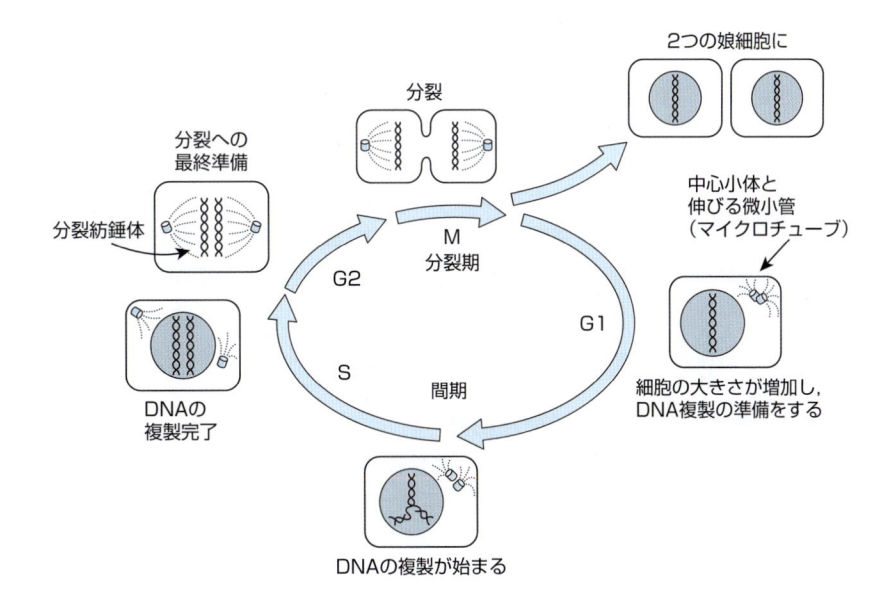

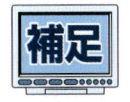

**補足**
●もともと1個の受精卵は分裂を繰り返し，成人になるまでに60兆個になるといわれている。どの細胞を，どのくらいの数，どれくらいの期間で増殖させるのかは整然とした制御機構が働いていると考えられるが，その全容は未だ解明されていない。一方，受精卵から作られるES細胞は，何にでも分化できる万能細胞として注目され，再生医療や遺伝子治療への道を拓いた。また，受精卵以外の細胞（たとえば皮膚細胞など）から作られるiPS細胞が，医学倫理上からも利用しやすいため，今や全世界で活発な研究が続けられている。

**分裂しない細胞と分裂し続ける細胞**
●分化が終わった細胞には分裂しない細胞（心筋細胞や神経細胞），分裂を繰り返し数日で新しい細胞に代わる細胞（表皮，胃・腸の粘膜上皮細胞），通常は休んでいるが分裂できる細胞（骨格筋細胞や肝細胞）がある。

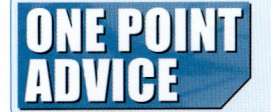

**ONE POINT ADVICE**
●1サイクルの細胞周期を24時間と仮定するならば，M期が最後の1時間，あとはすべて間期の時間である。細胞は，分裂までに静かに万全の準備を進め，一気に中心小体から伸びる微小管を両極に引っ張ることによって，すばやく分裂してゆくのである。

## 用語アラカルト

*18 **系統(器官系)**
骨格系，筋系，呼吸器系，消化器系，循環器系，泌尿器系，生殖器系，内分泌系，神経系，感覚器系がある。

*19 **膠原線維**
コラーゲン(collagen)を主成分とする線維。線維芽細胞や筋細胞など種々の細胞から分泌される。引っ張り強さがある。細網線維は膠原線維の細いもの。

*20 **弾性線維**
エラスチン(elastin)を主成分とする線維。膠原線維と異なり，弾性をもつ。

## 組織(tissue)

- 細胞同士が目的に応じて集合したものを組織といい，4つに大別される。細胞→組織→器官→系統[*18]→個体となる。

### 上皮組織と腺組織

- 身体の表面や管腔・体腔の表面の細胞層を上皮組織という。上皮細胞が上皮面から陥入して分泌細胞の塊となったものを腺組織という。
- 上皮組織の特徴：①細胞以外の成分(細胞間質)をほとんどもたない，②血管の侵入がない，③基底膜の上にのっていることである。
- 上皮組織の分類：①層・形態による分類(例：表皮は重層扁平上皮，気管は多列線毛上皮)，②機能による分類(例：小腸の吸収上皮，肺の呼吸上皮)，③場所による分類(上皮・中皮・内皮)などがある。
- 腺組織の特徴：唾液腺や肝臓など分泌の機能をもつ細胞を腺細胞・腺組織といい，上皮組織に分類される。

### 筋組織

- 筋細胞は筋線維ともよばれ，収縮し運動を起こす。筋線維の形態と神経支配により，横紋筋(骨格筋と心筋)と平滑筋に分類される(詳細は「身体の支持と運動」の項の**表1**(p.137)参照)。

### 結合組織と支持組織

- 骨や軟骨を支持組織，腱や皮下組織など組織や器官をつなぎ合わせている組織を結合組織といい，あわせて支持・結合組織ともいう。支持・結合組織は細胞が少なく細胞間質が多い組織である。
- 細胞間質には線維(**膠原線維**[*19]・**弾性線維**[*20])と基質が存在する。基質は無構造であるがタンパク質と多糖類を多く含み，骨ではここにカルシウム塩が沈着し，軟骨ではコンドロイチン硫酸が含まれている。血液やリンパも支持・結合組織に分類される。

### 神経組織

- 神経細胞と神経膠細胞に分類される。

① **神経細胞(ニューロン，neuron)**

- 細胞体と突起(樹状突起・軸索)からなり，活動電位を伝導する。さらに神経細胞同士でネットワークを作り，情報のやり取りを行う。神経細胞は通常再生しない。

② **神経膠細胞(グリア細胞)**

- 神経細胞の支持・栄養・代謝，電気的絶縁に働く細胞である。
- 中枢神経のグリア細胞には星状膠細胞(血管と神経細胞の仲立ち＝脳血液関門)，小膠細胞(貪食)，上衣細胞(脳脊髄液の分泌)，希突起膠細胞(軸索を包み，髄鞘を形成)がある。
- 末梢神経のグリア細胞にはシュワン細胞(軸索を包み，髄鞘を形成)，衛生細胞(外套細胞ともいう，神経節細胞を取り巻く)がある。
- 髄鞘はミエリン鞘ともいい，絶縁体として働く。髄鞘の切れ目をランビエ絞輪といい，伝導効率を増すために重要である(跳躍伝導)。

## 体液

- 成人の体液は**体重の約60%**である。乳幼児では体液量の比率は成人より多い。
- **細胞内液**は細胞内に存在するものの総称で$K^+$が多い（40%）。
- **細胞外液**は間質液（15%）や血管のなかの血漿・リンパ（5%）などである。$Na^+$が多い。

図13 体内の水分分布

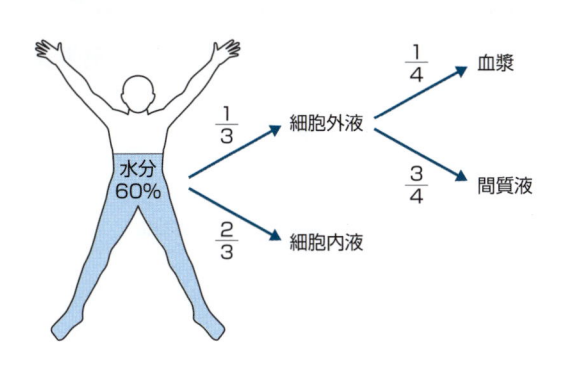

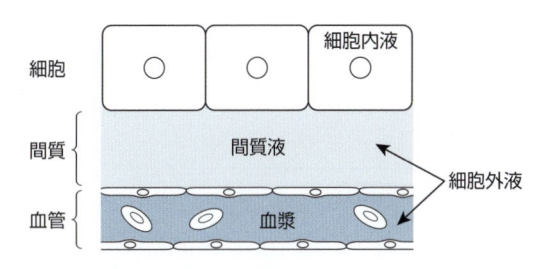

| イオン | 細胞外濃度（mmol/l） | 細胞内濃度（mmol/l） |
|---|---|---|
| ナトリウム（$Na^+$） | 145 | 12 |
| カリウム（$K^+$） | 4 | 140 |
| マグネシウム（$Mg^{2+}$） | 1.5 | 0.8 |
| カルシウム（$Ca^{2+}$） | 1.8 | <0.0002 |
| 塩素（$Cl^-$） | 116 | 4 |
| リン酸（$HPO_4^{2-}$） | 1 | 35 |

**ONE POINT ADVICE**

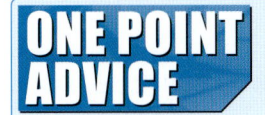

- 水分の分布は，体重60kgの人を想定すると覚えやすい。この人の体液量は60%で36（kg＝l（リットル））, その2/3にあたる24 lが細胞内液，1/3の12 lが細胞外液になる。細胞外液の3/4，つまり9 lが間質液，残りの1/4である3 lが血漿となり，すべて割り切れるからである。

## 血漿浸透圧

- 体液には高分子の栄養分や電解質が含まれ、**浸透圧**が形成される（図14）。
- 浸透圧は、**血漿浸透圧**と**膠質浸透圧**に分類される。
- **血漿浸透圧**は、血漿や間質液の浸透圧で、電解質や糖分などに由来し、ヒトでは、**約290mOsm/$l$** である。
- 膠質浸透圧は、血管内のアルブミンに由来し、約28mmHgである。（血漿浸透圧との単位の違いに注意！）
- 浸透圧が同じ状態を等張液、高い場合を**高張液**、低い場合を**低張液**という。

図14　浸透圧の計算

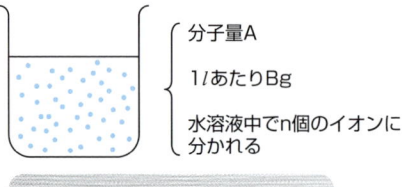

分子量A
1$l$あたりBg
水溶液中でn個のイオンに分かれる

$$\text{浸透圧}(mOsm/l) = n \times \frac{B}{A} \times 1000$$

mmol/$l$

で表される。

### 補足

**浸透圧計算を2例紹介**

①5%ブドウ糖溶液
- 5%ということは、水溶液100g（=d$l$）あたり5gのブドウ糖含有ということで、1$l$あたり50gのブドウ糖が含まれることである。ブドウ糖の分子量は180で、水溶液中ではイオンに解離しないので、

$$\text{浸透圧}[mOsm/l] = 1 \times (50/180) \times 1000 = 278[mOsm/l]$$

②0.9%食塩水
- 0.9%ということは、水溶液100g（=d$l$）あたり0.9gの食塩含有ということで、1$l$あたり9gの食塩が含まれることである。食塩（NaCl）の分子量は58.5で、水溶液中では、$Na^+$と$Cl^-$の2個のイオンに解離するので、

$$\text{浸透圧}[mOsm/l] = 2 \times (9/58) \times 1000 = 308[mOsm/l]$$

　※水溶液中で100%解離しているわけではないので、実際の浸透圧は、290[mOsm/$l$]程度となる。

と計算される。

- ①も②も、臨床上の点滴液として日常的に使用されている。つまり、ヒトの血漿浸透圧に近い等張液で、安全に体内に入れることができるからである。その特性から②は特に"生理食塩水"ともよばれる。
- mOsm/$l$のほかに、mEq/$l$という単位があるが、これは電解質の浸透圧を記述する単位。mEq/$l$は、それぞれのイオンのmmol/$l$に原子価の数をかけて計算する。

# 2 身体の支持と運動

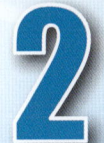

人体の構造および機能

## TAP & TAP

- ●骨の数 ⇒ 約200個
- ●骨格系の作用 ⇒ ①支柱，受動的運動，②保護，③造血，④カルシウム代謝
- ●骨の構造 ⇒ 骨膜，骨質（緻密質と海綿質），髄腔（骨髄をいれる）
- ●関節 ⇒ 関節頭，関節窩，関節腔，関節軟骨，関節包，滑液
- ●主な関節 ⇒ 肩関節（肩甲骨・上腕骨），肘関節（上腕骨・橈骨・尺骨），股関節（寛骨・大腿骨），膝関節（大腿骨・脛骨・膝蓋骨）
- ●骨格筋の特徴 ⇒ ①関節を越えて骨に付く，②能動的運動，③特定の神経に支配される
- ●骨格筋の特性 ⇒ 収縮性，弾性，興奮性，伝導性
- ●神経筋接合部 ⇒ 運動終板，シナプス，アセチルコリン
- ●骨格筋線維の収縮 ⇒ 細いフィラメント（アクチン），太いフィラメント（ミオシン），滑り説，トロポニン，$Ca^{2+}$
- ●筋細胞の種類 ⇒ 骨格筋細胞，心筋細胞，平滑筋細胞

### 補足

**骨の発生**
●2種類ある。①ほとんどの骨は軟骨により形ができ，ある部分から骨組織に置き換わる置換骨（軟骨内骨化），②鎖骨と頭蓋骨は結合組織の膜から骨組織が形成される付加骨（膜内骨化）。

### 用語アラカルト

*1 **骨の形状**
骨を形状で分類すると長骨・短骨・扁平骨・不規則骨・含気骨がある。種子骨（膝蓋骨など）は腱の中に生じる小骨で発生の仕方がほかの骨と異なる。

## 骨（bone）

●全身には約200個の骨がある。

### 骨[*1]の構造（図1）

- ●**長骨**は両端に骨端があり，中央を骨幹という。成長している骨では骨幹の端は骨端軟骨で分裂を繰り返し，長さが増す。成長が止まると骨端線となる。骨は骨膜，骨質および髄腔から構成される。
- ●**骨膜**は骨の表面を覆い，血管と知覚神経が豊富に分布し，骨の太さの成長と再生に働く。
- ●**骨質**は海綿質と緻密質からなり，骨端はスポンジ状の海綿質（骨梁）で骨幹の周囲は緻密質で，なかに髄腔がある。
- ●**骨髄**は海綿質の間と髄腔に充満し，造血作用のある赤色骨髄と造血作用がなく脂肪化した黄色骨髄がある。生涯造血作用があるのは扁平な骨（胸骨，腸骨，椎体など）である。
- ●**骨組織**は細胞と基質からなる。
  - 細胞は骨芽細胞（造骨・骨形成），骨細胞，破骨細胞（骨吸収）がある。
  - 骨基質は無機質（50％：カルシウムとリンがハイドロキシアパタイトの結晶），有機質（35％：Ⅰ型コラーゲン），水（15％）からなる。
  - 緻密質・海綿質は同じ成分でできているが，緻密質はハバース管を中心

に層板構造をとる。
- 骨の再構築（リモデリング）：骨芽細胞と破骨細胞により，骨形成と骨吸収が絶え間なく起こり，新しい骨組織に置き換わっている（年に20％）。

**図1 骨の構造**

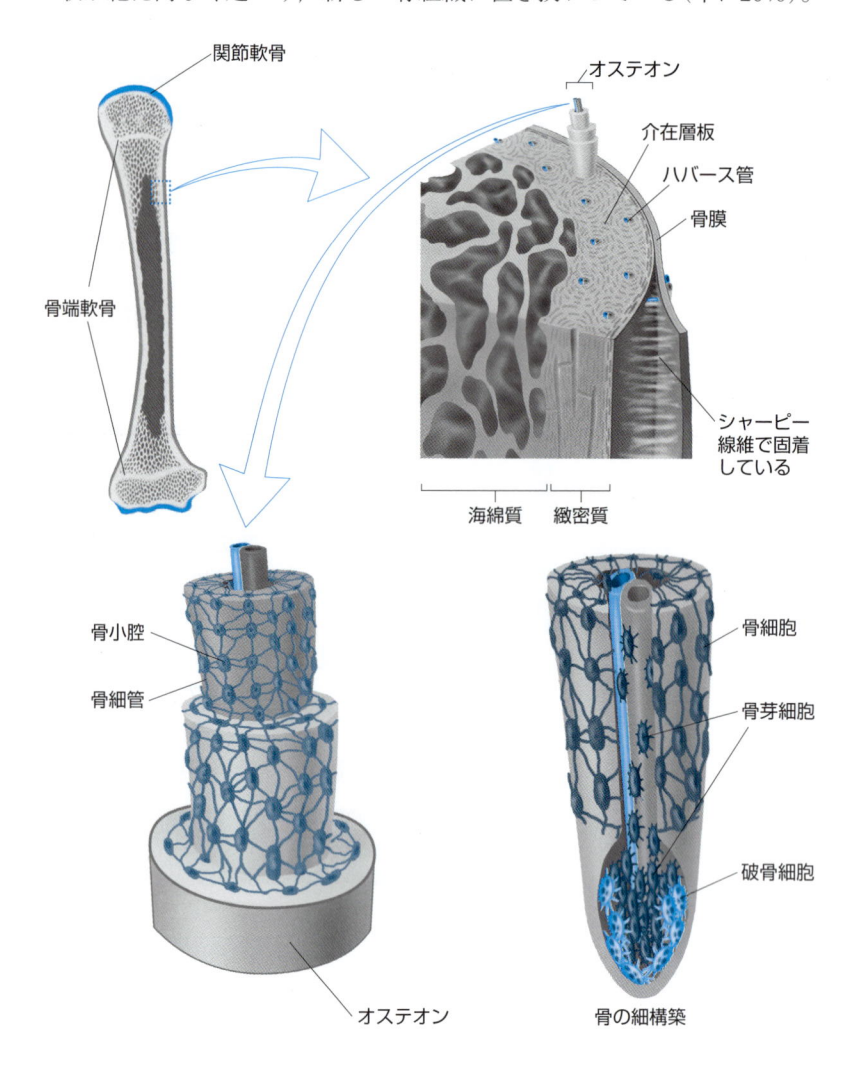

関節軟骨／骨端軟骨／オステオン／介在層板／ハバース管／骨膜／シャーピー線維で固着している／海綿質／緻密質／骨小腔／骨細管／オステオン／骨細胞／骨芽細胞／破骨細胞／骨の細構築

## ■骨の生理機能
- 支柱となって体重を支える。
- 骨格筋が付着・収縮することにより，運動が起こる。姿勢を保持する。
- 体腔を作り，内臓を入れ，保護する。
- カルシウム（$Ca^{2+}$）の貯蔵場所となる。
- 骨髄で新しい血液細胞が作られる。
- ホルモンの影響：副甲状腺ホルモン（PTH）と活性型ビタミン$D_3$は間接的に破骨細胞を活性化させ，骨吸収を促進させる（血清Ca濃度を上昇させる）。カルシトニンは破骨細胞の機能を抑制させ，骨芽細胞により骨形成が起こる。エストロゲン欠乏（閉経後の女性）により骨吸収が促進し，骨粗鬆症が起こる。

## ■骨の連結
- 不動性の連結は骨結合，軟骨結合，線維性の連結で関節腔をもたない。可動性の結合は関節腔があり，滑膜をもつことから滑膜性の連結＝関節という。

## 用語アラカルト

**＊2　関節軟骨**
軟骨の種類は硝子軟骨。摩擦を少なくし衝撃を吸収する。血管の分布がなく滑液によって栄養される。Ⅱ型コラーゲン，コンドロイチン硫酸などを含む。

**＊3　滑液**
滑膜から分泌され，ヒアルロン酸と蛋白を含む粘稠の強い液，膝関節で4～6mℓ入っている。

**＊4　縫合と大泉門，小泉門**
頭蓋骨はほとんどが膜内骨（付加骨）より発生するので，出生時には冠状縫合と矢状縫合の合流部（大泉門），矢状縫合とラムダ縫合の合流部（小泉門）はまだ骨化していない。

**＊5　頸椎**
特別な名称をもつものはC1＝環椎（atlas），C2＝軸椎（axis），C7＝隆椎（prominens），軸椎には歯突起があり，これを中心に頭は回転する（環軸関節）。

### ■関節の基本形（図2）

●接する2個の骨の表面は**関節軟骨**＊2があり，周囲は関節包で包まれる。関節包の内層は滑膜で**滑液**＊3を分泌する。関節包の外層は線維膜で骨膜の続きである。関節腔は滑液で満たされ，関節半月や靱帯があるところもある。関節の補助装置として，靱帯・関節唇・関節半月・関節円板がある。

**図2　関節の基本型**

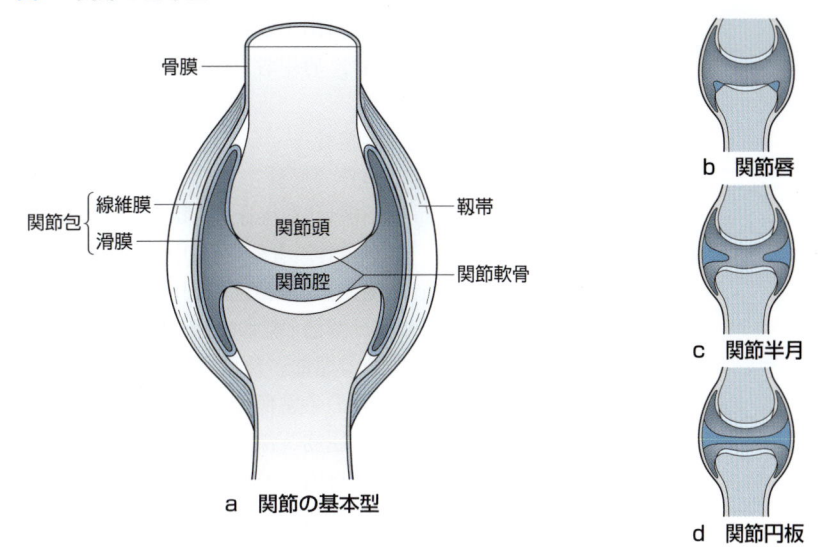

a　関節の基本型
b　関節唇
c　関節半月
d　関節円板

### ■関節の形状

●運動軸の数により，一軸性（蝶番関節，車軸関節），二軸性（楕円関節，鞍関節），多軸性（球関節）を区別する。

### ■全身の骨格系（skeletal system）（図3）と特徴

①頭蓋骨（15種23個）：下顎骨と舌骨以外は1つに結合している。
- 脳頭蓋（脳を取り囲む）：前頭骨，頭頂骨，側頭骨，後頭骨，蝶形骨，篩骨
- 顔面頭蓋：鼻骨，鋤骨，涙骨，下鼻甲介，上顎骨，頬骨，口蓋骨，下顎骨，舌骨
- **縫合**＊4で結合している（冠状・矢状・ラムダ縫合）。
- 顎関節（側頭骨・下顎骨）だけ，動くことができる。
- 舌骨はどの骨とも関節しない。

②脊柱：24個の椎骨と仙骨と尾骨で構成される。
- **頸椎**（cervical vertebrae）＊5：7（C1～C7）
- **胸椎**（thoracic vertebrae）　：12（Th1～Th12）
- **腰椎**（lumbar vertebrae）　：5（L1～L5）
- **仙椎**（sacral vertebrae）　：5（S1～S5）〔仙骨（sacrum）〕
- **尾椎**（coccygeal vertebrae）：3～5（Co）〔尾骨（coccyx）〕
- 椎間円板により上下の椎骨は連結する。
- 頸部・腰部は前彎，胸部・仙骨部は後彎する。

③胸郭：胸骨，肋骨，胸椎で構成される。
- 胸骨：胸骨柄，胸骨体，剣状突起に区分され，柄と体の結合部を**胸骨角**（ルイ角ともいう）といい，やや前方に突出し，ここに第2肋軟骨が付着する。
- 肋骨(12対)：第1～7肋骨は胸骨に肋軟骨を介して付着するので真肋，第8～12肋骨を仮肋という。さらに第8～10肋骨は上位肋軟骨に付着するので付着弓肋，第11，第12肋骨は先端が筋の間にあるので浮遊弓肋という。

④上肢：上肢帯と自由上肢に分ける。
- 上肢帯：鎖骨，肩甲骨
- 自由上肢
  (a)上腕：上腕骨
  (b)前腕：橈骨，尺骨
  (c)手　：手根骨(舟状骨，月状骨，三角骨，豆状骨，大菱形骨，小菱形骨，有頭骨，有鉤骨)，中手骨，指の骨(基節骨，中節骨，末節骨)
- 肩関節(球関節)：多軸性の関節で身体のなかで最も運動範囲が広い。
- 肘関節：腕尺関節(蝶番関節)，腕橈関節(球関節)，上橈尺関節(車軸関節)の複関節で屈曲・伸展運動，回内・回外運動を行う。
- 手根管：手首の手掌側で手根溝と屈筋支帯によってできるトンネル。正中神経・浅指屈筋・深指屈筋・長母指屈筋の腱が通る。

⑤下肢：下肢帯と自由下肢に分ける。
- 下肢帯：寛骨(腸骨，恥骨，坐骨が骨結合)
- 自由下肢
  (a)大腿：大腿骨，膝蓋骨
  (b)下腿：脛骨，腓骨
  (c)足　：足根骨(踵骨，距骨，舟状骨，立方骨，内側・中間・外側楔状骨)，中足骨，指の骨(基節骨，中節骨，末節骨)
- **骨盤**：左右の寛骨・仙骨・尾骨で構成され，形態に性差がある。
- 股関節(臼状関節)：大腿骨頭靱帯が存在する。
- 膝関節(蝶番関節)：関節半月，膝十字靱帯が存在する。腓骨は膝関節に入らない(脛腓関節)。

**補足**

**骨盤**
- 女性の骨盤は男性に比べ，骨盤上口が丸く，骨盤腔が広く浅く，恥骨下角が大きい(出産するため)。骨盤の底部は尾骨筋と肛門挙筋からなる骨盤隔膜によって塞がっている。

図3 全身の骨格

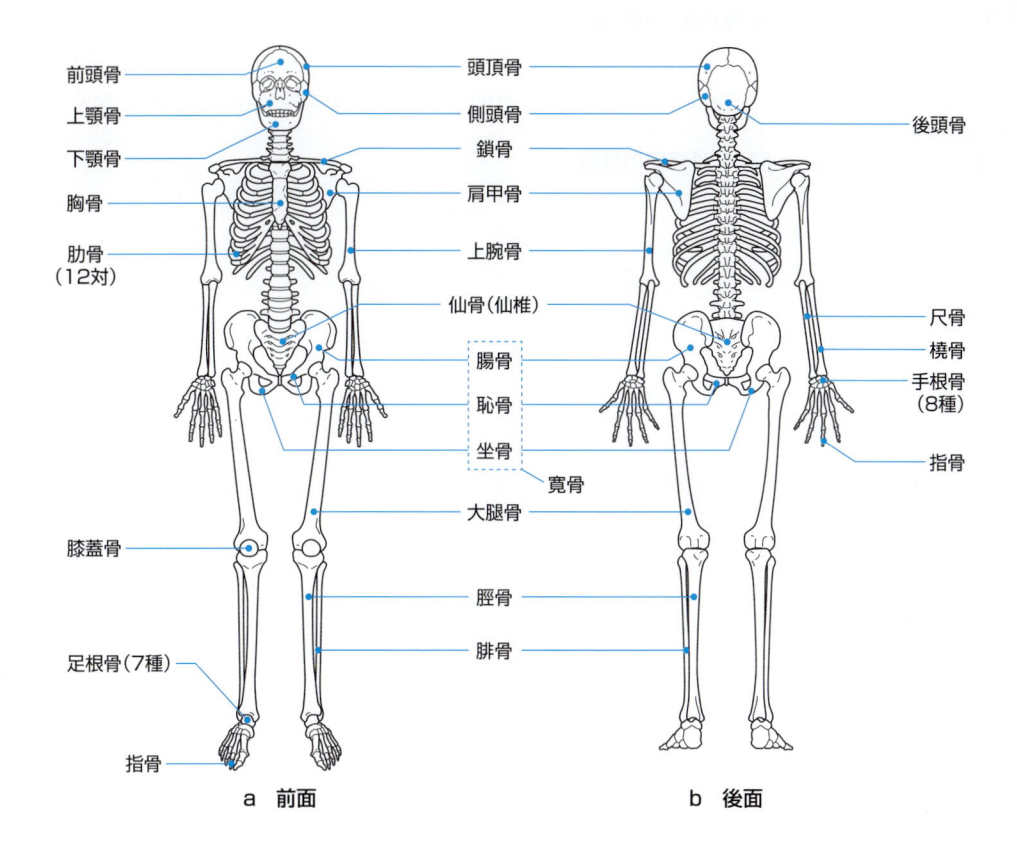

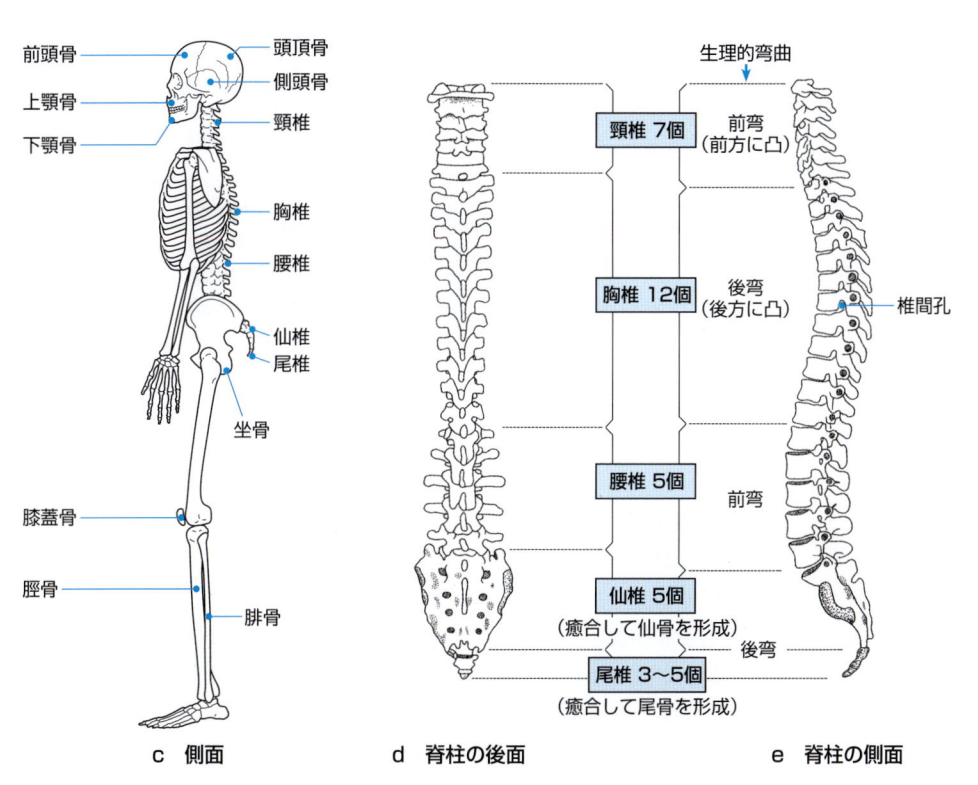

a 前面

前頭骨／上顎骨／下顎骨／胸骨／肋骨（12対）／膝蓋骨／足根骨（7種）／指骨
頭頂骨／側頭骨／鎖骨／肩甲骨／上腕骨／仙骨（仙椎）／腸骨／恥骨／坐骨／寛骨／大腿骨／脛骨／腓骨

b 後面

後頭骨／尺骨／橈骨／手根骨（8種）／指骨

c 側面

前頭骨／上顎骨／下顎骨／膝蓋骨／脛骨
頭頂骨／側頭骨／頸椎／胸椎／腰椎／仙椎／尾椎／坐骨／腓骨

d 脊柱の後面

頸椎 7個
胸椎 12個
腰椎 5個
仙椎 5個（癒合して仙骨を形成）
尾椎 3〜5個（癒合して尾骨を形成）

e 脊柱の側面

生理的弯曲
前弯（前方に凸）
後弯（後方に凸）
前弯
後弯
椎間孔

医学概論

## 補足

### 筋の名称
- 形状（二頭筋，三角筋），作用（長内転筋，円回内筋），起始・停止（胸鎖乳突筋）などによりつけられている。

### 赤筋と白筋
- 骨格筋線維をタイプにより赤筋（Ⅰ型，遅筋）と白筋（Ⅱ型，速筋）に分ける。赤筋にはミオグロビンやミトコンドリアが多く脊柱起立筋などに多いといわれる。白筋は瞬発力はあるがすぐ疲れる四肢の筋に多いといわれる。

# 筋（muscle）

## 骨格筋の構造（図4）

- 骨格筋細胞は骨格筋線維ともよばれ，それらが集まり筋束（筋周膜で包まれる）を作り，さらに筋束が集まり筋膜に包まれて骨格筋となる。

**図4　骨格筋の構造**

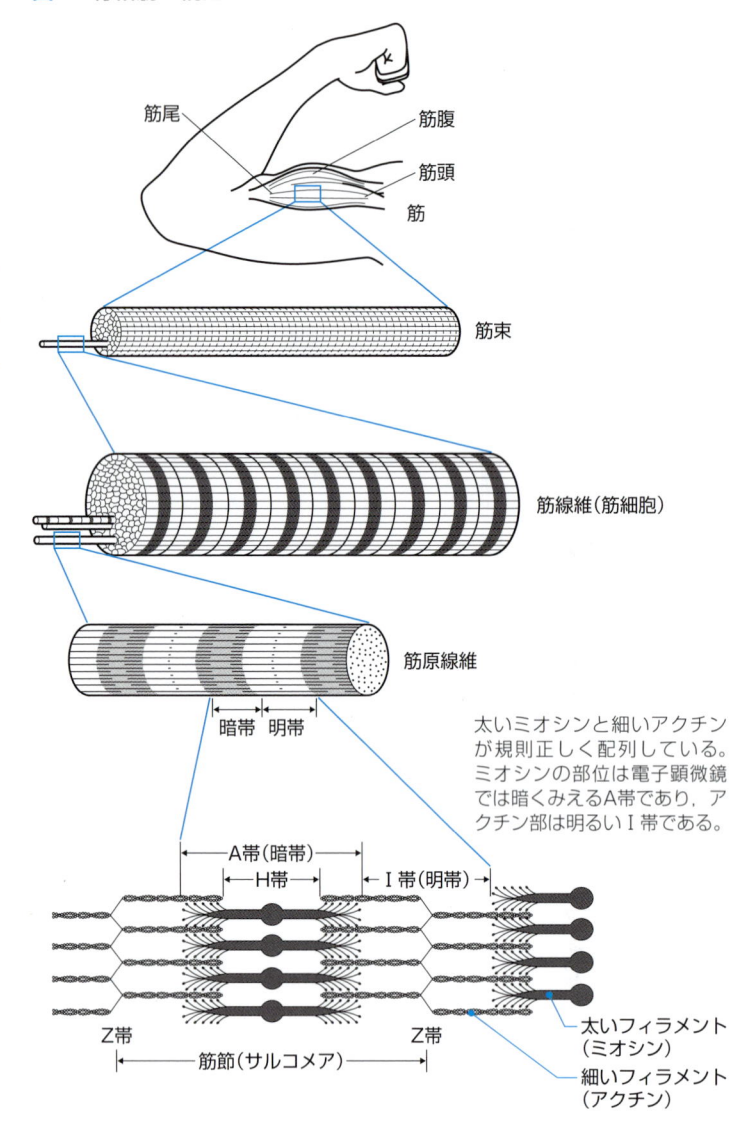

太いミオシンと細いアクチンが規則正しく配列している。ミオシンの部位は電子顕微鏡では暗くみえるA帯であり，アクチン部は明るいⅠ帯である。

## 筋原線維

- 太いフィラメント（ミオシン）と細いフィラメント（アクチン）が重なり合っている。
- 電子顕微鏡上の特徴から，**ミオシンフィラメント**と一部**アクチンフィラメント**が重なって暗く見える部分をA帯（暗帯），アクチンフィラメントだけで明るく見える部分をI帯（明帯）という。
- A帯の中心にはH帯，I帯の中心にはZ帯が存在する。Z帯とZ帯の間を筋節（サルコメア）という。

### ■骨格筋の特徴
①特定の神経に支配される(例：上腕二頭筋は筋皮神経支配)。
- **運動単位**：1つの神経細胞により支配される筋細胞群。
- 運動神経と知覚神経(筋紡錘・腱紡錘)が分布する。

②筋は1つの骨に同一の筋が付くことはなく、関節を越え2つ以上の骨に付く(例外として皮膚に付く皮筋や、腱に付く虫様筋がある)。

③筋は動かないほうの端を**筋頭**(一般に、中枢側【起始】)、大きく動くほうの端を**筋尾**(一般に、末梢側【停止】)、中央部の膨らんでいるところを**筋腹**という。筋の起始部、停止部は多くの場合、**腱**(結合組織)となり、骨に付く。

④拮抗筋と協力筋
- ある運動をするとき主となって収縮する筋を主動筋という。これに対し反対の運動をする筋を拮抗筋、同じ方向の運動をする筋を協力筋という。これらの筋の作用により運動が滑らかに行える。
- 例えば肘関節の屈曲運動の主動筋が、上腕二頭筋、協力筋が上腕筋、拮抗筋が上腕三頭筋である。
- 抗重力筋とは立位など姿勢の保持のとき重力に対抗して緊張している筋群をいう。

⑤筋の補助装置
- 筋膜(筋を包む結合組織の膜)、腱膜、靱帯、腱鞘(滑液鞘)、滑液包(筋、腱の作用の円滑化)、種子骨(腱や靱帯のなかに生ずる小骨で腱と骨との摩擦を少なくする。膝蓋骨は種子骨である)がある。

### ■骨格筋の特性
- 収縮性：筋線維は電気刺激を受けると収縮する。収縮は常に筋線維の長軸方向に沿って起こる。
- 弾性：筋を引き伸ばすと伸長し、離すと元に戻る。
- 興奮性：筋線維は刺激を受けると反応して収縮が起こる。これは神経刺激以外でも起こる。
- 伝導性：筋線維の一点に刺激を加えると興奮が筋全体に伝導する性質をいう。

### ■主要骨格筋の名称と役割
①頭部と頸部の筋
- 顔面表情筋：皮筋である。(a)表情を作る(前頭筋、頬骨筋、笑筋、口角下制筋など)。(b)眼・鼻・口などのまどを開閉する(眼輪筋、口輪筋)。
    ⇒ Ⅶ：顔面神経の支配
- 咀嚼筋：下顎骨を引き上げる筋群(咬筋、側頭筋、内側翼突筋、外側翼突筋)。
    ⇒ Ⅴ3：三叉神経の下顎神経の支配

②頸部の筋
- 広頸筋：皮筋の仲間。顔面神経の支配。
- 胸鎖乳突筋：くびをかしげる。「斜頸」の原因筋
    ⇒ Ⅺ：副神経、頸神経支配
- 舌骨上筋群(顎二腹筋、茎突舌骨筋、顎舌骨筋、オトガイ舌骨筋)
    ⇒ 舌骨を引き下げ、下顎骨を引き下げる
- 舌骨下筋群(胸骨舌骨筋、肩甲舌骨筋、胸骨甲状筋、甲状舌骨筋)

---

**補足**

**反射**
- 意識されないで起こる反応で脊髄反射(膝蓋腱反射、屈曲反射)、脳幹で起こる反射(対光反射、嚥下反射)がある。梅干をみると唾液が出る、大脳も関与する条件反射も含める。

**筋の肥大と萎縮**
- 運動や栄養により、筋細胞は太くなり、その反対に麻痺などにより運動しないと細くなる。腹筋が割れているヒトは鍛えたことにより筋線維が太くなり、中間腱である腱画の部分は膠原線維でできているため変わらず、割れているようにみえる。

**斜角筋隙**
- 前・中斜角筋と第1肋骨で囲まれた隙間。腕神経叢と鎖骨下動脈が通る。

133

⇒ 舌骨を下方に引き，頸神経ワナの支配。
- 後頭下筋群：頸部を後屈する。頸神経の後枝の支配。
- 椎前筋群：くびを前屈する。
- 斜角筋群：くびを前屈する，肋骨を引き上げる。

### ③体幹の筋
- 胸部浅層の筋
  - 大胸筋，前鋸筋：上腕骨を動かす(腕神経叢の支配)。
- 胸部深層の筋
  - **内肋間筋**(**呼気**)：肋骨を引き下げ胸郭を狭める。
  - **外肋間筋**(**吸気**)：肋骨を引き上げ胸郭を広げる。
    ⇒ 胸式呼吸をする。
    　肋間神経の支配。
  - **横隔膜**(図5)：胸腔と腹腔を境する横紋筋性の膜，腰椎，肋骨弓，胸骨から起こり，腱中心に付く。
    ⇒ 頸神経叢の横隔神経の支配。腹式呼吸をする。
  - 横隔膜にある3つの孔
    (a)大動脈裂孔：胸大動脈，胸管が通る
    (b)食道裂孔：食道，迷走神経が通る
    (c)大静脈孔：下大静脈が通る

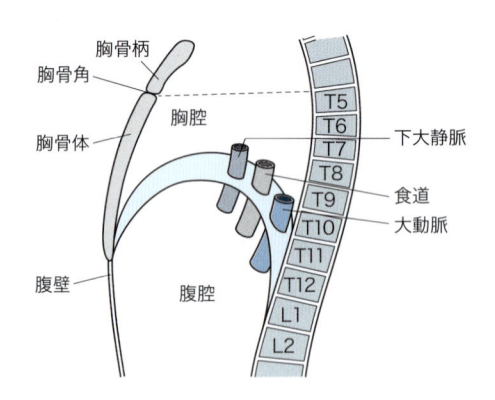

図5　横隔膜

- 腹部の筋
  - 前腹筋：腹直筋
    ⇒ 腱画がある。左右を白線がつなぐ。
  - 側腹筋：外腹斜筋，内腹斜筋，腹横筋
  - 後腹筋：腰方形筋
    ⇒ 腹腔を囲む筋群は"腹圧を高め，いきむ"。第6胸神経から下方の胸神経，一部第1腰神経の支配。
- 背部浅層の筋
  - 僧帽筋，広背筋：肩，上腕骨を動かす。
- 背部深層の筋
  - 固有背筋：脊柱の起立と運動をする。脊髄神経後枝の支配。脊柱起立筋(腸肋筋，最長筋，棘筋)，横突棘筋(半棘筋，多裂筋，回旋筋)，棘間筋・横突間筋。

## 補足

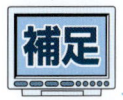

**大腿三角（スカルパの三角）**
- 鼠径靱帯，縫工筋，長内転筋で囲まれた部位。内側から大腿静脈，大腿動脈，大腿神経が存在する。

**鼠径管と鼠径靱帯**
- 外腹斜筋の下縁が肥厚したものが鼠径靱帯で腹と脚の境となる。鼠径靱帯の内側には外腹斜筋・内腹斜筋・腹横筋によってできるトンネルがあり，鼠径管という。胎児のとき精巣が腹腔から陰嚢に降りてくる通路となる。鼠径管の中を男性は精索，女性は子宮円索が通る。

**ハムストリングス**
- 大腿二頭筋，半腱様筋，半膜様筋を合わせた大腿屈筋群のこと。膝を曲げるように働く。

④上肢の筋（上肢を動かし，すべて腕神経叢の支配である）
- 上肢帯の筋（三角筋，棘上筋，棘下筋，小円筋，大円筋，肩甲下筋）は浅胸筋，浅背筋とともに肩を屈曲・伸展，外転・内転，外旋・内旋させる。
- 上腕の屈筋群（上腕二頭筋，上腕筋）は肘関節を屈曲させ，上腕の伸筋群（上腕三頭筋，肘筋）は伸展させる。円回内筋，方形回内筋は回内を，回外筋は回外させる。
- 前腕の屈筋群（橈側手根屈筋，尺側手根屈筋，長掌筋，浅指・深指屈筋）は手首あるいは指を屈曲させる。
- 前腕の伸筋群（長・短橈側手根伸筋，尺側手根伸筋，総指伸筋）は手首あるいは指を伸展させる。
- 手のなかには短母指外転筋，母指対立筋，短掌筋，小指対立筋，虫様筋，骨間筋などがあり，対立運動や指の外転・内転をする。

⑤下肢の筋
- 骨盤のなかには腸腰筋が，骨盤の外には大殿筋，中殿筋，小殿筋，梨状筋，双子筋，大腿方形筋があり，股関節の運動に働く。
- 大腿の前面には膝を伸ばす伸筋群（大腿四頭筋：大腿神経支配）が，後面には膝を曲げる屈筋群（大腿二頭筋，半腱様筋，半膜様筋：坐骨神経支配）があり，膝関節の運動に働く。
- 下腿の前面には足を背屈する筋群（前脛骨筋：腓骨神経支配），後面には足底側に屈する筋群（長腓骨筋，後脛骨筋，下腿三頭筋：脛骨神経支配）があり，足首の運動に働く。

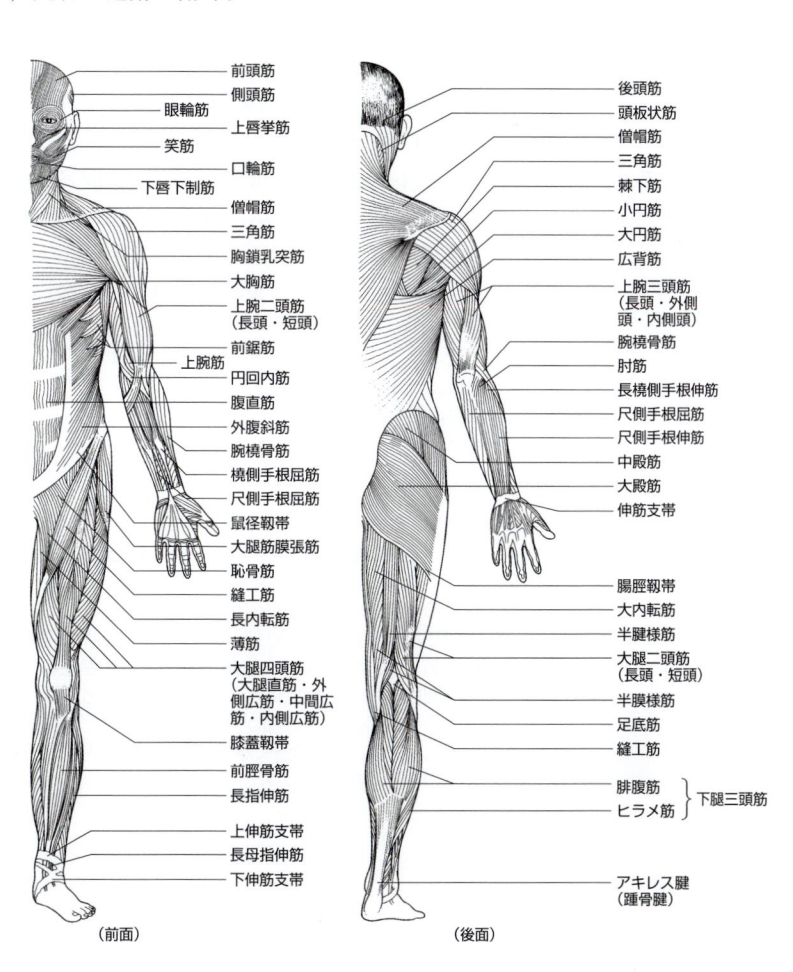

図6　全身の骨格筋

（前面）前頭筋，側頭筋，眼輪筋，上唇挙筋，笑筋，口輪筋，下唇下制筋，僧帽筋，三角筋，胸鎖乳突筋，大胸筋，上腕二頭筋（長頭・短頭），前鋸筋，上腕筋，円回内筋，腹直筋，外腹斜筋，腕橈骨筋，橈側手根屈筋，尺側手根屈筋，鼠径靱帯，大腿筋膜張筋，恥骨筋，縫工筋，長内転筋，薄筋，大腿四頭筋（大腿直筋・外側広筋・中間広筋・内側広筋），膝蓋靱帯，前脛骨筋，長指伸筋，上伸筋支帯，長母指伸筋，下伸筋支帯

（後面）後頭筋，頭板状筋，僧帽筋，三角筋，棘下筋，小円筋，大円筋，広背筋，上腕三頭筋（長頭・外側頭・内側頭），腕橈骨筋，肘筋，長橈側手根伸筋，尺側手根屈筋，尺側手根伸筋，中殿筋，大殿筋，伸筋支帯，腸脛靱帯，大内転筋，半腱様筋，大腿二頭筋（長頭・短頭），半膜様筋，足底筋，縫工筋，腓腹筋，ヒラメ筋｝下腿三頭筋，アキレス腱（踵骨腱）

## 用語アラカルト

**＊6 神経筋接合部**
アセチルコリンが伝達物質となる。

### ■骨格筋の収縮（図7）

● 運動神経の刺激によって収縮が起こる。1本の筋線維は運動終板をもち，シナプスをつくる（**神経筋接合部**＊6）。

**図7 神経筋シナプスと筋の収縮**

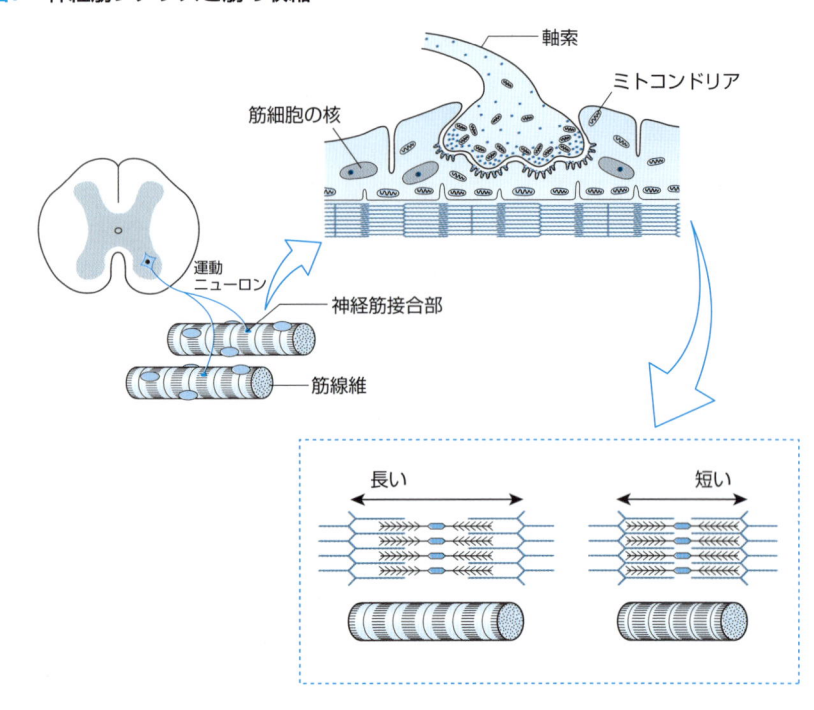

● 収縮のエネルギー源：筋収縮のエネルギーはATP（アデノシン三リン酸）であり，次の方法で供給される。

① クレアチンリン酸＋ADP ⇔ **クレアチン**＊7＋ATP（CKが必要）
② 嫌気的解糖：グルコース→解糖系→ピルビン酸＋ATP（乳酸が蓄積し，筋疲労が起こる）
③ 好気的解糖：ピルビン酸→クエン酸回路＋ATP（ミトコンドリア内で）

**＊7 クレアチン**
筋中のクレアチンの1％はクレアチニンとして尿中に排泄される。クレアチニンクリアランスは糸球体濾過量を反映している。

### 補足

**筋収縮機構**
● 筋節の短縮により起こる。細胞膜の一部が入り込むT管とそれを両側から挟む筋小胞体によって，細胞全体がむらなく一緒に収縮することができる。細胞内$Ca^{2+}$濃度が上昇し，$Ca^{2+}$がトロポニンと結合し，アクチンとミオシンの相互作用により，収縮する（滑り説）。
● 筋の収縮は張力と筋長の変化で示され，等尺性収縮（筋の張力が荷重を越えないので長さが変わらない），等張性収縮（筋の張力が荷重を越えると，筋は張力を発生し，短縮する）がある。筋の収縮により熱が発生し，体温を保つために利用される。
● 筋細胞は刺激の頻度によって収縮力が変化する。1回の刺激に対して，筋は1回だけ収縮する（単収縮）。単収縮が繰り返し起こると，単収縮が融合してより大きな張力となる（加重）。さらに刺激が多くなると単収縮が区別できなくなり，プラトー（強縮）となる。単収縮の4倍の張力をもつ。

### ■心筋の収縮
- 骨格筋と同じように横紋構造をもつ。骨格筋と異なり自発的に収縮が起こる(平滑筋も)。自律神経によって支配される。心筋の収縮機構は骨格筋とほぼ同じ。

### ■平滑筋の収縮
- 骨格筋や心筋と異なり、横紋構造はないが、太いフィラメント(ミオシン)・細いフィラメント(アクチン)・筋小胞体はある。平滑筋の機能は存在する部位により異なるが収縮機構はミオシンが重要な働きをする。

表1 筋細胞の種類と特徴

| | 骨格筋 | 心筋 | 平滑筋 |
|---|---|---|---|
| 横紋構造 | 有(横紋筋) | 有(横紋筋) | 無(平滑筋) |
| 性質 | 随意筋 | 不随意筋 | 不随意筋 |
| 神経支配 | 体性神経 | 自律神経 | 自律神経 |
| 存在する場所 | 体壁・四肢 | 心臓 | 胃・腸管・血管の壁 |
| 組織学的特徴 | (図) | (図)介在板 | (図) |
| 細胞の大きさ | 柱状 長さ数cm,太さ20～100μm | 円柱状の細胞が分岐し、網状 長さ70～90μm、太さ10～20μm 介在板で連結 | 紡錘形 長さ20～200μm、太さ5μm |
| 核の位置と数 | 細胞膜の直下に多数 | 細胞の中央に1個 | 細胞の中央に1個 |
| 収縮 共通 ミオシン、アクチン 筋小胞体が存在 細胞内$Ca^{2+}$濃度が重要 | 神経の刺激によって収縮 $Ca^{2+}$がトロポニンと結合 加重・強縮が起こる (活動電位・発生張力のグラフ 0～0.1sec) | 自動能がある ギャップ結合により一緒に収縮 活動電位の経過(絶対不応期)が長い、収縮加重は起こらない (グラフ 0～1sec) | 自動能がある ギャップ結合により一緒に収縮 発生張力が弱い、収縮速度が遅い (グラフ 0～1min) |
| 再生 | する(外套細胞が存在) | しない(心筋梗塞) | よくする |

**ONE POINT ADVICE**
- 自分の身体で全身の骨の名称を覚えよう。身体の各部の名称、筋の名称、血管の名称、神経の名称などに関連している。骨格筋は神経伝達物質を受け、活動電位が細胞全体に伝わり、収縮という反応が起こる。自分の意志で動かせるので随意筋である。

# 3 呼吸

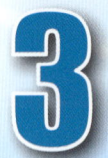

人体の構造および機能

## TAP & TAP

- ●呼吸（respiration）の目的
  - ⇒ ATPを作ること→ミトコンドリアで酸素を使い，二酸化炭素を排出する
- ●空気の通る順 ⇒ 鼻腔・咽頭・喉頭・気管・気管支が気道，肺でガス交換を行う
- ●肺の構造 ⇒ 右肺（上・中・下葉），左肺（上・下肺）
- ●肺門を通過するもの
  - ⇒ 肺動脈・肺静脈（肺の機能血管），気管支動脈・気管支静脈（肺の栄養血管），気管支
- ●胸膜 ⇒ 壁側胸膜（肋骨胸膜・縦隔胸膜・横隔胸膜）と臓側胸膜（肺胸膜）。胸膜腔は胸水を入れる
- ●呼吸により血液のpHは変化する
  - ⇒ 呼吸性アシドーシス・アルカローシス
- ●内呼吸と外呼吸 ⇒ 組織呼吸と肺呼吸
- ●呼吸運動 ⇒ 吸気→外肋間筋と横隔膜，呼気→それらの弛緩 意識して息を吐く→内肋間筋
- ●肺胞内面の細胞 ⇒ Ⅰ型肺胞上皮細胞（ガス交換），Ⅱ型肺胞上皮細胞（サーファクタント），マクロファージ
- ●呼吸の三要素 ⇒ 換気，拡散，運搬
- ●ガスの運搬 ⇒ 酸素→ヘモグロビン内のヘムと結合 二酸化炭素→直接的な血漿内への溶存や重炭酸イオンとして
- ●呼吸の調節 ⇒ 呼吸中枢は延髄 センサーは中枢性化学受容体，末梢性化学受容体，肺伸展受容体など ヘーリング・ブロイウェル反射
- ●肺機能の測定 ⇒ スパイロメーターによる測定 1回換気量，予備吸気量，予備呼気量，残気量，肺活量，最大吸気量，機能的残気量，全肺気量，％肺活量，1秒量・1秒率
- ●肺コンプライアンス
  - ⇒ 肺の伸展しやすさを表す指標

## 補足

**喉頭隆起**
●のど仏，アダムのりんご。男性の二次成長で前方に突出する。これにより声帯の形が変わり声変わりとなる。

## ■ 呼吸器の構造（図1）

●空気の通路となる気道（＝鼻腔・咽頭・喉頭・気管・主気管支）とガス交換を行う呼吸部（＝肺（lung））からなる。鼻腔では嗅覚，喉頭では発声を行う。

図1　呼吸器系

## 補足

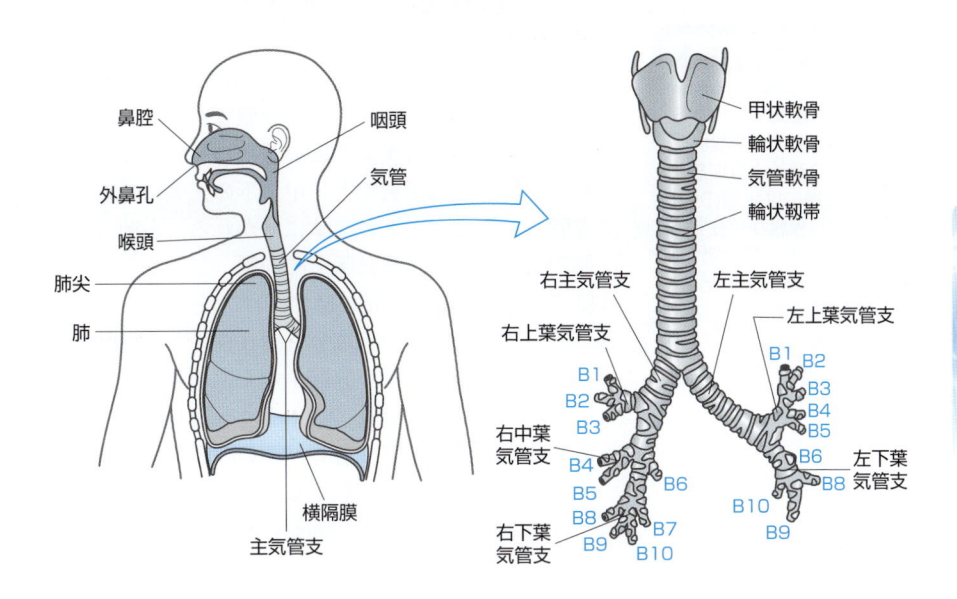

**キーゼルバッハの部位**
- 鼻腔の入り口で鼻出血の好発部位。空気に加温・加湿を行う。

## 用語アラカルト

**＊1　副鼻腔**
鼻腔の周りにある骨の空洞で鼻腔に開口している。前頭洞，上顎洞，篩骨洞，蝶形骨洞がある。

**＊2　鼻涙管**
眼球の表面を潤した余った涙は鼻涙管を通り，下鼻道に流れる。

**＊3　喉頭筋群**
迷走神経（上喉頭神経）および迷走神経の枝の反回神経（下喉頭神経）支配を受ける。反回神経麻痺では声がかれる嗄声（させい）となる。

## 補足

痰（たん）：気道の炎症によって粘液分泌が亢進し，細菌や白血球などの死骸が混ざったもの。

咳（せき）：咳反射により，痰を呼息によって喀出すること。

## ■上気道

- 鼻腔，咽頭，喉頭までを上気道という。

### ①鼻腔（nasal cavity）

- 入り口は左右の外鼻孔，空気に加温と加湿をするため，**静脈叢が発達した部位**がある。
- 天井には嗅覚をする部位（鼻粘膜嗅部）がある。
- **副鼻腔**＊1・**鼻涙管**＊2が開口する。

### ②咽頭（pharynx）

- 上咽頭（咽頭鼻部），中咽頭（咽頭口部），下咽頭（咽頭喉頭部）に分ける。
- 下咽頭で食道と喉頭につながる。上咽頭には中耳（鼓室）と連絡する耳管が開口する。

### ③喉頭（larynx）

- 呼気により発声にも関与する。
- 甲状軟骨，輪状軟骨，披裂軟骨，喉頭蓋軟骨などにより骨組みされ，**喉頭筋群**＊3により声を出している。
- 前庭ヒダ（室ヒダ）・声帯ヒダを作り声門を作る。
- 呼吸時には喉頭蓋は開いているが，嚥下時には反射的に閉じ誤嚥を防いでいる。

## ■下気道

- 気管，主気管支を下気道という。

### ①気管（trachea）

- 長さ約10cm，太さ15mm，第4～5胸椎の高さで気管支に分岐する。気管の後方は軟骨のない膜性壁があり，食道に接する。

### ②（主）気管支（bronchus）

- 右気管支は左気管支に比べて太く短く，垂直に近い走行経過をとる。主気管支は肺のなかに入ると右気管支は3本，左気管支は2本の葉気管支に分かれる。

## 用語アラカルト

**＊4 細気管支**
軟骨がなくなり、周囲を平滑筋が取り巻くようになり、粘膜固有層には大量の弾性線維と膠原線維が存在する。平滑筋が攣縮して気道が狭まり呼吸困難になった状態を気管支喘息という。

**＊5 肺胞**
数は約3億個、広げると70m²になる。

## 補足

● 胸腔と胸膜腔は厳密には違うが、ときとして同じように使っていることもある。

### ■肺(lung)

- 気管支は肺内で葉気管支、区域気管支、**細気管支**＊4、終末細気管支、呼吸細気管支と分岐を繰り返し、肺胞管、肺胞嚢となる。呼吸細気管支から肺胞がつく。細気管支より細い管には軟骨はなく、平滑筋が覆う。
- ①**右肺**：斜裂、水平裂で上・中・下の三葉に分かれる。
- ②**左肺**：斜裂で上・下の二葉に分かれる。右肺より小さい。
- ③**肺門**：主気管支、肺動脈、肺静脈、気管支動脈、気管支静脈が通る。
- ④**肺胞**＊5：直径約0.1mmの腔で、ガス交換を行う場所。
- 肺胞の内面は表面の大部分を覆う扁平なⅠ型肺胞上皮細胞と、界面活性剤（サーファクタント）を分泌する大型のⅡ型肺胞上皮細胞からなる。
- 肺胞の周りは毛細血管で覆われ、肺胞壁と毛細血管壁はそれぞれ1層の細胞が基底膜を挟んで密着し、薄い呼吸膜（**空気血液関門**）を形成し、容易に酸素と二酸化炭素が拡散するようになっている。
- ほかに肺胞内に侵入した細菌や異物を貪食するマクロファージが存在する。

### ■胸腔、縦隔

①**胸腔**
- 胸郭と横隔膜で囲まれた空所で肺、心臓などを入れる。

②**胸膜(pleura)**
- 肺の表面を覆い（臓側胸膜）、肺門で胸腔を裏打ちする（壁側胸膜）ひとつづきの漿膜。左右ある。
- **胸膜腔**は少量の漿液（胸水）を入れ、陰圧を保ち、肺の呼吸運動を円滑にしている。

③**縦隔(mediastinum)**（図2）
- 左右を肺、前方を胸骨、後方を胸椎、上方を胸郭上口、下方を横隔膜で囲まれた部分で、胸骨角平面で上下に分ける。
- 縦隔には、心臓、大動脈や上・下大静脈など太い動脈と静脈、気管と気管支、食道、横隔神経や迷走神経などが位置する。

図2　縦隔

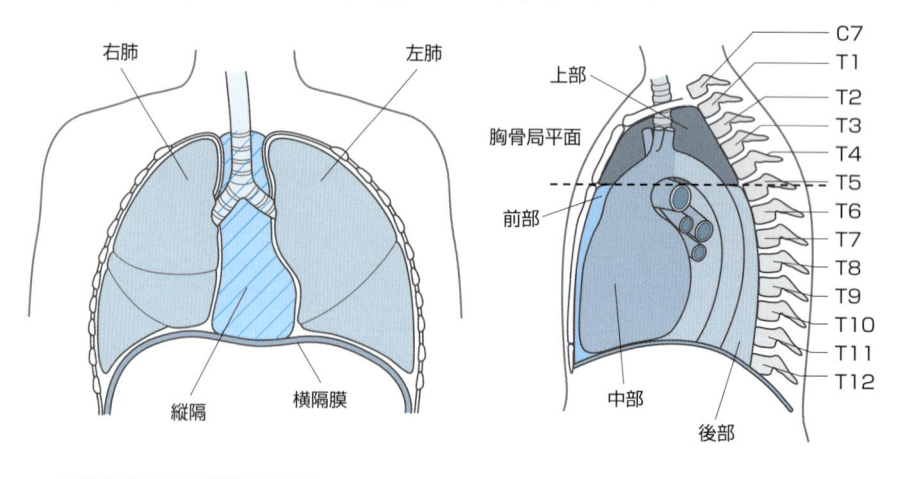

## ■呼吸機能

### ■内呼吸と外呼吸（図3）

- **外呼吸**は肺呼吸ともいい、**毛細血管と肺胞でのガス交換**をいう。
- **内呼吸**は組織呼吸ともいい、**毛細血管と全身の細胞でのガス交換**をいう。
- ガス交換とは体内に酸素を取り込み、二酸化炭素を体外に排出することである。

図3 外呼吸と内呼吸の概要

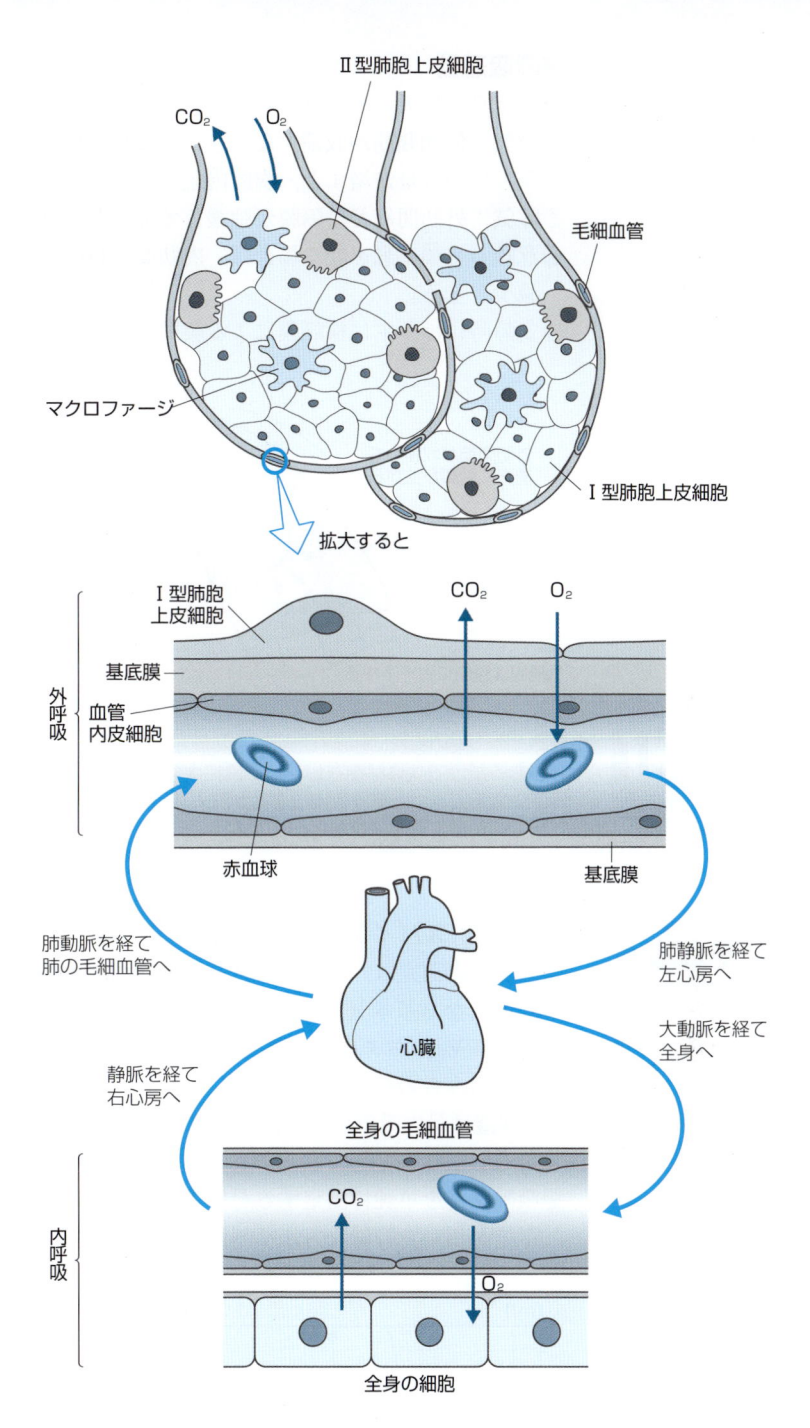

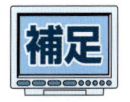

|補足| ●肺胞には，Ⅰ型肺胞上皮細胞とⅡ型肺胞上皮細胞の2種類の細胞がある．Ⅰ型肺胞上皮細胞は，ガス交換に有利なように非常に扁平な形をしている．それに対してⅡ型肺胞上皮細胞は数が少なく"コロッ"とした丸い細胞である．こちらはガス交換には関与せず，サラサラしたサーファクタントという物質を産生している．サーファクタントは一種の表面活性物質で，肺胞の表面張力を弱める働きをしている．
●表面張力とは，その表面をできるだけ小さくしようとする力のことで，雨粒や木の葉に着く水滴が丸いのはこの表面張力のせいである．たとえば，雨粒の半径を$R$とし，雨粒内部の圧力を$P$，表面張力を$T$とすると

$$P = \frac{2T}{R}$$

が成り立つ（ラプラスの式）．事情は肺胞でも同じで，$R$が小さくなると$P$はどんどん大きくなってしまうので，$P$を一定以下に保つには$T$をできるだけ小さくしてやらなければならない．つまり吸気の圧力$P$によって肺胞を効率的に拡げるためには，表面張力$T$をできるだけ小さくする必要があるのである．

### ■呼吸運動

- 肺自身で拡大・縮小はできない。
- 吸気：**外肋間筋が収縮**する。さらに**横隔膜が収縮**して腹側に下がり、胸腔の容量が増すと、胸腔内圧が陰圧となって肺に空気が入る(図4)。
- 呼気：外肋間筋と横隔膜が弛緩して肺から空気が流出する。
- 意識して強く息を吐く場合は、内肋間筋(随意筋)を収縮して胸腔の体積を減少させる。
- 安静時には、主に横隔膜による腹式呼吸を行っている。

**図4 吸気のメカニズム**

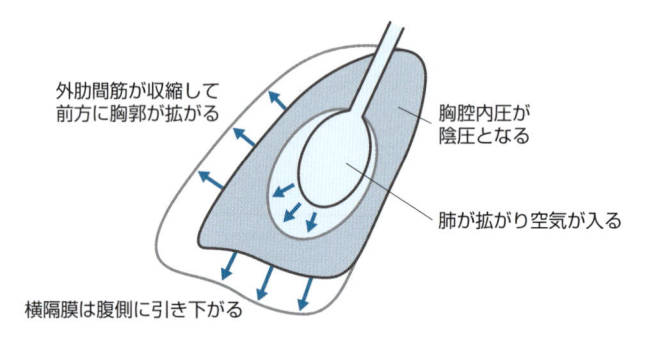

- 外肋間筋が収縮して前方に胸郭が拡がる
- 胸腔内圧が陰圧となる
- 肺が拡がり空気が入る
- 横隔膜は腹側に引き下がる

**ONE POINT ADVICE**
- 胸郭と肺の間の胸膜に囲まれた空間を胸膜腔とよぶが、実際の胸膜腔はごく少量の漿液成分があるだけで気体は存在しない。常に大気圧より4～5mmHgほど陰圧になっている。外傷や気胸によって胸膜腔内に空気が流入すると、胸膜腔内圧が上昇して肺は脱気し膨張できないため、著しい呼吸困難を呈する。

### ■肺機能（スパイログラム）の測定

- 肺機能の測定は、**スパイロメーター**(spirometer)[*6]を用いて行う。
- 基準となる基本気量は、**1回換気量**(TV)、**予備吸気量**(IRV)、**予備呼気量**(ERV)、および**残気量**(RV)である。他の4つの肺気量分画は、基本気量を組み合わせて表される(表1)。
- **1秒量**は最大吸気位から、一気に1秒間に呼出できる気量である。1秒量を努力肺活量(FVC)で割って%表示した値が**1秒率**である。
- 吸呼気量を単純に測定するだけでは、残気量は測定できない。ヘリウムや窒素を用いた特殊な方法で測定する(開放回路法、閉鎖回路法など)。

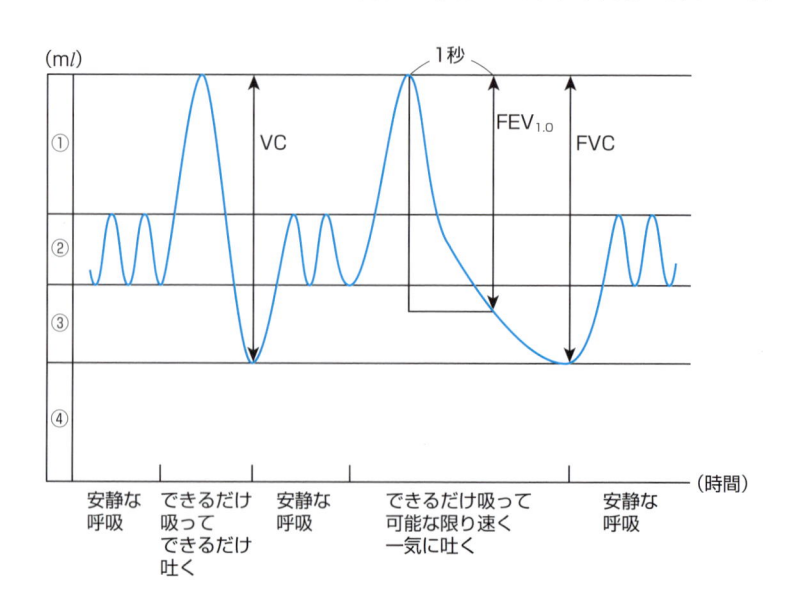

**用語アラカルト**

[*6] スパイロメーター
スパイログラムを得るための測定装置。以前は水中にお椀のようなドームを伏せ、その中の容量変化を測定するベネディクト・ロース型が用いられていたが、最近は内部の熱線に気流が当たるときの抵抗変化を用いて測定する。

**図5 肺機能検査のスパイログラム**

**補足**

**死腔**
- 1回の吸気量が500mlとして、肺胞のガスと混じってガス交換するのは350mlで残り150mlは気道に残っている。ガス交換に参加しないガス量を死腔といい、解剖学的死腔と生理的死腔がある。

表1 スパイログラムとその容量

| | 名称 | 図5で対応する番号 | 内容 |
|---|---|---|---|
| 基本気量 | 1回換気量（tidal volume：TV） | ② | 安静時の1回の換気量（約500ml） |
| | 予備吸気量（inspiratory reserve volume：IRV） | ① | 安静吸気位から最大吸気位までの量（約1,500ml） |
| | 予備呼気量（expiratory reserve volume：ERV） | ③ | 安静呼気位から最大呼気位までの量（約1,500ml） |
| | 残気量（residual volume：RV） | ④ | 最大呼気位にまだ肺内に残っている量（約1,500ml） |
| 肺気量分画 | 肺活量（vital capacity：VC） | ①+②+③ | 最大吸気位から最大呼気位までの量（約3,500ml） |
| | 最大吸気量（inspiratory capacity：IC） | ①+② | 安静呼気位から最大吸気位までの量（約2,000ml） |
| | 機能的残気量（functional residual capacity：FRC） | ③+④ | 安静呼気位に肺内に残る気量（約3,000ml） |
| | 全肺気量（total lung capacity：TLC） | ①+②+③+④ | 最大吸気位の肺内の気量（約5,000ml） |
| 1秒量と1秒率 | 1秒量（forced expiratory volume 1.0 (sec)：$FEV_{1.0}$） | | 最大吸気位から一気にできるだけ速く1秒間に呼出できる量 |
| | 1秒率（forced expiratory volume 1.0 (sec)%：$FEV_{1.0}\%$） | | 1秒量を努力肺活量（forced vital capacity：FVC）で割って%表示した値 |

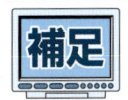

**補足**

**%肺活量**
- 肺活量にも%表示がよく用いられている。これを%肺活量という。測定した肺活量を肺活量予測値（標準肺活量）で割って%表示したものである。
- 肺活量予測値は，

　男性：肺活量予測値[ml] = (27.63 − 0.112 × 年齢) × 身長[cm]
　女性：肺活量予測値[ml] = (21.78 − 0.101 × 年齢) × 身長[cm]

で表される。

**肺活量と努力肺活量**
- 肺活量（VC）はゆっくり息を吸ったり吐いたりして測定するが，努力肺活量（FVC）はできるだけ息を速く吐いて測定する。両者で若干の数値に差がある。

### ■ガス交換とガスの運搬，酸素解離曲線

- 肺でのガス交換（外呼吸）は，肺胞で行われる。
  - ガス交換はⅠ型肺胞上皮細胞，基底膜，血管内皮細胞を介して行われる（空気血液関門）。
  - ガス交換は**換気，拡散，運搬（血流）の3つの要素**からなる。酸素は肺胞表面のⅠ型肺胞上皮で換気され，基底膜，血管内皮細胞を拡散し，血管内の赤血球にあるヘモグロビンによって全身に運搬される。逆に二酸化炭素は，血管内から血管内皮細胞，基底膜，Ⅰ型肺胞上皮細胞を貫通して肺胞内に排出される（図3参照）。
- **酸素（$O_2$）の運搬**は，**赤血球のヘモグロビン（Hb）**で行う。
  - 酸素が結合したHbを酸素化ヘモグロビン，酸素を離したHbを脱酸素化ヘモグロビンとよぶ。
  - 酸素はHb内のヘム分子と結合する。**1個の赤血球**には4個のHbがあり，**4分子の酸素**を運ぶことができる。
  - 1gのHbは約1.39mlの酸素と結合できる。こうした酸素の運搬能力を化学的溶存という。自由分子として，血液内に溶け込んで運搬される酸素を物理的溶存という。
  - 二酸化炭素は**赤血球内の炭酸脱水酵素により重炭酸イオン（$HCO_3^-$）と**なり，血漿内への直接的な溶存や，この重炭酸イオンによって運搬される。

図6　酸素と二酸化炭素の運搬方法

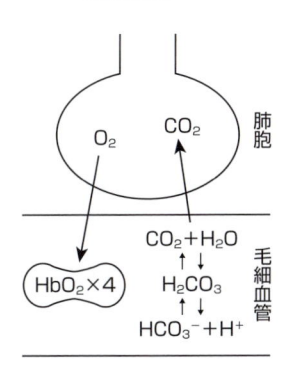

### 酸素解離曲線とボーア効果

- 血液の**酸素分圧**(**横軸**)と，そのときの**酸素飽和度**(**縦軸**)の関係を示したグラフが**酸素解離曲線**である(図7)。特徴的なS状(シグモイド)曲線を呈する。
- 酸素のHbとの結合は，体温やpHなどの影響を受ける。例えば，体内が**発熱**や**pHが酸性**に傾くと，S状曲線が右に移動する(**右方移動**)。逆に，**低温**や**pHがアルカリ性**に傾くと，S状曲線が左に移動する(**左方移動**)。この現象を**ボーア効果**(Bohr effect)という。

図7　酸素解離曲線とボーア効果

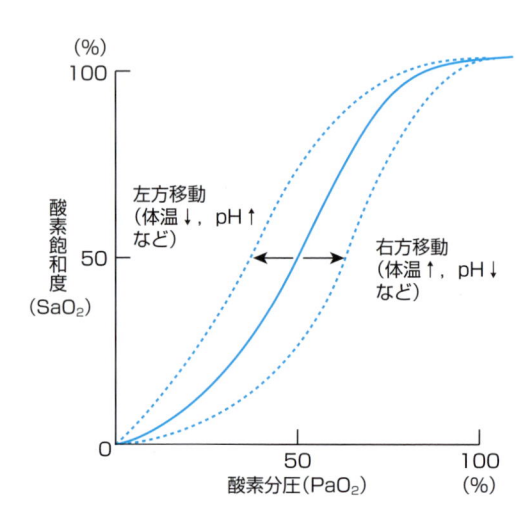

### 補足

- 酸素解離曲線とボーア効果について，もう少しわかりやすく解説しよう。下の図で，酸素分圧が75％の場合を考えてみる。縦軸の数値をみると，実線(正常)では80％を示しているが，点線(右方移動)では60％に低下している。酸素飽和度が低くなるということは，それだけ酸素がヘモグロビンから離れやすくなるということである。
- つまり，右方移動した状態では，酸素をヘモグロビンから離して，組織に供給しやすくするのである。体温が上昇したり体内が酸性に傾く(アシドーシス)のは，どこかで酸素を必要とする病態が生じている証拠だから，赤血球はそういうサインを素早く察知して，ヘムの構造を微妙に変化して酸素を離しやすくするという"離れ業"をいとも簡単にやってのける。逆に，左方移動は赤血球から酸素を離しにくくする状態，例えば低体温や体内がアルカリ性に傾く(アルカローシス)場合や，高所など体外的な要因で生じる。

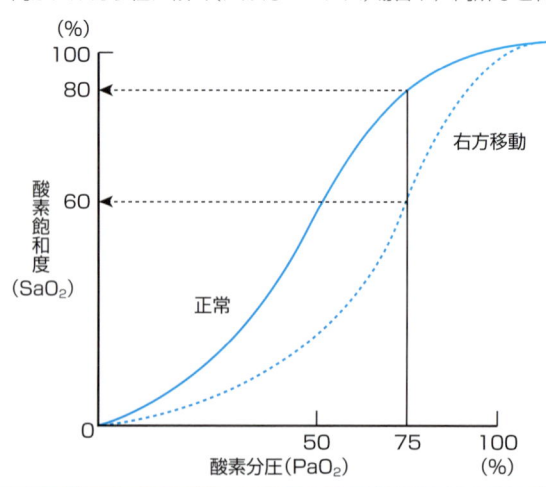

## 肺循環

- 全身から右心房に戻った静脈血は右心室から肺動脈幹として出て左右の肺動脈になり肺に入り，肺胞の周りで毛細血管となりガス交換し動脈血となる。左右の肺から2本ずつで肺静脈として左心房に戻る。

### 動脈血と静脈血の酸素分圧と二酸化炭素分圧

- 動脈血では，酸素分圧（$PaO_2$）100mmHg，二酸化炭素分圧（$PaCO_2$）40mmHgである。
- 静脈血では，酸素分圧（$PvO_2$）40mmHg，二酸化炭素分圧（$PvCO_2$）46mmHgである。

図8 動脈血酸素分圧の計算方法

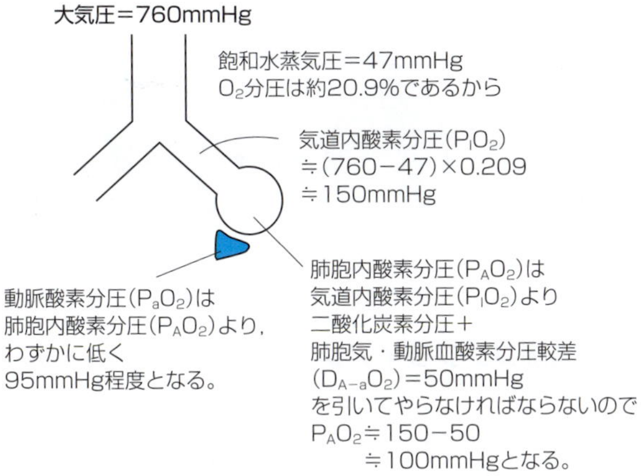

大気圧＝760mmHg
飽和水蒸気圧＝47mmHg
$O_2$分圧は約20.9％であるから
気道内酸素分圧（$P_iO_2$）
$≒(760-47)×0.209$
$≒150$mmHg

動脈酸素分圧（$P_aO_2$）は肺胞内酸素分圧（$P_AO_2$）より，わずかに低く95mmHg程度となる。

肺胞内酸素分圧（$P_AO_2$）は気道内酸素分圧（$P_iO_2$）より二酸化炭素分圧＋肺胞気・動脈血酸素分圧較差（$D_{A-a}O_2$）＝50mmHgを引いてやらなければならないので
$P_AO_2≒150-50$
　　　$≒100$mmHgとなる。

### ONE POINT ADVICE

- 動脈血酸素分圧（$PaO_2$）が，肺胞内酸素分圧（$P_AO_2$）よりわずかに低くなるのは，機能していない肺胞や拡散によるわずかな損失があるためだが，教科書的には$PaO_2=100$mmHgと見なしても差し支えない。
- 肺胞内二酸化炭素分圧は$CO_2$分圧が約5.6％であるから，$P_ACO_2=(760-47)×0.056=40$mmHgとなる。こちらも，この値を動脈血二酸化炭素分圧（$PaCO_2$）と見なしてよい。

### 用語アラカルト

**＊7 呼吸中枢**
実験的に橋の上部で脳を切断しても呼吸は変化しないが，延髄下部で切断すれば呼吸は止まる。この事実から，呼吸中枢は橋と延髄にあると考えられている。

**＊8 ヘーリング・ブロイウェル反射（Hering-Breuer reflex）**
この反射は，迷走神経を介して吸気と呼気が交互に起こるために重要な反射である。われわれが日頃，呼吸を意識することなく睡眠中も正常に呼吸できるのは，こうした自律神経の反射があるからである。

### 呼吸の調節（図9）

- 呼吸の調節は延髄の呼吸中枢（respiratory center）[＊7]によって行われる。
- 吸気中枢と呼気中枢が，互いに拮抗し合って働く。
- 延髄には血液のpHの変化を感じる**中枢性化学受容体**，大動脈や頸動脈には，酸素濃度や二酸化炭素濃度を感知する**末梢性化学受容体**，さらに呼吸筋には筋肉の伸展を感知する**肺伸展受容体**などがあって，呼吸を調節している。
- 吸気で肺の膨張が肺伸展受容体に感知されると，迷走神経を介して呼吸中枢に伝えられ，呼吸筋が弛緩して肺が呼気に転じる。この反射を，**ヘーリング・ブロイウェル反射**[＊8]とよぶ。

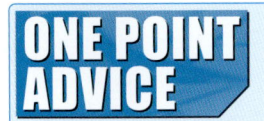

### ONE POINT ADVICE

- 例えば，運動をして体内の酸素が消費され二酸化炭素濃度が上昇したりpHが変化すると，その情報が動脈にある末梢性化学受容体や中枢性化学受容体に感知され，延髄の呼吸中枢に伝えられる。呼吸中枢は直ちに呼吸数を上げるよう呼吸筋に指令を出して呼吸数が上昇するのである。その結果，血中の酸素濃度は上がり二酸化炭素は下がる。呼吸の調節は，このようなフィードバック系によって制御されている。

図9 呼吸の調節

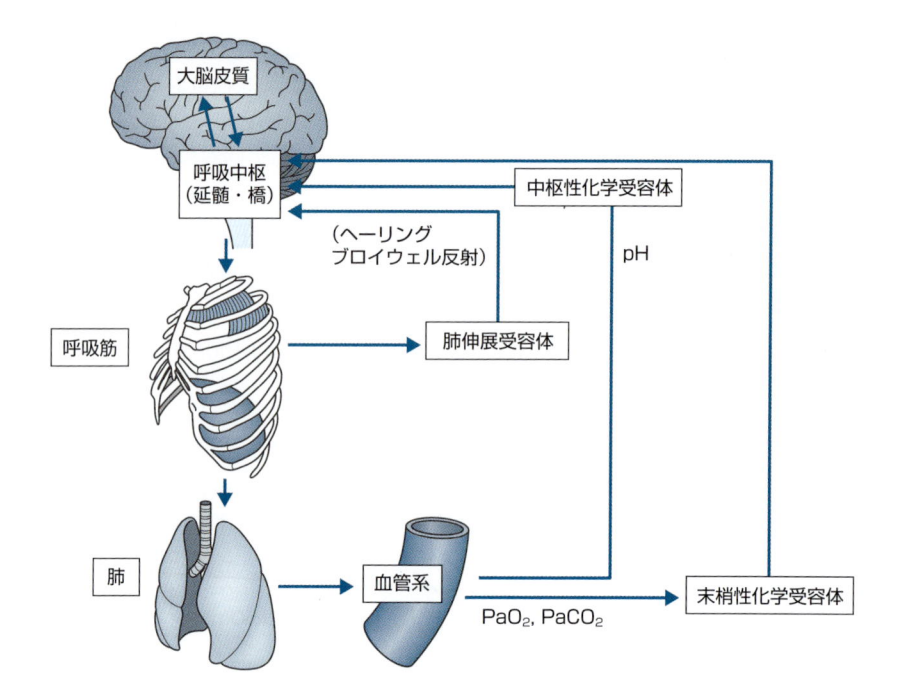

## ■肺コンプライアンス（pulmonary compliance）

● 肺コンプライアンスとは，肺の柔らかさの指標である．肺を伸展させる圧力の変化を$\Delta P$，そのときの容量変化を$\Delta V$とすると，肺コンプライアンス（$C$）は，

$$C = \frac{\Delta V}{\Delta P}$$

で表される．
● $C$が上昇するほど，柔らかい伸展しやすい肺ということになる．
● 肺コンプライアンスの測定は，簡単なようでなかなか難しい．呼吸の各位によって拡がり方が異なるためである．一般的には，安静呼気位の容量と圧力変化が用いられる．

図10 肺のコンプライアンス曲線

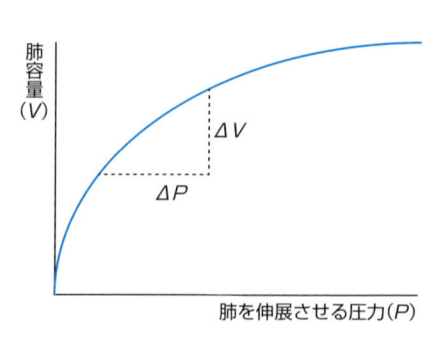

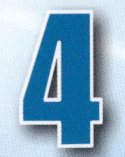

# 4 心臓の収縮と血液の拍出

人体の構造および機能

## TAP & TAP

- ●心臓の位置・大きさ ⇒ 左右の肺の間（縦隔），第2～5肋間の高さ，手拳大，250～300g
- ●心臓の弁 ⇒ 右房室弁（三尖弁），左房室弁（二尖弁＝僧帽弁）。肺動脈弁，大動脈弁はそれぞれ3個の半月弁
- ●1回拍出量 ⇒ 左心室から大動脈に送り出される1回の血液量，成人は約70～80m$l$。
- ●心拍数 ⇒ 1分間の心臓の拍動数。正常は成人で，60～100（回/分）
- ●心拍出量 ⇒ 心拍出量（m$l$/分）＝1回拍出量（m$l$）×心拍数（回/分）
およそ5000m$l$/分
- ●刺激伝導系 ⇒ 洞結節→房室結節→ヒス束→右脚，左脚→プルキンエ線維
- ●心電図 ⇒ P波，QRS波，T波，心筋の脱分極と再分極，四肢誘導と胸部誘導
- ●心周期と心機図 ⇒ 収縮期と拡張期，Ⅰ音，Ⅱ音と房室弁，半月弁の開閉
大動脈圧，左心室内圧，左心房内圧
- ●血管の種類 ⇒ 動脈，毛細血管，静脈
- ●肺循環 ⇒ 右心室→肺動脈→肺の毛細血管→肺静脈→左心房
- ●体循環 ⇒ 左心室→大動脈→全身の毛細血管→上・下大静脈→右心房
- ●血圧の調節 ⇒ 神経による調節（交感神経と副交感神経）
化学物質による調節（レニン，アンギオテンシン，アルドステロン）
体液性調節（バゾプレッシン（抗利尿ホルモン））
- ●脈拍と血圧の正常値 ⇒ 脈拍：60～100回/分
血圧：収縮期血圧　120mmHg
　　　拡張期血圧　70mmHg
- ●非観血的血圧測定法 ⇒ マンシェットによる上腕加圧とコロトコフ音
- ●血行力学 ⇒ レイノルズ数とハーゲン・ポアズイユの式，層流と乱流
- ●微小循環 ⇒ 毛細血管，間質，細胞間の水分の流れ
膠質浸透圧と血管内圧の差が水分の流れを決定する
膠質浸透圧を形成する物質は，血管内のアルブミン

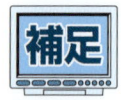

**補足**

循環器系
- 心臓血管系ともいう。循環器系の役割としては，①$O_2$，$CO_2$を運搬する，②栄養・水分を運搬する，③腎臓で血液を濾過させ尿を作る，④組織のpHを調節する，⑤ホルモン・イオン・熱などを運搬する，⑥生体防御に働く。

**補足**

- 心房には櫛状筋，心室には乳頭筋・肉柱が存在する。乳頭筋には腱索があり房室弁についている。

- 特殊な循環 ⇒ 胎児循環と人工心肺装着時の循環
- 胸管 ⇒ 左上半身と下半身のリンパを集め，静脈に注ぐ

## 心臓，血管の構造

### 心臓（heart）[*1]の構造

- **心臓の位置**：左右の肺に挟まれ，縦隔に存在する。第2～5肋間の高さでやや右に傾き，1/3は正中線より右側に位置する（図1）。重さは250～300gでその人の手拳大である。
- **心臓の壁**：心内膜・心筋層・心外膜の3層からなる。心房の壁は心室の壁に比べて薄く，心房中隔には胎児循環の痕跡の卵円窩がある。左心室の壁は右心室の壁の3倍の厚さがある（全身に血液を送り出すため）。心室の内腔面には乳頭筋があり，腱索で房室弁とつながっている。
- **心臓の弁**：房室弁（尖弁）と動脈弁（半月弁）がある。右房室弁は三尖弁，左房室弁は二尖弁（僧帽弁）である。肺動脈弁，大動脈弁はそれぞれ3個の半月弁をもつ。
- **心膜（pericardium）**：心臓の表面は漿膜（心外膜）で包まれ，漿膜は大血管の根本で折れ返り，心膜（漿膜性心膜の壁側板とその外側の線維性心膜）となる。心嚢ということもある。心膜腔には少量の漿液を入れる。

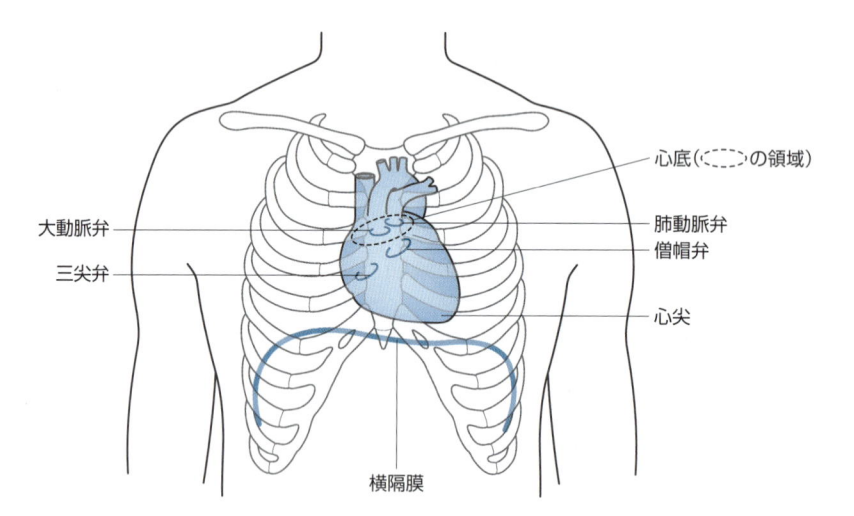

図1　心臓の位置

### 用語アラカルト

**＊1　心臓に関する用語**

| | |
|---|---|
| 右心房：right atrium | 房室弁：atrioventricular valve |
| 右心室：right ventricle | 三尖弁：tricuspid valve |
| 左心房：left atrium | 僧帽弁：mitral valve |
| 左心室：left ventricle | 肺動脈弁：pulmonary valve |
| | 大動脈弁：aortic valve |

### ■血管の構造

- 血管には動脈，毛細血管，静脈がある。動脈と静脈は内膜・中膜・外膜の3層構造である(図2)。
- **動脈(artery)**：心臓から出る血管。心臓から送り出された圧力の高い血流を受け入れ，中膜が厚く弾力性のある血管壁をもっている。動脈の弾性は，血圧を受け止める圧力タンクとして働き，心室の弛緩期でも血液を末梢へ送り出し続ける補助ポンプの作用をする。太い動脈は弾性型の動脈，細い動脈は筋型の動脈とよばれる。外膜に脈管の脈管が存在する。
- **静脈(vein)**：心臓に戻る血管。血圧は低いので血管壁，特に中膜は動脈に比べて薄い。全血液の約70%は静脈系に分布するので，静脈は血液のタンクとしての機能ももつ。動脈と伴行する深静脈と皮下を単独に走行する皮静脈がある。
- **毛細血管(capillary)**：内皮細胞と周細胞からなり，物質交換を行う場所である。有窓型と連続型がある。
- **冠循環**：心臓自体も血液の供給を必要とする。上行大動脈から右・左冠(状)動脈が分枝し，心臓壁を栄養する。**右冠状動脈**は心臓の後面に，**左冠状動脈**は回旋枝と前室間枝に分かれ，前室間枝は心臓の前面(左心室壁)に分布する。心臓の静脈は後面の冠状静脈洞に集まり，右心房に直接流入する。

**図2 心臓に分布する血管（冠循環）**

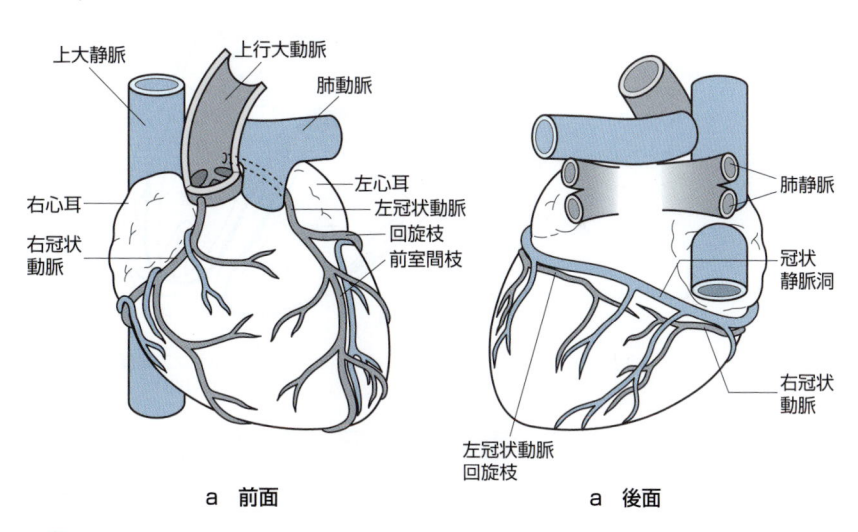

a 前面

a 後面

---

**心筋梗塞**
心臓壁に分布する動脈は比較的吻合が少ないので機能的終動脈といわれ，梗塞が起こると分布域の心筋が壊死を起こす。特に前室間枝（前下行枝）が梗塞を起こすと重篤となる。

**よく聞く病気**
心不全(heart failure，心臓のポンプ機能が低下した状態)，動脈硬化(atherosclerosis)，高血圧症(hypertension)，出血，血栓症，静脈瘤

## 用語アラカルト

**＊2 介在板**
心筋細胞の結合部位。ギャップ結合，デスモゾーム，接着結合が存在する。

**＊3 刺激伝導系**
心筋が脱分極すると，一定期間は電流が流れない（不応期）ので，刺激が逆行することはない。房室結節も一方通行のため，心室から心房へは電流は流れない。
刺激伝導系の細胞は特殊心筋といわれる（他の心筋は一般心筋）。

## 心臓の収縮と血液の拍出

### 心臓の興奮とその伝播
- 自動的に収縮と弛緩を繰り返す。
- 心筋細胞間には介在板[*2]があり，電気抵抗が少なく，収縮が速い。

## 刺激伝導系（intrinsic conduction system）[*3]（図3）

① 右心房にある**洞結節**で，パルス状の電気信号を規則正しく発生し，歩調取りをしている。これをペースメーカーとよぶ。
② 電気信号は両方の心房を伝わっていき，**房室結節**に達する。
③ **房室結節**（A-V結節）に達した電気信号は，ヒス束を経て心室に伝導していく。房室束以外は，心房と心室は電気的に絶縁されている。
④ **ヒス束**から**右脚，左脚**に分かれて伝導し，次第に網状の**プルキンエ線維**となって，各心筋に電気が伝わる（＊乳頭筋と心室壁へ）。
⑤ 以上の電気伝導経路を**刺激伝導系**といい，電気が伝わった心筋から収縮が始まる。

**図3 刺激伝導系路（電気は矢印の方向に進む）**

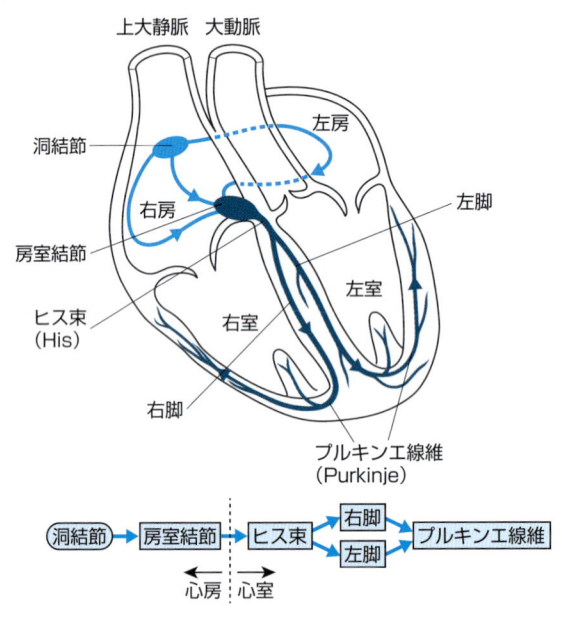

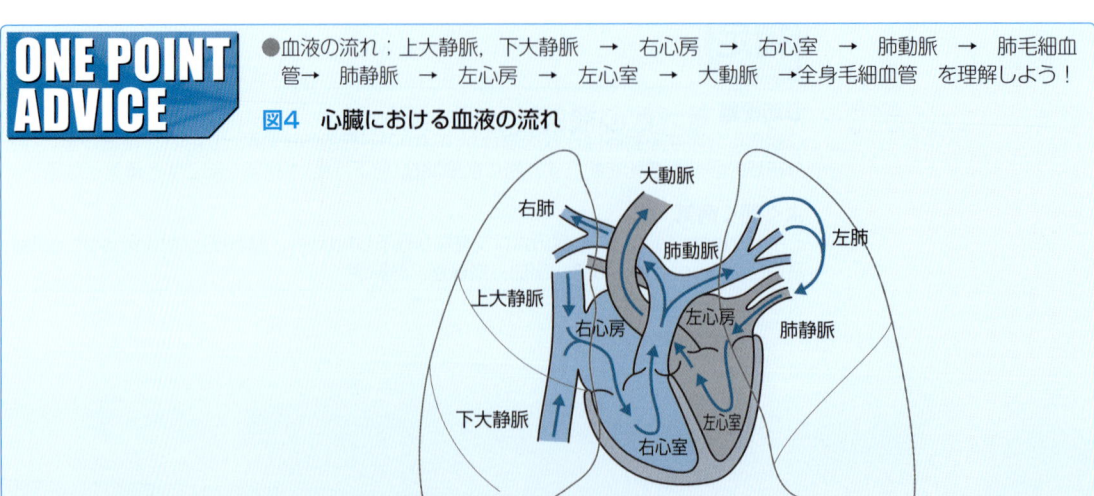

## ONE POINT ADVICE

- 血液の流れ；上大静脈，下大静脈 → 右心房 → 右心室 → 肺動脈 → 肺毛細血管 → 肺静脈 → 左心房 → 左心室 → 大動脈 → 全身毛細血管 を理解しよう！

**図4 心臓における血液の流れ**

## 用語アラカルト

**＊4 心電図**
心電図が12誘導であるのは経験則である。心電図が発明されてから100年，ほとんどの心臓疾患は12誘導を取れば診断できるという膨大な臨床データからこの誘導が定着したのである。

### 心電図＊4の基礎（図5）

- 体表面から，電気伝導の電位変化を記録した曲線を**心電図**（electrocardiogram：ECG）という。
- 心電図の縦軸は電位差（1mm＝0.1mV），横軸は時間（1mm＝0.04秒）で表示される。電位が0mVのラインを**基線**という。
- 上向きの波を**陽性波**，下向きの波を**陰性波**とよぶ。普通，P波，R波およびT波は陽性波，Q波とS波は陰性波である。Q，R，S波を一緒にしてQRS波とよぶ。
- **P波**は**心房の興奮**（脱分極），**QRS波**は**心室の興奮**（脱分極），**T波**は**心室興奮の回復**（再分極）を表す。ほかに，房室伝導時間を表すPR間隔や電気的心室収縮時間を示すQT間隔なども重要である。

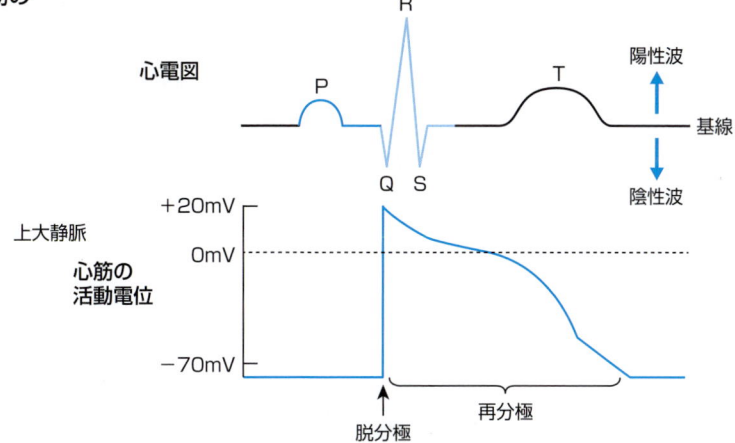

**図5　心電図（上）と心筋の活動電位（下）**

### 補足

- 心電図と「心筋の活動電位」の波形は著しく異なっている（図5）。生理学的な説明では，$Na^+$-$K^+$ポンプのモデルから「心筋の活動電位」が用いられることが多い。－70mVの電位を静止電位という。いったん興奮が起こると，一気に電位が逆転して＋20mV付近まで電位が上昇する。この過程を脱分極とよんでいる。その後，再び$Na^+$-$K^+$ポンプの働きで，ゆっくりと静止電位まで戻るが，この過程を再分極というのである。
- 個々の心筋はこうした波形になるが，心筋全体の電位変化を体表面から測定すると，心電図のような複雑な波形を呈する。心筋の波形から心電図波形を理論的に導き出そうとする試みは，現在も世界中の電気生理学者によって続けられている。

**＊5 心周期**
収縮期（systole）と拡張期（diastole）。収縮期は拡張期より時間が短い。心臓が正常に機能するかどうかは，この心室の収縮力にすべてかかっている。

**＊6 心音**
Ⅰ音は，心尖部でもっとも強く聞こえる低く鈍い音。Ⅱ音は，第2肋間胸骨縁でもっとも強く聞こえる鋭く高い音。Ⅰ音を"ド"，Ⅱ音を"キ"として，"ドキ""ドキ"と表現される。自分で聴診して確認しよう！

### 心周期＊5と心機図（図6，7）

- **心周期**（cardiac cycle）とは，心室に血液を貯めて，送り出す一連のサイクルをいう。
- **心室が収縮**して，心室内の血液を大動脈や肺動脈に送り出す時期を**収縮期**という。
- **心室が拡張**しながら，右心房や左心室から血液が心室内に流入する時期を**拡張期**という。
- **Ⅰ音**は収縮期の始まりに聞こえる心音（cardiac sound）＊6で，**房室弁**（三尖弁＋僧帽弁）の**閉鎖音**である。
- **Ⅱ音**は収縮期の終わりに聞こえる心音で，**半月弁**（大動脈弁＋肺動脈弁）の**閉鎖音**である。

- Ⅰ音は心電図のQRS波付近，Ⅱ音はT波の終わり付近で聞こえる。
- **Ⅰ音からⅡ音**までが，**収縮期**である。
- **左心室内圧**は**収縮期**で約**120mmHg**まで上昇，**拡張期**には**10mmHg**以下となる。
- **動脈圧**は**収縮期**では約**120mmHg**まで上昇し，**拡張期**には約**70mmHg**付近までゆっくりと下降する。この差が**血圧**である。
- **心機図**は心周期における心電図，大動脈圧，左心室内圧，左心房内圧，心音などを時間同期させて描いた図である。心臓の動きを総合的に理解するために必要な図である。

### ■心臓の収縮，心拍出量

- 成人の正常な**心拍数**は，**毎分60～100回**で，それ以上を**頻脈**，それ以下を**徐脈**という。
- 交感神経は心拍数を増し，副交感神経(迷走神経)は心拍数を減少させる。
- 左心室から1回拍出される血液量を**1回拍出量**といい，**約70ml**である。
- 1分間に拍出される血液量を**心拍出量**といい，**心拍出量＝1回拍出量(ml)×心拍数(回/分)**で表される。一般に5lの血液が1分間に拍出される。

**図6 収縮期と拡張期**

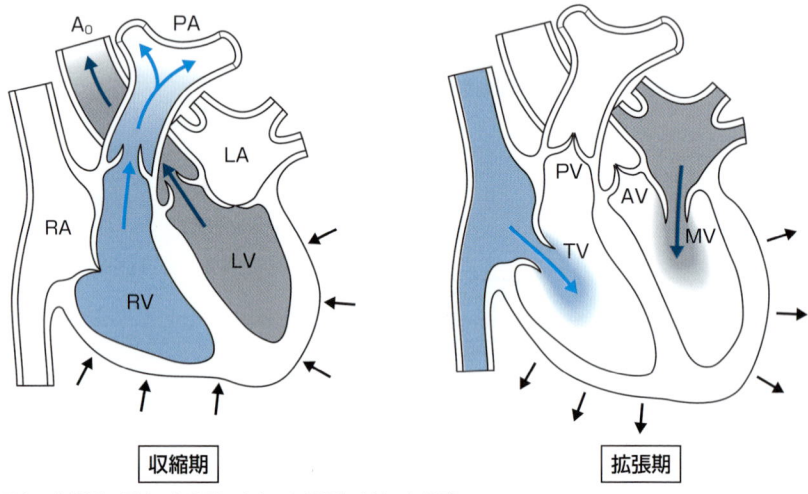

RA：右心房，RV：右心室，LA：左心房，LV：左心室
PA：肺動脈，A₀：大動脈
TV：三尖弁，PV：肺動脈弁
MV：僧帽弁，AV：大動脈弁

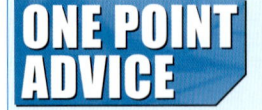

### ONE POINT ADVICE

- 収縮期とは(心室の)収縮期，拡張期とは(心室の)拡張期のこと。心臓は，すべて心室を中心に考えよう。
- 心臓の動きには左右差はほとんどない。収縮期は左右の心室が同時に収縮し，拡張期には左右の心室が同時に拡張する。したがって，心房と心室が交互に収縮と拡張を繰り返すことだけを考えればよい。

**図7** 心機図と心周期

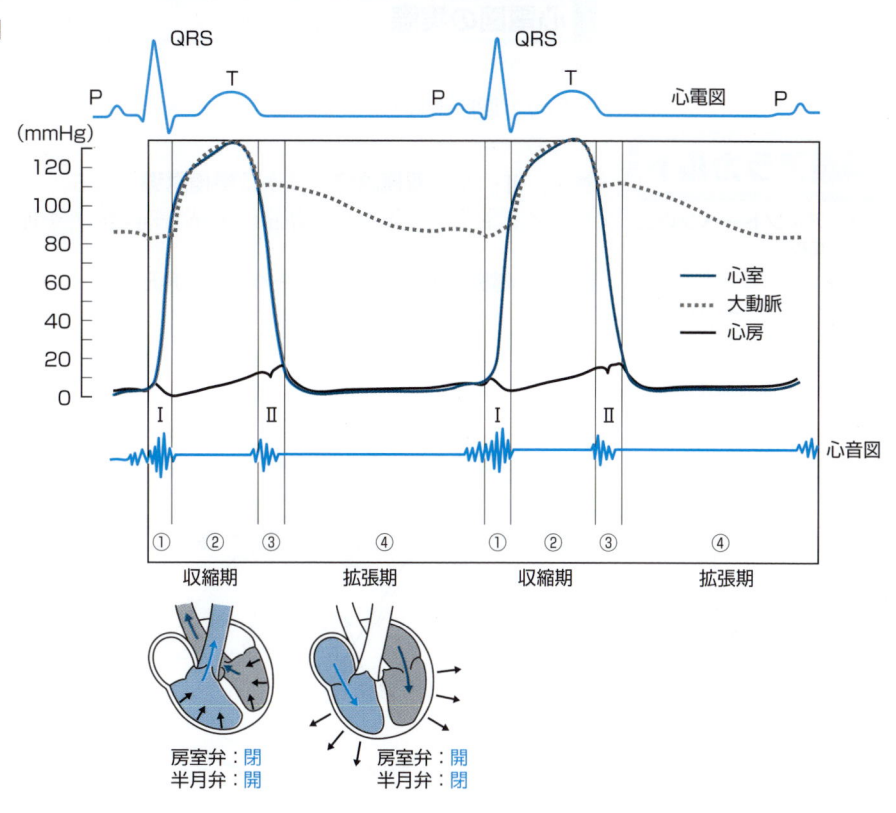

**補足**

● 房室弁が閉鎖して収縮期が始まるが，半月弁が開くまでに少し時間差がある．この状態を等容性収縮期とよび，すべての弁が閉鎖した状態で心室内圧が高まっている時期である（図7①）．心室内圧がさらに高まると半月弁が開放して血液を動脈に送り出すが，この時期を駆出期（図7②）とよぶ．したがって，等容性収縮期と駆出期を合わせて収縮期というのである．事情は拡張期も同じで，収縮期が終わると半月弁が閉じる．心室は拡張を始めるが，まだ房室弁が開かない時期，これを等容性拡張期（図7③）という．それに続いて房室弁が開き，心房内に溜まった血液が一気に心室内に流入するが（図7④），この時期も，急速流入期，緩徐流入期，心房収縮期とさらに細かく分類されている．この4つの時期を合わせて拡張期とよぶのである．

● 学生レベルでは，収縮期と拡張期が頭に描ければOKだろうが，将来，人工心肺を扱おうと思う諸君は，早めに心周期と心機図は頭に叩き込んでおいたほうがよい．この動きを理解することが心臓学の基本なのである．

**図8** 心臓とボルメトリックポンプのアナロジー

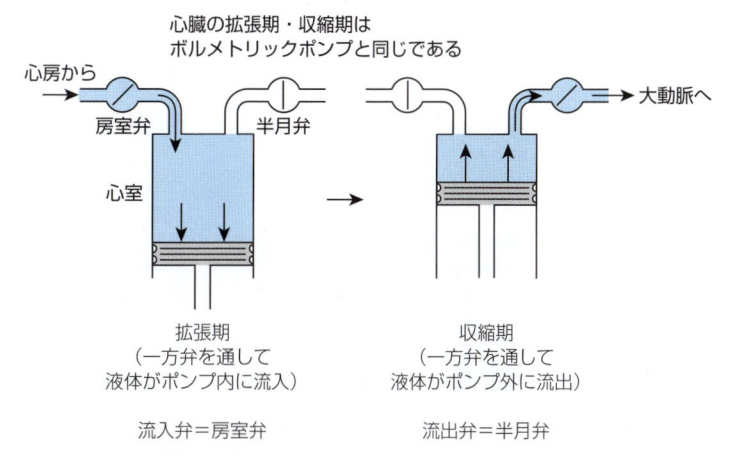

## 心電図の実際

- 心電図は普通12誘導である。
- 誘導は**四肢誘導**（Ⅰ，Ⅱ，Ⅲ，$aV_R$，$aV_L$，$aV_F$）と**胸部誘導**（$V_1$〜$V_6$）からなる。
- Ⅰ，Ⅱ，Ⅲは**双極誘導**，ほかは**単極誘導**である。
- アイントーベンの三角形（Einthoven triangle）[*7]を理解しよう。

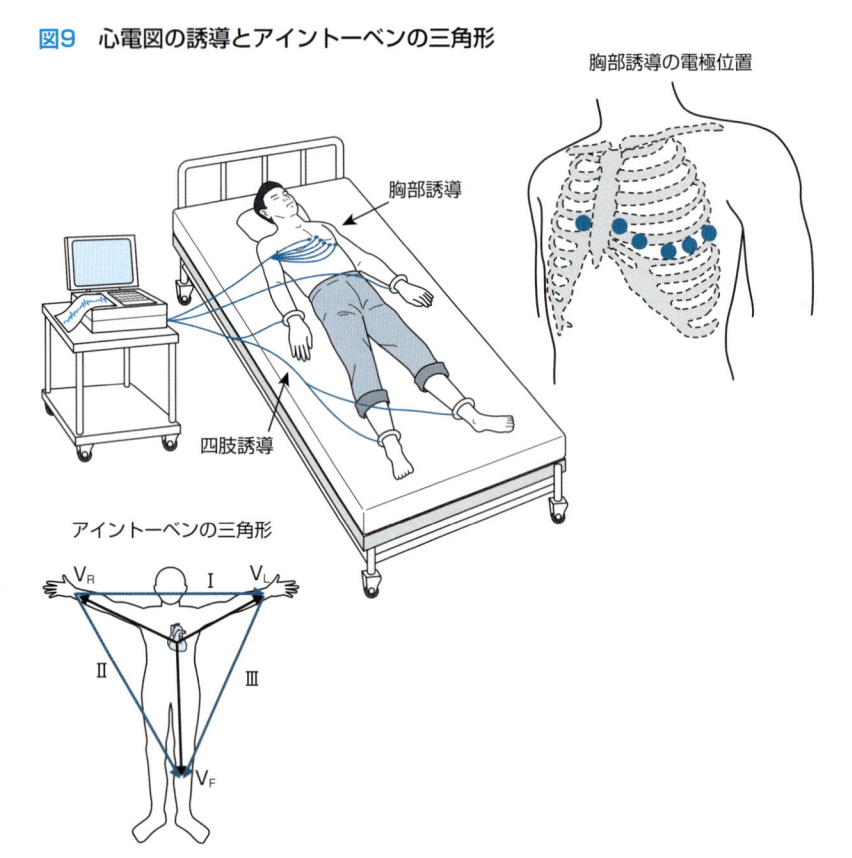

**図9　心電図の誘導とアイントーベンの三角形**

### 用語アラカルト

[*7] **アイントーベンの三角形**

オランダの生理学者であるアイントーベン（Willem Einthoven）が心電計を発明したのは1903年。当時，1mVの電位差を測定するのは困難を極めたが，心臓が電気で動いていることを証明した記念碑的な年となった。アイントーベンは，その功績で，1924年のノーベル生理学・医学賞に輝いた。

### 四肢誘導

| 電極の色 | 装着位置 |
|---|---|
| 赤 | 右手首 |
| 黄 | 左手首 |
| 黒 | 右足首 |
| 緑 | 左足首 |

（左右足首の一つは接地として用いる。ここでは図9のアイントーベンの三角形のように右足を接地として用いる）

| 誘導の名称 | 電位差 |
|---|---|
| Ⅰ | 左手首−右手首 |
| Ⅱ | 左足首−右手首 |
| Ⅲ | 左足首−左手首 |

↓ 双極誘導

### 胸部誘導

| 電極の色 | 名称 | 装着位置 |
|---|---|---|
| 赤 | $V_1$ | 第4肋間　胸骨右縁 |
| 黄 | $V_2$ | 第4肋間　胸骨左縁 |
| 緑 | $V_3$ | $V_2$と$V_4$の中間点 |
| 茶 | $V_4$ | 左鎖骨中線上の第5肋間 |
| 黒 | $V_5$ | 前腋窩線上の第5肋間 |
| 紫 | $V_6$ | 中腋窩線上の第5肋間 |

（不関電極とはアイントーベンの三角形の中心。すなわち心臓に位置し，0に調整される）

| 誘導の名称 | 電位差 |
|---|---|
| $aV_R$ | 右手首−不関電極（心臓） |
| $aV_L$ | 左手首−不関電極（心臓） |
| $aV_F$ | 左足首−不関電極（心臓） |

↓ 単極誘導

## 補足

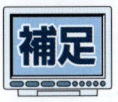

### ウィルソンの中心電極とゴールドバーガーの誘導（$V_R$とa$V_R$の違い）

アイントーベンの三角形をみると，$V_R$，$V_L$，$V_F$となっているが，実際の心電図では，a$V_R$，a$V_L$，a$V_F$が用いられる。$V_R$，$V_L$，$V_F$をウィルソンの中心電極といい，a$V_R$，a$V_L$，a$V_F$をゴールドバーガーの誘導という。この違いを簡単に説明しよう。

アイントーベンの三角形が正三角形であると仮定すると

$$II = I + III, \quad V_R + V_L + V_F = 0$$
$$I = V_L - V_R$$
$$II = V_F - V_R$$
$$III = V_F - V_L$$

であることはベクトルの計算から簡単に計算される。

一方，正三角形の重心の性質より

$$AD = 2DE$$
$$|V_R| = |AD|$$

であるから

$$AE = \frac{3}{2}|V_R| = |aV_R|$$

と定義する。

$$\vec{AE} = \frac{1}{2}(\vec{AB} + \vec{AC})$$
$$= \frac{1}{2}(I + II)$$

であるから

$$|aV_R| = |\vec{AE}| = \frac{1}{2}|I + II| = \frac{1}{2}\underbrace{|V_L + V_F - 2V_R|}_{= -V_R}$$
$$= \frac{3}{2}|V_R|$$

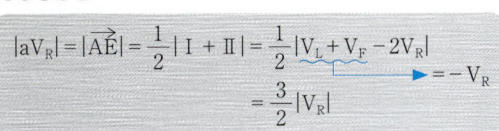

同様に

$$|aV_F| = \frac{1}{2}|II + III| = \frac{3}{2}|V_F|$$
$$|aV_L| = \frac{1}{2}|I - III| = \frac{3}{2}|V_L|$$

つまり，a$V_R$，a$V_L$，a$V_F$ は $V_R$，$V_L$，$V_F$に比べて大きさが，1.5倍に増幅されているわけである。
a$V_R$のaは"増幅された(amplified)"の略である。

**四肢誘導は，IとIIからすべて計算によって導出できることがおわかりいただけただろうか？**

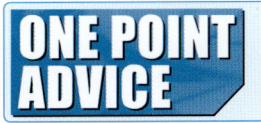

---

### ONE POINT ADVICE

● アイントーベンの三角形はすべてベクトルである。矢印の方向をしっかりと把握しておこう。電位の低いほうから高いほうに向かって矢印が付いている。

| 補足 |
| --- |

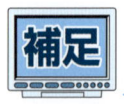

**吻合と終動脈**

吻合：動脈間，静脈間，動脈と静脈の間で毛細血管を経ずに連絡することを吻合という。

終動脈（end artery）：ある領域に1つの動脈のみが分布し，他の動脈と吻合がないか，あっても未発達のもの。動脈の梗塞により，分布領域に壊死が起こる。脳，心臓，網膜，肺，腎臓は梗塞が起こりやすい。

## 血液の循環

### 体循環と肺循環（図10）

- 右心系から肺を通って，左心系に戻ってくる循環を**肺循環**（pulmonary circulation）（小循環）という。
- 左心系から大動脈，全身の組織の毛細血管を通って右心系に戻ってくる循環を**体循環**（systemic circulation）（大循環）という。
- 心臓の筋肉への血液は**冠状動脈**でまかなわれる。冠状動脈は，大動脈起始部から出て，冠状静脈洞を経て右心房に注いでいる。
- ほとんどの体循環は，左心室→動脈→毛細血管→静脈→右心房の経路をたどる。
- 静脈→毛細血管→静脈となる血管系を**門脈**という。肝門脈と下垂体門脈が有名。
- 体循環におけるおおよその血液の配分は，脳15％，冠状動脈5％（安静時），消化器20％，腎20％，四肢その他が40％くらいである。
- 静脈は心臓に戻る血管で，同名の動脈と伴行していく深静脈と皮下を単独に走行する皮静脈がある。皮静脈は採血に使われ走行が個人により異なる。

図10　全身の循環

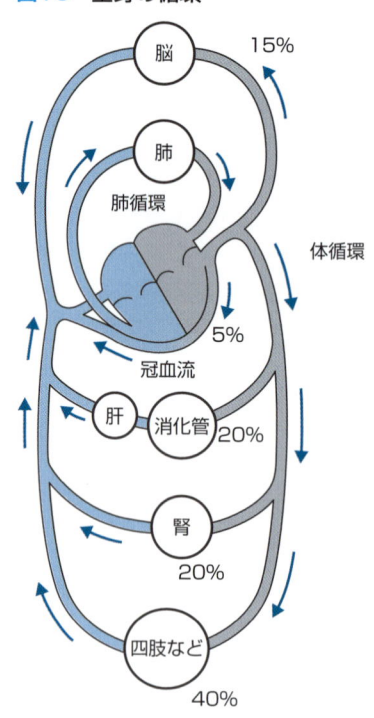

### ■血圧とその調節（図11）

#### ①血圧の決定因子
- 血圧を決定する因子は，心拍出量と心血管抵抗である（p.160の補足参照）。
- **交感神経**は，心拍出量を増大させ，心拍数も増加する。さらに，末梢血管を収縮させ血圧を上昇させる。
- **副交感神経**（迷走神経）はまったく逆の作用で血圧を低下させる。

#### ②神経による調節

血圧↑ ⇒ 副交感神経興奮 ⇒ 血管抵抗↓，心拍出量↓ ⇒ 血圧↓
血圧↓ ⇒ 交感神経興奮 ⇒ 血管抵抗↑，心拍出量↑ ⇒ 血圧↑

#### ③化学物質による調節
- 腎臓から放出される**レニン**や**アンギオテンシン**は，電解質に働いて血管を収縮させ血圧を上昇させる。
- 副腎皮質から放出される**アルドステロン**は，電解質に働いて，血圧を上昇させる。
- 副腎髄質ホルモンの**アドレナリン**や**ノルアドレナリン**は，交感神経に作動して血圧を上昇させる。逆に，心房から分泌される心房性ナトリウム利尿ペプチド（ANP）[*8]，ヒスタミンや一酸化窒素（NO）[*9]などは，血管を拡張して血圧を低下させる。

#### ④体液性調節
- 下垂体ホルモンのバソプレッシン（抗利尿ホルモン）は，尿量を低下させ体液量を増加させるので，血圧は上昇する。

---

**用語アラカルト**

[*8] **心房性ナトリウム利尿ペプチド（ANP：atrial natriuretic peptide）**
最近発見された，心房から分泌される利尿ホルモン。血管を拡張する作用もあり，心不全の診断，治療に用いられる。

[*9] **一酸化窒素（NO：nitric oxide）**
一酸化窒素は血管内皮細胞から産生され，強力な血管拡張作用を有する。狭心症の治療薬の亜硝酸製剤（ニトログリセリンなど）はこの効果を利用したものである。

---

**図11　血圧の調節（血圧上昇の場合）**

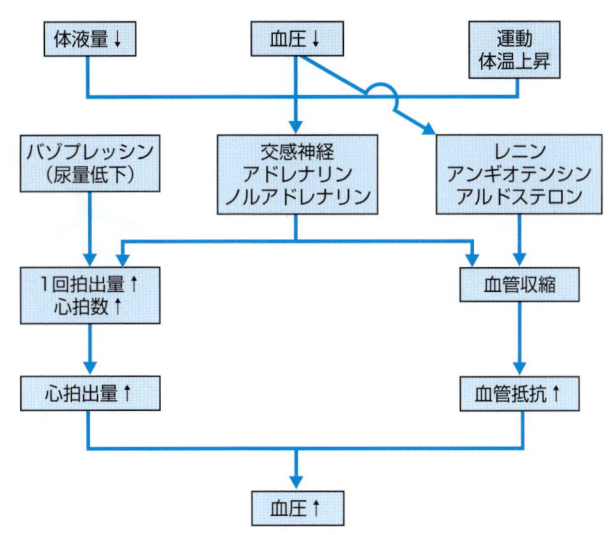

体液量↓ → バソプレッシン（尿量低下） → 1回拍出量↑ 心拍数↑ → 心拍出量↑ → 血圧↑

血圧↓ → 交感神経 アドレナリン ノルアドレナリン → 1回拍出量↑ 心拍数↑

運動 体温上昇 → レニン アンギオテンシン アルドステロン → 血管収縮 → 血管抵抗↑ → 血圧↑

### 用語アラカルト

**＊10 コロトコフ音**
コロトコフ音は，1905年，ロシアの外科医コロトコフにより発見された。血管を傷つけることなく血圧が測れるのは素晴らしいことで，現在も世界中の病院で水銀血圧計が使用されている。しかし，その音の本性は未解明の部分が多い。

### ■脈拍と血圧

- 脈拍の正常値は60～100回/分で，それ以上を頻脈，それ以下を徐脈という。
- 血圧の測定には，血管にカテーテルを挿入する**観血的測定法**と，上腕などにマンシェットを巻く**非観血的測定法**がある。
- 非観血的測定法は，上腕に巻いたマンシェットを加圧後，一定速度で減圧しながら聞こえてくる**コロトコフ音**（Korotokov sound）[＊10]を聴診器で聴いて測定する（図12）。
- 正常の収縮期血圧は120mmHg，拡張期血圧は70mmHg程度である。
- 収縮期血圧140mmHgまたは拡張期血圧90mmHg以上を高血圧という。
- 収縮期血圧100mmHg未満を低血圧という。

#### 図12 非観血的血圧測定法とコロトコフ音

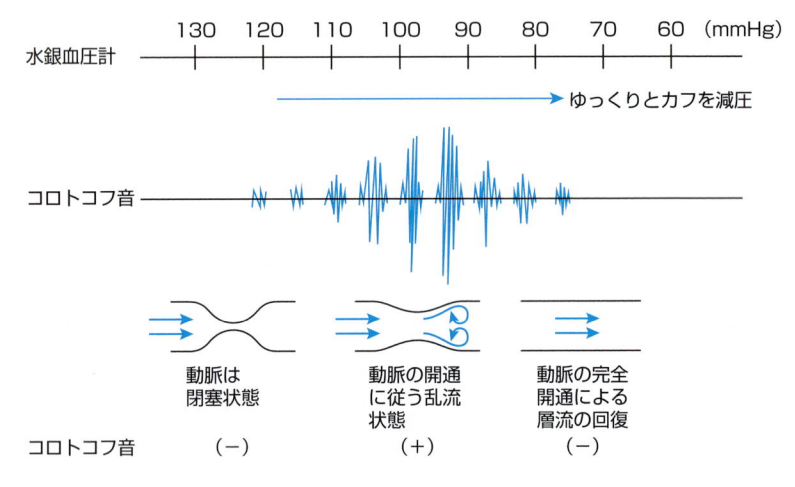

| | 動脈は閉塞状態 | 動脈の開通に従う乱流状態 | 動脈の完全開通による層流の回復 |
|---|---|---|---|
| コロトコフ音 | (−) | (＋) | (−) |

・コロトコフ音の特徴
　①動脈の拍動に一致した脈波である
　②動脈開通による乱流を生じる時期だけ聴こえる

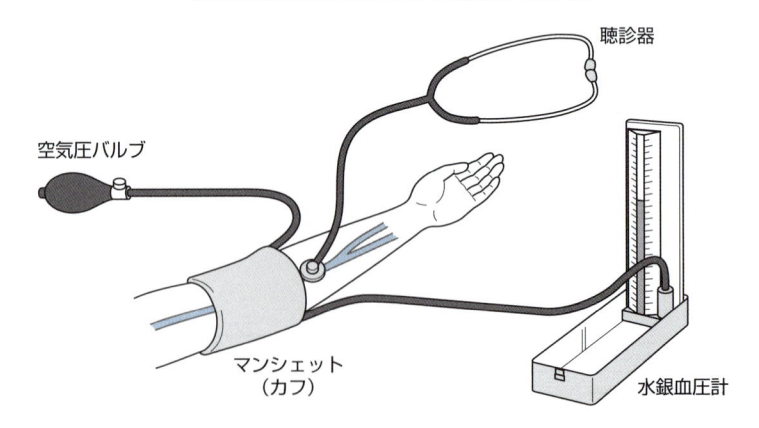

## 用語アラカルト

**＊11 レイノルズ数**
レイノルズ数は，無次元数として有名。つまり，どのような単位系で計算しようとも，その数値は変わらない。ということは，われわれの知らない宇宙人も同じ数値を使っているということか！？

**＊12 ハーゲン・ポアズイユの式**
この式はあくまでも，ニュートン流という理想的な整流でしか成り立たないので，血液などにそのまま当てはめるにはやや無理があるが，近似的な振る舞いを記述するのに有用である。

### ■血行力学の公式

- 血行力学の公式を図13にまとめた。
- 血流には層流と乱流がある。一般的な公式は，血管内の流れを層流とみなして考える。
- **レイノルズ数**（Reynolds number：Re）[*11]と**Hagen-Poiseuilleの式**[*12]は絶対に覚えよう！
- 使われる物理量は，血流量（Q），圧較差（$\Delta P$），血管抵抗（R），血管半径（r）（直径はd），血管長（L），流速（U），それにギリシャ語の量として，血液の粘性率（$\mu$），血管のせん断応力（$\tau$），液体の密度（$\rho$）などである。
- ハーゲン・ポアズイユの式は，電気のオームの法則と類似している（p.160の補足参照）。**血管抵抗（R）は，血管の長さ（L）に比例し，血管半径（r）の4乗に反比例**する。
- **レイノルズ数は，無次元の量で，血管直径（d）や流速（U）に比例し，粘性率（$\mu$）に反比例**する。

**図13 血行力学の考え方と公式**

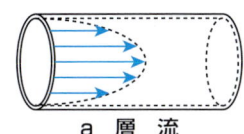

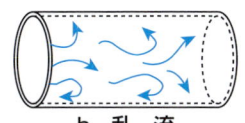

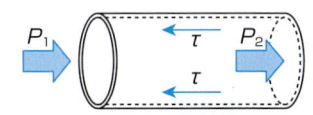

a 層流　　b 乱流

c 圧較差
$$\Delta P = P_1 - P_2$$

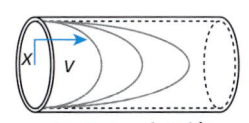

d ニュートン流
$$\frac{dv}{dx} = -\frac{\tau}{\mu}$$
（$v$：ずり速度）

レイノルズ数
$$Re = \frac{\rho dU}{\mu}$$

ハーゲン・ポアズイユの式（ニュートン流に適応）
$$Q = \frac{\pi r^4 \Delta P}{8\mu L}$$
$$R = \frac{8\mu L}{\pi r^4}$$
↓
$$Q = \frac{\Delta P}{R}$$

### 補足

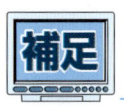

- 血管と電気の公式には、多くの点で類似（アナロジー）がみられる。しかし、血管抵抗は半径の4乗に、電気抵抗は半径の2乗（すなわち電線の断面積）に反比例することが異なっているので注意しよう。

**図14 血行力学とオームの法則**

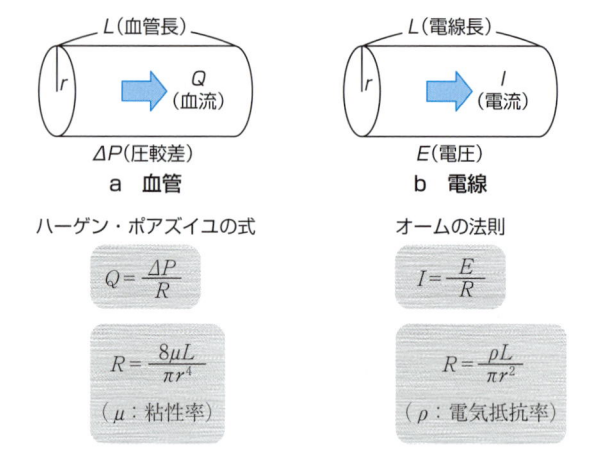

a 血管
ハーゲン・ポアズイユの式

$$Q = \frac{\Delta P}{R}$$

$$R = \frac{8\mu L}{\pi r^4}$$

（$\mu$：粘性率）

b 電線
オームの法則

$$I = \frac{E}{R}$$

$$R = \frac{\rho L}{\pi r^2}$$

（$\rho$：電気抵抗率）

### 用語アラカルト

**＊13 微小循環**
血管内圧と膠質浸透圧による体液の流れに関する説明を、スターリングの原理とよぶ。動脈側の血管外への流出圧力は約7mmHg、静脈側の血管内への流入圧力は約13mmHg程度である。

### ■微小循環（microcirculation）（図15）

- **微小循環**[＊13]は、毛細血管から細胞に必要な酸素や栄養などを渡し、二酸化炭素や老廃物などを受け取り血管に戻す役割をする。
- 毛細血管は一層の血管内皮細胞からなり、物質交換や濾過の役割を果たしている。
- 微小循環の液体の流れを制御するものは、**血管内圧**と**膠質浸透圧**である。
- 毛細血管の動脈側では、血管内圧が膠質浸透圧より高いので、水分は血管外へ流出する。
- 毛細血管の静脈側では、膠質浸透圧が血管内圧より高いので、水分は血管内に流入する。
- **膠質浸透圧**を形成する物質は、血管内のみに存在する**アルブミン**である。

**図15 微小循環の原理と水分の流れ**

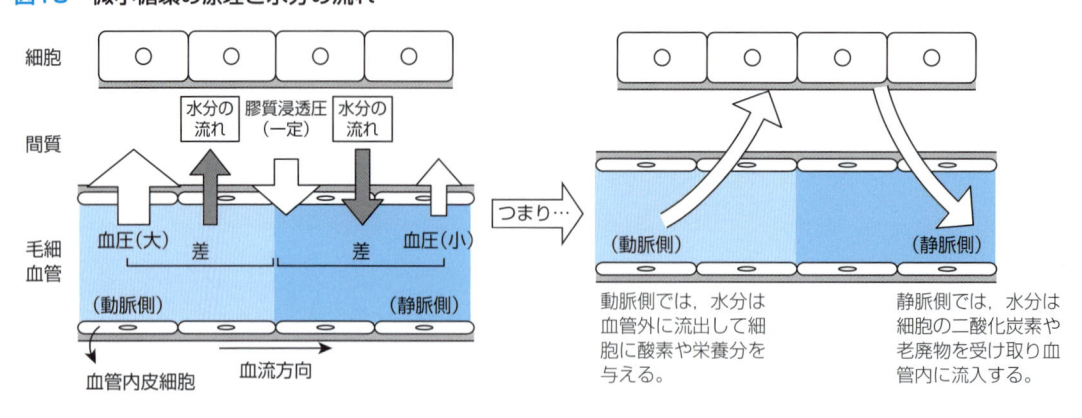

動脈側では、水分は血管外に流出して細胞に酸素や栄養分を与える。

静脈側では、水分は細胞の二酸化炭素や老廃物を受け取り血管内に流入する。

### ONE POINT ADVICE

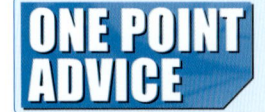

- 血管内皮細胞と組織細胞は、ピッタリとくっついているわけではなく、間質液とよばれる自由水で隔てられている。毛細血管と間質における水の流れが微小循環を形作っているのである。間質の水分量は、浮腫や脱水の病態を理解するためにも必要である。

**補足**

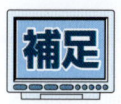

- 特別な血液循環の例として，胎児循環と人工心肺時の循環を挙げておこう。胎児では，肺や消化管がほとんど活動していないため，胎盤がガス交換や栄養の受け渡し場所となる。肺動脈と大動脈を短絡する動脈管も胎児にとっては重要な血管である。図の臓器の大きさは，その時期の活動の大きさを表している。一方，人工心肺手術時は，肺と心臓が活動していないため，人工心肺装置がガス交換とポンプ機能の代替装置となる。血液は上・下大静脈から人工心肺に送り込み，大腿動脈に戻す。大動脈の血流が逆になることにも注目である。

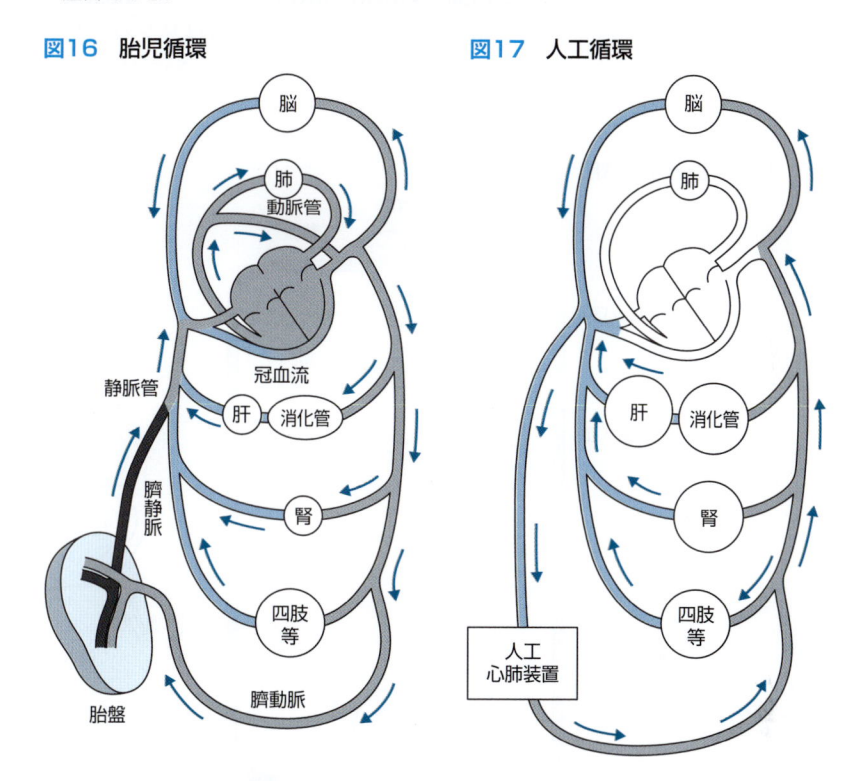

**図16 胎児循環**

**図17 人工循環**

### 人工透析のシャント作成
- 多くは前腕で橈側皮静脈と橈骨動脈で内シャントを作成する。

## リンパ(lymph)

### リンパ管，リンパ節の構造(図18)

- **リンパ管(lymphatic vessel)**：毛細リンパ管で吸収した間質液(組織液，リンパ液)を静脈に送る経路。途中でリンパ節を通過する。毛細リンパ管は盲端から始まり，細胞間隙から間質液を吸収する。リンパ管は多数の弁をもち，組織圧・筋ポンプにより輸送される。静脈と同じ方向に流れ，静脈角から静脈に流入する。
- **リンパ節(lymph node)**：大きさ1～30mm，大豆形。輸入リンパ管が入り，輸出リンパ管が出る。皮質はリンパ小節の集まりがあり，なかに胚中心(リンパ球の増殖の場)をもつ。髄質はマクロファージが存在，抗体産生，リンパの濾過をする。

**図18 リンパ管とリンパ節**

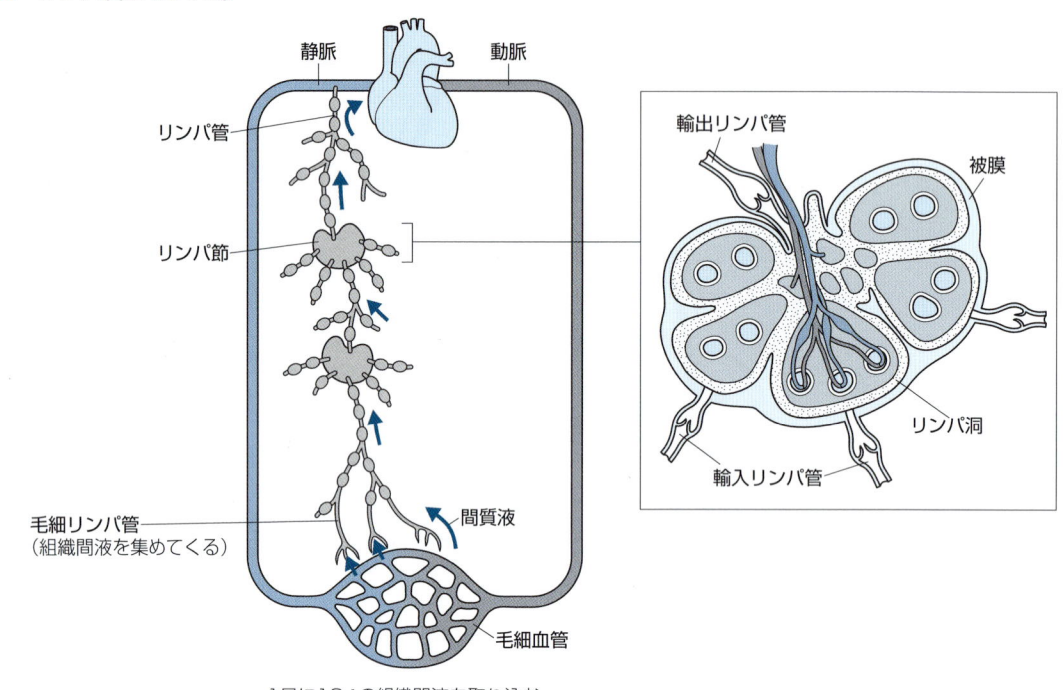

1日に18 $l$ の組織間液を取り込む。
1日に20 $l$ が組織間液として出る。

### ■リンパの循環（図19）

- **右リンパ本幹**：右上半身のリンパを集める。右頸リンパ本幹，右鎖骨下リンパ本幹，気管支縦隔リンパ本幹が集まり右静脈角から静脈へ流入する。
- **左リンパ本幹**（＝胸管（thoracic duct））：左上半身と下半身のリンパを集める。腸管の中心乳ビ腔から集まった腸リンパ本幹と下肢・泌尿生殖器から集まった腰リンパ本幹が合流して乳ビ槽（chyle cistern）[*14]となる。乳ビ槽は胸管となり，横隔膜の大動脈裂孔を通り，大動脈と食道の間を上行し，左頸リンパ本幹，左鎖骨下リンパ本幹と合流し，左静脈角から静脈に流入する。

図19 胸管

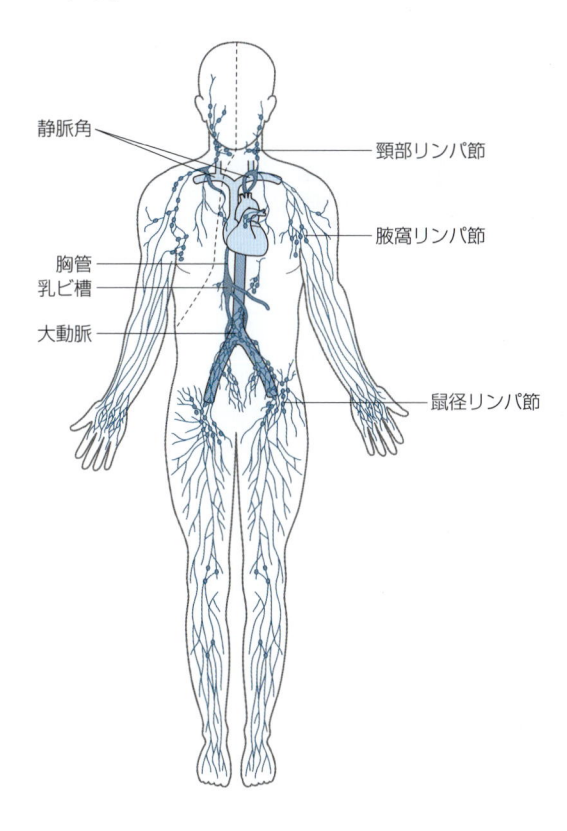

---

**用語アラカルト**

*14 **乳ビ槽**
小腸で吸収した脂肪（カイロミクロン）を含んでいる。

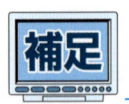

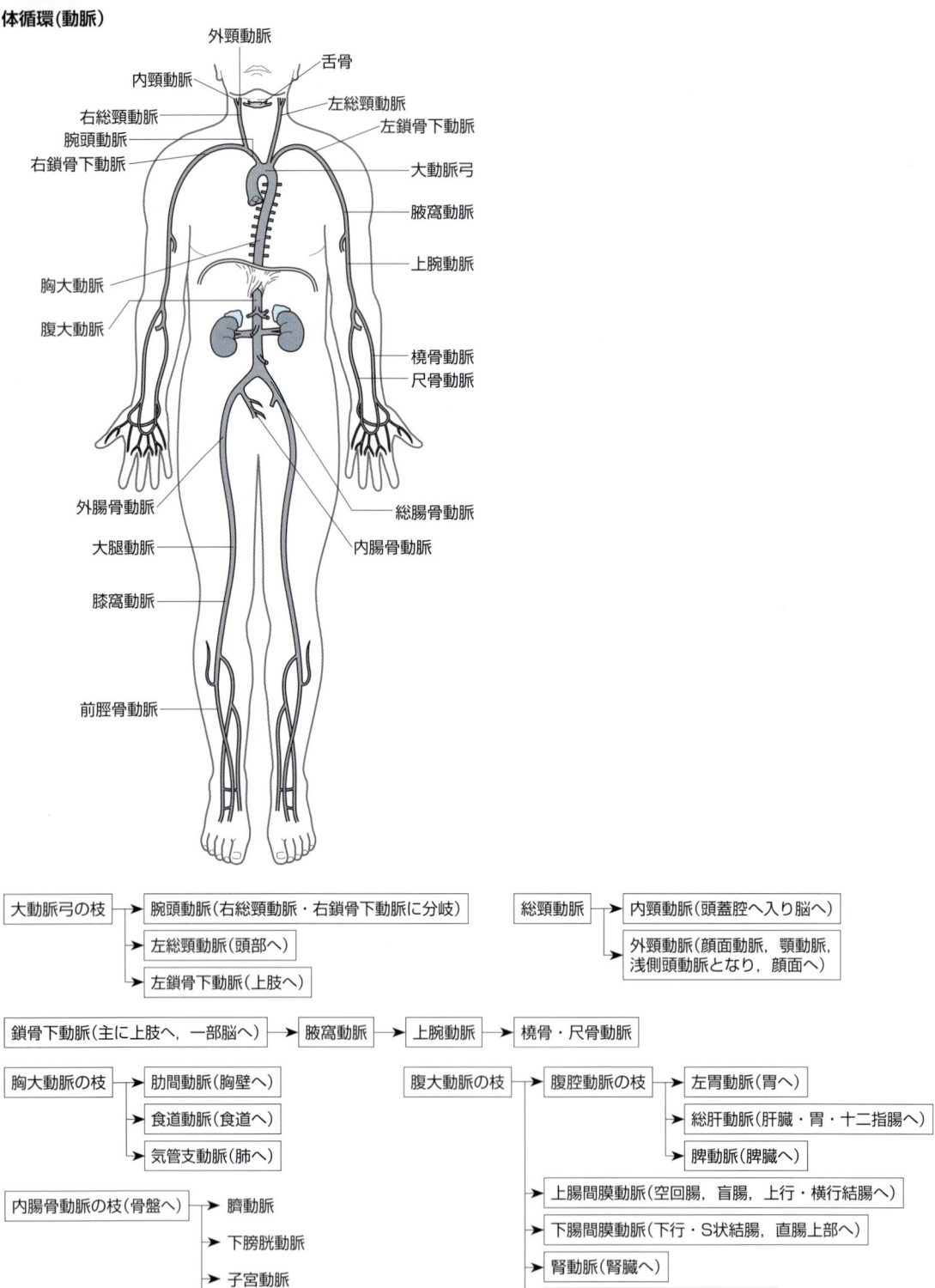

## 補足

**体循環（動脈）**

図中ラベル：外頸動脈、内頸動脈、舌骨、右総頸動脈、左総頸動脈、腕頭動脈、左鎖骨下動脈、右鎖骨下動脈、大動脈弓、腋窩動脈、上腕動脈、胸大動脈、腹大動脈、橈骨動脈、尺骨動脈、外腸骨動脈、総腸骨動脈、大腿動脈、内腸骨動脈、膝窩動脈、前脛骨動脈

- 大動脈弓の枝 → 腕頭動脈（右総頸動脈・右鎖骨下動脈に分岐）
  - → 左総頸動脈（頭部へ）
  - → 左鎖骨下動脈（上肢へ）

- 総頸動脈 → 内頸動脈（頭蓋腔へ入り脳へ）
  - → 外頸動脈（顔面動脈、顎動脈、浅側頭動脈となり、顔面へ）

- 鎖骨下動脈（主に上肢へ，一部脳へ） → 腋窩動脈 → 上腕動脈 → 橈骨・尺骨動脈

- 胸大動脈の枝 → 肋間動脈（胸壁へ）
  - → 食道動脈（食道へ）
  - → 気管支動脈（肺へ）

- 腹大動脈の枝 → 腹腔動脈の枝 → 左胃動脈（胃へ）
  - → 総肝動脈（肝臓・胃・十二指腸へ）
  - → 脾動脈（脾臓へ）
  - → 上腸間膜動脈（空回腸，盲腸，上行・横行結腸へ）
  - → 下腸間膜動脈（下行・S状結腸，直腸上部へ）
  - → 腎動脈（腎臓へ）
  - → 精巣・卵巣動脈（精巣・卵巣へ）

- 内腸骨動脈の枝（骨盤へ） → 臍動脈
  - → 下膀胱動脈
  - → 子宮動脈
  - → 中直腸動脈
  - → 内陰部動脈

- 外腸骨動脈（下肢へ） → 大腿動脈 → 膝窩動脈 → 前・後脛骨動脈

## 補足

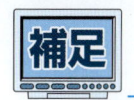

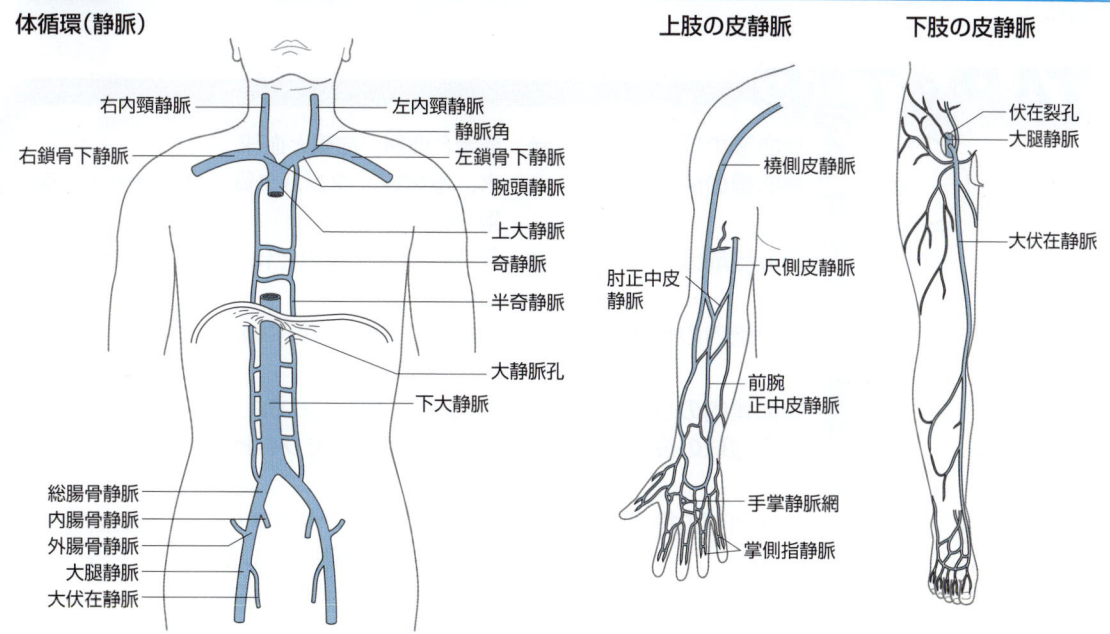

### 体循環（静脈）

### 上肢の皮静脈

### 下肢の皮静脈

上大静脈・下大静脈を連絡する静脈に奇静脈系がある。奇静脈系は胸壁の静脈（肋間静脈）を集め，上大静脈に流入する。

## 補足

### 肝門脈

消化管・脾臓からの静脈血を肝臓に運ぶ血管。門脈圧が亢進したとき，側副路として食道下部へ（食道静脈瘤→吐血），直腸下部へ（痔核→下血），腹壁へ（メズサの頭，腹水の貯留）流れ，種々の症状を起こすことがある。

### 胎児循環

胎児には臍静脈・静脈管・卵円孔・動脈管・臍動脈があり，出生後はそれぞれ閉じて，肝円索・静脈管索・卵円窩・動脈管索・臍動脈索となる。

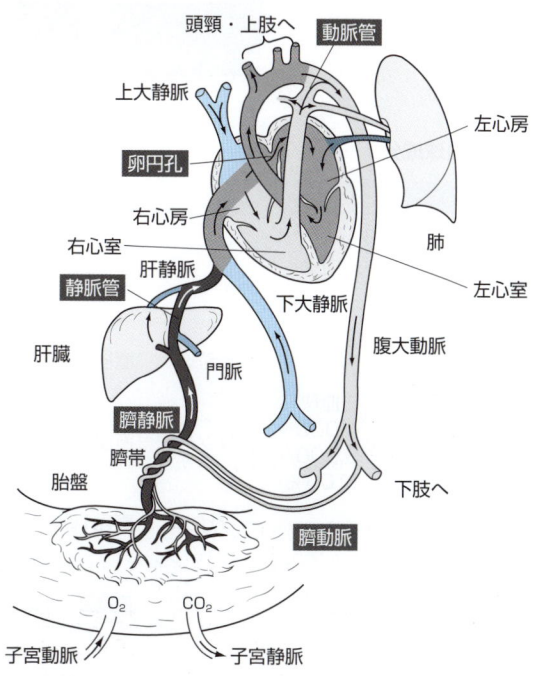

(芝 紀代子 編，佐藤健次 著：臨床検査技師 ブルー・ノート基礎編 2nd edition，メジカルビュー社，2013．より一部改変引用)

# 5 血液

人体の構造および機能

## TAP & TAP

- ●血液の成分 ⇒ 血清と血餅，血漿と血球
- ●血漿の成分 ⇒ 水，電解質，タンパク質，グルコース，尿素など
- ●血球成分 ⇒ 骨髄幹細胞からの分化→赤血球，白血球，血小板
- ●血管内の骨髄球 ⇒ 赤血球，顆粒球（好中球，好酸球，好塩基球），単球
- ●血管内のリンパ球 ⇒ Tリンパ球とBリンパ球
- ●赤血球の役割 ⇒ 酸素の運搬，ヘモグロビンの構造，赤血球の破壊
- ●白血球の役割 ⇒ 好中球，単球（マクロファージ）→貪食作用
  好酸球，好塩基球→アレルギー反応，ヒスタミンの遊離，血管透過性の亢進
  Bリンパ球（形質細胞）→抗体の産生（液性免疫）
  Tリンパ球→細胞性免疫
- ●血小板の役割 ⇒ 止血（一次凝固）
- ●血液凝固 ⇒ 一次止血（血小板）と二次止血（凝固因子）
- ●凝固因子 ⇒ フィブリノゲン（Ⅰ），プロトロンビン（Ⅱ），$Ca^{2+}$（Ⅳ）など
- ●凝固阻止 ⇒ アンチトロンビン，ヘパリン
- ●線溶 ⇒ プラスミン

表1 血球成分

| 血液量 (体重の8%) =血漿(55%) 血球(45%) | | | 大きさ | 数 | 寿命 |
|---|---|---|---|---|---|
| | 赤血球 | | 直径7〜8μm 厚さ2μm 円板状 | 男450万/μl 女400万/μl | 120日 |
| | 白血球 4,000〜 9,000/μl (100%) | 顆粒球 | 直径10μm | 好酸球2〜4% 好中球40〜70% 好塩基球0.5〜1% | 2〜3日 |
| | | リンパ球 | 直径6〜16μm | 25〜40% | Bリンパ球：数日 Tリンパ球：数年 |
| | | 単球 | 直径10〜15μm | 3〜6% | 数ヶ月 ※血管外に出るとマクロファージ（大食細胞）となる |
| | 血小板 | | 直径2〜4μm | 15万〜40万/μl | 10日 ※巨核球の細胞質の断片 |

## 用語アラカルト

**＊1 血液**
比重1.05〜1.06，pH7.35〜7.45，粘調性，5*l*。
動脈血30％，静脈血70％で動脈血が2*l*以上失血したときは致命的となる。

**＊2 血漿**
血液の55％。$Ca^{2+}$，タンパク質や尿素，ホルモンなどを含んでいる。

**＊3 血清**
マムシやハブの抗血清は馬の血清が用いられる。ヒトと異種の血清のため，不純物に免疫力が働いて血清病を起こすことがある。

**＊4 血漿中のタンパク質**
7g/d*l*。肝臓で作られる。

**図2　血漿蛋白の電気泳動図**

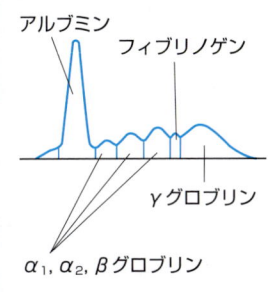

アルブミン
フィブリノゲン
γグロブリン
$α_1, α_2, β$グロブリン

**＊5 膠質浸透圧**
血漿蛋白によって作られる浸透圧（25mmHg）。間質液から毛細血管への水分の吸引力となる。

## 血漿の成分

- 血液（blood）[＊1]の成分はそのまま沈殿させると**血清**と**血餅**に，遠心分離すると**血漿**と**血球**に分かれる（図1）。
- **血漿**（plasma）[＊2]は栄養素や各種タンパク，電解質，血液凝固因子など血球以外の成分を含んでいる。
- 血漿からフィブリノゲンなどの凝固因子を除いたものを血清（serum）[＊3]という。
- 血漿の組成：水（91％）
  　　　　　　電解質（1％）
  　　　　　　タンパク質（7％）[＊4]
  　　　　　　グルコース，アミノ酸，ビタミン，尿素，尿酸，クレアチニン，ホルモン，酵素
- 血漿蛋白：アルブミン5g/d*l* ＝膠質浸透圧[＊5]，水に不溶性なものの運搬，
  　　　　　グロブリン（$α，β，γ$の3種がある）＝生体防御，運搬，
  　　　　　フィブリノゲン＝止血

**図1　血清と血餅，血漿と血球**

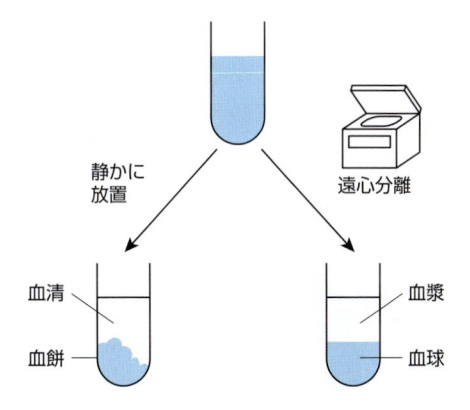

静かに放置　／　遠心分離
血清／血餅　　血漿／血球

静かに血液を放置しておくと底の赤い塊と上澄みに分かれる。赤い塊は，凝固因子が活性化して血球とフィブリンが一塊化した血餅である。上澄み部分を血清という。一方，遠心分離で一気に血液を分離すると，血球部分とそれ以外の上澄み成分である血漿に分かれる。

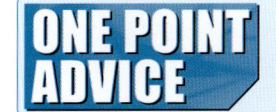

## ONE POINT ADVICE

- 血清と血漿の違いは，凝固因子が含まれていないかどうかである。マムシ咬傷や破傷風の治療には血清を使用し，肝不全や白血病の治療には血漿を使用する。凝固因子を必要とするかしないかで，明瞭に使い分けられる。

## 血球成分

- 血球(blood cell)は，赤血球(erythrocyte，400万/$\mu l$)，白血球(leukocyte，4,000～9,000/$\mu l$)，血小板(platelet，15万～40万/$\mu l$)からなる。
- 特に血液中の赤血球の占める割合をヘマトクリット(Ht)といい，平均で40～45％である(男性＞女性)。

### 赤血球の役割

- **赤血球**の役割は**酸素の運搬**である。
- 赤血球は核をもたず細胞分裂はしない。
- 赤血球には**ヘモグロビン(Hb)**[*6]とよぶ鉄を含むタンパク質がある。鉄はヘムの部分に含まれていて，ヘモグロビン1分子で**4個の鉄**と結合できる。
- 酸素解離曲線は，組織に酸素を受け渡す度合いを示す曲線で，pHや体温，$PaO_2$などの影響を受ける。これを**ボーア効果**という(「呼吸」の項のp.144参照)。
- 赤血球の寿命は**約120日**で，古い赤血球は脾臓や肝臓などの網内系で処理される。
- ヘモグロビンが処理されると，ヘムは**ビリルビン**となり，**胆汁**として便中に排泄される。
- 赤血球は血中の酸素が少なくなると，腎臓の**エリスロポエチン**によって産生が促される(「腎・泌尿器」の項のp.178参照)。

**図3　ヘモグロビンの構造**

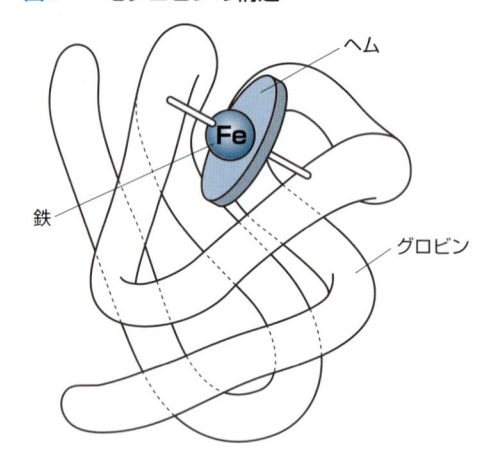

### 白血球の役割

- 白血球は赤血球と違って有核である。一部は細胞分裂も行う。
- 白血球は細菌やウイルス，腫瘍などから**生体を防御する免疫**に関与している(「外部環境からの防御」の項(p.223)参照)。
- **好中球**は細菌を食べる**貪食機能**や，血管外の炎症のあるところに自由に行ける**遊走性**が著明である。
- **好酸球**は主として**アレルギー**に関与する。
- **好塩基球**は血管の透過性を亢進する**ヒスタミン**などの物質を遊離する。
- **リンパ球**はBリンパ球とTリンパ球があり，前者は抗体を作る**液性免疫**に，後者は選択的に細胞を殺す**細胞性免疫**に関与する。
- **単球**は貪食作用が盛んで，組織内で**マクロファージ**に分化する。マクロファージはTリンパ球に抗原を提示する役割もある。

---

### 補足

**貧血**
- 全血液のHb量の減少を貧血という。鉄欠乏性貧血，巨赤芽球貧血(悪性貧血)，溶血性貧血，再生不良性貧血などがある。

**一酸化炭素中毒**
- ヘモグロビンに一酸化炭素COがつく能力は酸素の200倍以上といわれ，COが存在すると酸素不足となり中毒が起こる。

### 用語アラカルト

[*6] **ヘモグロビン(血色素)(hemoglobin)**
赤血球が赤いのはこの色素があるから。胎児ではHbF，生後はHbAに変わる。

図4 さまざまな免疫の方法

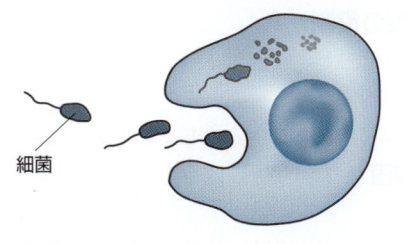

a 貪食作用(好中球やマクロファージ)
細菌
食べて殺す！

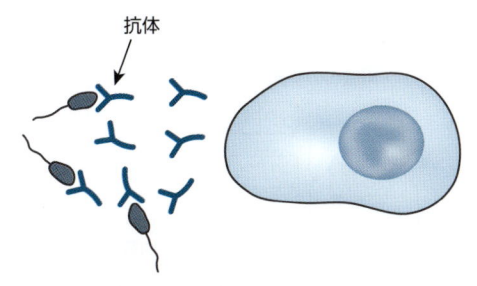

b 液性免疫(Bリンパ球)
抗体
飛び道具(抗体)を作って殺す！

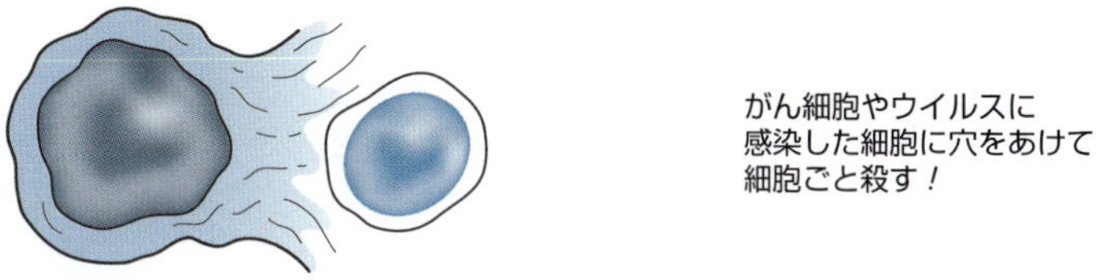

c 細胞性免疫(Tリンパ球)
がん細胞やウイルスに感染した細胞に穴をあけて細胞ごと殺す！

## 補足

● 好酸球や好塩基球の役割は，ちょっとわかりにくい。好酸球も好塩基球も主としてアレルギーに関係している。特に好塩基球はヒスタミンやロイコトリエンなどの物質を放出して，血管内皮細胞間の隙間を拡げ，好中球や単球が血管内から組織に移行しやすいようにする。これを血管透過性の亢進という。
透過性が亢進すると水分も血管外に出て行くため，末梢循環不全を起こして，重篤な場合はショックになる。これがスズメバチに刺された場合などに起こるアナフィラキシーショックである。

## 用語アラカルト

**＊7 顆粒球**
好中球(neutrophil)，好酸球(eosinophil)，好塩基球(basophil)がある。

**＊8 Tリンパ球**
Tリンパ球は，血中リンパ球の70〜80％を占める。Bリンパ球が胸腺で分化成熟した最強のリンパ球の1つ。この機能がHIVウイルスによって破壊された疾患がAIDSである。

**＊9 NK細胞**
特にがん細胞やウイルスに感染した細胞だけを破壊する特殊なリンパ球。その能力は獲得したものではなく自然に備わった能力という意味で，natural killer(自然の殺し屋)と名付けられた。

## ONE POINT ADVICE

● 一概に骨髄系幹細胞，リンパ球系幹細胞といっても，骨髄内における分類は非常に複雑である。例えば顆粒球(granulocyte)＊7は，幹細胞→骨髄芽球→前骨髄球→骨髄球→後骨髄球に順次分化し，赤血球も，前赤芽球→好塩基赤芽球→好酸赤芽球→網状赤血球と分化する。白血病や悪性リンパ腫の病態理解に必要であるから，一度は，血液学専門書で確認しておくとよいだろう。

● Tリンパ球(T cell)＊8は，胸腺で活性化されるので，胸腺が年齢的に衰えてくると次第にそのパワーが減ってくる。Tリンパ球はNK細胞(NK cell)＊9とともに，がん細胞を攻撃してくれる能力があるので，それらの衰えは，がん発生率が中高年に増加する原因の1つではないかと考えられている。

### ■血小板の役割
- 血球の中では最も小さく，細胞質の一部のため，核もなく細胞分裂もしない。
- 骨髄の巨核芽球より分化した巨核球の細胞質がちぎれてできる。
- **血液凝固**（一次止血）に関与し，肝臓で産生される**トロンボポエチン**で刺激を受ける。
- 血液凝固については，次節p.172〜173参照。

図5 血球の役割のまとめ

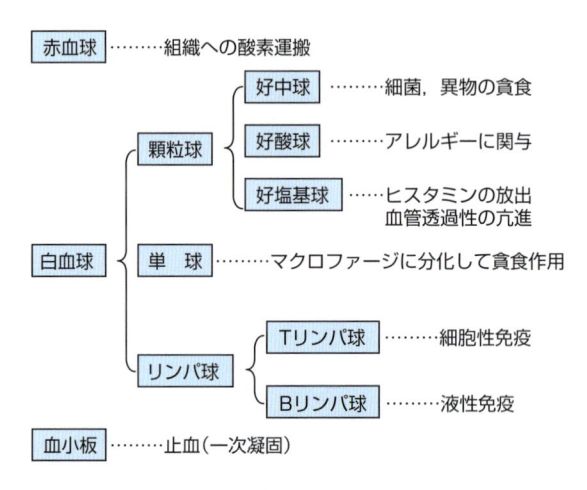

```
赤血球 ……… 組織への酸素運搬

                    ┌ 好中球 ……… 細菌，異物の貪食
          ┌ 顆粒球 ─┼ 好酸球 ……… アレルギーに関与
          │         └ 好塩基球 … ヒスタミンの放出
白血球 ──┤                         血管透過性の亢進
          ├ 単 球 ……… マクロファージに分化して貪食作用
          │         ┌ Tリンパ球 ……… 細胞性免疫
          └ リンパ球┤
                    └ Bリンパ球 ……… 液性免疫

血小板 ……… 止血（一次凝固）
```

### ■血液型
- ABO血液型，Rh血液型が一般に使われる。
- 赤血球表面の抗原（A抗原，B抗原の有無）と血清中の抗体（抗A，抗Bの有無）により，ABO型が決定される。
- 日本人はRh−が0.5％である。
- 輸血のとき，不適合の場合赤血球凝集，血管内溶血が起こる。
- 不適合輸血を防ぐために，交差適合試験（クロスマッチ）を行う。

|  | A | B | AB | O |
|---|---|---|---|---|
| 赤血球の抗原 | A | B | A，B | — |
| 血清中の抗体 | 抗B | 抗A | — | 抗A，抗B |
| 遺伝子型 | AAかAO | BBかBO | AB | OO |
| 日本人の出現 | 40% | 20% | 10% | 30% |

**補足**

**Rh血液型不適合妊娠**
- Rh−型の女性がRh＋型の胎児を妊娠すると，母親の胎内にRh抗体ができ，次の妊娠のとき，胎盤を通過したRh抗体が胎児を攻撃することがある。
  ※Rh＋：アカゲザルの赤血球の抗原と同じものがあるという意味。

**Rh抗原（Rh因子）**
- Rh−の人にRh抗原が入るとRh抗体が作られる。ABO型抗原は自然抗体で，もともと血漿中に存在する。Rhの抗体（IgG）は胎盤を通過するがABO型の抗体（IgM）は通過しない。

## 用語アラカルト

**\*10 幹細胞（stem cell）**
さまざまな体内の細胞に分化する能力を持つ根幹の細胞。
ES細胞やiPS細胞なども，これに含まれる。京都大学の山中伸弥教授は，iPS細胞の発見で2012年のノーベル生理学・医学賞を受賞した。

**\*11 形質細胞（別名プラズマ球）**
Bリンパ球から分化し，血管外にでた細胞で抗体を分泌する。

## ■造血機構

- 血球は成人では主として**骨髄**で作られ，脾臓や肝臓で破壊される。
- 血球はすべて骨髄の**幹細胞**[*10]から分化し，骨髄系とリンパ系に分かれる。
- **骨髄球**とは，赤血球，好中球，好塩基球，好酸球，単球，およびそれらに分化する骨髄系幹細胞を指す。
- **リンパ球**とは，Bリンパ球，Tリンパ球，およびそれらに分化するリンパ系幹細胞を指す。

**図6 血球の分化と種類**

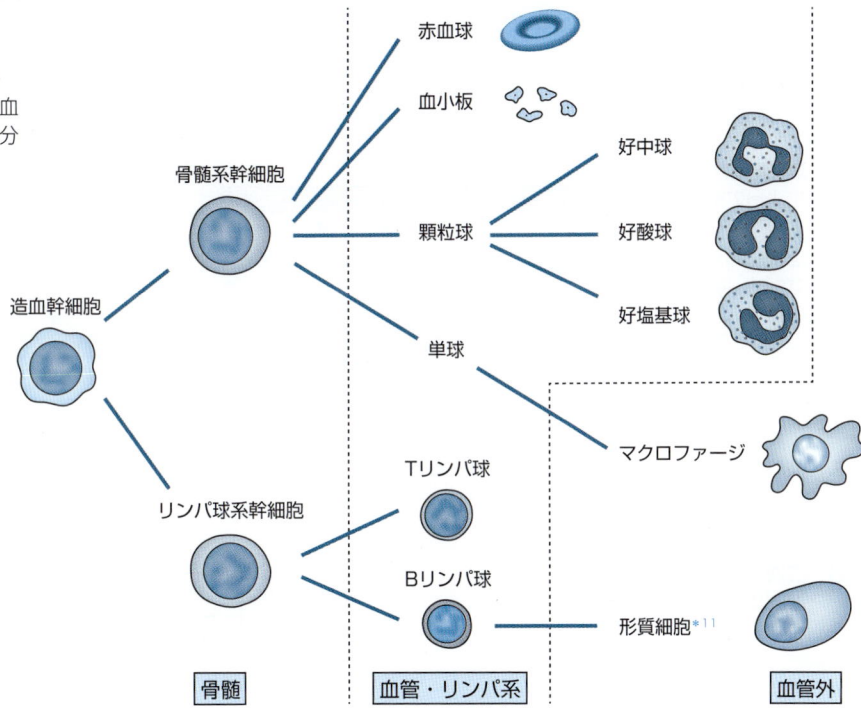

造血幹細胞 → 骨髄系幹細胞 → 赤血球／血小板／顆粒球（好中球・好酸球・好塩基球）／単球 → マクロファージ
造血幹細胞 → リンパ球系幹細胞 → Tリンパ球／Bリンパ球 → 形質細胞[*11]

［骨髄］［血管・リンパ系］［血管外］

## 血液の凝固と線維素溶解

### 血液凝固（blood coagulation）

- 出血はやがて止血し，血液は凝固する。止血機構には**血小板**が関係する**一次止血**（primary hemostasis）と，**凝固因子**が関係する**二次止血**（secondary hemostasis）がある。
- 二次止血に関係する因子は15種類ほどが知られているが，最終的に**プロトロンビン**[*12]が**トロンビン**に活性化し，これが**フィブリノゲン**（fibrinogen）[*13]に作用して**フィブリン**となり血液凝固が完成する。
- 凝固した血液は時間が経つと再び溶解するが，これを**線溶**という。線溶には**プラスミン**というタンパク分解酵素が働く。

**図7　一次止血，二次止血の概要**

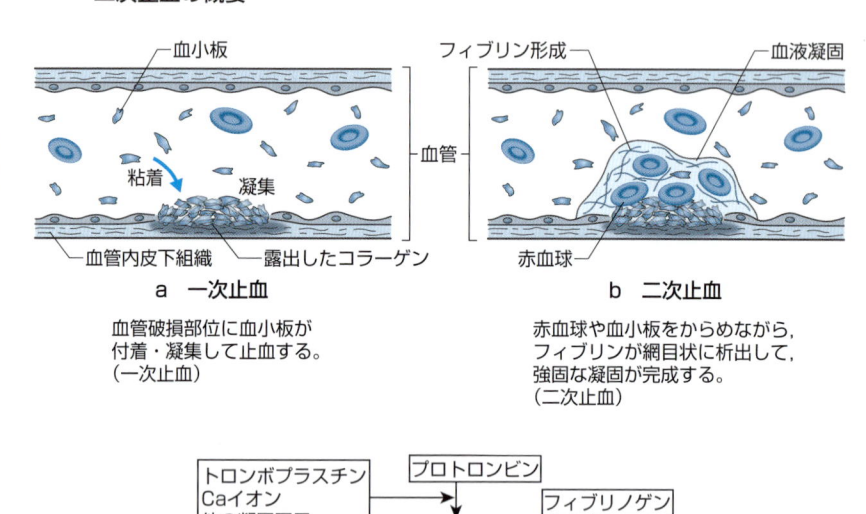

a　一次止血
血管破損部位に血小板が付着・凝集して止血する。（一次止血）

b　二次止血
赤血球や血小板をからめながら，フィブリンが網目状に析出して，強固な凝固が完成する。（二次止血）

**図8　二次止血における凝固因子の活性化**

トロンボプラスチン／Caイオン／他の凝固因子 → プロトロンビン → トロンビン → フィブリノゲン → フィブリン

### 血液凝固の阻止

- 正常な血管内で血液凝固を防ぐ機構を凝固阻止という。
- **アンチトロンビン**はトロンビンと結合してトロンビンの作用をなくす。
- **ヘパリン**はアンチトロンビンの作用を促進する（血栓の形成を防止している）。
- **トロンボモジュリン**はトロンビンを吸着し，抗凝固物質（プロテインC）を活性化する。

### 線維素溶解

- 血餅を溶解する反応を線維素溶解（フィブリン溶解，線溶）という。
- **プラスミン**（plasmin）[*14]がフィブリンを分解する。
- プラスミノゲンは肝臓で合成され，血管内皮細胞が作る組織プラスミノゲンアクチベーターによって変換される。

---

### 用語アラカルト

**＊12　プロトロンビン（prothrombin）**
トロンボプラスチンによって，トロンビンに活性化される。脱$Ca^{2+}$によって，この過程は阻害される。

**＊13　フィブリノゲン**
トロンビン（第Ⅱ因子）によって，フィブリンに活性化し，第二止血は完成する。線溶系によって分解された産物はFDP（fibrin/fibrinogen degradation products）とよばれ，播種性血管内凝固（DIC）の重要な指標の1つである。

**＊14　プラスミン**
プラスミノゲンアクチベーター（PA）によってプラスミノゲンから活性化される。PA（t-PA，ウロキナーゼなど）は線溶療法に用いられる。

## 用語アラカルト

*15 **プロトロンビン時間**
外因系因子の検査。延長すれば，I，II，V，VII，X因子の異常が考えられる。

*16 **活性化部分トロンボプラスチン時間**
内因系因子の検査。延長すればI，II，V，VIII，IX，X，XI，XII因子の異常が考えられる。

## 補足

●下図に血液凝固系カスケード（階段図）の概略を掲げておく。結構，複雑だが，出血傾向の血液検査であるPT（prothrombin time, プロトロンビン時間[*15]）やAPTT（activated partial thromboplastin time, 活性化部分トロンボプラスチン時間[*16]）を理解するためには必要である。凝固系の制御は，臨床工学技士の大きな仕事の1つでもある。

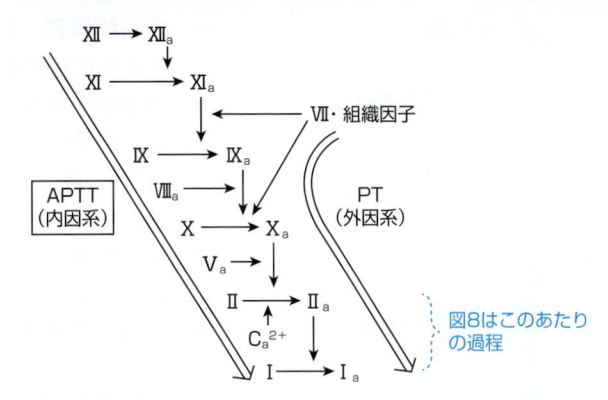

```
   XII ──→ XIIa
            ↓
    XI ──→ XIa
            ↓    ←──── VII・組織因子
    IX ──→ IXa       ╲
          ↙            ╲
       VIIIa            ╲
         ↓               ╲
APTT    X ──→ Xa          PT
(内因系)      ↓          (外因系)
           Va↓
            ↓
           II ──→ IIa         図8はこのあたり
              Ca²⁺↑           の過程
            ↓
            I ──→ Ia
```

| 第I因子 | フィブリノゲン | 第VIII因子 | 抗血友病因子 |
|---|---|---|---|
| 第II因子 | プロトロンビン | 第IX因子 | クリスマス因子 |
| 第III因子 | トロンボプラスチン | 第X因子 | スチュアート因子 |
| 第IV因子 | $Ca^{2+}$ | 第XI因子 | 血漿トロンビン前駆体 |
| 第V因子 | 不安定因子 | 第XII因子 | ハゲマン因子 |
| 第VI因子 | 欠 | 第XIII因子 | フィブリン安定化因子 |
| 第VII因子 | 安定因子 | | |

**※注記**
$Ca^{2+}$：第IV因子である。$Ca^{2+}$はプロトロンビンをトロンビンに賦活化させるために必要な凝固因子。これを阻害するのにクエン酸ナトリウムが用いられる。クエン酸ナトリウムは可逆的阻害をする安全な薬物なので臨床では多用される。
**抗血友病因子**（anti-hemophilic factor）：第VIII因子である。この因子は血友病Aを発症させ，伴性遺伝する。19世紀から20世紀初頭にヨーロッパ王室を襲った血友病は歴史的にも有名。血友病Bは第IX因子の欠乏による。
**ビタミンK依存因子**：脂溶性のビタミンKがなければ産生できない因子。第II，VII，IX，X因子がこれにあたる。「ニクナットウ」と覚えよう！

# 6 腎・泌尿器

人体の構造および機能

## TAP & TAP

| | | |
|---|---|---|
| ●腎臓 | ⇒ | 後腹膜器官，130g，ソラマメ形，副腎とともに脂肪被膜中に存在 |
| ●腎臓の働き | ⇒ | 血液中の老廃物を濾過して尿[*1]を作り，血液の性状を一定に保つ |
| ●尿路 | ⇒ | (腎杯→腎盤)→尿管(2本)→膀胱(1つ)→尿道(1本) |
| ●ネフロン | ⇒ | 機能的最小単位(腎単位)，腎小体と尿細管，片側に100万個 |
| ●尿中の物質 | ⇒ | 余分な含窒素老廃物として尿素，尿酸，クレアチニン，アンモニアなど $H^+$, $K^+$, $Cl^-$など |
| ●糸球体 | ⇒ | 特殊な毛細血管，糸球体毛細血管からボウマン嚢に原尿を濾過する |
| ●尿細管 | ⇒ | 近位尿細管，ヘンレループ，遠位尿細管，集合管がある。これらと尿細管周囲毛細血管との間で再吸収と分泌が起こる |
| ●傍糸球体装置 | ⇒ | レニン，アンギオテンシン，アルドステロン系と高血圧 |
| ●腎臓が産生するもの | ⇒ | エリスロポエチン，ビタミンDなど |
| ●腎クリアランス | ⇒ | イヌリン→GER，パラアミノ馬尿酸→RPF |
| ●排尿の機序 | ⇒ | 排尿反射(仙髄$S_2$〜$S_4$) |
| ●排尿の自律神経支配 | ⇒ | 交感神経は膀胱を弛緩し，副交感神経は収縮させる |
| ●尿の異常 | ⇒ | 血尿(糸球体腎炎，尿管結石)，タンパク尿(ネフローゼ症候群) |
| ●排尿障害 | ⇒ | 排尿反射の障害(椎間板ヘルニア)と前立腺肥大 |

### 用語アラカルト

[*1] 尿
ドイツ語でハルンともいう。水分は95%，固形成分(尿素・尿酸・クレアチニン，NaCl)が5%。比重：1.015〜1.025(尿量に比例)，色：淡黄色(ウロビリン)。

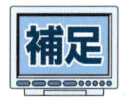

### 補足

泌尿器系
●urinary system。腎臓と尿路からなる。

## 腎・泌尿器の構造

### ■腎臓(kidney)

①位置
- 後腹壁で腎筋膜，脂肪被膜，線維被膜に包まれ(後腹膜器官)，左右1対存在する。第12胸椎から第3腰椎の高さに位置するが，右腎は左腎に比べやや低位置にある。
- ソラマメ状で長さ10cm，重さ130g。皮質と髄質をもつ実質性器官である。

②腎門
- 前から腎静脈・腎動脈・尿管が出入りする。腎動脈は腹大動脈より直接分枝し，心臓からの拍出量の20%が流れる。

## 用語アラカルト

*2 ネフロン
ヘンレのループの長さによって、長・短ループネフロンに分類されることもある。

- 腎動脈は葉間動脈→弓状動脈→小葉間動脈→輸入細動脈→糸球体→輸出細動脈となり、尿細管周囲で毛細血管となり、静脈となる。

### ③ネフロン*2（nephron、腎単位）

- 1個の腎小体（renal corpuscle）と1本の尿細管からなり、腎臓の機能的最小単位である。片側の腎臓に約100万個のネフロンがある。
- 糸球体（glomerulus）が皮質の表層近くに位置するものを皮質ネフロン、皮質の中間部に位置するものを中皮質ネフロン、髄質近くに位置するものを傍髄質ネフロンに分ける。
- 腎小体は特殊の毛細血管で血液を濾過する**糸球体**とそれを包むボウマン嚢（Bowman's capsule）からなる。ボウマン嚢は近位尿細管へ続き、さらにヘンレループ（係蹄、ワナ）、遠位尿細管となる。集合管は数個の尿細管を集める。尿細管と集合管では再吸収と分泌が行われる。

図1 腎臓と尿路の解剖

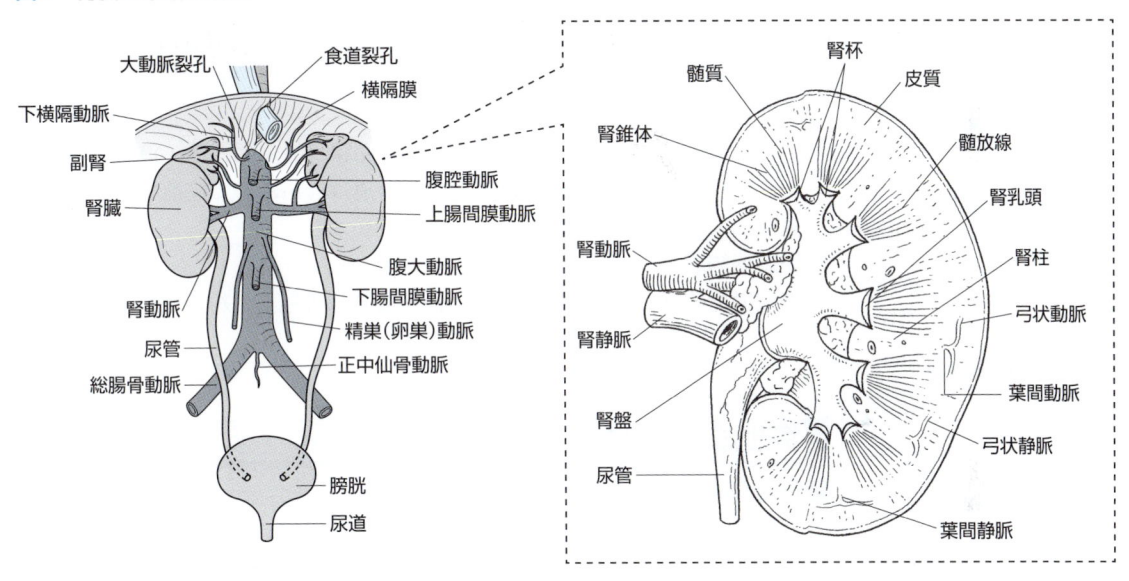

図2 ネフロンの構造

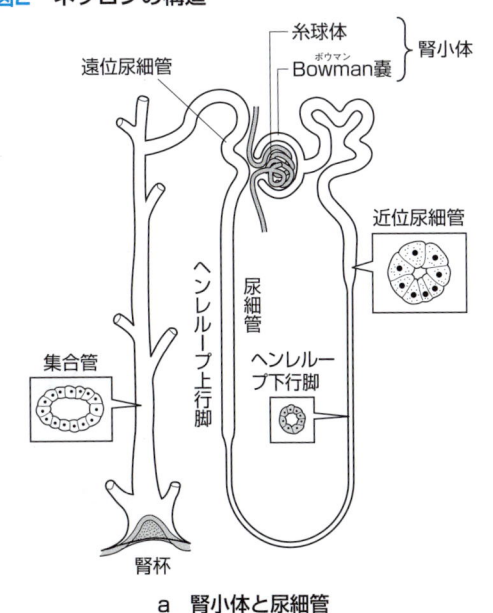

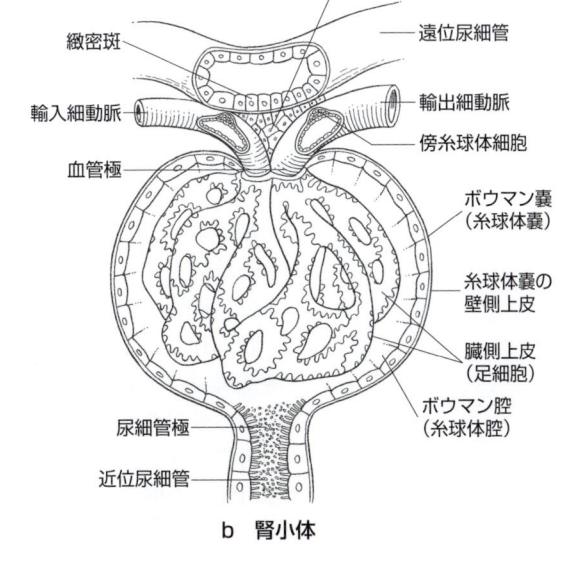

a 腎小体と尿細管

b 腎小体

**補足**

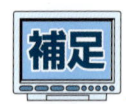

**血液尿関門（糸球体濾過バリア）**
● 窓あき型毛細血管内皮細胞－基底膜－（タコ）足細胞の3層構造で，血漿が濾過され原尿となる。濾過には基底膜が重要な機能をもつ。濾過膜ともいう。

**用語アラカルト**

＊3　**尿管の生理的狭窄部**
尿管起始部，総腸骨動脈との交叉部，膀胱壁貫通部の3カ所。

＊4　**前立腺**
前立腺液の分泌と精液の射出に関係する。男性の尿道がなかを貫いている。

＊5　**内尿道括約筋**
膀胱括約筋ともいい，平滑筋で自律神経の支配を受ける。外尿道括約筋は横紋筋で脊髄神経の支配を受け，自分の意志で収縮させることができる（排尿を我慢できる）。

④ 傍糸球体装置（JGA：juxtaglomerular apparatus）
● 遠位尿細管の上皮が特殊化した緻密斑と輸入細動脈および輸出細動脈の平滑筋が特殊化した細胞群（傍糸球体細胞）で，レニンを分泌する。レニンは血圧を上昇させ，糸球体濾過量を調節する。

⑤ **メサンギウム細胞**
● 糸球体毛細血管の中と外を結ぶ特殊な結合組織の細胞。血圧に対して糸球体を守る。

⑥ **足細胞**
● 糸球体の表面を覆う細胞で多数の足を伸ばしたタコのような形をしている。

⑦ **尿管（ureter）**
● 集合管の先は腎乳頭となり，腎杯に開く。腎杯は1つの腎臓に10～15個あり，腎盤（腎盂）となり，腎臓から出て尿管になる。尿管には**生理的狭窄部**[*3]が3カ所あり，長さ25～30cm，左右の尿管口で膀胱底に開く。

⑧ **膀胱（urinary bladder）**
● 約500mlの尿（urine）を貯留する嚢。膀胱三角は左右の尿管口と内尿道口を結ぶ三角で粘膜ヒダが平坦である。

⑨ **尿道（urethra）**
● 男性の尿道は16～20cmで，壁内部・前立腺[*4]部・隔膜部・海綿体部に分かれ，2カ所で彎曲している。女性の尿道は4cmほどで腟前庭にある外尿道口に開く。

⑩ **尿道括約筋**
● **内尿道括約筋**[*5]は膀胱壁の平滑筋からなり，外尿道括約筋は横紋筋からなる。

## 尿生成のメカニズム

### ■糸球体の機能

● ボウマン嚢内の糸球体毛細血管から，尿素，尿酸，クレアチニン，アンモニアなどの老廃物や，$Na^+$，$K^+$などの電解質，さらに体に必要なアミノ酸やブドウ糖などの分子量が小さい物質が尿細管に**濾過**される（原尿）。
● 分子量の大きなタンパク質や血球成分などは濾過されない。

### ■尿細管機能（図3）

● 尿細管は近位尿細管，ヘンレループ，遠位尿細管，集合管に分類される。
● 尿細管から必要な物質や一部の電解質を，尿細管周囲毛細血管内に戻す働きを**再吸収**という。
● 血管内から尿細管に不要な物質を排出する働きを**分泌**という。
● 糸球体から濾過されたアミノ酸やブドウ糖はすべて近位尿細管で再吸収される。
● 糸球体から濾過された水分も，尿細管でほとんどが再吸収される。原尿は1日180 lに及ぶが，尿量は一日平均1.5 l程度であり，**99％の水分は再吸収**されている。
● 電解質についての再吸収と分泌の様子を図4に示す。$Na^+$は，どの部位でも再吸収される。$H^+$はどの部位でも分泌される。$K^+$は，近位尿細管では再吸収され，遠位尿細管では再吸収と分泌が両方起こる。
● 再吸収の機構は能動輸送と受動輸送がある。

図3 腎臓の機能のまとめ（図2参照）　　図4 尿細管における電解質，水分の再吸収と分泌

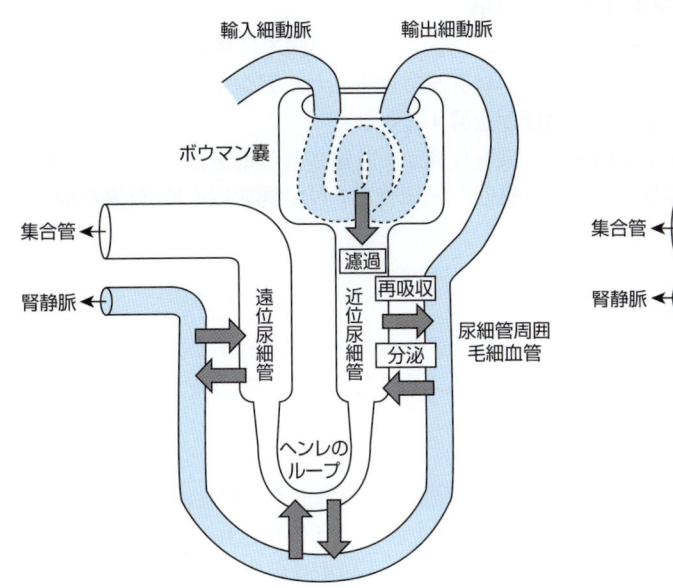

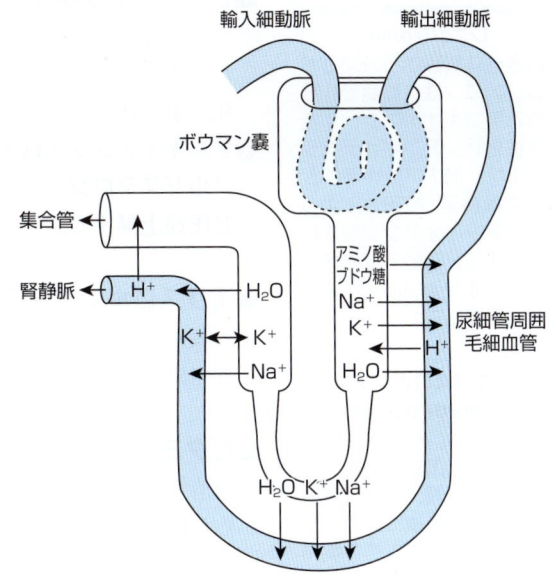

表1　尿細管の再吸収と分泌

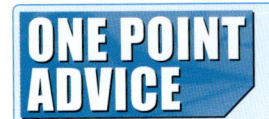

| | 近位尿細管 | ヘンレループ | 遠位尿細管 | 集合管 |
|---|---|---|---|---|
| 再吸収 | 水（70〜80%）<br>ブドウ糖，アミノ酸，ビタミンCなど | 水（5%） | 水（15%）<br>ADHで促進<br>アルドステロンで促進 | 水（4%）<br>ADHで促進<br>アルドステロン で促進 |
| | $Na^+$, $K^+$, $Ca^{2+}$, $HCO_3^-$, $PO_4^-$ | $Na^+$, $Cl^-$ | $Na^+$, $K^+$, $Cl^-$, パラソルモンで$Ca^{2+}$促進 | $Na^+$ |
| 分泌 | 尿酸，アンモニア，PAH, $H^+$ | 尿素，$H^+$ | $H^+$, $K^+$ | $K^+$, $H^+$, 重炭酸イオン |

**ONE POINT ADVICE**
● 尿細管における再吸収と分泌はなかなか複雑にみえるが，$Na^+$や$K^+$の再吸収はアルドステロンによって制御され，体内の電解質バランスや血圧の調節に役立っている。$H^+$は$CO_2$とともに酸・塩基平衡に欠かすことのできない要素である。尿細管で再吸収と分泌の微妙な調節をすることによって，体内のpHや電解質バランスが保たれているのである。

## 腎由来生理活性物質

### ■レニン・アンギオテンシン系
- 動脈圧やNa濃度が低下すると，糸球体近傍の**傍糸球体装置**から**レニン**\*6が血中に分泌される。レニンは肝臓で産生される**アンギオテンシン**を活性化し末梢血管が収縮，**血圧が上昇**する。
- アンギオテンシンはまた，副腎皮質から分泌される電解質コルチコイドの**アルドステロン**の分泌を促進し，尿細管での**$Na^+$再吸収**と**$K^+$分泌**を促し，**血圧が上昇**する。

### ■エリスロポエチン\*7
- 腎臓から分泌されるホルモンで，赤血球の産生を促進する。腎不全で慢性貧血になるのは，エリスロポエチン分泌が少なくなるためである。

### ■ビタミンD
- 脂溶性ビタミンの1つで，$Ca^{2+}$の腎臓からの排泄を抑制し血中Ca濃度を高める働きがある。ビタミンDは日光によって活性化されるので，日照不足の環境などではビタミンDが不足し，くる病や骨軟化症の原因となる。

## 腎クリアランス

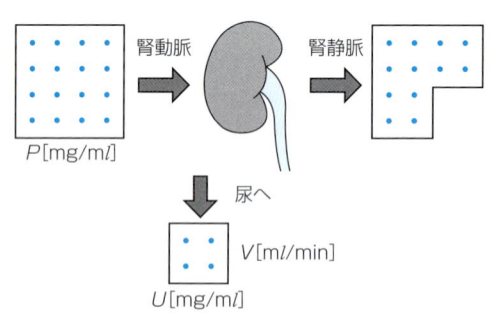

- 腎クリアランスのイメージを図5に示す。
- 腎機能の評価には，糸球体を流れる腎血流の測定が必要である。
- ある物質の尿中濃度を$U$[mg/ml]，血漿濃度を$P$[mg/ml]，1分間の尿量を$V$[ml/min]とすると，クリアランス$C$[ml/min]は，

$$C = \frac{U \times V}{P}$$

で表される。

**図5 腎クリアランスのイメージ**

血漿濃度$P$[mg/ml]の物質が腎臓を通ったときに，尿中へ濃度$U$[mg/ml]で$V$[ml/min]だけ排出されたとすると，上図のように，血漿から$U \times V$だけの物質（●）が失われたことになる。これをPで割ってやれば，その物質が失われた血漿量がわかる。つまり，クリアランスとは，腎臓でどのくらい，その物質が排出されたかを示す指標である。

- **イヌリン**を用いた場合のクリアランスを，**糸球体濾過量**（GFR\*8）という（図6）。イヌリンは糸球体から濾過された後は，再吸収も分泌もされない物質である。正常値は**90～120[ml/min]**。
- **パラアミノ馬尿酸**を用いた場合のクリアランスを，**腎血漿流量**（RPF\*9）という（図7）。パラアミノ馬尿酸は糸球体から濾過され尿細管からも分泌されるが，再吸収はされない物質である。正常値は**約700[ml/min]**。
- GFR/RPFの値を**濾過率**（FF\*10）といい，標準値は**0.2**である。

---

### 用語アラカルト

**\*6 レニン(renin)**
傍糸球体装置から分泌される。レニンは，肝臓で作られるアンギオテンシンIを活性化し，アンギオテンシンIは，肺のアンギオテンシン変換酵素（ACE）によって，アンギオテンシンIIに変化する。このアンギオテンシンIIが強い血管収縮作用を発揮して血圧を上昇させる。

**\*7 エリスロポエチン（erythropoietin）**
腎不全では，しばしば腎機能の荒廃でエリスロポエチンの産生が減少し腎性貧血をきたす。治療には，定期的なエリスロポエチン製剤の注射が行われる。

**\*8 GFR** glomerular filtration rate

**\*9 RPF** renal plasma flow

**\*10 FF** filtration fraction

### 図6　イヌリンのクリアランス

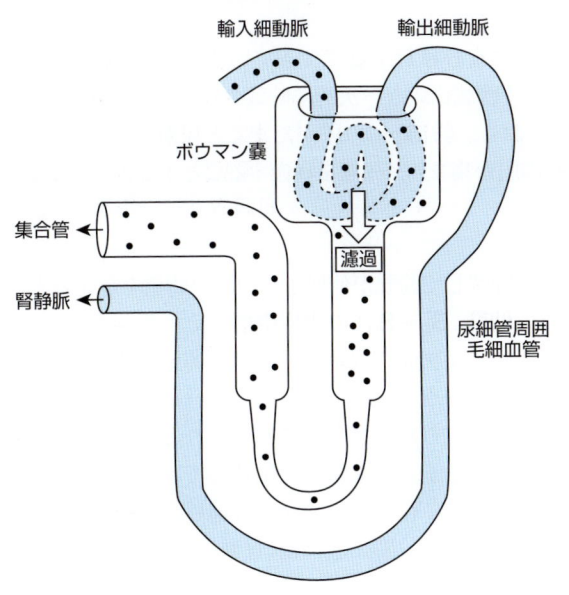

イヌリンは，糸球体で濾過されると，尿細管では再吸収も分泌もされない物質である。したがって，糸球体を流れる血液量を知るのに最も適した物質で，糸球体の機能評価に用いられる。

### 図7　パラアミノ馬尿酸のクリアランス

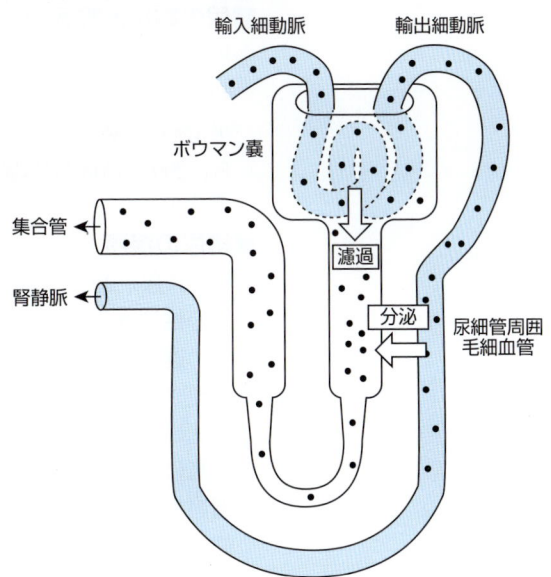

パラアミノ馬尿酸は，糸球体からの濾過と尿細管からの再分泌しかされない物質で，血液への再吸収はない。したがって，糸球体と尿細管の機能をあらわし，単位時間内に腎臓を流れる血漿量を反映する。

### 補足

### 図8　ブドウ糖やアミノ酸のクリアランス

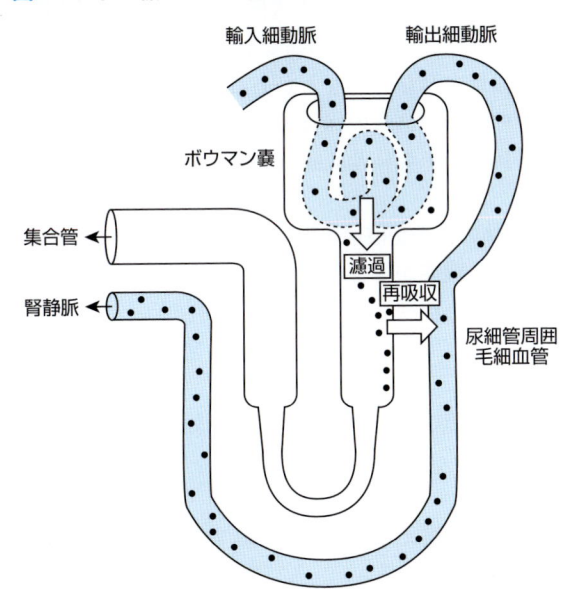

イヌリンやパラアミノ馬尿酸は，再吸収されない物質であるが，逆に糸球体で濾過された後，100％再吸収される物質もある。ブドウ糖やアミノ酸などがこれにあたる。この場合は尿中には排出されないので，クリアランスの値は0である。

● 最近は，GFRの測定にイヌリンはあまり用いられず，血中，尿中クレアチニン濃度を用いた簡便なクレアチニンクリアランスが利用されている。さらに血中クレアチニン濃度（Cr）と，性別，年齢だけから計算されるeGFR（下式）も広く使用されるようになった（ただし18歳以上，標準的な体型の日本人に適応）。

男性：　eGFR（ml/分/1.73m$^2$）＝ 194×Cr$^{-1.094}$×年齢$^{-0.287}$
女性：　eGFR（ml/分/1.73m$^2$）＝ 194×Cr$^{-1.094}$×年齢$^{-0.287}$×0.739

## 尿の貯蔵と排尿

### ■尿の輸送と貯蔵
- 尿管と膀胱の粘膜は伸縮性に富む移行上皮でできている。尿は腎臓の腎盤から常時少しずつ尿管を通り膀胱にいき一次的に貯蔵されている。膀胱壁は平滑筋が3層構造になっており，約150m$l$の尿がたまると尿意を感じる。さらに200～500m$l$では膀胱内圧が高まり，尿意を我慢することができなくなる。

### ■排尿の機序
- 膀胱に尿が200～500m$l$以上貯留して膀胱が伸展され内圧が閾値を超えると，**求心性ニューロン**によって仙髄($S_2$～$S_4$)の**排尿中枢**にその情報が伝えられ，**遠心性ニューロン**によって膀胱筋の収縮や尿道口の開口が起こり排尿が促される。これを**排尿反射**という。
- 膀胱緊満の情報は，大脳にも伝えられ尿意として認識される。また排尿を本当に実行してよいかどうかをさまざまな情報を集積して判断する。排尿調節中枢は橋に，排尿中枢は仙髄に存在する。交感神経(下腹神経)は膀胱筋を弛緩させ尿意を感じにくくする。副交感神経(骨盤内臓神経)は膀胱筋を収縮させ尿意を増強させる。
- 陰部神経(体性神経)は外尿道括約筋(随意筋)を弛緩させる。下腹神経が内尿道括約筋を弛緩させる。排尿が起こる。
- **前立腺**は男性だけにある器官で，膀胱の出口部分に尿道を取り巻くように存在し，前立腺液の分泌や射精時に精液を尿道に射出する役割をする。

### ■尿，排尿の異常
#### ①代表的な疾患
- 腎不全：腎臓が尿を作る機能を失った状態。人工透析を必要とする(腎生検：糸球体は壊れやすく再生しないので，糸球体の病変を調べるために行う)。
- 腎炎：急性・急速進行性・慢性糸球体腎炎などがある。
- ネフローゼ症候群：血液中のタンパク質の保持ができず，糸球体から漏れ出て，尿中にタンパク質が出る。糸球体基底膜の異常が生じている。

#### ②尿の異常
- 血尿：糸球体腎炎などで糸球体の構造が破壊された場合や尿管結石で起こる。
- タンパク尿：糸球体の基底膜の機能が障害されるネフローゼ症候群で起こる。低タンパク血症が持続すると浮腫を生じる。
- 糖尿：糖尿病，腎機能の低下などで起こり，ブドウ糖を含む。
- 細菌尿：尿路の感染症による。
- 多尿・乏尿：尿崩症，糖尿病，萎縮腎では多尿となり，腹水貯留，腎炎では乏尿となる。

#### ③排尿障害
- 排尿反射がうまくいかない疾患，例えば椎間板ヘルニアや脊髄腫瘍などで起こる。男性では前立腺肥大でも生じる。
- 尿路結石：シュウ酸カルシウム結石が多く，疝痛と血尿を伴うことが多い。

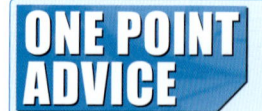

**ONE POINT ADVICE**
- 排尿反射だけで内尿道括約筋が弛緩して排尿が起こると，尿意を感じた途端に排尿が起こり大変困ったことになる。そこで高次中枢の大脳にも情報が伝達され，周囲の状況や排尿の可否を経験に基づいて総合的に判断して，最終的に外尿道括約筋が弛緩し排尿が起こる。尿道括約筋が，不随意筋の内尿道括約筋と随意筋の外尿道括約筋の2重になっているのはそのためである。そうした事情は肛門括約筋などでも同じである。なお，小児の夜尿症は，大脳による外尿道括約筋の制御がまだ不完全なために起こる。

図9 排尿反射のしくみ

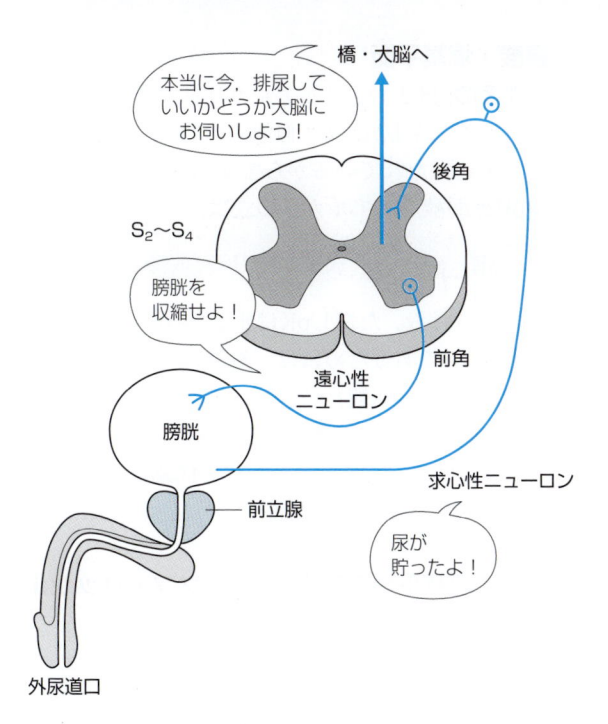

（図：排尿反射のしくみ。橋・大脳へ、本当に今、排尿していいかどうか大脳にお伺いしよう！、S₂〜S₄、後角、前角、遠心性ニューロン、膀胱を収縮せよ！、膀胱、前立腺、求心性ニューロン、尿が貯ったよ！、外尿道口）

## 用語アラカルト

**＊11 代謝水**
ブドウ糖など，栄養分が解糖系で燃焼したときにできる水のこと。
$C_6H_{12}O_6 \rightarrow 6CO_2 + 6H_2O + 686kcal$ であるから，1分子のブドウ糖から6分子の水が生成される。

**＊12 不感蒸泄**
汗のように自覚することなく，皮膚や気道などから絶え間なく水分が蒸発すること。1日約700〜900mlとされる。

**＊13 浮腫**
間質を中心に細胞外液が異常に貯留した状態。血管内圧亢進や低タンパク血症，血管内皮の透過性亢進（アレルギーなど）により起こる。

**＊14 脱水**
水分の摂取量不足，あるいは水分排泄過多により体内の水分が少なくなった状態。細胞内の水分が少なくなる高張性脱水と細胞外液が少なくなる低張性脱水がある（『イエローノート』の「内科学概論」のp.421参照）。

## 体液の調節

### 水の出納

- ヒトの1日平均水分摂取量と排出量は**約2,500ml**である。
- 摂取する水分の主な経路は飲料水，食物に含まれる水分，**代謝水**＊11 などである。
- 排出する水分の主な経路は，尿，汗，汗以外の**不感蒸泄**＊12，大便などである。
- 摂取する水分が過多になると**浮腫**＊13 などの原因となり，不足すると**脱水**＊14 になる。

図10 水分の摂取経路と排出経路

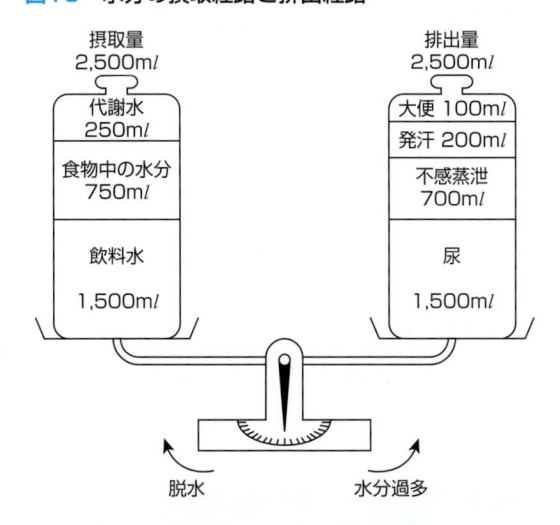

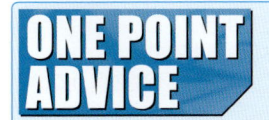

（図：摂取量 2,500ml — 代謝水 250ml、食物中の水分 750ml、飲料水 1,500ml／排出量 2,500ml — 大便 100ml、発汗 200ml、不感蒸泄 700ml、尿 1,500ml／脱水 ←→ 水分過多）

### ONE POINT ADVICE

- 不感蒸泄は，点滴量を決定するうえでも忘れてはいけない排出量である。尿や発汗量は疾病の状態や環境によって変化するが，不感蒸泄はほとんど変化しない。どのような場合にも，ヒトは感じることなく1日700〜900mlの水分が失われていることを常に念頭に置いておかなければならない。

### ■酸・塩基平衡

- **血液のpH**は，常に弱アルカリ性の**7.4**に保たれている。
- pHが常に7.4なのは，血液中の$CO_2$（弱酸）と，$HCO_3^-$（弱アルカリ）のバランスが保たれているからである。
- pHと弱酸，弱アルカリの式は，

$$pH = pK + \log[弱アルカリ]/[弱酸]$$

で表される。ただしpKは定数（＝6.1），logは常用対数である。

- pHが7.4であるためには，対数の数値は1.3でなければならず，これは［弱アルカリ］/［弱酸］＝20のときである。
- このpHバランスを**酸・塩基平衡**という。弱アルカリ，すなわち$HCO_3^-$（**重炭酸イオン**）に由来する変化を**代謝性**，弱酸，すなわち$CO_2$（二酸化炭素）に由来する変化を**呼吸性**という。

### ■酸・塩基平衡の式（ヘンダーソン・ハッセルバルヒの式）の導出

生体の酸・塩基平衡を律する式は

$$CO_2 + H_2O \underset{}{\overset{①}{\rightleftarrows}} H_2CO_3 \underset{}{\overset{②}{\rightleftarrows}} H^+ + HCO_3^-$$

①における質量作用の法則から

$$[H_2CO_3] = S[CO_2] \quad (Sは定数)$$

← $CO_2$は気体だから動脈血分圧として$PaCO_2$と書く

②における質量作用の法則から

$$K = \frac{[H^+][HCO_3^-]}{[H_2CO_3]}$$

両辺の対数をとり

$$pH = \log\frac{1}{[H^+]} = -\log[H^+]$$

← pHの定義

を考慮すると

$$pH = pK + \log\frac{[HCO_3^-]}{S \cdot PaCO_2} \quad (ただしpK = -\log K)$$

が導かれる。
これをヘンダーソン・ハッセルバルヒの式という。

---

**補足：質量作用の法則**
- 例えば，化学反応式
  A→B＋C
があるとき，各濃度を，[A][B][C]，定数をkとして
  k[A]＝[B][C]
が成り立つという法則。反応速度論の基本式である。

**補足**
- 酸・塩基平衡の反応で，①の過程は試験管内でも起こるが，②の過程は，炭酸脱水素酵素がなければ，自然界では起こりにくい。生体は，①と②の過程を自由に制御することによって，pHを一定に保っているのである。

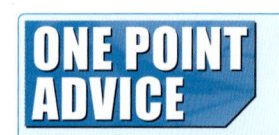

---

### ONE POINT ADVICE

- ヘンダーソン・ハッセルバルヒの式は複雑な形をしているが，重要なのは

$$pH \Leftrightarrow \frac{[HCO_3^-]}{PaCO_2}$$ の関係だけである。

例えば$[HCO_3^-]$＝5，$PaCO_2$＝1のときpHは単純に5であるとしよう。
今，$[HCO_3^-]$＝10に変化したとき，$PaCO_2$＝2になればpHは5のままである。
このように，$[HCO_3^-]$と$PaCO_2$の濃度をうまく調整しあってpHの値の不変を保っているのである。

### ■アシドーシスとアルカローシス

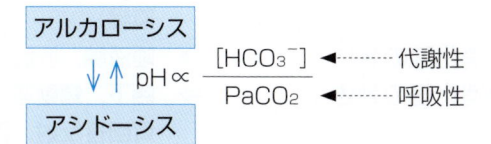

- 酸・塩基平衡が破綻し，血液が酸性に傾くことを**アシドーシス**，アルカリ性に傾くことを**アルカローシス**という。
- 分子の**[$HCO_3^-$]が変化する代謝性**，分母の**$PaCO_2$が変化する呼吸性**を組み合わせると，代謝性アシドーシス，代謝性アルカローシス，呼吸性アシドーシス，呼吸性アルカローシスの4つの病態が考えられる（『イエローノート』の「内科学概論」のp.422参照）。

**補足**

アシドーシスとアルカローシスの考え方

$$\begin{array}{c}\text{アルカローシス}\\ \downarrow\uparrow\ pH \propto \dfrac{[HCO_3^-]}{PaCO_2}\ \begin{array}{l}\leftarrow\cdots\cdots\text{代謝性}\\ \leftarrow\cdots\cdots\text{呼吸性}\end{array}\\ \text{アシドーシス}\end{array}$$

- 例えば，$PaCO_2=20mmHg$（正常$40\pm5mmHg$）と分母が小さくなるとpHの値は大きくなる。つまりアルカローシスに傾く。分母が変動するこうした病態を"呼吸性アルカローシス"とよぶ。過換気症候群などがこれにあたる。

# 7 消化と吸収

人体の構造および機能

## TAP & TAP

| | | |
|---|---|---|
| ●消化とは | ⇒ | 炭水化物（糖質）は単糖に，タンパク質はアミノ酸に，脂肪は脂肪酸とグリセリンに分解すること |
| ●消化管の名称 | ⇒ | 口腔・咽頭・食道・胃・小腸（十二指腸，空腸，回腸）・大腸（盲腸，上行結腸，横行結腸，下行結腸，S状結腸，直腸） |
| ●消化腺の名称 | ⇒ | 唾液腺，肝臓，膵臓 |
| ●消化管の動き | ⇒ | 嚥下，蠕動運動，分節運動<br>胃回盲反射，胃直腸反射，排便反射 |
| ●消化管の神経支配 | ⇒ | 副交感神経→胃腸運動亢進，<br>交感神経→抑制 |
| ●唾液 | ⇒ | 耳下腺・顎下腺・舌下腺から分泌，プチアリンを含む |
| ●胃液 | ⇒ | 胃底腺，噴門腺，幽門腺から分泌される液，強酸性<br>胃底腺を構成する細胞<br>　主細胞→ペプシノゲン分泌<br>　副細胞→粘液分泌<br>　壁細胞→塩酸分泌 |
| ●塩酸分泌促進物質 | ⇒ | アセチルコリン，ヒスタミン，ガストリン<br>機構として壁細胞のプロトンポンプ |
| ●膵液の消化酵素 | ⇒ | 糖質→アミラーゼ，蛋白質→トリプシン，キモトリプシン，ペプチダーゼ，脂肪→リパーゼ |
| ●膵液の役割 | ⇒ | 消化酵素分泌のほかに重炭酸イオン→塩酸の中和 |
| ●肝臓の役割 | ⇒ | ブドウ糖の供給，グリコーゲンとして貯蔵，アルブミンの合成，コレステロールの合成，尿素の合成，フィブリノゲン，プロトロンビンの合成，解毒作用，赤血球の破壊と胆汁合成，ビタミンの貯蔵 |
| ●消化管ホルモン | ⇒ | ガストリンとセクレチン，コレシストキニン，GIP，VIP |

## 消化器の構造（図1）

- 消化器は消化管（口腔→咽頭→食道→胃→小腸（十二指腸，空腸，回腸）→大腸（盲腸，結腸（上行・横行・下行・S状），直腸，肛門）（長さ9m）と，消化腺（唾液腺，肝臓，膵臓）からなる。
- 消化管は内側から粘膜・筋層・外膜あるいは漿膜の3層構造である。粘膜は粘膜上皮，粘膜固有層，粘膜筋板，粘膜下組織に分けられる。

図1　消化器系（digestive system）

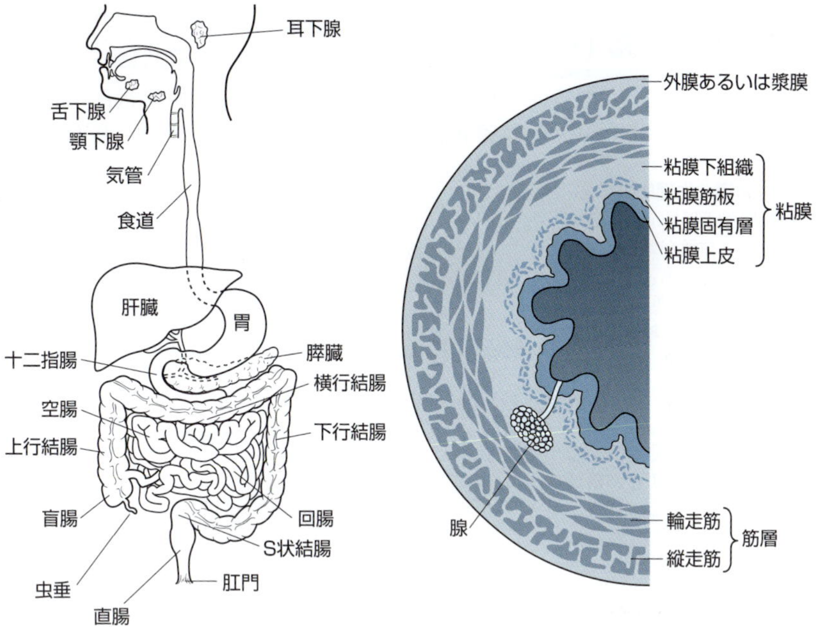

a　消化器系の名称

b　消化管の断面

### 口腔（oral cavity）・咽頭（pharynx）

- 口腔*1は食物を摂取する入り口で，歯*2や舌*3があり，唾液が分泌される。食物は唾液と混ざり，前歯（切歯）でかみ切り，奥歯（臼歯）でかみ砕かれ，味を感じ（味蕾），飲み込みやすい状態にし，嚥下開始とともに咽頭*4に送られる。
- 唾液は耳下腺・顎下腺・舌下腺の大唾液腺と舌腺などの小唾液腺があり，口腔のなかに導管が開いている。
- 咽頭は食物の通路だけでなく，空気の通路でもあるので，反射的に，喉頭に食物が送られないようにしている。咽頭鼻部，咽頭口部，咽頭喉頭部に分かれる。咽頭鼻部には耳管（鼓室と連絡する）が開口する。

---

### 用語アラカルト

**\*1　口腔**
口唇と歯の間を口腔前庭といい，歯より後方を固有口腔という。

**\*2　歯**
永久歯32本（切歯8本，犬歯4本，小臼歯8本，大臼歯12本）で第3大臼歯を親知らずという。ヒトの歯は乳歯が20本あり，1回だけ生え変わる。

**\*3　舌**
表面は乳頭（有郭乳頭・茸状乳頭，葉状乳頭，糸状乳頭）があり，糸状乳頭以外には味蕾が存在する。舌のなかには横紋筋がさまざまな方向に走り，構音や嚥下に働いている。

**\*4　咽頭**
消化器系と呼吸器系の両方を兼ね，空気と食物が交差する。

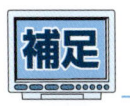

### 補足

**ワルダイエルの咽頭輪**
- 咽頭扁桃（アデノイド），耳管扁桃，口蓋扁桃，舌扁桃が咽頭の入り口で輪のように配置されている。

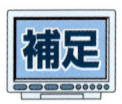

**補足**

**嘔吐**
- 有害物質や過食により大量の食物が胃に入ると延髄の嘔吐反射により、胃の内容物が逆流する。

**用語アラカルト**

*5 食道
頸部食道・胸部食道・腹部食道に分ける。

*6 食道の生理的狭窄部
食道起始部（切歯より約15cm）、気管分岐部（大動脈交叉部）（切歯より約25cm）、横隔膜貫通部（切歯より約38cm）は狭窄している。

*7 壁細胞
酸分泌細胞ともよばれる。ビタミン$B_{12}$の吸収に必要な内因子を分泌する。胃切除で内因子がなく、ビタミン$B_{12}$欠乏による悪性貧血を起こす原因となる。

*8 ペプシン
主細胞より不活性型のペプシノゲン（pepsinogen）として分泌され、胃腔に出て塩酸と反応することで活性型のペプシンとなる。胃壁は表層粘液細胞と副細胞から分泌される粘液で守られている。これが、胃が自己消化されない秘密である。膵液についても同様のことがいえる。

*9 大十二指腸乳頭
ファーター乳頭ともよばれ、オッディの括約筋により胆汁、膵液の排出をコントロールしている。副膵管の開口する小十二指腸乳頭をもつ人もいる。

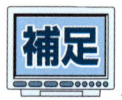

**補足**

**下痢と便秘**
- 水分は小腸で80〜85%、大腸で10〜15%吸収されるが大量の水分が大腸にいき、吸収能力を超えると下痢になる。便秘は大腸の運動性が低下した場合に起こる。

■**消化管（食道，胃，小腸，大腸）**

- **食道（esophagus）** *5：第6頸椎の高さで、咽頭から気管、心臓の後ろを通りながら、横隔膜の食道裂孔を貫通し胃に至るまで。全長約25cm。食道には3カ所に**生理的狭窄部** *6があり食物の通過障害を起こしやすく、癌の好発部位となる。食道の筋層は上1/3は横紋筋、下1/3は平滑筋である。

- **胃（stomach, gaster）**（図2）：噴門（cardia）、幽門（pylorus）、胃底（fundus）、胃体（body）に区分され、大弯（greater curvature）、小弯（lesser curvature，角切痕がある）の弯曲をもつ。幽門部には括約筋があり、食物を一時とどめておく袋状になっている。胃の内容物が粥状になると幽門括約筋が緩み、十二指腸に送られる。

- **胃底腺（fundic glands）**：胃底と胃体にある固有胃腺のこと。主細胞（chief cell）から分泌されるペプシノゲンは**壁細胞（parietal cell）** *7から分泌される塩酸によって活性化され**ペプシン（pepsin）** *8となる。副細胞（accessory cell）からは粘液が分泌される。胃からはガストリン（G細胞）も分泌される。

**図2 胃の名称と胃底腺**

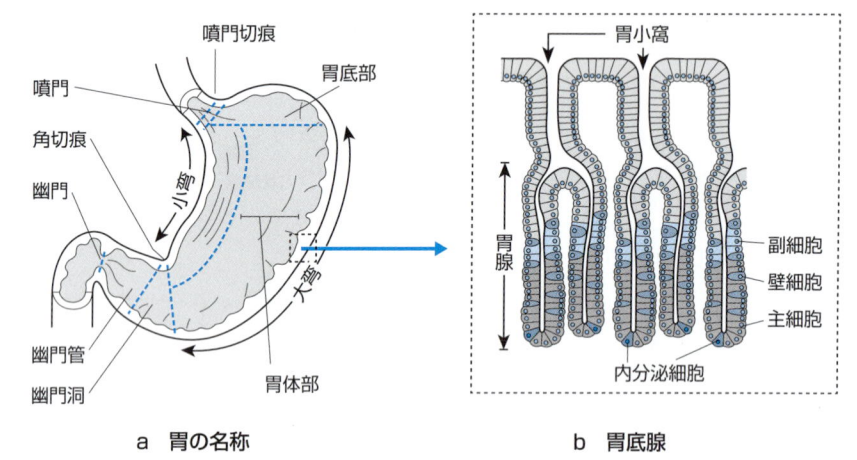

a 胃の名称
（噴門切痕、噴門、角切痕、幽門、幽門管、幽門洞、胃底部、小弯、大弯、胃体部）

b 胃底腺
（胃小窩、胃腺、副細胞、壁細胞、主細胞、内分泌細胞）

- **小腸（small intestine）**：長さ6〜7m。十二指腸・空腸・回腸を区分する。小腸には輪状ヒダ、絨毛（villi）をもつ。陰窩には腸腺（リーベルキューン腺）が存在することが特徴である。

- **十二指腸（duodenum）**は腹膜に包まれておらず（後腹膜器官）、膵頭を抱え込むようなC字形をしている（25cm）。**大十二指腸乳頭** *9があり、膵管と合流した総胆管が開口する（膵液と胆汁が排出される）。十二指腸からはセクレチンとコレシストキニンが分泌され膵液の分泌を促進し、胆嚢を収縮させる。

- **空腸（jejunum）・回腸（ileum）**は腸間膜をもち、回盲口で大腸につながる。栄養素のほとんどを吸収する。回腸にはパイエル板（Peyer's patches）（集合リンパ小節）があり、ときにメッケルの憩室という奇形が残っている人もいる。

- **大腸（large intestine）**：長さ1.5m。盲腸・上行結腸・横行結腸・下行結腸・S状結腸・直腸を区分する。大腸には小腸にはみられない、結腸ヒモ*10、結腸膨起、腹膜垂がある。

- **盲腸（cecum）**の下には虫垂（vermiform appendix）がある。

- **直腸（rectum）**の下端は肛門（anus）となり、内肛門括約筋（平滑筋）と外肛

## 用語アラカルト

**\*10　結腸ヒモ**
外縦走筋が3箇所に集まったもの。大網ヒモ，自由ヒモ，間膜ヒモがある。

**\*11　胆汁**
胆汁色素（ビリルビン），胆汁酸塩，コレステロールを含む。

門括約筋（横紋筋）がある。消化しきれなかった食物残渣，はがれた腸内細胞，腸内細菌などを糞便として排泄する。

### ◾ 肝臓と胆嚢，膵臓（図3）

- **肝臓（liver）**：人体最大の腺で**胆汁**\*11を分泌している。右葉，左葉，方形葉，尾状葉を区分する。肝門には総胆管，門脈，固有肝動脈が出入りする。肝臓の機能的単位は肝小葉で，グリソン鞘（小葉間結合組織）には肝三つ組（小葉間動脈・静脈・胆管）がある。肝静脈は肝小葉の中心静脈が集まり肝静脈となり，肝臓の後面から下大静脈に入る。
- **胆嚢（gallbladder）**：肝臓の下面でナス形，胆汁を貯蔵し，濃縮する。
- **膵臓（pancreas）**：第1～2腰椎の高さで後腹膜器官である。膵頭・体・尾を区分する。外分泌部は膵液を分泌し導管が十二指腸に開く。内分泌部はランゲルハンス島といい約100万個あり，尾部に多い。インスリン・グルカゴンのホルモンを分泌する。

## 補足

**肝臓の機能血管と栄養血管**
- 肝臓には脾臓・消化管からの静脈血を集めてくる門脈が入る。門脈は肝臓の機能と密接な関係があり，機能血管という。栄養血管は酸素と栄養を供給する固有肝動脈である。心拍出量の25%は肝臓に入る。

**肝臓の組織**
- 肝小葉，肝細胞索，類洞，毛細胆管が存在。肝細胞索と類洞の隙間をディッセ腔といい脂肪摂取細胞（星細胞）が存在する。類洞のなかにはクッパー細胞（星状大食細胞）が存在する。

図3　肝臓・膵臓・十二指腸

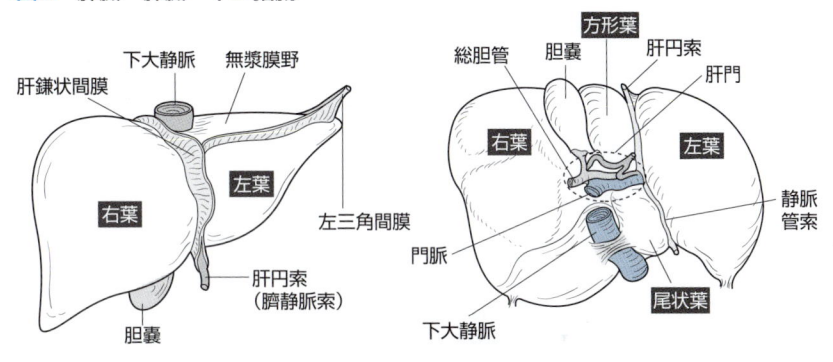

a　肝臓の前上面

b　肝臓の下面

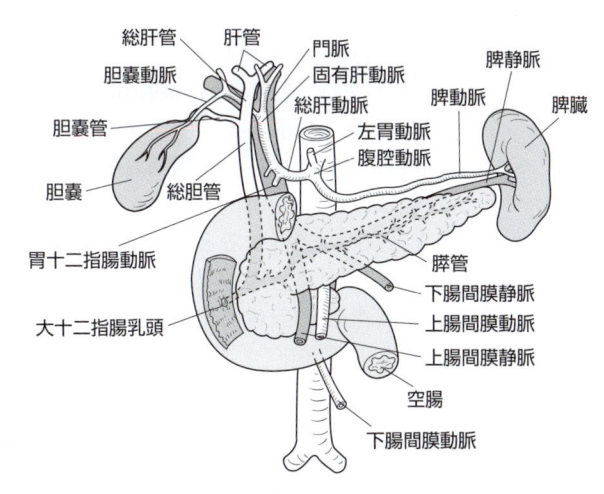

c　膵臓・十二指腸

（芝 紀代子 編，佐藤健次 著：臨床検査技師 ブルー・ノート 基礎編 2nd edition，メジカルビュー社，2013. より一部改変引用）

### ■腹腔と腹膜（図4）

- 腹腔は横隔膜の下で，骨盤腔に続く。腹腔には腹膜が覆い，完全に包まれている器官，一部分腹膜を欠く器官，腹膜に包まれていない器官（後腹膜器官）を分ける。
- 2枚の腹膜が合わさった部分を間膜といい，血管などの通路となる。胃と腹膜との関係は複雑で，胃の後面は網嚢になり，肝臓と胃の小弯には小網，胃の大弯と横行結腸には大網がついている。

図4　腹膜

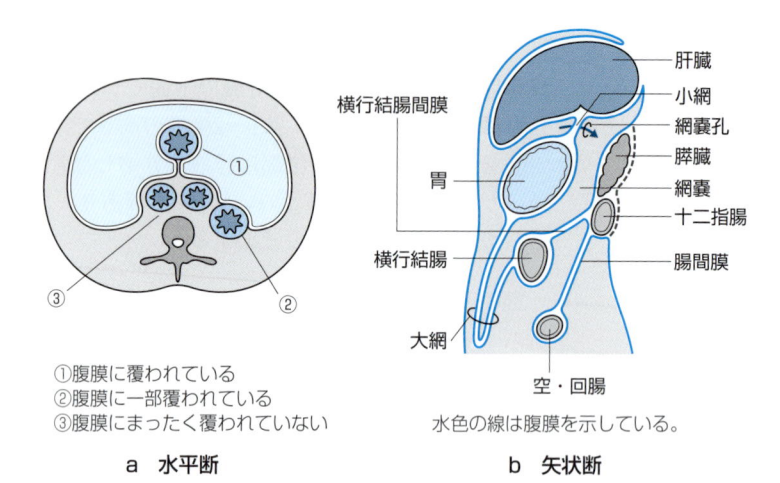

① 腹膜に覆われている
② 腹膜に一部覆われている
③ 腹膜にまったく覆われていない

a　水平断

b　矢状断

水色の線は腹膜を示している。

## 消化管の機能

### ■消化管の運動

- 嚥下とは口内で食物をかみ砕き，食道に送るまでの一連の協調運動をいう。第1相は口腔から咽頭に送る随意運動，第2相は咽頭で喉頭蓋を閉じて気管に食物が入らないようにした後，食道に送り込む不随意運動である。
- 食道の運動は蠕動によって食物を胃に送る。
- 胃，小腸，大腸の食物の移送は，"くびれ"が移動する**蠕動運動**（peristalsis）[*12]と食物の混和を行う**分節運動**（segmentation movement）が協調し合いながら行い食物を分解，吸収しつつ徐々に肛門へと運んでいく。
- 食物摂取による回盲弁開放を**胃回盲反射**，直腸への移行促進を**胃直腸反射**という（図5）。
- 排便：直腸内圧が上昇すると，便意を感じ，仙髄にある排便中枢によって排便反射が起こり，直腸の収縮と肛門括約筋が弛緩して排便が起こる。
- 副交感神経（迷走神経）は消化管運動を亢進し，交感神経は抑制する。

**用語アラカルト**

*12　蠕動運動
蠕動運動は，消化管を絞るようにして食事を肛門へと運んでいく。逆立ちや無重力状態でも食事ができるのは，蠕動運動のおかげである。

## 補足

● 食事をするとお腹がグルグルしたり，すぐに排便をしたくなるのは，図5の反射によるもので病気ではない。

図5 食事と反射

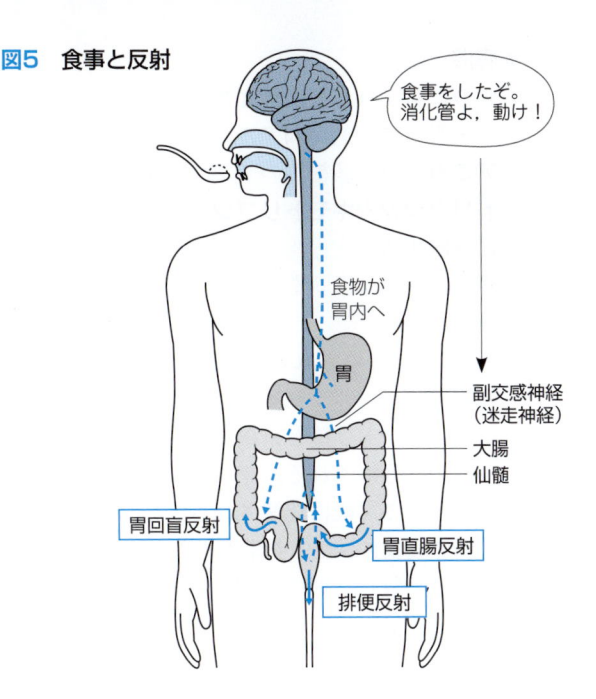

食事をしたぞ。消化管よ，動け！

食物が胃内へ

胃
副交感神経（迷走神経）
大腸
仙髄
胃回盲反射
胃直腸反射
排便反射

## 補足

**栄養所要量**
● 毎日の食事で身体が必要とする栄養素の必要量。年齢・体格・性別によって異なる。エネルギーの摂取目安であるエネルギー所要量は労働の質（生活活動強度）によって異なる。

**BMI体格指数**
● BMI＝体重（kg）÷身長（m）$^2$ で，標準25以上で肥満，18.5以下で低体重。

### ■栄養素の消化と吸収

①**唾液**

● 1日に1.5 $l$ 分泌され，プチアリン（デンプンがデキストリンと麦芽糖に分解）とムチン（粘性がある）を含み食物を飲み込みやすくしている。

②**胃液**

● 1日に2 $l$ 分泌され，胃酸により胃内のpHを1～2に保ち，消化を助け殺菌作用もある。食物を粥状にする。
● 胃液の分泌は神経系とホルモンにより調整される。**塩酸を分泌**させる物質に，**アセチルコリン，ヒスタミン，ガストリン**がある。
● ペプシンは蛋白質をポリペプチドに分解し，ほかに胃リパーゼ，レンニン（乳児のみ）を分泌する。胃ではアルコールを吸収する。

図6 壁細胞と塩酸分泌

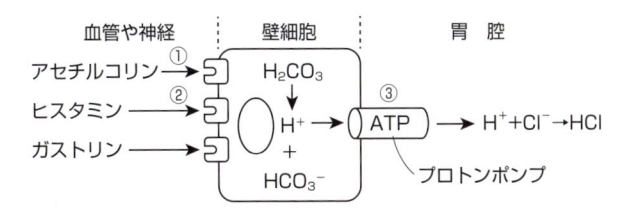

血管や神経 ｜ 壁細胞 ｜ 胃腔

アセチルコリン→①
ヒスタミン→②
ガストリン→

$H_2CO_3$
$H^+$ ＋ $HCO_3^-$

③ ATP → $H^+ + Cl^- \to HCl$
プロトンポンプ

壁細胞に，アセチルコリン，ヒスタミン，ガストリン[*13]などの刺激が届くと，細胞内や血中の水素イオン（$H^+$）（酸・塩基平衡の式を思い出そう）を，エネルギー（ATP）を用いて胃腔内にくみ出す。この機構をプロトンポンプという。体内は残された重炭酸イオン（$HCO_3^-$）が多くなるので，血液は代謝性アルカローシスに傾く。

## 用語アラカルト

**＊13 アセチルコリン，ヒスタミン，ガストリン**

アセチルコリン（acetylcholine）は副交感神経の神経伝達物質。ヒスタミン（histamine）はアレルギーを引き起こす化学物質。ガストリン（gastrin）は胃のG細胞から分泌される消化管ホルモン。いずれも胃酸分泌を亢進させる作用を持つ。壁細胞には，それぞれの受容体が存在する。

## 補足

● 胃や十二指腸潰瘍の治療は胃酸分泌をシャットアウトする薬剤が用いられる。図6の①のアセチルコリンを遮断する薬剤が，抗コリン薬である。②のヒスタミンを遮断する薬剤が$H_2$受容体拮抗薬（$H_2$ブロッカー）である。しかし，③のプロトンポンプを遮断すれば，最も効果的に胃酸分泌を抑制できる。これが現在の最強の潰瘍治療薬，プロトンポンプ阻害薬（PPI）である。

③膵液
- 膵液に含まれる**重炭酸イオン**（$HCO_3^-$）は，**塩酸を中和**し小腸内のpHを分解・吸収に最適な弱アルカリに保つ。
- **アミラーゼ**は多糖類のデンプンを2糖類の麦芽糖(マルトース)に分解する。
- **トリプシン**や**キモトリプシン**はポリペプチドをオリゴペプチドやアミノ酸に分解する。
- **膵リパーゼ**は脂肪を脂肪酸とグリセリン（グリセオール）に分解する。

④腸液
- 1日に1.5 $l$ 分泌される。小腸粘膜上皮の微絨毛の膜内消化により，**2糖類**の**麦芽糖**はマルターゼによって2分子のブドウ糖に，**ショ糖**はスクラーゼによってブドウ糖と果糖に，**乳糖**はラクターゼによってブドウ糖とガラクトースに分解される。オリゴペプチドはアミノペプチダーゼによりジペプチドとアミノ酸に分解される。
- 小腸で吸収された栄養素のうち単糖，ジペプチド・アミノ酸は**門脈**により，脂肪は吸収した細胞内でトリグリセリドに合成され，さらにカイロミクロンになり**リンパ管**によって運ばれる。

⑤胆汁
- 脂肪を乳化・ミセル化し，消化酵素の作用を受けやすくさせるが消化酵素は含んでいない（「肝臓の機能」(p.191)参照）。

⑥**三大栄養素以外の吸収**（図7）
- 水のほとんどは小腸と大腸で吸収される。
- ビタミン・ミネラルのほとんども食物から摂取し，小腸で吸収される。

図7 三大栄養素の吸収

**補足**

**2糖類と単糖類**
- 麦芽糖(maltose)
 ＝ブドウ糖(glucose)＋ブドウ糖
- ショ糖(suclose)
 ＝ブドウ糖＋果糖(fructose)
- 乳糖(lactose)
 ＝ブドウ糖＋ガラクトース(galactose)

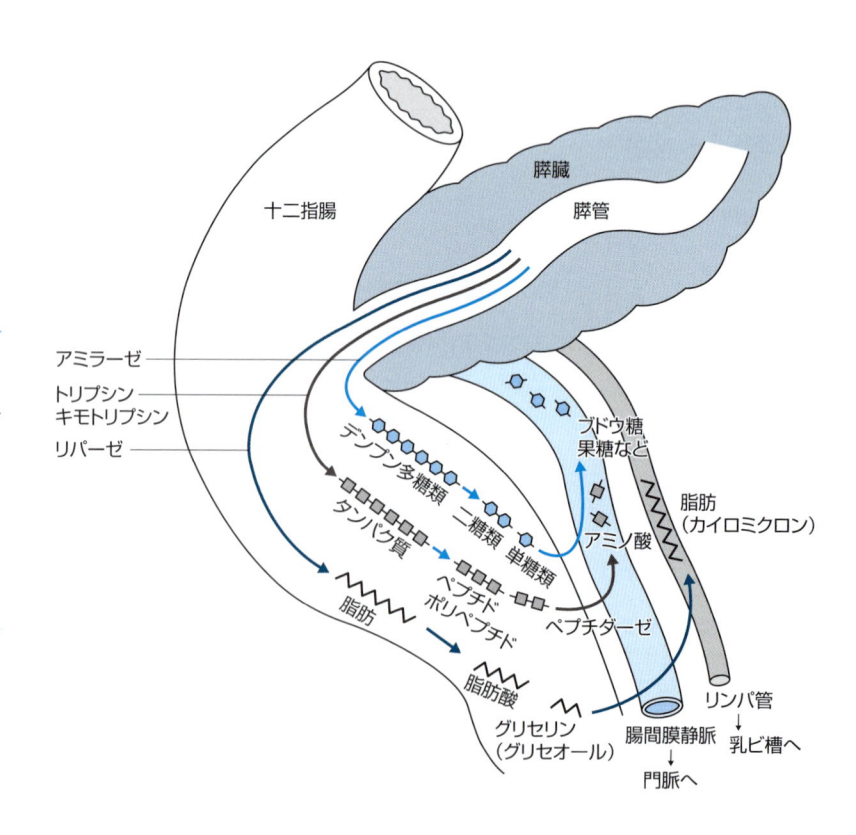

## 補足

**基礎代謝**
- 朝目覚め，何もせずに安静に横たわっているときの代謝。基礎代謝量は成人男子で1,400kcalほどで，年齢，性別，体格によって異なり，体表面積に比例するといわれる。甲状腺機能亢進症（バセドウ病）では基礎代謝量が亢進し，頻脈・発汗・体重減少・易疲労が起こる。

**高尿酸血症**
- 尿酸は水に溶けにくく，尿酸値が高くなると関節などに結晶として析出し，激しい痛みを伴う痛風になる。

## 肝臓の機能（図8）

### ■代謝機能
- 小腸から吸収された栄養分は，門脈を経て肝臓に運ばれる。
- **糖代謝**：必要に応じてブドウ糖を全身に供給する。**グリコーゲン**の合成と貯蔵を行う。また**解糖系**で産生した熱エネルギーで体温を維持する。
- **脂質代謝**：リポ蛋白質を合成し，脂肪酸と**コレステロールの合成**と分解を行う。
- **タンパク質代謝**：**アルブミン**をはじめ，さまざまなタンパク質を合成する。フィブリノゲンやプロトロンビンなどの**血液凝固因子**を合成する。アミノ酸を貯蔵，燃焼し，その老廃物のアンモニアから**尿素**を合成する。
- **核酸の代謝**：DNAとRNAの構成要素はヌクレオチド（五炭糖，リン酸，塩基）でこれを分解し**尿酸**を合成する。

### ■解毒・排泄機能
- 酵素群チトクロームP450により毒物，薬物など有害物質の**解毒作用**をもつ。
- アルコールは肝臓で酸化されて酢酸になる。

### ■胆汁の産生
- 古い赤血球を破壊し，**ビリルビン**を抱合型にし，排泄しやすくする。
- 胆汁酸を合成し，コレステロール，ビリルビンとともに**胆汁**として排出する。

### ■貯蔵機能
- ビタミンA・D・$B_{12}$を貯蔵する。
- 鉄をフェリチンの形で貯蔵し，トランスフェリンと結合し血液中に放出する。
- **血液の貯蔵**（心拍出量の25％は肝臓にいく）を行う（肝臓の色は赤黒い）。
- その他，類洞のクッパー細胞は貪食作用があり，胎児の肝臓は造血作用をもつ。

図8　肝臓の役割の概要

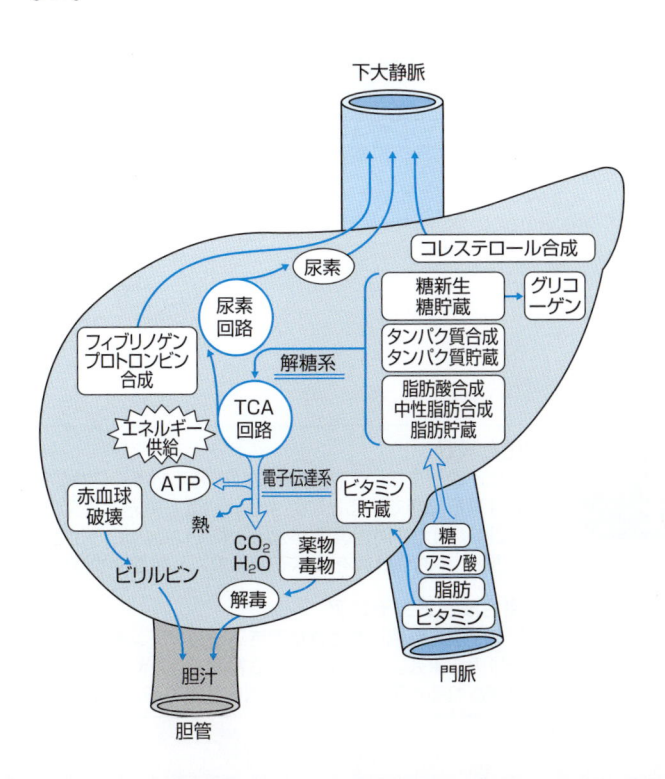

### ■消化管ホルモン（gastrointestinal hormone）（図9）
- ガストリンは胃幽門部のG細胞から分泌され，胃酸分泌を亢進する。
- 食物が十二指腸に届くと，セクレチンが分泌され，膵臓から重炭酸イオンや水分が多量に分泌され胃酸を中和する。また，コレシストキニンは胆嚢を収縮させて胆汁を十二指腸に放出し消化を助け，消化酵素を含む膵液も分泌させる。
- 胃や十二指腸の運動を抑え，膵液分泌を抑制するホルモンとしてGIPやVIPなどがある。

**補足**

**消化管ホルモン**
- ガストリン（gastrin），セクレチン（secretin），コレシストキニン（cholecystkinin），GIP（gastric inhibitory polypeptide），VIP（vasoactive intestinal polypeptide）など。
  GIPは消化管運動を抑制し小腸からの糖吸収を遅らせるため，最新の糖尿病治療薬として注目されている。

図9 消化管ホルモンの概要

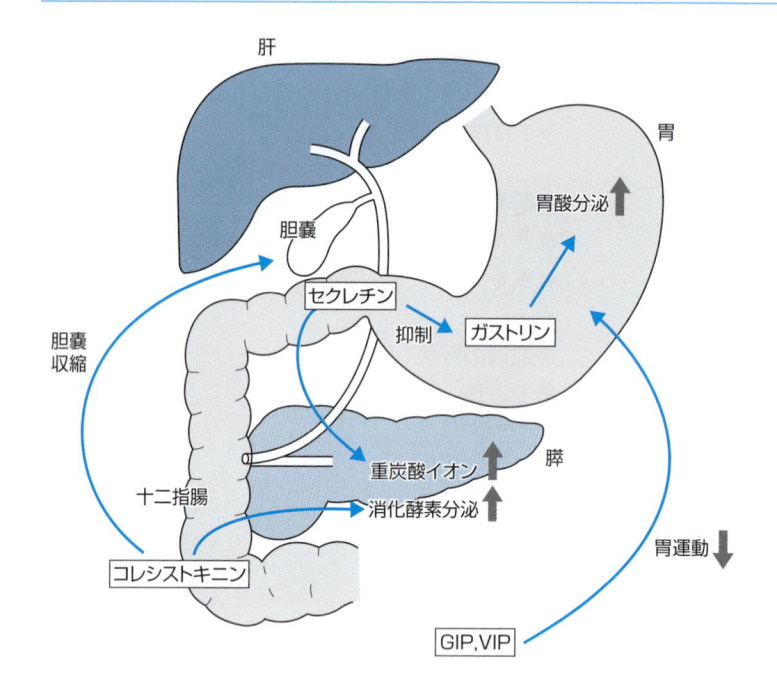

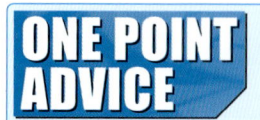

---

**ONE POINT ADVICE**

**消化と吸収**
- 消化と吸収については次の2問が有名である。これに答えられればまず消化と吸収については理解できているといえよう。さて，諸君は答えられるだろうか？
  問題1：強力な消化酵素が分泌されているのに，なぜ自分の体は消化されないのか？
  問題2：牛肉や豚肉を食べているのに，なぜ牛や豚にならないのか？

**尿素合成とアンモニア**
- アミノ酸を燃焼したときにできる有毒なアンモニアを，無毒の尿素に合成できるのは肝臓だけのお家芸。水溶性の尿素は腎臓からたやすく排泄される。肝硬変によって尿素回路が障害されるとアンモニアが体内に蓄積して，その神経毒性のために肝性昏睡が起こる。

■膵臓の機能
- **セクレチン**により，**重炭酸イオン**を多量に含むアルカリ性の強い膵液が分泌される。
- 次にコレシストキニンにより，消化酵素を多量に含む膵液が分泌される。
- 膵臓の**ランゲルハンス島**からはインスリンとグルカゴンのホルモンが分泌され血糖値を調節している（空腹時血糖値90mg/d$l$）（「内臓機能の調節」のp.202参照）。

**補足**

**膵消化酵素**
- アミラーゼ(amylase)，トリプシン(trypsin)，キモトリプシン(chymotrypsin)，リパーゼ(lipase)，ペプチダーゼ(peptidase)。

# 8 内臓機能の調節

人体の構造および機能

## TAP & TAP

- ●内臓機能の調節 ⇒ 間脳の視床下部，自律神経とホルモン
- ●自律神経 ⇒ 交感神経と副交感神経
- ●交感神経 ⇒ 闘争や逃避などの興奮時に作用
- ●副交感神経 ⇒ 食事や睡眠時など，ゆったりしたときに作用
- ●神経伝達物質（節後線維の場合）
  ⇒ 交感神経→アドレナリン，ノルアドレナリン
  副交感神経→アセチルコリン
- ●ホルモンの種類 ⇒ ペプチドホルモン，ステロイドホルモン，アミン系ホルモン
- ●ホルモン ⇒ 内分泌腺から分泌，標的器官には受容体
- ●ホルモンの制御機構 ⇒ 下垂体や視床下部による上位ホルモンによる調節→甲状腺ホルモン，副腎皮質ホルモンなど
  液性因子による調節→副甲状腺ホルモン，インスリンなど
  神経による調節→アドレナリン，ノルアドレナリン
- ●下垂体ホルモン ⇒ 前葉ホルモン→ACTH，TSH，GH，FSH，LH，PRLの6種類
  後葉ホルモン→オキシトシン，ADHの2種類
- ●甲状腺ホルモン ⇒ $T_3$と$T_4$，下垂体との負のフィードバック機構
- ●副腎皮質ホルモン ⇒ 球状帯→鉱質コルチコイド
  束状帯→糖質コルチコイド
  網状帯→性ホルモン
- ●副腎髄質ホルモン ⇒ アドレナリンとノルアドレナリン
- ●膵臓ランゲルハンス島 ⇒ グルカゴンとインスリン，ソマトスタチン

## 自律神経の種類と機能

- 自律神経を構成する神経（ニューロン）は2本あり，**節前線維**と**節後線維**があり，間に神経節を作る。
- 交感神経の節後線維の神経伝達物質はノルアドレナリン，副交感神経のそれはアセチルコリンである。節前線維の神経伝達物質はいずれもアセチルコリンである（図1）。

### 図1　自律神経と伝達物質

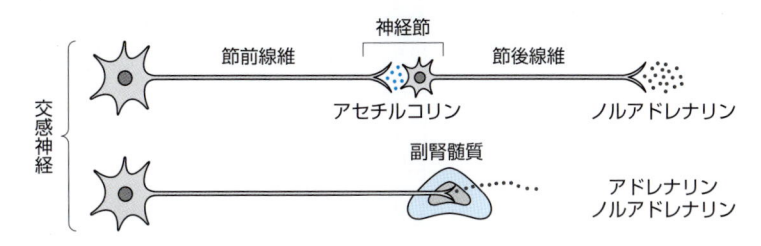

交感神経：節前線維 → 神経節（アセチルコリン）→ 節後線維 → ノルアドレナリン
交感神経：節前線維 → 副腎髄質 → アドレナリン・ノルアドレナリン
副交感神経：節前線維 → アセチルコリン → 節後線維 → アセチルコリン

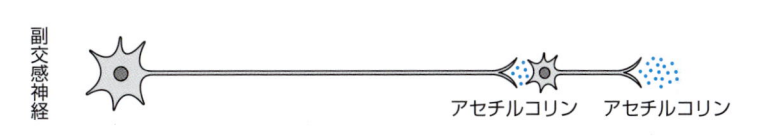

- 交感神経（sympathetic nerve）：胸髄の側角に起始核があり，交感神経幹[*1]のなかを通り，目的の器官に分布する。大・小内臓神経を出し，内臓に分布する（図2）。
- 副交感神経（parasympathetic nerve）：脳幹と仙髄に起始核があり，脳幹から出るものは脳神経のⅢ（動眼神経），Ⅶ（顔面神経），Ⅸ（舌咽神経），Ⅹ（迷走神経）に混在している。仙髄から出るものは骨盤内臓神経（別名：勃起神経）として，骨盤内臓へ分布する（図2）。

### 交感神経と副交感神経の作用

- 交感神経は身体に対するストレスを回避するためのシステムで，例えば敵と戦ったり，逃避したりする際に使用する。副交感神経はゆったりしたときに活動する神経で，例えば食事や睡眠時に使用する。
- ヒトはお互いに拮抗する交感神経と副交感神経を必要に応じて使い分けることで，環境に最適な恒常性を保っている。
- 副腎髄質からは交感神経伝達物質のアドレナリン，ノルアドレナリン（カテコールアミン（catecholamine）[*2]）が分泌される（p.202の「副腎髄質ホルモン」参照）。
- p.196の表1に交感神経と副交感神経の各器官への作用をまとめた。また，なぜそうなるのか，具体的に説明してみた。

### 用語アラカルト

**[*1] 交感神経幹**
脊柱の両側にあり，胸髄・腰髄から出た交感神経節前線維がつくる神経節が上下に連なったもの。一部の線維は頸部に行き，上・中・下頸神経節となり，下頸神経節と第1胸神経節が合わさり特に大きく星状神経節とよばれる。

**[*2] カテコールアミン**
アドレナリン（adrenaline）とノルアドレナリン（noradrenaline）を合わせてカテコールアミンという。

### ONE POINT ADVICE

- 心配事や試験などで緊張が強くなると食欲がまったくなくなるのは，交感神経が興奮して消化管の運動を抑制するためである。ストレスがなくなると，副交感神経が興奮して消化管が動きはじめるため，「あ〜，おなかすいた〜！」となるのである。
- 副交感神経と迷走神経は，ほぼ同じ役割をする。かといってまったく同じではない。迷走神経はあくまでも脳神経の名称として用いられ喉頭の筋や知覚も行っている。副交感神経は末梢の自律神経系に主として用いられる。国家試験レベルでは同じとみなしてよいだろう。
- 交感神経のアドレナリンやノルアドレナリンは，神経を通してだけでなく，副腎髄質からも血中に放出されて全身の興奮状態を作る。神経とホルモン両方ですばやく敵やストレスに即応するためである。

### 図2 交感神経と副交感神経

**交感神経**

中脳 / 橋 / 延髄

頸髄：C1-8
胸髄：T1-12
腰髄：L1-5
仙髄：S1-5

上頸神経節、中頸神経節、星状神経節、腹腔神経節、大内臓神経、小内臓神経、上腸間膜動脈神経節、下腸間膜動脈神経節、交感神経幹

散大（瞳孔）、分泌（涙腺、耳下腺、舌下腺、顎下腺）

促進／抑制（心臓）、弛緩（気管）、抑制（胃）、副腎、抑制（膀胱）、生殖器

**副交感神経**

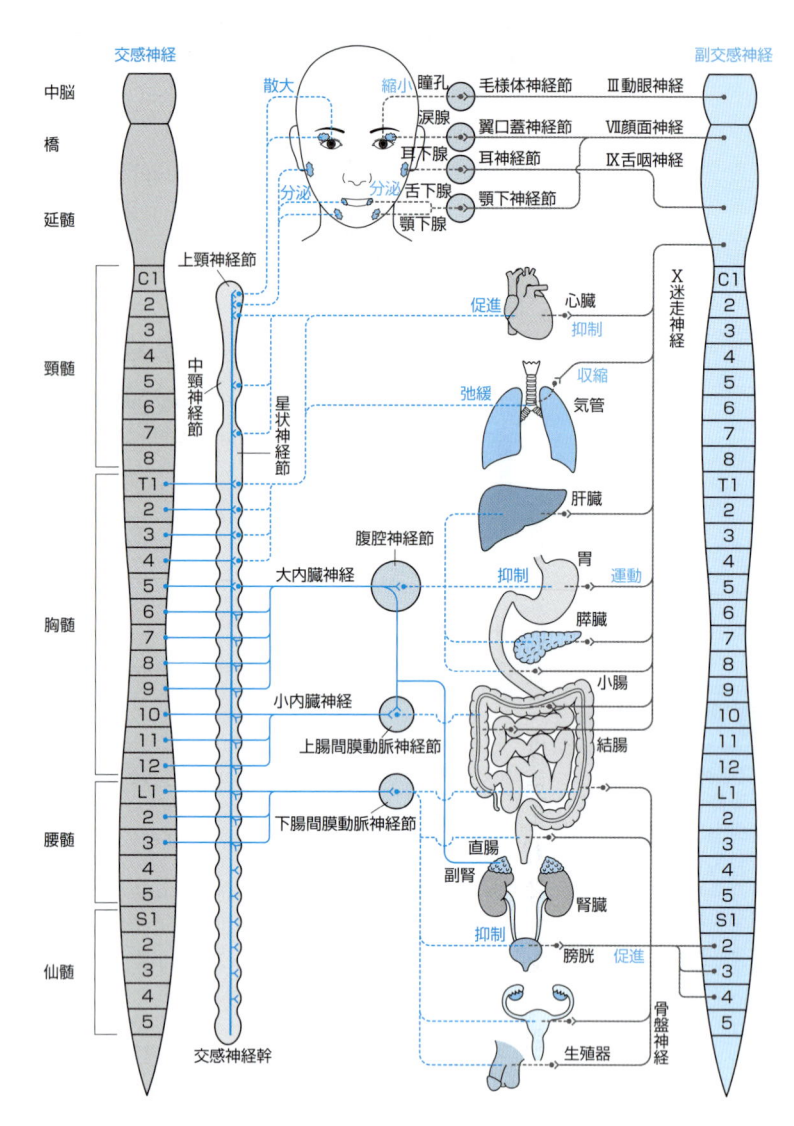

瞳孔 縮小 — 毛様体神経節 — Ⅲ動眼神経
涙腺 — 翼口蓋神経節 — Ⅶ顔面神経
耳下腺 — 耳神経節 — Ⅸ舌咽神経
舌下腺・顎下腺 — 顎下神経節
分泌

Ⅹ迷走神経
心臓、収縮（気管支）、肝臓、運動（胃）、膵臓、小腸、結腸

骨盤神経
直腸、腎臓、促進（膀胱）、生殖器

### 表1 自律神経の作用

お互いに拮抗
- 交感神経（興奮させる作用）……………迫り来る敵を攻撃したり，逃げるときに使う
- 副交感神経（リラックスさせる作用）……食事をしたり，休息するときに使う

| | 心拍数 心拍出量 | 血圧 | 気管支 | 血管 | 瞳孔 | 消化管 | 膀胱 | 発汗 |
|---|---|---|---|---|---|---|---|---|
| 交感神経の作用 | ↑ | ↑ | 拡張 | 収縮（骨格筋の血管は拡張） | 散大 | ↓ | 弛緩 | ↑ |
| なぜそうなるのか | 敵と戦うために全身に酸素を供給するため | 戦うためには血圧を上げ興奮状態に | たくさんの酸素を体内に取り込むため | 血圧を上げるため，使用する骨格筋の血管は拡張 | 暗くても敵を見るため | 戦いの最中に便がしたくなったらアウト！ | 戦いの最中にオシッコしたくなったらアウト！ | 緊張するときのアブラ汗！顔面や手掌 |
| 副交感神経の作用 | ↓ | ↓ | 収縮 | 拡張 | 縮小 | ↑ | 収縮 | サラサラした汗は，副交感神経優位 |
| なぜそうなるのか | おおむね，交感神経の逆（戦いが終われば，おなかもすくし，オシッコもしたくなる） | | | | | | | |

### 用語アラカルト

**\*3 内分泌腺，外分泌腺**
外分泌腺は導管をもち，分泌物を特定の場所に排出するのに対し，内分泌腺は導管がなく，分泌物は血管に取り込まれる。

## 内分泌

- ホルモン(hormone)は人体の組織や臓器の働きを制御する物質で，**内分泌腺**(endocrine gland)\*3から分泌される。
- ホルモンは**標的器官・標的細胞**に働いて，その酵素を活性化したり，タンパク質の合成を促進したり，また細胞分裂を促進したりする。
- ホルモンは微量で作用し，多くても少なくても病気を起こす。

### ■内分泌器官とホルモンの種類

- 単独の内分泌腺としては下垂体，甲状腺，副甲状腺，副腎，松果体がある。また，精巣，卵巣，膵臓ではほかの働きをもつなかに内分泌腺が混在している（図3）。さらに，消化管ホルモン分泌細胞などのような単独の細胞もある。
- ホルモンの種類を化学構造からペプチドホルモン，ステロイドホルモン，アミン系ホルモンの3群に分ける。また水溶性・脂溶性ホルモンに分ける。

### ■ホルモンの作用機序

- ホルモンは細胞の膜受容体や核内受容体を介して細胞に作用する。
- 水溶性ホルモンは細胞膜にあるGタンパク質共役型受容体あるいはチロシンキナーゼ型受容体と結合し，セカンドメッセンジャーやキナーゼに作用し，酵素あるいは転写因子の調節をする。
- 脂溶性ホルモンは細胞膜を通過し細胞内受容体と結合し，タンパク質の合成を調節する。

**図3 内分泌腺**

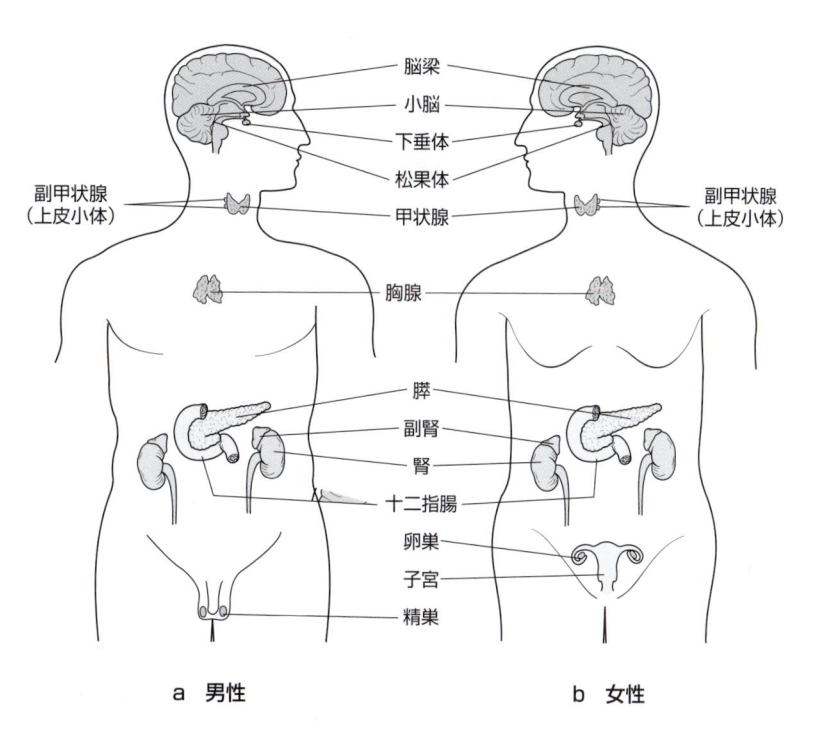

脳梁／小脳／下垂体／松果体／副甲状腺（上皮小体）／甲状腺／胸腺／膵／副腎／腎／十二指腸／卵巣／子宮／精巣

a 男性　　b 女性

（芝 紀代子 編，佐藤健次 著：臨床検査技師ブルー・ノート 基礎編 2nd edition，メジカルビュー社，2013.より引用）

医学概論

**図4　ホルモンの作用機構**

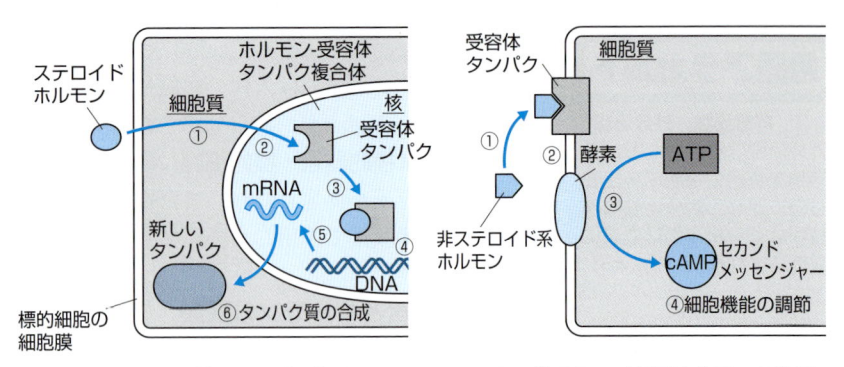

a　ステロイドホルモンの作用
細胞膜を通過し，核内受容体に結合。

b　非ステロイド系ホルモンの作用
細胞膜受容体に結合。

## ■ホルモンの生理作用（図4）

- **発育・成長の調節**：下垂体（成長ホルモンにより成長促進，タンパク質同化作用），甲状腺（サイロキシンにより代謝促進）が働く。また，性ホルモンは二次性徴を起こさせる。
- **水分・電解質の調節**：下垂体（バゾプレッシン＝抗利尿ホルモン（ADH）により腎集合管で水の再吸収促進），副腎皮質（アルドステロンにより腎集合管で$Na^+$の再吸収を促進）が働く。また，血漿$Ca^{2+}$濃度の調節には副甲状腺（上皮小体）ホルモンとカルシトニンが働く。
- **血糖値の調節**：血糖量を上昇させるホルモン（アドレナリン，グルカゴン，糖質コルチコイド，サイロキシン，成長ホルモン）と血糖量を減少させるホルモン（インスリン[*4]）が働く。自律神経の作用も受ける。
- **血圧の調節**：下垂体（バゾプレッシン），副腎皮質（アルドステロン），腎（レニン[*5]），心臓（心房性ナトリウム利尿ペプチド，p.150の「心臓の収縮と血液の拍出」参照）が働く。自律神経の作用も受ける。
- **性周期の調節**：視床下部—下垂体—卵巣・精巣からのホルモンによる。

## ■ホルモンの調節（図5）

- ホルモンの大部分は，視床下部や脳下垂体と"**負のフィードバック**（negative feedback）"によって調整されている。
- **上位ホルモンによる調節**：甲状腺ホルモンや副腎皮質ホルモン，脳下垂体からの刺激ホルモンによって調節されている。
- **液性因子による調節**：副甲状腺ホルモンは，血中のカルシウム濃度を感知してそのホルモン量を調節している。インスリンも血糖値を感知してその分泌量を調節している。
- **神経による調節**：副腎髄質から放出されるカテコールアミン（アドレナリン＋ノルアドレナリン）は，交感神経節前線維の支配を受けている。

---

**用語アラカルト**

**＊4　インスリン（insulin）**
血糖を上昇させるホルモンは多いが，血糖を下降させるホルモンは，インスリンしかない。これは人類の長い歴史のほとんどが飢餓との闘いであったことを物語っている。インスリンが不足する糖尿病の大半は飽食の時代である現代病なのだ。

**＊5　レニン（renin）**
傍糸球体装置から分泌される酵素（正式にはホルモンではない）。

---

**図5　ホルモンの調節機構**

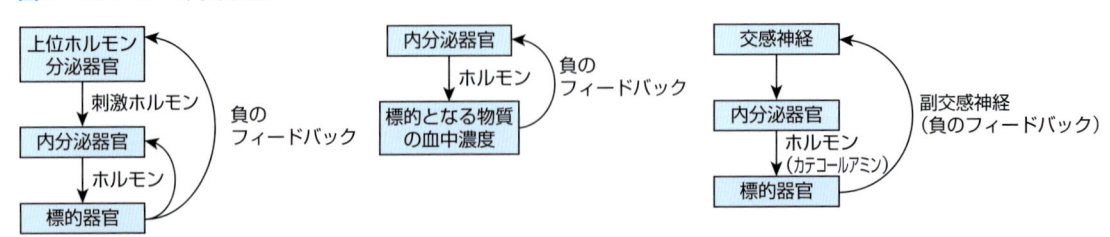

a　上位ホルモンによる調節　　b　液性因子による調節　　c　神経による調節

## 脳下垂体（pituitary gland, hypophysis）

- 甲状腺や副腎など内分泌腺を制御する刺激ホルモンを分泌する，上位ホルモン分泌器官である。
- 脳下垂体は前葉と後葉に分かれる。前葉は**腺性下垂体**，後葉は**神経性下垂体**といわれ，後葉ホルモンを作る細胞は視床下部にあり，軸索を伝わって下垂体後葉に下りてくる。これを**神経分泌**という。
- **下垂体前葉ホルモン**（anterior pituitary hormone）[*6]：6種類，表2参照
    - 副腎皮質刺激ホルモン（ACTH：adrenocorticotropic hormone）
    - 甲状腺刺激ホルモン（TSH：thyroid stimulating hormone）
    - 成長ホルモン（GH：growth hormone）
    - 卵胞刺激ホルモン（FSH：follicle stimulating hormone）
    - 黄体刺激ホルモン（LH：luteinizing hormone）
    - 乳腺刺激ホルモン（PRL：prolactin）（別名：プロラクチン）
- **下垂体後葉ホルモン**（posterior pituitary hormone）[*7]：2種類，表2参照
    - オキシトシン（oxytocin）
    - 抗利尿ホルモン（ADH：antidiuretic hormone）（別名：バゾプレッシン）

### 用語アラカルト

**\*6　下垂体前葉ホルモン**
下垂体前葉ホルモンは，すべて下垂体で合成される。

**\*7　下垂体後葉ホルモン**
下垂体後葉ホルモンは，視床下部の視索上核や室傍核で合成され，神経軸索で下垂体後葉に運ばれ，そこに貯蔵される。下垂体で合成されるのではない。発生学的にも前葉と後葉はまったく別の器官である。

### 表2　下垂体ホルモン

| 下垂体前葉ホルモン | | |
| --- | --- | --- |
| 下垂体 | 内分泌腺 | 作用 |
| 副腎皮質刺激ホルモン（ACTH） | 副腎 | 各種副腎皮質ホルモンの放出促進 |
| 甲状腺刺激ホルモン（TSH） | 甲状腺 | 甲状腺ホルモンの放出促進 |
| 成長ホルモン（GH） | 肝　骨 | 体内のタンパク質合成促進　骨の成長を促す |
| 卵胞刺激ホルモン（FSH）　黄体刺激ホルモン（LH） | 卵巣　精巣 | ・男性では精子形成や男性ホルモンの促進　・女性では卵胞の発育を促し，排卵や月経周期の制御 |
| 乳腺刺激ホルモン（PRL） | 乳房 | 乳汁分泌促進 |

| 下垂体後葉ホルモン | | |
| --- | --- | --- |
| 下垂体 | 標的器官 | 作用 |
| オキシトシン | 子宮 | 分娩時の子宮収縮や乳汁分泌の促進 |
| 抗利尿ホルモン（ADH） | 腎臓 | 腎臓の尿細管に作用し水分の再吸収を促進 |

## 視床下部(hypothalamus)

- **視床下部**からは下垂体前葉ホルモンを制御する**放出ホルモン**(**RH**)や**抑制ホルモン**(**IH**)が分泌される。下垂体門脈により下垂体前葉に運ばれる。
- 視床下部ホルモン
  - 副腎皮質刺激ホルモン放出ホルモン(CRH)
  - 成長ホルモン放出ホルモン(GRH)
  - 甲状腺刺激ホルモン放出ホルモン(TRH)
  - 成長ホルモン抑制ホルモン(GIH)(別名:ソマトスタチン)など

## 甲状腺(thyroid)(上位ホルモンによる調節)(図6)

- 甲状腺ホルモン(thyroid hormone)[*8]には、$T_3$(triiodothyronine)と$T_4$(thyroxine)の2種類がある。これらは甲状腺濾胞上皮細胞で作られる。濾胞内に蓄えられ必要に応じて再吸収され血中に放出される。
- 甲状腺ホルモンは体内の**基礎代謝**(**BMR**)**を亢進**させ、心拍出量や心拍数を上昇させる。代謝が亢進するために体温は上昇し、逆に血糖値は減少する。また、成長に必要な、核酸やタンパク質の合成を促進させる。
- 甲状腺ホルモンは下垂体との間で**負のフィードバック**を構成し、ホルモンの血中濃度が最適に保たれている。

### 用語アラカルト

*8 甲状腺ホルモン
甲状腺ホルモンはヨード(I)を含む生体物質として有名。

図6 甲状腺ホルモンのフィードバック機構

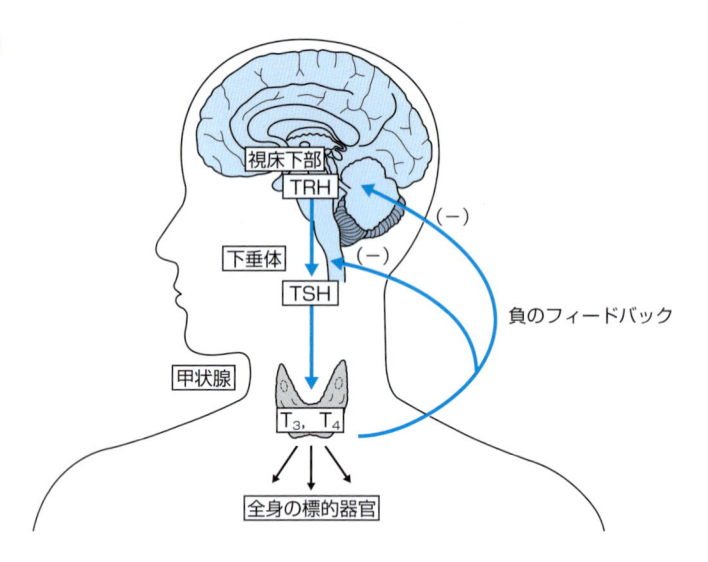

## 用語アラカルト

*9 副甲状腺（上皮小体）
parathyroids

### ▍副甲状腺（上皮小体）ホルモン（液性因子による調節）

- 血中カルシウムは，甲状腺裏側に**4個**ある**副甲状腺**[*9]（parathyroid gland）から分泌される，**副甲状腺ホルモン**（PTH：parathormone）で調節されている。
- 副甲状腺ホルモンが上昇すると，骨からのカルシウム放出や，腎臓からのカルシウム吸収が促進され，**血中カルシウムは増加**する。
- 血中カルシウムが上がりすぎると，甲状腺のC細胞から，**カルシトニン**（calcitonin）が分泌され血中カルシウム濃度を低下させる。

### ▍副腎皮質ホルモン（上位ホルモンによる調節）（図7）

*10 副腎（adrenal gland）
腎上体（suprarenal gland）ともよばれる。

- 副腎[*10]は腎臓上部に位置し，ソラマメ大の内分泌腺である。内部は皮質と髄質に分かれる。
- 副腎皮質は球状帯（glomerular zone），束状帯（fascicular zone），網状帯（reticular zone）の3層構造である。
- **球状帯**からはアルドステロンなどの**鉱質（ミネラル）コルチコイド**（mineral corticoid）が分泌される。アルドステロンは尿細管からの$Na^+$再吸収と，$K^+$，$H^+$の尿中への分泌を促進させる。低カリウム血症や高血圧の原因となる。
- **束状帯**からはコルチゾールなどの**糖質コルチコイド**が分泌される。コルチゾールは，糖代謝を制御し，蛋白分解や高血糖などを促進する。
- **網状帯**からは男性ホルモンのアンドロゲンを主として，少量の女性ホルモンのエストロゲンなど**性ホルモン**が分泌される（「生殖，発生，老化」の項の図11（p.241）参照）。
- 副腎皮質ホルモンと下垂体のACTH，視床下部CRHは負のフィードバック機構を構成している。

図7 副腎皮質の構造とフィードバック機構

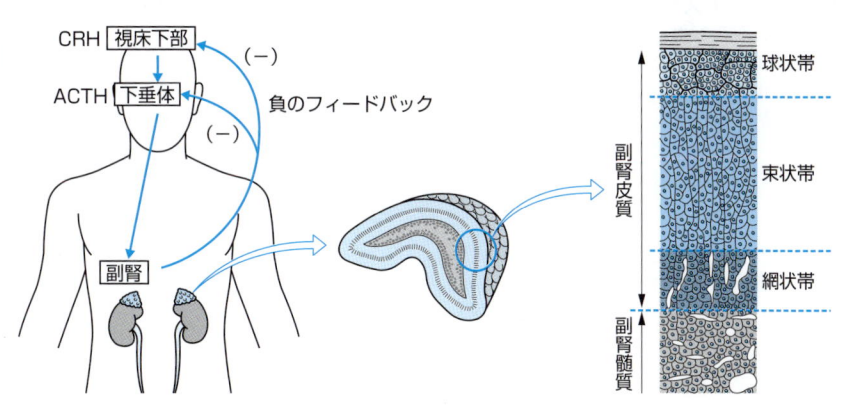

## 副腎髄質ホルモン（神経による調節）（図8）

- 副腎髄質からは**アドレナリン**と**ノルアドレナリン**が分泌される。これらを合わせてカテコールアミンとよぶ。双方とも作用はよく似ているが、微妙に異なっている。
- アドレナリンは血糖上昇や脂肪分解、心拍出量増大などの作用が強い。
- ノルアドレナリンは末梢血管に強く作用して収縮させ、血圧上昇を起こさせる。
- カテコールアミンは交感神経やさらに高位中枢の支配を受ける。

図8　副腎髄質ホルモンとその作用

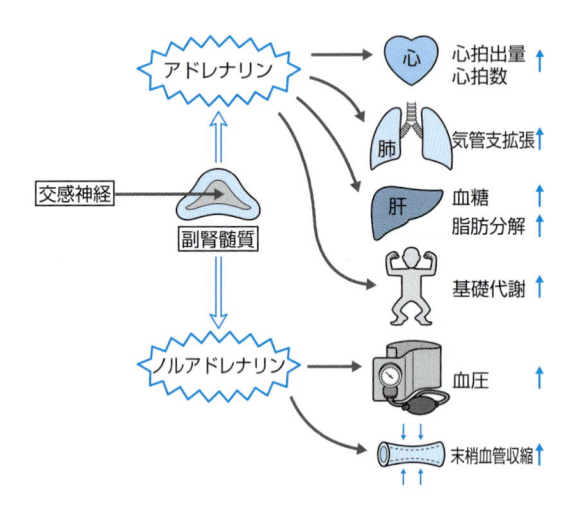

## 膵臓から分泌されるホルモン（血液因子による調節）（図9）

- 膵臓の**ランゲルハンス島**（islet of Langerhans）からは、血糖をコントロールする**インスリン**（insulin）、**グルカゴン**（glucagon）、**ソマトスタチン**（somatostatin）[*11]などが分泌される。
- グルカゴンは、A（α）細胞から分泌され、血糖を上昇させる。
- インスリンは、B（β）細胞から分泌され、血糖を下降させる。
- ソマトスタチンは、D（δ）細胞から分泌され、各種消化管ホルモンを抑制する。

### 用語アラカルト

*11　ソマトスタチン
ソマトスタチンは、グルカゴンやインスリンだけでなく、消化管ホルモンを抑制する役割をもつ。

図9　ランゲルハンス島のホルモンとその作用

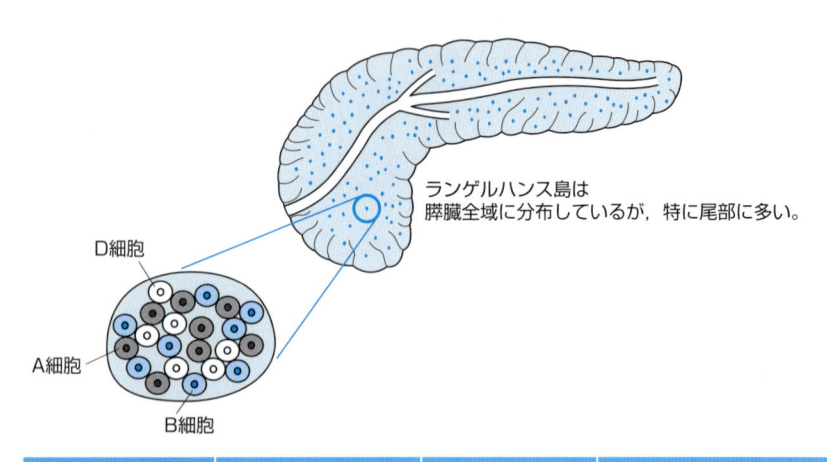

ランゲルハンス島は膵臓全域に分布しているが、特に尾部に多い。

|  | 分泌ホルモン | （％） | ホルモンの作用 |
|---|---|---|---|
| A（α）細胞 | グルカゴン | 15〜20 | 血糖を上昇 |
| B（β）細胞 | インスリン | 70〜80 | 血糖を低下 |
| D（δ）細胞 | ソマトスタチン | 5 | 消化管ホルモンの抑制 |

## 補足

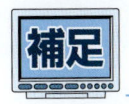

### 正のフィードバック機構
- ①分娩時オキシトシンは子宮収縮を増強させ続け、さらに子宮頸が伸展される。②排卵期エストロゲンの濃度が閾値を超えるとLH、FSHが増加する。ほかは負のフィードバック機構が働いている。

## その他

- **性ホルモン**(sex hormone)：**精巣**から男性ホルモン(androgen、アンドロゲン)、**卵巣**からは女性ホルモン(estrogen、エストロゲン)とプロゲステロンが分泌される。副腎皮質からも男女ともにアンドロゲンが分泌される。性ホルモンはステロイドホルモンで男女の二次性徴を発現させる。プロゲステロンは子宮内膜を分泌型にかえ、妊娠の準備をする(「生殖、発生、老化」の項の図11(p.241)参照)。
- **松果体**：メラトニンを分泌、夜間分泌は増え、日中は低下する。概日リズムを作る。
- **腎臓**：エリスロポエチンを分泌、赤血球を造血させる。
- **心臓**：心房性ナトリウム利尿ペプチドを分泌、腎臓での$Na^+$の分泌を促進させる。
- **消化管**：セクレチン(アルカリ性の膵液の分泌促進)、コレシストキニン(胆嚢収縮、消化酵素を含む膵液の分泌促進)、ガストリン(胃液の分泌促進)(p.192の「消化管ホルモン」参照)

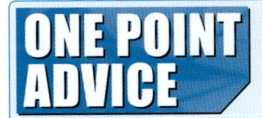

## ONE POINT ADVICE
- われわれはどうして思春期になると二次性徴が始まり、男性は男性らしく、女性は女性らしくなるのか？ どうして女性は男性より平均身長が低いのか？ どうして食事を摂らないと空腹感を感じ、食べると空腹感はなくなるのか？ こうした身体の変化は、すべてさまざまなホルモンによって制御されている。若い君たちは、自分の身体に起こる大人への変化をこまめに観察しそれを調べることが、ホルモンを理解するための最短の道である。

## 補足

### インスリンと糖尿病
- 血糖値を下げるインスリンは、1921年にトロント大学のバンティング(Frederich Grant Banting)らによって発見。後年、51個のアミノ酸からなるペプチド構造が決定された。インスリンがあると、血中のブドウ糖は、細胞の受容体を通じて細胞内に取り込まれる。しかし、インスリンがないと、どんなに血管内にブドウ糖が満ちあふれていても、細胞内に取り込むことができない。そのため、細胞は飢餓状態になり、全身に障害が出てくる。これが糖尿病である。インスリン発見以前は、糖尿病は若くして死ぬ不治の病として恐れられていた。発見されたインスリンの治療効果は絶大で、バンティングらは1923年度のノーベル生理学・医学賞に輝き、最も多くの人類を救った発見として今も世界に賞讃されている。1941年、悲劇的な飛行機事故によって、その栄光の生涯を閉じた。

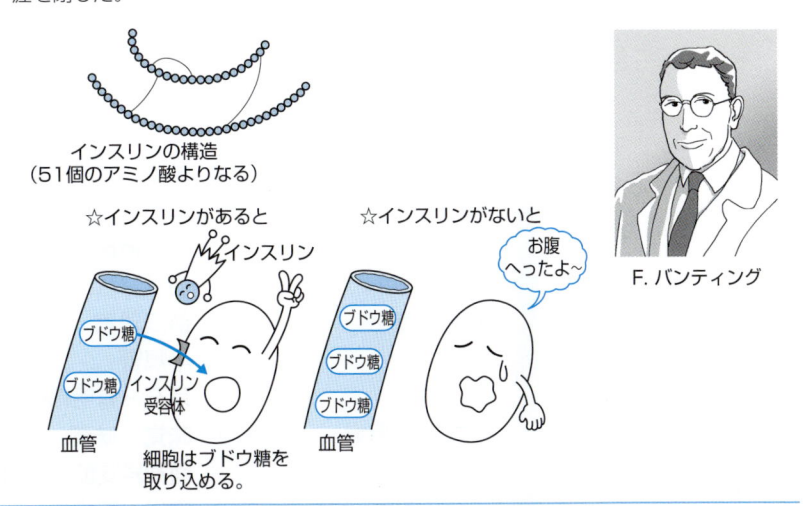

インスリンの構造
(51個のアミノ酸よりなる)

☆インスリンがあると　　☆インスリンがないと

細胞はブドウ糖を取り込める。

お腹へったよ～

F. バンティング

# 9 情報の受理と処理

人体の構造および機能

## TAP & TAP

- ●神経系 ⇒ 中枢神経系（脳と脊髄）と末梢神経系
- ●中枢神経系の区分 ⇒ 脳（大脳，間脳，中脳，橋，延髄，小脳），脊髄（頸髄・胸髄・腰髄・仙髄・尾髄）
- ●末梢神経系の区分 ⇒ 体性神経系（脳神経12対，脊髄神経31対），自律神経系（交感神経，副交感神経）
- ●神経組織 ⇒ 神経細胞（ニューロン）と神経膠細胞
- ●髄膜 ⇒ 硬膜・クモ膜・軟膜の3層，クモ膜下腔に脳脊髄液が流れる
- ●神経の興奮 ⇒ 静止電位と活動電位，脱分極と再分極，Na-Kポンプ
- ●シナプス軸索末端 ⇒ シナプス小胞→神経伝達物質の放出
神経伝達物質→アセチルコリン，ノルアドレナリンなど
- ●大脳皮質 ⇒ 機能の局在，感覚野と運動野，優位半球の言語野，前頭葉の連合野，後頭葉の視覚野など
- ●脳幹 ⇒ 間脳（視床と視床下部），中脳，橋，延髄→自律神経の中枢
脳幹網様体→意識
- ●大脳基底核 ⇒ 被殻，淡蒼球，尾状核，黒質→運動の調節
- ●小脳 ⇒ 平衡感覚や姿勢の調節
- ●脊髄 ⇒ 脊髄反射→求心路と遠心路，脊髄中枢
感覚路と運動路→上行路（脊髄視床路）と下行路（錐体路または皮質脊髄路）
- ●視覚受容器 ⇒ 網膜，錐体，桿体，ロドプシン
- ●視覚の伝達経路 ⇒ 錐体，桿体→双極細胞→視神経，視神経乳頭，盲点
- ●視覚の大脳内の伝達経路
⇒ 視神経→視交叉→外側膝状体→視放線→後頭葉の視覚野
- ●眼球の光学的な性質
⇒ 角膜，水晶体による屈折，近視，遠視
- ●聴覚 ⇒ 耳小骨→卵円窓→蝸牛管→コルチ器→蝸牛（聴）神経
内リンパ，外リンパ
- ●平衡覚 ⇒ 前庭器官；球形嚢，卵形嚢，膨大部稜，三半規管
耳石→有毛細胞→前庭神経
- ●味覚と嗅覚 ⇒ 味覚：味蕾，味覚の局在，舌の前2/3は顔面神経支配，舌の後ろ1/3は舌咽神経支配
嗅覚：嗅細胞→嗅索→嗅神経

● 体性感覚と内臓感覚

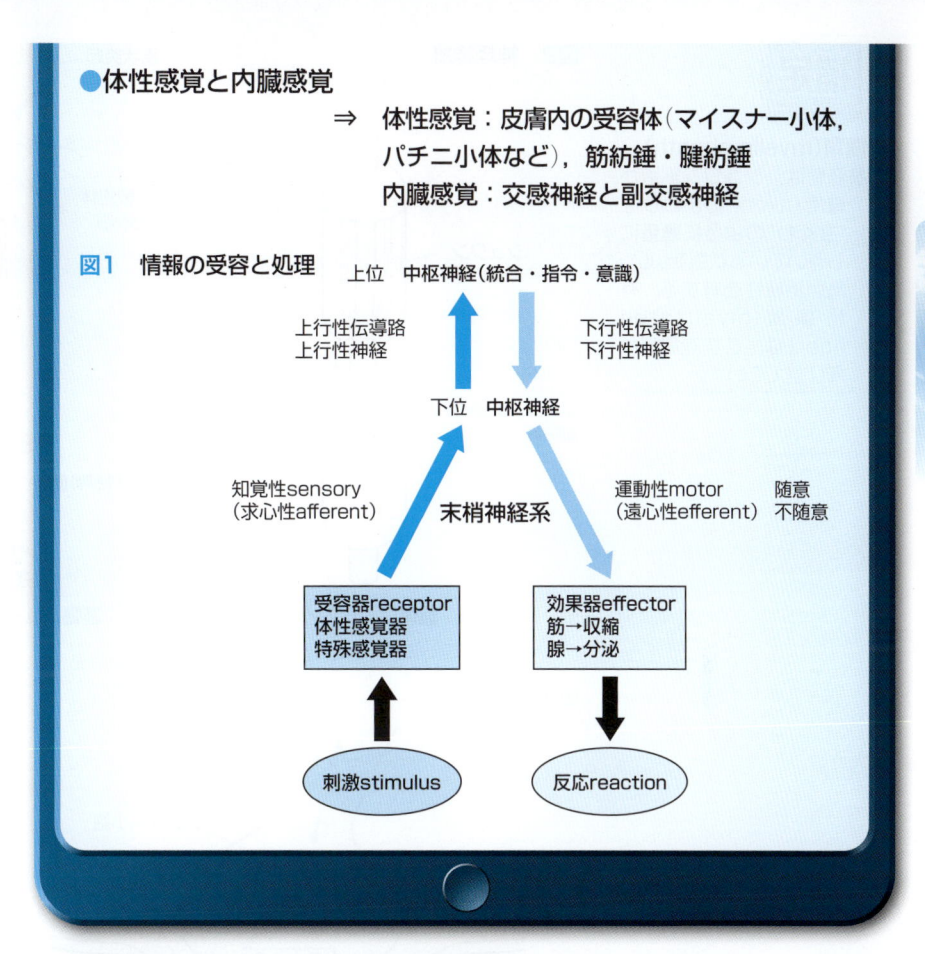

⇒ 体性感覚：皮膚内の受容体（マイスナー小体，パチニ小体など），筋紡錘・腱紡錘
内臓感覚：交感神経と副交感神経

図1　情報の受容と処理

上位　中枢神経（統合・指令・意識）

上行性伝導路　　　　　　　下行性伝導路
上行性神経　　　　　　　　下行性神経

下位　中枢神経

知覚性sensory　　　　　　　運動性motor　　随意
（求心性afferent）　末梢神経系　（遠心性efferent）　不随意

受容器receptor　　　　　効果器effector
体性感覚器　　　　　　　筋→収縮
特殊感覚器　　　　　　　腺→分泌

刺激stimulus　　　　　　反応reaction

## 神経細胞（ニューロン）の基礎知識

● 神経組織はニューロン（神経細胞）とグリア（神経膠細胞）からなり，ニューロンは神経細胞体，樹状突起，神経突起（軸索）をもち，活動電位を伝導する（図2）。
● 神経細胞内の電位は細胞外に対して**約－70mV**に帯電している。この状態を**静止電位**という。
● 神経細胞が興奮すると，細胞外のナトリウムイオン（Na$^+$）と，細胞内のカリウムイオン（K$^+$）が逆転して，電位は一時的に**＋30～40mV**となる。この現象が**脱分極**で，このときの電位を**活動電位**という。逆転は一時的で，細胞膜のNa$^+$-K$^+$ポンプを用いて，数ミリ秒で元の静止電位に戻る。これを**再分極**という。Na$^+$-K$^+$ポンプは，エネルギー（ATP）を用いる電解質の**能動輸送**である（図4, 5）。
● 神経は一定の刺激以上で興奮し，一定以下では興奮しない。これを「**全か無かの法則**」という。その境界値を**閾値**という。
● 神経細胞の末端（シナプス軸索末端）は，**シナプス間隙**によって次の神経細胞（シナプス後細胞）と隔てられており，シナプス軸索末端からシナプス後細胞に向かって，**神経伝達物質**が放出される。神経伝達物質がシナプス後細胞を興奮させ，電気刺激が伝わっていく（図3, 5）。
● 神経伝達物質は**シナプス小胞**に蓄えられており，**副交感神経のアセチルコリン**や**交感神経のノルアドレナリン**などが知られている。
● 神経線維の興奮は太い神経ほど速く伝搬する。また，**無髄線維**よりは**有髄線維**が速く伝搬する（図6）。

**補足**

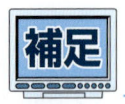

**髄鞘（myelin sheath）**
●髄鞘は，シュワン細胞が軸索（axon）のまわりを"ちくわ"のように幾重にも巻いている状態をいい，高い絶縁性を有する。有髄線維（myelinated fiber）は，ここを電気が飛び越えていく。

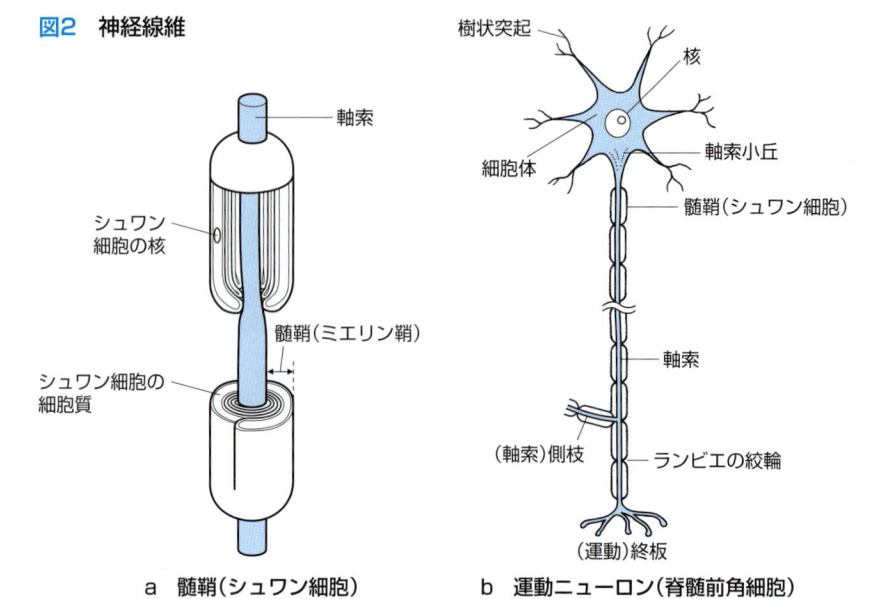

**図2　神経線維**

a　髄鞘（シュワン細胞）

b　運動ニューロン（脊髄前角細胞）

**図3　シナプス**

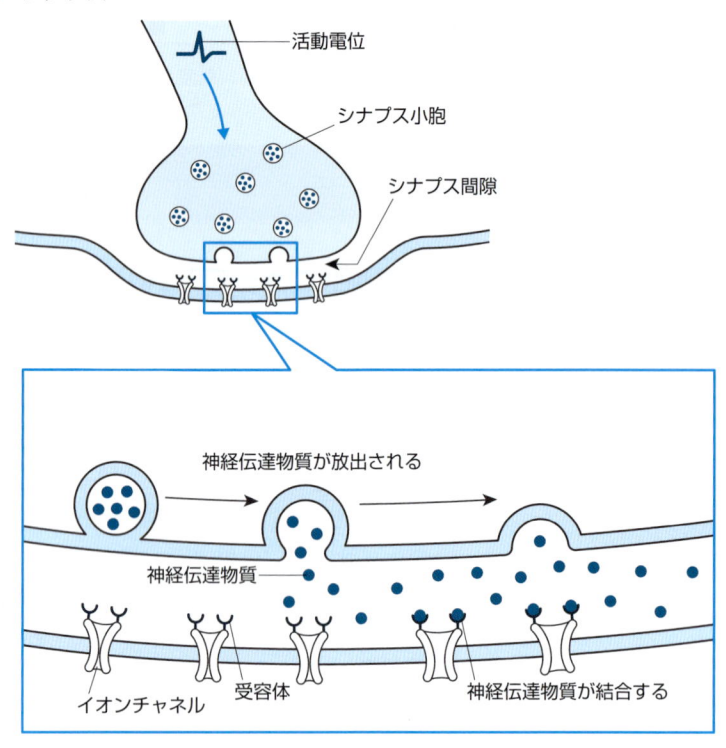

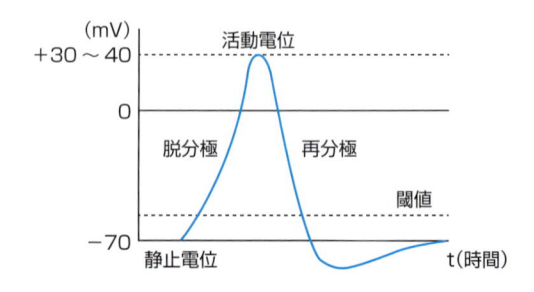

**図4　脱分極と再分極**

図5 脱分極と再分極の仕組み

| 静止状態 | 脱分極 | 再分極 |
|---|---|---|
| Na⁺は細胞外に多い K⁺は細胞内に多い | Na⁺は細胞内へ K⁺は細胞外へ | Na⁺を細胞外へ K⁺を細胞内へ |

Na⁺-K⁺ポンプはエネルギー（ATP）を使う

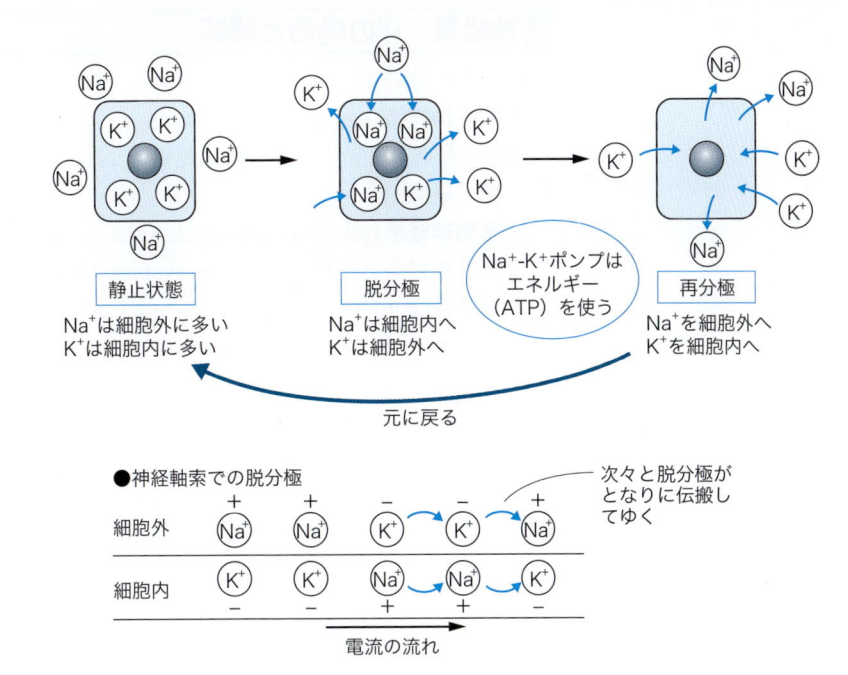

元に戻る

●神経軸索での脱分極

次々と脱分極がとなりに伝搬してゆく

電流の流れ

図6 神経細胞の仕組みと電気信号の伝搬

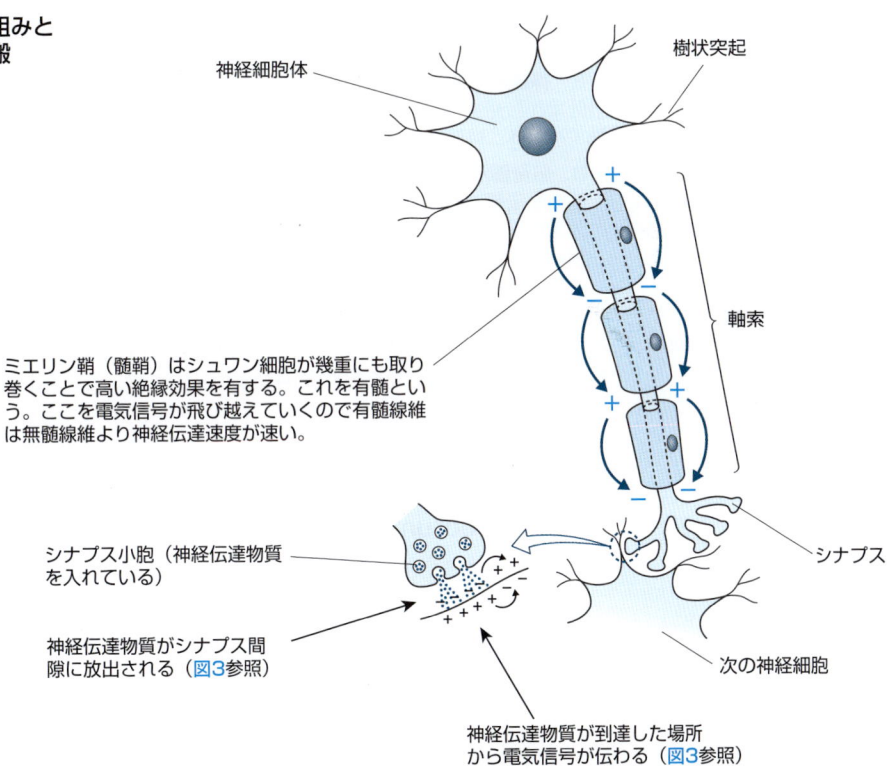

神経細胞体
樹状突起
軸索
ミエリン鞘（髄鞘）はシュワン細胞が幾重にも取り巻くことで高い絶縁効果を有する。これを有髄という。ここを電気信号が飛び越えていくので有髄線維は無髄線維より神経伝達速度が速い。
シナプス小胞（神経伝達物質を入れている）
神経伝達物質がシナプス間隙に放出される（図3参照）
シナプス
次の神経細胞
神経伝達物質が到達した場所から電気信号が伝わる（図3参照）

## 神経系[*1,2]の構造と機能

- 神経系の区分：
  ① 中枢神経系（central nervous system：CNS）
  - 脳（大脳，間脳，中脳，橋，延髄，小脳），脊髄（頸髄，胸髄，腰髄，仙髄，尾髄）
  ② 末梢神経系（peripheral nervous system：PNS）
  - 体性神経系（somatic nervous system：SNS）（脳神経，脊髄神経），自律神経系（autonomic nervous system：ANS）（交感神経，副交感神経）
- 脳（brain）：重さ1,300g，大脳85％，小脳10％，脳幹5％を占める。
- 脳脊髄膜と髄液：脳と脊髄は一続きの膜で包まれ，外側から硬膜・クモ膜・軟膜の髄膜に包まれている。
- クモ膜と軟膜の間をクモ膜下腔といい，ここに脳脊髄液（cerebrospinal fluid）[*3]が流れている。脳脊髄液は脈絡叢（上衣細胞）で分泌され，脳室[*4]を満たし，第4脳室からクモ膜下腔へ出て，クモ膜顆粒から硬膜静脈洞に吸収される。

### 用語アラカルト

**\*1 神経系の用語**
神経系（nervous system）は形態的にも機能的にも種々に分類され，同じ用語が複数の呼び名をもっていることがあるので注意を要する。例：求心性＝知覚性＝感覚性

**\*2 神経系の発生**
外胚葉から発生。前脳胞から間脳と終脳（大脳）へ，中脳胞から中脳へ，菱脳胞から橋・延髄・小脳へ，脊髄管から脊髄が分化する。

**\*3 脳脊髄液**
・脳脊髄液量：120ml
・分泌量：720ml／日
・脳脊髄液圧：横向き寝のとき10cm$H_2O$，座ったとき30cm$H_2O$
・透明，弱アルカリ性，比重1.005

**\*4 脳室**
側脳室，室間孔，第3脳室，中脳水道，第4脳室があり，脳脊髄液が流れている。脳と脊髄はお豆腐のように軟らかくお水（脳脊髄液）のなかに浮いているようになっている。

### 補足

**神経の興奮（nervous excitation）**
- 静止電位（resting potential）と活動電位（action potential）。脱分極（depolarization）と再分極（repolarization）。閾値（threshold）。全か無かの法則（all-or-none law）。

### 補足

- 感覚野（sensory area），運動野（motor area），言語野（speech area），視覚野（visual area）など。

**辺縁系**
- 脳梁をC字形に取り囲む。中隔核，帯状回，海馬傍回，海馬体，扁桃体，乳頭体に分ける。本能や情動，記憶の機能にかかわっている。

## 中枢神経の構造と機能

### ■大脳（cerebrum，終脳ともいう）（図7）

- 大脳縦裂という溝によって，左右の大脳半球に分かれ，溝の底は脳梁で左右の半球はつながっている。外側は大脳皮質（灰白質[*5]），内側は大脳髄質（白質[*5]）に分かれる。
- 大脳皮質には高次の精神活動を営む**新皮質**と，本能を司る**古皮質**がある。
- 大脳皮質にはそれぞれの中枢としての分担があり，それを「**機能の局在**」という。主な部位を図7にまとめた。
- 中心溝を挟んで後頭葉側を**感覚野**，前頭葉側を**運動野**という。
- 言語野は優位半球にあって，**ウェルニッケ野**（感覚性言語中枢）と**ブローカ野**（運動性言語中枢）からなる（優位半球とは，右利きのヒトでは左半球，左利きのヒトでは右半球である）。
- 聴覚野は側頭葉にある。視覚野は後頭葉にある。
- **連合野**は**前頭葉**などにあって，ヒトの高度な精神活動を司っている。

## 用語アラカルト

**＊5 灰白質と白質**
灰白質は神経細胞体が多く集まった層，白質は神経線維が多く集まった層をいう。大脳と小脳では皮質が灰白質，脊髄では髄質が灰白質で構成される。

**＊6 脳幹**
脳幹とは，間脳を加え，中脳，橋，延髄を指すこともある。呼吸中枢，嚥下中枢，咳中枢，循環調節中枢，対光反射中枢など，多数の中枢が存在する。大脳が機能しなくても脳幹が機能していれば，生命は維持できる。この状態が植物状態である。視床下部には摂食中枢と満腹中枢がある。例えば，摂食中枢が破壊されると，まったく食欲がなくなり，ガリガリに痩せてしまい，満腹中枢を破壊すると限りなく食べ続けるようになることがネコの実験から知られている。

**＊7 網様体**
神経細胞体と神経線維が入り交じったところ。脳幹で発達している。

**＊8 大脳基底核**
線条体（尾状核と被殻），淡蒼球があり，機能的には黒質，視床下核を含めることもある。この部位の病変にパーキンソン病や舞踏病があり，運動制御にかかわっている。

## ■間脳（diencephalon）

● 視床脳と視床下部に分かれる。視床は嗅覚を除く感覚の中継核があり，末梢からの感覚入力を大脳皮質に中継している。視床上部には手綱核，松果体がある。

● 視床下部は**第三脳室の底部に位置し，体温中枢や浸透圧中枢，摂食中枢など，多くの自律神経の中枢がある**。自律神経系と内分泌系の中枢でホメオスタシス維持の中心としてかかわる。視床下部の前下部は下垂体につながる。

## ■脳幹（brain stem）＊6

● 中脳・橋・延髄をいう。生命維持に必要な機能を担っている。脳神経が出入りする。

● **中脳**（midbrain）は上丘（外側膝状体）は視覚の反射に関与する。下丘（内側膝状体）は聴覚の中継核として関与する。中脳は瞳孔縮小や眼球輻輳の反射中枢や姿勢に関する中枢がある。

● **橋**（pons）は中小脳脚で小脳に連絡する。橋は小脳と密接に関係し姿勢を制御する。また，三叉神経や顔面神経など脳神経の核がある。

● **延髄**（medulla）は脊髄から続く。錐体があり，下端で左右が交叉（錐体交叉）する。また，心臓中枢，呼吸中枢，嘔吐中枢，咀嚼・嚥下中枢，発汗中枢など生命を維持するための多くの**自律神経中枢**がある。

● **脳幹網様体**＊7は中脳から延髄までの白質と灰白質が交錯する複雑な構造部分の総称であり，末梢から集まってくるほとんどの刺激を統合して，広く大脳皮質に投影する役割を担い，医学的な**意識（覚醒）**と密接に関係している（図9）。

## ■大脳基底核＊8

● 第三脳室を取り巻く尾状核，被殻，淡蒼球，黒質などからなり，運動の調整を司る。被殻と淡蒼球を合わせてレンズ核という（図7）。

---

**ONE POINT ADVICE**

● 感覚野とは例えば手に止まった蚊を見つけて，視覚やかゆみの刺激が行きつく中枢で，いろいろな刺激を総合して「今，手に蚊が止まって血を吸っている」と認識する中枢である。運動野は，感覚野の情報を受け取って，「それでは手で蚊を叩け」と命令を下す中枢である。

● ウェルニッケ中枢は，聴いた音を言語として認識する中枢である。ここが障害されると聴いた言語が理解できない感覚性失語（ウェルニッケ失語）に陥る。ブローカ中枢は，言語を理解して返答するための中枢で，ここが障害されると，相手の言葉は理解できるがしゃべることのできない運動性失語障害（ブローカ失語）になる。

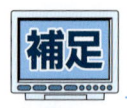

**補足**

**小脳核**
- 小脳の白質は樹が枝を伸ばしているようにみえ，小脳活樹とよばれる。髄質には歯状核，栓状核，球状核，室頂核があり，遠心性の線維が出る。

**脊髄反射（spinal reflex）**
- 脊髄反射が障害されると，随意筋だけでなく，不随意筋の排便反射や排尿反射なども障害される。椎間板ヘルニアの場合は，手術適応となる判断基準の症状としてよく知られている。

## ◼小脳（cerebellum）
- 左右の小脳半球と中央の虫部からなり，小脳脚により脳幹と連絡している。頭部と眼球の運動を制御し身体の平衡を保つ（前庭小脳）。筋の緊張を調整し姿勢の維持に働く（脊髄小脳）。運動の円滑化に働く（橋小脳）。

## ◼脊髄（spinal cord）（図10）
- 太さ1cm，長さ41〜45cmで脊柱管のなかに入っている。上は延髄に続き，下は第1腰椎の高さで脊髄円錐となり，終糸となる。頸膨大・腰膨大があり，それぞれ上肢・下肢への神経が出入りする。
- 脊髄の皮質は白質で前索・側索・後索，髄質は灰白質で前角・後角をもつ。前角から運動神経が出て前根を形成し，後角には感覚神経が入り後根を形成する。

図7　脳の断面

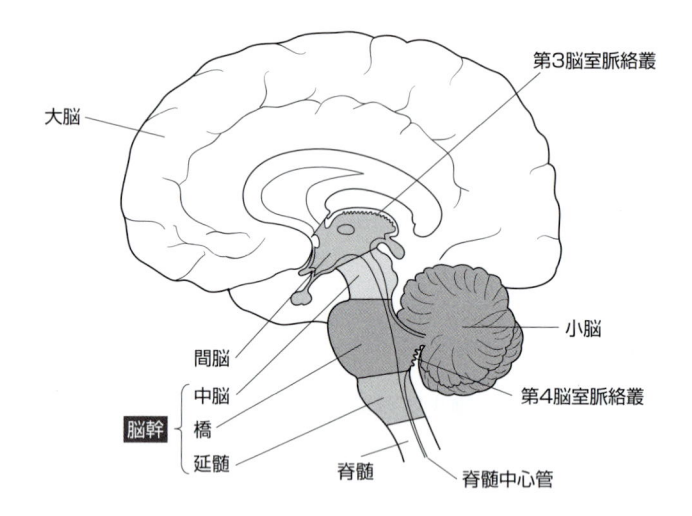

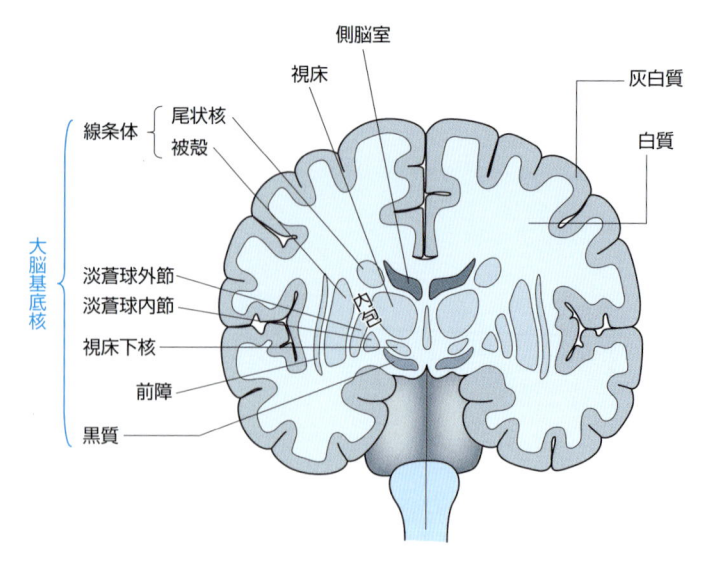

### 図8 大脳の機能局在

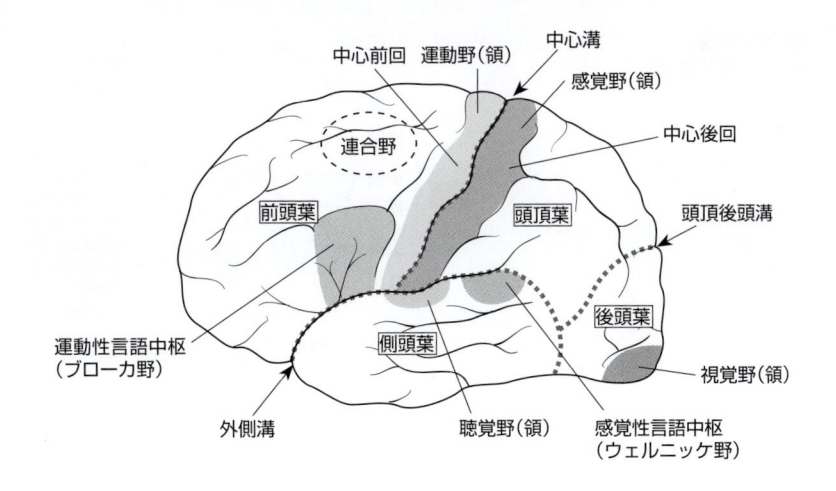

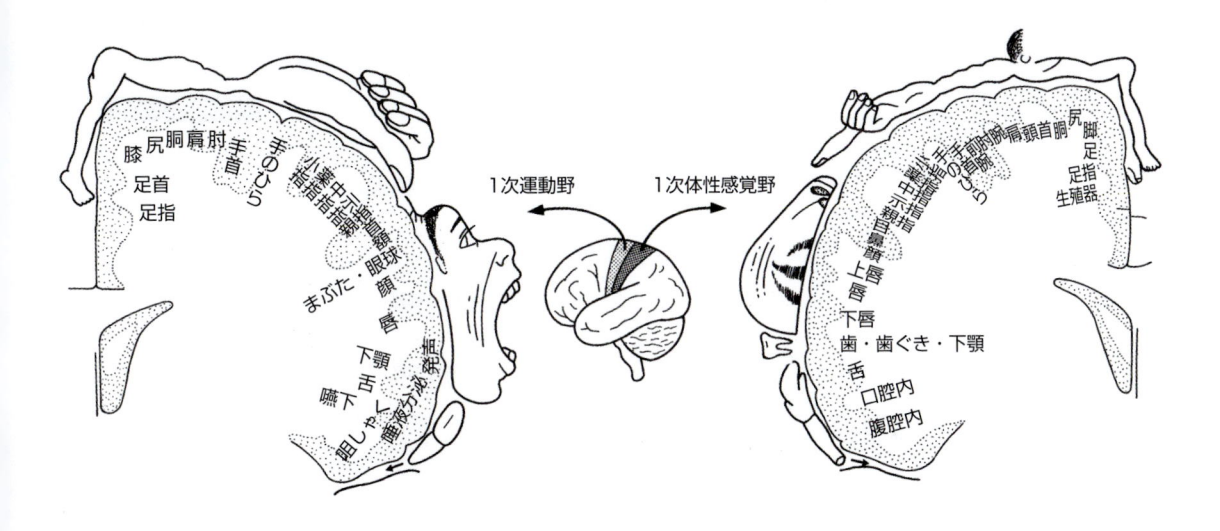

中心前回　運動野（領）　中心溝
　　　　　　　　　　　感覚野（領）
連合野　　　　　　　　　中心後回
前頭葉　　　　　頭頂葉　頭頂後頭溝
　　　　　　　　　　　後頭葉
運動性言語中枢　　　　　視覚野（領）
（ブローカ野）
　　　外側溝　側頭葉　感覚性言語中枢
　　　　　　　聴覚野（領）（ウェルニッケ野）

1次運動野　　1次体性感覚野

（運動野側ラベル）膝・足首・足指・尻・胴・肩・肘・手首・手のひら・小指・薬指・中指・示指・母指・頸・眼球・まぶた・顔・唇・顎・舌・嚥下・咀しゃく・唾液分泌・発声

（感覚野側ラベル）足指・足・生殖器・尻・脚・胴・首・頭・肩・肘・手首・手・小指・薬指・中指・示指・母指・眼・鼻・顔・上唇・下唇・歯・歯ぐき・下顎・舌・口腔内・腹腔内

### 図9 脳幹網様体

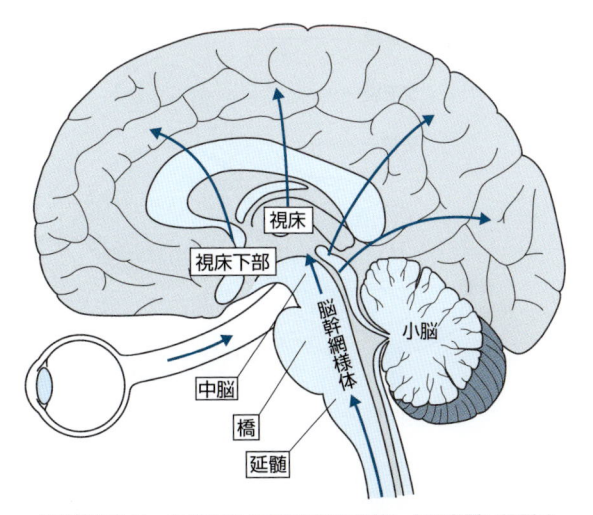

視床
視床下部
中脳
橋
脳幹網様体
小脳
延髄

脳幹網様体は，末梢のすべての刺激を集約し大脳皮質に投影する役割がある。したがって，ここが障害されると，どんなに刺激がきても大脳には伝わらず昏睡状態になる。痛み刺激や対光反射などは脳幹網様体が機能しているかどうかの簡単なチェック法である。ここの永続的かつ完全な障害を脳死という。

図10 脳と脳神経，脊髄と脊髄神経

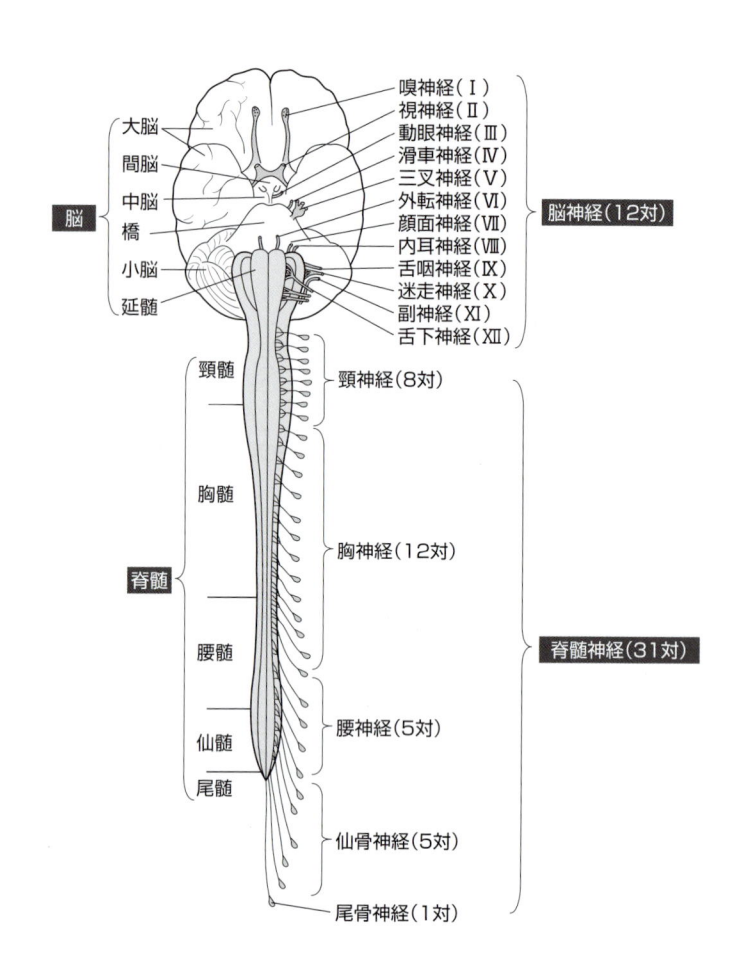

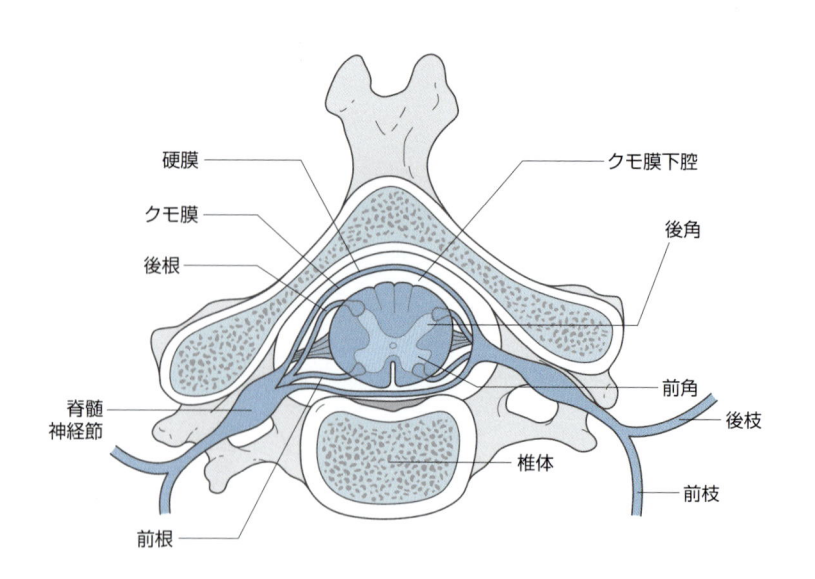

### ■脊髄と反射
- 脊髄は中央部が灰白質，周囲が白質で，脳とは逆になっている。
- 知覚神経は後根から入って，前根から出る。
- **脊髄反射**とは末梢の刺激が，求心路を通って脊髄の反射中枢に達し，そのまま遠心路を通って筋肉を収縮させたり腺分泌が起こる経路で，大脳は関係しない。
- 随意筋の反射に

    腹壁反射→第8〜12胸髄
    膝蓋腱反射→第2〜4腰髄
    アキレス腱反射→第5腰髄〜第2仙髄   などがある。

- 不随意筋の反射に，排便反射，排尿反射，分娩反射，射精反射などがある。

図11 膝蓋腱反射の仕組み

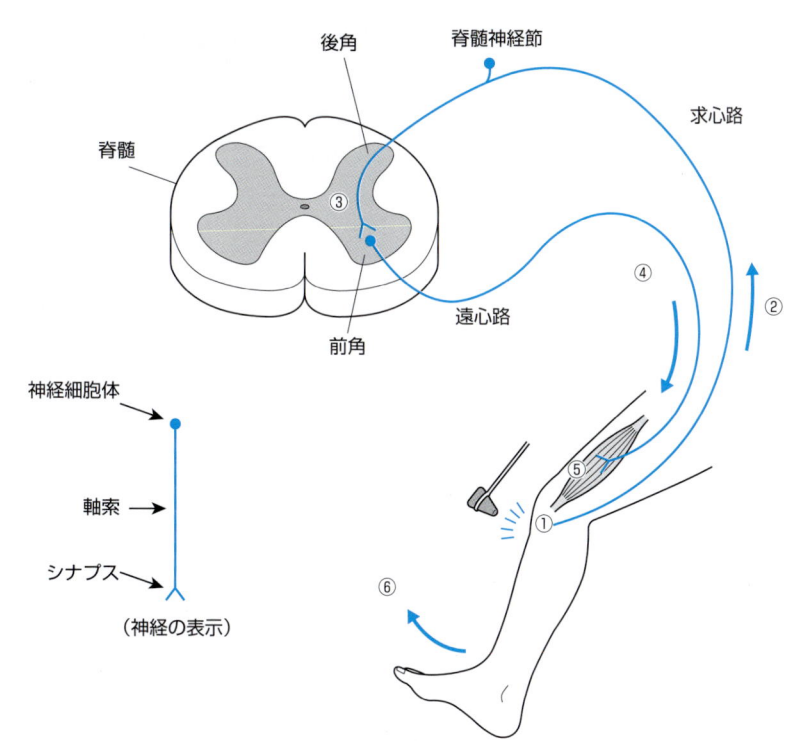

①ハンマーで膝蓋腱を叩くと知覚センサーが興奮
②刺激は末梢神経求心路を通って脊髄後角に入る
③反射中枢が興奮，運動神経を刺激する
④遠心路は脊髄前角から出て大腿四頭筋へ
⑤大腿四頭筋が収縮して
⑥足が跳ね上がる

### ■上行路（脊髄視床路）と下行路（錐体路）

●皮膚などの刺激は体性感覚路として，脊髄の側索を通って視床に入り，大脳皮質の感覚野に終わる。これを**上行路**または**脊髄視床路**という。運動路は運動野から皮質脊髄路を経て，末梢器官に至る。これを**下行路**または**錐体路（皮質脊髄路）**という。錐体路は延髄で交叉する（延髄交叉）。

**図12　脊髄視床路と錐体路の道すじ**

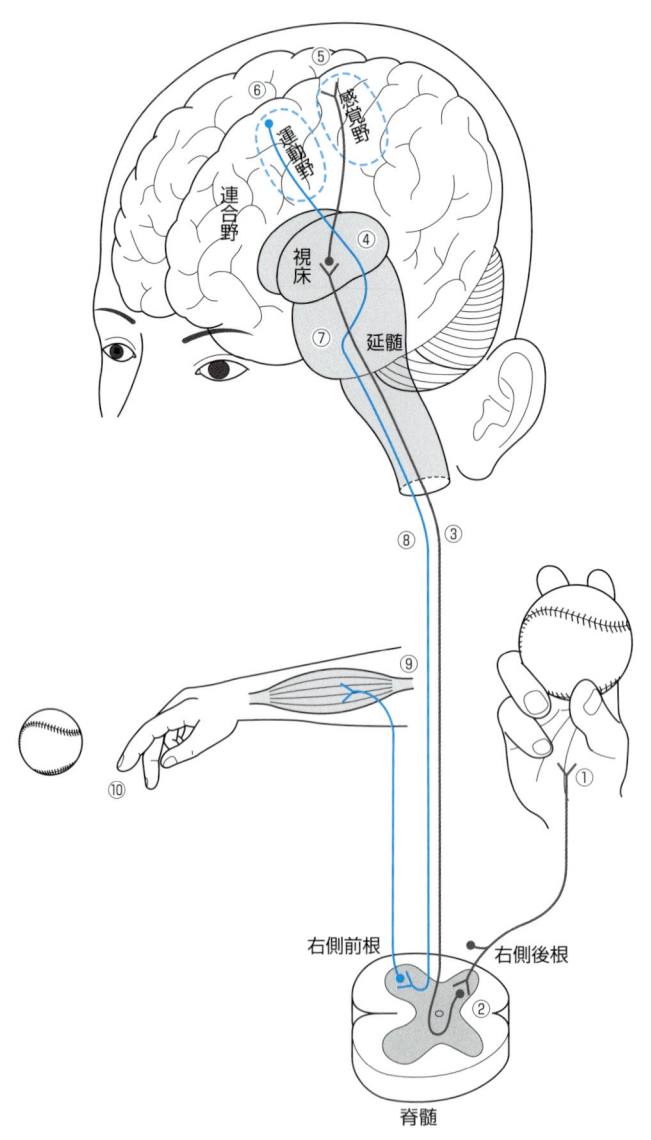

① 例えば，右手にボールを握っているとする。
② ボールを握っているという体性感覚は，脊髄の右側の後角から入り，神経細胞を変えてからすぐに反対側（左側）の灰白質に移る。
③ そのまま左側の脊髄側索を上行する。
④ 視床に入り，神経細胞を変える。
⑤ 大脳皮質の左側の感覚野に，ボールを握っているという情報が伝えられる。
⑥ 感覚野から運動野に情報伝達され，連合野などと情報交換して，（例えば）ボールを投げろという判断が下される。
⑦ 右手の筋肉を動かしてボールを投げろという命令が，錐体路を通って脳幹，脊髄を下ってくる。延髄で錐体路は左右が入れ替わる。これを錐体交叉という。
⑧ 脊髄では右側の錐体路を下る。錐体路は原則的に運動野に神経細胞体（錐体細胞）を持つ1本の神経細胞軸索である。
⑨ 使用する筋肉レベルの脊髄中枢で神経細胞を替え，前角から右側の運動神経に命令が伝わる。
⑩ 右手の筋肉を動かしてボールを投げる。
（実際には他の複雑な神経路も介在するが，あくまでも概念として1本の道すじで説明した。）

**補足**

●例えば，ある人が立っていて今から歩こうと思うとする。感覚路を通じて，立っているという情報や，視覚による姿勢の情報などを脳幹で統合して大脳皮質に伝える。情報にすべて問題がなければ，連合野や運動野の中枢が，「さあ筋肉を動かして歩け！」と運動路に命令を伝える。まずどの筋肉を動かして次にどこを動かすかという運動の円滑さを制御しているのが，大脳基底核や小脳の役割である。

## 末梢神経系（peripheral nervous system：PNS）

- 体性神経系（脳神経，脊髄神経）と自律神経系（交感神経，副交感神経）があるが自律神経系は「内臓機能の調節」の項（p.194）を参照。
- 脳神経は12対あり，運動性の神経，感覚性の神経，運動・感覚両方を含む混合神経，副交感神経を含むものがある。嗅神経と視神経を除き，脳幹に起始核がある（表1）。
- 脊髄神経は31対あり，頸神経8対，胸神経12対，腰神経5対，仙骨神経5対，尾骨神経1対からなる。それぞれ椎間孔を出ると前枝・後枝に分かれる（図10）。
- 脊髄神経の前枝は胸神経を除き，神経叢を作る。頸神経叢，腕神経叢，腰神経叢，仙骨神経叢がある。

表1　脳神経の種類と作用

| 神経名 | 機能 | | 起始核 |
|---|---|---|---|
| Ⅰ嗅神経 | 感覚性 | 嗅覚に関係する。 | |
| Ⅱ視神経 | 感覚性 | 視覚に関係する。 | |
| Ⅲ動眼神経 | 運動性（副） | 眼筋（上直筋，下直筋，内側直筋，下斜筋）および上眼瞼挙筋に分布する。副交感性の神経線維は瞳孔括約筋，毛様体筋に分布する。 | 中脳 |
| Ⅳ滑車神経 | 運動性 | 眼筋（上斜筋）に分布する。 | 中脳 |
| Ⅴ三叉神経<br>－1眼神経<br>－2上顎神経<br>－3下顎神経 | 混合性<br>感覚性<br>感覚性<br>混合性 | 感覚性は頭部と顔面の皮膚，鼻腔・口腔粘膜，舌，歯などに分布する。下顎神経は知覚線維のほかに咀嚼筋に分布する。 | 橋 |
| Ⅵ外転神経 | 運動性 | 眼筋（外側直筋）に分布する。 | 橋 |
| Ⅶ顔面神経 | 混合性（副） | 顔面の表層の筋（表情筋）に分布する。一部は知覚性ならびに副交感性の神経線維よりなる中間神経で，知覚性の神経線維は味覚に，副交感性の神経線維は顎下腺および舌下腺の分泌に関係する。 | 橋 |
| Ⅷ内耳神経 | 感覚性 | 平衡覚（前庭神経）と聴覚（蝸牛神経）に関係する。 | 橋 |
| Ⅸ舌咽神経 | 混合性（副） | 知覚性の神経線維は舌根・咽頭および中耳に分布する。運動性の神経線維は咽頭と軟口蓋の筋に分布，さらに，味覚に関係する神経線維を含む。副交感性の神経線維は耳下腺の分泌に関係する。 | 延髄 |
| Ⅹ迷走神経 | 混合性（副） | 頸・胸部および腹部の内臓に分布する複雑な混合性神経であるが，その主成分は副交感性である。長い経過中に，外耳道の後壁・咽頭・食道・呼吸器・心臓，胃・肝臓・腎臓・膵臓・脾臓などに副交感線維，知覚線維あるいは運動線維を送っている。 | 延髄 |
| Ⅺ副神経 | 運動性 | 胸鎖乳突筋，僧帽筋に分布する。 | 延髄 |
| Ⅻ舌下神経 | 運動性 | 舌筋に分布する。 | 延髄 |

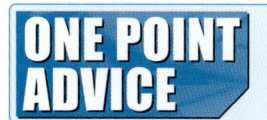

**ONE POINT ADVICE**

脳神経の暗記法
- か（嗅）えりみ（視）て動く（動眼）車（滑車）のみつ（三）はそと（外転）　かお（顔面）きく（聴＝内耳）のど（舌咽）はまよう（迷走）ふく（副）ぜつ（舌下）

## ◼神経叢と主な枝と支配する筋

- **頚神経叢**(C1〜C4の前枝)：横隔神経(横隔膜), 頚神経ワナ(舌骨下筋群)
- **腕神経叢**(C5〜Th1の前枝)：腋窩神経(三角筋), 筋皮神経(上腕二頭筋), 正中神経(橈側手根屈筋, 浅指屈筋, 神経麻痺でサル手となる), 尺骨神経(尺側手根屈筋, 神経麻痺でワシ手となる), 橈骨神経(上腕三頭筋, 総指伸筋, 神経麻痺で下垂手となる)
- **胸神経**(Th1〜Th12の前枝)：肋間神経(外肋間筋, 内肋間筋)
- **腰神経叢**(Th12〜L4の前枝)：大腿神経(大腿四頭筋), 閉鎖神経(長内転筋)
- **仙骨神経叢**(L4〜S4の前枝)：上殿神経(中・小殿筋), 下殿神経(大殿筋), 坐骨神経(大腿二頭筋), 坐骨神経は膝窩で総腓骨神経・脛骨神経に分かれる。総腓骨神経(前脛骨筋), 脛骨神経(下腿三頭筋, 後脛骨筋), 陰部神経, 下直腸神経(外肛門括約筋, 外尿道括約筋)
- 脊髄神経の後枝は固有背筋(脊柱起立筋, 横突棘筋)を支配する。
- 皮膚の感覚は特定の皮膚領域を支配する(デルマトーム)(図13)。

**図13　デルマトーム**

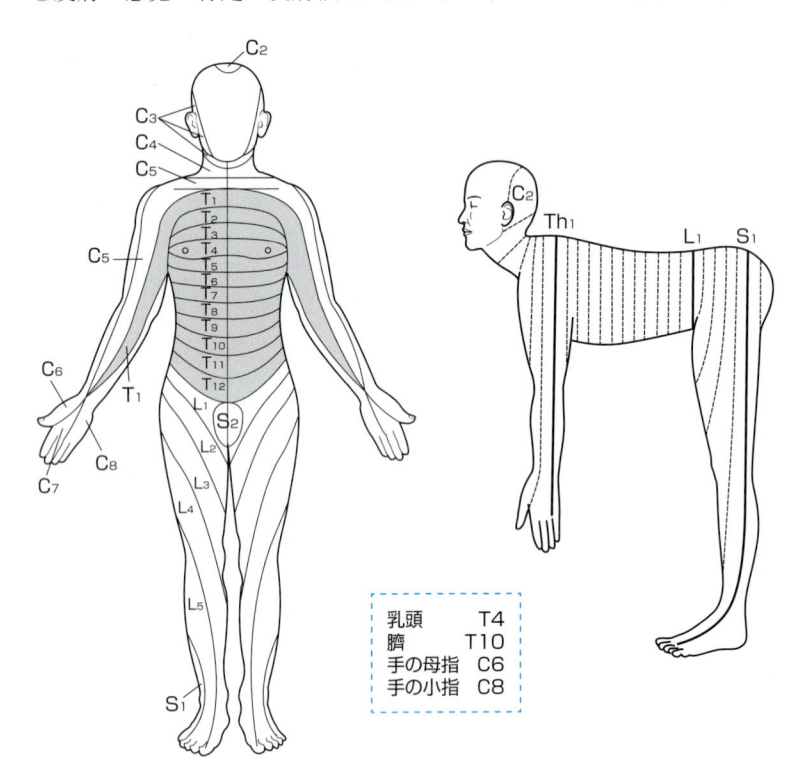

| | |
|---|---|
| 乳頭 | T4 |
| 臍 | T10 |
| 手の母指 | C6 |
| 手の小指 | C8 |

## ◼神経伝達物質(neurotransmitter)

- シナプス前細胞の神経終末から分泌される物質。シナプス後細胞は神経伝達物質受容体をもち, 神経伝達物質と結合すると, 活動電位が生じる。
- 神経伝達物質の種類：約60種類以上の神経伝達物質がある。代表的なものはアセチルコリン, ドーパミン, ノルアドレナリン, アドレナリン, セロトニン, ヒスタミン, アミノ酸(GABA, グルタミン酸), P物質, エンケファリンである。その作用により興奮性伝達物質と抑制性伝達物質にわけられる。また, 受容体の種類によっても作用が異なる場合もある。

## 用語アラカルト

**＊9 網膜**
色素細胞（pigment epithelium）はロドプシンを産生すると考えられている。錐体と桿体。双極細胞は、視細胞と視神経とを結んでいる。

**＊10 錐体**
錐体は、赤、青、緑の光の3原色に対応する3種類がある。カラーテレビと同じ原理で多くの色調を作り出すことができる。

**＊11 視神経乳頭**
optic disk（視神経円板）ともいう。視神経乳頭の中心は視細胞がないので盲点（blind spot）とよばれ、視覚を感じない。

**＊12 外側膝状体**
視神経は外側膝状体でニューロンを替える。ここから脳幹網様体にもニューロンが接続されており、脊髄視床路の体性感覚や深部感覚の情報が統合されて大脳に投影される。

## 感覚機能

- 感覚には体性感覚と特殊感覚と内臓感覚がある。
- 体性感覚は皮膚感覚（痛覚、温度覚、触圧覚）と深部感覚（筋や腱の伸張）がある。特殊感覚は視覚、聴覚、平衡覚、味覚、嗅覚でそれぞれ特殊な感覚器で受容される。内臓感覚は内臓痛覚と臓器感覚（空腹感、尿意など）がある。

## 眼球の構造と視覚

- 眼はカメラに例えられ、外界の像を網膜上に写す。
- 眼球の**光の屈折**は、**角膜**と**水晶体**で行う。
- 視覚の受容器は、眼球の網膜（retina）＊9にある**視細胞**である。
- 視細胞は、光の色合いを感じる**錐体**（cone）＊10と、明暗を感じる**桿体**（rod）からなる（図14）。
- **錐体**には光を感じる物質である**ロドプシン**が含まれていて、光の**3原色**について別々の感知能力がある。
- 錐体や桿体の刺激は、網膜の**双極細胞**（bipolar cell）や神経節細胞を経て視神経となり、**視神経乳頭**（optic papilla）＊11から眼球背側に出て頭蓋内に入る。乳頭の中心に**盲点**がある（図14）。
- 視神経は**視交叉**を経て、**外側膝状体**（lateral geniculate body）＊12にある視覚中継核でシナプスを替え、**視放線**を経て、**後頭葉にある視覚中枢**に至る。
- 網膜の内側の視神経は、**視交叉**で交叉して反対側の視覚中枢に達するが、外側の視神経は交叉せず、同側の視覚中枢に至る（図15）。

**図14 錐体、桿体と網膜の構造**

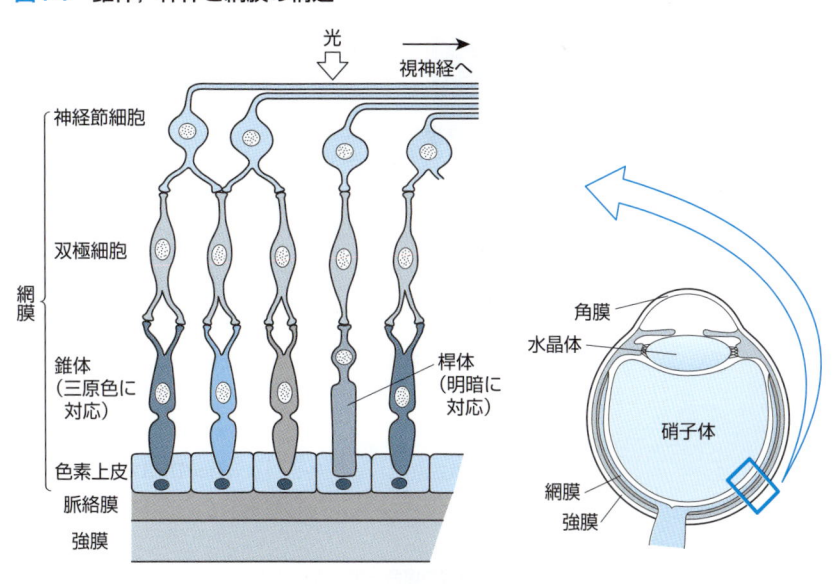

（図：網膜の構造。神経節細胞、双極細胞、錐体（三原色に対応）、桿体（明暗に対応）、色素上皮、脈絡膜、強膜。眼球図：角膜、水晶体、硝子体、網膜、強膜）

## 補足

**眼球の構造3層**
①眼球外膜（線維膜）：角膜、強膜
②眼球中膜（血管膜）：虹彩、毛様体、脈絡膜
③眼球内膜（神経膜）：網膜

- 虹彩には瞳孔括約筋・散大筋が、毛様体には毛様体筋があり、瞳孔の大きさ、水晶体の厚さを調整している。

図15 視覚の伝導路と障害

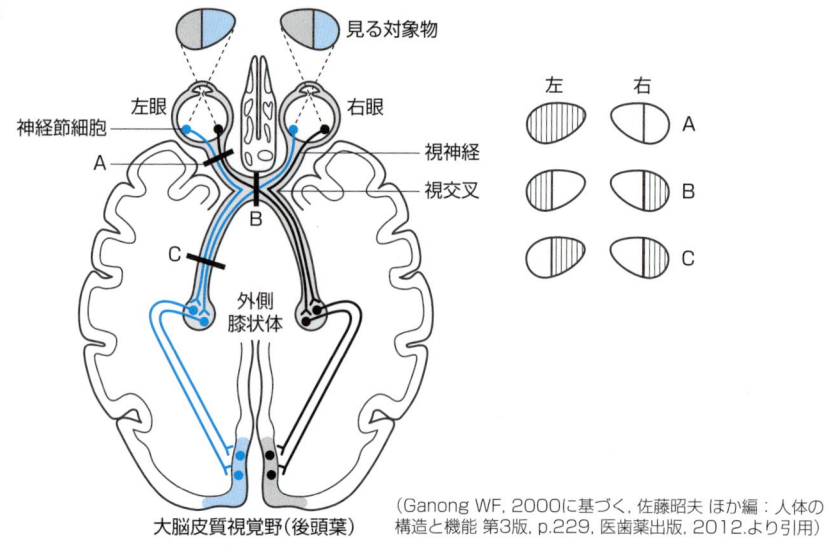

（Ganong WF, 2000に基づく，佐藤昭夫 ほか編：人体の構造と機能 第3版，p.229，医歯薬出版，2012.より引用）

視神経の経路上に，図のA，B，Cが障害された場合の視野欠損を示した。Bの視交叉が障害されると，左右両側の外側の視野がなくなるため，これを両耳側半盲という。視交叉のすぐ下には脳下垂体があるので，下垂体腫瘍などでみられる症状である。
Cのように，両側の右側の視野がなくなる場合を右側半盲とよんでいる。

**ONE POINT ADVICE**
- 光が眼球内に入るときは，水晶体という凸レンズを通るので，像が倒立し左右が逆となる。例えば，左の視野の内側は，左眼球の外側の部分に投影されることになる。図15の視覚の伝達経路は重要だから，ぜひ覚えておこう。

### 補足

#### 近視と遠視

・正常→網膜上に焦点を結ぶ

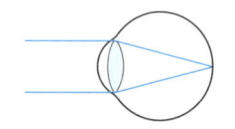

・近視の場合→網膜の前で焦点を結ぶ
水晶体が厚い（屈折性近視）
水晶体と網膜の距離が長い（軸性近視）

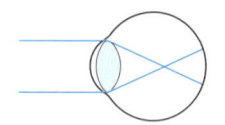

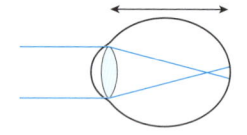

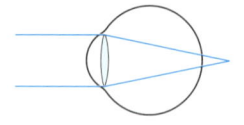

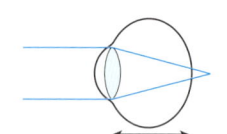

・遠視の場合→網膜の後ろで焦点を結ぶ
水晶体が薄い（屈折性遠視）
水晶体と網膜の距離が短い（軸性遠視）

- 近視は，水晶体が厚くなるか，眼房の長さが長くなる場合で，網膜の前で焦点を結ぶ状態であるから，凹レンズを用いて矯正する。
- 遠視は，近視と逆で，網膜の後方で焦点を結ぶ状態であるから，凸レンズを用いて矯正する。

## 用語アラカルト

**＊13 耳**
外耳(耳介と外耳道)，中耳(鼓膜と鼓室)，内耳(骨迷路と膜迷路)に分けられる。

**＊14 蝸牛**
蝸牛内は外リンパ(perilymph)に囲まれて内リンパ(endolymph)がある。内リンパにはコルチ器(organ of Corti)があり，そこから蝸牛(聴)神経(auditory nerve)に刺激が伝わる。

**＊15 耳石とクプラ**
耳石もクプラも有毛細胞に刺激を送るための加速度センサーである。球形嚢と卵形嚢内のものは，主として平衡覚を司っており耳石を伴う。膨大部稜のものはクプラで，ゼリー状の膠様物質からなっている。

### 補足

**鼓室**
●鼓室には耳小骨と鼓膜張筋・アブミ骨筋があり，大きい音や小さい音を聞こえやすくして，内耳に伝える。

## ■耳[*13]の構造と聴覚，平衡覚

● 外耳と中耳の境界にある膜を**鼓膜**という。
● 音は鼓膜から**耳小骨**(ツチ骨，キヌタ骨，アブミ骨)を経て**卵円窓**(前庭窓)を振動させて**蝸牛**(cochlea)[*14]に伝わる。蝸牛は，**蝸牛管**とそれを取り巻く外リンパ液からなる(図18)。
● 蝸牛管には内リンパ液が充満しており，その基底部には**コルチ器**がある。音の振動は，コルチ器から**有毛細胞**を経て**蝸牛神経**に刺激が伝えられる(図18)。
● 前庭には，球形嚢，卵形嚢という2つの袋があり，そこの有毛細胞に乗っかる形で**耳石**(otolith)[*15]がある。耳石の動きによって，位置覚，平衡覚などを感知する。三半規管は，卵形嚢，膨大部稜に続く管状の器官でそれぞれが直交するxyz軸を形成し，空間のすべての方向の運動に対応できるようになっている。膨大部稜には**クプラ**(cupula)があり，有毛細胞を経て回転の情報を前庭神経に伝える(図19)。

図16 聴覚器官の構造

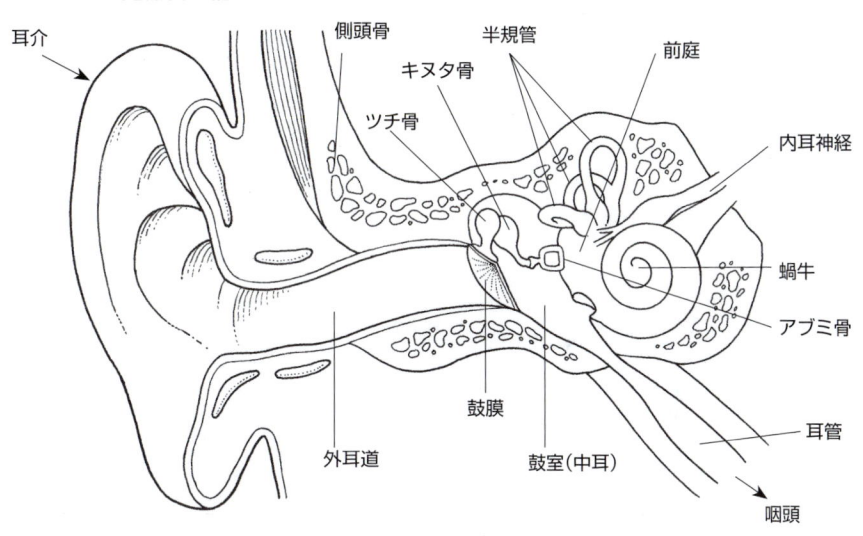

図17 内耳の構造

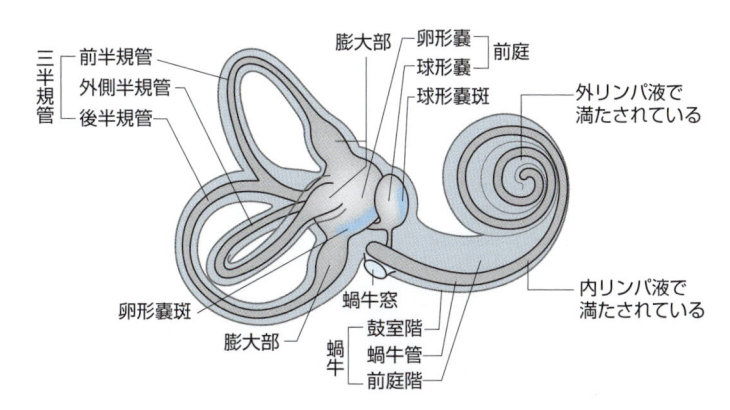

(松村讓児：国試看護シリーズ イラストで見る診る看る 人体の構造と機能．医学評論社，2007.より一部改変引用)

## 図18 蝸牛管の感音の仕組み

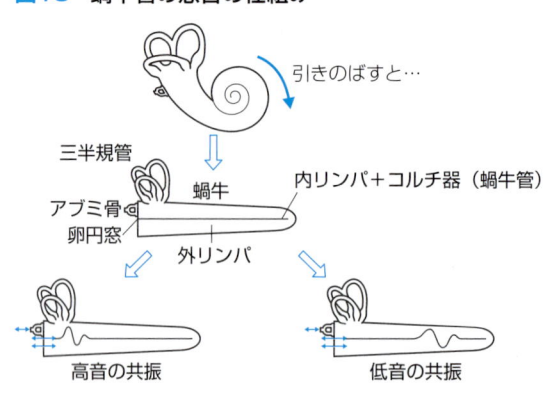

蝸牛を引き伸ばすと，先端に行くほど細くなる漏斗状の管となる。アブミ骨の振動が卵円窓の膜に伝わると，外リンパが振動を起こす。その周波数と共鳴した場所の内リンパだけが図のように共振現象を起こし，そこのコルチ器を刺激する仕組みである。
いわば，外リンパはピアノの鍵盤で，周囲の音と一致した音階の鍵盤だけを叩いて刺激するのとよく似ている。音楽の才能のある人は，特にここの感音能力が優れているのだろう。

## 図19 前庭器官と平衡覚

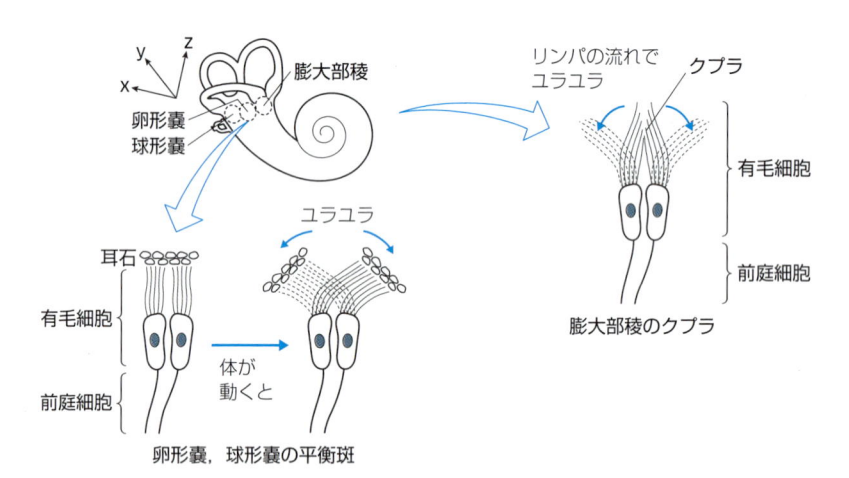

蝸牛管の内リンパは，前庭器官の球形嚢を経て，卵形嚢，膨大部稜，三半規管へとつながっている。球形嚢，卵形嚢には小さなカルシウムでできた耳石を載せた有毛細胞がある。耳石は体の動きに合わせてユラユラと動くので，その加速度的な動きが有毛細胞を刺激して前庭細胞に伝わっていく仕組みである。
膨大部稜にはクプラとよばれるゼリー状物質を載せた有毛細胞があり，三半規管とともに直交する3方向にあるので，すべての方向の運動や回転を感知することができる。耳石やクプラは，高感度の加速度センサーというわけである。

## 用語アラカルト

**＊16　味蕾**

味覚には，甘味，塩味，酸味，苦味のほかに，うま味という"第五の味覚"があると唱える学者もいる。味覚はまだまだわからないことが多い。

**補足**

●鼻腔の複雑な襞構造や，副鼻腔の存在は，においを感じる面積を拡げたり，貯めておくために発達したと考えられている。

### ■味覚と嗅覚（図20）

- 味覚は，舌の**味蕾**（taste bud）[＊16]にある**味細胞**（gustatory cell）で感じる。
- 味覚の神経支配は，舌前2/3が**顔面神経**，後ろ1/3が**舌咽神経**である。
- 味覚は，甘味，塩味，苦味，酸味を感じる位置が大体決まっている。
- 嗅覚は，鼻腔の嗅上皮にある**嗅細胞**（olfactory cell）で感じる。
- 嗅細胞の刺激は，鼻腔上部の**篩板**を通って**嗅球**に入り**嗅索**（olfactory tract）を経て，大脳の古皮質（嗅脳）に伝わる。

**図20　味覚と嗅覚の仕組み**

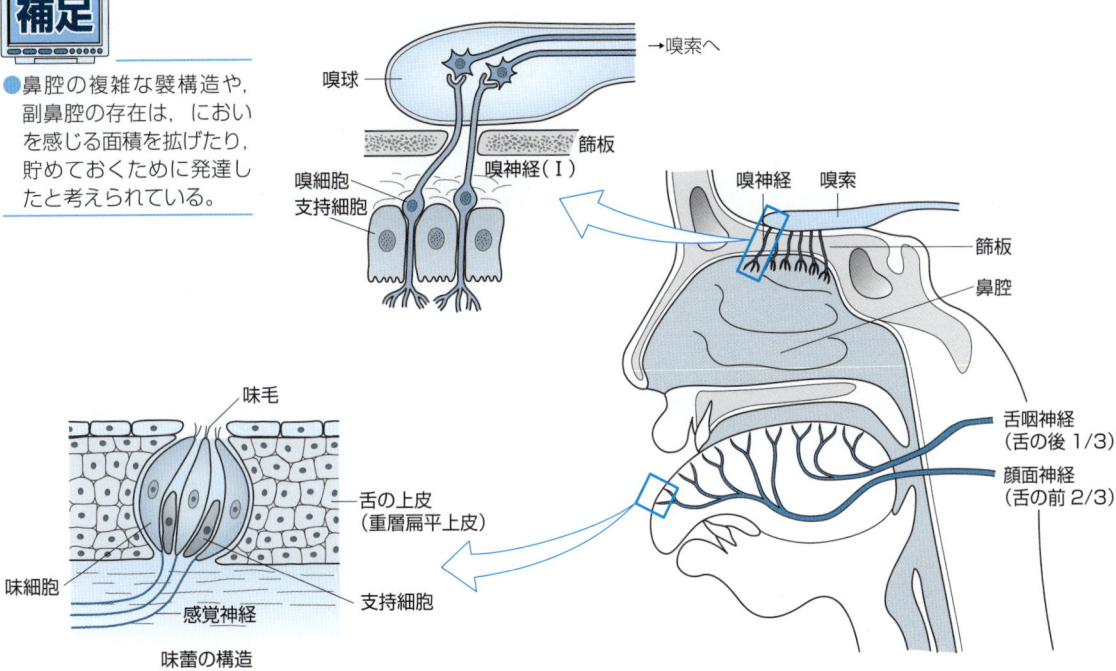

医学概論

## ■体性感覚（図21）
- 皮膚感覚には触・圧覚，温・冷覚，痛覚があり，皮膚に受容装置がある。
- 触・圧覚は機械的刺激受容器でパチニ小体，マイスナー小体，メルケル細胞，ルフィニ小体，毛包受容器がある。
- 温・冷覚，痛覚の受容器は自由神経終末で痛覚の受容器だけで，順応しないのが特徴である。
- 深部感覚は関節や筋・腱に受容器がある。

## ■内臓感覚
- 内臓痛覚は関連痛といわれ，皮膚感覚より，痛みの場所が漠然としている。
- 臓器感覚は空腹感，満腹感，口渇感，悪心，尿意，便意。

図21　さまざまな知覚の受容体

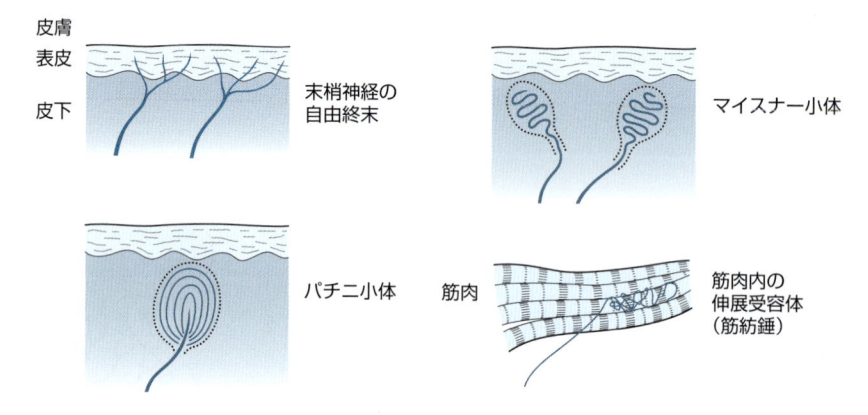

皮膚 表皮 皮下　末梢神経の自由終末　マイスナー小体　パチニ小体　筋肉　筋肉内の伸展受容体（筋紡錘）

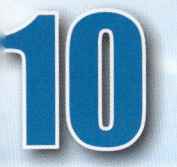

# 10 外部環境からの防御

人体の構造および機能

## TAP & TAP

- ●皮膚の構造 ⇒ 表皮・真皮・皮下組織の3層構造
- ●皮膚の付属器 ⇒ 脂腺，汗腺，角質器（毛・毛包・爪）
- ●汗腺の種類 ⇒ エクリン腺（全身，体温調節），アポクリン腺（腋窩，体臭）
- ●非特異的生体防御機構
  ⇒ 皮膚の防御力，涙液や唾液の殺菌作用
  好塩基球→ヒスタミン放出→血管透過性亢進→好中球，単球（マクロファージ）の組織への遊走→貪食作用
  補体→貪食や抗原認識の補助（オプソニン化）
- ●特異的生体防御機構
  ⇒ Bリンパ球→形質細胞→液性免疫→免疫グロブリンの産生
  Tリンパ球→細胞性免疫→マクロファージによる抗原提示→ヘルパーT細胞→キラーT細胞→細胞膜の破壊
  ナチュラルキラー（NK）細胞→癌細胞やウイルスに侵された細胞の選択的な破壊
- ●免疫グロブリン
  ⇒ IgG，IgA，IgM，IgD，IgE
- ●一次応答，二次応答
  ⇒ 抗原の最初の曝露→一次応答→リンパ球の抗原情報の記憶→二次応答（迅速で長期間の獲得免疫）
- ●熱の出納 ⇒ 体温上昇因子→基礎代謝，運動，食事，各種ホルモン，筋肉のふるえなど
  体温低下因子→輻射熱，発汗，不感蒸泄，熱伝導など
- ●栄養分の熱量 ⇒ 糖質・タンパク質→約4kcal/g，脂肪→約9kcal/g
- ●体温調節 ⇒ 体温調節中枢→視床下部
  体温が上昇→発汗や末梢血管拡張による熱放散の促進→体温の低下
  体温が低下→筋肉のふるえや末梢血管収縮による熱放散の抑制→体温上昇
  その結果，体温は常に36～37℃に維持される
- ●発熱 ⇒ 内因性発熱物質と外因性発熱物質

医学概論

## 用語アラカルト

***1 皮膚**
表面積約1.6m²。体重の16％。9の法則（頭部，体幹胸腹・前・後，上肢右・左，下肢前・後・右・左がそれぞれ9％）。

***2 表皮**
基底層，有棘層，顆粒層，淡明層，角質層に分かれる。部位により厚さが異なり，手足の皮膚は特に毛もなく淡明層，角質層が厚い。

### 補足

**皮下脂肪**
- 皮下組織の脂肪組織。外部の温度変化，圧力，衝撃などから身体を守る働きもある。

***3 汗腺**
汗腺は分泌様式により，エクリン腺（開口分泌）とアポクリン腺（離出分泌）がある。また，発汗は温熱性発汗，精神性発汗，味覚性発汗がある。

***4 立毛筋**
1本の毛包と真皮表層の間に存在する。平滑筋で交感神経の刺激で収縮し，鳥肌となる。

## 皮膚*1の構造と機能

- 皮膚は熱や光など物理的なものや，細菌など生物化学的なものから身体を防御するだけでなく，感覚受容器としても働く。

### 皮膚および皮膚付属器の構造（図1）
- 皮膚（skin）は表皮・真皮・皮下組織の3層からなる。

**①表皮（epidermis）*2**
- 角化重層扁平上皮で細胞にはケラチノサイト（表皮角化細胞），メラノサイト（メラニン色素産生細胞），ランゲルハンス細胞（免疫に関係），メルケル細胞（感覚受容細胞），自由神経終末がある。

**②真皮（dermis）**
- 密生結合組織で乳頭層と網状層に分かれる。神経終末，血管，汗腺，脂腺がある。

**③皮下組織（subcutaneous tissue）**
- 疎性結合組織で筋や他の器官と緩く結合している。脂肪組織に富んでいる。

**④皮膚の付属器**
- **脂腺**：毛に付属しない独立脂腺と毛包に開口する脂腺がある。
- **汗腺*3**：体温調節に働くエクリン腺（小汗腺）と体臭と関係するアポクリン腺（大汗腺）がある。小汗腺は全身に，大汗腺は腋窩や生殖器など特別な場所に存在する。
- **乳腺**：アポクリン腺が特殊化したもの。
- **角質器（毛，毛包，爪の総称）**：毛は毛幹と毛根があり，毛根は毛包に包まれる。毛根の先端を毛球といい新しい毛が作られる。毛包には皮脂腺が開口し，立毛筋*4が付く。爪は角質層が特殊化したもの。

図1 皮膚の構造

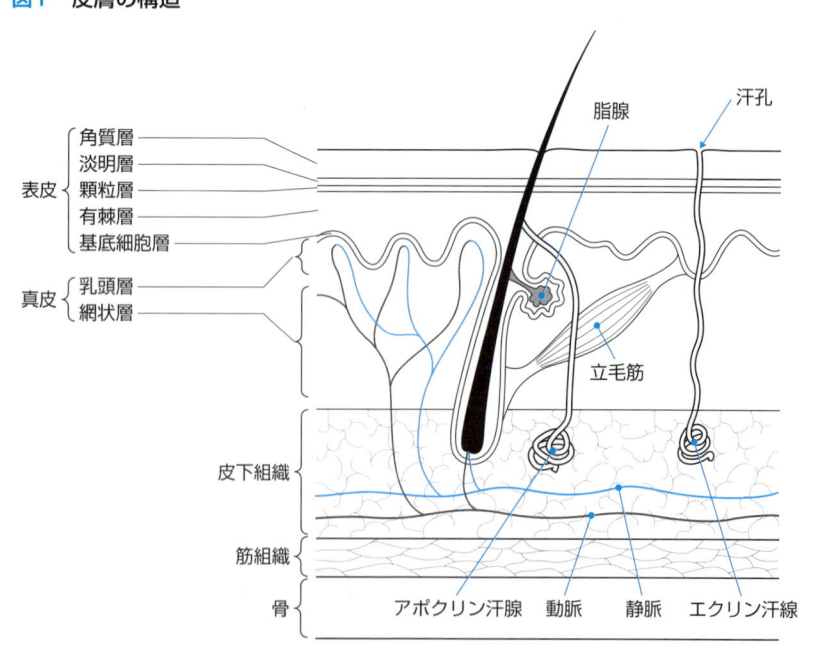

### ■皮膚の機能

- 皮膚は重層扁平上皮で微生物などは通しづらく，水の蒸発を防いでいる（物理的保護）。
- 触圧覚・温度覚・痛覚の受容器がある感覚器である。
- 体温調節に働く（汗腺や熱の放散など）。
- 免疫機能：傷などによって皮膚から細菌やウイルスが体内に入るとランゲルハンス細胞が活性化され，免疫機能を起こさせる。
- ビタミンDの合成：皮膚で紫外線を受けビタミン$D_3$となり肝臓と腎臓で活性型となり，カルシウムとリン代謝を調節する（日光不足でくる病になる）。

## 生体の防御機能

### ■非特異的生体防御機構 (non specific defense system) *5

- 皮膚や粘膜は，細菌などの外部からの直接的な侵入を阻止している。また，涙液や唾液などには，殺菌作用のある**リゾチーム**や**ラクトフェリン**などの酵素が含まれている。
- 体内に細菌や異物が侵入すると，白血球の好塩基球から**ヒスタミン**などの化学物質が放出され，**血管の透過性を亢進**させる。その結果，好中球やマクロファージが組織中に出て敵を攻撃する。
- 血管の透過性亢進は，水分なども血管外（間質）に移動させるため**浮腫**が起きる。
- **好中球**と**マクロファージ**は，細菌や異物を細胞内に取り込んで消化・殺菌する。これを**貪食作用**という（図2）。
- 血液中には**補体**とよばれる20種類以上のタンパク質があり，貪食作用を補助したり，敵を認識しやすくする働きをしている（図3）。これをオプソニン化という。

### 用語アラカルト

**\*5　非特異的生体防御機構**

好中球 (neutrophilic cell)，マクロファージ (macrophage)，貪食作用 (phagocytosis)，補体 (complement)。補体はC1, C2, C1rなどの記号で表される。マクロファージは，本によっては，Mφと略記されることもある。

### 補足

**マクロファージ（大食細胞）**
- 単球は血管の外に出るとマクロファージとなる。脾臓，リンパ節，肺胞のマクロファージになる。肝臓類洞のクッパー細胞，脳の小膠細胞も同じ仲間である。

**血管透過性の亢進 (vascular hyperpermeability)**
- 血管透過性の亢進でよく知られた疾患に，アナフィラキシーショックがある。大量のヒスタミン遊離で血管透過性が亢進すると，水分が血管外に流出するので浮腫となる（蕁麻疹）。さらに重症になると，循環する血管内の水分が少なくなって心臓が空回りしてショックとなるのである。

図2　好中球，マクロファージの貪食機構

・血管透過性の亢進

毛細血管
侵入した細菌
水分も出てゆく（浮腫）
好中球&マクロファージ
了解
ヒスタミン
・ヒスタミンは血管の内皮細胞の隙間を拡げて好中球やマクロファージが血管外に出やすくする
細菌が侵入したぞ！好中球は現場に急行しろ！
組織球や好塩基球

・好中球やマクロファージの貪食作用

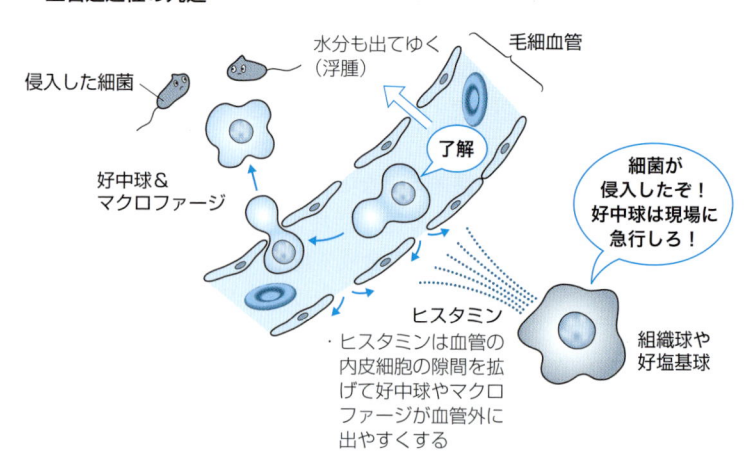

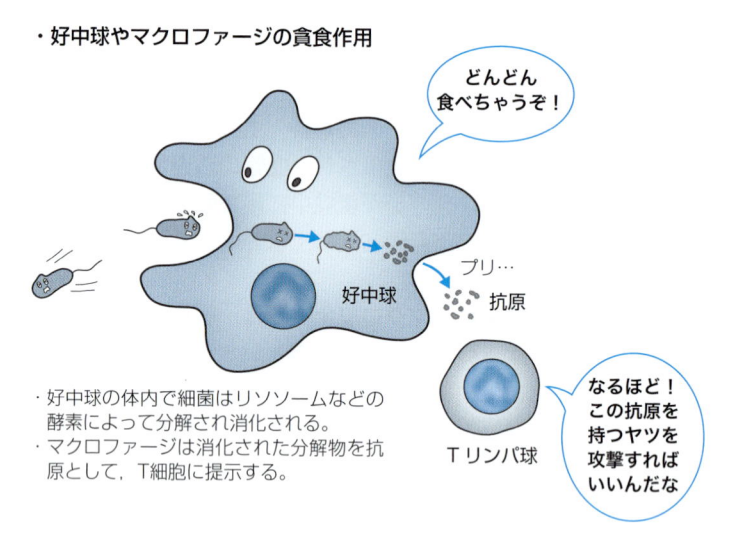

どんどん食べちゃうぞ！
好中球
プリ…
抗原
なるほど！この抗原を持つヤツを攻撃すればいいんだな
Tリンパ球

・好中球の体内で細菌はリソソームなどの酵素によって分解され消化される。
・マクロファージは消化された分解物を抗原として，T細胞に提示する。

図3　補体の役割

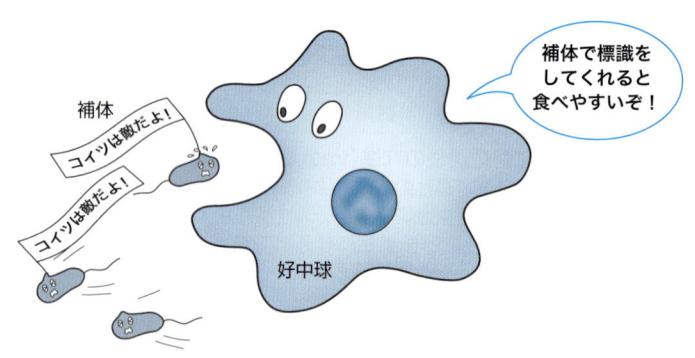

補体で標識をしてくれると食べやすいぞ！
補体
コイツは敵だよ！
コイツは敵だよ！
好中球

補体は，肝臓で合成されるタンパク質の一種である。20種類ほどが知られており，細菌を認識しやすくしたり，好中球やマクロファージの貪食化を促進したり（オプソニン化），さらに敵となる細胞の細胞膜を破壊する作用もある。

## 用語アラカルト

**\*6 特異的生体防御機構（specific defense system）**

抗原(antigen)，抗体(antibody)，液性免疫(humoral immunity)，細胞性免疫(cellular immunity)，Bリンパ球(B lymphocyte)，Tリンパ球(T lymphocyte)，免疫グロブリン(immunoglobulin)など。免疫グロブリンは，γ(ガンマ)グロブリンともよばれ，血漿中ではアルブミンに次いで多い。

**\*7 抗原提示(antigen-presentation)**

マクロファージは貪食作用だけでなく，ヘルパーT細胞に抗原の情報を提示するという重要な役割を果たす。サイトカインやリンホカインといった特殊な物質が重要な伝達物質として注目されている。

### ■免疫（＝獲得免疫，特異的生体防御機構\*6，後天的防御）

- 好中球やマクロファージで防御できなくなると，さらに標的を絞ったリンパ球による防御機構が作動する。これを特異的生体防御機構という。
- 特異的生体防御機構には，**液性免疫**と**細胞性免疫**がある。
- **液性免疫**は，**Bリンパ球**が分化した**形質細胞**（プラズマ細胞）の産生する**免疫グロブリン**というタンパク質で，細菌などを不活性化させる機構である。
- 一般に，細菌など敵とみなすものを**抗原**，生体の抵抗力となる免疫グロブリンを**抗体**という。2つの反応を，**抗原抗体反応**という（図4）。
- 免疫グロブリンには，IgG，IgA，IgM，IgD，IgEがある（表1）。
- **細胞性免疫**は，**Tリンパ球**が関与する。
- マクロファージが抗原の一部を，**ヘルパーT細胞**に提示すると，Tリンパ球の分化・増殖が起こり，**キラーT細胞**が，敵の細胞膜を破壊して死滅させる。**サプレッサーT細胞**は，細胞性免疫を抑制し，全体の攻撃力のバランスをとる役割がある（図5）。
- **ナチュラルキラー（NK）細胞**は，抗原提示\*7を受けなくても，特定の抗原を破壊する能力をもつ。癌細胞や，ウイルスに侵された細胞など，他の免疫力では攻撃できない相手も破壊する能力をもつ（図6）。

### 図4 液性免疫の仕組み

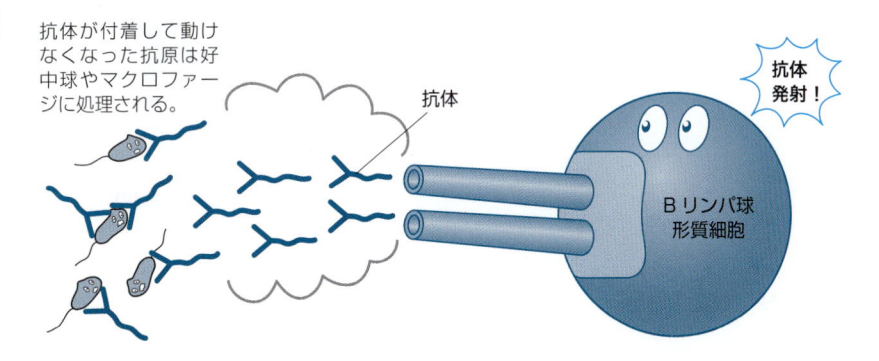

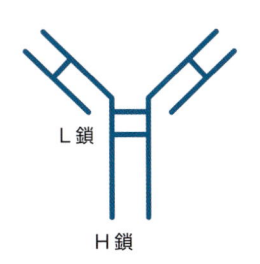

抗体が付着して動けなくなった抗原は好中球やマクロファージに処理される。

抗体

抗体発射！

Bリンパ球 形質細胞

**IgGの構造**
IgGはH鎖とよばれる長いポリペプチドとL鎖とよばれる短いポリペプチドが左のように2本ずつ，S-S（ジスルフィド）結合した構造となっている。

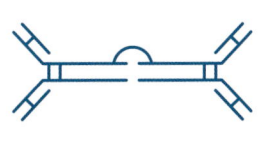

L鎖
H鎖

IgAはIgGが2ヶ結合した形で2量体とよばれる。

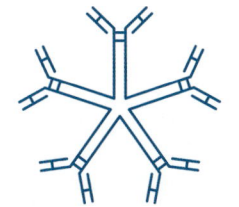

IgMはIgGが5ヶ結合した形で5量体とよばれる。

IgD，IgEはIgGと構造はよく似ているが，分子配列が異なっている。

表1　免疫グロブリンの種類と働き

| 免疫グロブリンの種類 | 働き |
|---|---|
| IgG | 免疫グロブリンのなかで最も多く，75%を占める。胎盤を通過し，胎児に受動免疫を与える。 |
| IgA | 涙液，唾液，腸液などに含まれ，細菌の侵入を防いでいる。乳汁にも含まれる。 |
| IgM | 液性免疫で，最初に血漿中に放出される。 |
| IgD | Bリンパ球の活性化に必要とされる。 |
| IgE | 好酸球と連帯してアレルギーに関与する。 |

図5　細胞性免疫の仕組み

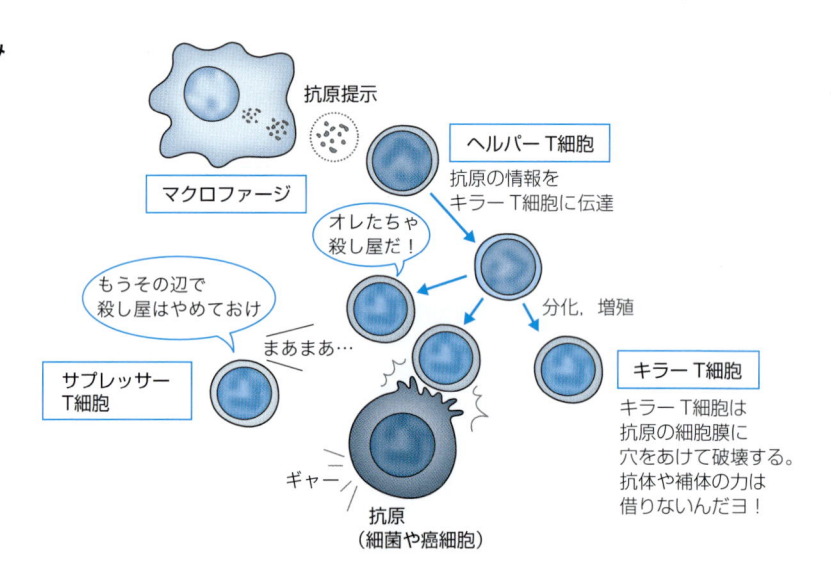

抗原提示
マクロファージ
ヘルパーT細胞
抗原の情報をキラーT細胞に伝達
オレたちゃ殺し屋だ！
もうその辺で殺し屋はやめておけ
まあまあ…
分化，増殖
サプレッサーT細胞
ギャー
抗原（細菌や癌細胞）
キラーT細胞
キラーT細胞は抗原の細胞膜に穴をあけて破壊する。抗体や補体の力は借りないんだヨ！

図6　ナチュラルキラー（NK）細胞の役割

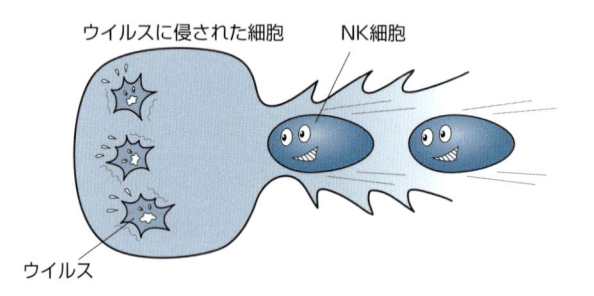

ウイルスに侵された細胞
NK細胞
ウイルス

癌細胞やウイルスに侵された細胞は，もともと生体の細胞であるから，敵として認識しにくい。NK細胞は，そうした他の免疫力では太刀打ちできない敵を認識し攻撃する能力をもつ。自分の細胞と言えども，"おかしい！"と思った細胞は，なかに潜むウイルスを細胞もろとも破壊してしまうのである。

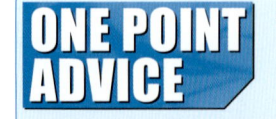

**ONE POINT ADVICE**
●生体の免疫力は軍隊に例えると覚えやすいかもしれない。好中球やマクロファージは抗原と1対1で対決するわけだから，昔ながらの一騎打ち戦法だ。液性免疫は飛び道具を使うのだから，大砲や鉄砲などを使用する近代戦かな？　細胞性免疫やNK細胞などは，ピンポイントに敵だけを認識して破壊する戦法だから，特殊部隊によるコマンド作戦に例えられるかもしれない。戦争も免疫も，敵を攻撃するという点で，共通点は多いのである。

## 用語アラカルト

**＊8　能動免疫と受動免疫**
癌細胞を抗原とみなして，その特異的な抗体（抗モノクローナル抗体）を作り，体内に投与する，「癌の免疫療法」が最近は注目されている。

**＊9　一次応答と二次応答**
Bリンパ球のうち，抗体産生にかかわる形質細胞にならなかった一部が，記憶細胞（memory cell）の役割をすると考えられている。

### ■能動免疫（active immunity）と受動免疫（passive immunity）[*8]

- **一次応答**（primary response）[*9]とは，経験したことのない抗原が侵入した場合の免疫応答で，抗原を解析し特異的防御力を発揮するまでに時間がかかるのが特徴である（図7）。
- **二次応答**（secondary response）とは，一次応答の抗原の情報がTリンパ球やBリンパ球に記憶されるので，一次応答より迅速に，長期間の効果を発揮する。このような免疫のことを，**獲得免疫**または**能動免疫**という。
- **受動免疫**とは，胎盤や母乳などから抗体が入ることにより得られる免疫で，自分の力で獲得した免疫ではないので，そのようによばれる。
- 一生にわたって，免疫力を保持することを**終生免疫**という。

**図7　一次応答と二次応答**

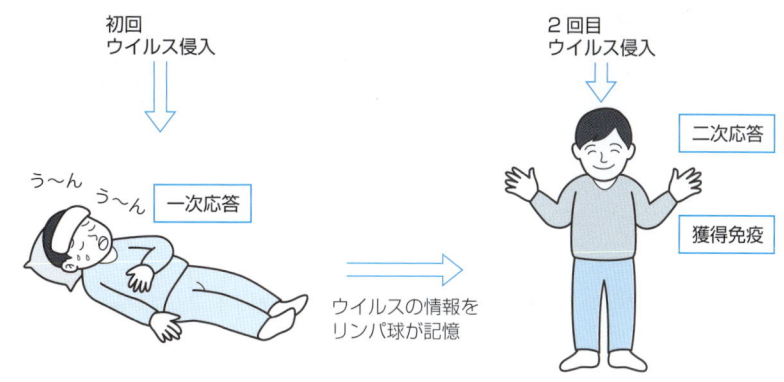

初回ウイルス侵入 → 一次応答
体内で一次応答が起こる。時間がかかるので発熱や倦怠感などで苦しむ。

ウイルスの情報をリンパ球が記憶

2回目ウイルス侵入 → 二次応答／獲得免疫
ウイルスの情報により，すばやく免疫力を発揮し症状はないか，あっても軽い。

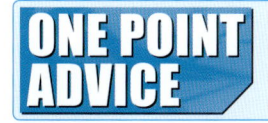

### ONE POINT ADVICE

- はしか（麻疹）や水疱瘡（水痘）などが，「一度かかると二度とかからない」というのは，二次応答による。「かからない」という表現は適切ではなく，かかるけれども，きわめて軽微な症状で済む，というほうが正しい。

### 補足

- 胎児や新生児が，母親から受動免疫を受けることは先に述べたとおりであるが，後天的な受動免疫もある。例えば，肝炎ウイルスが侵入した場合に，速やかに免疫グロブリンを注射して，侵入したウイルスを駆逐する治療法があるが，これは一種の受動免疫である。これに対してワクチン療法は，弱毒化や死滅させたウイルス（抗原）を注射して，生体自身で抗体を産生する方法だから能動免疫である。
- Tリンパ球は，Bリンパ球が胸腺で特殊訓練を受けて血中に放出される最強のリンパ球である。胸腺から出てくることができるBリンパ球は，わずか数％程度といわれている。しかし，血中ではTリンパ球が70％近くを占め，強力な細胞性免疫でわれわれの体を守ってくれている。Tリンパ球が，HIVウイルスに破壊されて免疫力が低下する疾患がAIDS（後天性免疫不全症候群）である。

## 用語アラカルト

**＊10 体温**
体温は一般に腋窩で測定されるが部位により，腋窩＜口腔＜直腸と身体の中心に近くなるほど高くなる。

## 体温＊10とその調節

### ■熱の出納（図8）

- 熱は，栄養分の燃焼やATP（アデノシン三リン酸）の化学反応などによって産生される。
- **1gあたりの熱量は，糖質とタンパク質で約4kcal，脂肪で約9kcal**である。
- 体温を上昇する因子は，基礎代謝や運動などの身体活動，食事時のエネルギー補給，甲状腺ホルモンやカテコールアミン，女性ホルモンなどの各種ホルモン，寒冷時の筋肉のふるえなどがある。
- 体温を低下させる因子は，体表面からの輻射熱，発汗や不感蒸泄による水分蒸発，空気対流や触れた物体を通しての熱伝導などがある。

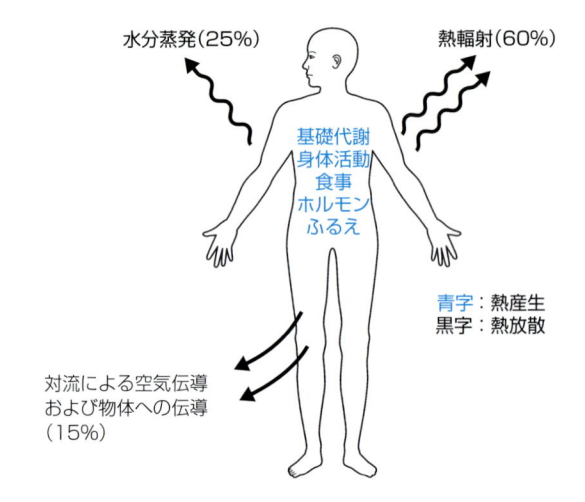

**図8 熱の出納の概要**

水分蒸発（25％）
熱輻射（60％）
基礎代謝
身体活動
食事
ホルモン
ふるえ
対流による空気伝導および物体への伝導（15％）

青字：熱産生
黒字：熱放散

### ■体温調節（図9）

- **視床下部**には，**体温調節中枢**がある。体温調節の目標値（セットポイント）が設定されている。
- 体温が上がりすぎると，発汗を活発にして気化熱を奪ったり，末梢血管を拡張して熱放散を促進して体温を低下させる。
- 体温が下がりすぎると，筋肉を小刻みにふるえさせて熱産生を促進させたり，末梢血管を収縮して熱放散を抑制したりして体温を上昇させる。
- その結果，体温は常に36〜37℃が維持される（図9）。

**図9　体温の調節**

発汗促進（蒸発による冷却）
皮膚の血管拡張（熱放散促進）

体温低下 ← 体温が上がりすぎると

視床下部
体温調節中枢

体温は常に36～37℃に保たれる

体温上昇 ← 体温が下がりすぎると

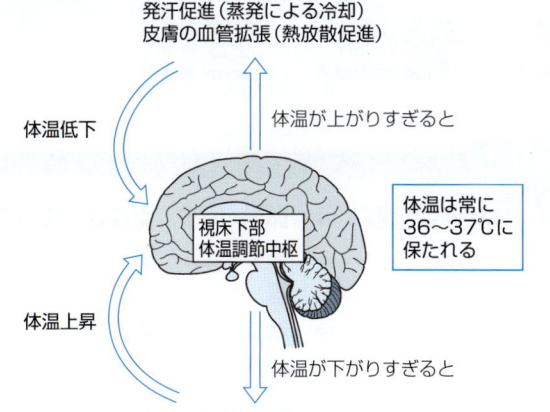

骨格筋のふるえ（熱の産生）
皮膚の血管収縮（熱放散抑制）

### 補足

**基礎代謝と基礎代謝率**
- 20～25℃の快適な環境で、肉体的にも精神的にも安静で、食後12～15時間を経て消化が終了した状態で、覚醒、仰臥位でのエネルギー産生量を基礎代謝という。正確には閉鎖循環式の装置を用いて測定するが、性別・年齢・身長・体重から簡易的に求める方法もある。基礎代謝量は1～2歳が最も高く（約60kcal/kg）、成人男性で約24kcal/kg、成人女性で約22kcal/kgである。基礎代謝の（実測値－基準値）/基準値×100（%）を基礎代謝率（BMR：basal metabolic ratio）といい、熱産生時には当然、高値となる。

### ■ 発熱，高体温

- 発熱は熱産生の因子以外に、発熱物質によっても引き起こされる。
- 発熱物質は**内因性発熱物質**と**外因性発熱物質**とがある。
- 内因性発熱物質は、リンパ球が産生するインターロイキンやインターフェロンといったサイトカインなどが知られている。
- 外因性発熱物質は、細胞毒素やウイルス、ある種の薬剤などが知られている。

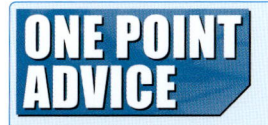

### ONE POINT ADVICE

- 感染症で発熱がみられるのは、ウイルスや細菌の外因性発熱物質のほかに、サイトカインなどの内因性発熱物質が放出されるからである。細菌やウイルスは熱に弱いので、発熱は生体防御機構の1つと考えられている。辛い香辛料やトウガラシに含まれるカプサイシンなども外因性発熱物質として有名である。カレーを食べて汗をかくのは、ちゃんとした理由があるのである。

### 補足

- 熱中症は、著しい脱水と発熱状態によって引き起こされる、きわめて重篤な病態である。重症になると、視床下部の温度調節中枢が破壊されるため、体温調節ができなくなって死に至ることもある。「体を冷やすと良くなるだろう」という単純な病態ではなく、中枢の破壊は不可逆的な致命的変化であることを知っておかなければならない。最近の夏場は特に暑いのでくれぐれも注意が必要である。

# 11 生殖，発生，老化

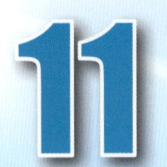

人体の構造および機能

## TAP & TAP

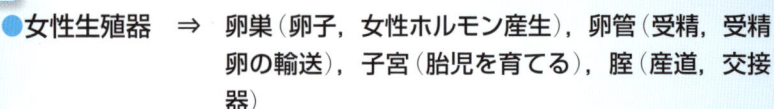

- ●女性生殖器 ⇒ 卵巣（卵子，女性ホルモン産生），卵管（受精，受精卵の輸送），子宮（胎児を育てる），腟（産道，交接器）
- ●男性生殖器 ⇒ 精巣（精子，男性ホルモン産生），精巣上体（精子の成熟），精管（精子の輸送），前立腺・精嚢・尿道球腺（精液の分泌），陰茎（交接器）
- ●性ホルモン ⇒ 卵胞刺激ホルモン（FSH）→テストステロン（精巣），エストロゲン（卵胞）
  黄体形成ホルモン（LH）→プロゲステロン（黄体）
- ●卵巣周期 ⇒ 卵胞期→黄体期
- ●子宮内膜 ⇒ 増殖期→分泌期→月経期
- ●受精と妊娠 ⇒ 排卵→受精→着床→絨毛性腺ホルモン分泌，黄体ホルモンの分泌維持→胎盤の形成→胎児の成長
- ●胎児の成長 ⇒ 心拍開始（妊娠5週），心音聴取（妊娠11週），出生（妊娠40週）
- ●老化 ⇒ アポトーシス，免疫力の低下，生物学的死

## 生殖器の構造と機能①：女性生殖器（図1，2）

図1 女性生殖器（前頭断）

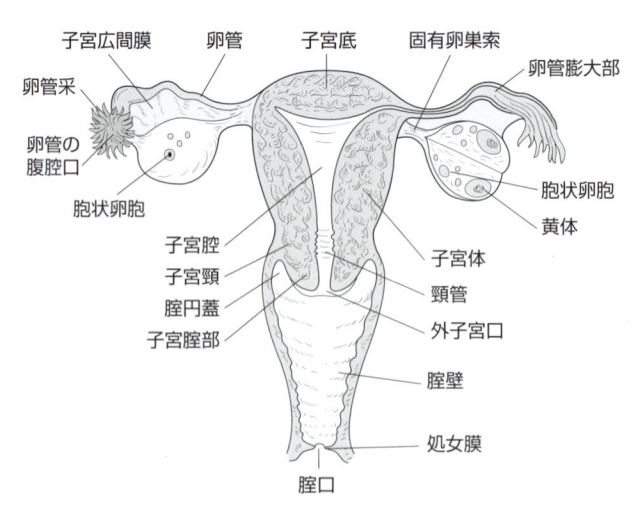

（芝 紀代子 編，佐藤健次 著：臨床検査技師ブルー・ノート基礎編 2nd edition，メジカルビュー社，2013.より引用）

図2 女性骨盤(正中断)

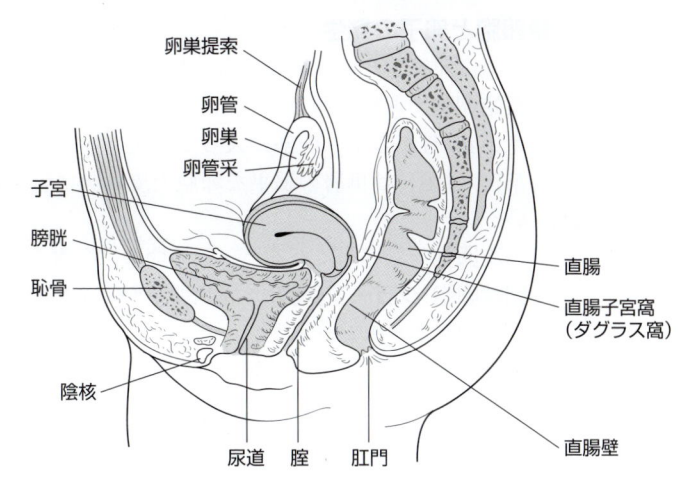

卵巣提索／卵管／卵巣／卵管采／子宮／膀胱／恥骨／陰核／尿道／膣／肛門／直腸／直腸子宮窩(ダグラス窩)／直腸壁

(芝 紀代子 編, 佐藤健次 著：臨床検査技師ブルー・ノート基礎編 2nd edition, メジカルビュー社, 2013.より改変引用)

図3 卵巣

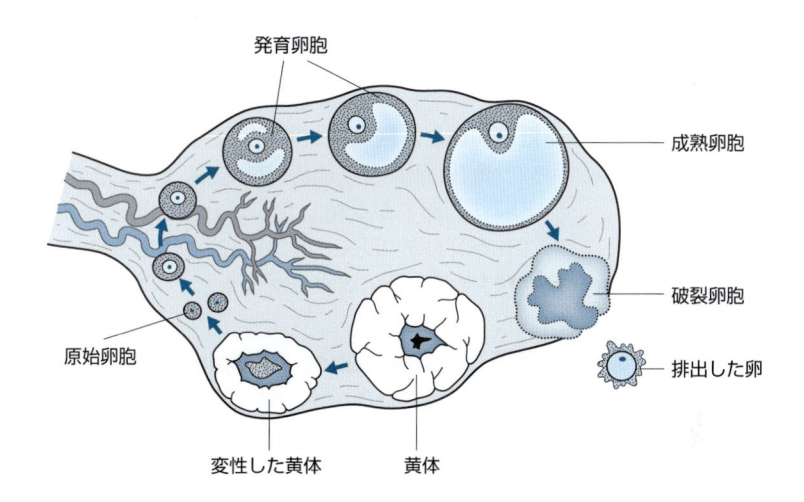

発育卵胞／成熟卵胞／破裂卵胞／排出した卵／黄体／変性した黄体／原始卵胞

## 用語アラカルト

*1 卵巣
母指頭大。小骨盤の上縁に位置する。

*2 月経
menstruation。子宮内膜の機能層が増殖, 分泌した後, 剥離する。

### ■ 卵巣(ovary)*1 (図3)

- 腹膜に包まれ卵巣提索, 固有卵巣索, 子宮広間膜により固定される。
- 卵子とそれを取り巻く卵胞がある。
- 性成熟とともに, 卵胞が成熟し卵子を排卵し, ホルモンを分泌する。
- 卵巣からはエストロゲンとプロゲステロンが分泌される。
- **エストロゲン**は卵巣の**卵胞細胞を発育**させ, 子宮の内膜増生を促進するなど, 女性の二次性徴に深くかかわっている。**下垂体の卵胞刺激ホルモン(FSH)により制御**される(図4)。
- **プロゲステロン**は卵巣の黄体から分泌され, **排卵周期や妊娠時の月経*2抑制**にかかわっている。下垂体の**黄体形成ホルモン(LH)**により制御される。
- **卵巣周期**は, 卵子を卵胞から卵管に放出する排卵を中心に考える。排卵から次の排卵までの周期で, **平均28日**である。月経開始日から排卵までを卵胞期といい, 排卵から月経までを黄体期という(図4, 11)。

### ■卵胞と卵子の発生
- 卵胞は卵細胞とそれを取り巻く卵胞上皮細胞からなる。
- **原始卵胞**：卵祖細胞は胎生第2カ月に卵巣皮質表層にみられる。次いで胎生第4カ月からより内部に入って分裂増殖を重ねて卵母細胞となり、胎生第7カ月頃には単層の扁平な卵胞上皮細胞に包まれる。これを原始卵胞という。
- **一次卵胞**：思春期になると一部の卵胞は発育を始める。
- **胞状卵胞（グラーフ卵胞）**：胞状卵胞が完全に成熟したものを成熟卵胞という。卵胞ホルモン分泌。
- **排卵**：卵胞の薄い壁が破裂して、卵母細胞は卵胞液とともに卵巣外に放出される。排卵の直前に卵母細胞（一次卵母細胞）は成熟分裂を起こす。
  - 第1回の分裂（第1成熟分裂あるいは減数分裂）：二次卵母細胞（卵娘細胞）および第1極体を生じる。
  - 第2回の分裂（第2成熟分裂）：受精の直前後に起きる。卵子および第2極体を生じる（図7）。
- **黄体**：排卵直後の卵胞＝赤体
  3～4日後＝黄体、黄色の色素（ルテイン）を含み黄体ホルモン（プロゲステロン）を分泌する。
- **妊娠黄体と月経黄体**：卵子が受精して妊娠、着床し胎児が発育する場合には、黄体は増大し（径約2cm）出産まで引き続いて機能し、これを妊娠黄体という。卵子が受精しない場合には排卵後10～12日頃から急激に退化し、これを月経黄体という。その後変性・萎縮し線維素よりなる白い瘢痕状の白体となり、約6週間で消失する。

### ■卵管（uterine tube, fallopian tube）[*3]
- 卵巣で排卵した卵子を卵管采で取り込み、卵管膨大部で受精する。受精卵を子宮に運ぶ。**卵管の粘膜上皮は**線毛細胞と粘液細胞が存在する。

### ■子宮（uterus）[*4]
- 受精卵を着床させこれを養って胎児とし、また胎児が成熟すると収縮して分娩を起こす。
- 子宮壁は、粘膜・筋層および漿膜の3層からなる。
- 粘膜は子宮内膜といわれ**周期的変化（増殖期、分泌期、月経期）をする（約28日の周期）**。
- 子宮は卵巣周期に呼応して、月経5日頃から排卵まではエストロゲンの作用で子宮内膜が増殖する増殖期、排卵から月経まではプロゲステロンの作用で内膜がもっとも厚くなる分泌期、妊娠が起こらなければ内膜が脱落して月経が開始される月経期に分類される（図4）。
- 妊娠が成立すると、黄体は退化せず、子宮の内膜はさらに厚く発達し、胎盤が形成される。
- 体温も変化する（基礎体温）。

---

**用語アラカルト**

*3 **卵管**
約7～15cmの管。卵管采により腹膜腔に開き、卵管膨大部、卵管峡部、子宮部となり卵管子宮口に開く。

*4 **子宮**
全長は約7cmで、ほぼ鶏卵大。

### ■腟(vagina)
- 子宮に続く管状部で，前後に扁平，尿道の後ろ，直腸の前に位置する。
- 腟は交接器であるとともに，産道の一部となる。

### ■女性の外性器
- **恥丘**：思春期以後，陰毛が生じる。
- **陰唇**：大・小陰唇，左右の小陰唇の間を腟前庭といい，尿道と腟が開口する。
- **大前庭腺**：粘液を分泌する。
- **会陰**：恥骨結合，肛門，左右の坐骨結節を結ぶ領域をいう。

### ■乳腺
- エストロゲンの刺激により大きくなる。
- 汗腺の一部が特殊化したもの。
- 新生児を養う母乳を分泌する。

**図4** 各種ホルモンと卵巣周期，それに対応する子宮内膜の変化

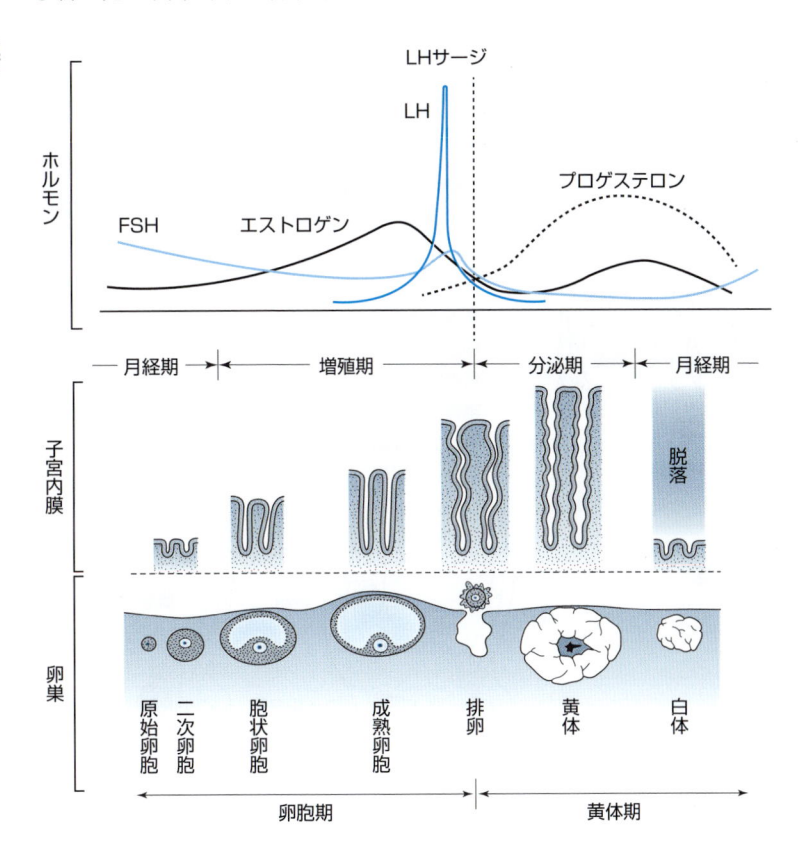

## 生殖器の構造と機能②：男性生殖器

### 精巣(睾丸)(testis)[*5]

- 有対の器官で精子を作る。
- 内分泌腺としても働く(ホルモン産生)。
- 精巣上体とともに陰嚢中に存在。

### 精巣の発生と精巣下降(図6)

- 精巣は胎生期の初めは体腔の背側壁に位置する。精巣は発生の進むにつれて，下方に向かって鼠径管を通り，陰嚢中に下降する。このような現象を精巣下降という(精子産生には体温より3℃低い環境が必要)。

**用語アラカルト**

[*5] 精巣(睾丸)
重さ8～10g。

図5 男性生殖器

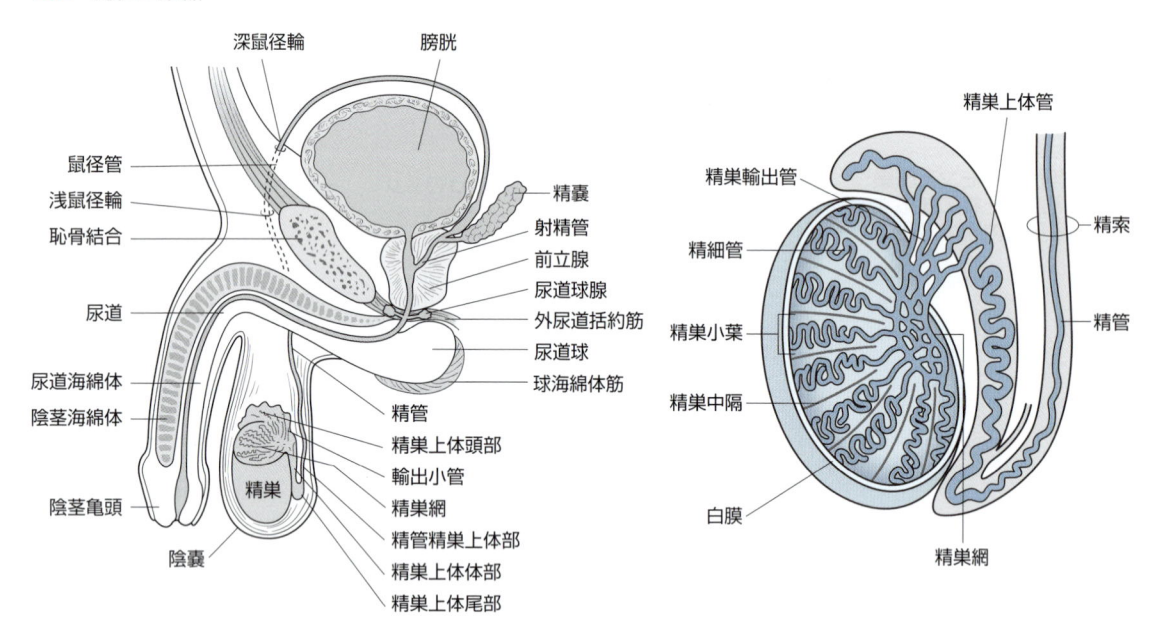

図6 精巣下降

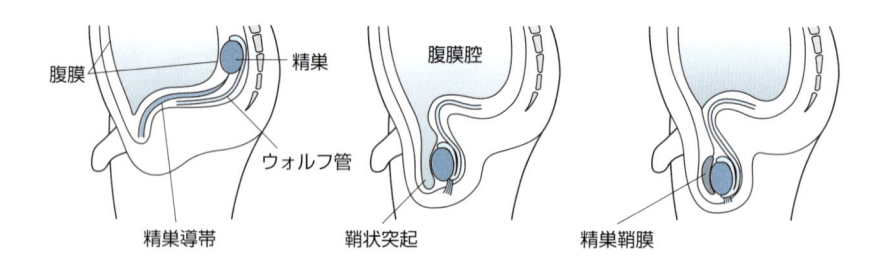

## 補足

**性ホルモン（sex hormone）**
- 男性でも少量のエストロゲンが，女性でも少量のテストステロンが分泌されている。エストロゲンの影響で男性でも乳腺が張ったり，女性でもテストステロンの影響で骨格筋などが発達することもある。

**前立腺肥大**
- 加齢により肥大する。尿道が圧迫され排尿障害を起こすことがある。

### ■精巣の構造
- 白膜に包まれ，それに続く精巣中隔によって精巣の実質は100～200個の円錐形の精巣小葉に分けられる。
- 曲精細管：約0.13～0.28mmの細管，小葉のなかに存在。曲精細管には精細胞およびSertoli細胞（セルトリ細胞）の2種類の細胞がある。
- 間（質）細胞＝Leydigの間細胞（ライディヒ）という特殊な細胞群がある。男性ホルモン（＝テストステロン）を分泌する。

### ■精路（輸送路）
- 精巣上体（epididymis）：精巣輸出管（十数本）と精巣上体管（1本になる，長さ6m）精子は精巣上体管のなかを20日かけて上行し，運動性と受精能を獲得する。
- 精管（ductus deferens）（輸精管）：40cm
- 精巣上体管に続く（陰嚢中）→鼠径管（精索のなか）→膀胱の後ろ→前立腺を貫き尿道へ（射精管）。
  （＊尿道　前立腺部，隔膜部，海綿体部）

### ■付属腺と精液
- 精嚢（付属腺）：精子が運動するためのエネルギー源を分泌する。
- 前立腺（prostate gland）：膀胱下面，尿道が貫く，クルミ大の大きさ，乳白色のアルカリ性の液を分泌する。
- 尿道球腺（bulbourethral gland）（カウパー腺（Cowper's gland））：小さくエンドウ豆大，粘液を分泌する。
- 精液（semen）：精子の運搬と栄養補給をする。精液1mlあたり5千万～1億個の精子を含む。

### ■男性外性器
- 陰嚢（scrotum）：縮緬様の皮膚。
- 陰茎（penis）：尿道海綿体，陰茎海綿体をもち，副交感神経（骨盤内臓神経・別名勃起神経）により勃起する。

### ■精子発生（図7）
- 精祖細胞。
- 1次精母細胞。
- 2次精母細胞（精娘細胞）：1次精母細胞は有糸分裂して2次精母細胞となる，これを成熟分裂という。またこの間に染色体の数が半数の22＋Xまたは22＋Yとなるので減数分裂ともいう。
- 精子細胞：精娘細胞より小さく（径9～11μm），精子細胞はさらに変態し精子となる（精子形成）。
- 精子：長さ約60μmで，頭，頸，尾を区別する。

### 図7　減数分裂

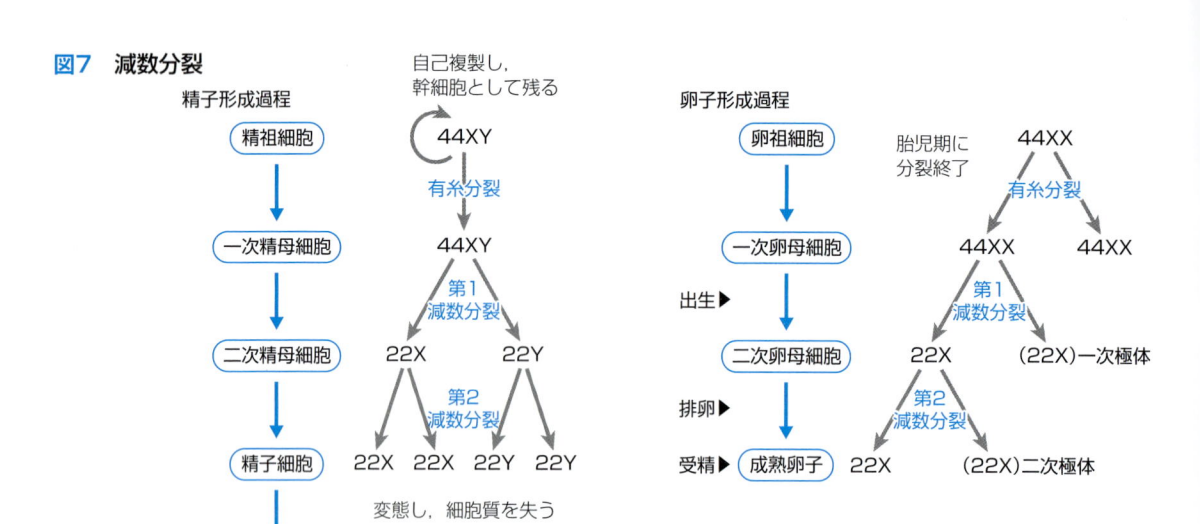

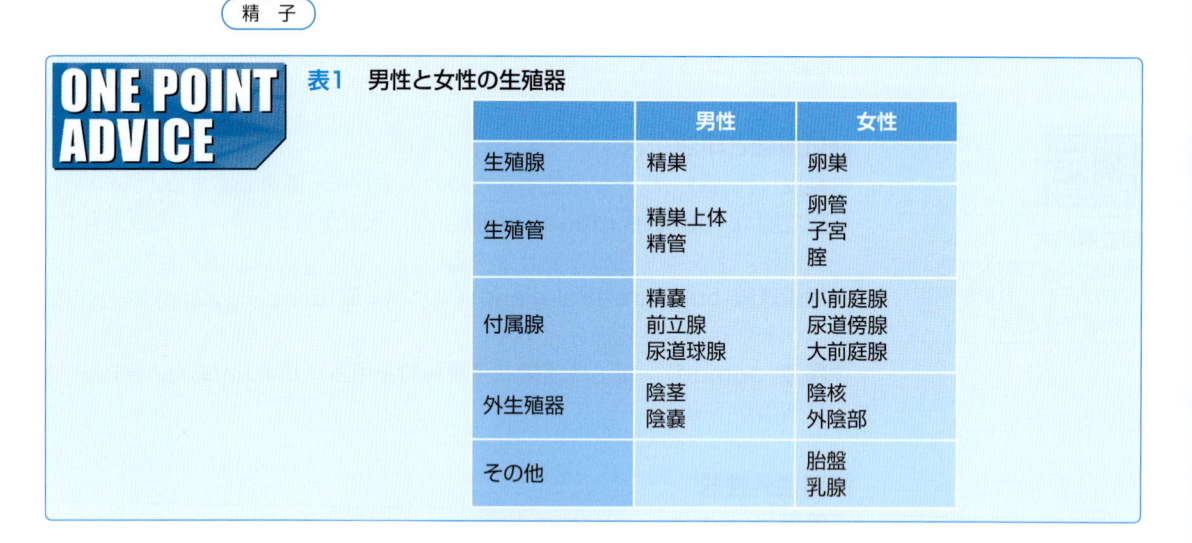

**精子形成過程**

精祖細胞 → 一次精母細胞 → 二次精母細胞 → 精子細胞 → 精子

自己複製し、幹細胞として残る
44XY →（有糸分裂）→ 44XY →（第1減数分裂）→ 22X, 22Y →（第2減数分裂）→ 22X, 22X, 22Y, 22Y

変態し、細胞質を失う

**卵子形成過程**

卵祖細胞 → 一次卵母細胞（出生▶）→ 二次卵母細胞（排卵▶）→ 成熟卵子（受精▶）

胎児期に分裂終了
44XX →（有糸分裂）→ 44XX, 44XX →（第1減数分裂）→ 22X, (22X)一次極体 →（第2減数分裂）→ 22X, (22X)二次極体

## ONE POINT ADVICE

### 表1　男性と女性の生殖器

|  | 男性 | 女性 |
|---|---|---|
| 生殖腺 | 精巣 | 卵巣 |
| 生殖管 | 精巣上体<br>精管 | 卵管<br>子宮<br>腟 |
| 付属腺 | 精嚢<br>前立腺<br>尿道球腺 | 小前庭腺<br>尿道傍腺<br>大前庭腺 |
| 外生殖器 | 陰茎<br>陰嚢 | 陰核<br>外陰部 |
| その他 |  | 胎盤<br>乳腺 |

# 受精と胎児の発生

## 受精と初期発生（図8）

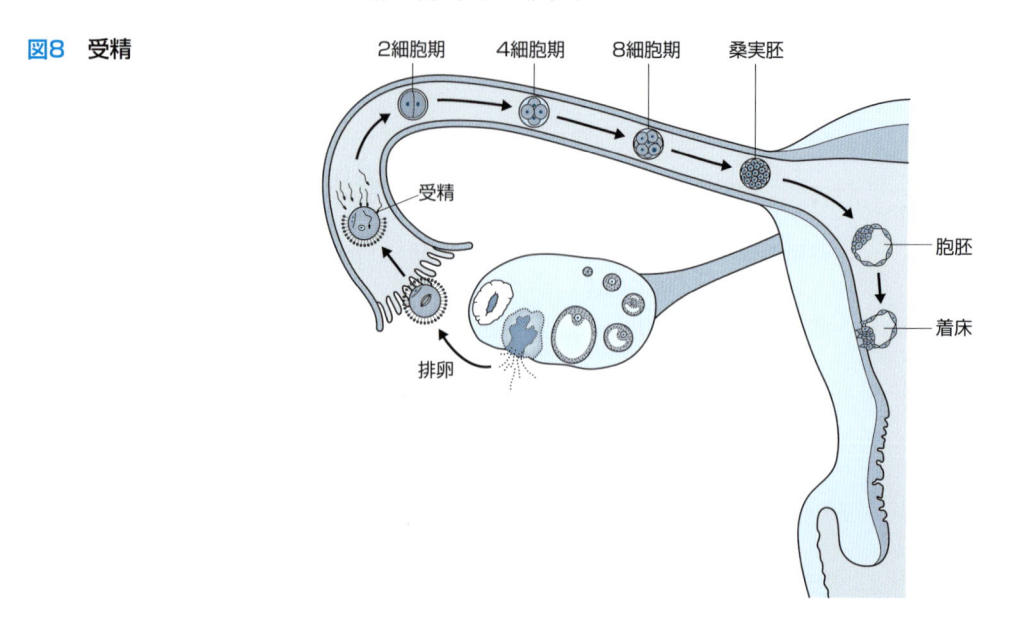

### 図8　受精

2細胞期 → 4細胞期 → 8細胞期 → 桑実胚 → 胞胚 → 着床

受精
排卵

### 補足

**射精のメカニズム**
- 勃起は副交感神経により起こり，射精は交感神経により起こる。

**三層性胚盤**
- 外胚葉：神経系と皮膚の表皮に分化。
- 中胚葉：筋，血液などその他もろもろの組織に分化。
- 内胚葉：粘膜と腺上皮に分化。

### 用語アラカルト

*6 **胎盤(placenta)**
直径20cm，重さ約500g，胎児が出産したあと，排出される。

### 補足

**生殖管の分化**
- 胎生6〜7週，生殖管の原基は中腎管（ウォルフ管），中腎傍管（ミュラー管）両方をもっている。
- 胎生8週，男性は精巣機能が開始し，セルトリ細胞からミュラー管抑制因子（MIF）を分泌し中腎傍管を退化させ，ライディッヒ細胞からテストステロンが分泌され，中腎管を刺激し精巣上体・精管へ分化させる。
- 女性は中腎傍管は抑制されず，母体からのエストロゲンにより子宮・卵管ができる。中腎管は退化する。

---

- 受精は，卵管内で精子と合一することにより成立する。精子は腟から子宮へさらに卵管へいく。射精された数億の精子のなかで卵管までたどり着くのは100〜200個といわれる。
- 卵巣から排卵した卵子は卵管采から卵管膨大部に運ばれる。
- 卵細胞の周囲には透明帯および放線冠があり，精子の頭部が透明帯に接着進入し，卵細胞の膜に接すると（卵子と精子の融合），卵細胞内の$Ca^{2+}$が上昇し，透明帯は変性し次の精子の侵入を阻止する。
- 融合した精子の尾は退化し，核は染色質がほどけて膨化し，雄性前核が形成される。卵細胞は精子の侵入により細胞分裂が進み，二次極体を放出し，雌性前核を作る。雄性前核と雌性前核が融合して受精が完了となる。
- 性の決定：精子のもつ染色体（22Xあるいは22Y）により，卵子のもつ染色体（22X）と結合し，44XXなら女性に，44XYなら男性となる。
- 胚子前期：受精後2週目まで，子宮内膜に着床し，細胞分裂を繰り返す。
- 胚子期：受精後3〜8週，胚葉の分化が起こり，器官形成が起こる。
- 胎児期：受精後9週〜出産まで，各器官が成長発達する。

### 胎児と胎盤

- 受精後，卵割を繰り返しながら4〜5日で子宮に達し，子宮粘膜に深く侵入して着床する。
- 胎盤*6の形成：3週までに開始（図9）。
- 胎児側の絨毛膜絨毛，母体側の子宮の基底脱落膜から形成される。
- 胎盤を介して胎児は成長し，最終月経開始日から出産までの平均日数は約280日である。
- 妊娠4週（受精後3週）：全長1mm，三層性胚盤の形成。
- 妊娠5週初め：心拍開始。
- 妊娠8週：生殖管の分化が開始する。
- 妊娠11週：心音聴取。
- 妊娠18週（妊娠5カ月）：骨格筋が発達し，母体は胎動を感じる。
- 妊娠24週（妊娠7カ月）：身長30cm，体重650g，肺からサーファクタント分泌開始。
- 妊娠40週（妊娠10カ月）：身長50cm，体重3,000g。分娩する。

**図9 胎盤の形成**

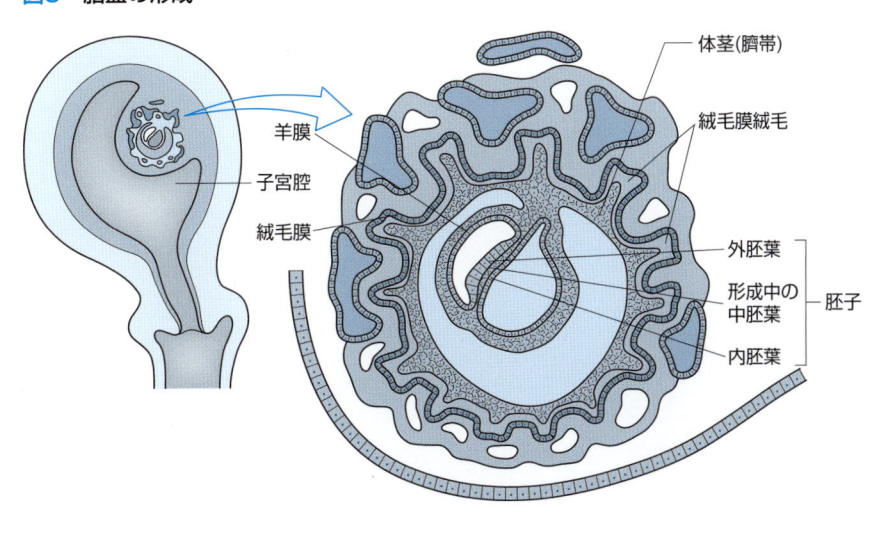

## 用語アラカルト

*7 絨毛性性腺刺激ホルモン（chorionic gonadotropin）

hCG (human chorionic gonadotropin) と略記される。受精後2,3週間後から尿中にも分泌されるので，妊娠の簡易検査に用いられる。

## ■妊娠と分娩

- 胎盤絨毛から絨毛性性腺刺激ホルモン（ゴナドトロピン）*7が分泌され，黄体ホルモンの分泌を継続させ，子宮の収縮を抑制し月経を停止させ，妊娠を継続させる。
- 分娩：胎児とその付属物が体外に排出される。オキシトシンにより子宮筋は収縮し，このときは正のフィードバック機構が働く（図10）。
- 乳腺は妊娠中，胎盤から分泌されるホルモンにより発達し，乳汁分泌はプロラクチン，射乳はオキシトシンによって起こる。

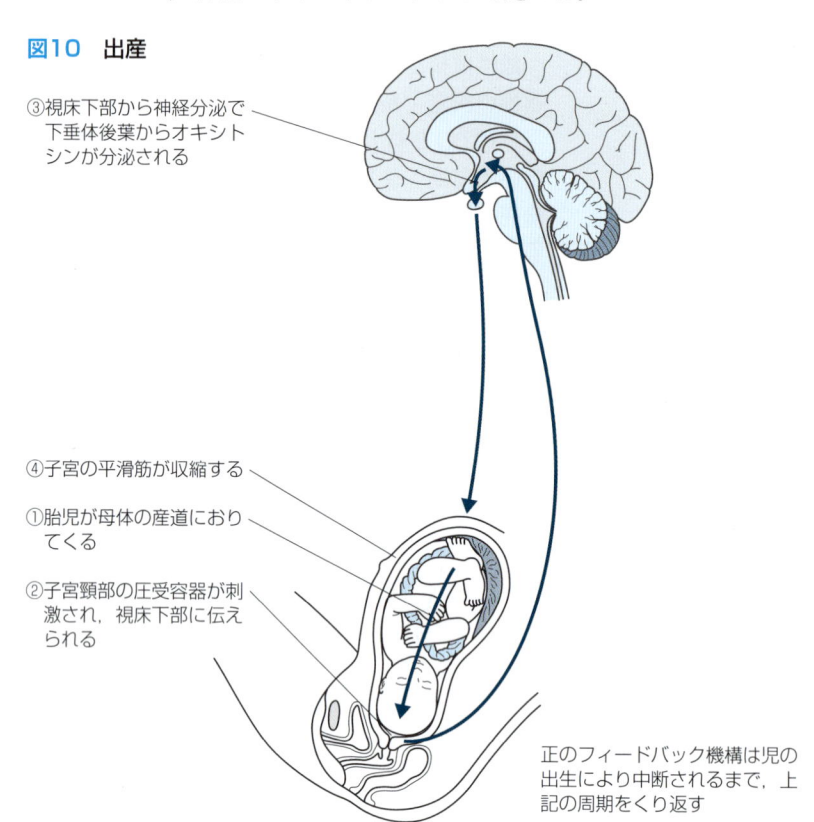

### 図10 出産

③視床下部から神経分泌で下垂体後葉からオキシトシンが分泌される

④子宮の平滑筋が収縮する

①胎児が母体の産道におりてくる

②子宮頸部の圧受容器が刺激され，視床下部に伝えられる

正のフィードバック機構は児の出生により中断されるまで，上記の周期をくり返す

## 成長と老化

### 子供の成長
- 新生児期(出生後28日まで),乳幼児期,幼児期,児童期,思春期,成人期と成長する。
- 出生時体重3,000g,身長50cm,生後1年で体重は3倍,身長は25cm伸びる。

### 思春期と性成熟
- 思春期(女子は9〜12歳から,男子は10〜13歳頃に始まる)は生殖機能の成熟が開始する時期で,特に女子は10〜12歳,男子は11〜14歳で身体発育が急速に発達する時期がある。女性では乳房が隆起し,初経が起こり,男性では陰茎の発達などが起こる。肉体的変化だけでなく精神的な変化も起こる。
- これらの変化は視床下部から性腺刺激ホルモン放出ホルモンが分泌開始され,下垂体から性腺刺激ホルモン(卵胞刺激ホルモン(FSH),黄体形成ホルモン(LH))が分泌され,精巣から男性ホルモン(アンドロゲン)が,卵巣から女性ホルモン(エストロゲン,プロゲステロン)が分泌されたことによって二次性徴が現れたことで,思春期以降も生殖機能は維持される。

図11 性ホルモンと二次性徴

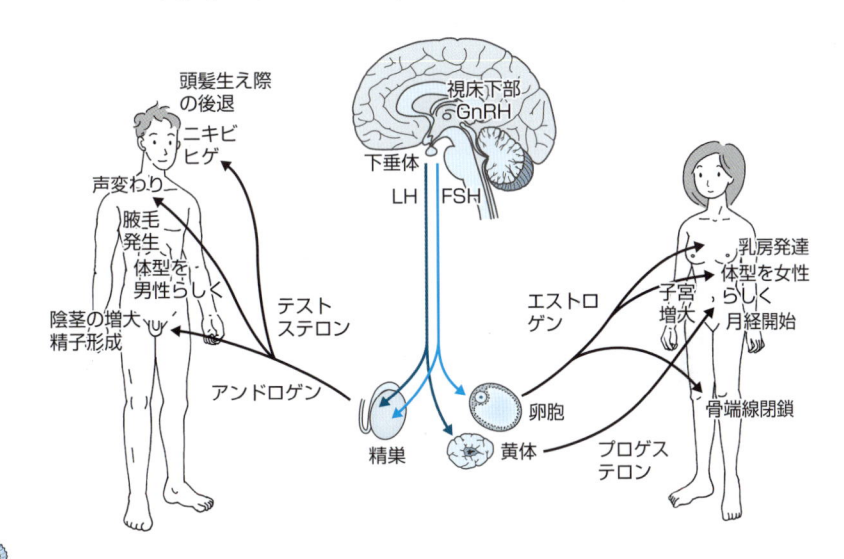

### 用語アラカルト

*8 **アポトーシス**
(apoptosis)
生体の状態を最良に保つために,個々の細胞が積極的かつ整然と行う自発的な死。木の成長を促すために,古い葉が落葉するのに例えられる(「病理学概論」の項(p.81)参照)。

### 老化と死
- 老化は,細胞の正常な分裂ができなくなり,**アポトーシス**[*8]に伴う細胞死によって,全身の機能低下が起こる状態をいう。
- 免疫力も低下し,癌の発生や,細菌やウイルスに感染しやすくなる。
- 最終的には,全身にエネルギーを供給できなくなり物理的な死に至る。
- 女性の生殖機能は45歳頃から月経周期が不規則になり,やがて月経が停止する(閉経)。卵巣からのエストロゲン分泌がなくなり,種々の器官に障害が起こる(更年期障害)。

### ONE POINT ADVICE
- 「人体と構造」で扱う死は,心臓が止まり,体温も低下して全身のすべての細胞が活動を停止した状態で,"生物学的死"ともよばれる。一方,心臓は動いているが,脳幹の活動が不可逆的に停止したいわゆる"脳死"を"臨床的な死"あるいは"医学的な死"として近年は一部で認められるようになった。臓器移植には"医学的な死"であることが必要なためだが,日本ではまだまだ倫理的な問題も多い。君たちは,そうした"死"と深くかかわる職業に就くわけだから,「死とは何か?」という医学の永遠のテーマと常に真摯な気持ちで向き合うようにしてほしい。

# II 医用電気電子工学

電気工学

# 1 電磁気学

## 1 電界

**TAP & TAP**

● 2つの静電荷間に働く静電力 $F$[N]の大きさ
  ⇒ クーロンの法則  $F[\text{N}] = \dfrac{1}{4\pi\varepsilon_0}\dfrac{Qq}{r^2}$

● 点電荷 $Q$[C]が距離 $r$[m]に作る電界
  ⇒ $E = \dfrac{Q}{4\pi\varepsilon_0 r^2}$

● 静電誘導
  ⇒ 物質中の正負電荷が物質外からの電界（静電力）によって移動する現象

● 電荷 $Q$[C]と電位 $V$[V]と静電容量 $C$[F]の関係
  ⇒ $Q = C \cdot V$

● 平行平板コンデンサの静電容量
  ⇒ $C[\text{F}] = \dfrac{\varepsilon_0 S}{d}$

● 静電エネルギー
  ⇒ $W[\text{J}] = \dfrac{1}{2}CV^2$

### ▎電界

#### ▪電荷

①極性
● 負電荷：1個の自由電子。電荷量 = $-1.602 \times 10^{-19}$[C]
● 正電荷：1個の軌道電子が軌道外へ飛び出した原子。
   電荷量 = $+1.602 \times 10^{-19}$[C]

②形態
● 止まっている電荷 ⇒ 静電荷（静電気）
● 動いている電荷 ⇒ 電流（電荷の流れ）：1[A] = 1[C/s]

#### ▪クーロンの法則（図1）
● 2個の静電荷 $Q$[C]および $q$[C]の間に働く力 $F$[N]の大きさを示す。
● それぞれの電荷の積に比例。
● それぞれの電荷間の距離 $r$[m]の2乗に反比例。
● 同種電荷：反発力，異種電荷：引力。

**図1** 電荷間に作用する力

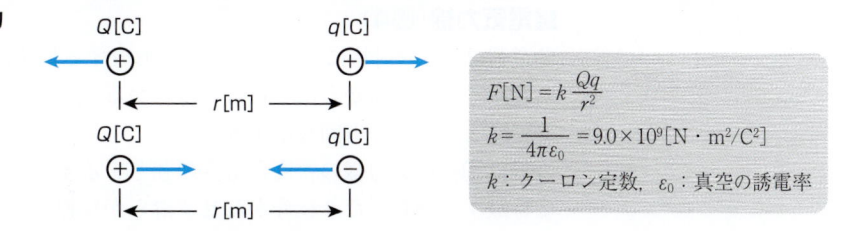

$$F[\text{N}] = k\frac{Qq}{r^2}$$

$$k = \frac{1}{4\pi\varepsilon_0} = 9.0 \times 10^9 [\text{N} \cdot \text{m}^2/\text{C}^2]$$

$k$：クーロン定数，$\varepsilon_0$：真空の誘電率

### ■クーロン力の重ね合わせ（図2）

- 2つの電荷間のクーロン力は，他の電荷の影響を受けない。電荷が何個あろうと1つの電荷と他のもう1つの電荷間のクーロン力を求めることを繰り返し，得られた力を重ね合わせれば（ベクトル和を求めれば），1つの電荷に作用する力を求められる。

**図2** クーロン力の重ね合わせ

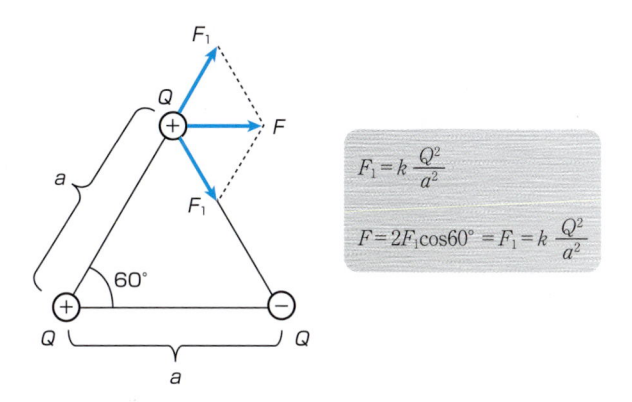

$$F_1 = k\frac{Q^2}{a^2}$$

$$F = 2F_1\cos60° = F_1 = k\frac{Q^2}{a^2}$$

### ■電荷保存則

- 電荷の総量はどんな物理現象が起きても不変。
- 他の場所から運んでこないのに電荷が発生したり，他の場所へ運び去らないのに消滅したりすることはない。

### ■電界（図3）

- 電荷によって生じる空間の電気的性質の変化を電界という。
- 1つの静電荷$Q[\text{C}]$は，放射状に静電力を及ぼす空間（電界）を生成する。

**図3** 点電荷による電界の生成

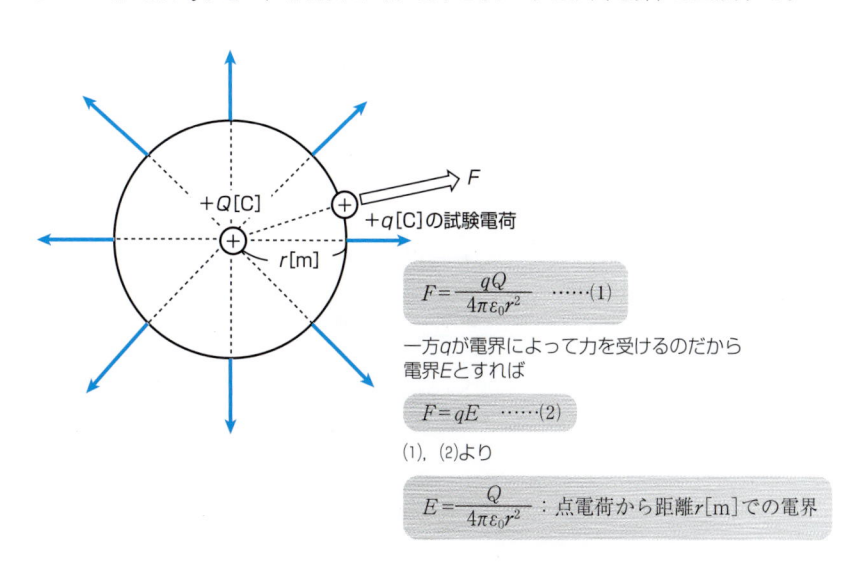

$$F = \frac{qQ}{4\pi\varepsilon_0 r^2} \quad \cdots\cdots(1)$$

一方$q$が電界によって力を受けるのだから電界$E$とすれば

$$F = qE \quad \cdots\cdots(2)$$

(1)，(2)より

$$E = \frac{Q}{4\pi\varepsilon_0 r^2} \quad :\text{点電荷から距離}r[\text{m}]\text{での電界}$$

医用電気電子工学

## ■電気力線（図4）

- 電荷Qから放射状に発生し，電界を形成する仮想的な線。
- 特徴①：正電荷から出て負電荷で終わる（単独の場合は無限遠点）。
- 特徴②：電界の方向を示す線。
- 特徴③：電気力線の密度が電界の強さを示す。
- 特徴④：交わったり枝分かれせず滑らかな線。

**図4** 電気力線の性質

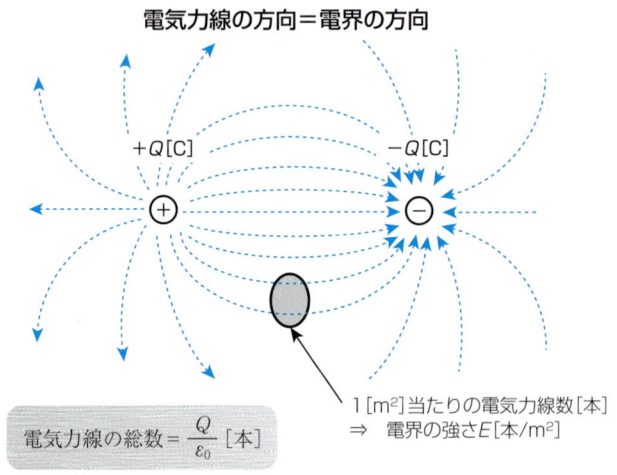

電気力線の方向＝電界の方向

$+Q$[C]　　$-Q$[C]

1[m²]当たりの電気力線数[本]
⇒ 電界の強さ$E$[本/m²]

電気力線の総数 ＝ $\dfrac{Q}{\varepsilon_0}$ [本]

電荷$Q$[C]からは$\dfrac{Q}{\varepsilon_0}$[本]の電気力線が発生（ガウスの定理）

電界の強さ ＝ $\dfrac{\text{電気力線総数[本]}}{\text{表面積[m}^2\text{]}}$

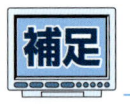

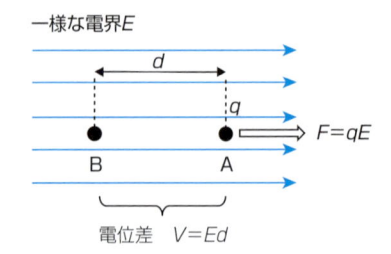

### 補足

**電界Eの単位**
- [V]＝[J/C]＝[Nm/C]の関係から，
 [V/m]＝[N/C]

**点電荷$Q$[C]から距離$r$[m]離れた位置の電位$V_r$[V]**
- 無限遠点（静電力が働かない電界ゼロとみなせる点）から距離$r$[m]の位置まで単位電荷（＋1[C]）を運んでくる仕事量[J/C]で表す。

$V_r = \dfrac{Q}{4\pi\varepsilon_0 r}$ [V]

**導体／絶縁体と電荷**
① **導体**
- 内部の電界はゼロ。移動した電荷は外部に取り出せる（自由電荷）。

② **絶縁体（誘電体）**
- 内部の電界は$1/\varepsilon$倍。移動電荷は外部に出られない（束縛電荷）。

## ■電界と電位（図5）

- 一様な電界$E$[N/C]の中に電荷$q$[C]を置く
 ⇒ 静電力（$F=qE$）が作用（電気的位置エネルギーの存在）。
- A点から電界の向きと正反対の方向に距離$d$だけ離れたB点まで電荷を動かすのに必要な仕事（$W=Fd=qEd$）。
- A点とB点との電位差$V$はA点からB点まで単位電荷を運ぶのに必要な仕事と定義する
 ⇒ $q$[C]を運ぶのに$qEd$[J]の仕事を必要とする。
- 1[C]運ぶには，$V=qEd/q=Ed$の仕事が必要
 ⇒ 均一な電界$E$[V/m]中で電界方向に距離$d$[m]離れた位置の電位差$V=Ed$

**図5** 電界と電位差（電位）

一様な電界$E$

B　　A　　$F=qE$

電位差　$V=Ed$

### ◾静電界と導体
●導体の静電界に関する性質
① 導体内に静電界は存在しない。
② 導体の内部に電荷は存在しない。
③ 導体の表面にのみ電荷が存在する。
④ 導体はあらゆる部分で同一電位である。
⑤ 導体の表面は等電位面である。

### ◾静電誘導（図6）
●導体外部からの電界（静電力）により正負電荷が導体表面に移動する現象。

図6 導体における静電誘導

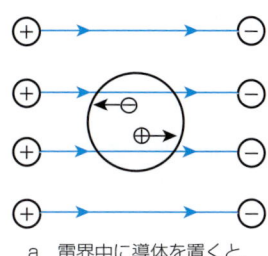

a 電界中に導体を置くと，導体内の電荷が移動

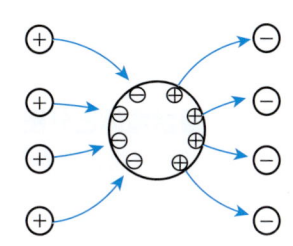

b 電荷は表面のみに存在し，導体中の電界はゼロ

### ◾静電シールド（図7）
●電気回路に外部電界が影響を与えることは望ましくない。電気回路を導体で囲み，その導体を接地することで，静電界の影響を遮断できる。このことを静電シールドという。

図7 静電シールド

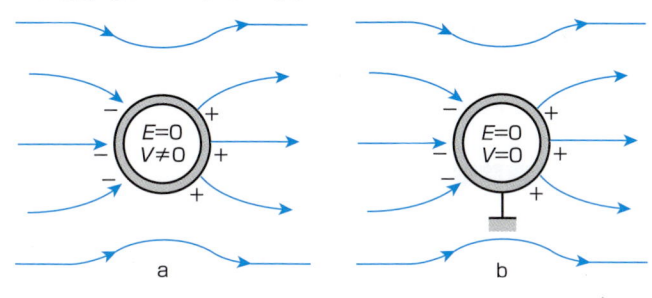

a 電界中に中空導体を置くと，外側電界は影響を受けるが，内側の電界はゼロになる。ただし電位はゼロではない。
b 中空導体を接地すると，導体および導体内部の電位は常にゼロに保たれる。

**補足**

**コンデンサの容量と比誘電率**
●電極間が真空のコンデンサ（静電容量 $C_0$）に比誘電率 $\varepsilon_r$ の誘電体を電極間に挿入すると静電容量 $C$ は $C = \varepsilon_r \cdot C_0$ となる。

### ◾静電容量（図8）
●2枚の広く平らな電極（表面積：$S$）の一方に $+Q$，他方に $-Q$ の電荷を与える
 ⇒ 電荷 $Q$ によって生じる電気力線の総数：$Q/\varepsilon_0$
   単位面積当たりの電気力線の数：$Q/\varepsilon_0 S$ は電界の強さそのものであるから，

$$E = Q/\varepsilon_0 S$$

●電極間の電圧 $V$ は電極間距離を $d$ とすると，

$$V = E \cdot d = Qd/\varepsilon_0 S$$

これより，

$$Q = (\varepsilon_0 S/d) \cdot V$$
$$Q = C \cdot V$$

ここで $C = \varepsilon_0 S/d$ ：コンデンサの静電容量 [F：ファラッド]

**図8** 平行平板コンデンサの静電容量

$C$：コンデンサの静電容量

$$C = \frac{\varepsilon_0 S}{d} \qquad Q = C \cdot V$$

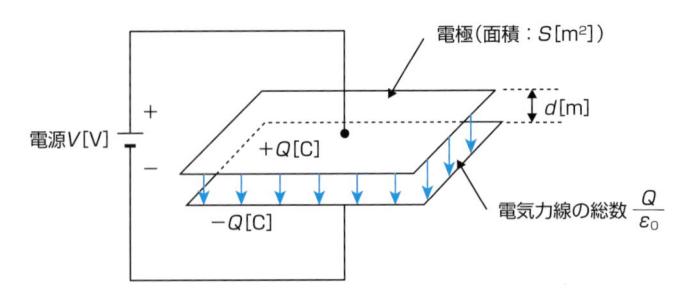

電源 $V$[V]、電極（面積：$S$[m²]）、$d$[m]、$+Q$[C]、$-Q$[C]、電気力線の総数 $\frac{Q}{\varepsilon_0}$

### ■誘電体と分極（図9）

● 絶縁物に電界が加わると分極が生じる。
● 絶縁物の端に電荷が現れることを分極という。

**図9** 分極

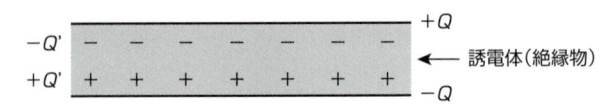

平行平板コンデンサに誘電体（絶縁物）を挿入すると、分極が生じ誘電体の端に電荷が現れる

● 絶縁物のなかでも電気的な作用が働くという意味で絶縁物を誘電体という。
● 分極によって現れた電荷によっても電界が生じるので、誘電体の誘電率はその影響を受ける。
● 真空の誘電率 $\varepsilon_0$ と誘電体の誘電率 $\varepsilon$ は比例し、$\varepsilon = \varepsilon_r \varepsilon_0$ である。ここで $\varepsilon_r$ は比誘電率とよばれる。

### ■静電エネルギー（図10）

**図10** コンデンサに蓄えられるエネルギー

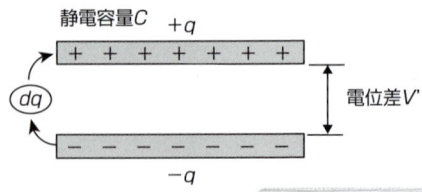

静電容量 $C$、$+q$、$dq$、電位差 $V'$、$-q$

微小電荷量 $dq$ を移動させる仕事 ⇒ $dW = V'dq = \frac{q}{C}dq$

電荷ゼロから電荷 $Q$ を蓄えるのに必要な仕事 $W$ は

$$W = \int_0^Q V'dq = \int_0^Q \frac{q}{C}dq = \left[\frac{1}{2C}q^2\right]_0^Q = \frac{1}{2C}Q^2 = \frac{1}{2}CV^2$$

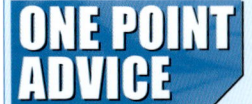

外部からされた仕事は静電エネルギーとなってコンデンサに蓄えられる

$$W = \frac{1}{2}CV^2$$

---

**ONE POINT ADVICE**

**電界**
● 電荷の作る電界と電界中に置かれた電荷の受ける力を整理しておこう。
● 電界と電位差の関係を理解しておこう。

## 2 磁界

- 磁極の強さ$m$[Wb]と磁気力$F$[N]
  ⇒ クーロンの法則　$F[\text{N}] = \dfrac{1}{4\pi\mu}\dfrac{m_1 \cdot m_2}{r^2}$
- 磁界の強さ$H$[N/Wb]と磁束密度$B$[T：テスラまたはWb/m$^2$]
  ⇒ $B = \mu H$　（$\mu$：透磁率）
- 右ねじの法則
  ⇒ 直線電流のまわりに発生する磁界の方向（右ねじ方向）
- 直線電流のまわりの磁界
  ⇒ $H[\text{A/m}] = I/2\pi r$
- 円電流の中心の磁界
  ⇒ $H[\text{A/m}] = I/2R$
- 円形コイル中心の磁界
  ⇒ $H[\text{A/m}] = nI/2r$　（$n$：コイルの巻数）
- 電磁力：磁界$H$[A/m]中で電流$I$[A]が流れる長さ$l$[m]の導線に及ぼす力$F$[N]（$H$または$B$と，$l$の角度を$\theta$）
  ⇒ 方向：フレミングの左手の法則
  　　大きさ$F_m[\text{N}] = \mu H \cdot l \cdot I \cdot \sin\theta = B \cdot l \cdot I \cdot \sin\theta$
- 電流力：電流相互間に働く力$F_d$[N]（1[A]の定義に利用）
  ⇒ $F = \dfrac{\mu I_1 I_2}{2\pi r}[\text{N/m}]$
- ローレンツ力：磁界$H$[A/m]中を速度$v$[m/s]で移動する電荷に及ぼす力$F$[N]
  ⇒ $F = \mu H \cdot e \cdot v = B \cdot e \cdot v$[N]
- 電磁誘導
  ⇒ コイル内の磁束の変化によって起電力が誘導される現象
- ファラデーの電磁誘導の法則
  ⇒ 誘導起電力　$V[\text{V}] = -\dfrac{d\phi}{dt}$
- レンツの法則
  ⇒ 誘導電流の作る磁界がコイルを貫く磁束の時間的変化を妨げる方向

## 1 磁界

### ■磁石と磁界

#### ①磁石の性質

- 磁石は鉄，コバルト，ニッケルやそれらを含む合金からできている。磁石の両端（磁極）には，これら金属を引きつけたり，他の磁石に力を及ぼしたりする性質がある。
- 同種の極同士（N極同士，S極同士）は反発し，異種の極同士（N極とS極）は互いに引き合う。このとき，磁気に関するクーロンの法則が成り立つ（図11）。

**図11** 磁気力に関するクーロンの法則

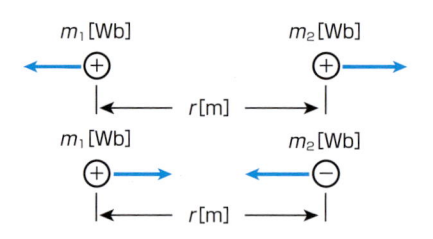

$$F[\text{N}] = k\frac{m_1 \cdot m_2}{r^2}$$

$$k = \frac{1}{4\pi\mu} \quad k：比例定数, \quad \mu：透磁率$$

- 磁性体：磁石の性質をもつことのできる物質
  ⇒ 強磁性体（強く磁化される物質）：鉄，ニッケル，コバルト
   弱磁性体（磁化される度合いの小さい物質）：アルミ，スズ，白金
   常磁性体（強磁性体と同じ方向に磁化される物質）
   反磁性体（強磁性体と反対方向に磁化される物質）：金，銅，水銀

**補足**

磁束の単位
- Wb：ウェーバー
- $1\text{Wb} = 1\text{T} \cdot \text{m}^2$

**図12** 点磁極による磁界の生成

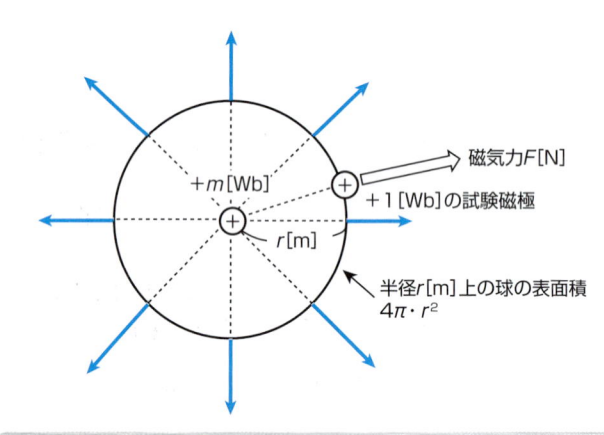

## ◢ 磁界の生成と磁界の強さ
- $m[\text{Wb}]$の磁極から放射状に磁気力を及ぼす空間（磁界）が生成（図12）。
- 磁界の強さ$H[\text{N/Wb}]$：試験磁極$1[\text{N/Wb}]$に働く磁気力$F[\text{N}]$で評価。

$$距離r[\text{m}]での磁気力F[\text{N}] = \frac{m[\text{Wb}]}{4\pi r^2 \times \mu} \times 1[\text{Wb}] = H[\text{N/Wb}] \times 1[\text{Wb}]$$

## ◢ 磁力線の性質
- $m[\text{Wb}]$の磁極から$m/\mu$[本]の磁力線が放射状に出る（図13）。
- N極（+）から出てS極（-）で終わり，互いに交差せず，滑らかな曲線。
- 磁力線の向きが磁界の方向を示す。
- 磁力線の密度$[\text{本/m}^2]$＝磁界の強さ$H[\text{N/Wb}]$
- $m[\text{Wb}]$の磁極から$m[\text{Wb}]$の磁束が発生。
- 磁束密度$B[\text{T}：テスラまたは\text{Wb/m}^2]$は単位面積当たりの磁束数。
- 磁界の強さ$H[\text{N/Wb}]$と磁束密度$B[\text{T}または\text{Wb/m}^2]$は，

$$B = \mu H \text{（ここで}\mu\text{は透磁率）}$$

図13 磁力線の性質およひ磁界の強さと磁束密度の関係

磁力線の方向＝磁界の方向

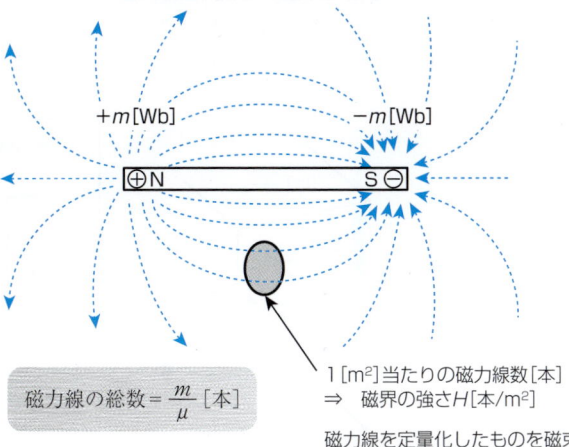

$+m$[Wb]　　$-m$[Wb]

N　　S

磁力線の総数 $= \dfrac{m}{\mu}$ [本]

1[m²]当たりの磁力線数[本]
⇒ 磁界の強さ$H$[本/m²]

磁力線を定量化したものを磁束という
磁束密度は単位面積当たりの磁束の数であり，
磁束密度$B$と磁界の強さ$H$は　$B = \mu H$　である

## ■電流と磁界

● 運動する電荷，すなわち電流は磁界を生じる。

### ①直線電流が作る磁界（図14）

図14 直線電流が作る磁界と右ねじの法則

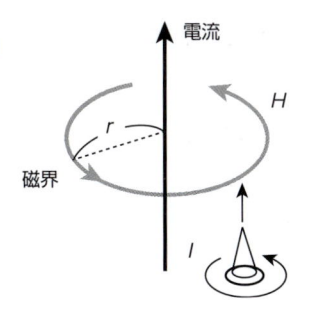

直線電流に垂直な半径$r$[m]上には，電流の向きに右ねじを進めるとき右ねじを回す向きに磁界$H$は発生
⇒右ねじの法則

無限に長い直線電流の作る磁界
$H = \dfrac{I}{2\pi r}$ [A/m]

### ②円電流が作る磁界（図15）

図15 円電流の作る磁界

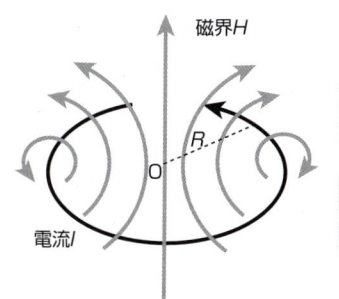

半径$R$[m]の円形の導線に電流$I$[A]を流すとき，円の中心Oにおける磁界の強さ

円の中心Oの磁界
$H = \dfrac{I}{2R}$ [A/m]

### ③ソレノイドが作る磁界（図16）

図16 ソレノイドの作る磁界

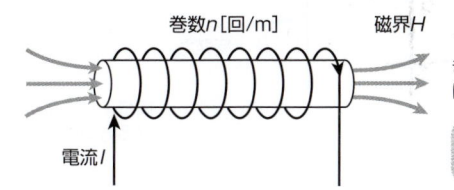

1m当たりの巻数$n$，電流$I$[A]とするとき，無限に長いソレノイドの内部の中心における磁界の強さは

ソレノイド内部の磁界
$H = n \cdot I$ [A/m]

## ■電流が磁界から受ける力（図17）

●磁界に垂直に導線abを置き，これに電流$I$を流すとき，導線は磁界から力を受ける。この力を電磁力（アンペールの力）という。

**図17** 電流が磁界から受ける力

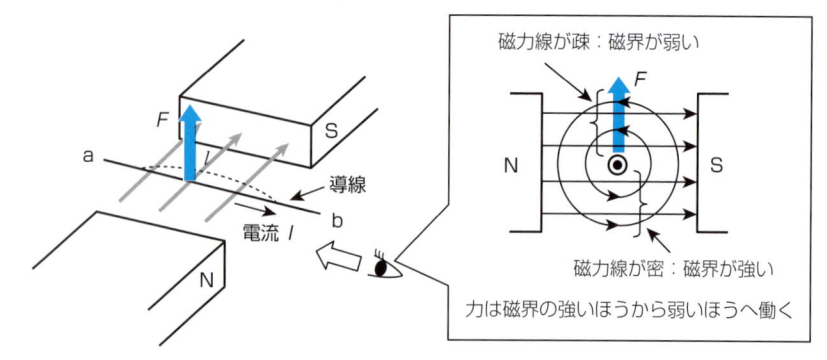

電磁力の向きは電流$I$から磁界$B(=\mu H)$の方向へ回したときに右ねじが進む方向に働く
⇒ フレミング左手の法則

電磁力の大きさFは $\quad F = l \cdot I \cdot B$

力は磁界の強いほうから弱いほうへ働く

## ■電磁力（一般の場合）の向きと大きさ（図18）

**図18** 電磁力（ベクトル表示）

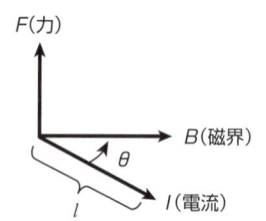

電磁力は $\quad F = l \cdot I \times B$

方　向：ベクトル$I$からベクトル$B$の方向へ回したときに右ねじの進む方向

大きさ： $\quad |F| = l \cdot I \cdot B \sin\theta$

## ■電流相互間に働く力：電流力（図19）

**図19** 平行電流間の働く力

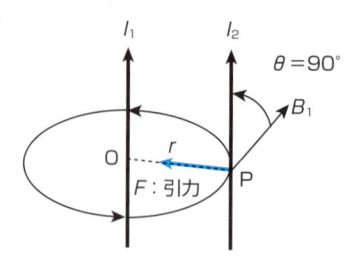

電流$I_1$が電流$I_2$上の点Pにつくる磁束密度$B_1$は

$$B_1 = \mu_0 H_1 = \mu_0 \frac{I_1}{2\pi r} \quad \cdots\cdots ①$$

電流$I_2$が点Pで磁界$B_1$から受ける電磁力の向きはフレミング左手の法則（右ねじの法則）から$I_1$に引き寄せられる方向

長さ$l$当たりの電磁力の大きさは

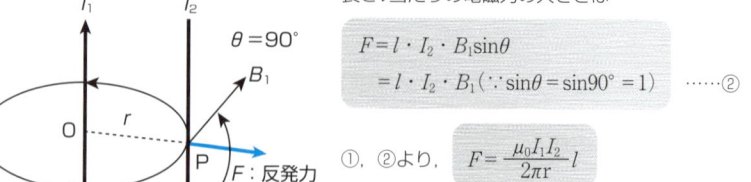

$$F = l \cdot I_2 \cdot B_1 \sin\theta = l \cdot I_2 \cdot B_1 (\because \sin\theta = \sin 90° = 1) \quad \cdots\cdots ②$$

①，②より， $\quad F = \dfrac{\mu_0 I_1 I_2}{2\pi r} l$

同様に$I_1$は$I_2$によって同じ大きさの力を$I_2$に引き寄せる方向に受ける

## ■磁界中の電荷に及ぼす力：ローレンツ力（図20）

**図20　ローレンツ力**

荷電粒子（電荷$q$[C]）が磁束密度$B$[T]の磁界中で速度$v$[m/s]で運動しているとき受ける力$F$[N]は

$$F = qv \times B \quad \text{ローレンツ力}$$

大きさ： $|F| = qvB$

方向：$I$（電流ベクトル）から$B$（磁界ベクトル）へ回したとき右ねじの進む方向（フレミングの左手の法則による）

注）電流の向き：$q>0$なら$v$と同じ向き
$q<0$なら$v$と逆向き

## ■電磁誘導（図21，22）

●磁界の変化によって起電力が発生する現象を電磁誘導とよぶ。起電力の向き（誘導電流の流れる向き）は磁界の変化を妨げる方向。

**図21　電磁誘導**

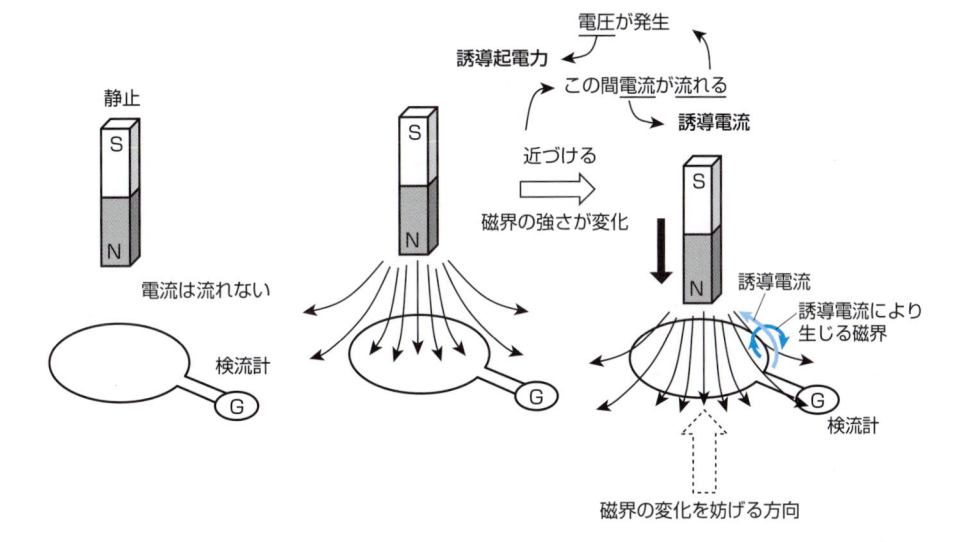

**図22　レンツの法則とファラデーの電磁誘導の法則**

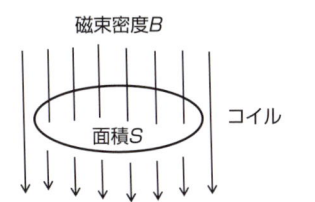

磁束 $\phi = B \cdot S$ ：面積$S$を貫く磁束の数

電磁誘導は磁束の時間変化によって生じる

$$\begin{cases} Bが一定でSが変化 \\ Sが一定でBが変化 \end{cases}$$

**誘導起電力の向き（誘導電流の流れる向き）**
⇒ 誘導電流のつくる磁界がコイルを貫く磁束の時間的変化を妨げる方向
（レンツの法則）

**誘導起電力の大きさ**
⇒ コイルを貫く磁束の時間的変化の割合に比例
磁束$\phi$[Wb]が時間$t$[s]とともに変化するときに生じる誘導起電力$V$[V]は

$$V = -\frac{d\phi}{dt} \quad : \text{ファラデーの電磁誘導の法則}$$

$N$回巻コイルでは

$$V_N = NV = -N\frac{d\phi}{dt}$$

### ■導体中の電磁誘導

●体積のある導体中で磁束が変化すれば，電磁誘導によって導体内に起電力が発生し電流が流れる。この電流は閉曲線(ループ)となり，うず電流とよぶ(図23)。変圧器の鉄心の熱発生の原因となる。

図23 うず電流

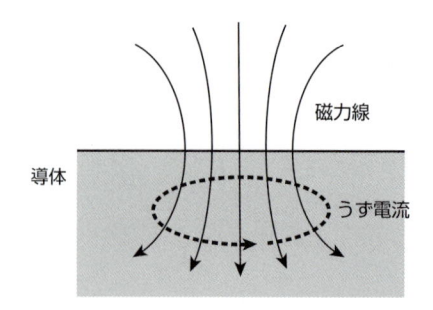

●導体に流れている電流が変化すれば，電流によって生じる磁束も変化し，うず電流が流れる。高周波電流ではうず電流によって，電流は導線の表面を流れるようになり(表皮効果)，導線の有効断面積が減って抵抗が増加してしまう(図24)。抵抗の増加を抑えるには，1本の導線の代わりに多数の細い導線を束ねて用いる。

図24 導線を流れる電流の表皮効果

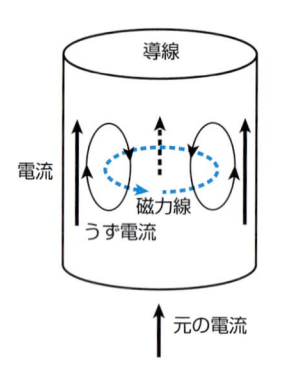

●高周波の電界や磁界は表皮効果のために導体内部に入り込めないことを利用して，電磁シールドが可能となる(図25)。電磁シールドは静電界に対しては無効であり，変化する電界や磁界に対して有効である。接地は必要ない。

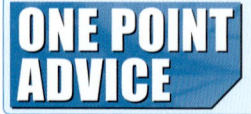

図25 電磁シールド

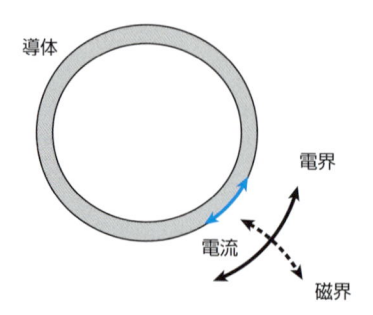

---

**ONE POINT ADVICE**

**磁界**
●電流が作る磁界と磁界中にある電流(動く電荷)が受ける力を整理しておこう。
●電磁誘導について理解しておこう。

## 3 電磁波

**TAP & TAP**

- 電磁波
  ⇒ 放射線，光，電波を総称した電界と磁界が相互共存しながら振動して伝わる波動（横波）
- 電磁波の性質
  ⇒ 透過，反射，屈折，干渉，回折，偏りなどの現象を示す
- 電磁波の波長$\lambda$，周波数$f$，速度$c$の関係
  ⇒ $\lambda = c/f$　　$c = 1/\sqrt{\varepsilon_0 \cdot \mu_0} = 3 \times 10^8$ [m/s]

**補足**

電磁波の速さ$v$
- $E = vB$
  $B = v\varepsilon_0\mu_0 E$
  より
  $$v = \frac{1}{\sqrt{\varepsilon_0\mu_0}}$$

### 電磁波

#### 電界の変動が作る磁界
- 電界$E$が速さ$v$で動くと誘導磁界（磁束密度）$B = v\varepsilon_0\mu_0 E$ が発生する。

#### 電磁波
- ある場所の電界が時間的に変化するとき，それを取り巻いて時間的に変化する磁界が生じ，さらに磁界を取り巻いて時間的に変化する電界が生じ，これが繰り返されて電界と磁界の変動が次々に周囲に波及していく（図26）。これを波の波及と考えて電磁波という。光も電磁波の一種である。

図26　電磁波の進み方

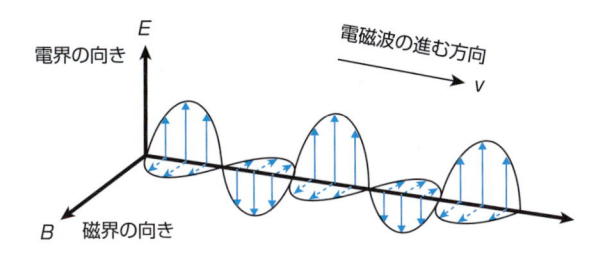

#### 電磁波の性質と種類（図27）
- 電磁波は光と同様に，透過，反射，屈折，干渉，回折，偏りなどの現象を示す。

図27　電磁波の種類

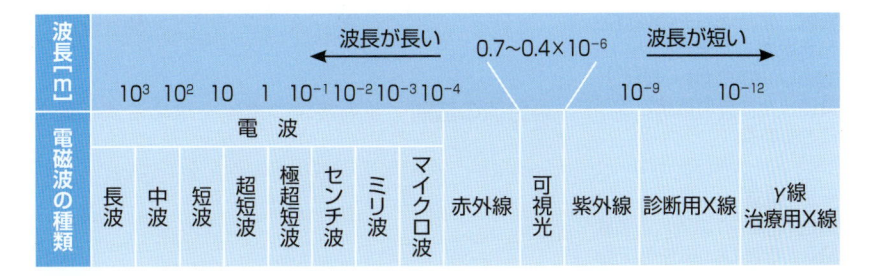

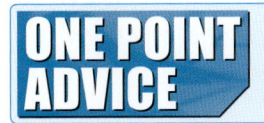

| 波長 [m] | | | | | | | | 0.7〜0.4×10⁻⁶ | | | |
|---|---|---|---|---|---|---|---|---|---|---|---|
| | $10^3$ | $10^2$ | 10 | 1 | $10^{-1}$ | $10^{-2}$ | $10^{-3}$ | $10^{-4}$ | | $10^{-9}$ | $10^{-12}$ |
| 電磁波の種類 | 長波 | 中波 | 短波 | 超短波 | 極超短波 | センチ波 | ミリ波 | マイクロ波 | 赤外線 / 可視光 | 紫外線 | 診断用X線 | γ線 治療用X線 |

（← 波長が長い　　波長が短い →）
（電波）

**ONE POINT ADVICE**

電磁波
- 電磁波の性質を整理しておこう。
- 電波，赤外線，可視光，紫外線，X線の波長（境界の波長）を整理しておこう。

# 2 電気回路

電気工学

## 1 直流回路基礎

### TAP & TAP

- オームの法則
  ⇒ $V = IR$
  （抵抗にかかる電圧[V] ＝ 抵抗に流れる電流[A]×抵抗[Ω]）
  ⇒ $E = IR$
  （電源電圧[V] ＝ 電源に流れる電流[A]×全体の合成抵抗[Ω]）
- 直列接続 ⇒ どこでも電流が一定。全体の電圧は和で求める
- 並列接続 ⇒ 抵抗にかかる電圧が一定。全体の電流は和で求める
- 直列の合成抵抗 $R$ ⇒ $R = R_1 + R_2 + \cdots$
- 並列の合成抵抗 $R$ ⇒ $\dfrac{1}{R} = \dfrac{1}{R_1} + \dfrac{1}{R_2} + \cdots$
- 電力 $P$ [W] ⇒ $P = VI$
- 電力量 $W$ [J] ⇒ $W = Pt$（$t$：秒）
- ジュールの法則
  ⇒ $mT = 0.24Pt$（$m$：水の質量[g]，$T$：上昇温度[℃]）

### 用語アラカルト

**＊1 抵抗**
電流の流れを妨げる素子や機器，または，その妨げる強さを表した量のこと。$R$ で表し，単位はオーム[Ω]。**負荷**または**負荷抵抗**とよぶこともある。

**＊2 電流**
電気（正電荷）の流れを表す量。$I$ で表し，単位はアンペア[A]。$t$ 秒間に $Q$ [C]の電荷が導線の断面を通過した場合，電流 $I$ は
$$I = \dfrac{Q}{t}$$
となる。

### オームの法則，合成抵抗，回路の計算

- 抵抗[*1] $R$ [Ω]と抵抗に流れる電流[*2] $I$ [A]，および，抵抗にかかる電圧[*3] $V$ [V]の関係は以下で表され，**オームの法則**とよばれる。

$$V = IR$$

- 直列接続，並列接続，直並列接続における回路の性質を図1に示す。
- **分圧の法則**：直列接続の電圧を求める式。図1aの式より導出できる。

$$V_1 = \dfrac{R_1}{R_1 + R_2} E, \quad V_2 = \dfrac{R_2}{R_1 + R_2} E$$

- **分流の法則**：並列接続の電流を求める式。図1bの式より導出できる。

$$I_1 = \dfrac{R_2}{R_1 + R_2} I, \quad I_2 = \dfrac{R_1}{R_1 + R_2} I$$

- 回路全体の**合成抵抗**[*6] $R$ [Ω]（図2参照）と電源電圧 $E$ [V]，および，電源に流れる電流 $I$ [A]の間にも以下のようにオームの法則が成り立つ。

$$E = IR$$

## 図1 直列接続，並列接続，直並列接続

**a 直列接続**

オームの法則より $V_1 = I_1 R_1$
オームの法則より $V_2 = I_2 R_2$

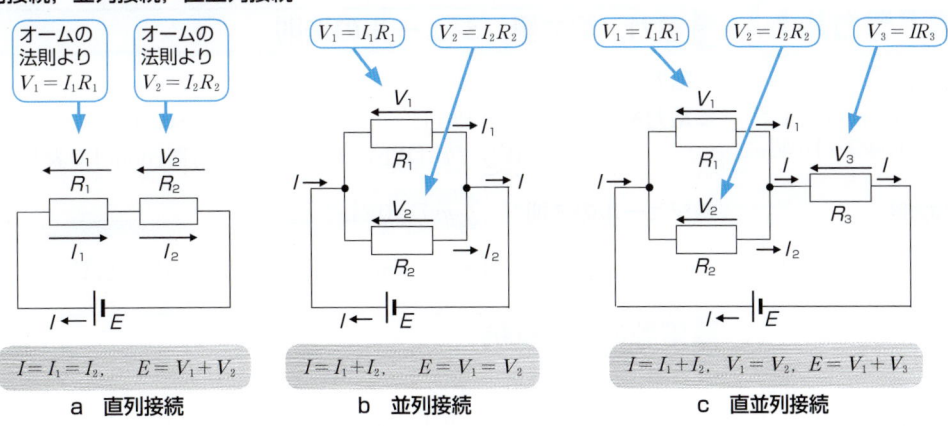

$I = I_1 = I_2, \quad E = V_1 + V_2$

**b 並列接続**

$V_1 = I_1 R_1$, $V_2 = I_2 R_2$

$I = I_1 + I_2, \quad E = V_1 = V_2$

**c 直並列接続**

$V_1 = I_1 R_1$, $V_2 = I_2 R_2$, $V_3 = I R_3$

$I = I_1 + I_2, \quad V_1 = V_2, \quad E = V_1 + V_3$

## 図2 合成抵抗

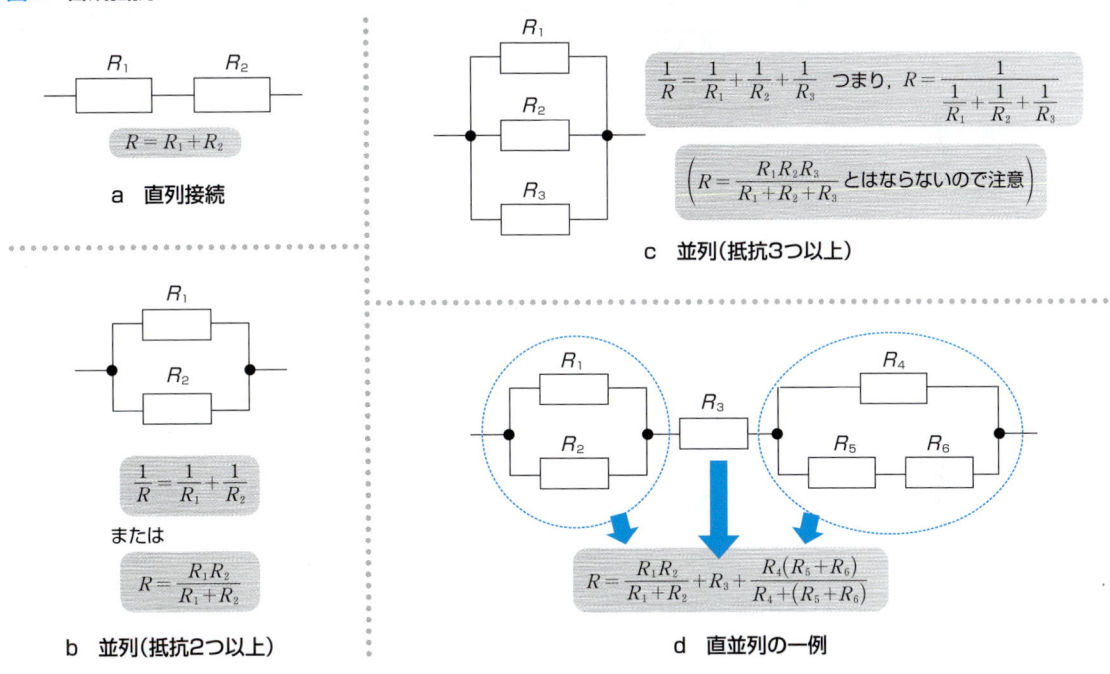

**a 直列接続**

$R = R_1 + R_2$

**b 並列（抵抗2つ以上）**

$\dfrac{1}{R} = \dfrac{1}{R_1} + \dfrac{1}{R_2}$

または

$R = \dfrac{R_1 R_2}{R_1 + R_2}$

**c 並列（抵抗3つ以上）**

$\dfrac{1}{R} = \dfrac{1}{R_1} + \dfrac{1}{R_2} + \dfrac{1}{R_3}$ つまり，$R = \dfrac{1}{\dfrac{1}{R_1} + \dfrac{1}{R_2} + \dfrac{1}{R_3}}$

$\left( R = \dfrac{R_1 R_2 R_3}{R_1 + R_2 + R_3} \text{ とはならないので注意} \right)$

**d 直並列の一例**

$R = \dfrac{R_1 R_2}{R_1 + R_2} + R_3 + \dfrac{R_4 (R_5 + R_6)}{R_4 + (R_5 + R_6)}$

---

# 用語アラカルト

**＊3　電圧**

2点間の**電位差**（**電位**＊4の差）。$V$または$E$で表し，単位はボルト[V]（$E$は主に電源電圧を表すときに用いられる）。例えば，1.5[V]の直流電源＊5を用いたときの電位と電圧は右図となる。電源電圧を**起電力**，抵抗にかかる電圧を**電圧降下**とよぶこともある。

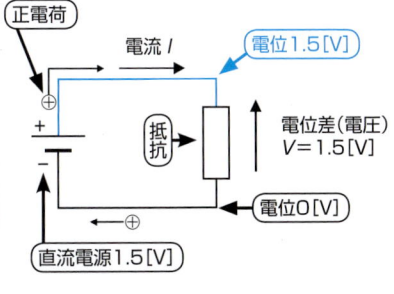

**＊4　電位**

電流を流そうとする力（圧力）。単位はボルト[V]。電磁気学では電荷から無限遠点を電位0[V]とするが，電気回路では電源の－側の電位を0[V]とすることが多い。電流は電位の高いところから低いところへ流れる。

**＊5　直流電源**

直流電圧（常に一定の電圧）を生成する電源のこと。乾電池は直流電源である。

**＊6　合成抵抗**

2つ以上の抵抗をつなげたときの全体の抵抗成分のことであり，単位はオーム[Ω]。合成抵抗$R$の計算法は直列および並列接続で異なり，図2のようになる。

## 用語アラカルト

***7 電力**
単位時間あたりの電気エネルギー。単位はワット[W]。

***8 電力量**
電気エネルギー。単位はジュール[J]，または，ワット時[Wh]。

***9 ジュールの法則**
抵抗（電熱線）にかかる電気エネルギーと発生する熱エネルギーの関係式。変換効率が100[％]である場合，1[J]の電力量で1[J]（0.24[cal]）の熱エネルギーを生み出すことができる。

***10 内部抵抗**
電源や電流計・電圧計などに入っている抵抗成分のこと。以下のように，単に抵抗として考え，回路計算を行うことができる。

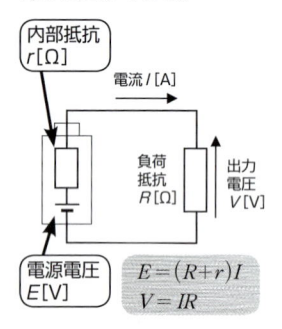

$$E = (R+r)I$$
$$V = IR$$

***11 電流計**
電流を計測する機器。Ⓐ，⊘などで表す。以下のように，回路に直列につなぐ。微小な電流を計測する電流計を**検流計（ガルバノメータ）**とよび，Ⓖ，Ⓐ，⊘などで表す。

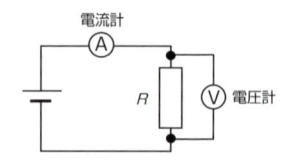

***12 分流器**
元の電流計に並列に取り付けられた抵抗のこと。例えば，抵抗を調節して分流器側に99％の電流が流れるように仕向ければ，電流計に流すことができる電流 $I$ は100倍となる。

### 電力，電力量，ジュールの法則

● **電力**[*7]（$P$）： $P = VI$

● **電力量**[*8]（$W$）： $W = Pt$ [J]　　ただし，$t$ を秒[second]で表したとき
　　　　　　　　　　$W' = Pt'$ [Wh]　ただし，$t'$ を時間[hour]で表したとき

● **ジュールの法則**[*9]： $mT = 0.24Pt$

ただし，$m$：水の質量[g]（[ml]，[cm$^3$]），$T$：上昇温度[℃]

### 電源の内部抵抗

● 電源には**内部抵抗**[*10]があるため，負荷抵抗 $R$ が小さい場合（電流 $I$ が大きい場合），$R$ にかかる電圧 $V$ は電源電圧 $E$ よりも小さくなる。

### 電流計，電圧計，テスタ，デジタルマルチメータ

● 単純な**電流計**[*11]は図3aのような構造となっているが，微小電流しか計測することができない。そこで，通常は図3bのように**分流器**[*12]を取り付けて電流の測定範囲を拡大している。拡大量の計算例を以下に示す。

**図3　電流計の構造と分流器**

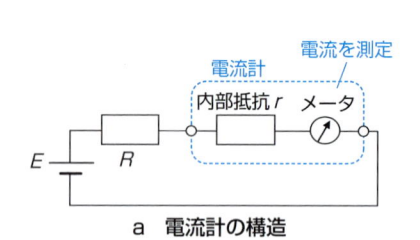

　　a　電流計の構造　　　　　　　　b　分流器のある電流計の構造

● **例題**
5.0[mA]まで測定できる直流電流計を用い，30[mA]まで測定できる電流計を作りたい。何Ωの分流器が必要か。ただし，直流電流計の内部抵抗は10[Ω]とする。

● **解**
図3bのように変数を定義すると $V_r = V_a$ であるため（メータにかかる電圧は0である），$I_1 r = (I - I_1)r_a$ が成り立つ。
代入すると $5.0 \times 10^{-3} \times 10 = (30 \times 10^{-3} - 5.0 \times 10^{-3})r_a$ である。
したがって，$r_a = 2.0$ [Ω] の分流器が必要となる。

## 用語アラカルト

**\*13 電圧計**
電圧を計測する機器。Ⓥなどで表す。計測する素子または電源に並列につなぐ。

**\*14 テスタ**
電流計，電圧計および抵抗値の計測機能をもった計測器。抵抗計測では，端子両端に電圧をかけ，計測器に流れた電流を計測し，オームの法則で抵抗値を求めている。

**\*15 デジタルマルチメータ**
テスタと同様の機能をもっているが，AD変換によりデジタル表示にした計測器。

- 電圧計[\*13]は図4aのような構造となっている。
- 図4bのように電圧計の中に**倍率器**（抵抗）を入れ，さまざまな電圧の測定を可能にした電圧計を**マルチレンジ電圧計**という。
- 電圧や電流の計測器として，**テスタ**[\*14]や**デジタルマルチメータ**[\*15]もある。

**図4 電圧計の構造と倍率器**

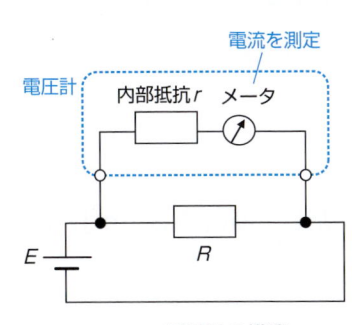

a　電圧計の構造

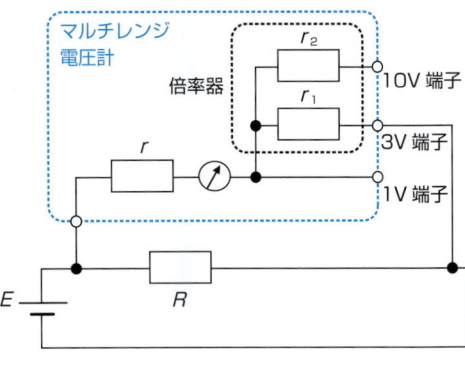

b　マルチレンジ電圧計の例

### 補足

● **複雑な合成抵抗の計算**

複雑な回路の合成抵抗を計算する場合は回路中の電位を考える。例えば，下図aのAB間の合成抵抗を求める場合，C点とD点の電位は同じになるため，CD間に電流は流れない。つまり，下図bのようにCD間の導線と抵抗を取って計算することができる。

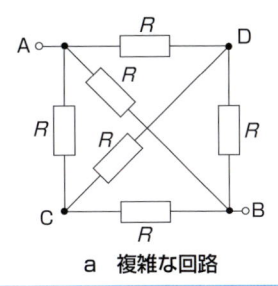

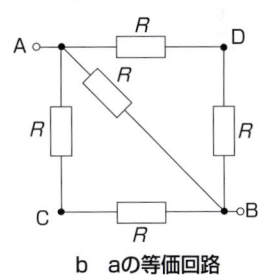

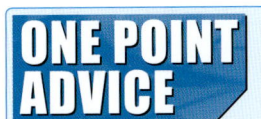

a　複雑な回路

b　aの等価回路

### ONE POINT ADVICE

- 本節は電気回路の基礎である。たくさん問題を解くことが重要。
- 分圧の法則は分子の添え字に注意。分圧と分流の法則は必須ではないが，覚えておくと便利。
- 電流計の内部抵抗は小さい。電圧計の内部抵抗は大きい。

医用電気電子工学

## 2 さまざまな直流回路

- ブリッジ回路の平衡条件
  ⇒ 図5の回路の場合，$R_1R_4 = R_2R_3$
- 導線の抵抗 $R$
  ⇒ $R = \rho \dfrac{l}{S}$ （ただし，$S$ は断面積，$l$ は長さ，$\rho$ は抵抗率）
- コンダクタンス $G$ ⇒ $G = \dfrac{1}{R}$
- 導電率 $\sigma$ ⇒ $\sigma = \dfrac{1}{\rho}$
- 導線の電流密度 $J$
  ⇒ $J = \dfrac{I}{S}$ （ただし，断面積 $S\,[\mathrm{m}^2]$，電流 $I\,[\mathrm{A}]$）
- キルヒホッフの第一法則
  ⇒ 接続点に合流する電流の代数和は0
- キルヒホッフの第二法則
  ⇒ 起電力の代数和 − 電圧降下の代数和 = 0
- 定常状態のRLC直流回路
  ⇒ $C$ には電流が流れない。$L$ は導線と同じ

### 用語アラカルト

*16 **ブリッジ回路**
図5aやbのような回路。形が違うが両者は同じ回路である。

*17 **平衡条件**
平衡が保たれるための条件。図5のようなブリッジ回路の検流計に電流が流れないとき（$I = 0$のとき），平衡が保たれているという。

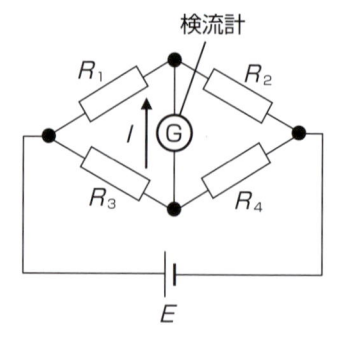

### ブリッジ回路

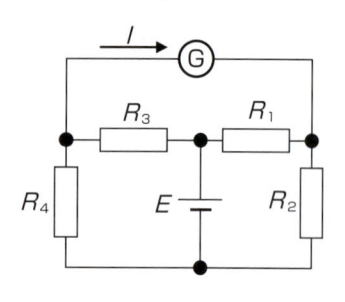

● ブリッジ回路[*16]の平衡条件[*17]：図5aやbの平衡条件は以下となる。

$$R_1R_4 = R_2R_3$$

図5　ブリッジ回路

a　ブリッジ回路1

b　ブリッジ回路2

## 用語アラカルト

**＊18 抵抗率**
導線（抵抗）の材質や温度によって決まる値であり，その材質の電流の流れにくさを表す。一般的に用いられている金属の導線や抵抗は温度が上昇すると抵抗率（抵抗）が上昇する。一方，炭素や半導体などは温度が上昇すると抵抗率が減少する。

**＊19 コンダクタンス**
電流の流れやすさを表す。単位はジーメンス[S]。

**＊20 導電率**
材質の電流の流れやすさを表す。単位は[S/m]。

**＊21 電流密度**
単位断面積あたりの導線内に流れる電流。単位は[A/m$^2$]。

## 導線の抵抗，コンダクタンス，電流密度

● **導線の抵抗$R$**：導線自体も微小な抵抗成分 $R$ がある。導線の断面積を $S$ [m$^2$]，長さを $l$ [m]，**抵抗率**[18]を $\rho$ [Ω・m]とすると，$R$ は以下となる。

$$R = \rho \frac{l}{S}$$

● **コンダクタンス**[19]（$G$）

$$G = \frac{1}{R}$$

● **導電率**[20]（$\sigma$）

$$\sigma = \frac{1}{\rho}$$

● **電流密度**[21]（$J$）

$$J = \frac{I}{S} \quad \text{ただし，}S：導線の断面積，I：導線に流れる電流$$

## 電源の直列接続・並列接続

● 図6a～dの各項目の左図の回路は図6a～dの右図のようにまとめることができる。

**図6　電源の直列接続・並列接続**

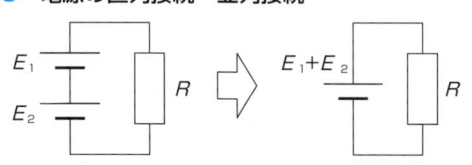

a　電源の直列接続

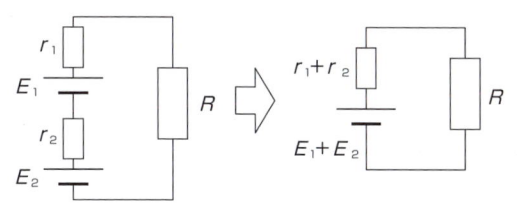

b　内部抵抗がある電源の直列接続

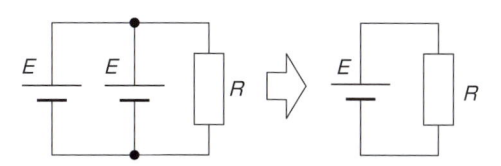

c　同電圧の電源の並列接続

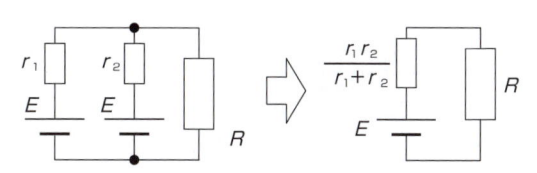

d　内部抵抗がある同電圧の電源の並列接続

## 用語アラカルト

**＊22 キルヒホッフの法則**
図7aのような複数の電源をもつ回路，または，複雑な回路の計算をするときに用いる。

**＊23 キルヒホッフの第一法則**
接続点に合流する電流の代数和は0

**＊24 キルヒホッフの第二法則**
起電力の代数和－電圧降下の代数和＝0

**＊25 定常状態**
電源を投入してからしばらく経過し，電圧や電流が安定したときの状態のこと。これに対し，電源投入直後または切断直後の現象を**過渡現象**という。

**＊26 等価回路**
同じ働き（同じ性質）をもった回路。

## ONE POINT ADVICE
●導線には抵抗があるが，抵抗値は小さいため，通常の回路計算では考慮しない。

## キルヒホッフの法則[＊22]

●図7aの回路の計算手順を以下に示す。

(1) 図7bのように，電流$I_1, I_2, I_3$（向きは任意）と電圧$V_1, V_2, V_3$（向きは$I_1, I_2, I_3$の反対），および，電源電圧$E_1, E_2$（向きは電源の－から＋）を定義。

(2) **キルヒホッフの第一法則**[＊23]の式を立てる。　$I_1 = I_2 + I_3$

(3) 図7bのようにループを定義し，**キルヒホッフの第二法則**[＊24]の式を立てる。
　　ただし，ループと電圧の向きが同じなら＋，異なるなら－とする。
- ループ①：$E_1 - V_1 - V_2 - E_2 = 0$　または　$E_1 - R_1 I_1 - R_2 I_2 - E_2 = 0$
- ループ②：$E_2 + V_2 - V_3 = 0$　または　$E_2 + R_2 I_2 - R_3 I_3 = 0$
- ループ③：$E_1 - V_1 - V_3 = 0$　または　$E_1 - R_1 I_1 - R_3 I_3 = 0$

(4) (2)(3)の中から任意の3式を選んで連立方程式を立て，$I_1, I_2, I_3$を導出。導出結果が－の場合は(1)で定義した電流の向きが反対であることを意味する。

**図7　キルヒホッフの法則**

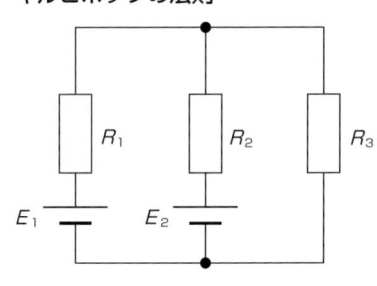

a　複数電源回路

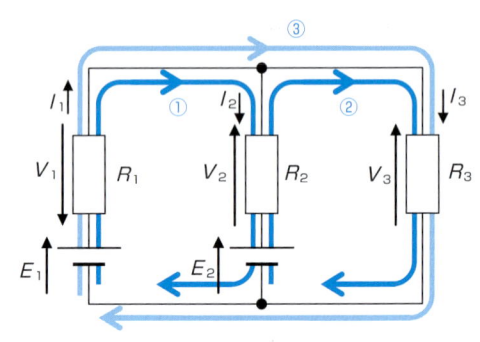

b　キルヒホッフの法則

## コイル($L$)やコンデンサ($C$)が入った定常状態の直流回路

●**定常状態**[＊25]の直流回路では，コンデンサ$C$には電流が流れない。コイル$L$は導線と同じ働きをする。例えば，図8aでは，$C$には電流が流れず，$L$は導線となる（$L$と並列に接続された$R_2$には電流が流れない）ため，**等価回路**[＊26]は図8bとなる。

**図8　RLC直列回路**

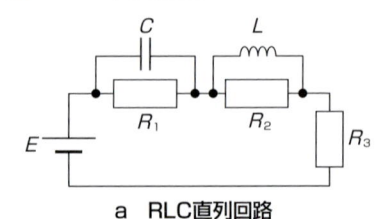

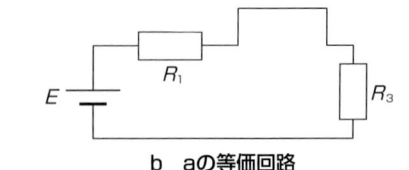

a　RLC直列回路

b　aの等価回路

## ③交流基礎

- 周期 $T$ と周波数 $f$ と角周波数 $\omega$ の関係
  $\Rightarrow f = \dfrac{1}{T} \quad \omega = 2\pi f$

- 時間 $t$ における瞬時値電圧 $e$
  $\Rightarrow e = A\sin(\omega t + \theta) \quad$ （$A$：振幅，$\theta$：初期位相）

- 正弦波交流の実効値 $\Rightarrow$ 実効値 $= \dfrac{\text{最大値}}{\sqrt{2}}$

- 誘導リアクタンス $X_L \Rightarrow X_L = \omega L = 2\pi f L$

- 容量リアクタンス $X_C \Rightarrow X_C = \dfrac{1}{\omega C} = \dfrac{1}{2\pi f C}$

- 単一素子回路のオームの法則
  $\Rightarrow E = RI \quad E = X_L I \quad E = X_C I \quad$ （$E, I$ は実効値）

- 単一素子回路の関係式
  $\Rightarrow e = Ri \quad e = L\dfrac{di}{dt} \quad e = \dfrac{1}{C}\int i\,dt \quad i = \dfrac{dq}{dt} \quad q = Ce$
  （電荷 $q$ と $e$，$i$ は瞬時値）

### 正弦波交流

- 正弦波交流[*27]波形と p-p値[*28]，振幅[*29]などを図9aに示す。
- 周期[*30] $T$ と周波数[*31] $f$，および，角周波数[*32] $\omega$ の間には以下の式が成り立つ。

$$f = \dfrac{1}{T}$$

$$\omega = 2\pi f$$

## 用語アラカルト

**\*27 正弦波交流**
電圧または電流が時間によって変動することを**交流**とよぶ。図9aのように，交流の中でも特に，正弦波状に電圧や電流が変動するものを**正弦波交流**とよぶ。図9aの右側のように抵抗$R$のみの回路の場合，電源電圧$e$が正であるときは電源の上側から電流が流れ，電源電圧$e$が負であるときは電源の下側から電流が流れる。電源電圧$e$が 0 [V] である瞬間は回路に電流が流れない。家庭用コンセントは正弦波交流である。正弦波交流が用いられる理由として，発電効率が良い，送電効率が良い，変圧が容易などがある。

**\*28 p-p値**
最大値と最小値の間隔。peak to peak値の略。

**\*29 振幅**
p-p値の半分の値。通常の正弦波交流では最大値と同じ値。

**\*30 周期**
波1つ分の時間。単位は秒 [s]。

**\*31 周波数**
1秒間あたりの波の個数。単位はヘルツ [Hz]。周波数が高いことを**高周波**または**高調波**，周波数が低いことを**低周波**ともいう。直流は周波数が 0 [Hz] の交流（超低周波の交流）と考えることもできる。東日本では 50 [Hz]，西日本では 60 [Hz] の正弦波交流が用いられている。

**\*32 角周波数**
1秒間あたりの回転角（波1つの回転角を $2\pi$ [rad] と考える）。単位は [rad/s]。

医用電気電子工学

## 用語アラカルト

**＊33 位相**
正弦波における角度のこと。したがって，単位はラジアン[rad]であり，1周期は$2\pi$[rad]となる。**回転角**や**位相角**ともいう。

**＊34 初期位相**
$\omega t = 0 (t = 0)$のときの回転角。図9aのように，原点を通るグラフの初期位相は0[rad]である。図9bの$v$のように，原点から左に$\pi/3$[rad]シフトしたグラフの初期位相は$\pi/3$[rad]であり，図9bの$i$のように，原点から右に$\pi/6$[rad]シフトしたグラフの初期位相は$-\pi/6$[rad]である。

**＊35 位相差**
**初期位相**の差。例えば，図9bの$v$と$i$の位相差は$\pi/2$[rad]である。また，図9bのように$v$の初期位相が$i$よりも$\pi/2$大きい場合，$v$は$i$よりも$\pi/2$位相が進んでいるという。位相差が0であることを**同位相**という。

**＊36 瞬時値**
図9aのように，ある時間$t$に対する電圧や電流の値のこと。

**＊37 平均値**
電圧や電流の絶対値の平均のこと。瞬時値電圧の式を$e$，周期を$T$とすると，

$$平均値 = \frac{1}{T}\int_0^T |e|dt$$

となる。あまり使われない。

**＊38 実効値**
瞬時値電圧の式を$e$，周期を$T$とすると，電圧の実効値は

$$実効値 = \sqrt{\frac{1}{T}\int_0^T e^2 dt}$$

で定義される（瞬時値の2乗の平均の平方根）。電流の実効値も同様に求めることができる。**特に明記がない限り，交流電圧や交流電流の値は実効値である。** 家庭用コンセントの電圧は実効値で100[V]である。

---

● 横軸を**位相**[＊33]$\omega t$としたグラフ（図9b）を用いると，**初期位相**[＊34]や**位相差**[＊35]が読み取りやすくなる（ただし，周期や周波数は読み取れない）。

**図9 正弦波交流**

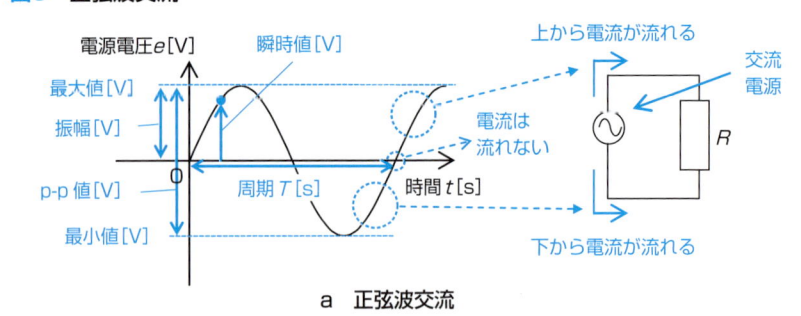

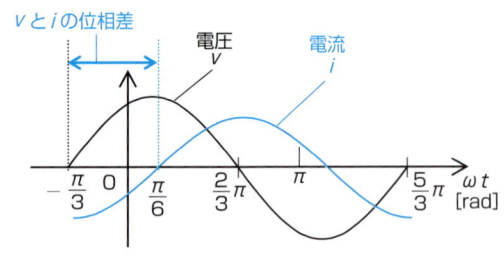

a 正弦波交流

b 初期位相がある正弦波交流

● 振幅$A$，初期位相$\theta$の時間$t$における**瞬時値**[＊36]電圧$e$は次のように表す。

$$e = A\sin(2\pi ft + \theta) \quad \text{または} \quad e = A\sin(\omega t + \theta)$$

● 電圧や電流は**平均値**[＊37]や**実効値**[＊38]で表記することもある。ただし，これらは周波数や位相の概念がない。
● 電圧や電流の最大値をそれぞれ$V_{max}$, $I_{max}$とすると，正弦波交流電圧の実効値$V$と正弦波交流電流の実効値$I$は以下となる。

$$V = \frac{V_{max}}{\sqrt{2}} \quad I = \frac{I_{max}}{\sqrt{2}}$$

## 交流回路計算の分類

● 図10に，抵抗R，コイルL，コンデンサCの回路別に交流回路の計算法を示す。

**図10 交流回路の計算**

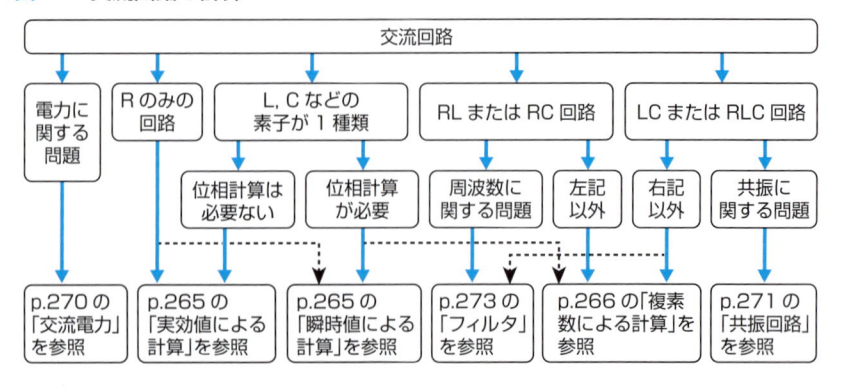

交流回路
- 電力に関する問題 → p.270の「交流電力」を参照
- Rのみの回路 → p.265の「実効値による計算」を参照
- L, Cなどの素子が1種類
  - 位相計算は必要ない → p.265の「実効値による計算」を参照
  - 位相計算が必要 → p.265の「瞬時値による計算」を参照
- RLまたはRC回路
  - 周波数に関する問題 → p.273の「フィルタ」を参照
  - 左記以外 → p.266の「複素数による計算」を参照
- LCまたはRLC回路
  - 右記以外 → p.266の「複素数による計算」を参照
  - 共振に関する問題 → p.271の「共振回路」を参照

## 実効値による計算

● コイルに働く抵抗成分を**誘導リアクタンス**といい，次式で計算する。

$$X_L = \omega L = 2\pi f L \quad [\Omega] \quad (L: コイルの\mathbf{インダクタンス}[H])$$

● コンデンサに働く抵抗成分を**容量リアクタンス**といい，次式で計算する。

$$X_C = \frac{1}{\omega C} = \frac{1}{2\pi f C} \quad [\Omega] \quad (C: コンデンサの\mathbf{キャパシタンス}[F])$$

● $X_L$ や $X_C$ を単にリアクタンス $X$ とよぶこともある。
● 単一種類素子の回路では $X_L$，$X_C$ を用いたオームの法則が成り立つ(図11)。
● 回路中の電圧や電流の周波数(角周波数)はすべて同一となる。

**図11** 単一種類の素子を用いた回路のオームの法則

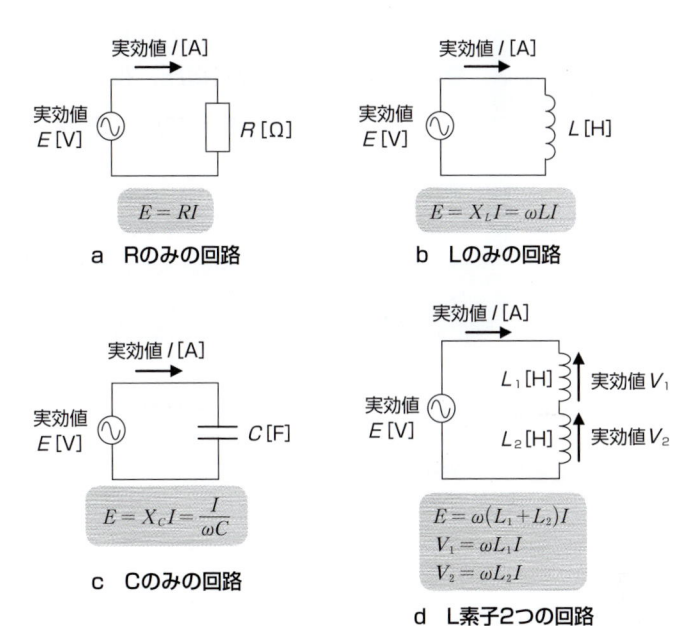

a　Rのみの回路
実効値 $I$ [A]，実効値 $E$ [V]，$R$ [Ω]
$E = RI$

b　Lのみの回路
実効値 $I$ [A]，実効値 $E$ [V]，$L$ [H]
$E = X_L I = \omega L I$

c　Cのみの回路
実効値 $I$ [A]，実効値 $E$ [V]，$C$ [F]
$E = X_C I = \dfrac{I}{\omega C}$

d　L素子2つの回路
実効値 $I$ [A]，実効値 $E$ [V]，$L_1$ [H] 実効値 $V_1$，$L_2$ [H] 実効値 $V_2$
$E = \omega(L_1 + L_2)I$
$V_1 = \omega L_1 I$
$V_2 = \omega L_2 I$

## 瞬時値による計算

● 瞬時値電流 $i$ と瞬時値電圧 $e$ の間には以下の関係がある。計算結果の初期位相から位相の比較を行うことができる。

- Rのみの回路：オームの法則より，$e = Ri$

- Lのみの回路：$e = L\dfrac{di}{dt} \quad \left(i = \dfrac{1}{L}\int e\,dt\right)$

- Cのみの回路：$i = \dfrac{dq}{dt}$，$q = Ce$ より，

$$i = C\dfrac{de}{dt} \quad \left(e = \dfrac{1}{C}\int i\,dt\right)$$

($q$：コンデンサに蓄えられた電荷)

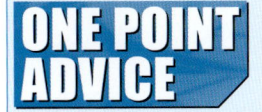

### ONE POINT ADVICE

● 一般的に，直流電圧や直流電流はアルファベットの大文字で表し，交流の瞬時値電圧や瞬時値電流は小文字で表す。ただし，交流の実効値は大文字で表す。
● 回路中に抵抗しかない場合は電圧と電流は同位相となる。しかし，コイルやコンデンサがある場合は位相差が生じる。
● Lのみの回路では電圧の位相は電流よりも $\pi/2$ 進む。
● Cのみの回路では電流の位相は電圧よりも $\pi/2$ 進む。

## 4 複素数による交流回路計算

### TAP & TAP

- ●絶対値 ⇒ 原点からの距離。電圧や電流では実効値を表す
- ●偏角 ⇒ 実数軸とのなす角（反時計回り）。電圧や電流では初期位相を表す
- ●インピーダンス $Z$
  ⇒ 抵抗成分のこと。単一素子回路の $Z$ は
  $$Z = R, \quad Z = j\omega L, \quad Z = -j\frac{1}{\omega C}$$
- ●合成インピーダンス $Z$
  ⇒ 合成抵抗と同様に直列は和，並列は逆数の和
- ●オームの法則：複素電圧，複素電流をそれぞれ $E$, $I$ とすると，
  $$E = ZI, \quad |E| = |Z||I|$$
- ●電圧や電流は直流と同様に計算可能。ただし，電圧や電流の和は複素数の和となる。複素数の絶対値（実効値）で和を取らない

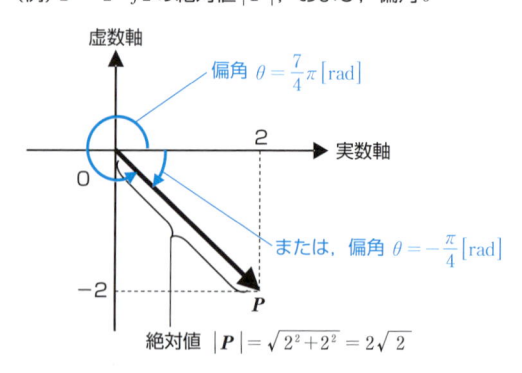

### 用語アラカルト

**＊39　複素数**
虚数単位＊40を用いた数のこと。数学では $a + bi$ の形で表記。電気系では $a + jb$ の形で表記。ここで, $a$ を**実部（実数部）**, $b$ を**虚部（虚数部）**という。それぞれReやImで表記することもある。

**＊40　虚数単位**
数学では $i$ で表記。電気系では $j$ で表記。以下で定義される。
$$j = \sqrt{-1}$$
または，
$$j^2 = -1$$

**＊41　共役複素数**
虚部の符号を反対にしたもの。￣を用いて表す。例えば, $Z = 5 - j4$ の共役複素数は, $\overline{Z} = 5 + j4$ である。

**＊42　複素平面**
横軸を実数軸，縦軸を虚数軸とした座標平面。複素数の図示に用いられる。

**＊43　極座標**
絶対値と偏角を用いて表した座標系のこと。絶対値と偏角をそれぞれ $r$, $\theta$ とすると, 複素数 $Z$ の極座標表記は $Z = re^{j\theta}$ となる。これに対し, $Z = a + jb$ の形で表記した複素数を**直交座標**とよぶ。極座標から直交座標への変換は三角関数の性質を用いると, $Z = r(\cos\theta + j\sin\theta)$ となる。

### 複素数

●**複素数**＊39は**虚数単位**＊40 $j$ を変数とみなし，通常の四則演算と同様に計算することができる。ただし，分母に $j$ がある場合は分母の**共役複素数**＊41を分母・分子に掛け，できるだけ分母から $j$ を取り除く。また，最終的に $j^2$ を $-1$ に置き換える。以下に例を示す。

$$\frac{2+j4}{5-j3} = \frac{(2+j4)(5+j3)}{(5-j3)(5+j3)} = \frac{10+j6+j20+j^2 12}{25-j^2 9} = \frac{-2+j26}{34} = \frac{-1+j13}{17}$$

●図12のように，**複素平面**＊42上での原点からの距離を**絶対値**，実数軸とのなす角（反時計回りが正）を**偏角**とよぶ。また，これらを用いた数値の表記形式を**極座標**＊43という。

**図12　複素平面**

（例）$P = 2 - j2$ の絶対値 $|P|$, および, 偏角 $\theta$

偏角 $\theta = \dfrac{7}{4}\pi$ [rad]

または, 偏角 $\theta = -\dfrac{\pi}{4}$ [rad]

絶対値 $|P| = \sqrt{2^2 + 2^2} = 2\sqrt{2}$

## 用語アラカルト

**＊44 複素電圧(複素電流)**
複素数で表記した電圧や電流のこと。

**＊45 インピーダンス**
抵抗成分のこと。単位は[Ω]。複素数表記をする場合としない場合がある。複素数表記を**複素インピーダンス**とよぶこともある。また，複素インピーダンスの絶対値 $|Z|$ を単にインピーダンス$Z$とよぶこともある。

**＊46 合成インピーダンス**
2素子以上のインピーダンスの合成成分のこと。単位は[Ω]。

## 電圧(電流)と複素数の関係

● 電圧や電流の実効値は複素平面の絶対値に，初期位相は偏角にそれぞれ相当する。したがって，瞬時値電圧(瞬時値電流)から**複素電圧**(**複素電流**)[＊44]への変換は図13となる。

### 図13 瞬時値電圧から複素電圧への変換

(例) $e = 10 \sin\left(\omega t + \dfrac{\pi}{4}\right)[\mathrm{V}]$ の複素電圧 $E$

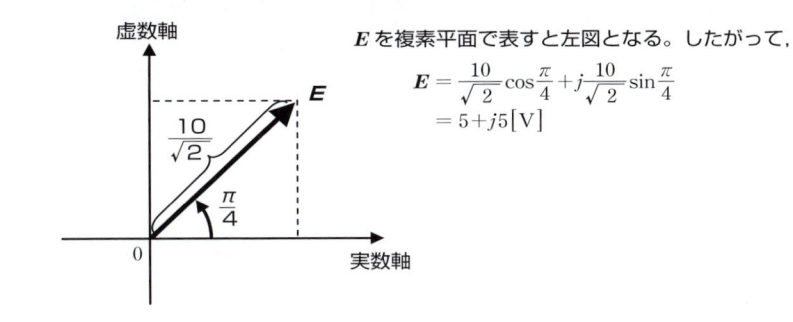

$E$ を複素平面で表すと左図となる。したがって，

$$E = \dfrac{10}{\sqrt{2}}\cos\dfrac{\pi}{4} + j\dfrac{10}{\sqrt{2}}\sin\dfrac{\pi}{4}$$
$$= 5 + j5\,[\mathrm{V}]$$

## インピーダンスと交流回路の計算

● 単一素子の**インピーダンス**[＊45] $Z$ を図14に示す。また，**合成インピーダンス**[＊46] $Z$ の一例を図15aに示す。合成インピーダンスは合成抵抗と同様に，直列は和，並列は逆数の和で計算することができる。

● 複素電圧を$E$，複素電流を$I$，**複素インピーダンス**[＊45]を $Z$ とすると，次のオームの法則が成り立つ。なお，$|E|$ や $|I|$ は実効値を表す。

$$E = ZI,\quad |E| = |Z||I|$$

● 電圧や電流は直流と同様に計算可能。ただし，電圧や電流の和は複素数の和となる。複素数の絶対値(実効値)で和を取らない(図15b，c参照)。
● 周波数(角周波数)はどこでも同一となる。

### 図14 単一素子のインピーダンス

① $R$ : $Z = R\,[\Omega]$

② $L$ : $Z = jX_L = j\omega L\,[\Omega]$

③ $C$ : $Z = -jX_C = -j\dfrac{1}{\omega C} = \dfrac{1}{j\omega C}\,[\Omega]$

- $L$：自己インダクタンス[H]
- $C$：静電容量[F]
- $X_L$：誘導リアクタンス[Ω]
- $X_C$：容量リアクタンス[Ω]
- $\omega$：角周波数[rad/s]

### 図15　合成インピーダンスと交流回路の性質

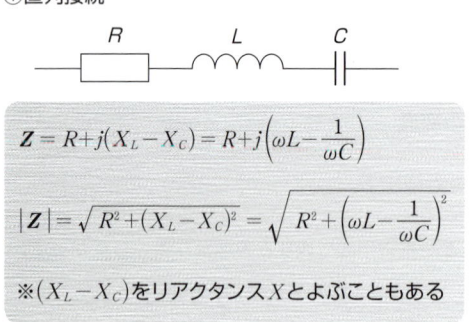

#### ① 直列接続

$$Z = R + j(X_L - X_C) = R + j\left(\omega L - \dfrac{1}{\omega C}\right)$$

$$|Z| = \sqrt{R^2 + (X_L - X_C)^2} = \sqrt{R^2 + \left(\omega L - \dfrac{1}{\omega C}\right)^2}$$

※ $(X_L - X_C)$ をリアクタンス $X$ とよぶこともある

#### ② 並列接続

$$\dfrac{1}{Z} = \dfrac{1}{R} + \dfrac{1}{j\omega L} + \dfrac{1}{\dfrac{1}{j\omega C}} = \dfrac{1}{R} + j\left(\omega C - \dfrac{1}{\omega L}\right)$$

したがって，$Z = \dfrac{1}{\dfrac{1}{R} + j\left(\omega C - \dfrac{1}{\omega L}\right)}$

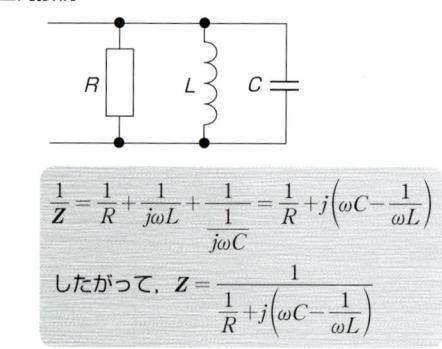

**a　合成インピーダンス**

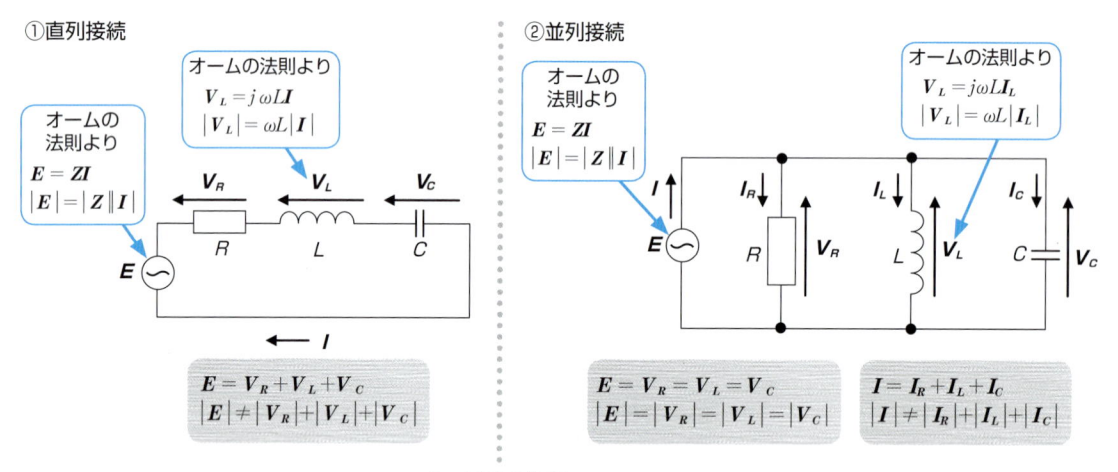

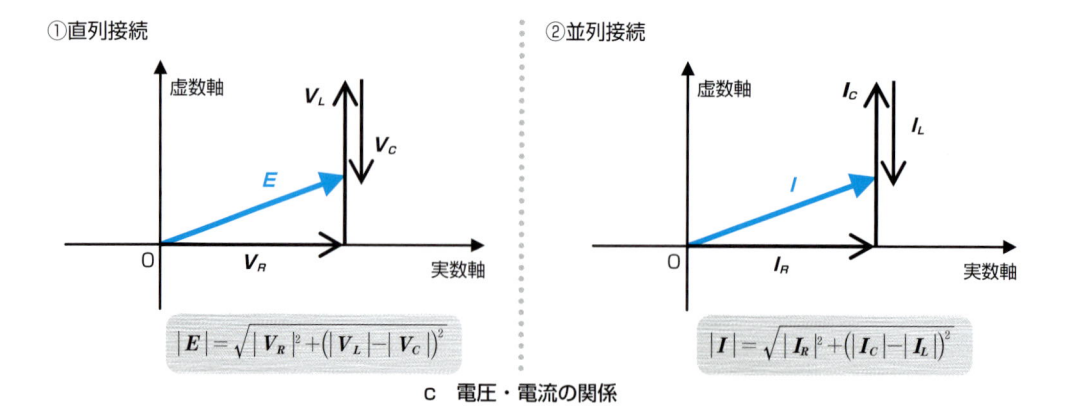

#### ① 直列接続

オームの法則より
$E = ZI$
$|E| = |Z||I|$

オームの法則より
$V_L = j\omega L I$
$|V_L| = \omega L|I|$

$E = V_R + V_L + V_C$
$|E| \neq |V_R| + |V_L| + |V_C|$

#### ② 並列接続

オームの法則より
$E = ZI$
$|E| = |Z||I|$

オームの法則より
$V_L = j\omega L I_L$
$|V_L| = \omega L|I_L|$

$E = V_R = V_L = V_C$
$|E| = |V_R| = |V_L| = |V_C|$

$I = I_R + I_L + I_C$
$|I| \neq |I_R| + |I_L| + |I_C|$

**b　回路の性質**

#### ① 直列接続

$|E| = \sqrt{|V_R|^2 + (|V_L| - |V_C|)^2}$

#### ② 並列接続

$|I| = \sqrt{|I_R|^2 + (|I_C| - |I_L|)^2}$

**c　電圧・電流の関係**

## 複素数を用いた位相差の計算

●図16aのRC直列回路の位相差は以下の手順で計算することができる。

(1) オームの法則は $E = ZI$ であるため，$I = 1[A]$ とおくと，$E = Z$

(2) $Z = R - j\dfrac{1}{\omega C}$ であるため，$E, Z, I$ の関係を図示すると図16bとなる。

(3) 位相の進みは反時計回りにみる。つまり，図16bより，電流 $I$ は電源電圧 $E$ よりも $\theta$ [rad] 位相が進んでいることがわかる。

(4) また，$V_R = RI$，$V_C = -j\dfrac{1}{\omega C} I$ であるため，$I = 1[A]$ とき $V_R = R$，$V_C = -j\dfrac{1}{\omega C}$ となり，図16bのように図示できる。したがって，$V_R$ と $I$ は同位相となる。また，$V_C$ は $E$ よりも $\dfrac{\pi}{2} - \theta$ [rad] 位相が遅れる。

**図16 RC直列回路の位相差の計算**

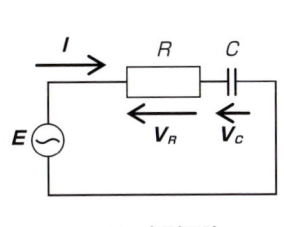

a　RC直列回路

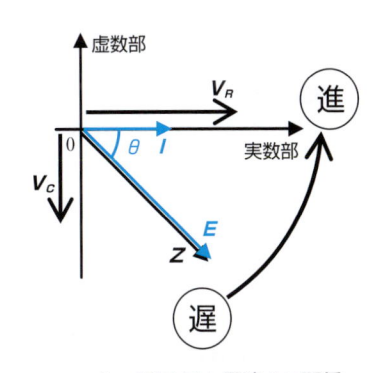

b　電圧 $E$ と電流 $I$ の関係

### ONE POINT ADVICE

●複素数の計算と合成インピーダンスの計算は必ずできるようになっておこう。

## 複素アドミタンス

● **複素アドミタンス $Y$** ： $Z$ の逆数（$Y = 1/Z$）。単位はジーメンス[S]。
● **コンダクタンス $G$** ： $Y$ の実数部。単位はジーメンス[S]。
● **サセプタンス $B$** ： $Y$ の虚数部。単位はジーメンス[S]。

## 5 交流電力

**TAP & TAP**

- 交流電力（有効電力）$P$
  ⇒ 電圧の実効値を$V$，電流の実効値を$I$，電圧と電流の位相差（$Z$の偏角）を$\theta$とすると，$P = VI\cos\theta$
- 力率 ⇒ $\cos\theta$

### 用語アラカルト

***47 交流電力（有効電力）**
単に**電力**または**平均電力**ともいう。単位はワット[W]。

***48 皮相電力**
LやCを含んだ回路における見かけ上の電力。単位はボルトアンペア[VA]。電圧・電流の実効値をそれぞれ$V, I$とすると，皮相電力$S = VI$。もしくは$S = |W|$。

***49 無効電力**
電力の損失分。単位はバール[var]。電圧・電流の実効値をそれぞれ$V, I$, 位相差を$\theta$とすると，無効電力$Q = VI\sin\theta$。もしくは$Q$は$W$の虚数部となる。

### 交流電力

- Rのみの回路の**交流電力（有効電力）**[*47] $P$は，電圧の実効値を$V$，電流の実効値を$I$とすると，

$$P = VI$$

- LやCを含んだ回路の交流電力$P$は，電圧と電流の位相差を$\theta$（$\theta$は複素インピーダンス$Z$の偏角と同じ）とすると，

$$P = VI\cos\theta$$

- $\cos\theta$を**力率**とよぶ。単位はなし，もしくは，100倍して%表示。

### 複素電力，皮相電力，無効電力

- **複素電力**$W$：複素電圧を$V$，複素電流を$I$とすると，$W = \overline{V}I$。単位はボルトアンペア[VA]。$W$の実数部は有効電力$P$と同じである。
- **有効電力**$P$と**複素電力**$W$，**皮相電力**[*48]$S$，**無効電力**[*49]$Q$ の関係は図17となる。

図17　各電力の関係

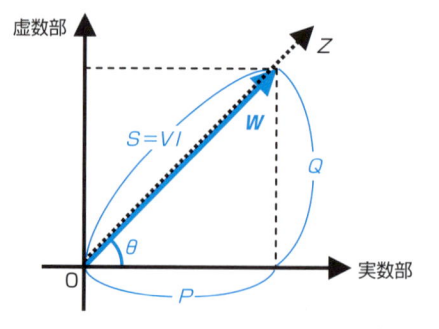

### ONE POINT ADVICE

- LやCのみの回路の有効電力は0[W]であるが，無効電力は0ではない。

## 6 共振回路

### TAP & TAP

- ●共振 ⇒ LCまたはRLC回路において，電圧と電流が同位相となること
- ●共振条件 ⇒ $\omega L = \dfrac{1}{\omega C}$ または，$\omega = \dfrac{1}{\sqrt{LC}}$ $f = \dfrac{1}{2\pi\sqrt{LC}}$
  このときの $\omega$ や $f$ をそれぞれ共振角周波数，共振周波数とよぶ
- ●RLC回路における共振時の性質
  ⇒ $Z = R$
- ●誘導性 ⇒ CよりもLの成分が強い状態
- ●容量性 ⇒ LよりもCの成分が強い状態

### 用語アラカルト

**＊50 共振**
LCまたはRLC回路において，電圧と電流が同位相となること。

**＊51 周波数特性図**
(電源)周波数の違いによる，回路の性質の違いを示したグラフ。

**＊52 共振曲線**
図18の一番右側のグラフのように，電流の周波数特性を表した曲線のこと。

**＊53 Q**
下図のように $f_0$，$f_1$，$f_2$ を定義すると，Qは

$$Q = \dfrac{f_0}{f_2 - f_1}$$

で定義され，グラフの山が鋭いほど大きな値となる。

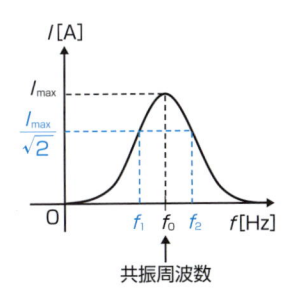

（グラフ：縦軸 $I$[A]，横軸 $f$[Hz]，$I_{max}$，$\dfrac{I_{max}}{\sqrt{2}}$，$f_1$，$f_0$，$f_2$，共振周波数）

### 共振

● インピーダンス $Z$ の虚数部が0となるときに**共振**＊50する。直列や並列にかかわらず，**共振条件**は以下となる。

$$\omega L = \dfrac{1}{\omega C}\text{，または，}\omega = \dfrac{1}{\sqrt{LC}}\text{，または，}f = \dfrac{1}{2\pi\sqrt{LC}}$$

ここで，$\omega$ や $f$ をそれぞれ**共振角周波数**，**共振周波数**とよび，$\omega_0$ や $f_0$ で表すこともある。

● RLC直列およびRLC並列回路では，共振時は $Z = R$ となる。
● さまざまな回路の**周波数特性図**＊51を図18に示す。図18の $\theta$ は電圧と電流の位相差を表す（$\theta > 0$ のとき，電圧の位相は電流よりも進んでいる）。

### 誘導性，容量性

● **誘導性**：共振しておらず，CよりもLの成分が強くなっている状態。以下の条件が成り立つとき，誘導性となる。

$$\text{直列回路}:\omega L > \dfrac{1}{\omega C}\left(\omega > \dfrac{1}{\sqrt{LC}}\right)\text{，並列回路}:\omega L < \dfrac{1}{\omega C}\left(\omega < \dfrac{1}{\sqrt{LC}}\right)$$

● **容量性**：共振しておらず，LよりもCの成分が強くなっている状態。誘導性と反対の条件のときに容量性となる。

### 共振曲線と回路のQ

● **共振曲線**＊52の山の鋭さ $Q$＊53は以下となる。

$$\text{RLC直列回路}:Q = \dfrac{1}{R}\sqrt{\dfrac{L}{C}}\text{，RLC並列回路}:Q = R\sqrt{\dfrac{C}{L}}$$

### 図18 周波数特性

**RLC直列回路**

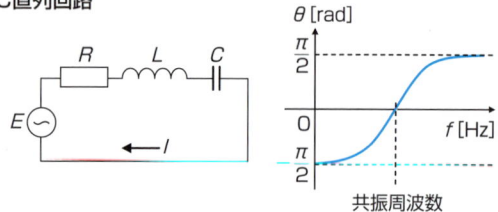

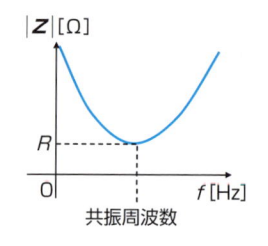

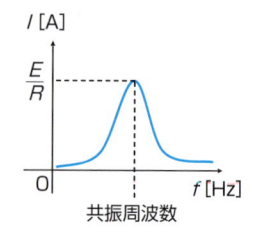

**LC直列回路**

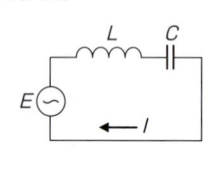

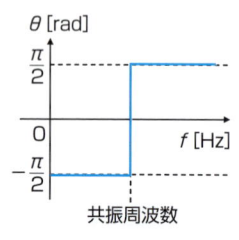

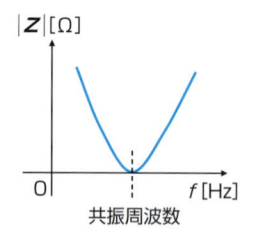

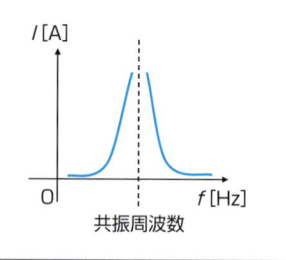

**RLC並列回路**

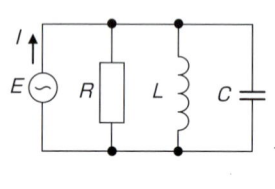

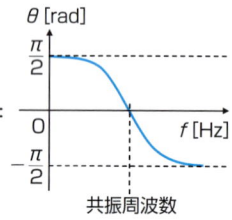

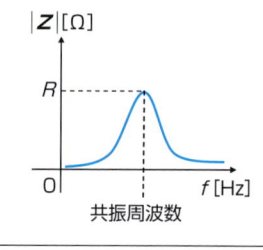

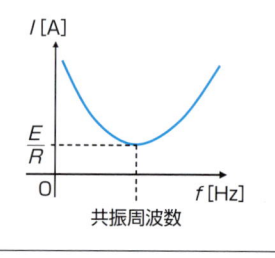

**LC並列回路**

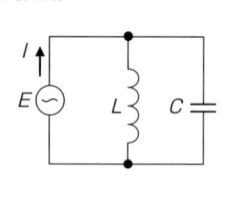

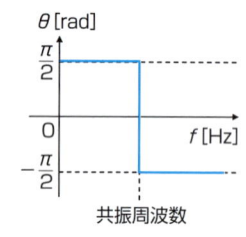

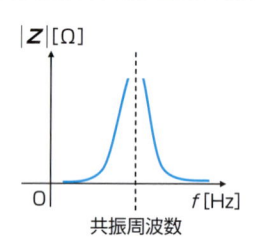

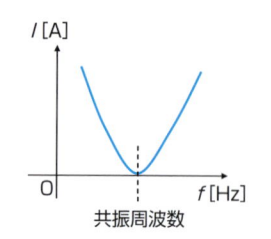

**ONE POINT ADVICE**

● $|Z|$ と $I$ は反比例の関係(オームの法則)があるため，図18においてもほぼ上下対称のグラフとなる。

## 7 フィルタ

- ●ローパスフィルタ（LPF）
  ⇒ 低周波成分のみを通すフィルタ
  $C$ が出力のRC回路，$R$ が出力のRL回路
- ●ハイパスフィルタ（HPF）
  ⇒ 高周波成分のみを通すフィルタ
  $R$ が出力のRC回路，$L$ が出力のRL回路
- ●電圧利得 ⇒ $20 \log_{10}$（出力電圧／入力電圧） [dB]
- ●電力利得 ⇒ $10 \log_{10}$（出力電力／入力電力） [dB]
- ●RL回路の遮断周波数，遮断角周波数
  $$\Rightarrow f_0 = \frac{R}{2\pi L} \qquad \omega_0 = \frac{R}{L}$$
- ●RC回路の遮断周波数，遮断角周波数
  $$\Rightarrow f_0 = \frac{1}{2\pi CR} \qquad \omega_0 = \frac{1}{CR}$$

### 用語アラカルト

**\*54 フィルタ**
ある特定の周波数のみを通す回路のこと。

**\*55 ローパスフィルタ**
低周波成分のみを通すフィルタ。**LPF**や**低域通過フィルタ**，**低域フィルタ**，**ハイカットフィルタ**，**高域遮断フィルタ**ともいう。ノイズの除去や信号の平均値の取得などに用いられる。

**\*56 ハイパスフィルタ**
高周波成分のみを通すフィルタ。**HPF**や**高域通過フィルタ**，**高域フィルタ**，**ローカットフィルタ**，**低域遮断フィルタ**ともいう。生体信号のアーチファクト（体動成分）の除去などに用いられる。

**\*57 バンドパスフィルタ**
特定の周波数のみを通すフィルタ。**帯域通過フィルタ**や**帯域フィルタ**ともいう。LPFとHPFを組み合わせて作ることができる。

**\*58 バンドエリミネイトフィルタ**
特定の周波数のみを通さないフィルタ。**帯域阻止フィルタ**や**帯域除去フィルタ**ともいう。

### フィルタ\*54の役割とフィルタ回路

- ●図19左の波形を**ローパスフィルタ**\*55や**ハイパスフィルタ**\*56にかけると，図19右のように周波数成分ごとに分けることができる。
- ●ほかに，**バンドパスフィルタ**\*57や**バンドエリミネイトフィルタ**\*58がある。
- ●フィルタは図20のように，電気素子の組み合わせで作成することができる。図20c, dは回路の一例。

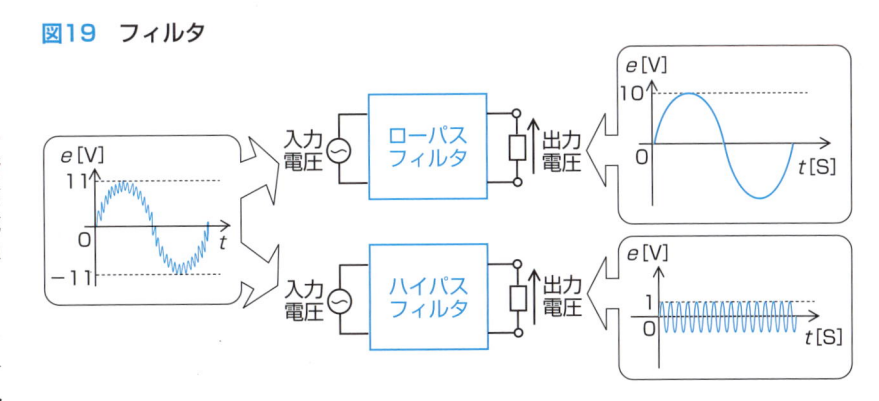

**図19　フィルタ**

図20　フィルタ回路

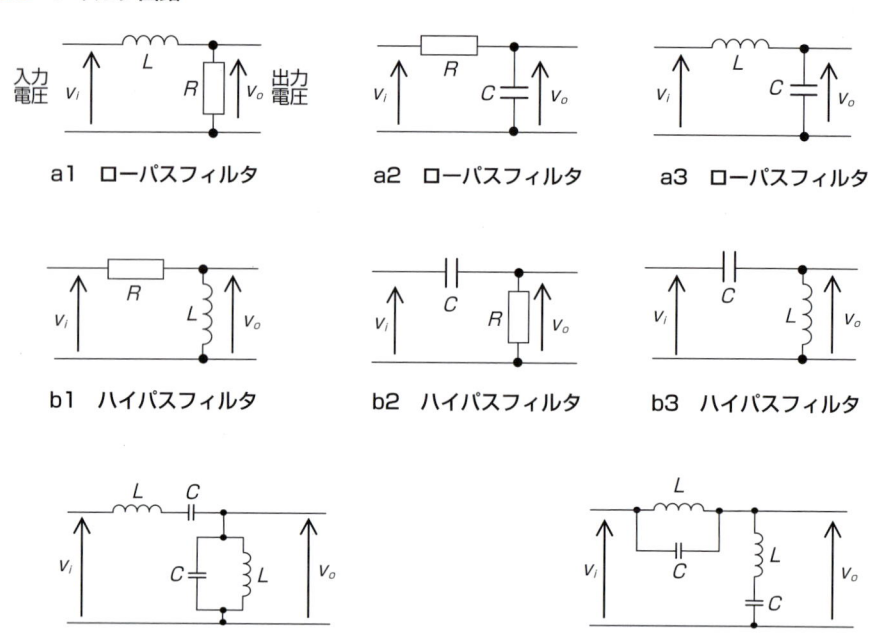

a1　ローパスフィルタ
a2　ローパスフィルタ
a3　ローパスフィルタ

b1　ハイパスフィルタ
b2　ハイパスフィルタ
b3　ハイパスフィルタ

c　バンドパスフィルタ
d　バンドエリミネイトフィルタ

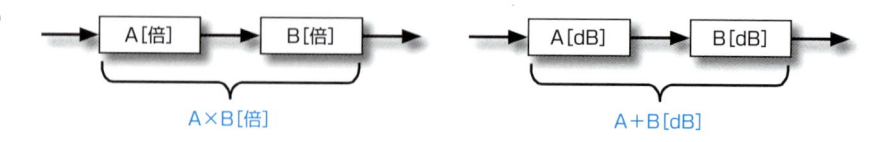

## 用語アラカルト

**＊59　増幅度**
入力に対する出力の割合。一部の例外を除き，フィルタの増幅度は1倍以下となる。

**＊60　利得**
単位をデシベル[dB]としたときの増幅度。ただし，増幅度と利得を区別なく使うこともある。一部の例外を除き，フィルタの利得は0[dB]以下となる。

**＊61　周波数伝達関数**
回路の増幅度を計算するための式。例えば，図20a1の回路の周波数伝達関数は

$$A = \frac{R}{R + j\omega L}$$

となる。

## 増幅度，利得，周波数伝達関数

●フィルタの性能の表現には以下に示す**増幅度**[59]や**利得**[60]，または，**周波数伝達関数**[61]が用いられる。

- 電圧増幅度　$A_v = $ 出力電圧／入力電圧　　（単位は[倍]）
- 電流増幅度　$A_i = $ 出力電流／入力電流　　（単位は[倍]）
- 電力増幅度　$A_p = $ 出力電力／入力電力　　（単位は[倍]）
- 電圧利得　$G_v = 20 \log_{10} A_v$　　（単位は[dB]）
- 電流利得　$G_i = 20 \log_{10} A_i$　　（単位は[dB]）
- 電力利得　$G_P = 10 \log_{10} A_p$　　（単位は[dB]）

●図21にフィルタを直列接続したときの増幅度の計算式を示す。

図21　フィルタの直列接続

→ A[倍] → B[倍] →　　A×B[倍]

→ A[dB] → B[dB] →　　A+B[dB]

## フィルタの周波数特性

●図22にフィルタの周波数特性図を示す。

**図22 フィルタの周波数特性**

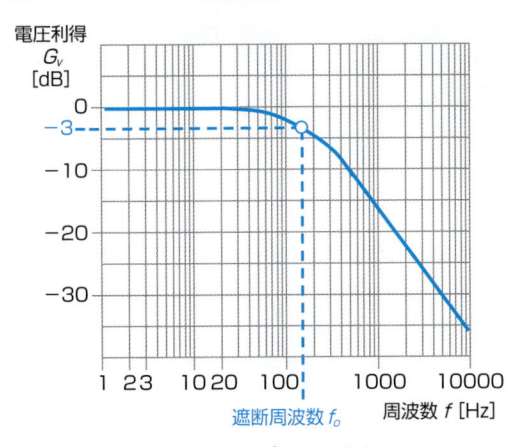

a ローパスフィルタ

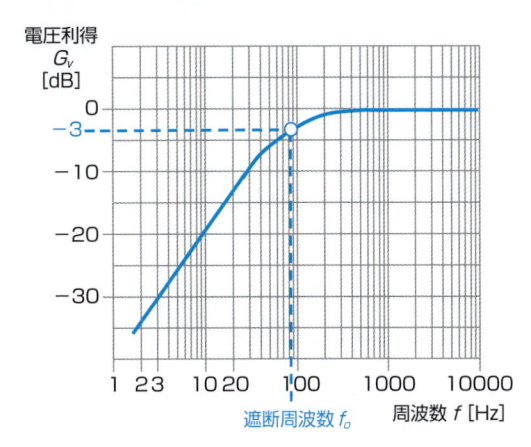

b ハイパスフィルタ

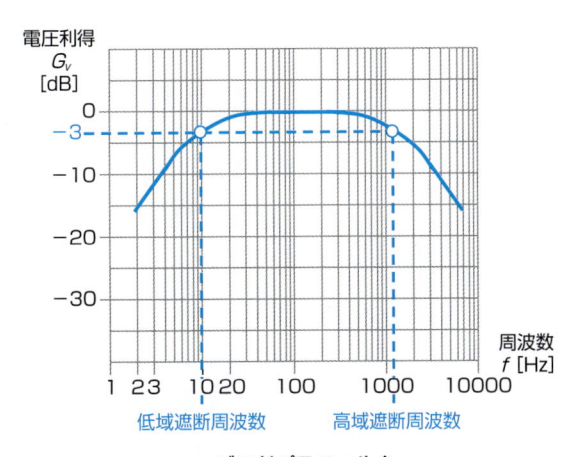

c バンドパスフィルタ

### ONE POINT ADVICE

●以下の電圧（電流）増幅度と利得の関係はよく用いられるため，覚えておくと便利。
- $-40$[dB] = 0.01[倍]
- $-20$[dB] = 0.1[倍]
- $0$[dB] = 1[倍]
- $6$[dB] ≒ 2[倍]
- $20$[dB] = 10[倍]
- $40$[dB] = 100[倍]

●図20a1，b1の回路の**遮断周波数**[62] $f_0$ と**遮断角周波数**[63] $\omega_0$ は以下となる。

$$f_0 = \frac{R}{2\pi L} \text{[Hz]} \qquad \omega_0 = \frac{R}{L} \text{[rad/s]}$$

●図20a2，b2の回路の遮断周波数 $f_0$ と遮断角周波数 $\omega_0$ は以下となる。

$$f_0 = \frac{1}{2\pi CR} \text{[Hz]} \qquad \omega_0 = \frac{1}{CR} \text{[rad/s]}$$

●図20a1，a2の回路の高域では $-6$[dB/octave][64] となるが，図20a3の回路の高域では $-12$[dB/octave] となり，傾きが急になる。

### 用語アラカルト

**＊62 遮断周波数**
電圧（電流）利得が $-3$[dB]（$1/\sqrt{2}$ 倍）となるときの周波数。**カットオフ周波数**ともいう。図22cのように，遮断周波数が2つあるときは，高周波側を**高域遮断周波数**，低周波側を**低域遮断周波数**とよぶ。

**＊63 遮断角周波数**
電圧（電流）利得が $-3$[dB] となるときの角周波数。

**＊64 dB/octave**
周波数が2倍になったときに上昇したデシベル値。例えば，周波数が2倍になったときに6[dB]下がったならば，$-6$[dB/octave]となる。同様に，周波数が10倍になったときに20[dB]下がることを$-20$[dB/decade]という。

**補足**

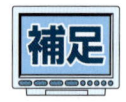

●LPFとHPFの考え方

$L$ は低周波（直流）電流を通し，高周波電流を通さない。$C$ は低周波（直流）電流を通さず，高周波電流を通す。そこで，低・高周波別に下図左の等価回路と出力電圧 $v_o$ を考えると，下図右となる。下図a，bでは，低周波のとき $v_o = v_i$，高周波のとき $v_o = 0$ であるから，ローパスフィルタ（LPF）となる。下図cは反対のハイパスフィルタ（HPF）となる。

また，下図bの周波数伝達関数を $A$ とすると，分圧式より，

$$A = \frac{\frac{1}{j\omega C}}{R + \frac{1}{j\omega C}} = \frac{1}{j\omega CR + 1}$$

となり，$\omega$ が大きい（高周波の）とき $A = 0$（出力電圧が0）に近づくことがわかる。これより，下図bはLPFであると考えることもできる。

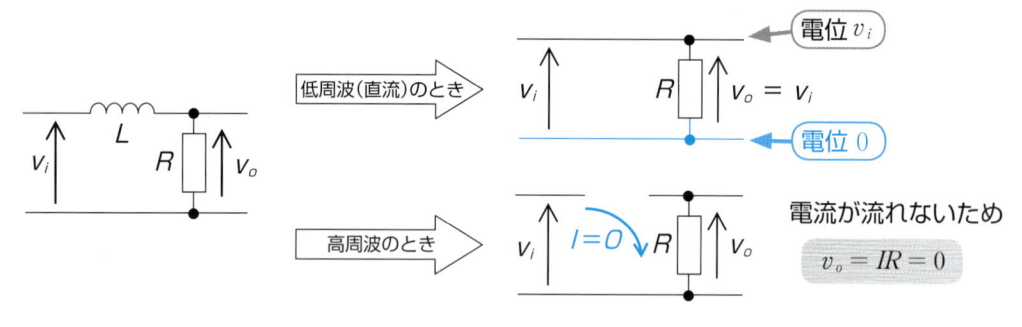

a　RL回路（LPF）

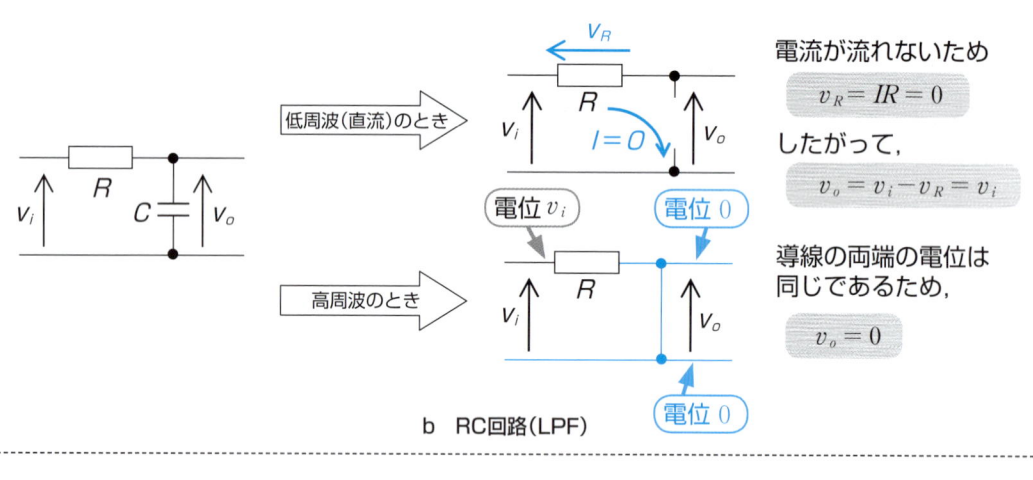

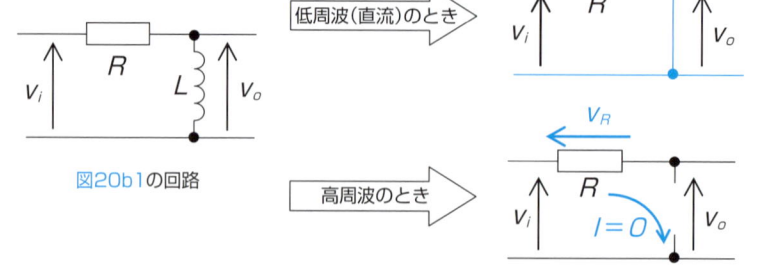

b　RC回路（LPF）

図20b1の回路

c　RL回路（HPF）

## 8 過渡現象

**TAP & TAP**

- 時定数 ⇒ 電荷 $Q$ が最大値の0.63倍（$1-1/e$ 倍）となるまでの充電時間
- RC回路の時定数 $\tau$ ⇒ $\tau = RC$
- RL回路の時定数 $\tau$ ⇒ $\tau = L/R$
- 微分回路 ⇒ $R$ が出力のRC回路，$L$ が出力のRL回路
- 積分回路 ⇒ $C$ が出力のRC回路，$R$ が出力のRL回路

### 用語アラカルト

***65 過渡現象（過渡状態）**
電源投入直後または切断直後の現象（状態）のこと。例えば，定常状態*25では図23の回路に電流は流れないが，過渡状態では電流が流れる。

***66 方形波（矩形波）**
図23bのように2値変化を伴う信号のこと。図23aの回路のスイッチをON, OFFさせることにより作り出すことができる。また，スイッチOFFが伴わない場合は**ステップ信号**という。両者とも，以下の回路記号で表すこともある。

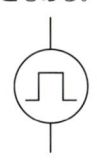

***67 ネイピア数**
自然対数の底ともいい，e ≒ 2.72 である。また，$e^t$ はexp($t$) と書くこともでき，

$$\frac{d}{dt}e^{at} = ae^{at}$$

$$\int e^{at}dt = \frac{1}{a}e^t + k$$

（$k$：積分定数）

の性質がある。

### RC回路の過渡現象 *65

- RC回路（図23a）の入力電圧 $v_i$ に**方形波**\*66（図23b）を加えると，コンデンサに充電された電荷 $Q$ は図23cのように変化する。また，充・放電中は電流が流れるが，充電完了時は電流が流れない（図23d）。
- $Q = Cv_C$ の関係があるため，$v_C$ のグラフは $Q$ と同じ形となる（図23e）。
- $v_R = iR$ の関係があるため，$v_R$ のグラフは $i$ と同じ形となる（図23f）。
- 電荷 $Q$ が最大値の0.63倍（$1-1/e$ 倍）となるまでの充電時間，または，最大値の0.37倍（$1/e$ 倍）となるまでの放電時間を**時定数**といい，$\tau$ で表す（ここで使用した $e$ はネイピア数*67である）。
- RC回路の時定数 $\tau$ は次のように計算できる。

$$\tau = RC$$

- スイッチのON, OFF間隔に比べて時定数が大きいときや小さいときのグラフは図24となる。

### RL回路の過渡現象

- RL回路（図25a）の入力電圧 $v_i$ に方形波（図25b）を加えると，回路に流れる電流 $i$ や電圧 $v_L$，$v_R$ は図25c〜eとなる。
- RL回路の時定数 $\tau$ は次のように計算できる。

$$\tau = \frac{L}{R}$$

### 微分回路・積分回路

- 図23fや図25dは入力電圧 $v_i$（図23b）の微分波形であるため，$R$ が出力となるRC回路や $L$ が出力となるRL回路を**微分回路**とよぶ。
- 同様に，図23eや図25eは $v_i$ の積分波形であるため，$C$ が出力となるRC回路や $R$ が出力となるRL回路を**積分回路**とよぶ。

図23 RC回路の過渡現象

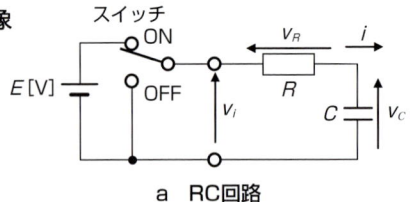

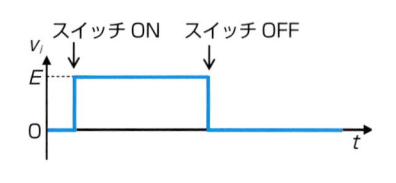

a RC回路

b 入力電圧 $v_i$ の変化

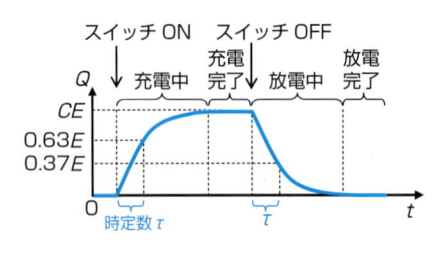

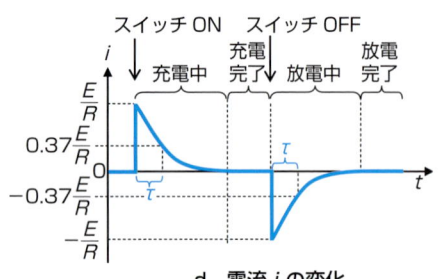

c コンデンサに充電された電荷 $Q$ の変化

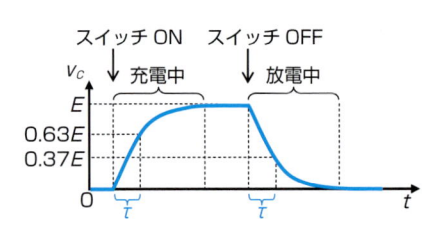

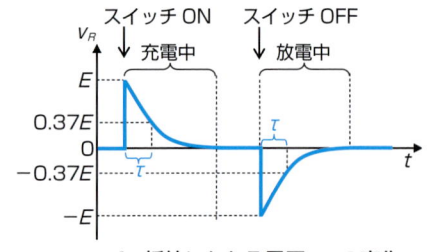

d 電流 $i$ の変化

e コンデンサにかかる電圧 $v_C$ の変化

f 抵抗にかかる電圧 $v_R$ の変化

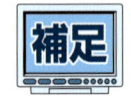

**補足**

● 過渡現象の定量的解法

初期条件 $q(0)=0$ [C] とし，$t=0$ [s] でスイッチをONとしたときのRC回路の過渡現象を定量的に求める。

【求め方】図23aの回路に③交流基礎で示した式を当てはめると，

$$E = R\frac{dq(t)}{dt} + \frac{1}{C}q(t)$$

上記の微分方程式を解くと，$q(t) = CE\left(1 - \exp\left(-\frac{1}{RC}t\right)\right)$ となる。

また，$i(t) = \frac{dq(t)}{dt}$，$v_C(t) = \frac{1}{C}q(t)$，$v_R(t) = Ri(t)$ であるため，

$$i(t) = \frac{E}{R}\exp\left(-\frac{1}{RC}t\right)$$

$$v_C(t) = E\left(1 - \exp\left(-\frac{1}{RC}t\right)\right)$$

$$v_R(t) = E\exp\left(-\frac{1}{RC}t\right)$$

となる。これらは図23c〜fの充電時の曲線の式である。

また，時定数は $\tau = \dfrac{E}{\dfrac{d}{dt}v_C(0)}$ で求めることができ，

計算すると，$\tau = RC$ となる。さらに，$v_C(\tau)$ を計算すると，

$$v_C(\tau) = \left(1 - \frac{1}{e}\right)E \fallingdotseq 0.632E$$

となる。
スイッチをOFFとしたときのRC回路の過渡現象は初期条件を $q(0)=CE$ [C] とし，

$$0 = R\frac{dq(t)}{dt} + \frac{1}{C}q(t)$$

を解いて導出できる。
同様に，$t=0$ [s] でスイッチをONとしたときのRL回路の過渡現象は初期条件 $i(0)=0$ [A] とし，

$$E = Ri(t) + L\frac{di(t)}{dt}$$

を解いて導出できる。

**図24** RC回路の特殊な場合の過渡現象

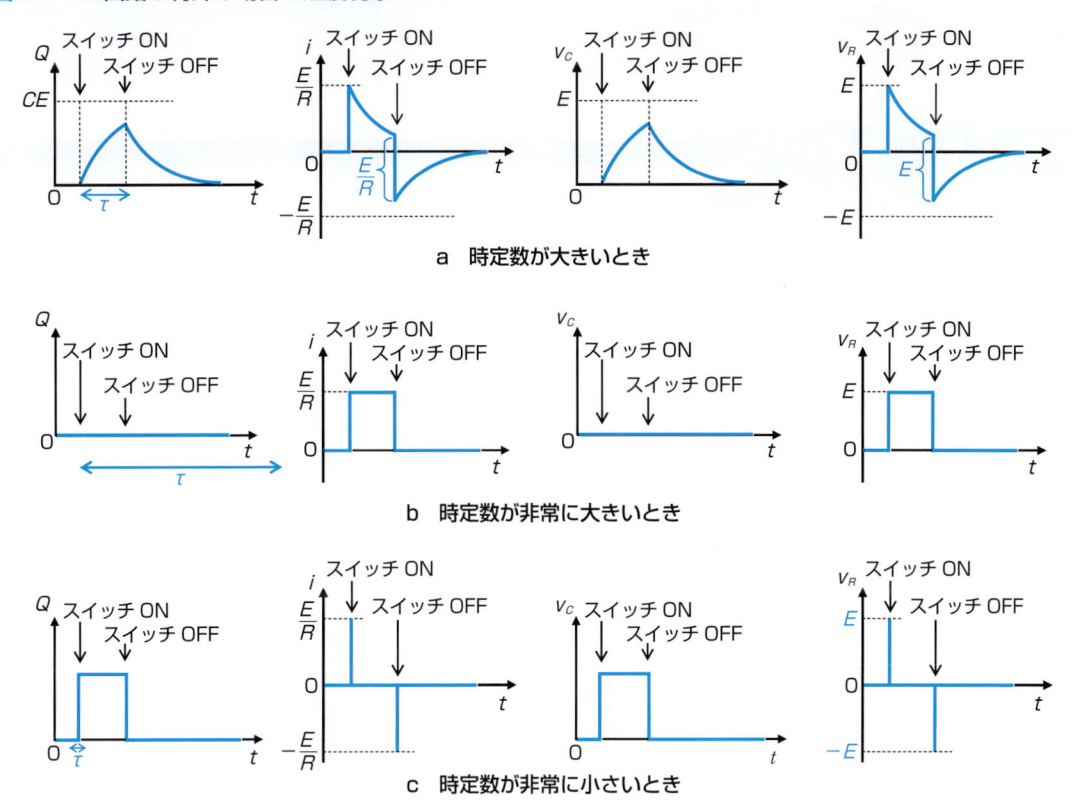

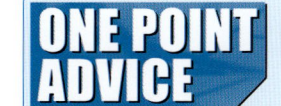

a 時定数が大きいとき

b 時定数が非常に大きいとき

c 時定数が非常に小さいとき

**図25** RL回路の過渡現象

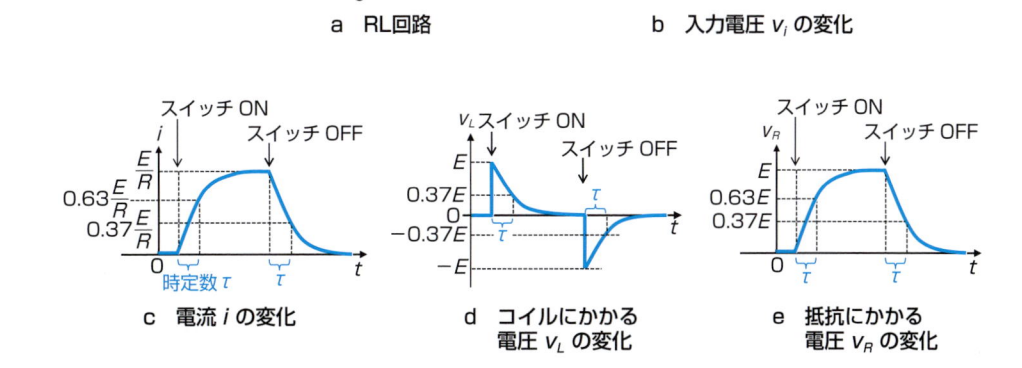

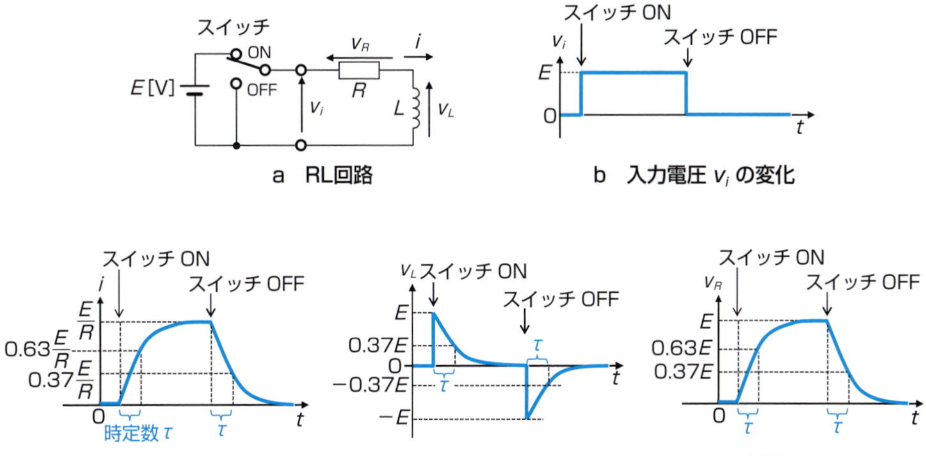

a RL回路

b 入力電圧 $v_i$ の変化

c 電流 $i$ の変化

d コイルにかかる電圧 $v_L$ の変化

e 抵抗にかかる電圧 $v_R$ の変化

**ONE POINT ADVICE**
- 微分回路＝ハイパスフィルタ，積分回路＝ローパスフィルタ．
- 時定数$\tau$と遮断角周波数$\omega_0$は逆数の関係にある（$\tau = 1/\omega_0$）．

# 3 電力装置

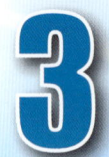

電気工学

## TAP & TAP

**変換器**
- 相互誘導 ⇒ 近接するコイルの磁束変化により，もう一方のコイルに起電力が発生

$$V_2 = -M \frac{dI_1}{dt}$$

$M$：相互インダクタンス[H]

- 理想変圧器は無損失 ⇒ $V_1 I_1 = V_2 I_2$
- 1次側と2次側の電圧，電流と巻き数の関係

  ⇒ $V_2/V_1 = n_2/n_1$
  $I_2/I_1 = n_1/n_2$

- インバータ ⇒ 直流を交流に変換する装置
- コンバータ ⇒ 交流を直流に変換する装置

**発電機**
- 発電機 ⇒ 電磁誘導(磁束の中で導体(コイル)を動かすと電流が発生)により回転力を電気に変える装置
- 直流発電機 ⇒ コイル回転軸の円周方向に半割れになった整流子を介して電流を取り出す
- 交流発電機 ⇒ コイル回転軸のスリップリング(回転軸の円周方向に回転する導電性の環)を介して電流を取り出す

**電動機**
- 電動機 ⇒ 電磁誘導に従って電気エネルギーを機械的エネルギー(回転力)に変換する装置(モーター)
- 直流電動機 ⇒ 基本的に直流発電機と同じ
- 交流電動機 ⇒ 位相が120°異なる3つの電源(3相電源)によって回転磁界を発生させ，その中に回転可能な導体を置いた構造(3相誘導電動機)
- サーボモーター ⇒ モーターのシャフトの回転角度を検出するエンコーダを備え，エンコーダのパルスをカウントしモーターの回転数を制御するモーター
  AC，DCどちらもある

### 補足

**インバータって何？**
- エアコン，冷蔵庫，洗濯機などで使われている動力源であるモーターは，交流モーターである。交流モーターは構造が簡単で故障しにくく，メンテナンスが容易であるので非常によく使われている。しかし，欠点もある。交流モーターは電源の周波数に比例して回転数が変化するが，家庭用の電源は周波数が一定であるため回転数をあまり変化させることができない。
- 「インバータ」がないころは，負荷の変化に対応するには，電源のオン，オフ制御か機械的に回転数を変化するしかなかった。これでは，効率が悪く，電力損失が大きく，今でいう省エネとは程遠いものであった。
- 「インバータ」は電源の交流を一旦，直流に変化し，それを可変周波数，可変電圧に変換する装置。これはすべて，サイリスタやIGBTなどの電力変換半導体デバイスで構成されており，優れた安定性，制御性，省エネ性を兼ね備えている。今では電車や新幹線もインバータが積まれており，交流モーターを制御している。

## 変換器

### 相互誘導

● 2つのコイルを互いに近くに置き，コイル1を流れる電流$I_1$が作る磁界(磁束$\phi_1 = B_1 \cdot S$)がコイル2を貫くようにする。このとき$I_1$が変動すると，$\phi_2$が変動するから，電磁誘導によりコイル2に誘導起電力$V_2$が生じる。この現象を相互誘導とよぶ。相互誘導によりコイル2に生じる起電力$V_2$[V]は電流$I_1$[A]の時間変化に比例し，

$$V_2 = -M\frac{dI_1}{dt}$$

負の符号は，$V_2$が$I_1$の変化を妨げる向きに生じることを示す。比例定数$M$を相互インダクタンスとよぶ。単位は[H]：ヘンリーを用いる。$M$の値は2つのコイルの断面積，巻き数，相互位置などによって決まる。

図1 相互誘導

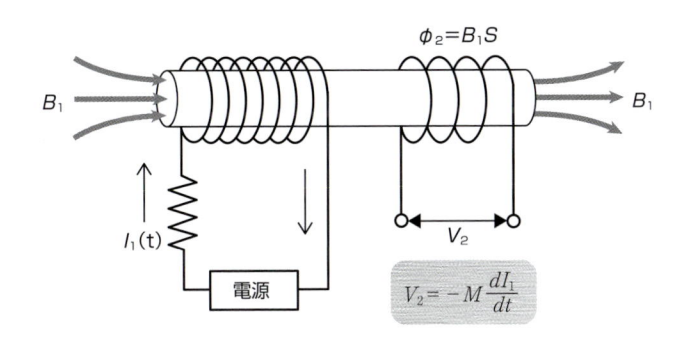

### 変圧器

● 相互誘導を利用した機器が変圧器である。

図2 変圧器の原理

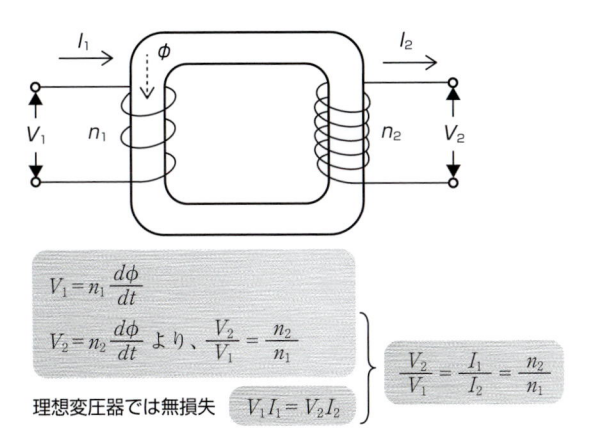

$$V_1 = n_1 \frac{d\phi}{dt}$$
$$V_2 = n_2 \frac{d\phi}{dt} \text{ より，} \frac{V_2}{V_1} = \frac{n_2}{n_1}$$

理想変圧器では無損失　$V_1 I_1 = V_2 I_2$

$$\frac{V_2}{V_1} = \frac{I_1}{I_2} = \frac{n_2}{n_1}$$

### インバータとコンバータ

● 交流ならば変圧器によって電圧を変えることができるが，直流ではそれができない。インバータは直流を交流に変換する装置である。コンバータは交流を直流に変換する装置である。

● これらはすべてサイリスタや絶縁ゲートバイポーラトランジスタ(IGBT)，パワーMOSFETなどの電力用半導体素子と受動素子(抵抗，コイル，コンデンサ)によって構成される。

## 発電機

● 電磁誘導の法則では磁気(磁束)と導線に流れる電流と，その相対的な変化によって力が決定されるので，磁気か導線のいずれかを動かす必要がある。その動かし方は実用性を考慮すると，原動機(水車，エンジンなど)のほとんどが回転運動なので，磁気か導線のいずれかを回転させ，電磁作用により回転力を電気に変える装置が一般的な発電機である。

### 直流発電機

● 磁界中で回転軸をもったコイルを回転できるようにして，回転方向と直角にコイルを巻き回転軸のほうから導線を取り出し，円周方向に半割れになった整流子に接続する。2つの整流子は相互に絶縁されていて，それを両側から接触器(ブラシ)で挟む。
● 回転軸を外部の力で回転させるとコイルが磁気(磁束)のなかを移動するので，導線に電気(起電力)が発生し，外部の回路に電流が流れる。その大きさは，磁気の強さと上下する導体の速さが大きければ大きいほど大きくなる。

### 交流発電機

● 原理は直流発電機と基本的に同じ。ただし，整流子がスリップリング(回転軸の円周方向に回転する導電性の環)に換わる。
● 直流発電機の場合は導線に生じた電気を回転軸に取り付けた整流子によって半回転ごとに電気の流れる方向を切り替える操作をしたが，交流発電機では発生した電気をそのまま取り出す。コイルは回転軸に取り付けられた2つのスリップリングにそれぞれ接続され，2つのブラシはそれぞれのスリップリングに接触し電気はそれぞれのブラシから取り出される。

図3　発電機の仕組み

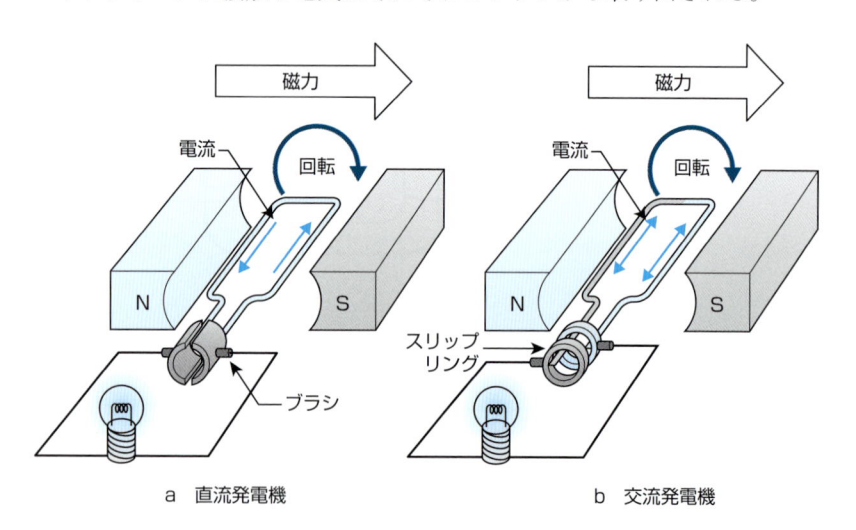

a　直流発電機　　　b　交流発電機

## 電動機

● 電動機は，電磁誘導の法則に従って，電気エネルギーを機械的エネルギー(回転力)に変換する機械で，モーターともよばれる。構造は，基本的に発電機と同じである。

## ■直流電動機

● 磁気の方向と直角に置かれた導線に電気(電流)を流すと電気と磁気との相互作用によって導線を動かそうとする力が発生する。その力の方向はフレミングの左手の法則に従い，その強さは磁気の強さと電流の大きさに関係(導体と交差する磁束と電流の積に比例)する。

図4　直流電動機

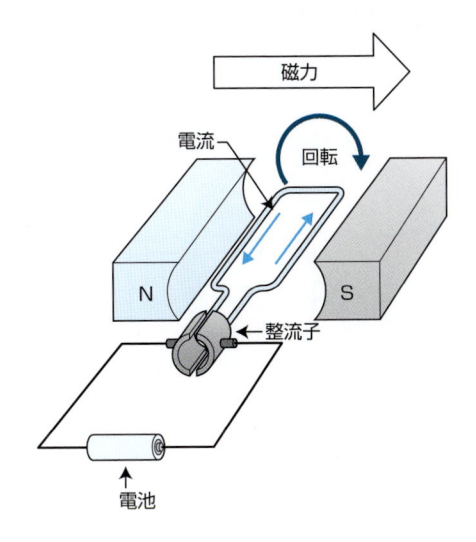

## ■交流電動機

● 交流電動機は交流発電機に交流の電源を接続すれば交流電動機になるが，現状の配電システムでは始動(静止状態から回転を始めること)ができず，始動装置を必要とすることから，一般には原理の異なる誘導電動機が使用される。誘導電動機は多相交流を使って静止したコイルで回転する磁界を作り出すことができ，始動が容易なことから広く使用されている。

### ①3相回転磁界

● 下図では位相が120°異なる3つの電源(3相電源)によって作られる磁界の向きは電源周波数と同じ回転数で回転する。この回転磁界のなかに回転可能な導体を置くと，導体には電流が流れ，その電流は磁界と相互作用して回転力を生じる。この方式の電動機を誘導電動機といい，3相電源で駆動するものを3相誘導電動機という。

図5　3相回転磁界

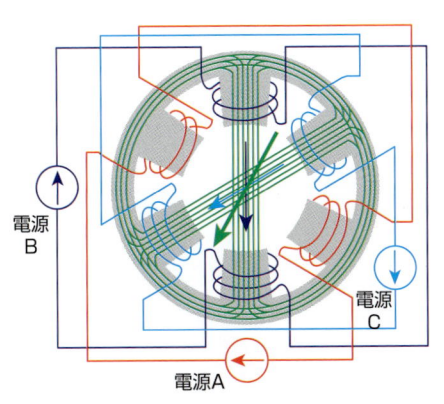

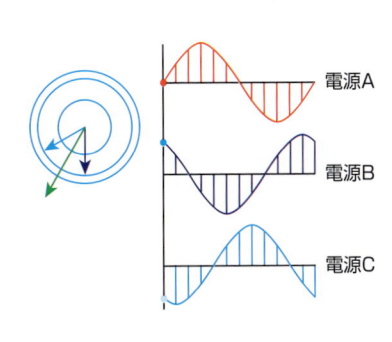

a　回転磁界の発生　　　b　各電源の駆動電流と生成される磁界方向

②3相かご型誘導電動機

●この電動機は直流機に比べ，ブラシや整流子が不要なことから構造が簡単で，信頼性が高く，大きな力を出すことができる。この電動機は3相交流によって回転磁界を作り，回転磁界のなかに導体で作った「かご(鉄製の回転子に導体の「かご」を埋め込む)」を入れると導体に電磁誘導の法則に従って電流が誘起され，その電流と磁界の相互作用によって導体に回転力が発生し，回転子が回転する。

図6　3相かご型誘導電動機

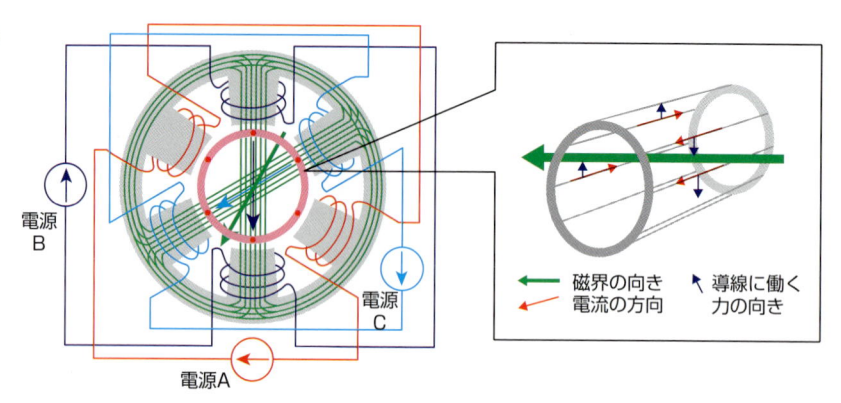

磁界の向き
電流の方向
導線に働く力の向き

電源B
電源C
電源A

### サーボモータ

●モータのシャフトの回転角度を検出するエンコーダを備えている。モータはAC，DCどちらもある。コンピュータで位置を指定できる，停止位置精度がよいことがサーボモータの特徴である。

●DCサーボの場合，目標位置を与えると，モータへの供給電圧をパルス駆動し，シャフトの回転速度が時間軸に対して台形になるように制御する。同時にエンコーダのパルスをカウントし，目標位置に精度よく停止するようにモータの制御に利用する。ACサーボの場合は，電圧制御の代わりにインバータを使用して周波数制御でモータの回転数を制御する。

**ONE POINT ADVICE**
●変圧器の$V_1$，$V_2$，$I_1$，$I_2$，$n_1$，$n_2$の関係を整理しておこう。
●発電機と電動機の原理と仕組みを理解しておこう。

# 1 電子回路

## 1 半導体

**TAP & TAP**

- ●真性半導体　⇒　4価原子（最外殻電子が4個の原子）だけでできている半導体
- ●n型半導体　⇒　4価原子の結晶中に，ごく微量の5価原子（最外殻電子が5個の原子）が混ざった状態。電子（負の電荷：negative）が電流を流す主体の半導体
- ●p型半導体　⇒　4価原子の結晶中に，ごく微量の3価原子（最外殻電子が3個の原子）が混ざった状態。正孔（正の電荷：positive）が電流を流す主体の半導体

### 真性半導体

- ●真性半導体は，最外殻に4個の電子をもつ4価原子（例えばシリコン：Si）の結晶である。図1aに示すように，Si原子は隣り合う原子と最外殻電子を1個ずつ共有した，共有結合によって結びついている。
- ●この結晶は非常に強い結合状態にあるが，ここに大きなエネルギーを与えると，共有結合から電子が外れ，結晶内を移動する自由電子となり（図1b），微量の電流が流れる。

### n型半導体

- ●n型半導体は，4価原子の中に微量の5価原子（最外殻に5個の電子をもつ原子）を加えたものである。このため，最外殻には共有結合にかかわれない電子が1個できる（図2a）。
- ●この余分な電子（過剰電子）は物質的に不安定な状態のため，小さなエネルギーで結晶内を自由に移動できる自由電子となる（図2b）。
- ●5価原子を添加することで自由な電子（負の電荷：negative）を作り，この電子の移動により電流を流す半導体を，n型半導体という。

医用電気電子工学

### 図1　真性半導体

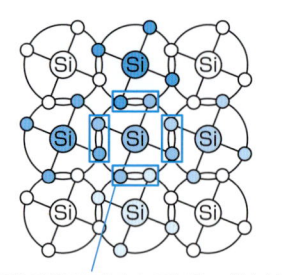

**a　真性半導体の結晶構造**

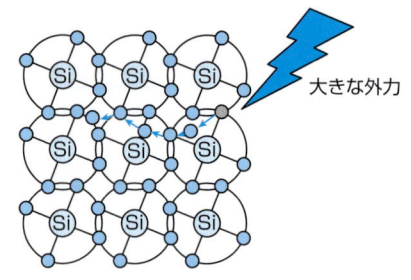

最外殻の電子を共有している＝共有結合
共有結合は非常に強い結合状態

**b　真性半導体に電流が流れる様子**

大きな外力

大きな外力をかけると電子が共有結合から外れ結晶中を移動する⇒微小な電流が流れる
真性半導体は，電子と原子核のバランスがよい
⇒わずかな電流しか流れない

## p型半導体

- p型半導体は，4価原子の中に微量の3価原子（最外殻に3個の電子をもつ原子）を加えたものである。このため，最外殻では電子が1個足りずに共有結合ができない部分が生じる（図3a）。電子が足りない部分を正孔（ホール）という。
- 正孔がある部分では，共有結合になっていないために物質的に不安定であり，小さなエネルギーでその正孔を埋めるように，他から電子が移動してくる。電子が移動した後には正孔ができ，次の電子の移動を生み出す（図3b）。これは，正の電荷が移動していると見ることもできる。
- 3価原子を添加することで正孔（正の電荷：positive）を作り，正孔を結晶内で移動させることにより電流を流す半導体を，p型半導体という。

### 図2　n型半導体

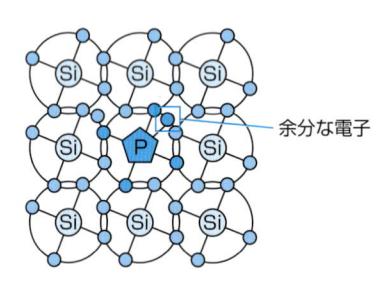

**a　n型半導体の結晶構造**

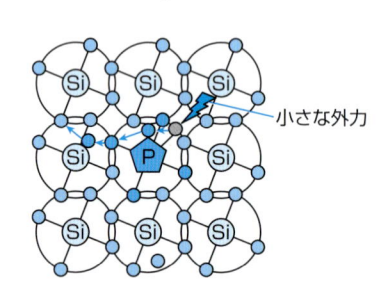

余分な電子

**b　n型半導体に電流が流れる様子**

小さな外力

### 図3　p型半導体

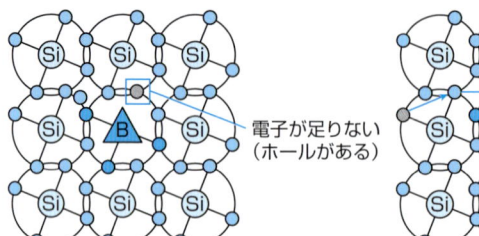

**a　p型半導体の結晶構造**

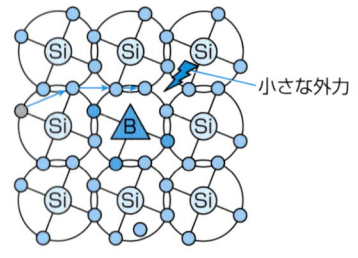

電子が足りない
（ホールがある）

**b　p型半導体に電流が流れる様子**

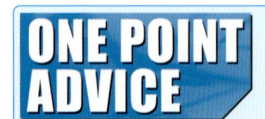

小さな外力

---

**ONE POINT ADVICE**

- n型半導体を作るために加える不純物には，リン（P），ヒ素（As）などがあり，p型半導体を作るために加える不純物には，ホウ素（B），アルミニウム（Al），ガリウム（Ga）などがある。

## 2 ダイオード

**TAP & TAP**

- ダイオードの電圧と電流の関係
  ⇒ オームの法則が成立しない。ダイオードの両端の電圧が約0.6～0.7Vを超えると，急激に電流が流れる
- ダイオードの電流 ⇒ 一方向だけに流れる（整流作用）

### ダイオードの構造

- ダイオードはp型半導体とn型半導体を接合させた半導体部品である。
- 接合面では拡散によって自由電子も正孔も存在しない領域ができる。これを空乏層とよぶ（図4）。
- ダイオードの端子はアノード（A）とカソード（K）といい，アノードからカソードに電流が流れる。

### ダイオードの性質

- ダイオード両端の電圧と電流は比例関係ではなく，オームの法則が成り立たない（図5）。
- ダイオードは順方向に電圧をかけると電流が流れ，逆方向に電圧をかけても電流は流れない（図5）。
- 順方向電圧が0.6V程度で電流が流れ始め，電流が流れているときのダイオードの両端の電圧は0.6～0.7Vに保たれる。
- 逆方向に電圧を大きくしていくと，ある電圧で急激に電流が流れ始める。この電圧を降伏電圧，ツェナー電圧とよぶ。

図4 ダイオードの構造と回路記号

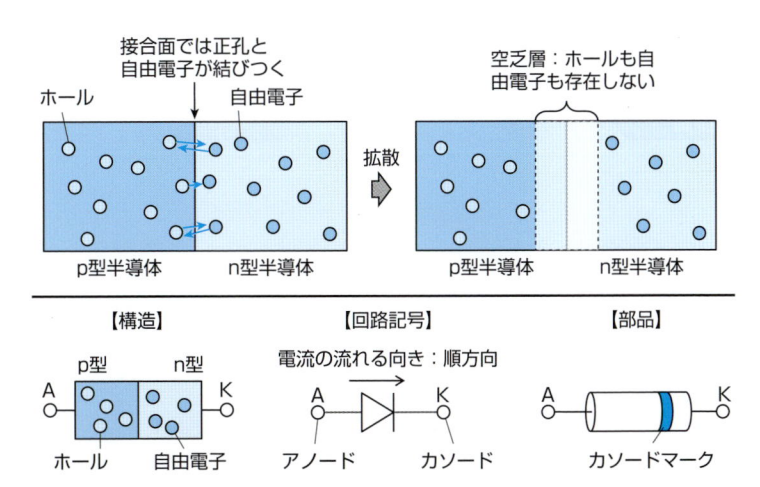

図5 ダイオードの電流と電圧の関係

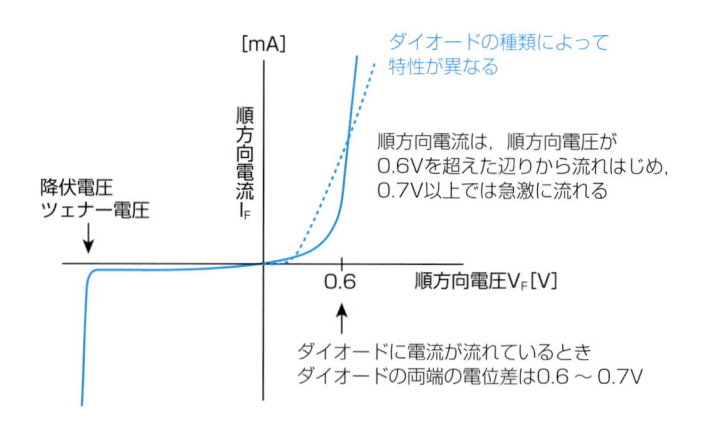

[mA]
順方向電流 $I_F$
降伏電圧
ツェナー電圧
0.6
順方向電圧 $V_F$ [V]

ダイオードの種類によって特性が異なる

順方向電流は，順方向電圧が0.6Vを超えた辺りから流れはじめ，0.7V以上では急激に流れる

ダイオードに電流が流れているときダイオードの両端の電位差は0.6～0.7V

### ダイオードの用途

● 順方向にのみ電流が流れる性質を利用して，電源回路などで交流から直流を作る．回路電流のON/OFFを制御などに利用される．

### いろいろなダイオード

● 定電圧ダイオード（ツェナーダイオード）：逆方向に電圧をかけた場合に得られる一定の電圧を利用する．
● 発光ダイオード（light emitting diode：LED）：順方向に電圧をかけると電流が流れるとともに発光する．
● 定電流ダイオード（current regulative diode：CRD）：入力する順方向電圧の大きさが変化しても，一定の電流を流すことができる．
● 可変容量ダイオード：逆方向電圧の変化により空乏層の幅が変化する．空乏層はコンデンサとも考えられ，この幅を変化させることによりコンデンサ容量が変化する．
● ショットキーバリアダイオード：順方向電圧が一般用に比べて小さい（0.2～0.3V）ダイオード．

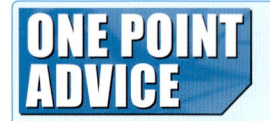

**ONE POINT ADVICE**
● 理想ダイオードでは順方向に電圧をかけて電流が流れ始める電圧を0V，電流が流れているときのダイオードの電端の電圧も0Vとして計算する．
● ツェナーダイオードは定電圧を取り出すために使用される．ツェナーダイオードに電流が流れているとき，ダイオードの両端の電圧はツェナー電圧になる．

## 3 ダイオードを使った回路

- 整流回路 ⇒ 電流を正（または負）のどちらか一方向にのみ流れるようにする回路
- 半波整流回路 ⇒ 交流電流は正と負が半サイクルごとに繰り返す。半波整流回路は，正か負のどちらか一方だけを流すことにより整流を行う回路
- 全波整流回路 ⇒ 半サイクルごとに異なるダイオードが働き，全サイクルにわたって整流を行う回路
- ピーククリップ回路 ⇒ ある基準電圧以上をクリップ（切り取る）回路

### 半波整流回路

- 順方向電圧の期間（半周期）のみを整流する最も簡単な回路（図6）。
- キルヒホッフの法則より $e_i = e_D + e_R = e_D + e_o$ が成り立つ。
- $e_i \geq 0$ の場合，ダイオードには順方向電圧がかかり電流が流れる。このときダイオードを理想的とするとダイオードの両端の電圧は，$e_D = 0$ になるため $e_o = e_i$ となる。
- $e_i < 0$ の場合には，逆方向電圧となり電流が流れない。このとき，オームの法則より $e_R = iR = 0$ になるため $e_o = e_R = 0$ となる。

**図6　半波整流回路**

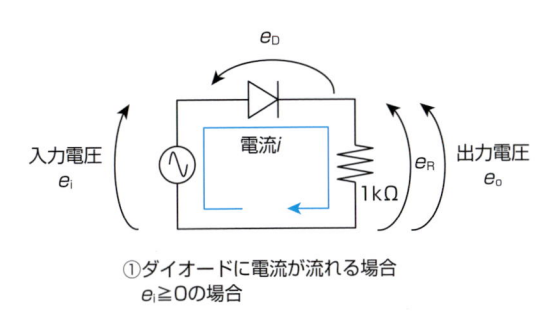

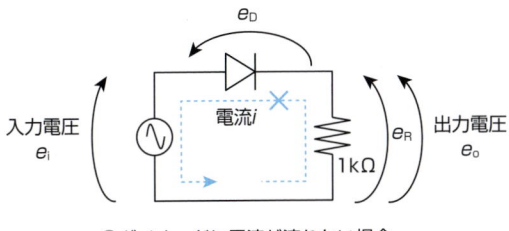

①ダイオードに電流が流れる場合　$e_i \geq 0$ の場合

②ダイオードに電流が流れない場合　$e_i < 0$ の場合

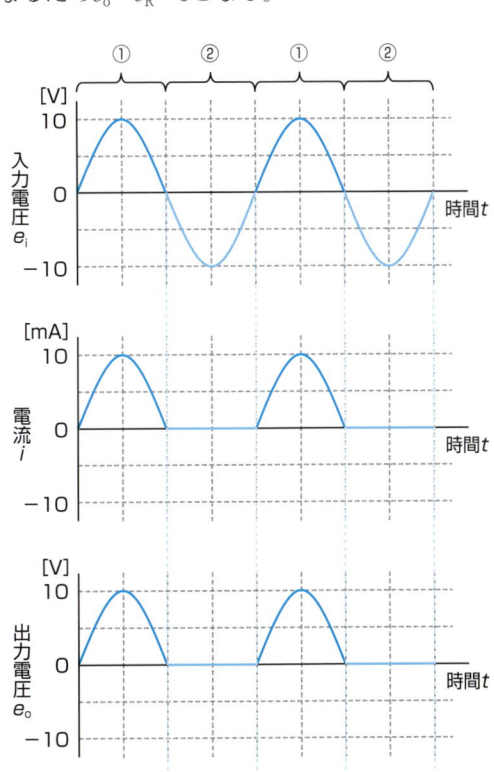

## 全波整流回路

- 順方向電圧の期間も逆方向電圧の期間もすべての期間を整流する回路(図7)。
- 入力電圧の負の部分を反転させて出力するため，絶対値回路ともよぶ。
- $e_i \geq 0$ の場合，電流 $i$ は電源→$D_2$→負荷$R$→$D_4$→電源の順に流れ，その大きさは $\frac{e_i}{R}$ である。よって出力電圧 $e_o = iR = \frac{e_i}{R}R = e_i$ となる。
- $e_i < 0$ の場合には，電流 $i$ は電源→$D_3$→負荷$R$→$D_1$→電源の順に流れ，その大きさは $\frac{e_i}{R}$ である。よって出力電圧 $e_o = iR = \frac{e_i}{R}R = e_i$ となる。

図7 全波整流回路

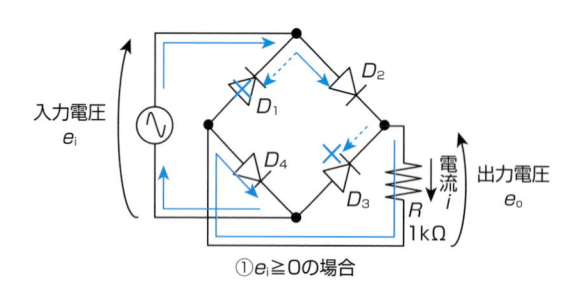

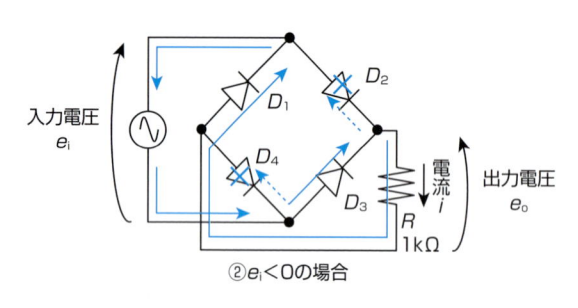

①$e_i \geq 0$ の場合

②$e_i < 0$ の場合

入力電圧 $e_i$ が正でも負でも出力電圧 $e_o$ は常に正

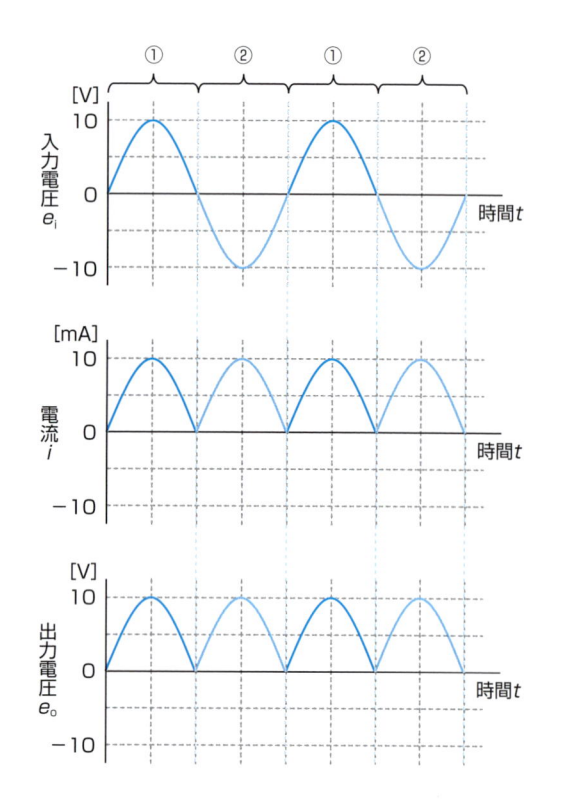

## ピーククリップ回路

- ピーククリップ回路(ピーククリッパ)は，入力電圧に対して，ある基準電圧以上を切り取って出力する回路(図8)。
- キルヒホッフの法則より，$e_i = e_R + e_D + E = e_R + e_o$ が成り立つ。
- $e_i \geq E$ の場合，ダイオードには順方向電圧がかかり電流が流れる。このとき，ダイオードを理想的とするとダイオードの両端の電圧 $e_D = 0$ になるため $e_o = E$ となる。
- $e_i < E$ の場合，ダイオードには逆方向電圧がかかり電流が流れない。このとき，$e_R = iR = 0$ になるため $e_o = e_i$ となる。

### 図8　ピーククリップ回路（ピーククリッパ）

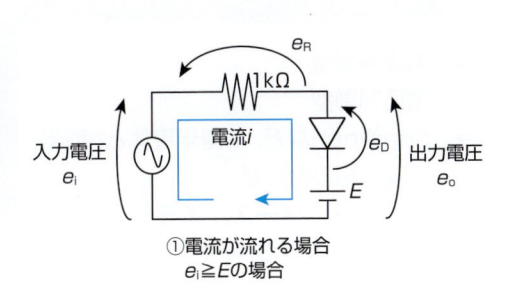

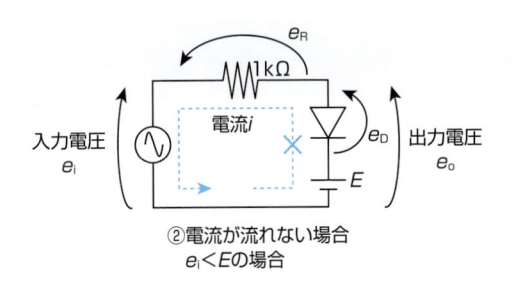

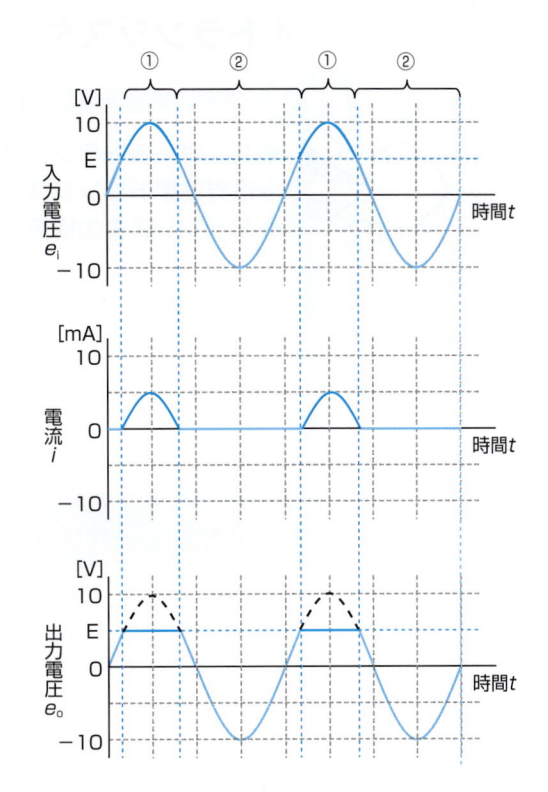

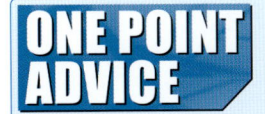

①電流が流れる場合
$e_i \geqq E$の場合

②電流が流れない場合
$e_i < E$の場合

**ONE POINT ADVICE**

- リミッタ回路：ピーククリップ回路とベースクリップ回路を組み合わせた回路。ダイオード2個と電源が並列接続されており，入力電圧に対して，2個の基準電圧間以外の部分が切り取られる。
- スライス回路（スライサ）：リミッタ回路と同様，ダイオード2個と電源が並列接続されている。ダイオード2個が入力波形のある電圧範囲だけを取り出す回路。

## 4 トランジスタ

**TAP & TAP**

- ●バイポーラトランジスタ　⇒　電流制御型
- ●電界効果トランジスタ　⇒　電圧制御型
- ●トランジスタの構造　⇒　pnpやnpnなど，p型半導体とn型半導体の組み合わせ
- ●3端子素子　⇒　コレクタ，ベース，エミッタ（バイポーラトランジスタ），ドレイン，ゲート，ソース（電界効果トランジスタ）
- ●用途　⇒　信号増幅，スイッチング，発振など

### トランジスタの種類（図9）

- ●バイポーラトランジスタはベースを流れる電流を制御することにより，コレクタに流れる電流を制御する（電流制御型）。
- ●電界効果トランジスタは，ゲート・ソース間にかかる電圧を制御することにより，ドレインに流れる電流を制御する（電圧制御型）。
- ●電界効果トランジスタは，接合型とMOS型に分かれる。

図9　トランジスタの種類

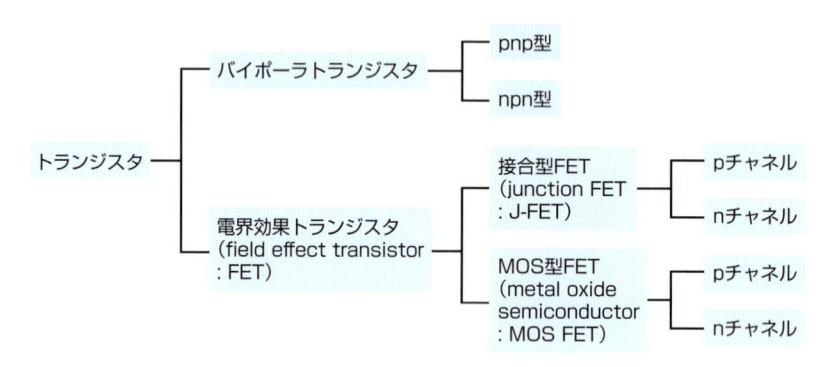

```
トランジスタ ─┬─ バイポーラトランジスタ ─┬─ pnp型
              │                            └─ npn型
              └─ 電界効果トランジスタ ─┬─ 接合型FET ─┬─ pチャネル
                 (field effect transistor │ (junction FET └─ nチャネル
                  : FET)                  │  : J-FET)
                                          └─ MOS型FET ─┬─ pチャネル
                                             (metal oxide └─ nチャネル
                                              semiconductor
                                              : MOS FET)
```

### バイポーラトランジスタの構造（図10）

- ●p型半導体とn型半導体の組み合わせでできている。
- ●中央のベースはとても薄い。
- ●エミッタのほうがコレクタより不純物が多い。
- ●pnp型トランジスタとnpn型トランジスタでは電流の流れる向きが異なるが基本動作は同じ。

図10 バイポーラトランジスタの構造と回路記号

◆p型半導体とn型半導体の組み合わせ

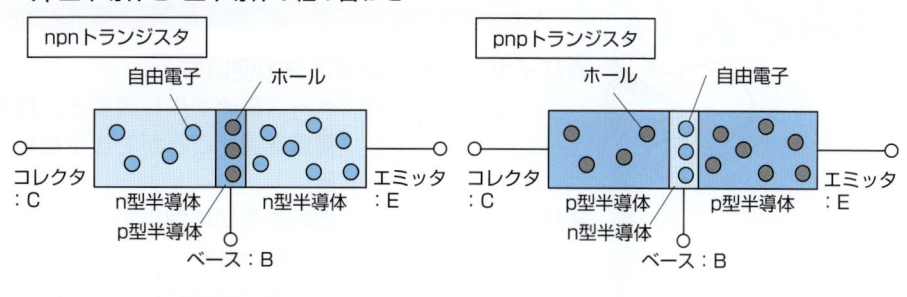

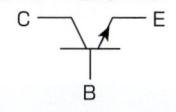

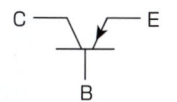

### FETの構造と回路記号（図11）

- 接合型FETは，ゲート領域がソース領域とドレイン領域に接合している。
- MOSFETは，ゲート領域とソース領域，ゲート領域とドレイン領域の間が絶縁体（酸化物）によって絶縁されている。

図11 電界効果トランジスタ（FET）の構造と回路記号

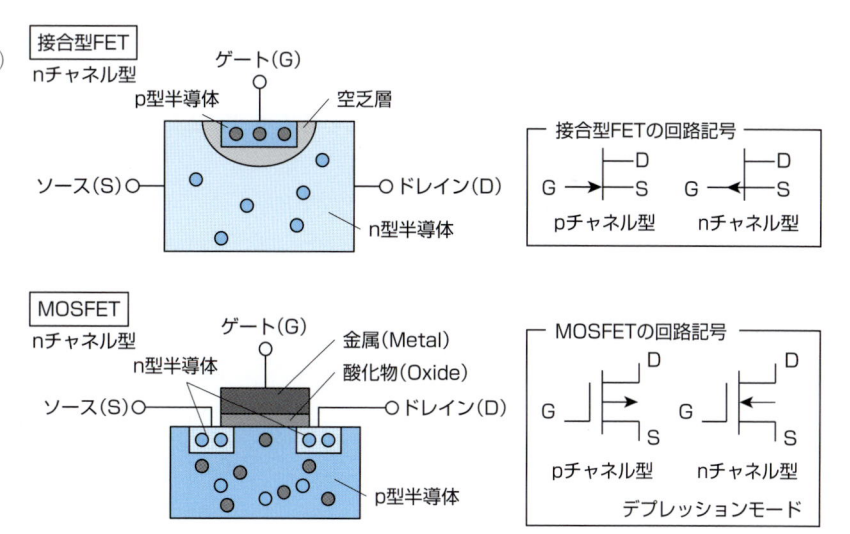

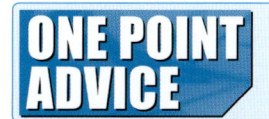

**ONE POINT ADVICE**
- FETのチャネルとは電流の通り道のことであり，nチャネル型では電流の通り道がn型半導体であり，過剰な電子が移動することにより電流が流れるということを示す。

## 5 バイポーラトランジスタの動作

- ●バイポーラトランジスタの使い方
  ⇒ ベース電流を少し流すと，たくさんのコレクタ電流を流すことができるため，信号増幅が行える
- ●バイアス回路 ⇒ 信号を適切に増幅するためには，バイアス回路が必要である
- ●動作点 ⇒ 負荷線の中心付近に動作点がくるようにバイアス回路を設計すると，歪みのない信号増幅が行える

### トランジスタの静特性

- ●図12aはベース - エミッタ間の電圧$V_{BE}$とベース電流$I_B$の関係である。
- ●ベース - エミッタ間の特性はダイオードと同様，$V_{BE}$が0.6V程度から電流が流れ始める。
- ●図12bはそれぞれのベース電流に対するコレクタ - エミッタ間の電圧とコレクタ電流$I_C$の関係である。
- ●$I_C$は$V_{CE}$にほとんど依存せず，$I_B$によって変化する。すなわち$I_B$によって制御される。

図12 バイポーラトランジスタの静特性の例

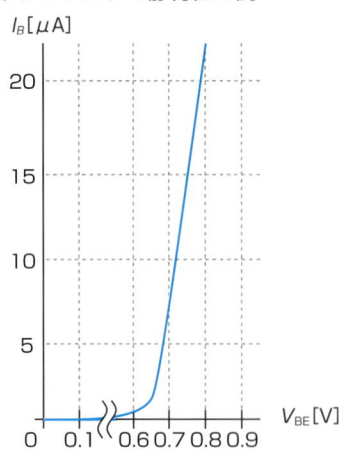

a $V_{BE}$-$I_B$特性（入力特性）

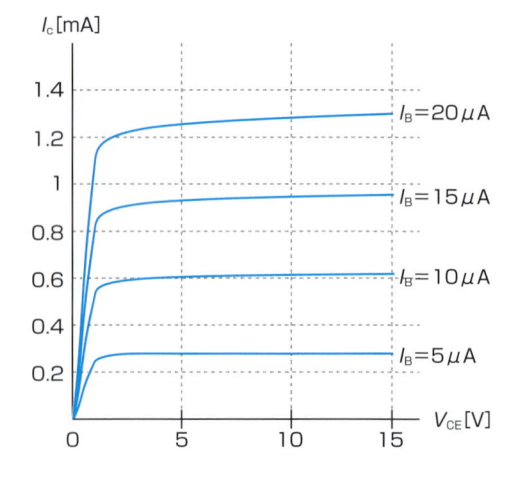

b $V_{CE}$-$I_C$特性（出力特性）

### バイアス回路

- ●バイポーラトランジスタを動作させるには，エミッタ - ベース間に順方向電圧，ベース - コレクタ間に逆方向電圧をかける必要がある。
- ●$V_{BE}$ - $I_B$特性より，ある程度（0.6V以上）の電圧をかけないと，$I_C$が流れない。よって$V_{BE}$に信号だけを入力しても増幅が行えない。

- $V_{BE}$に直流電圧$V_{BB}$と信号を入力すると$I_B$が流れ，これによってたくさんの$I_C$が流れるため，信号増幅が行える．
- 適切な直流電圧$V_{BB}$や$V_{CC}$をかけるための回路をバイアス回路という．

## エミッタ接地増幅回路の動作（図13）

- 入力信号$e_i$に$V_{BB}$を加えた信号をベース‐エミッタ間に加える．
- 入力信号に比例した$I_B$が流れる．
- $I_B$の変化に応じて，$I_C$や$V_{CE}$は負荷線上で変化する．
- 負荷線はトランジスタの周囲につけた抵抗$R$や$V_{CC}$によって決まる．

**図13　エミッタ接地増幅回路の動作の例**

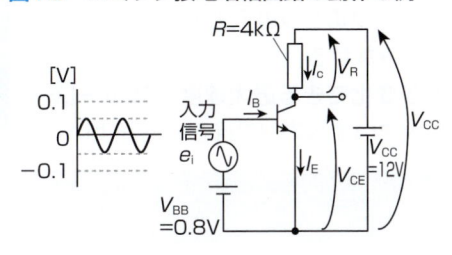

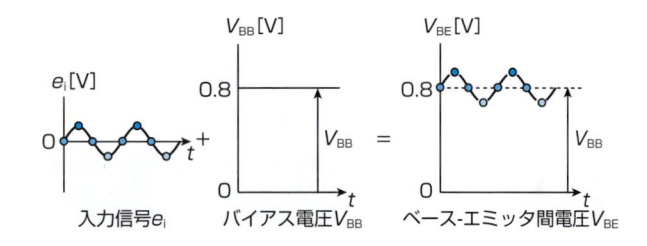

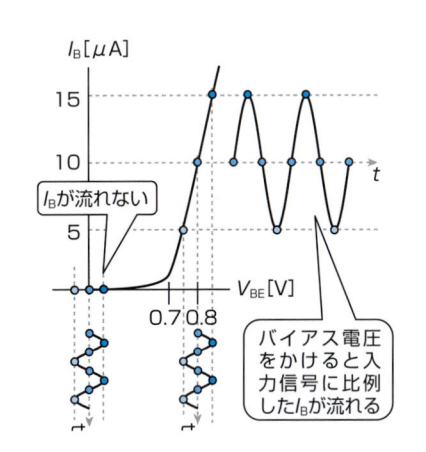

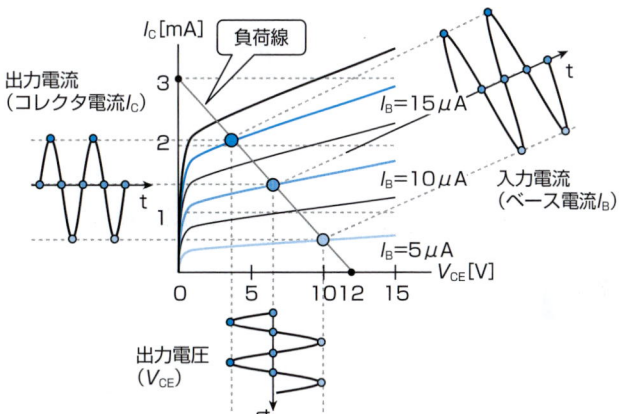

## 負荷線の求め方

- 図13の回路において，負荷線を求める．
- 図13の右側の閉回路を考えると，

$$V_{CC} = V_{CE} + V_R \quad \cdots\cdots(1)$$

が求まる．ここで$V_R$は$R$にかかる電圧である．
- $V_{CE}$‐$I_C$特性グラフで$I_C$軸上の点（$V_{CE}=0$の場合）を求める．
$V_{CE}=0$の場合，(1)式より$V_{CC}=V_R$となり，よって，

$$I_C = V_{CC}/R = 3\,[\mathrm{mA}]$$

- $V_{CE}$‐$I_C$特性グラフで$V_{CE}$軸上の点（$I_C=0$の場合）を求める．
$I_C=0$の場合，$V_R=I_C\times R=0$となり，よって(1)式より，

$$V_{CE} = V_{CC} = 12\,[\mathrm{V}]$$

- この軸上の2点を結ぶ直線を引く．これを負荷線という．

### ONE POINT ADVICE

- エミッタ接地増幅回路では，入力電圧と出力電圧の位相が反転する．
- 増幅回路の増幅度は $\dfrac{出力電圧振幅}{入力電圧振幅}$ で求められる．マイナスは反転を示す．

## 6 演算増幅器（オペアンプ）

- ●演算増幅器（オペアンプ，Opアンプ）
  ⇒ たくさんのトランジスタ，抵抗などから構成される信号増幅に適した集積回路である
- ●オペアンプの用途 ⇒ オペアンプに接続する抵抗（負帰還抵抗）によって増幅度を任意に決められ，比較的簡単に増幅回路を構成できる。
- ●周波数帯域が広い ⇒ 直流信号も交流信号も増幅できる
- ●仮想短絡，仮想接地 ⇒ オペアンプの2つの入力端子間の電圧はゼロとみなせる
- ●スルーレート ⇒ 出力が変化できる最大速度。スルーレートが大きいオペアンプほど応答がよい

### オペアンプとは

- ●オペアンプは，多数のトランジスタを用いた集積回路であり，差動増幅を基本とした増幅回路である。
- ●オペアンプは次のような特徴を持つ。
  - オペアンプ自身の増幅度が大きい。
  - 入力インピーダンスが高い。
  - 出力インピーダンスが低い。
  - 特に低周波の周波数特性がよい。
- ●オペアンプと数個の回路素子（抵抗など）を用いて，比較的簡単に増幅回路を構成できる。

### 理想オペアンプの条件

- ●増幅度が無限大である。
- ●入力インピーダンスが無限大である。
- ●出力インピーダンスがゼロである。
- ●直流から無限大の周波数まで増幅可能である。
- ●入力信号がゼロのとき，出力信号がゼロになる。
- ●雑音がない。

### オペアンプの回路記号（図14）

- ●三角形の左側が入力，三角形の右側が出力となる。
- ●オペアンプの入力端子は，反転入力端子と非反転入力端子の2つがある。
- ●オペアンプを動作させるためには両電源を与えなければならない（片電源の場合もある）。ただし，回路図からは記載が省略されることもある。

図14　オペアンプの回路記号

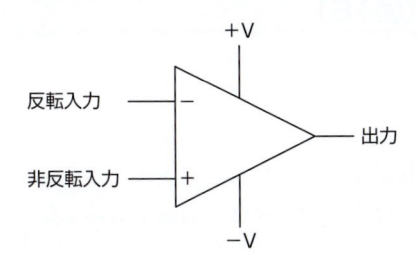

## オペアンプの基本的な動作（図15）

- オペアンプ自身の増幅度を$A$とすると，出力電圧$V_o$は，$V_o=A(V_1-V_2)$となる。
- ただし，出力電圧$V_o$は電源電圧を超えることはない。
- オペアンプの増幅度$A$は非常に大きいため，$V_1-V_2$がほんの少しでも正になれば，出力は正の電源電圧付近にまで増幅され，逆に$V_1-V_2$が少しでも負になれば負の電源電圧付近にまで増幅される。
- このようにオペアンプに信号を入力するだけでは自由な増幅率を得ることができないが，オペアンプに帰還抵抗をつけることにより，任意の増幅率を得ることができる。

図15　オペアンプの基本動作

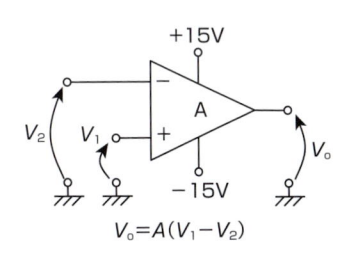

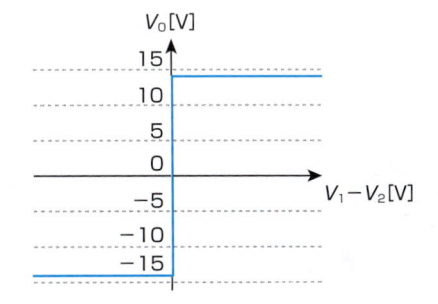

## 比較器

- 図15の回路は，2つの入力$V_1$と$V_2$を比べて，$V_1>V_2$の場合には正の電圧，$V_1<V_2$の場合には負の電圧が出力される。
- このような回路を比較器といい，スイッチなどに使用される。

## 負帰還（図16）

- 増幅器にそのまま信号を入力すると$A$倍される。
- 任意の増幅倍率を得るために，オペアンプには負帰還を利用する。
- 負帰還は，出力端子と反転入力端子とを回路素子（抵抗，コンデンサなど）を介して接続することによって実現する。
- 負帰還をかけた場合，反転入力端子と非反転入力端子間の電位差はゼロになる。これを仮想短絡（イマジナリショート）といい，オペアンプの回路計算でよく利用される。
- 片方の入力端子がGNDに接続されている場合は，イマジナリショートにより両端子間の電位差がゼロなので，両端子ともGNDということになる。このことを仮想接地（イマジナリアース）という。

**図16　負帰還と仮想短絡**

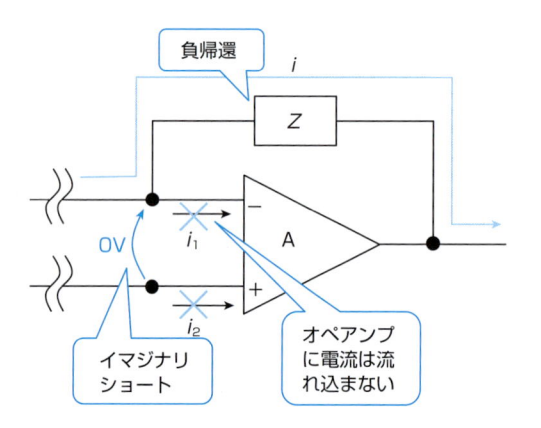

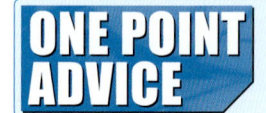

## ONE POINT ADVICE

- 理想オペアンプは直流から無限大の周波数まで増幅できるとなっているが，実際のオペアンプは周波数が高くなるほど増幅度が下がる。周波数と増幅度の積（GB積）は一定なので，周波数が10倍になると増幅度は1/10になる。

## 7 オペアンプを使った回路の計算①

- ●反転増幅器 ⇒ 反転入力端子に入力した信号を何倍かして反転して出力する回路である
- ●非反転増幅器 ⇒ 非反転入力端子に入力した信号を何倍かして出力する回路である
- ●バッファ ⇒ 増幅率1倍の回路。オペアンプの入力インピーダンスが無限大，出力インピーダンスがゼロという特徴を用いて，インピーダンス変換に使われる
- ●スルーレート（SR） ⇒ オペアンプの出力が変化するのに要する時間

### 反転増幅器

●反転入力端子に入力した信号を $-\dfrac{R_2}{R_1}$ 倍して出力する回路である（図17）。

マイナスは位相が反転することを表す。

#### 回路計算

①非反転入力端子の電位 $V_4$ は，

$$V_4 = 0 \quad \cdots\cdots (2)$$

②イマジナリアースより，反転入力端子の電位 $V_3$ は，

$$V_3 = 0 \quad \cdots\cdots (3)$$

③オペアンプの入力インピーダンスは非常に大きくオペアンプに電流が流れ込めないため，$i_3 = 0$
よって，

$$i_1 = i_2 \quad \cdots\cdots (4)$$

④ $V_i - V_3 = R_1 i_1 \quad \cdots\cdots (5)$
また，(3)式より $V_3 = 0$ なので，

$$i_1 = \dfrac{V_i}{R_1} \quad \cdots\cdots (5')$$

⑤ $V_3 - V_o = R_2 i_2 \quad \cdots\cdots (6)$
また，(3)式より $V_3 = 0$ なので，

$$i_2 = -\dfrac{V_o}{R_2} \quad \cdots\cdots (6')$$

⑥(4)(5')(6')式より，

$$V_\text{o} = -\frac{R_2}{R_1} V_\text{i} \quad \cdots\cdots\cdots (7)$$

**図17** 反転増幅回路

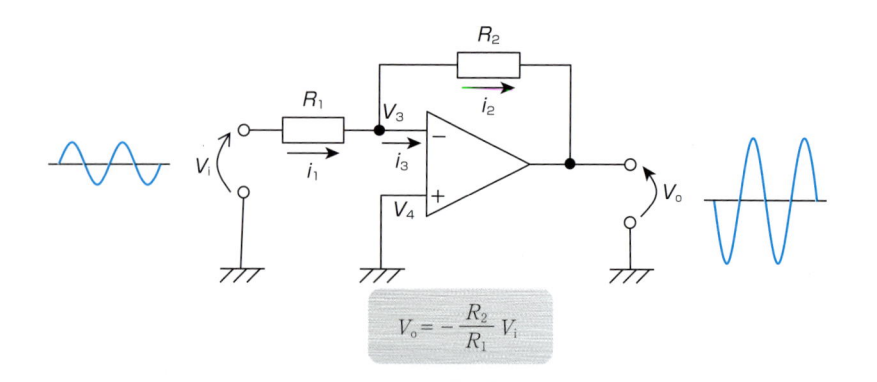

$$V_\text{o} = -\frac{R_2}{R_1} V_\text{i}$$

## 非反転増幅器

●非反転入力端子に入力した信号を，$1+\dfrac{R_2}{R_1}$ 倍して出力する回路である（**図18**）。入力信号と出力信号の位相は同じになる。

### 回路計算

①非反転入力端子の電位は入力電圧 $V_\text{i}$ である。
②イマジナリショートより，反転入力端子の電位 $V_3$ は，

$$V_3 = V_\text{i} \quad \cdots\cdots\cdots (8)$$

③オペアンプの入力インピーダンスは非常に大きいため $i_3 = 0$
よって，

$$i_1 = i_2 \quad \cdots\cdots\cdots (9)$$

④ $0 - V_3 = R_1 i_1 \quad \cdots\cdots\cdots (10)$
また，(8)式より $V_3 = V_\text{i}$ なので，

$$i_1 = -\frac{V_\text{i}}{R_1} \quad \cdots\cdots\cdots (10')$$

⑤ $V_3 - V_\text{o} = R_2 i_2 \quad \cdots\cdots\cdots (11)$
また，(8)式より $V_3 = V_\text{i}$ なので，

$$i_2 = \frac{V_\text{i} - V_\text{o}}{R_2} \quad \cdots\cdots\cdots (11')$$

⑥(9)(10')(11')式より，

$$V_\text{o} = \left(1 + \frac{R_2}{R_1}\right) V_\text{i} \quad \cdots\cdots\cdots (12)$$

図18 非反転増幅回路

$$V_o = \left(1 + \frac{R_2}{R_1}\right) V_i$$

## バッファ

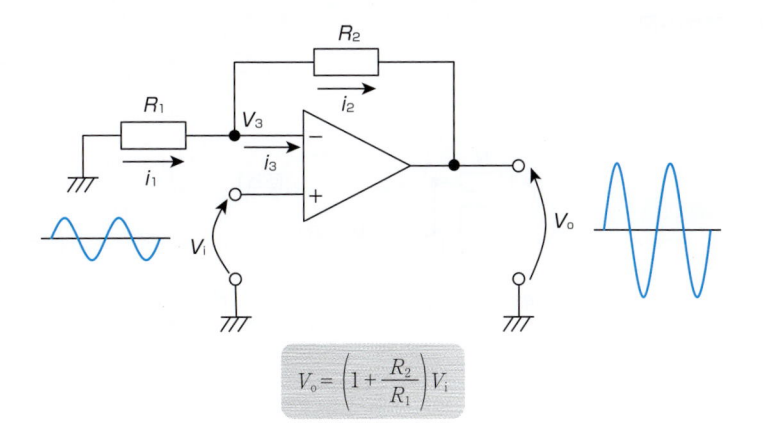

- 入力信号を1倍して出力する回路である（図19）。
- オペアンプの「入力インピーダンスが大きく，出力インピーダンスが低い」という特性を利用して，2つの異なる回路を接続する場合のインピーダンス変換に用いられる（図20）。
- 例えば，図20において，回路1の出力電圧$V_1$を回路2に入力することを考える。図20上のように，回路1と回路2を直接接続すると，回路1から回路2に流れる電流$i_2$が生じるため，回路1の出力電圧$V_1$が低下してしまう。しかし，図20下のように，バッファを介して接続すると，分岐電流$i_2$はゼロとなるため，回路1の出力電圧$V_1$を回路2にそのまま入力することが可能である。
- ボルテージフォロワともよぶ。

### 回路計算

①非反転入力端子の電位は入力電圧と等しく$V_i$になる。
②イマジナリショートより，反転入力端子の電位$V_1$も$V_i$と等しい。
③これがそのまま出力電圧となるので，$V_o = V_i$

図19 バッファ

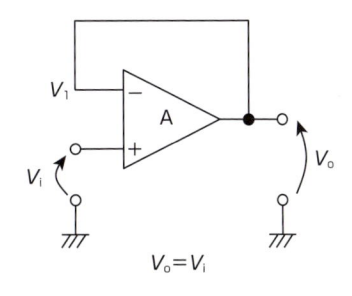

図20 バッファの用途

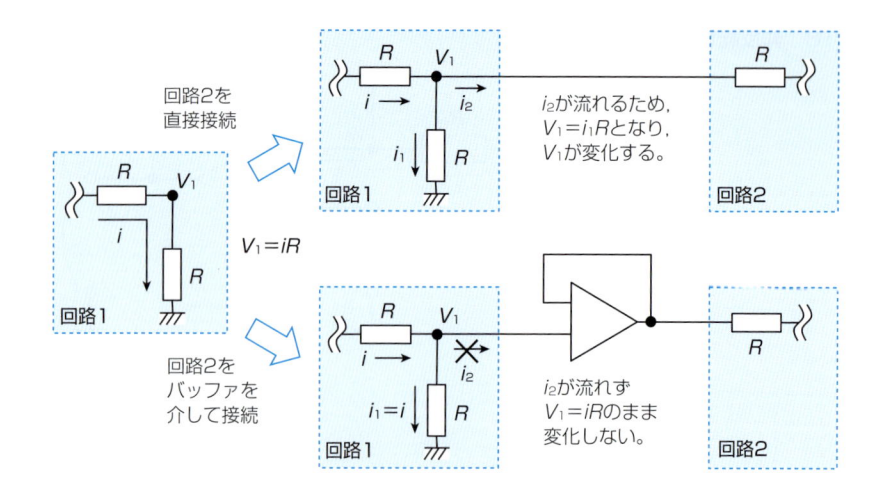

## スルーレート

- オペアンプの出力が変化する最大速度をスルーレート(SR)という。
- 例えば，前節のバッファに方形波を入力すると理想的には まったく同じ方形波が出てくるはずである。しかし，実際にはオペアンプの出力が変化するまでには，ある時間を必要とするため，入力信号の周波数が高くなると，その変化についていけなくなる(図21)。
- スルーレートは$1\mu s$間に何Vまで出力が変化できるのかを表している。

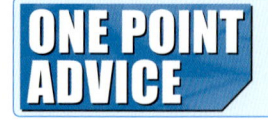

図21 スルーレート

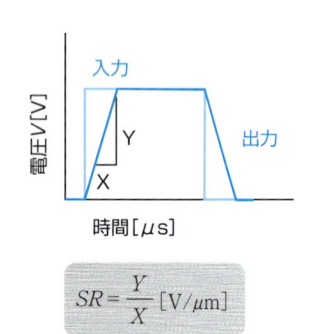

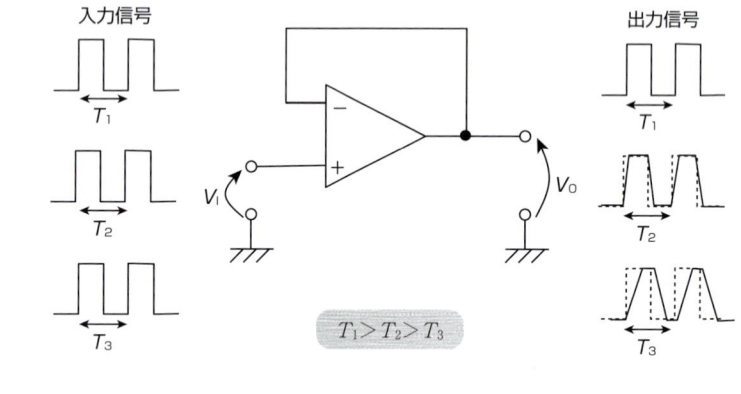

$$SR = \frac{Y}{X} \ [V/\mu m]$$

**ONE POINT ADVICE**
- 周波数$f$[Hz]，最大振幅$V_m$の正弦波をオペアンプで出力するためには，$SR \geqq 2\pi f V_m$でなければならない。

## 8 オペアンプを使った回路の計算②

- ●差動増幅器 ⇒ 2つの入力信号の差を増幅する回路である
- ●加算回路 ⇒ 複数の信号の和を増幅する回路である
- ●同相信号除去比（CMRR） ⇒ CMRRが高いほど，ノイズ除去を行い信号成分だけを増幅できるため，性能が高い増幅器といえる

### 差動増幅器

●非反転入力 $V_2$ と反転入力 $V_1$ の差 $V_2 - V_1$ を何倍かして出力する回路である（図22）。

#### 回路計算

① 非反転入力端子の電位 $V_4$ は，
入力電圧 $V_4 = R_4 i_4$ ……………………(13)
である。これを変形して，

$$i_4 = \frac{V_4}{R_4} \quad \cdots\cdots(13')$$

② イマジナリショートより，反転入力端子の電位 $V_3$ は，

$$V_3 = V_4 \quad \cdots\cdots(14)$$

③ オペアンプの入力インピーダンスは非常に大きいため $i_5 = i_6 = 0$
よって，

$$i_1 = i_3 \text{ および } i_2 = i_4 \quad \cdots\cdots(15)$$

④ $V_1 - V_3 = R_1 i_1$ ……………………(16)
また，(14)式より，これを変形して，

$$i_1 = \frac{V_1 - V_4}{R_1} \quad \cdots\cdots(16')$$

⑤ $V_3 - V_o = R_3 i_3$ ……………………(17)
また，(14)式より，これを変形して，

$$i_3 = \frac{V_4 - V_o}{R_3} \quad \cdots\cdots(17')$$

⑥ $V_2 - V_4 = R_2 i_2$ ……………………(18)
これを変形して

$$i_2 = \frac{V_2 - V_4}{R_2} \quad \cdots\cdots\cdots (18')$$

⑦ (15)(16')(17')式より,

$$\frac{V_1 - V_4}{R_1} = \frac{V_4 - V_o}{R_3} \quad \cdots\cdots\cdots (19)$$

(13')(15)(18')式より,

$$\frac{V_2 - V_4}{R_2} = \frac{V_4}{R_4} \quad \cdots\cdots\cdots (20)$$

(19)(20)式より,$V_4$を消去して$V_o$について解くと,

$$V_o = -\frac{R_3}{R_1} V_1 + \frac{\left(1 + \dfrac{R_3}{R_1}\right)}{\left(1 + \dfrac{R_2}{R_4}\right)} V_2 \quad \cdots\cdots (21)$$

となり,反転入力$V_1$と非反転入力$V_2$の重みつき差分を出力することがわかる。

ここで,$R_1 = R_2 = R_i$,$R_3 = R_4 = R_o$の場合,$V_o = -\dfrac{R_o}{R_i}(V_2 - V_1)$となり,

非反転入力と反転入力の差である$V_2 - V_1$を$\dfrac{R_o}{R_i}$倍する回路となる。

2つの入力の差に比例した出力となるので,減算回路ともいう。

**図22** 差動増幅回路

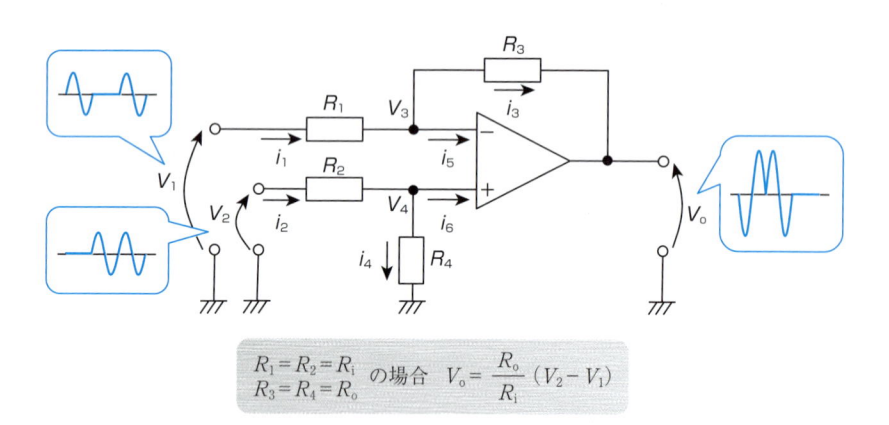

$R_1 = R_2 = R_i$
$R_3 = R_4 = R_o$ の場合 $V_o = \dfrac{R_o}{R_i}(V_2 - V_1)$

## 同相信号除去比(CMRR)

- 差動増幅回路はノイズに強い。例えば,図23に示すように信号線の途中でノイズが混入した場合でも,2つの信号の差を増幅するため,ノイズ成分を除去して信号成分だけを増幅することができる。
- 差動増幅器に同じ信号を入力した場合,理想的には出力電圧はゼロになるが,実際にはわずかな出力がある。同相信号をどの程度除去できるのかという指標が同相信号除去比(common-mode rejection ratio:CMRR)である。
- CMRRが高いほど,同相成分の信号(ノイズなど)の除去性能が高いことを示す。
- CMRRは,同相信号を入れた場合の増幅度$A_c$と,差動信号を入れた場合の増幅度$A_d$の比によって求められる。

### 図23　差動増幅器のCMRR

差動増幅回路はノイズに強い

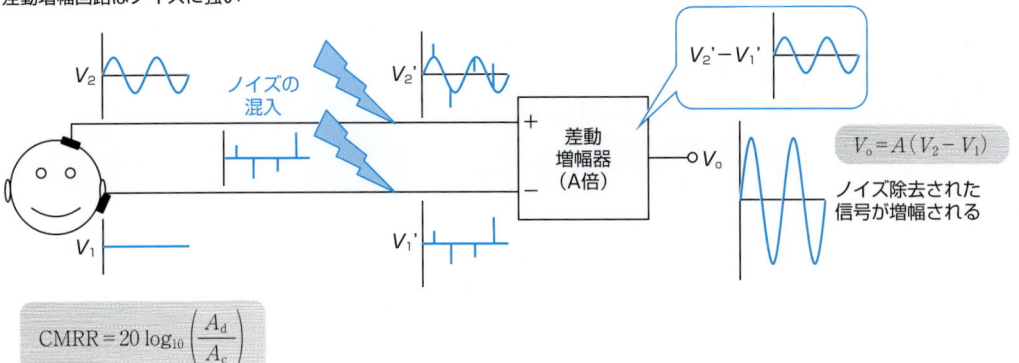

$$\text{CMRR} = 20\log_{10}\left(\frac{A_d}{A_c}\right)$$

【$V_1$と$V_2$に同じ信号を入れた場合】
理想的には出力電圧はゼロ。

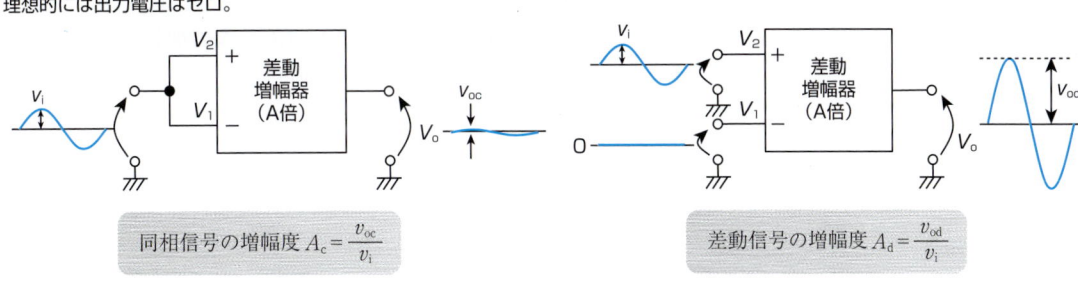

同相信号の増幅度 $A_c = \dfrac{v_{oc}}{v_i}$

【$V_1$と$V_2$に異なる信号を入れた場合】

差動信号の増幅度 $A_d = \dfrac{v_{od}}{v_i}$

## 加算回路

● 反転入力端子に入力された複数の入力信号の重みつき加算を反転して出力する回路である（図24）。

### 回路計算

①非反転入力端子の電位$V_5$は，

$$V_5 = 0 \quad \cdots\cdots(22)$$

②イマジナリアースより，非反転入力端子$V_4$は，

$$V_4 = 0 \quad \cdots\cdots(23)$$

③オペアンプの入力インピーダンスは非常に大きいため$i_4 = 0$
よって，

$$i_1 + i_2 = i_3 \quad \cdots\cdots(24)$$

④ $V_1 - V_4 = R_1 i_1 \quad \cdots\cdots(25)$
また，(23)式より$V_4 = 0$なので，

$$i_1 = \frac{V_1}{R_1} \quad \cdots\cdots(25')$$

⑤ $V_2 - V_4 = R_2 i_2 \quad \cdots\cdots(26)$
また，(23)式より$V_4 = 0$なので，

$$i_2 = \frac{V_2}{R_2} \quad \cdots\cdots\cdots\cdots\cdots\cdots\cdots (26')$$

⑥ $V_4 - V_o = R_3 i_3 \quad \cdots\cdots\cdots\cdots\cdots\cdots\cdots (27)$

また，(23)式より $V_4 = 0$ なので，

$$i_3 = -\frac{V_o}{R_3} \quad \cdots\cdots\cdots\cdots\cdots\cdots\cdots (27')$$

⑦ (24)(25')(26')(27')式より，$\dfrac{V_1}{R_1} + \dfrac{V_2}{R_2} = -\dfrac{V_o}{R_3}$

これを変形して，

$$V_o = -\left(\frac{R_3}{R_1}V_1 + \frac{R_3}{R_2}V_2\right) \quad \cdots\cdots\cdots\cdots (28)$$

よって，2つの入力それぞれに係数をかけた重みつきの加算が行える（入力信号が反転入力端子に入っているため，位相は反転する）。

● ここで，抵抗が $R_1 = R_2 = R_3$ とすべて同じ値の場合，$V_o = -(V_1 + V_2)$ となり，反転入力端子に入力された2つの入力信号の和を反転して出力する加算回路となる。

図24 加算回路

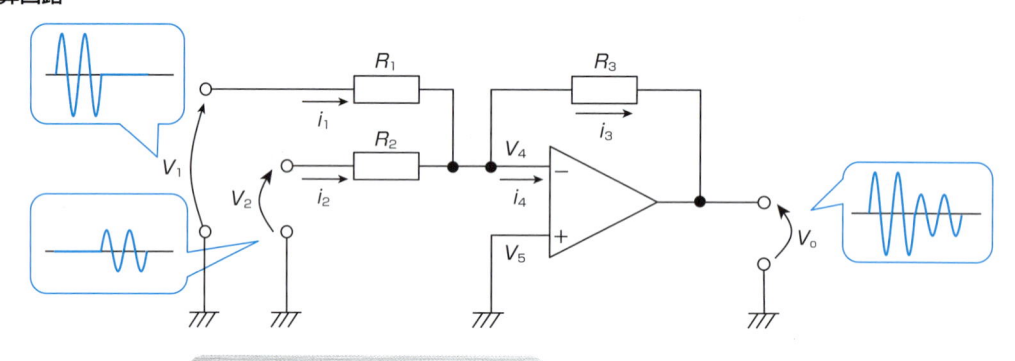

$R_1 = R_2 = R_3$ の場合　$V_o = -(V_1 + V_2)$

**ONE POINT ADVICE**　● 加算回路と減算回路を合わせたような形の回路を加減算回路といい，すべての入力抵抗と出力抵抗が等しい場合，回路の出力は，非反転入力端子に入力した電圧の総和 $V_+$ から反転入力端子に入力した電圧の総和 $V_-$ を引いた値になる。

## ⑨ オペアンプを使った回路の計算③

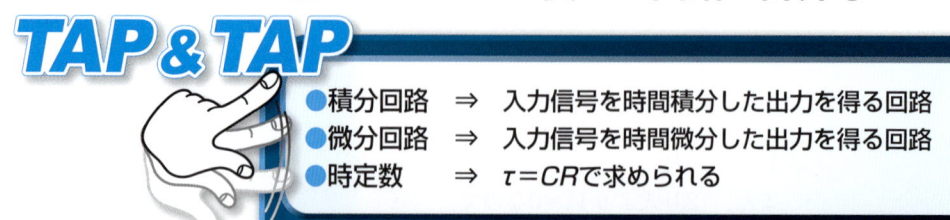

**TAP & TAP**

- 積分回路　⇒　入力信号を時間積分した出力を得る回路
- 微分回路　⇒　入力信号を時間微分した出力を得る回路
- 時定数　　⇒　$\tau = CR$ で求められる

## 積分回路(図25)

● 反転入力端子に入力された入力信号を時間積分した出力を得る回路である。

### 回路計算

① 非反転入力端子の電位 $V_4$ は，

$$V_4 = 0 \quad \cdots\cdots (29)$$

② イマジナリアースより，非反転入力端子 $V_3$ は，

$$V_3 = V_4 = 0 \quad \cdots\cdots (30)$$

③ オペアンプの入力インピーダンスは非常に大きいためオペアンプに電流が流れ込めないので $i_3 = 0$
よって，

$$i_1 = i_2 \quad \cdots\cdots (31)$$

④ $V_i - V_3 = R i_1 \quad \cdots\cdots (32)$
また，(30)式より $V_3 = 0$ なので，

$$i_1 = \frac{V_i}{R} \quad \cdots\cdots (32')$$

⑤ 電流 $i_2$ が流れることによってコンデンサに蓄えられる電荷 $Q$ は，
$Q = C(V_3 - V_o) = -CV_o$ であり，

$$i_2 = \frac{dQ}{dt} = -C\frac{dV_o}{dt} \quad \cdots\cdots (33)$$

⑥ (31)(32')(33)式より，$-C\dfrac{dV_o}{dt} = \dfrac{V_i}{R}$ となる。これを両辺積分・変形して，

$$V_o = -\frac{1}{CR}\int V_i dt \quad \cdots\cdots (34)$$

となり，入力信号の時間積分を求める回路となる(入力信号が反転入力端子に入っているため，位相は反転する)。
● 時定数 $\tau$ は $CR$ で決まる。

図25　積分回路

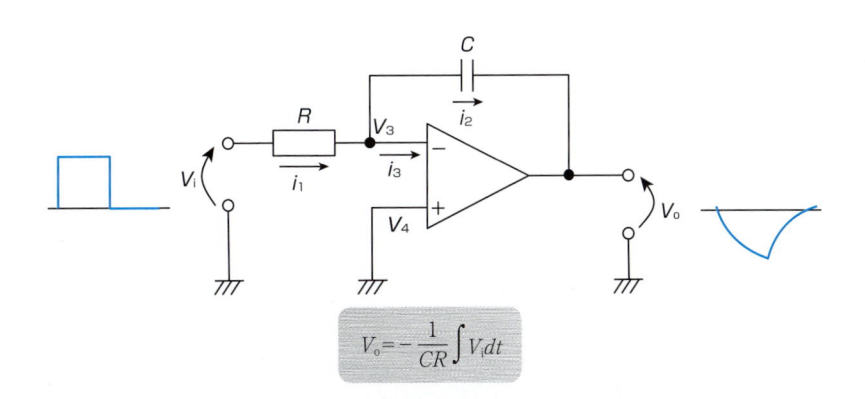

$$V_o = -\frac{1}{CR}\int V_i dt$$

## 微分回路（図26）

●反転入力端子に入力された入力信号を時間微分した出力を得る回路である。

### ■回路計算

①非反転入力端子の電位$V_4$は，

$$V_4 = 0 \quad \cdots\cdots (35)$$

②イマジナリアースより，非反転入力端子$V_3$は，

$$V_3 = V_4 = 0 \quad \cdots\cdots (36)$$

③オペアンプの入力インピーダンスは非常に大きいためオペアンプに電流が流れ込めないので$i_3 = 0$
よって，

$$i_1 = i_2 \quad \cdots\cdots (37)$$

④電流$i_1$が流れることによってコンデンサに蓄えられる電荷$Q$は，
$Q = C(V_i - V_3) = CV_i$であり，

$$i_1 = \frac{dQ}{dt} = C\frac{dV_i}{dt} \quad \cdots\cdots (38)$$

⑤ $V_3 - V_o = Ri_2 \quad \cdots\cdots (39)$
また，(36)式より$V_3 = 0$なので，

$$i_2 = -\frac{V_o}{R} \quad \cdots\cdots (39')$$

⑥(37)(38)(39')式より，$-\dfrac{V_o}{R} = C\dfrac{dV_i}{dt}$となる。これを変形して，

$$V_o = -CR\frac{dV_i}{dt} \quad \cdots\cdots (40)$$

となり，入力信号の時間微分を求める回路となる（入力信号が反転入力端子に入っているため，位相は反転する）。

●時定数$\tau$は$CR$で決まる。

図26 微分回路

$$V_o = -CR\frac{dV_i}{dt}$$

### ONE POINT ADVICE

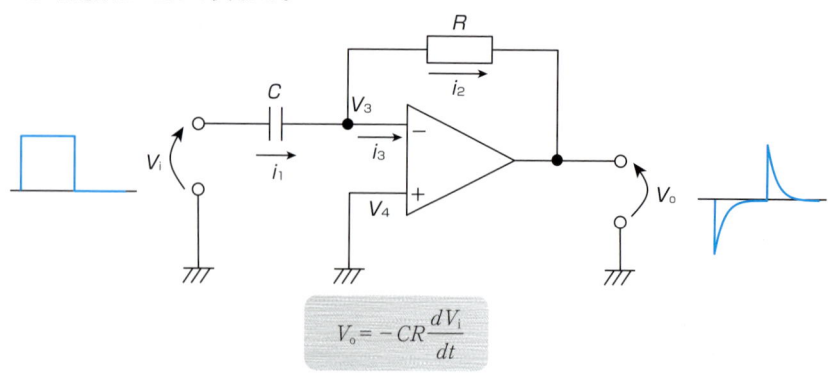

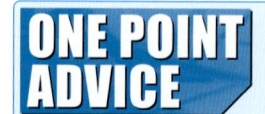

●図25の積分回路のコンデンサと並列に抵抗が入った回路もある。この場合，低周波の領域ではコンデンサのインピーダンスが高くなるため電流は抵抗を通り，反転増幅器として働く。また，高周波領域ではコンデンサのインピーダンスが低くなるため電流はコンデンサを通り，積分回路として働く。

## 10 半導体素子，センサ

- ●サイリスタ ⇒ ゲートパルスでONのタイミングを決める，整流素子
- ●フォトカプラ ⇒ 発光素子である発光ダイオード（LED）と受光素子であるフォトトランジスタがセットになった，光で回路を連結する部品
- ●センサ ⇒ 物理量を電気信号に変換する素子（光，温度，圧力など）
- ●光センサ ⇒ フォトダイオードなど
- ●温度センサ ⇒ 熱電対，測温抵抗体，サーミスタなど
- ●圧力センサ ⇒ ダイヤフラムなどの弾性体の変位を利用（歪みゲージ，静電容量），ピエゾ素子

### サイリスタ（図27）

- ●3端子の整流素子で，整流するタイミングを制御することが可能である。
- ●pnpnまたはnpnpの4層構造になっており，途中にゲートがある。
- ●アノード－カソード間に0.6V以上の電圧がかかっている状態で，さらにゲートに電圧をかけるとアノードからカソードに向けて電流が流れ始める。
- ●アノード－カソード間の電圧を0V以下にすると電流が止まる。ゲート電圧を0Vに下げても電流は止まらない。

図27 サイリスタ

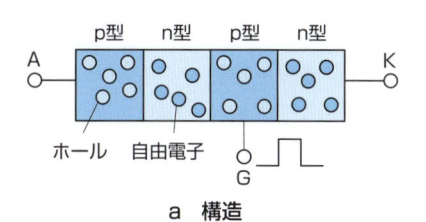

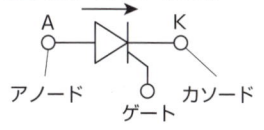

a 構造
b 回路記号

### フォトカプラ（photo coupler）（図28）

- ●発光素子と受光素子を組み合わせた，光で回路を連結するための部品である。
- ●発光素子として発光ダイオード（LED）と受光素子としてフォトトランジスタが用いられている。
- ●フォトカプラによって接続した回路は，電気的に切り離すことができるため，電気的ノイズに強い。

図28 フォトカプラ

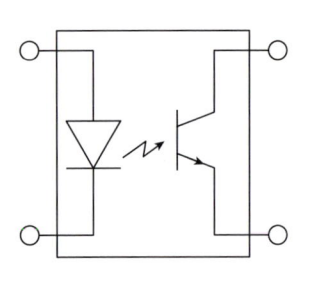

フォトカプラの回路記号

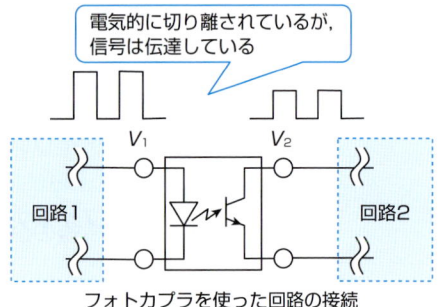

電気的に切り離されているが，信号は伝達している

フォトカプラを使った回路の接続

## センサ(sensor)

- 光，温度，圧力，音などの物理量を電気的信号に変換するものをセンサという。ヒトでいうと目や耳や皮膚に相当する。
- 一般的にセンサからの出力電圧や出力電流は非常に小さいため，増幅する必要がある。

## 光センサ

- 物質に光を当てると，そのエネルギーによって電子が物質の外に飛び出したり（外部光電効果），電子が物質内で励起されたり（内部光電効果）する。このような現象を光電効果という。
- 硫化カドミウム（CdS）は，光を当てると抵抗が変化する。この抵抗変化を利用すると光の強さを計測するセンサとして利用できる。
- フォトダイオードは，ダイオードのpn接合部に光を当てると電流が流れる性質を利用したもので，この電流は光の強さに比例する。

## 温度センサ

- 熱電対：異なる金属線を接続し，ゼーベック効果を利用した温度センサ。
- 測温抵抗体：金属の抵抗値は，温度が低いほど小さく，温度が高いと大きくなるという温度依存性がある。この温度と抵抗値の関係は，ある範囲では比例するため，温度センサとして利用できる。
- サーミスタ：金属酸化物を焼結したもの。温度に対して大きく抵抗が変化するが，温度と抵抗値の関係は非線形である。感度が高く，安価なため，いろいろな場面で使われている。

図29 圧力センサの例

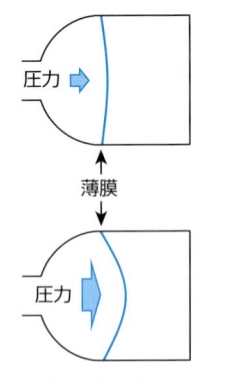

薄膜

薄膜の形状変化を，歪みゲージなどで計測する

## 圧力センサ(図29)

- 薄膜などの弾性体の変位を計測して，電気的信号に変換する。
- 変位を電気的信号に変換するためには，歪みゲージ，静電容量センサなどが利用される。
- ピエゾ素子：圧電効果を利用した電子素子。圧電素子に圧力がかかると電圧を発生する。また，圧電素子に電圧をかけると素子の体積が変化する。

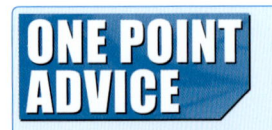

**ONE POINT ADVICE**

- シリコン制御整流素子(silicon controlled rectifier：SCR)はサイリスタの1つである。

電子工学

# 2 通信工学

## TAP & TAP

- 情報の最小単位 ⇒ bit(ビット)
- 無線通信のアンテナ長 ⇒ 波長の4分の1
- 正弦波変調 ⇒ AM, FM, PM
- パルス変調 ⇒ PAM, PWM, PPM
- PCM(パルス符号変調) ⇒ A/D変換, 符号化と変調
- デジタル変調 ⇒ ASK, FSK, PSK
- 多重化方式 ⇒ TDM, FDM, WDM, CDMA

### 補足

**モールス信号(通信)**
- モールス符号による電信通信。1937年にモールス(米)が発明。SOSは、・・・ーーー・・・。

### 用語アラカルト

*1 ビット
bit : binary digit

## 通信理論

- **通信**(communication)とは**信号**(情報)を他に伝えること。**放送**(broadcasting)は信号(情報)を不特定多数に伝えること。
- コンピュータ技術の発展により**通信と放送の融合**が起きている。
- **通信システム**は**情報源**,**符号器**,**変調器**の**送信側**と通信路や記憶媒体を介して**受信側**の**復調器**,**復号器**,**受け手**からなる。
- 符号器,復号器では**変調・復調**さらには通信路等に適した信号に変換する。
- 変調器,復調器では通信路や記憶媒体に適した方式を選ぶ。
- **シャノン**(C.E.Shannon)が「a mathematical theory of communication(通信の数学的理論)」で情報量とその単位を定義した。
- アナログ情報：連続な範囲の任意の値をとる情報。
- デジタル情報：時間,量ともに離散的な形で表される情報。
- **情報量の最小単位**(**ビット**[*1])：2進数の1桁。0か1,無いか有る,偽か真などを表す。

図1 通信系ブロック図

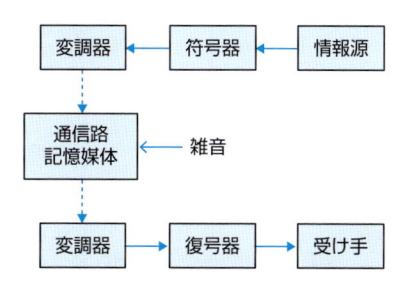

情報源 → 符号器 → 変調器 → 通信路・記憶媒体 ← 雑音 → 変調器 → 復号器 → 受け手

図2 デジタル通信系ブロック図

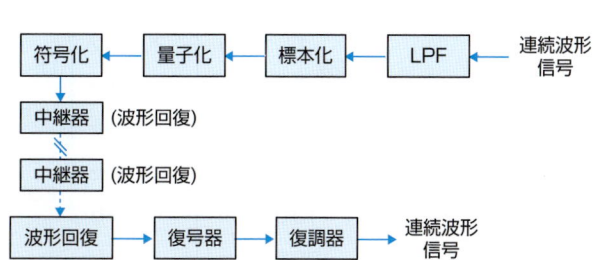

連続波形信号 → LPF → 標本化 → 量子化 → 符号化 → 中継器(波形回復) → 中継器(波形回復) → 波形回復 → 復号器 → 復調器 → 連続波形信号

医用電気電子工学

- **搬送波**やデジタル回路のクロック信号の生成に不可欠なのが**発振回路**。
- **水晶発振回路**：固有振動数をもつ水晶振動子を用いた発振回路。発振周波数が安定している。
- **LC発振回路**：コイル（L）とコンデンサ（C）を用いた発振回路。LとCを変化させることで特定の発振周波数を得られる。水晶発振回路と比べると発振周波数にばらつきがある。
- **符号化**：情報を一定の規則に従って変換すること。データ量の圧縮や暗号化，信頼性向上（誤り訂正など）の効果がある。

## 通信方式と通信路

### 通信方式

- **アナログ通信**：連続値のアナログ信号を送受信する通信。アナログ回路によって実現される。生体信号はほとんどがアナログ信号。
- **デジタル通信**：0と1の2値化された信号を送受信する通信。
- デジタル通信の利点と欠点
  ① 利点
  - **ノイズ**の影響を受けにくい。
  - 信号が減衰しにくい。また，容易に再生成できる。
  - 誤り訂正符号化技術や暗号化技術が容易に使える。

  ② 欠点
  - 回路が複雑になる。
  - パルス信号は幅広い周波数成分を含む。
  - **量子化誤差**や**エイリアシング**などが生じる。

### 通信路

① 有線通信
- 通信路を占有できるため品質のよい通信（高速，高信頼）が可能。

図3 電波の波長と周波数

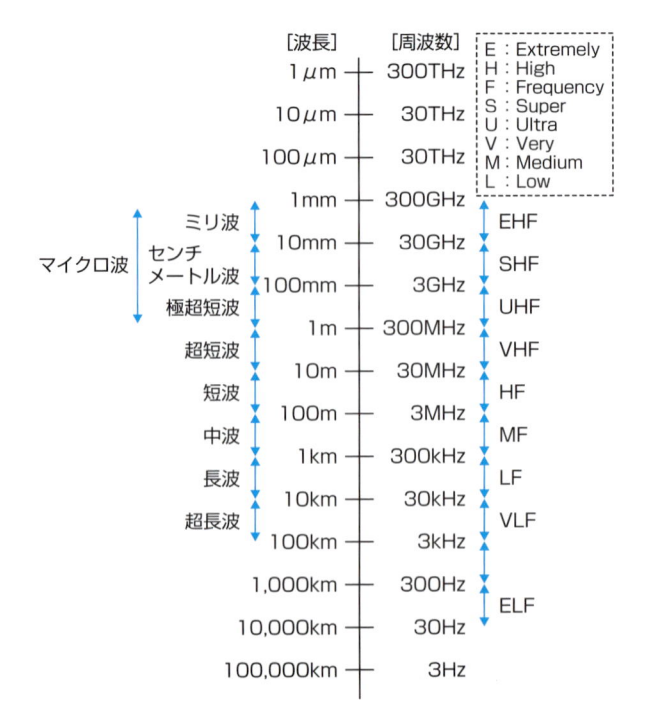

| 波長 | 周波数 | 区分 | 名称 |
|---|---|---|---|
| 1μm | 300THz | | |
| 10μm | 30THz | | |
| 100μm | 30THz | | |
| 1mm | 300GHz | ミリ波 | EHF |
| 10mm | 30GHz | センチメートル波 | SHF |
| 100mm | 3GHz | 極超短波 | UHF |
| 1m | 300MHz | 超短波 | VHF |
| 10m | 30MHz | 短波 | HF |
| 100m | 3MHz | 中波 | MF |
| 1km | 300kHz | 長波 | LF |
| 10km | 30kHz | 超長波 | VLF |
| 100km | 3kHz | | |
| 1,000km | 300Hz | | ELF |
| 10,000km | 30Hz | | |
| 100,000km | 3Hz | | |

（マイクロ波：ミリ波・センチメートル波・極超短波）

E : Extremely
H : High
F : Frequency
S : Super
U : Ultra
V : Very
M : Medium
L : Low

- 情報源と受け手の間を線でつなぐために物理的な制限がある。
- 銅線などの**金属(メタル)線**と**光ファイバ**がある。
- 金属線としては2本の導線からなる**ペアケーブル**，ノイズ等の影響を低減するために撚った**ツイストペアケーブル**，中央の太い信号線のまわりをシールドしてある**同軸ケーブル**などがある。
- **ペアケーブル**は**安価**だが，外部ノイズに影響されやすく，低い周波数の短い距離の送受信に限られる(数m程度)。
- ペアケーブルを改良して外部ノイズからの影響を低減したのがツイストペアケーブル。LANなどの高速デジタル通信でも使われている(数百m程度)。
- 同軸ケーブルは外側をシールドしてあるので，外部からの電気的な干渉をほとんど受けない。幅広い周波帯域で比較的長距離伝送も可能(500m程度)。

**表1 放送等に使われている電波**

| 放送の種類 | 変調方式 | 搬送波の名称 | 搬送波の帯域 |
|---|---|---|---|
| AMラジオ | AM変調 | MF | 531〜1,602kHz |
| FMラジオ | FM変調 | VHF | 76〜90MHz |
| 地上波アナログテレビ | NTSC-J[※1] | VHF | 90〜108MHz |
|  |  | UHF | 170〜222MHz |
| 地上波デジタルテレビ | ISDB-T[※2] | UHF | 470〜770MHz |
| BSアナログテレビ | NTSC-J | SHF | 12GHz |
| BSデジタルテレビ | ISDB-S[※3] |  |  |

※1 NTSC-J：映像は残留側帯波，負極性振幅変調。音声はFM変調
※2 ISDB-T：符号化方式はMPEG2。直角位相振幅変調
※3 ISDB-S：符号化方式はMPEG2。位相偏移変調

- **光ファイバ**は直径数百μm程度の石英ガラスやプラスチックでできた伝送路で，これを皮膜し束ねたものが**光ファイバケーブル**。
- 光ファイバでは**レーザ**や**LED**などの光を伝送する。
- 光ファイバでは光の減衰が少なく，外部からノイズの影響も受けないため超長距離通信や多重化技術による高速大容量通信が可能(無中継で数km以上)。

### ②無線通信

- **無線通信**とは**電波通信**のことを指す。広義の意味の無線通信としては**光通信**や**超音波通信**などがある。
- 電波通信では音声や映像などの信号波を特定周波数の**搬送波**に乗せて送受信する。
- 搬送波に信号波成分を乗せることを**変調**とよび，変調された電波を**変調波**とよぶ。
- 変調波から搬送波成分を取り除き，信号波だけを取り出すことを**復調**とよぶ。変調と復調は対になっている。
- 変調波は信号波や搬送波の性質，通信の仕様などによって適切な変調・復調方式を選ぶ必要がある。
- 搬送波の周波数によって性質が異なる。一般的に周波数が高いほど**直進性**が高まり，周波数が低いほど**回折**しやすい。

**補足**

**プラチナバンド**
- 携帯電話では700〜1,000[MHz]と1.5〜2[GHz]が利用されている。周波数の低い電波のほうが障害物を回折できるために電波到達性が高い。そのために700〜1,000MHz帯がGHz帯と比べて電波が届きやすいためにプラチナバンドとよばれる。

③**アンテナ**
- 基本的にアンテナの長さは**波長λの2$^n$倍**($n = \cdots, -2, -1, 0, 1, 2, \cdots$)。
- 波長 $\lambda = \dfrac{光速}{周波数} = \dfrac{3.0 \times 10^8 [\text{m/s}]}{周波数[\text{Hz}]}$
- FM放送90MHzの場合 $\lambda = \dfrac{3.0 \times 10^8 [\text{m/s}]}{90 \times 10^6 [\text{Hz}]} \fallingdotseq 3.3 [\text{m}]$ なので受信に適するアンテナ長は1.6m, 80cmなどとなる。

**補足**

**デジタル変調はPCMと偏移変調**
- デジタル変調はPCMとASK, FSK, PSKなどの偏移変調方式。

## 変調方式

- 変調する信号がアナログの場合を**アナログ変調**, デジタルの場合を**デジタル変調**とよぶ。
- 搬送波が**正弦波**(連続波)の場合と離散した**パルス波**の場合がある。
- 搬送波が**正弦波**の場合, **振幅**, **周波数**, **位相**, パルス波の場合, **振幅**, **幅**, **位置**のどのパラメータに信号波を重畳するかで変調方式が決まる。

## アナログ通信の変調・復調方式(表2)

### 振幅変調(AM：amplitude modulation)(図4)
- 搬送波と信号波を合成し, 信号波の変化で搬送波の**振幅**を変化させる方式。
- **中波帯ラジオ放送**は振幅変調方式を使っているために**AMラジオ**などとよぶ。
- 簡単な回路で実現できるが**ノイズ**の影響を受けやすい。
- 振幅変調の復調は半波整流した波形をローパスフィルタに通して搬送波を遮断して信号波だけを取り出せる。
- 搬送波の振幅$V_c$に対する信号波の振幅$V_s$の比 $m = \dfrac{V_s}{V_c}$ を**変調度**とよび, $m=1$のときを**完全変調**, $m>1$のときを**過変調**という。

表2 変調方式の分類

| 搬送波 | 変調対象 | | 変調方式 | |
|---|---|---|---|---|
| | | | アナログ変調 | デジタル変調 |
| 正弦波 | 振幅 | | 振幅変調(AM) | 振幅偏移変調(ASK) |
| | 角度 | 周波数 | 周波数変調(FM) | 周波数偏移変調(FSK) |
| | | 位相 | 位相変調(PM) | 位相偏移変調(PSK) |
| | 振幅・位相 | | 直交振幅変調(QAM) | |
| パルス | 振幅 | | パルス振幅変調(PAM) | |
| | 時間 | 幅 | パルス幅変調(PWM) | |
| | | 位置 | パルス位置変調(PPM) | |
| | 符号化 | | | パルス符号変調(PCM) |

**図4 振幅変調**

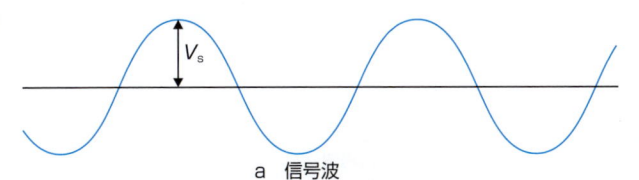

a 信号波

$v_s = V_s \sin(2\pi f_s t)$
$V_s$：信号波振幅
$f_s$：信号波周波数

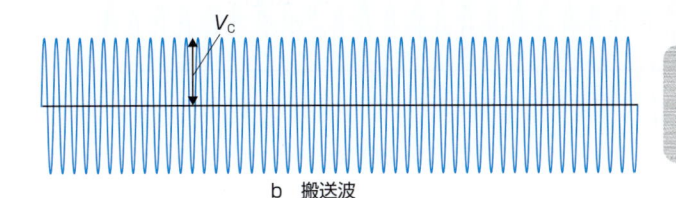

b 搬送波

$v_c = V_c \sin(2\pi f_c t)$
$V_c$：搬送波振幅
$f_c$：搬送波周波数

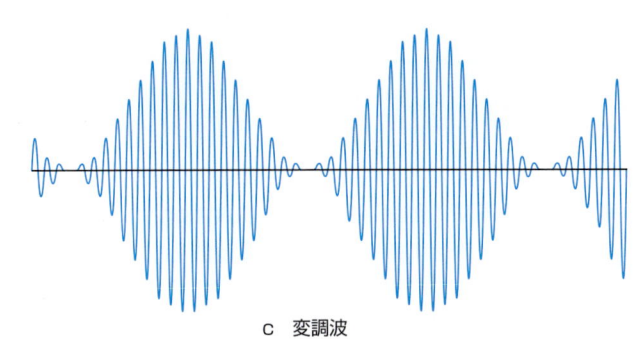

c 変調波

$V_{AM} = V_c \left(1 + \dfrac{V_s}{V_c} \sin(2\pi f_c t)\right)$

$v_{AM} = V_{AM} \sin(2\pi f_c t)$

変調度：$m = \dfrac{V_s}{V_c}$

$V_{AM}$：搬送波振幅
$f_c$：搬送波周波数

- 振幅変調された変調波の周波数成分は**搬送波周波数$f_c$と信号波の周波数成分$f_s$だけ上下に移動した$f_c \pm f_s$の周波数成分**を有する。
- $f_c + f_s$の成分を**上側帯**，$f_c - f_s$を**下側帯**とよび，**搬送波電力$P_c$および上側帯電力$P_u$**と，**下側帯電力$P_l$**の関係は

$$P_u = P_l = \dfrac{m^2 P_c}{4} \text{ [W]}$$

総電力$P$は，

$$P = P_c \left(1 + \dfrac{m^2}{2}\right) \text{[W]}$$

となる。

### ■角度変調（angle modulation）

- 振幅変調に対して振幅は変化せず**周波数**や**位相**の**角度成分**に信号波を重畳する変調方式。
- 振幅変調方式に比べてノイズの影響を受けにくく，質のよい通信が可能。

**図5** 周波数変調

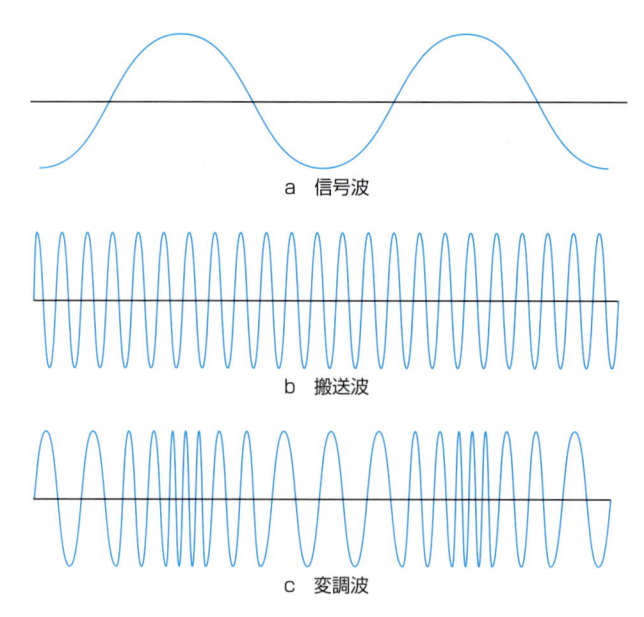

a 信号波

b 搬送波

c 変調波

① **周波数変調**（FM：frequency modulation）
- 振幅は変化させず搬送波の**基準周波数**を中心に，元の信号波の変化に比例して搬送波の周波数を変化させて信号を伝える変調方式。
- 搬送波の瞬時周波数 $f_c(t)$ を信号波 $f_s(t)$ に応じて変化させる。
- 信号波 $v_s$，搬送波 $v_c$ から周波数変調波 $v_{FM}$ は

$$v_{FM} = V_c(\sin 2\pi f_c t + m_f \sin 2\pi f_s t)$$

となる。

- $m_f$ を**周波数変調指数**といい，$m_f = \dfrac{\Delta f}{f_s}$ で表され，変調の度合いを表す。

- $\Delta f$ は最大周波数偏移といい，搬送波の周波数 $f_c$ と周波数変調波の周波数 $f_{FM}$ とのずれを表す。

- 変調波の瞬時周波数は $f_c - f_s < f_{FM} < f_c + f_s$ の間で変化する。

**図6** 位相変調

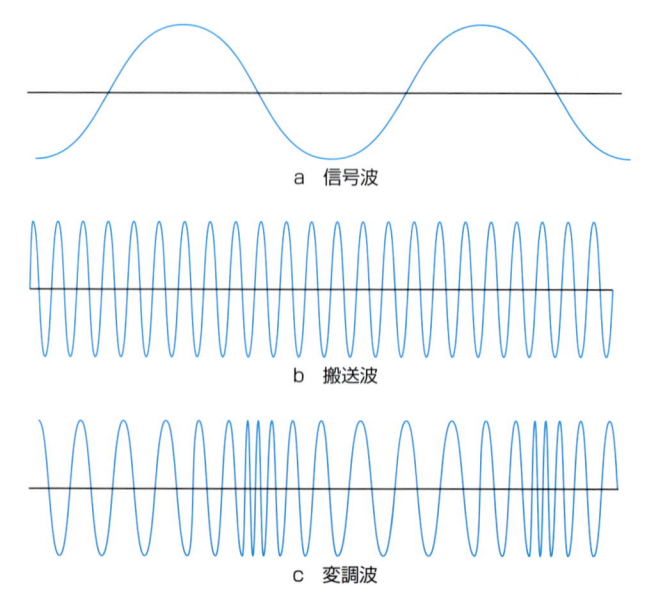

a 信号波

b 搬送波

c 変調波

②位相変調（PM：phase modulation）
- 信号波を微分した後に周波数変調回路を通すと位相変調波になる。

### ■パルス変調
- 搬送波として**周期的なパルス波**を用いる変調方式。時間的には不連続。
- 信号波はパルスの振幅や幅，位置などで表される。

①**パルス振幅変調**（PAM：pulse amplitude modulation）
- 信号波の振幅を**パルス波の振幅**で表す変調方式。
- **アナログ時分割多重方式**などに用いられる。

②**パルス幅変調**（PWM：pulse width modulation）
- 信号波の振幅を**パルス波の幅**で表す変調方式。

③**パルス位置変調**（PPM：pulse position modulation）
- 信号波の振幅を**パルスの時間的な位置**で表す方式。
- パルス位相変調（pulse phase modulation）ともいう。

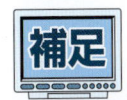

> **補足**
>
> **パルス変調はアナログ変調**
> - PAM，PWM，PPMなどのパルス変調は標本化は行われるが連続値を取るのでアナログ変調である。一方，デジタル変調はPCMと各種偏移変調方式（ASK，FSK，PSKなど）である。

図7　パルス変調方式の代表例

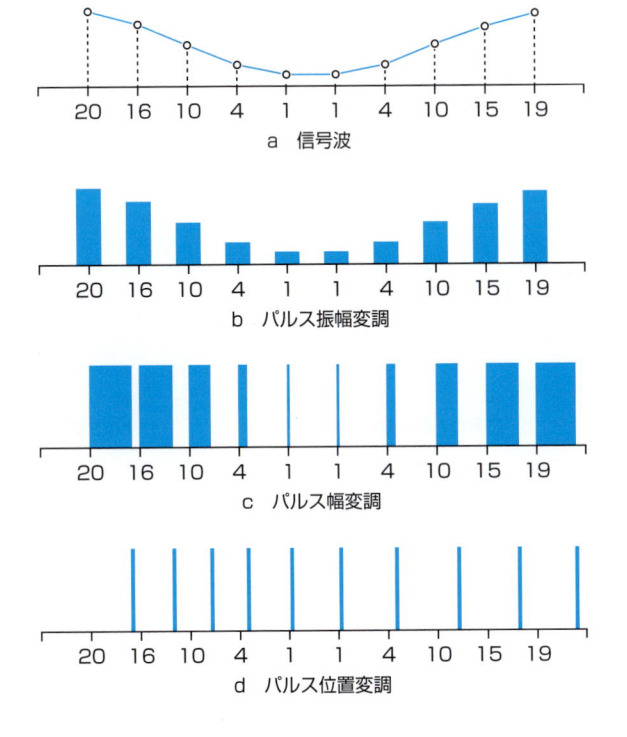

a　信号波
b　パルス振幅変調
c　パルス幅変調
d　パルス位置変調

### ■デジタル通信
- **アナログ信号**を**AD変換器**で**標本化（サンプリング）**と**量子化**により**デジタル信号**に変換し通信する。
- 標本化や量子化については「信号処理」（p.341）を参照。

### ■パルス符号変調(PCM：pulse code modulation)
- デジタル変調方式。符号化も兼ねている。基本的にはアナログ/デジタル変換(A/D変換)のことを指す。
- 雑音やひずみの影響を受けにくい。
- 量子化の階調が少ないと量子化雑音が大きくなる。

### ■振幅偏移変調(ASK：amplitude shift keying)
- PCMの2進符号を1つの搬送波に乗せ，2つの振幅の搬送波で表す方式。
- 通常，符号1に対して振幅を一定値とし，符号0に対して振幅ゼロとする。

**図8　振幅偏移変調(ASK)**

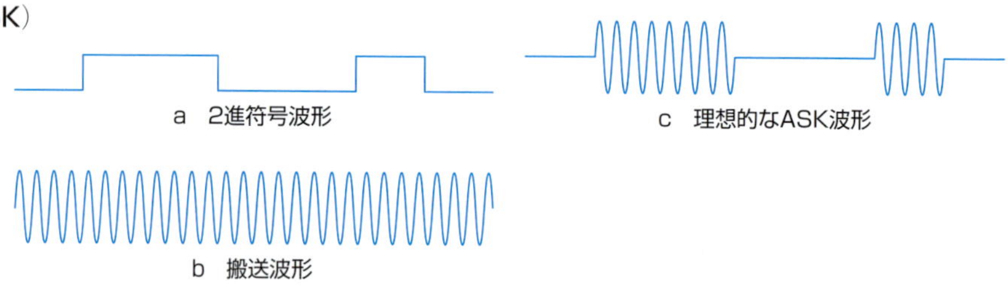

a　2進符号波形

c　理想的なASK波形

b　搬送波形

### ■周波数偏移変調(FSK：frequency shift keying)
- 周波数の異なる2つの搬送波を用いて一方を2進符号の1，他方を2進符号の0とする方式。
- 2つの周波数が離れているほど分離は容易になるが伝送帯域幅が広くなる。

**図9　周波数偏移変調(FSK)**

a　符号1を表す波形(低周波形)

c　2進符号波形

b　符号0を表す波形(高周波形)

d　cの2進符号を表すFSK波形

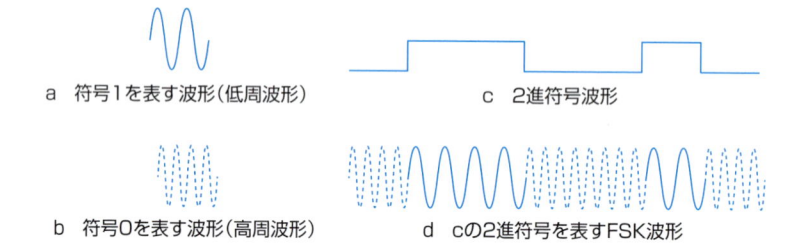

### ■位相偏移変調(PSK：phase shift keying)
- 位相が180°異なる2つの正弦波によって+1と-1の双極性パルスを高い周波数に推移させて伝送する方式(二位相偏移変調(BPSK))。
- 位相の異なる4つの正弦波を用いる四位相偏移変調(QPSK)や相対的な位相変化を用いる差分位相偏移変調(DPSK)などがある。
- 日本の各デジタル放送などで使われている変調方式。

**図10　位相偏移変調(PSK)**

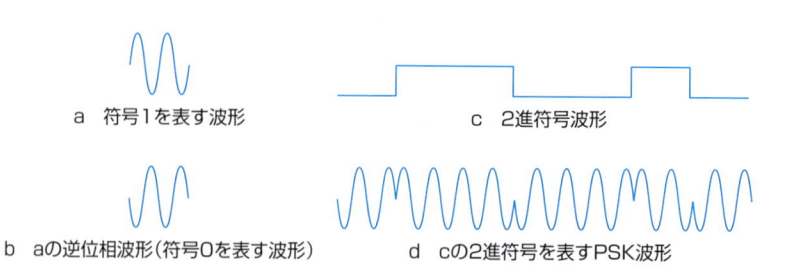

a　符号1を表す波形

c　2進符号波形

b　aの逆位相波形(符号0を表す波形)

d　cの2進符号を表すPSK波形

### ■直角位相振幅変調（QAM：quadrature amplitude modulation）
- 互いに独立した2つの搬送波の振幅と位相を変化させて伝送する方式。
- 日本の地上デジタル放送で使われている変調方式。

## 多重化技術・多重通信方式

### ■時分割多重（TDM：time division multiplexing）
- 一定の短い時間隔ごとにチャネルを切り替えて複数の信号を送る。
- 複数チャネルのデジタル信号や符号化された音声信号など複数ビットずつ，時間をずらして配置し順番に並べる方式。
- 送信側では多重化装置（MUX：multiplexer）で多重化し，受信側では分離装置（demultiplexer）で分離，復元する。

### ■周波数分割多重（FDM：frequency division multiplexing）
- 変調器で周波数を変化させ，いくつかの搬送波周波数を同一の伝送路で同時に伝送する方式。
- アナログ伝送に適する。

### ■波長分割多重（WDM：wavelength division multiplexing）
- 波長の異なる複数の光信号を光ファイバで同時に伝送する方式。
- 異なる種類の信号やプロトコル通信を重畳させることができる。
- DWDMやCWDMなどに用いられている。

### ■符号分割多重（CDMA：code division multiple access）
- 符号を変えて多重化する方式。
- 多数チャネルの信号を送る際に発信者ごとにデジタル符号を割り当て，符号情報を信号に混ぜて伝送するため，それぞれが混ざり，雑音状の信号として届く。
- 携帯電話や衛星通信，軍事用暗号通信などに使われている。

【参考文献】
1) 日本臨床工学技士教育施設協議会 監, 中島章夫 編著：第14章 通信. 臨床工学講座 医用電子工学, p.213-259, 医歯薬出版, 2009.
2) 日本臨床工学技士教育施設協議会 監, 酒井順哉 著：第8章 データ通信とネットワーク. 臨床工学講座 医用情報処理工学, p.133-162, 医歯薬出版, 2010.
3) 平松敬二：通信方式, コロナ社, 1985.
4) 志村正道：コンピュータシステム, オーム社, 2005.
5) 小野哲章 ほか編, 星野 洋 著：IX 医用電子工学. 臨床工学技士標準テキスト, 第2版, p.151-187, 金原出版, 2012.
6) シスコシステムズ：シスコネットワークアカデミーCCNA1 受講ガイド, ソフトバンクパブリッシング, 2005.

情報処理工学

# 1 電子計算機

## TAP & TAP

- ●コンピュータの4大要素　⇒　CPU，記憶装置，入力装置，出力装置
- ●処理速度
  ⇒　レジスタ＜キャッシュ＜メインメモリ＜HDD＜BD・DVD・CD
- ●CPUの性能　　　　　⇒　処理容量（bit），クロック周波数（Hz），アーキテクチャ
- ●DRAM　　　　　　　⇒　記憶素子はコンデンサ→放電のためにリフレッシュ（再書込み）
- ●SRAM　　　　　　　⇒　記憶素子はフリップフロップのためデータは安定している
- ●フラッシュメモリ　　⇒　EEP-ROMの一種
- ●ネットワークの考え方　⇒　OSI参照モデルとTCP/IPモデル
- ●IPアドレス（IPv4）は0から255までの4つの数字をピリオドで区切って表す
  例：192.168.100.254　など

### ハードウェア

●コンピュータは**入力装置**，**中央処理装置**（CPU：central processing unit），**記憶装置**，**出力装置**で構成される。

### 入力装置

●**入力装置**はさまざまなデータや命令をコンピュータに入力する装置。
●入力装置には**キーボード**，**ポインティングデバイス**（**マウス**，タッチパネル，タッチパッドなど），ラインスキャナ（OMR：optical mark reader，バーコードリーダなども含む），イメージスキャナ（OCR：optical character reader，QRコードリーダなども含む），音声入力装置などがある。

図1　コンピュータの構成

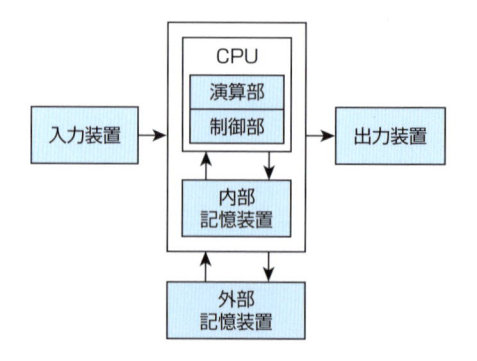

図2 入力装置

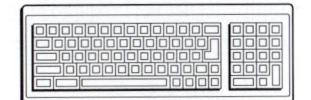

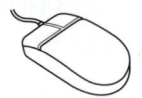

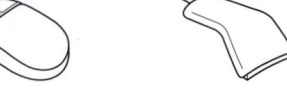

a キーボード　　b ポインティングデバイス　　c ラインスキャナ
　　　　　　　　　（マウス）　　　　　　　　（バーコードリーダ）

## CPU

- CPUはコンピュータの中枢部で，コンピュータの性能を大きく左右する。
- 中央処理装置の処理性能は処理系やデータバス等の**処理容量**(bit)，**クロック周波数**(Hz)，**アーキテクチャ**などに左右される。
- 中央処理装置は演算処理を行う**演算部**とシステム全体の制御を行う**制御部**で構成される。
- **演算部**は**算術論理演算装置**（ALU：arithmetic and logic unit），**レジスタ群**，**浮動小数点演算装置**などで構成される。
- **制御部**の**制御装置**（CU：control unit）は命令の読み出し，デコーダによる命令の解読・実行，データ転送・制御用のバスインターフェースなどシステム全体を制御する。

## 記憶装置

- **内部記憶装置**と**外部補助記憶装置**とに大別される。

### ■内部記憶装置

- **半導体記憶装置**（**メモリ**[*1]）であり，CPUが直接コントロールする**キャッシュ**や**主記憶**（**メインメモリ**）などがある。
- 半導体記憶装置はアクセスが高速で，容量あたりの単価が高い。
- 内部記憶装置には**ROM**(read only memory)，**RAM**(random access memory)がある。

> **用語アラカルト**
>
> [*1] **メモリ**
> 半導体記憶装置のことをメモリとよぶ。大きくROMとRAMがある。ROMには再書き込みなどの拡張によりPROM，EPROM，EEPROMがある。RAMにはDRAMとSRAMがある。

表1 記憶装置と性能

| 記憶装置 | 記憶容量 | 処理速度 |
| --- | --- | --- |
| レジスタ | 1kB〜 | 〜10ns |
| 1次キャッシュメモリ | 32kB〜128kB | 20ns〜60ns |
| 2次キャッシュメモリ | 64kB〜512kB | 50ns〜80ns |
| メインメモリ | 32MB〜数GB | 100ns〜200ns |
| ハードディスク | 数GB〜数TB | 〜10ms |
| CD, DVD, BD | 600MB〜100GB | 〜100ms |

### ①ROM(read only memory)

- ROMは当初は作成時にデータが書き込まれ，その書き込まれたデータを**読み出すだけの記憶装置**であった。
- ROMは**不揮発性**であり，電圧供給がなくてもデータは消失しない。
- ROMを改良し，利用者が1度だけ書き込みできる**PROM**(programmable ROM)，紫外線照射による消去後に再書き込みができる**EPROM**(erasable PROM)，書き込める回数に制限があるが電気的に消去・再書き込みがで

きる**EEPROM**（electrically EPROM）が使われている。
- **USBメモリ**などに使われている**フラッシュメモリ**はEEPROMの一種であり，外部記憶装置としても利用される。

#### ②RAM（random access memory）
- RAMは読み書きが自在にできるが，電源供給がなくなると**記憶内容が消失**する。
- RAMには**SRAM**（static RAM）と**DRAM**（dynamic RAM）がある。
- **SRAM**では記憶素子として**フリップフロップ**が用いられ，状態が安定しているために繰り返し再書き込み（リフレッシュ）を行う必要がない。非常に高速だが，容量あたりの価格が高い。CPUなどの**レジスタ**や**キャッシュ**として使われている。
- **DRAM**では記憶素子として**コンデンサ**が用いられ，時間が経過すると放電するために**繰り返し再書き込み（リフレッシュ）**を行う必要がある。SRAMよりはアクセススピードが遅く，複雑な制御が必要である。しかし，他の記憶装置に比べると高速なため，**主記憶装置（メインメモリ）**として用いられる。

**表2 各種半導体記憶装置（メモリ）の性質**

| | 種類 | 記憶保持 | 書込 | 速度 | 高集積化 |
|---|---|---|---|---|---|
| ROM | ROM（masked ROM） | ○ | × | △ | ○ |
| | PROM（programmable ROM） | ○ | △※3 | △ | △ |
| | EPROM（erasable PROM） | ○ | △※4 | △ | △ |
| | EEPROM（electrically EPROM） | ○ | ○ | △ | ○ |
| RAM | SRAM（static RAM） | △※1 | ◎ | ◎ | × |
| | DRAM（dynamic RAM） | ×※2 | ◎ | ○ | ○ |

※1　電源が必要
※2　電源とリフレッシュが必要
※3　書き込みは1度限り
※4　紫外線などで消去が必要

### ■外部記憶装置
- 外部記憶装置は内部記憶装置と比べてアクセス速度などは遅いが記憶容量が大きく，記憶媒体を着脱できる（**リムーバブルメディア**）。
- 外部記憶装置の種類としては**半導体外部記憶装置**，**磁気記憶装置**，**光記憶装置**，**光磁気記憶装置**などがある。
- 記憶容量は大きい順に**HDD**＞**BD**＞**DVD**＞**CD**＞**FD**となる。**MO**はFDとDVDの間に相当する。
- アクセス速度は一般に記憶容量と**反比例**する（アクセス時間は比例する）。
- 記憶装置をより大容量で信頼性の高い装置とするための技術として**RAID**（redundant array of inexpensive disks）がある。

### ■半導体外部記憶装置
- 半導体外部記憶装置としてはEEPROMの一種である**フラッシュメモリ**を利用した**USBメモリ**や**各種メモリメディア**，**SSD**（solid state drive）などがある。
- フラッシュメモリを利用した各種メモリメディアとしては，**コンパクトフラッシュ**，**スマートメディア**，**SDメモリカード**，**マルチメディアカード**，

メモリスティックなどがある。容量は数MBから数百GBまで幅広くある。
- SSDはハードディスクドライブの代わりに半導体記憶素子を使った装置のことで，フラッシュメモリを使った**flash SSD**やDRAMを使った**RAM disk**などがある。
- SSDの利点はアクセスが速く，省電力，衝撃に強いなどである。欠点は高価でflash SSDの場合は書き込み回数の制限があり，RAM diskの場合は記憶保持のために電源供給やリフレッシュ動作が必要である。

### ■磁気記憶装置

- 磁気記憶装置は磁気で読み書きを行う記憶装置で，主な装置として**ハードディスクドライブ**（HDD），フロッピーディスクドライブ（FDD），ZIPなどがある。
- HDDは金属ケースの中に記憶媒体の磁気ディスク，磁気ヘッド，モータ，制御回路などが組み込まれ，磁気ディスクを高速に回転させ，磁気ヘッドで読み込み，書き込みを行う記憶装置。
- HDDの容量は**数十GB〜数TB**。アクセス速度は半導体メモリより遅く，**CDドライブ**，**DVDドライブ**などの**リムーバブルドライブ**よりは高速。
- FDはプラスチックフィルムに磁性体を塗布した磁気記憶媒体で，数MB（2HD：1.44MB）の容量をもつ。2000年頃までは主要なリムーバブルメディアだったが，容量の小ささやアクセス速度の遅さ，耐久性の低さなどからCDやUSBメモリなどのリムーバブルメディアに取って代わられた。

### ■光記憶装置

- 光記憶装置はレーザ光を用いて読み書きを行う記憶装置で**CDドライブ**や**DVDドライブ，ブルーレイディスク（BD）ドライブ**がある。
- 書き込まれたデータの読み込みだけができるものをROM，書き込みを自由にできるものをRAM，1度だけ書き込みのできる「−R」，制限下で再書き込みが可能な「−RW」がそれぞれCDとDVDにあり，BDには「−R」と再書き込みが可能な「−RE」がある。また，DVDにはほかに「＋R」，「＋RW」などの規格もある。
- 1枚あたりの容量はCDで約700MB，DVDだと約5GB，BDなら25〜100GBである。

### ■光磁気記憶装置

- 光磁気記憶装置は光による熱で磁化方向を変えることで書き込みを行い，読み込みは磁気によって行う。この機構を使ったのが**光磁気ディスク（MO）ドライブ**である。

## 出力装置

- 出力装置はコンピュータの処理結果を出力する装置で，**ディスプレイ**（モニタ），**プリンタ**，X-Yプロッタ，音声装置（スピーカ，ヘッドフォンなど）などがある。
- ディスプレイとしては**陰極線管**（CRT：cathode ray tube）**ディスプレイ**，**液晶ディスプレイ**（LCD：liquid crystal display），プラズマディスプレイパネル（PDP：plasma display panel），有機／無機EL（electro-luminescence）ディスプレイなどがある。

---

**補足**

**ハードディスク装置**
- パソコンでは本体に内蔵されているが外部補助記憶装置である。

- ディスプレイの性能は縦横の画面の大きさと**ドットの数**(**画素数**)，画素あたりの表現できる**色の数**，**明暗比**，**画面切替速度**などで評価される。
- プリンタには**レーザプリンタ**，**インクジェットプリンタ**，昇華プリンタ，感熱プリンタ，ドットインパクトプリンタなどがある。
- プリンタの性能は印刷速度や色数のほかに印刷物の**点の密度**(**dpi**：dots per inch：1インチあたりの点の数)で評価される。

## 入出力インターフェース(I/Oインターフェース)

- 入出力装置や外部記憶装置などとコンピュータ本体を接続する部分を**入出力(I/O)インターフェース**とよび，機能ごとに規格化されている。
- I/Oインターフェースには信号線が1本で1ビットずつ送受信する**シリアルインターフェース**と，複数の信号線で同時に複数ビットを送受信する**パラレルインターフェース**がある。
- シリアルインターフェースとしては**マウス**や**キーボード**を接続する**PS/2**，汎用の**RS-232C**や**USB**(universal serial bus)などがある。
- パラレルインターフェースとしては高速な送受信が可能で，ハードディスクなどの接続に使われる**SCSI**(small computer system interface)や，8ビット単位のデータを一度に送受信する**セントロニクス**(centronics)がある。

図3　入出力インターフェース　背面パネルの例

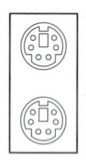

a　PS/2端子(シリアル)
キーボードやマウス用

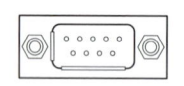

b　RS-232C端子(シリアル)
さまざまなデータの入出力用として使われていた

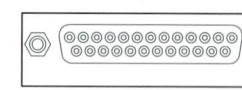

c　セントロニクス端子(パラレル)
プリンタ端子ともよばれる8bitのパラレル端子

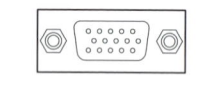

d　アナログRGB端子
モニタ用RGB出力端子

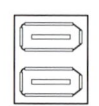

e　IEEE1394端子(シリアル)
高速なデジタル信号端子のためにデジタルビデオカメラとの接続などに用いられる

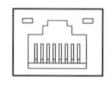

f　RJ-45端子(シリアル)
LAN端子ともよばれるネットワークの有線接続用端子

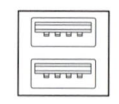

g　USB端子(シリアル)
標準的なシリアル端子。マウス，キーボードからハードディスクまでさまざまなものに利用

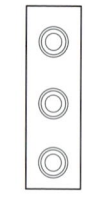

h　オーディオ入出力端子

## ソフトウェア

- 現在のコンピュータは**プログラム内蔵方式**の**デジタルコンピュータ**であり，開発者の名前から**ノイマン型コンピュータ**とよばれる。
- プログラムのことを**ハードウェア**に対して**ソフトウェア**とよぶ。
- ソフトウェアは大きく**システムソフト**と**アプリケーションソフト**に分類される。

図4 ハードウェアとソフトウェア

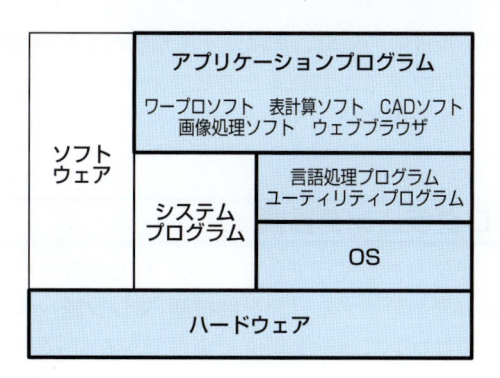

- プログラムは処理の手順等を記述したもので，それを設計・作成することがプログラミングである。また，プログラムを作成するのに使うのが**プログラミング言語**である。

## オペレーティングシステム(OS)

- **システムソフト**の中でコンピュータ全体を制御・管理等を行う**基幹ソフト**を**オペレーティングシステム**(OS)という。
- OSの代表例はUNIX，Linux，マイクロソフト社のWindows（Windows XP，Windows 7など），アップル社のMac OSなどがある。
- OSの役割は**システム制御**，**実行管理**，**ファイル管理**，**入出力制御**に大別される。
- 実行管理にはジョブ管理，タスク管理，割り込み制御，メモリ管理などがある。
- ファイル管理ではコンピュータ上でのデータやプログラムなどの最小単位のファイルを階層的なディレクトリ（フォルダ）というグループで階層管理している。

表3 OSの基本機能

| 役割の種類 | 処理・管理・制御 |
|---|---|
| システム制御 | 開始処理，装置管理，障害管理，終了処理 |
| 実行管理 | ジョブ管理，タスク管理，プロセス管理，メモリ管理，割り込み制御 |
| ファイル管理 | ファイル操作，ファイル管理，ディレクトリ管理 |
| 入出力制御 | 外部機器制御，通信ネットワーク制御 |

表4 ファイルの種類と拡張子

| 拡張子 | ファイルの種類 |
|---|---|
| .txt | テキストファイル |
| .doc(x) | Microsoft Wordで作成したファイル(docxは2007以降) |
| .csv | 個々のデータをカンマで区切った表計算用汎用テキストファイル |
| .xls(x) | Microsoft Excelで作成したファイル(xlsxは2007以降) |
| .ppt(x) | Microsoft Power Pointで作成したファイル(pptxは2007以降) |
| .pdf | Adobe社が開発した印刷ドキュメント用ファイル |
| .jpg | JPEG形式の画像ファイル |
| .bmp | ビットマップ形式の画像ファイル |
| .htm(l) | ハイパーテキスト形式のファイル。Webページのファイル形式 |
| .exe | 実行可能なファイル。この拡張子をもつウイルスも多い |

●ファイルはその種類ごとにファイル名のあとの拡張子で管理・分類される。拡張子はファイル名のあとのピリオド(.)＋文字列で表される。文字列は3文字の場合が多い。

## プログラミング言語

●コンピュータが実行できるのは0, 1の2進数の信号だけであり，2進数表示で命令等を記述する言語を**機械語(マシン語)**という。
●機械語はコンピュータが直接実行できるが，2進数で表示されているため，人間にはわかりにくく，大規模プログラミングには不向きである。
●人間にもわかりやすいように機械語の命令をそれぞれ英単語の略語によって表した**ニモニックコード**を用いた**アセンブリ言語**が開発された。
●**ニモニックコード**などで書かれた**アセンブリ言語**のプログラムを機械語に変換するのが**アセンブラ**である。
●アセンブリ言語でも人間にはわかりにくいので，人間の使う言語により近い記述ができる高水準言語が開発された。
●**高水準言語**は利用目的に応じてさまざまなものが開発された。

①**手続き型言語**：処理方法や手順などを逐次記述する言語。
　・**FORTRAN**：科学技術計算用に多く利用。
　・**COBOL**：事務処理用として開発・利用。
　・**C**：システム記述用として開発・利用。UNIXでは標準的な言語。
　・**Java**：マルチプラットフォーム用として開発・利用，オブジェクト指向の言語。
②**関数型言語**：関数の形で記述し，関数の評価によって実行する言語。
　・**LISP**：リスト処理言語で，人工知能分野で利用。
③**論理型言語**：論理学の規則に従い事実と定理から推論によって処理する言語。
　・**Prolog**：論理プログラミング言語で，人工知能分野で利用。
④**オブジェクト指向言語**：データと処理手続きを一体化したオブジェクトで処理を行う言語。プログラムを多数で開発する場合に有効。
　・**C++**：システム記述用のCにオブジェクト指向の要素を付加。
　・**Java**：サン・マイクロシステムズ社が開発したマルチプラットフォームの言語。手続き型の特徴も有する。
⑤**マークアップ言語**：特別な文字列のタグで囲い，文字情報などを記述する言語。
　・**HTML**：ウェブページを記述するためのマークアップ言語。
　・**LaTeX**：文書組成ソフトウェア。文書の組成をタグで行う。

●高水準言語で記述されたソースプログラムを一括して実行可能な機械語のオブジェクトファイルに変換するのが**コンパイラ**である。
●一方，ソースプログラムの命令を1ステップずつ逐次機械語に変換して実行するのが**インタプリタ**である。
●**コンパイラ**は**一括**して機械語にするために処理の高速化等をコンパイラで実現できる。そのために高速な実行が可能である。
●**インタプリタ**は**逐次処理**のため，プログラムを途中まで実行できるのでプログラミングが容易である。しかし，実行速度は遅い。

## ■プログラミング

- プログラミングの際には**処理手順**（**アルゴリズム**）を明確にする必要があり，図的にアルゴリズムを表現したのが**流れ図**（**フローチャート**）である。
- フローチャートは矢印などで指示のない限り上から下，左から右に進む。基本的な流れ図は直線型，分岐型，繰り返し型に分けられる。
- 複雑な流れ図では部分的にこの基本型に分類すれば理解しやすい。

**表5** フローチャートの代表的な記号とその意味

| 名前 | 記号 | 意味 |
|---|---|---|
| 端子 | （角丸長方形） | プログラムの開始や終了 |
| 線 | ｜ or ↓ | プログラムの流れ |
| 処理 | （長方形） | 任意の種類の処理 |
| データ | （平行四辺形） | データの入出力またはデータ |
| 準備 | （六角形） | 変数の宣言や初期値の設定 |
| ループ端 | （台形） | ループ端の開始とループ端の終了 |
| 判断 | （ひし形） | 条件による場合わけ |

**図5** 基本的な流れ図

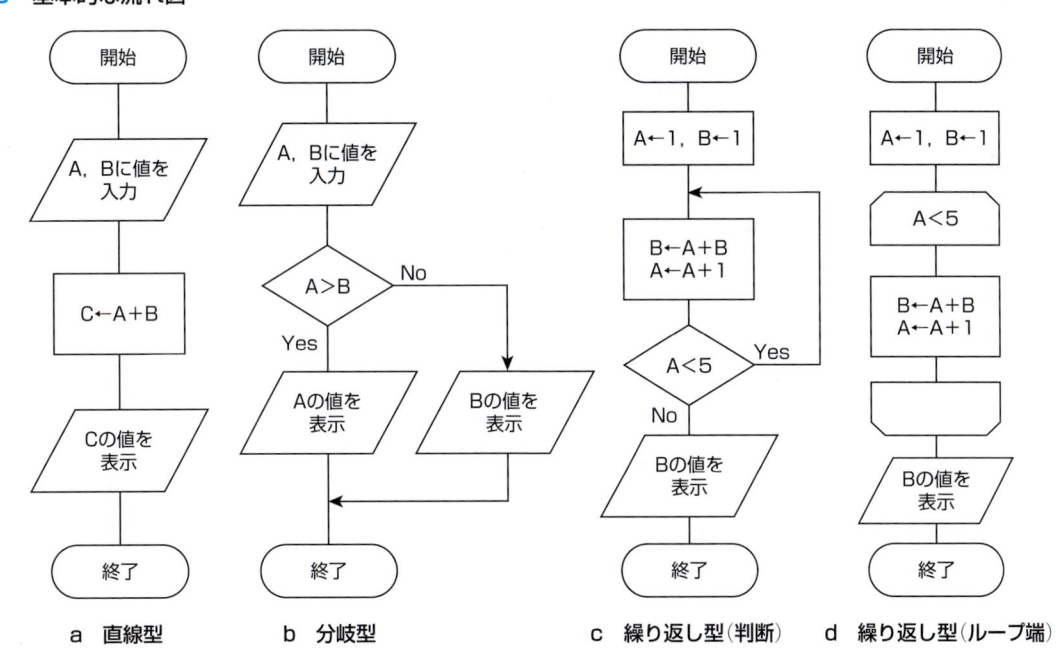

a 直線型　　b 分岐型　　c 繰り返し型（判断）　　d 繰り返し型（ループ端）

## ■アプリケーションソフトとユーザインタフェース

- **アプリケーションソフト**は**応用ソフト**ともよばれ，特定の用途，目的，業務のために作られたソフトウェアの総称。

表6 アプリケーションソフトの種類とその代表例

| 種類 | 代表例 |
|---|---|
| ワープロソフト | Microsoft Word, 一太郎 |
| 表計算ソフト | Microsoft Excel, Lotus 1-2-3 |
| プレゼンソフト | Microsoft Power Point, Keynote |
| オフィススイート | Microsoft Office, OpenOffice.org |
| ウェブブラウザ | Microsoft Internet Explorer, Firefox, Apple Safari |
| グラフィックソフト | Adobe Photoshop[※1], Macromedia FreeHand[※2] |

※1 ペイント系, ※2 ドロー系

- コンピュータの高機能化により**ユーザインタフェース**が向上し，ほとんどのアプリケーションソフトでは映像と**ポインティングデバイス**を使って直感的な操作ができる**GUI**(graphical user interface)機能を有する。
- 主な種類としては**ワープロソフト**，**表計算ソフト**，**プレゼンテーションソフト**，**ウェブブラウザ**，**電子メールソフト**などがある。
- **ワープロソフト**は美しい体裁の文書を手早く作成することを目的としたソフトウェア。多彩な文字の修飾やさまざまな書式で表示印刷することが可能。
- **表計算ソフト**は数値の集計，分析を目的としたソフトウェア。セルとよばれるマス目に数値や計算式を入力し縦横にさまざまな演算やグラフを表示できる。
- **プレゼンテーション（プレゼン）ソフト**は発表用のスライドや配布資料などを作成するためのソフトウェア。
- 一般的によく使われるワープロソフト，表計算ソフト，プレゼンテーションソフトなどをセットにしたのが**オフィススイート（オフィスソフト）**。
- **ウェブブラウザ**は**HTML言語**で記述されたファイルを表示するソフトウェアで，**Webサイトの閲覧**などに利用される。マルチメディアなさまざまなファイル形式を扱えるように機能の追加ができる。
- **電子メールソフト**は電子メールの閲覧，作成，送受信するソフト。
- **グラフィックソフト**には画像データの加工等を行う**ペイント系**と線や図形を使って作成する**ドロー系**がある。

## ネットワーク

### コンピュータネットワークの伝送路

- コンピュータネットワークをつないで信号を送受信するには伝送路（通信回線）が必要であり，有線回線と無線回線がある。
- 有線回線の種類は性能の低いほうから**ツイストペアケーブル**，**同軸ケーブル**，**光ファイバケーブル**がある。
- ツイストペアケーブルは絶縁物で被覆した2本の銅線をより合わせて外部からのノイズの影響を低減させているメタル回線。
- 安価なので電話回線などに使われている。
- ツイストペアケーブルはデジタル信号の減衰が大きいので，ペアケーブルをさらに2本か4本より合わせて外部ノイズの低減や周波数特性を向上してLANの主要な回線として使われている。伝送可能距離は100m程度。
- ツイストペアケーブルにはシールドのない**UTP**(unshield twisted pair)とまわりを金属膜で被い電磁シールドした**STP**(shield twisted pair)がある。
- STPは外部ノイズの多い工場や，より高速な通信が必要なところで使われている。

表7 無線LANの規格とその特徴

| 規格 | 最大速度(Mbps) | 周波数(Hz) | 特徴 |
|---|---|---|---|
| IEEE802.11a | 54Mbps | 5G | 障害物に弱い。屋外使用不可 |
| IEEE802.11b | 11Mbps | 2.4G | 障害物に強い。屋外使用可。電子レンジなど他の機器との電波干渉あり |
| IEEE802.11g | 54Mbps | 2.4G | |
| IEEE802.11n | 300Mbps | 2.4G, 5G | 通信距離が長い。高速通信，高安定性 |

- 同軸ケーブルは中心に太めの銅線がありそのまわりを順に絶縁体，シールド用銅線メッシュ，絶縁体で覆ってある。
- 中心の銅線は外部からの電気的干渉を受けないために周波数帯域がきわめて広い。伝送可能距離は500m程度。
- 光ファイバケーブルは数百μmの光ファイバを束ねたもので，レーザやLEDを光源として信号を伝える。
- 光ファイバケーブルでは外部からの電磁ノイズを受けず，光の減衰も非常に少なく，超高速通信が長距離で可能。
- マルチモードで2km程度，シングルモードだと15km程度の伝送が可能。
- 無線回線としては無線LAN用として2.4GHz帯と5GHz帯があり，IEEE802.11a，b，g，nの4種類の規格がある。

### ■インターネット接続サービス

- モデム（modulator and demodulator）は音声を伝送するアナログ電話回線を使って，デジタル信号を音声帯域のアナログ信号に変調・復調してデジタル通信を実現している。
- モデムによる通信は逐次必要なときにダイヤルアップ接続を行う。モデムの性能は14.4kbpsから56kbpsであるが，**アナログ回線**のために実際の通信速度はその10分の1程度。

**補足**

**DICOM**
- 医用画像とそれを送受信する機器間の通信プロトコルなどの標準規格。

図6 モデム－アナログ回線とDSU－デジタル回線（ISDN）

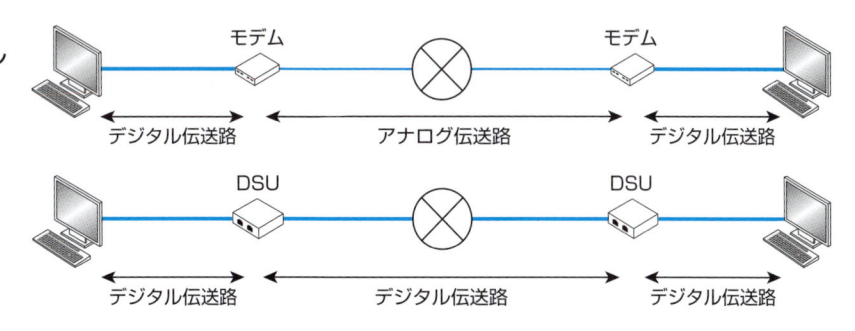

図7 ADSL回線とスプリッタ，ADSLモデム

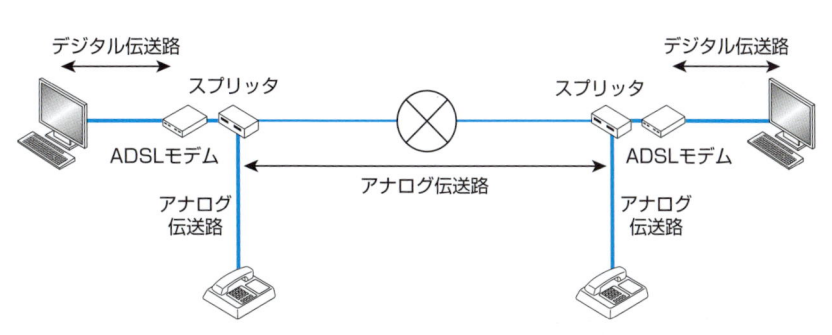

- **ISDN**(integrated services digital network：デジタル総合サービス網）は**デジタル回線**でデジタル信号を直接送受信する。通信速度は64kbps～128kbpsで，デジタル回線のためほとんどロスなく送受信できる。
- アナログ電話回線はダイヤル接続していないときでも各家庭と電話交換局までの間は接続されている。それを利用して常時接続サービスが提供されている。
- アナログ電話回線の通話で使わない帯域を使って提供されているのが**デジタル加入者線**（DSL：digital subscriber line）サービス。
- 音声帯域以外を使っているために回線速度は保証されず，電話交換局との距離などで左右される。
- DSLサービスの中で上りと下りで回線速度の異なるサービスが**ADSL**（asymmetric digital subscriber line：非対称デジタル加入者線）。
- 既存の電話回線を使うことで，安価で高速な常時接続インターネット環境が提供できている。
- 交換局などからの距離に関係なく，高速で安定したデジタル通信サービスを提供するために，**光ファイバケーブル**を各家庭まで接続しようとするのが**FTTH**（fiber to the home）である。そのことから光ファイバケーブルによるデジタル加入者線サービスのこともFTTHとよぶようになった。
- 無線によるインターネット接続サービスとしては，**PHS**（personal handy-phone system）や**携帯電話**を利用したサービスのほかに**デジタルデータ通信専用のWiMAX**（worldwide interoperability for microwave access）などがある。

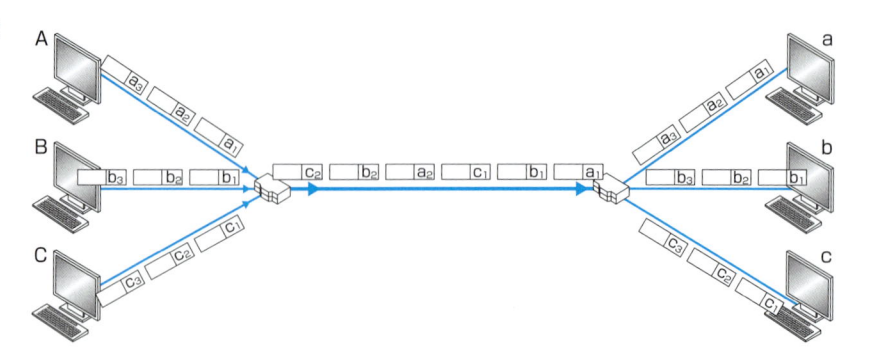

### ■ネットワークの基礎技術
- 一般にネットワークはインターネット接続サービスや専用回線などを介してつなぐ**広域ネットワーク**（**WAN**：wide area network）と**構内ネットワーク**（**LAN**：local area network）の2種類がある。

図8 パケット通信の概念

**図9** ネットワークの結合方式

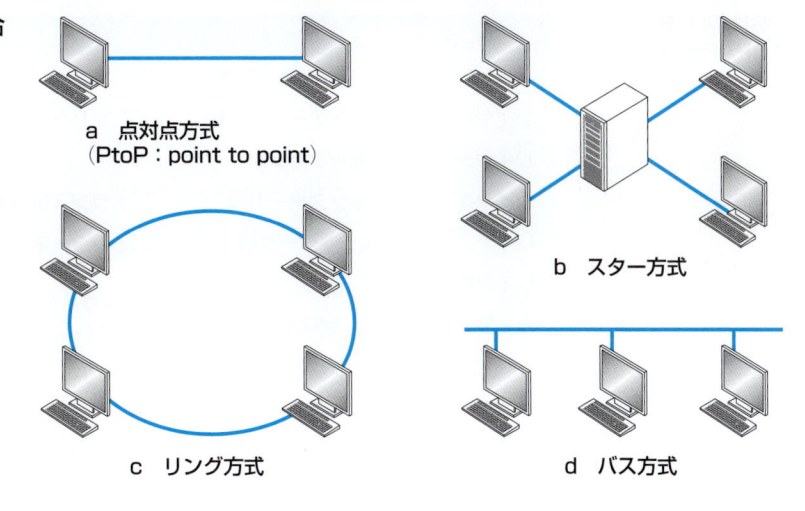

a 点対点方式（PtoP：point to point）
b スター方式
c リング方式
d バス方式

- デジタル通信ではデータを一定量に分割して送受信を行う。この塊を**パケット**（packet：小包）といい，パケットには適宜アドレスが付加され送付先に届けられる。データをパケットにすることで回線を占有せず，共有することが可能。
- ネットワークの接続方式は点対点，スター，リング，バスの方式がある。
- LANとして最も使われているのが**イーサネット**（ethernet）で，結合方式はバス方式，伝送制御方式は**CSMA/CD**（carrier sense multiple access with collision detection：**キャリア検知多重アクセス/衝突検出**）方式でノード間の最長距離が2.5km，最大接続数が1,024台である。
- CDMA/CD方式とは各コンピュータがバスに流れているキャリアを検出し，自分宛の情報のみ受け取り，キャリアがないときに送信する方式。
- イーサネットではツイストペアケーブルのほかに同軸ケーブルや光ファイバケーブルなどの規格があり，伝送速度としては10，100，1,000，10,000Mbpsがある。
- **光ファイバケーブル**によるネットワークを**FDDI**（fiber distributed data interface）とよぶ。
- コンピュータネットワークを実現するためには通信プロトコルが不可欠。
- プロトコルは**OSI**（**open system interconnection**）**参照モデル**や**TCP/IPモデル**のレイヤ（層）に分けて規定されている。
- イーサネットはレイヤ2データリンク層のプロトコルである。
- インターネットで使われているTCP/IPはTCP/IPモデルを基に設計されている。
- **TCP**（transmission control protocol）は双方向のデータ通信を提供するプロトコル。
- **IP**（internet protocol）はIPアドレスを含んだパケットを宛先まで運ぶためのプロトコル。
- IPアドレスには現在主流の**IPv4**と，今後利用される**IPv6**の2種類。
- IPv4は8ビット×4桁の32ビットアドレスで，0から255までの数字をピリオドで区切って4つの数字で表現する。
    ⇒ IPv4のアドレス例：192.168.10.254

## ONE POINT ADVICE

**イーサネットの呼称と意味**

100 BASE−T
 ①    ②    ③

①：伝送速度（10, 100, 1,000, 10,000）[Mbps]
②：伝送方式（BASE：データの変調をしないベースバンド方式）
③：伝送媒体（5, 2, T, F）5, 2：同軸ケーブル，T：UTP，F：光ファイバ

100BASE-T = UTPで100Mbps，ベースバンド方式のイーサネット

表8 OSI参照モデルとTCP/IPモデル

| OSI参照モデル | | TCP/IPモデル |
|---|---|---|
| レイヤ7 | アプリケーション層 | アプリケーション層 |
| レイヤ6 | プレゼンテーション層 | |
| レイヤ5 | セッション層 | |
| レイヤ4 | トランスポート層 | トランスポート層 |
| レイヤ3 | ネットワーク層 | インターネット層 |
| レイヤ2 | データリンク層 | ネットワークアクセス層 |
| レイヤ1 | 物理層 | |

- IPv4のアドレスでは効率よく使ったとしても**32ビットアドレス**なので$2^{32}$=**約43億個**しかない。**IPアドレスの枯渇**に対応するために**IPv6**が制定。
- IPv6は16進数4桁（16ビット）×8桁の**128ビットアドレス**で，0000からFFFFまでを：（コロン）で区切って表現する。16進数4桁の先頭の0は省略できる。
  ⇒ IPv6のアドレス例　3ffe：1900：6545：3：230：f804：7ebf：12c7

## ■ネットワーク接続機器

- ネットワーク上を流れるパケットデータを効率よく伝送するために**リピータ**，**ブリッジ**，**ルータ**，**ゲートウェイ**などのネットワーク接続機器がある。
- **リピータ**（**repeater**）は**レイヤ1物理層**のデバイスで，伝送路の物理的な制限を延長するためにビットレベルで再生性やタイミング調整を行う機器。
- **ハブ**（hub）はリピータと同様に信号の再生成やタイミング調整のほかに複数のポートを有し，ネットワークに接続する機器を増やすことができる。
- **ブリッジ**（**bridge**）はネットワークを接続する機器で，**レイヤ2データリンク層**までのプロトコルに基づいて中継。MAC（物理）アドレスによる**フィルタリング機能**を有する。
- **ルータ**（**router**）は**レイヤ3ネットワーク層**までのプロトコルに基づいてネットワーク間を中継。ブリッジの機能に加えIPアドレスを判断してどの経路に流すかを判断する**ルーティング機能**を有する。
- **ゲートウェイ**（**gateway**）はすべてのレイヤのプロトコルを認識し，異なるプロトコルや媒体のネットワークと接続し，通信を可能にする装置。

## ■インターネットサービスと各種サーバ

- インターネットの各種サービスはすべて**プロトコル**によって定義され，サーバによってサービスが提供されている。

表9 インターネットの各種サービスとプロトコル

| サービス名 | プロトコル |
|---|---|
| 電子メール | SMTP(simple mail transfer protocol) |
| | POP(post office protocol) |
| | IMAP(internet message access protocol) |
| ホームページ | HTTP(hyper text transfer protocol) |
| ファイル転送サービス | FTP(file transfer protocol) |
| ドメイン名変換サービス | DNS(domain name server) |

表10 マルウェアの種類と特徴

| マルウェア | 特徴 |
|---|---|
| スパム | 迷惑メール，ジャンクメール，バルクメール |
| スパイウェア | ソフトの利用状況や個人情報などを無断に収集する |
| コンピュータウイルス | プログラムに寄生し，自分のコピーを他のプログラムに寄生させたり，プログラムを改変したりする。さらにネットワークなどを介して他のコンピュータにも入り込んでいく。日々改変されている |
| ワーム | 独立したプログラムで，感染するファイルは不要。ほかはウイルスと同様 |

### ■セキュリティとファイヤウォール

- インターネットの普及に従い，**ネットワークの機密性**，**安全性**を保持するための**セキュリティ技術**が重要になってきた。
- 機密性を保持するための技術が暗号技術であり，通信やファイルなどに用いることで機密性を保つことができる。
- マルウェアは**コンピュータウイルス**や**ワーム**，**スパイウェア**，**スパム**などの**不正で迷惑なソフトウェア**を指す。
- 受信者が望まないメール（ダイレクトメールやチェーンメールなど）の事を**スパム**，**ジャンクメール**，**バルクメール**などとよぶ。回線負荷を上げてネットワークトラブルの原因にもなる。
- **マルウェア**は日々改変されており**ウイルス対策ソフト**や**ファイヤウォール**などでの対策が不可欠である。
- **ウイルス対策ソフト**はマルウェアの特徴をとらえ，それにマッチするファイルを検索し，対策を行うソフト。特徴が記述されているのが定義ファイルなどといわれるもので日々更新する必要がある。
- **ファイヤウォール**はネットワークによる外部との接続を監視し，不正なプログラムの進入を防御する機能あるいはその機能を有するソフトウェア。ネットワークを利用するソフトウェアを制限したり，アクセスするIPアドレスを制限したりする。

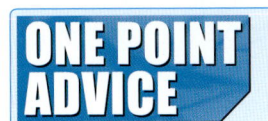

### ONE POINT ADVICE

- 電源がOFFでも記憶が保持されるのがROM。記憶が保持されないのがRAM。DRAMにはさらに定期的なリフレッシュ動作が必要。
- ネットワークセキュリティを高めるのはファイヤウォールやウイルス対策ソフト，ソフトウェアのバージョンアップなど。

【参考文献】
1) 日本臨床工学技士教育施設協議会 監，鶴田陽和 著：第4章 コンピュータの基本構成．臨床工学講座 医用情報処理工学，p.45-69，医歯薬出版，2010．
2) 日本臨床工学技士教育施設協議会 監，鶴田陽和 著：第5章 コンピュータの動作原理．臨床工学講座 医用情報処理工学，p.71-87，医歯薬出版，2010．
3) 日本臨床工学技士教育施設協議会 監，鶴田陽和 著：第6章 プログラミングの基礎．臨床工学講座 医用情報処理工学，p.89-107，医歯薬出版，2010．
4) 日本臨床工学技士教育施設協議会 監，酒井順哉 著：第8章 データ通信とネットワーク．臨床工学講座 医用情報処理工学，p.133-162，医歯薬出版，2010．
5) 日本臨床工学技士教育施設協議会 監，中島章夫 著：第14章 通信．臨床工学講座 医用電子工学，p.213-259，医歯薬出版，2009．
6) 情報処理学会 編，塩沢秀和 著：第7章 アプリケーションソフトウェア．IT Text Linux演習，p.119-146，オーム社，2005．
7) 志村正道：コンピュータシステム，オーム社，2005．
8) 小野哲章 ほか編，小山裕徳 著：Ⅹ 情報処理工学．臨床工学技士標準テキスト，第2版，p.188-202，金原出版，2012．
9) シスコシステムズ：シスコネットワークアカデミーCCNA1受講ガイド，ソフトバンクパブリッシング，2005．

# 2 情報処理

情報処理工学

### TAP & TAP

- 2の補数 ⇒ 0と1を反転した1の補数に1加える
- 画像表現 ⇒ RGBカラーはモノクロの3倍
- 画像ファイル ⇒ bitmap，JPEG，GIF，TIFFなど
- 論理演算の基本回路 ⇒ 論理否定，論理積，論理和
- 否定論理和，否定論理積
  ⇒ すべての論理回路を表せる
- デジタル信号 ⇒ 標本化と量子化
- 標本化定理 ⇒ 標本化周波数は最高周波数の2倍以上
- フィルタ ⇒ 医療系では遮断フィルタ
- dB（デシベル） ⇒ 電力：10dBで10倍，20dBで100倍
  電流，電圧：20dBで10倍，40dBで100倍
- 加算平均 ⇒ $M$回の加算平均でSN比は$\sqrt{M}$倍，雑音は$\frac{1}{\sqrt{M}}$
- 移動平均 ⇒ 高域フィルタ

## 10進数と2進数，8進数，16進数

- **10進数**：各桁が0から9の数字で表記される。9に1加わると桁上がりが生じる。
- **2進数**：各桁が0と1の数字で表記される。1に1加わると桁上がりが生じる。
- **8進数**：各桁が0から7の数字で表記される。7に1加わると桁上がりが生じる。**2進数3桁が8進数1桁に相当する。**
- **16進数**：各桁が0から9とAからFまでの16種類の文字で表記される。Fに1加わると桁上がりが生じる。**2進数4桁が16進数1桁に相当する。**

表1　10進数と2進数，8進数，16進数

| 10進数 | 2進数 | 8進数 | 16進数 | 10進数 | 2進数 | 8進数 | 16進数 |
|---|---|---|---|---|---|---|---|
| 0 | 0000 | 0 | 0 | 8 | 1000 | 10 | 8 |
| 1 | 0001 | 1 | 1 | 9 | 1001 | 11 | 9 |
| 2 | 0010 | 2 | 2 | 10 | 1010 | 12 | A |
| 3 | 0011 | 3 | 3 | 11 | 1011 | 13 | B |
| 4 | 0100 | 4 | 4 | 12 | 1100 | 14 | C |
| 5 | 0101 | 5 | 5 | 13 | 1101 | 15 | D |
| 6 | 0110 | 6 | 6 | 14 | 1110 | 16 | E |
| 7 | 0111 | 7 | 7 | 15 | 1111 | 17 | F |

表2　2進数の桁の重み

| $2^n$ | 桁の重み | $2^n$ | 桁の重み | $2^n$ | 桁の重み | $2^n$ | 桁の重み |
|---|---|---|---|---|---|---|---|
| $2^{12}$ | 4096 | $2^7$ | 128 | $2^3$ | 8 | $2^{-1}$ | 0.5 |
| $2^{10}$ | 1024 | $2^6$ | 64 | $2^2$ | 4 | $2^{-2}$ | 0.25 |
| $2^9$ | 512 | $2^5$ | 32 | $2^1$ | 2 | $2^{-3}$ | 0.125 |
| $2^8$ | 256 | $2^4$ | 16 | $2^0$ | 1 | $2^{-4}$ | 0.0625 |

### ■進数変換

#### ①整数（10進数→2進数）

●10進数を商が0になるまで繰り返し割る。その余りを下位から順に記述すれば2進数に変換できる。

例：10進数の201を2進数に変換
201÷2＝100余り1（下位）　　12÷2＝6余り0
100÷2＝50余り0　　　　　　6÷2＝3余り0
50÷2＝25余り0　　　　　　　3÷2＝1余り1
25÷2＝12余り1　　　　　　　1÷2＝0余り1（上位）
10進数の201は，2進数で表すと1100 1001。

#### ②小数（10進数→2進数）

●10進数の小数点以下に対して2を掛けて，小数点以下が0になるか同じ数字が出てくるまで繰り返す。積の値の1を上位から順に並べると2進数に変換できる。

例：10進数の0.8125を2進数に変換
0.8125×2＝1.625
0.625×2＝1.25
0.25×2＝0.5
0.5×2＝1.0
10進数の0.8125は，2進数で表すと0.1101。

#### ③整数（2進数→10進数）

●2進数の各桁の重みは下位から順に$2^0$, $2^1$, $2^2$, $2^3$, …すなわち1，2，4，8，…の桁になる。各桁の数値が1のところだけの桁の重みを足せば10進数に変換できる。

例：2進数の1001 0110を10進数に変換
1　0　0　1　0　1　1　0
$2^7$ $2^6$ $2^5$ $2^4$　$2^3$ $2^2$ $2^1$ $2^0$
$2^7＋2^4＋2^2＋2^1＝128＋16＋4＋2＝150$
2進数の1001 0110は，10進数で表すと150。

### ④小数（2進数→10進数）

●2進数の各桁の重みは上位から順に$2^{-1}$，$2^{-2}$，$2^{-3}$，$2^{-4}$，…すなわち0.5，0.25，0.125，0.0625，…の桁になる。各桁の数値が1のところだけの桁の重みを足せば10進数に変換できる。

例：2進数の0.1011を10進数に変換

  0. 1 0 1 1
   $2^{-1}$ $2^{-2}$ $2^{-3}$ $2^{-4}$

  $2^{-1}+2^{-3}+2^{-4}=0.5+0.125+0.0625=0.6875$

  2進数の0.1011は，10進数で表すと0.6875。

●1以上の小数は整数部分と小数部分に分けて進数変換すればよい。

### ⑤整数（10進数→8進数，16進数）

●**解法①**：10進数を2進数に変換したときと同様に8または16で割り，商が0になるまで繰り返す。余りを下位から順に並べる。

例：10進数201を8進数，16進数に変換する。

 ［解］8進数の場合      16進数の場合
  201÷8＝25 余り 1（下位）  201÷16＝12 余り 9（下位）
  25÷8＝3  余り 1     12÷16＝0 余り 12＝C（上位）
  3÷8＝0   余り 3（上位） （10進数12を16進数で表すとC）
       A. 311         A. C9

●**解法②**：10進数を2進数に変換し，8進数なら2進数3桁，16進数なら4桁をそれぞれの1桁に変換する。桁数が3または4で割り切れない場合は上位の桁に0を加える。

例：10進数201を8進数，16進数に変換する。

 ［解］10進数を2進数で表すと1100 1001（変換方法は前頁を参照）

  8進数の場合  （桁数が足りないので0を追加）
   下位から3桁ずつ変換する（下位）001→1 001→1 0 11→3（上位）
                   A. 311

  16進数の場合
   下位から4桁ずつ変換する（下位）1001→9 1100→C（上位）
                  A. C9

●**2進数の1の補数**：足してすべての桁が1になる数。各桁で0と1を反転した数になる。

●**2進数の2の補数**：足してすべての桁が0になる数。1の補数に1を加えた数になる。この補数を使うと足し算で引き算が行える。

例：8ビット2進数1001 0110の1の補数と2の補数を求める。

  1の補数：0110 1001
  2の補数：0110 1001＋1＝0110 1010

例：8ビット2進数の引き算を補数を使って実現する。

  1100 1001－1001 0110＝1100 1001＋0110 1010＝0011 0011

表3 2進化10進符号（BCDコード）

| 10進数 | BCD | 10進数 | BCD | 10進数 | BCD |
|---|---|---|---|---|---|
| 0 | 0000 | 10 | 0001 0000 | 100 | 0001 0000 0000 |
| 1 | 0001 | 11 | 0001 0001 | 101 | 0001 0000 0001 |
| 2 | 0010 | 12 | 0001 0010 | 102 | 0001 0000 0010 |
| 3 | 0011 | 13 | 0001 0011 | 103 | 0001 0000 0011 |
| 4 | 0100 | 14 | 0001 0100 | 104 | 0001 0000 0100 |
| 5 | 0101 | 15 | 0001 0101 | 105 | 0001 0000 0101 |
| 6 | 0110 | 16 | 0001 0110 | 106 | 0001 0000 0110 |
| 7 | 0111 | 17 | 0001 0111 | 107 | 0001 0000 0111 |
| 8 | 1000 | 18 | 0001 1000 | 108 | 0001 0000 1000 |
| 9 | 1001 | 19 | 0001 1001 | 109 | 0001 0000 1001 |

## 2進化10進符号

- 2進化10進符号（BCDコード：binary coded decimal code）：2進数と10進数を簡単に変換できるようにするために2進数4桁で10進数1桁を表現する符号方式。
- 1010から1111までを使わないために情報量としては無駄があるが，2進数と10進数の変換が容易なために表示機などでよく使われている。

## 情報表現

- ビット（bit：binary digit）：2進数の1桁を表す。**情報量**の最小単位。
- バイト（byte，B）：2進数8桁を表す。すなわち8ビットを意味する。符号なしで0～255，符号ありの場合 −128～127を表す。**半角**英数字の1文字分の文字コードに相当する。
- ワード（Word，W）：2バイトを表す。**全角**仮名漢字などの1文字分の文字コードに相当する。
- 補助単位：k（キロ），M（メガ），G（ギガ），T（テラ），P（ペタ）

表4 ビット，バイトと数

| ビット数 | バイト数 | 情報量 | 符号なし | 符号あり |
|---|---|---|---|---|
| 4 | 0.5 | 16 | 0～15 | −8～7 |
| 8 | 1 | 256 | 0～255 | −128～127 |
| 16 | 2 | 65,536 | 0～65,535 | −32,768～32,767 |
| 32 | 4 | 4,294,967,296 | 0～4,294,967,295 | −2,147,483,648～2,147,483,647 |

表5 倍数接頭語（物理量とデジタル量）

| 倍数接頭語 | 物理量 | デジタル量 |
|---|---|---|
| k（キロ） | $10^3 = 1,000$ | $2^{10} = 1,024$ |
| M（メガ） | $10^6$ | $2^{20}$ |
| G（ギガ） | $10^9$ | $2^{30}$ |
| T（テラ） | $10^{12}$ | $2^{40}$ |
| P（ペタ） | $10^{15}$ | $2^{50}$ |

## 文字表現

- **文字コード**：コンピュータではすべての文字や数字は規格コード化されている。1バイト（7, 8ビット）の**半角コード**と2バイト（16ビット）の**全角コード**がある。
- **半角（1バイト）コード**：7または8ビットの1バイト内でコードされたもの。**ASCIIコード**や**JIS半角コード**がある。
- **ASCIIコード（ISO7ビットコード）**：英大小文字，数字，記号の100程度を7ビットコード化したもの。最も古いコード。1ビットの**パリティビット**を加えて使われる。
- **JIS半角コード（JIS X 0201）**：ASCIIコードに**半角カタカナ**を加えて8ビットでコード化したもの。
- **全角（2バイト）コード**：日本語の漢字などをコード化するために2バイト（16ビット）使ってコード化したもの。**JIS漢字コード**や**EUCコード**，**ユニコード（Unicode）**などがある。

## 誤り検出

- データの転送や記憶の際にノイズなどによりデータが誤る場合がある。
- データの誤りを検出する方法として**パリティチェック**（parity check）がある。
- 1の数が奇数になるようにパリティビットを加える**奇数パリティ**と偶数になるように加える**偶数パリティ**とがある。どちらを利用するかは前もって設定しておく必要がある。
- **パリティビット**だけでは誤り検出はできるがその誤りを訂正することはできない。誤りを検出した場合は再送を依頼する。
- **パリティビット**に加えて**パリティデータ**を適切に加えることで，誤り検出してさらに誤り訂正も可能である。

**表6** パリティチェック（偶数パリティ，奇数パリティ）

奇数パリティ

| データ | パリティ |
| --- | --- |
| 1001110 | 1 |
| 1100001 | 0 |
| 1101011 | 0 |
| 1100001 | 0 |
| 1011010 | 0 |

偶数パリティ

| データ | パリティ |
| --- | --- |
| 1110011 | 1 |
| 1101000 | 1 |
| 1101001 | 0 |
| 1101101 | 1 |
| 0011111 | 1 |

←パリティデータ

## 画像表現

- **画像情報**は**原色数**と**階調**，**画素数**で表現される。
- 原色数は原色数1の**モノクロ**と**赤（R）緑（G）青（B）**の3色で表すカラーがある。
- 階調はビット数（$n$）または色の数（$N$）で表し，モノクロの場合$N=2^n$，RGBカラーの場合$N=2^{n\times 3}$となる。

  例：モノクロ256階調で1,024×1,024画素の画像データの容量（byte）を求めよ。

  256階調＝$2^8$＝8ビット＝1バイト

  1バイト×1,024×1,024＝1,048,576byte＝1,024kbyte＝1Mbyte

例：RGBそれぞれ8ビットのカラーで横1,200×縦1,024画素の画像データの容量は何kBになるか。
8bit×3色÷8B/bit×1,200×1,024÷1,024/k=3,600kB

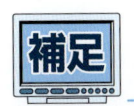

- **画像データ**は容量が大きくなるため，**データ圧縮**を行う場合が多い。
- **データ圧縮**には元の画像に戻せる**可逆圧縮**と元の画像には戻せない**非可逆圧縮**がある。一般的にはJPEGは非可逆圧縮。

### ①画像ファイルの種類

- **bitmap**（BMP）：点の集まりで画像を表現するファイル形式。画像ファイルの容量は画素数×各画素の色情報(bitまたはbyte)になる。
- **JPEG**（joint photographic expert group）：カラー静止画像の標準的な圧縮伸張方式。インターネット上の画像転送やデジタルカメラ等で利用されている。画像圧縮に適する。
- **GIF**（graphics interchange format）：最大256色（8ビットカラー）の静止画像ファイル形式。
- **TIFF**（tagged image file format）：高密度のビットマップ静止画像。

### ②動画・音声圧縮方式（MPEG：Motion Picture Expert Group）

- **MPEG1**：動画・音声圧縮規格。ビデオCD用基準。伝送速度：1.5Mbps
- **MP3**（MPEG Audio Layer-3）：圧縮音声ファイルフォーマット。
- **MPEG2**：MPEG1の画質を高めた規格で，デジタルテレビ放送やDVDビデオ用の動画・音声圧縮に利用。伝送速度：数Mbps
- **MPEG4**：高画質化よりも圧縮率等を重視し，低速な回線での利用を視野に規格化された動画・音声圧縮方式。

> **補足**
>
> **圧縮ファイル**
> - ファイル容量を小さくするために圧縮されたファイル。汎用の圧縮ファイルとしてはZIP，LHAなどがある。ほかに音声圧縮フォーマットとしてMP3，静止画像圧縮フォーマットとしてJPEG，動画圧縮フォーマットとしてMPEGなどがある。

## 論理演算

- **論理演算**は**ブール演算**ともよばれ，「真」「偽」や0と1，HighとLowなどの2値の論理変数を用いた演算。
- コンピュータなどのデジタル機器の演算はすべて論理演算。
- 論理演算の表現方法としては**論理式**，**真理値表**，**ベン図**，**論理回路図**などがある。
- すべての論理演算は**論理否定**（NOT），**論理積**（AND），**論理和**（OR）だけで表せる。
- **否定論理積**（NAND）だけで論理否定，論理積，論理和を表せる。
  ⇒ NANDだけですべての論理演算が可能
- **否定論理和**（NOR）だけで論理否定，論理積，論理和を表せる。
  ⇒ NORだけですべての論理演算が可能

**図1** 論理演算の基本演算（ベン図，回路図，論理式）

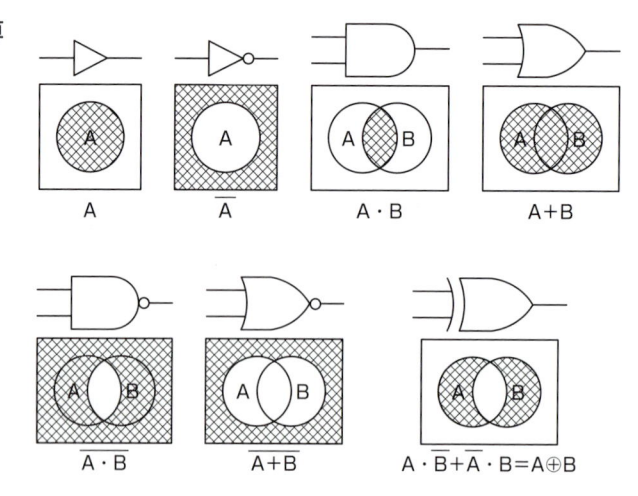

### ■論理演算の公理と定理
否　定：$\bar{1}=0$　$\bar{0}=1$
論理積：$0\cdot0=0$　$0\cdot1=0$　$1\cdot0=0$　$1\cdot1=1$
論理和：$0+0=0$　$0+1=1$　$1+0=1$　$1+1=1$
変数A：$A=1$　ならば　$\bar{A}=0$,　　$A=0$　ならば　$\bar{A}=1$

### ■公理から導き出せる法則（1変数）
0と1の性質：$A+0=A$　　$A+1=1$　　$A\cdot0=0$　　$A\cdot1=A$
否定の法則：$A+\bar{A}=1$　　$A\cdot\bar{A}=0$
同一の法則：$A+A=A$　　$A\cdot A=A$
二重否定の法則：$\bar{\bar{A}}=A$

### ■公理から導き出せる法則（2変数以上）
交換の性質：$A+B=B+A$　　$A\cdot B=B\cdot A$
結合の法則：$(A+B)+C=A+(B+C)$　　$(A\cdot B)\cdot C=A\cdot(B\cdot C)$
吸収の法則：$A+(A\cdot B)=A$　　$A\cdot(A+B)=A$
分配の法則：$A+(B\cdot C)=(A+B)\cdot(A+C)$
　　　　　　$A\cdot(B+C)=(A\cdot B)+(A\cdot C)$
ド・モルガンの法則：$\overline{A+B}=\bar{A}\cdot\bar{B}$　　$\overline{A\cdot B}=\bar{A}+\bar{B}$

**図2** 否定論理積だけで表現した論理否定，論理積，論理和

$\overline{A\cdot A}=\bar{A}$　NOT
$\overline{\overline{A\cdot B}}=A\cdot B$　AND
$\overline{\bar{A}\cdot\bar{B}}=A+B$　OR

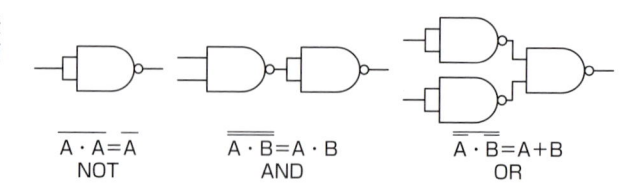

**図3** 否定論理和だけで表現した論理否定，論理積，論理和

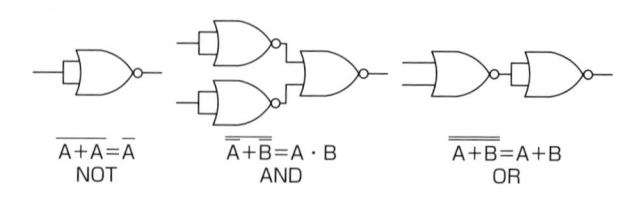

$\overline{A+A}=\bar{A}$　NOT
$\overline{\bar{A}+\bar{B}}=A\cdot B$　AND
$\overline{\overline{A+B}}=A+B$　OR

## 信号処理

- 信号は情報を物理的に表現したもの。
- 時間的に変化する信号を**時系列信号**とよぶ。
- 離散的な整数値で表す信号(**デジタル量**:血球数など)と連続した実数値で表す信号(**アナログ量**:心電図など)がある。
- 時系列信号の場合は時間軸にも**離散的な信号**(単位時間当たりの心拍数など)と**連続した信号**(心電図など)がある。
- デジタル機器で処理できる信号は時間的にも量的にも離散化された信号。
- 時間軸の離散化を**標本化**(サンプリング)とよぶ。
- 量や振幅の離散化を**量子化**とよぶ。
- **標本化**して**量子化**することをAD(analog-digital)**変換**とよび,この変換した信号が**デジタル信号**。

### ■ 標本化

- 連続的な時系列信号を一定の時間間隔(**標本化間隔**,**標本化周期**)で信号を取り出すことを標本化とよぶ。
- **標本化間隔**($\Delta t$[s])の逆数を**標本化周波数**($f_s$[Hz])という。$f_s = \dfrac{1}{\Delta t}$

表7 時系列信号のアナログ信号とデジタル信号の分類

| 時間軸 | 離散時間(標本化) | 離散的なアナログ信号 | デジタル信号 |
|---|---|---|---|
|  | 連続時間 | アナログ信号 | 連続的なデジタル信号 |
| 量・振幅 |  | 連続量 | 離散量(量子化) |

- **標本化定理**:アナログ信号のもつ最高周波数が$f_h$[Hz]であるとき,標本化周波数$f_s$は$f_h$の2倍以上に設定しなければならない。$f_s \geq 2f_h$
- **標本化間隔**で考えると,$\Delta t \leq \dfrac{1}{2f_h}$
- $\dfrac{1}{2}f_s$を**ナイキストの標本化周波数**(**ナイキストの周波数**)とよぶ。
- 標本化定理を満たさずに標本化を行うとナイキストの標本化周波数より高い周波数成分がより低い周波数成分に重なる現象(**エイリアシング**)が起こる。

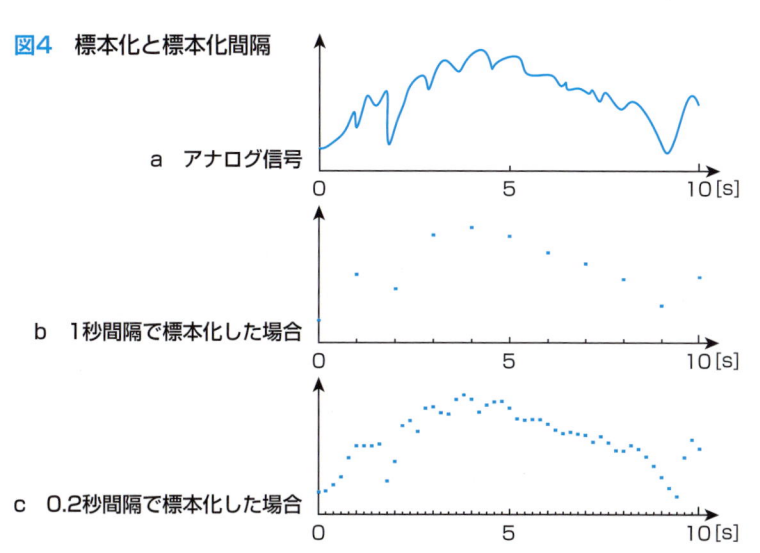

図4 標本化と標本化間隔

a アナログ信号

b 1秒間隔で標本化した場合

c 0.2秒間隔で標本化した場合

標本化間隔が小さいほどよりアナログ信号に追従した標本化が可能である。

**図5　エイリアシングの概念図**

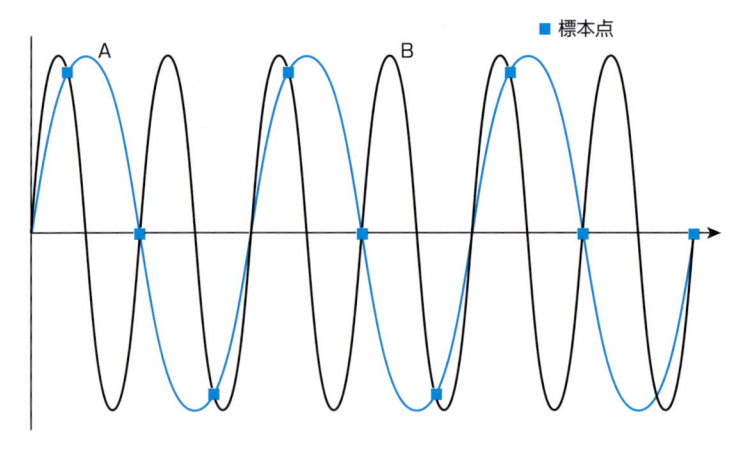

A：低い周波数，B：高い周波数。
■で標本化されると，Bの周波数成分がAの周波数成分とみなされる。

**図6　量子化の具体例**

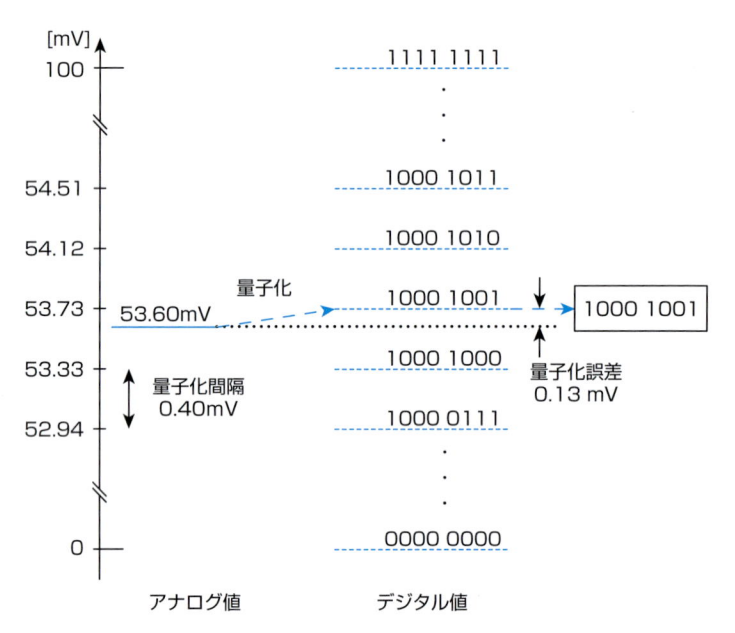

アナログ信号53.60mVを電位幅：0〜100mV，分解能：8bitで量子化すると，量子化間隔は0.40mVとなり，53.60mVに最も近いデジタル値は53.73mVを意味する1000 1001に量子化される。53.6mVと53.73mVとの差0.13mVを量子化誤差という。

**図7　AD変換の流れ**

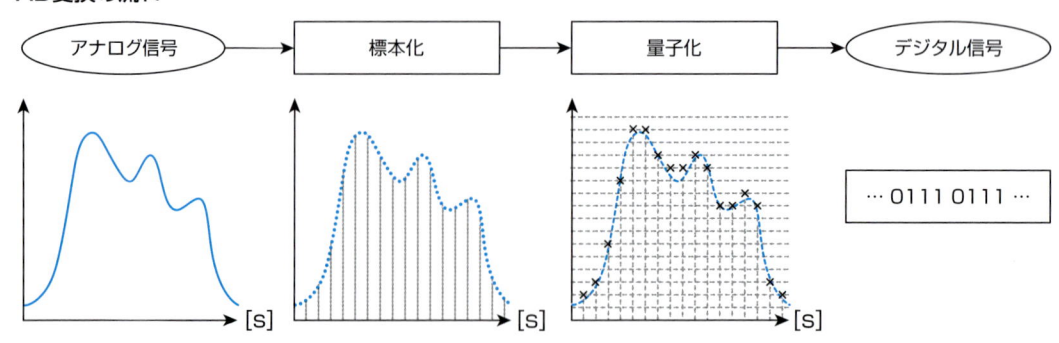

アナログ信号 → 標本化 → 量子化 → デジタル信号

… 0111 0111 …

### ◾量子化
- 量や振幅を一定の間隔で**離散化**することを**量子化**とよぶ。
- 量子化する最小値から最大値までを**階調数$2^n-1$**（**分解能**：$n$**[bit]**）で分割し，割り当てる。分割の幅を**量子化間隔**という。
- アナログ信号の値と量子化した値との差を**量子化誤差**とよぶ。

### ◾デジタル化（AD変換，DA変換）
- アナログ信号は標本化処理の後，量子化処理が行われデジタル信号に変換される。
- **変調方式**としてみるとデジタル化は**パルス符号変調方式**である。
- AD変換の主な性能は**標本化間隔[s]**（**標本化周波数[Hz]**）と**分解能[bit]**（**階調数**）で評価される。
- DA変換はデジタル値をアナログ値の物理量（電圧など）に変換すること。

### ◾デジタル信号処理
- 入力信号と出力信号の比を**利得**（**ゲイン**）という。単位は**dB**（**デシベル**）。

$$電圧利得 = 20 \log_{10}\left(\frac{出力電圧(V_{out})}{入力電圧(V_{in})}\right)$$

$$電流利得 = 20 \log_{10}\left(\frac{出力電流(I_{out})}{入力電流(I_{in})}\right)$$

$$電力利得 = 10 \log_{10}\left(\frac{出力電力(P_{out})}{入力電力(P_{in})}\right)$$

$$dB = 20 \log_{10}\left(\frac{V_{out}}{V_{in}}\right) = 20 \log_{10}\left(\frac{I_{out}}{I_{in}}\right) = 10 \log_{10}\left(\frac{P_{out}}{P_{in}}\right)$$

**図8** フィルタの種類と周波数特性

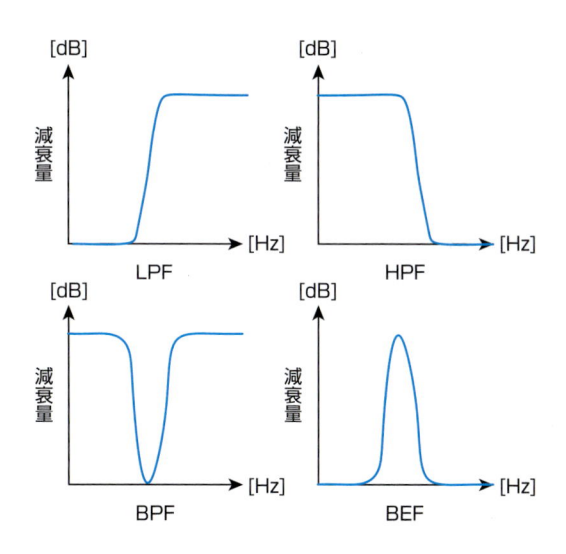

LPF / HPF / BPF / BEF

### ◾雑音除去
- **デジタルフィルタ**：デジタル信号を処理するフィルタで，**高速フーリエ変換**（**FFT：fast Fourier transform**）を用いる。
- フィルタの性能は**フィルタの種類**，**遮断周波数[Hz]**，**減衰特性[dB/oct]**で決まる。

**補足**

**加算器**
- 2進数の加算を行うデジタル回路。桁上がり入力のない半加算器と桁上がり入力のある全加算器がある。

### ■雑音除去の種類
- 高域(遮断)フィルタ(低域通過フィルタ：LPF)
- 低域(遮断)フィルタ(高域通過フィルタ：HPF)
- 帯域通過フィルタ(BPF)
- 帯域遮断フィルタ(BEF)
- ハムフィルタ：ハム雑音(商用雑音：50〜60Hz)を除去
  - **遮断周波数**：**コーナ周波数**ともよぶ。減衰量が3dBとなる周波数。
  - **減衰特性**：遮断周波数から1オクターブ離れた周波数の減衰量。
- **加算平均処理**：何回も繰り返し同じ測定を繰り返す場合に信号を増幅し，雑音を低減させる方法。基準時点からのデータを繰り返し加算する。
- 加算平均処理によるSN比の改善：$M$回の加算平均でSN比は$\sqrt{M}$倍に改善する。雑音は$\dfrac{1}{\sqrt{M}}$となる。

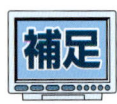

図9 加算平均の回数による波形の変化

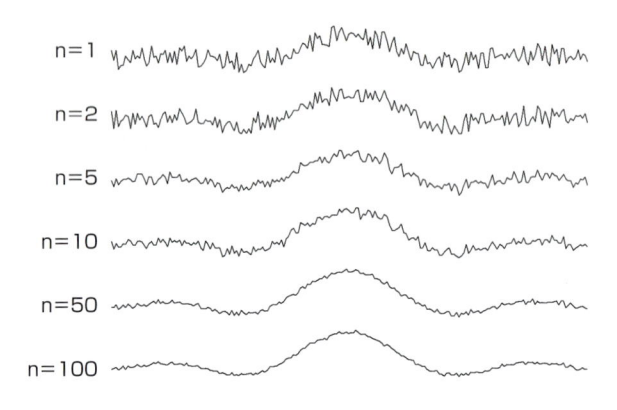

n=1
n=2
n=5
n=10
n=50
n=100

- **移動平均処理**：隣接するデータの平均値をとり雑音を低減する方法。スムージングともよぶ。高域フィルタ(LPF)の特徴を有する。
- 前方だけを使う，後方だけを使う，前方と後方の双方を均等に使う場合がある。前後を均等に使う場合は奇数個の平均になる。

### ■自己相関関数
- **自己相関関数**は信号の**周期検出**に用いられる。

図10 加算平均によるSN比の改善

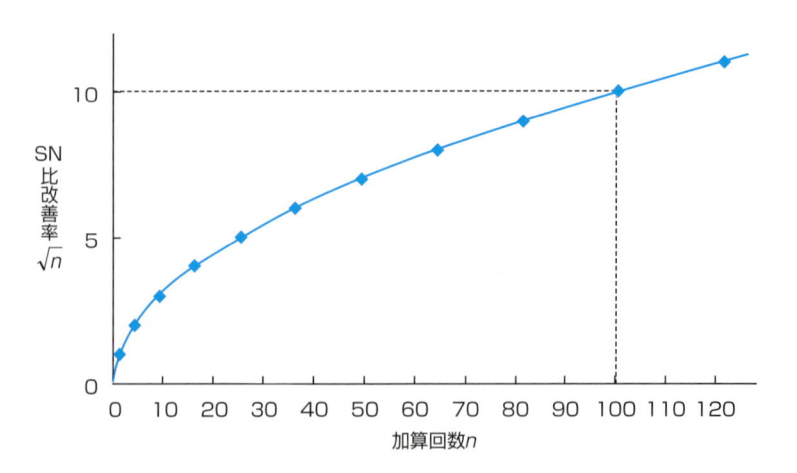

SN比改善率 $\sqrt{n}$ 対 加算回数 $n$

**図11** 9点移動平均の原理

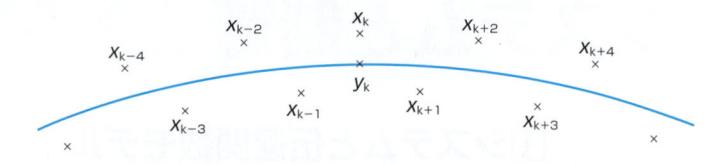

$$y_k = \frac{1}{9}(x_{k-4}+x_{k-3}+x_{k-2}+x_{k-1}+x_k+x_{k+1}+x_{k+2}+x_{k+3}+x_{k+4})$$

● 自己相関関数の連続系の定義式は,

$$Rxx(\tau) = \lim_{T \to \infty} \frac{1}{2T} \int_{-T}^{T} x(t) \cdot x(t+\tau)\, dt$$

離散系の定義式は,

$$Rxx(k) = \frac{1}{N}\sum_{n=0}^{N-1} x(n) \cdot x(n+k) \quad (k=0,1,2,3,\cdots,N-1)$$

である。

● 自己相関関数の性質は,①偶関数,②時間差 $\tau=0$ で最大値をもつ,③ $\tau$ を大きくしていくと自己相関関数は平均値に近づく(正弦波などは除く)。

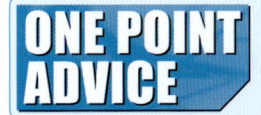

## ONE POINT ADVICE

- 利得のdB(デシベル)は電力では10dB=10倍,電流,電圧では20dB=10倍。
- 雑音を低減する処理はフィルタ,加算平均,移動平均など。
- 論理演算ではド・モルガンの法則が重要。

**【参考文献】**

1) 江原義郎:ユーザーズ ディジタル信号処理. 東京電機大学出版局, 1991.
2) 小野哲章 ほか編, 小山裕徳 著:X 情報処理工学. 臨床工学標準テキスト, 第2版, p.188-202, 金原出版, 2012.
3) 日本臨床工学技士教育施設協議会 監, 菅原俊継:第3章 論理回路. 臨床工学講座 医用情報処理工学. p.29-44, 医歯薬出版, 2010.
4) 日本臨床工学技士教育施設協議会 監, 福永一義 著:第8章 ディジタル回路の基礎. 臨床工学講座 医用電子工学, p.125-130, 医歯薬出版, 2009.
5) 日本臨床工学技士教育施設協議会 監, 福永一義 著:第9章 2進数と16進数. 臨床工学講座 医用電子工学, p.131-142, 医歯薬出版, 2009.
6) 日本臨床工学技士教育施設協議会 監, 菅原俊継 著:第10章 論理回路. 臨床工学講座 医用電子工学, p.143-166, 医歯薬出版, 2009.
7) 日本臨床工学技士教育施設協議会 監, 福永一義 著:第11章 情報の変換. 臨床工学講座 医用電子工学, p.167-176, 医歯薬出版, 2009.

# 1 システムと制御

### システム工学

## ①システムと伝達関数モデル

**TAP & TAP**

- ●システムの表現 ⇒ 入力・出力とその間の関係
- ●数学モデル ⇒ 微分方程式を伝達関数で表現
- ●伝達関数 ⇒ 入力のラプラス変換と出力のラプラス変換の比
  ⇒ $s$の多項式
- ●ラプラス変換 ⇒ 時間$t$の関数（時間領域の信号）を複素数$s$の関数に変換
  ⇒ 微分方程式を解く手法の1つ

### システムとは

- ●「複数の要素が有機的に関係しあい，全体としてまとまった機能を発揮している要素の集合体」(広辞苑, 第6版, 岩波書店, 2008. より引用)。
- ●色々な分野でさまざまな意味で使われるが，

　　「入力」を「(現在の)状態」に基づいて処理して「出力」するもの

と考えておこう。入力も出力も信号である，と考えるとシステムは信号変換器である。

図1　システムの概念

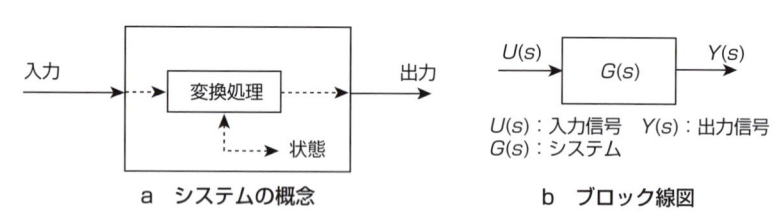

a　システムの概念　　　　b　ブロック線図

$U(s)$：入力信号　$Y(s)$：出力信号
$G(s)$：システム

信号の流れを矢印で，システムを箱(ブロック)で表現した図をブロック線図という。詳細はp.352の「ブロック線図」で述べる。記号中の$s$については後述するラプラス変換における変数である。

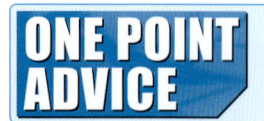

**ONE POINT ADVICE**
●国家試験では，古典制御理論の範囲から出題されている。単純に言って，常微分方程式で表現できるシステムを伝達関数で扱うのが古典制御理論である。

## 数学モデル

- システムは数式で記述しないと定量的に扱えない。
- 入力と出力の関係を微分方程式で記述することを(微分方程式)モデリングという。微分方程式が数学モデルである。
- 上記の微分方程式をラプラス変換し，伝達関数を求めてシステムを記述することを伝達関数モデリングとよぶ。伝達関数も数学モデルの一種である。
- 何を入力や出力と考えるのかは目的によって選択する。

## ラプラス変換

- 本来は微分方程式を解くための手法である。
- ラプラス変換によって，微分する操作が複素数$s$をかける，積分することが$s$で割ることに変換される。
- ラプラス変換の定義と重要な変換結果を補足(p.348)にまとめる。

## 伝達関数

- 伝達関数は，システムの信号変換の働きを$s$の多項式で表現したものである。出力のラプラス変換は，入力のラプラス変換と伝達関数の積で表現される。逆に入出力のラプラス変換がわかれば，その比をとって伝達関数を知ることができる。

### ■ 数学モデルから伝達関数モデルへ

$y(t)$：出力　　$u(t)$：入力　　$Y(s)$：出力$y(t)$のラプラス変換　　$U(s)$：入力$u(t)$のラプラス変換
$a_{n-1}, a_{n-1}, \ldots, a_1, a_0, b_m, b_{m-1}, \ldots, b_1, b_0$：定数

数学モデル

$$\frac{d^n y(t)}{dt^n} + a_{n-1}\frac{d^{n-1} y(t)}{dt^{n-1}} + \ldots + a_1 \frac{dy(t)}{dt} + a_0 y(t) = b_m \frac{d^m u(t)}{dt^m} + b_{m-1}\frac{d^{m-1} u(t)}{dt^{m-1}} + \ldots + b_1 \frac{du(t)}{dt} + b_0 u(t)$$

両辺をラプラス変換する。
微分の操作は$s$をかける操作に変換。

$$s^n Y(s) + a_{n-1}s^{n-1}Y(s) + \ldots + a_1 s Y(s) + a_0 Y(s) = b_m s^m U(s) + b_{m-1}s^{m-1}U(s) + \ldots + b_1 s U(s) + b_0 U(s)$$

$s$の多項式を整理する。

$$\{s^n + a_{n-1}s^{n-1} + \ldots + a_1 s + a_0\}Y(s) = \{b_m s^m + b_{m-1}s^{m-1} + \ldots + b_1 s + b_0\}U(s)$$

出力と入力の比が伝達関数。

$$\frac{Y(s)}{U(s)} = \frac{b_m s^m + b_{m-1}s^{m-1} + \ldots + b_1 s + b_0}{s^n + a_{n-1}s^{n-1} + \ldots + a_1 s + a_0}$$

ブロック線図で表すと

$$\frac{Y(s)}{U(s)} = G(s)$$

$U(s) \longrightarrow \boxed{G(s)} \longrightarrow Y(s)$

## 補足

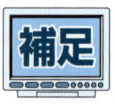

### ラプラス変換の定義と変換表

ラプラス変換の定義
$f(t)$のラプラス変換は以下のとおり

$$\mathcal{L}(f) = F(s) = \int_0^\infty f(t)e^{-st}dt$$

└─ ラプラスの頭文字Lに由来する演算記号

**表1 ラプラス変換表**

本書では時間関数を小文字で，そのラプラス変換を大文字で記述することとする。

| | | $f(t)$ | $\mathcal{L}(f)=F(s)$ |
|---|---|---|---|
| 入出力のラプラス変換に用いる | (1) | 1 | $s^{-1}$ |
| | (2) | $t$ | $s^{-2}$ |
| | (3) | $e^{\lambda t}$ | $\dfrac{1}{s-\lambda}$ |
| | (4) | $\sin\lambda t$ | $\dfrac{\lambda}{s^2+\lambda^2}$ |
| | (5) | $\cos\lambda t$ | $\dfrac{s}{s^2+\lambda^2}$ |
| 微分・積分の変換 | (6) | $\int_0^t f(\tau)d\tau$ | $\dfrac{1}{s}F(s)$ |
| | (7) | $\dfrac{d}{dt}f(t)$ | $sF(s)-f(0)$ |
| システム直列結合の原理 | (8) | $\int_0^t f(t-\tau)g(\tau)d\tau$ | $F(s)G(s)$ |

(7)について：初期値だが，$f(0)=0$としてよい。

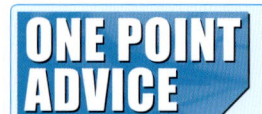

(8)について：畳み込み積分

---

**ONE POINT ADVICE**

● 国家試験にモデリング（微分方程式を導く，伝達関数を導く）は出題されたことはない。しかし，伝達関数の意味を理解していないと，この後の話はまったく理解不能になる。

## ②システムの基本要素と伝達関数

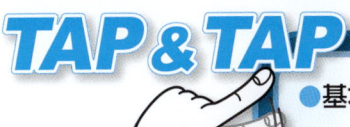

- 基本要素 ⇒ 比例要素
  - ⇒ 積分要素
  - ⇒ 微分要素
  - ⇒ 1次遅れ要素
  - ⇒ 2次遅れ要素
- 1次遅れ要素 ⇒ 伝達関数の分母が $s$ の1次式。指数関数的な応答。時定数が定義される(p.354参照)
- 2次遅れ要素 ⇒ 伝達関数の分母が $s$ の2次式。振動的な応答(振動しない応答も含む)
  固有角振動数,減衰係数(減衰比)が定義される(p.355参照)

### 比例要素

- 出力が入力に比例する。

**図2 比例要素**

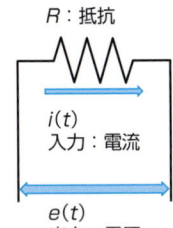

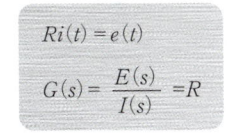

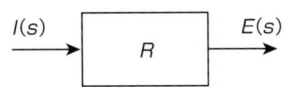

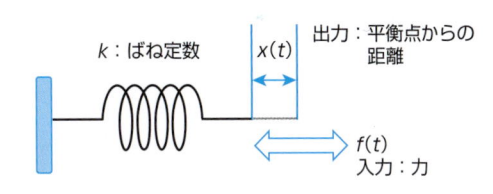

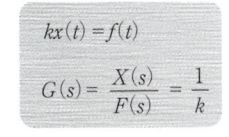

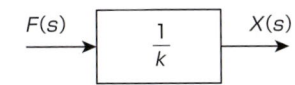

比例要素 $G(s) = 定数$

$R$:抵抗
$i(t)$ 入力:電流
$e(t)$ 出力:電圧

$$Ri(t) = e(t)$$
$$G(s) = \frac{E(s)}{I(s)} = R$$

$I(s) \rightarrow \boxed{R} \rightarrow E(s)$

$k$:ばね定数
$x(t)$ 出力:平衡点からの距離
$f(t)$ 入力:力

$$kx(t) = f(t)$$
$$G(s) = \frac{X(s)}{F(s)} = \frac{1}{k}$$

$F(s) \rightarrow \boxed{\frac{1}{k}} \rightarrow X(s)$

## 積分要素

●出力が入力の積分に比例する。

**図3** 積分要素

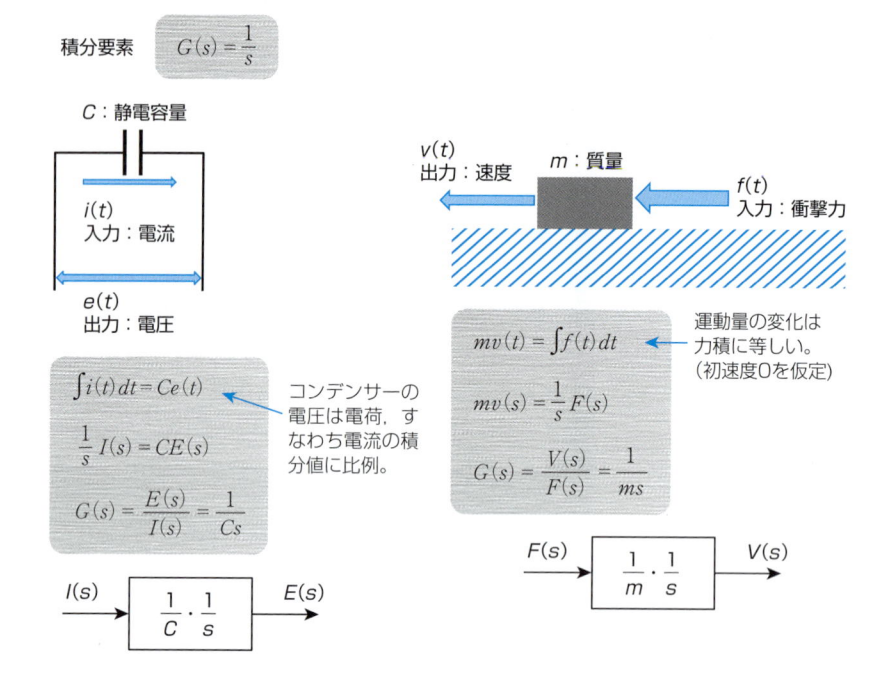

積分要素 $G(s) = \dfrac{1}{s}$

$C$：静電容量
$i(t)$ 入力：電流
$e(t)$ 出力：電圧

$$\int i(t)\,dt = Ce(t)$$
$$\dfrac{1}{s}I(s) = CE(s)$$
$$G(s) = \dfrac{E(s)}{I(s)} = \dfrac{1}{Cs}$$

コンデンサーの電圧は電荷，すなわち電流の積分値に比例。

$v(t)$ 出力：速度　　$m$：質量　　$f(t)$ 入力：衝撃力

$$mv(t) = \int f(t)\,dt$$
$$mv(s) = \dfrac{1}{s}F(s)$$
$$G(s) = \dfrac{V(s)}{F(s)} = \dfrac{1}{ms}$$

運動量の変化は力積に等しい。（初速度0を仮定）

$I(s) \rightarrow \boxed{\dfrac{1}{C} \cdot \dfrac{1}{s}} \rightarrow E(s)$

$F(s) \rightarrow \boxed{\dfrac{1}{m} \cdot \dfrac{1}{s}} \rightarrow V(s)$

## 微分要素

●出力が入力の微分に比例する。

**図4** 微分要素

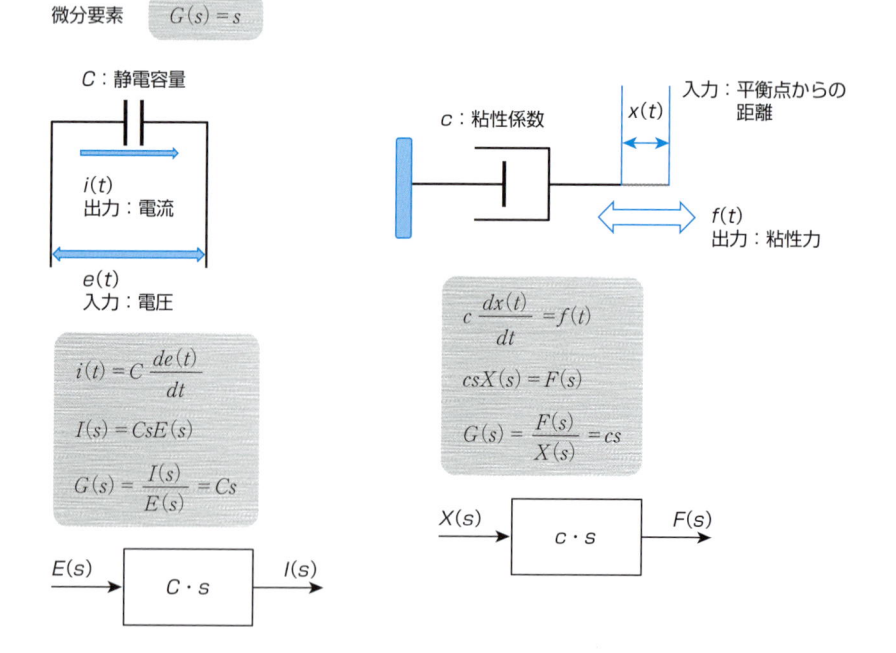

微分要素 $G(s) = s$

$C$：静電容量
$i(t)$ 出力：電流
$e(t)$ 入力：電圧

$$i(t) = C\dfrac{de(t)}{dt}$$
$$I(s) = CsE(s)$$
$$G(s) = \dfrac{I(s)}{E(s)} = Cs$$

$c$：粘性係数　　$x(t)$ 入力：平衡点からの距離　　$f(t)$ 出力：粘性力

$$c\dfrac{dx(t)}{dt} = f(t)$$
$$csX(s) = F(s)$$
$$G(s) = \dfrac{F(s)}{X(s)} = cs$$

$E(s) \rightarrow \boxed{C \cdot s} \rightarrow I(s)$

$X(s) \rightarrow \boxed{c \cdot s} \rightarrow F(s)$

**補足**

●積分の逆演算が微分である。

$$\dfrac{1}{s} \cdot s = 1$$

積分して微分すると元に戻る。

## 1次遅れ要素

- 1階の微分方程式で記述されるシステムである。
- 伝達関数の分母が$s$の1次式（定数の項が必須）となる。

**図5　1次遅れ要素**

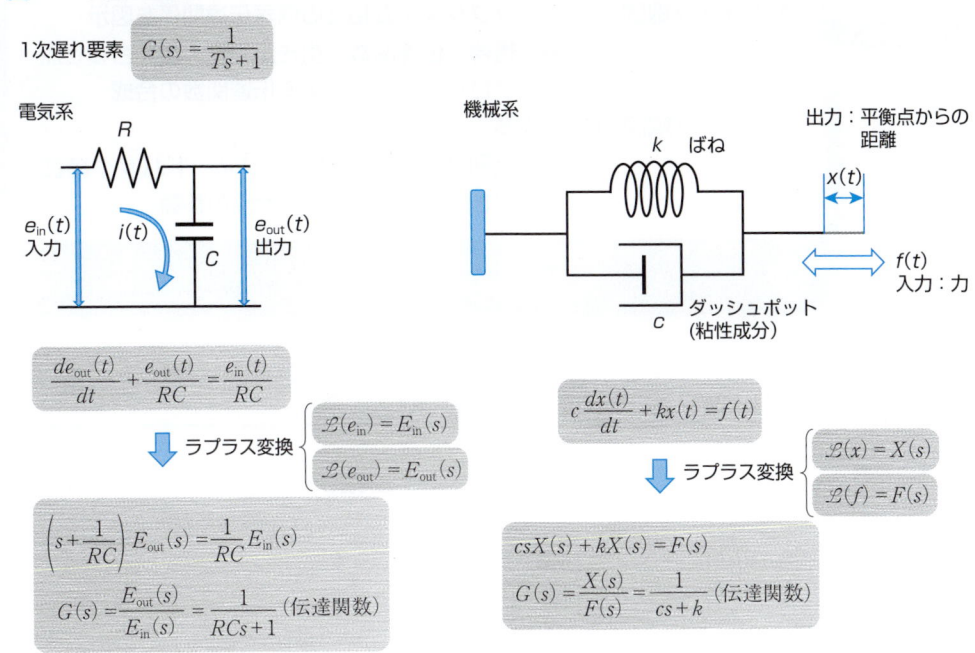

1次遅れ要素　$G(s) = \dfrac{1}{Ts+1}$

**電気系**

$$\dfrac{de_{out}(t)}{dt} + \dfrac{e_{out}(t)}{RC} = \dfrac{e_{in}(t)}{RC}$$

⬇ ラプラス変換　$\begin{cases}\mathcal{L}(e_{in}) = E_{in}(s) \\ \mathcal{L}(e_{out}) = E_{out}(s)\end{cases}$

$$\left(s + \dfrac{1}{RC}\right)E_{out}(s) = \dfrac{1}{RC}E_{in}(s)$$

$$G(s) = \dfrac{E_{out}(s)}{E_{in}(s)} = \dfrac{1}{RCs+1} \text{（伝達関数）}$$

**機械系**

$$c\dfrac{dx(t)}{dt} + kx(t) = f(t)$$

⬇ ラプラス変換　$\begin{cases}\mathcal{L}(x) = X(s) \\ \mathcal{L}(f) = F(s)\end{cases}$

$$csX(s) + kX(s) = F(s)$$

$$G(s) = \dfrac{X(s)}{F(s)} = \dfrac{1}{cs+k} \text{（伝達関数）}$$

## 2次遅れ要素

- 2階の微分方程式で記述されるシステムである。
- 伝達関数の分母が$s$の2次式となる。

**図6　2次遅れ要素**

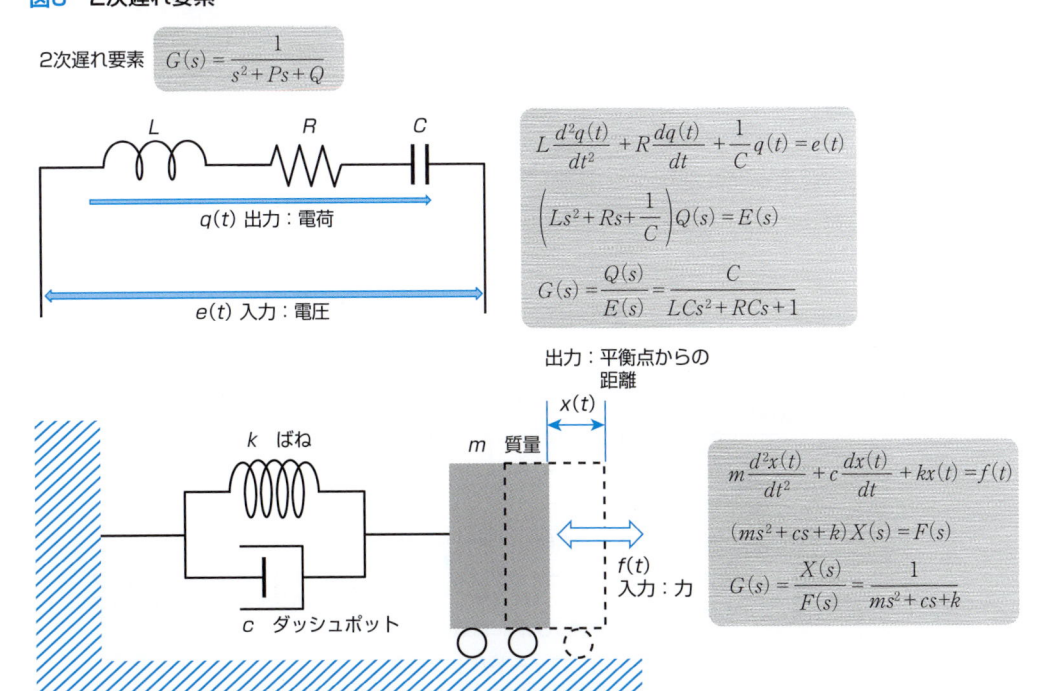

2次遅れ要素　$G(s) = \dfrac{1}{s^2 + Ps + Q}$

$$L\dfrac{d^2q(t)}{dt^2} + R\dfrac{dq(t)}{dt} + \dfrac{1}{C}q(t) = e(t)$$

$$\left(Ls^2 + Rs + \dfrac{1}{C}\right)Q(s) = E(s)$$

$$G(s) = \dfrac{Q(s)}{E(s)} = \dfrac{C}{LCs^2 + RCs + 1}$$

$$m\dfrac{d^2x(t)}{dt^2} + c\dfrac{dx(t)}{dt} + kx(t) = f(t)$$

$$(ms^2 + cs + k)X(s) = F(s)$$

$$G(s) = \dfrac{X(s)}{F(s)} = \dfrac{1}{ms^2 + cs + k}$$

医用電気電子工学

## 3 ブロック線図

- システム ⇒ サブシステム（基本要素など）の組み合わせ
- ブロック線図 ⇒ サブシステム相互の信号伝達関係を図示
  ⇒ 信号，伝達関数，引き出し点，加え合わせ点
  ⇒ ブロックの統合による伝達関数の合成
- ブロック線図の等価変換
  ⇒ 直列結合，並列結合，フィードバック結合，引き出し点，加え合わせ点の移動

### ブロック線図の要素

図7　ブロック線図の要素

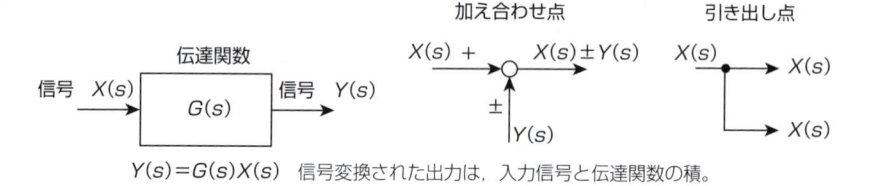

$Y(s) = G(s)X(s)$　信号変換された出力は，入力信号と伝達関数の積。

### ブロック線図の等価変換

図8　ブロック線図の等価変換

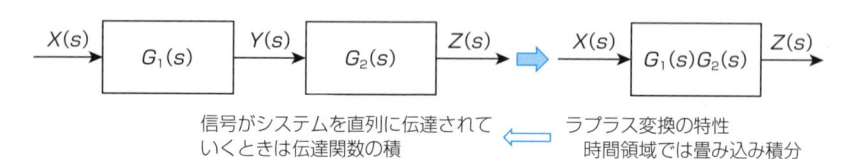

信号がシステムを直列に伝達されていくときは伝達関数の積 ⇐ ラプラス変換の特性　時間領域では畳み込み積分

a　直列結合

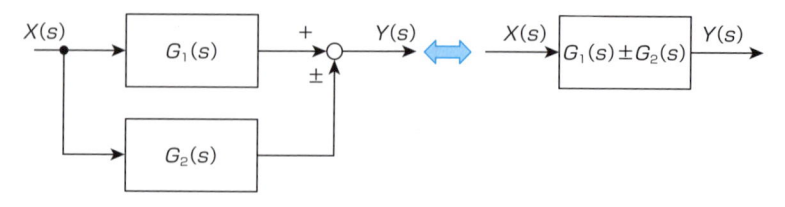

b　並列結合

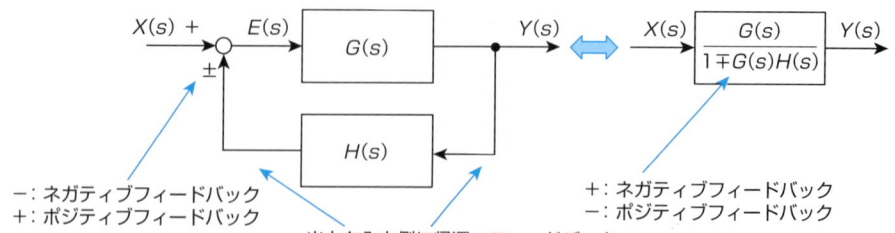

−：ネガティブフィードバック
＋：ポジティブフィードバック

出力を入力側に帰還：フィードバック

＋：ネガティブフィードバック
−：ポジティブフィードバック

c　フィードバック結合
詳細は「フィードバック制御系」(p.360)参照

d　加え合わせ点の移動

e　引き出し点の移動

## ブロックの統合による伝達関数の合成の例

**図9**　ブロックの統合による伝達関数の合成の例

フィードバックループが交錯しているような場合は，そのまま伝達関数を求めるのは面倒。

フィードバック結合

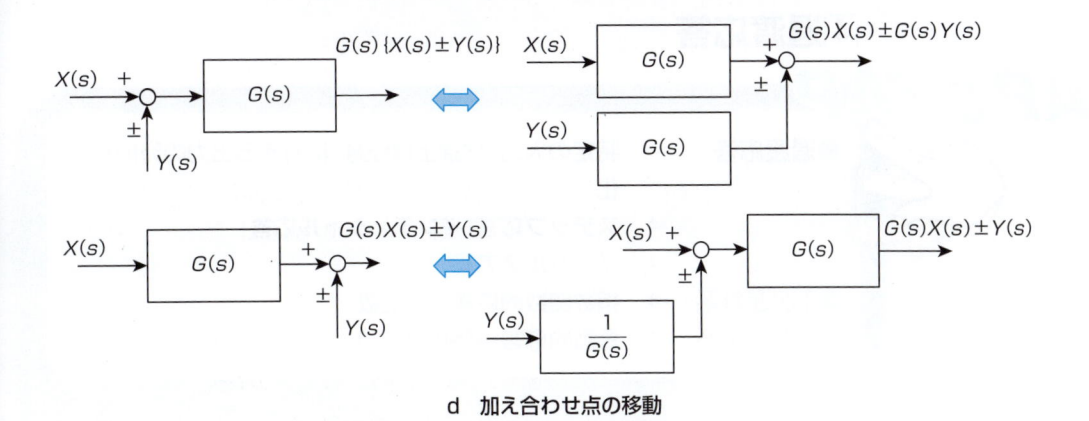

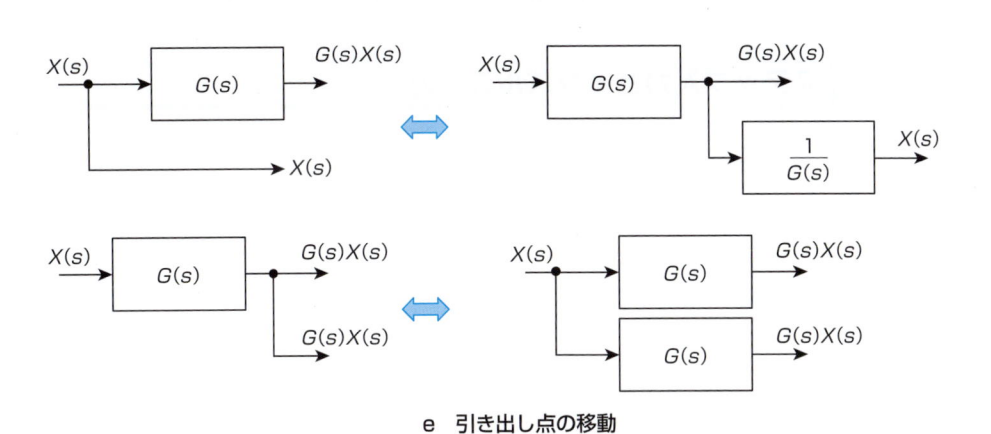

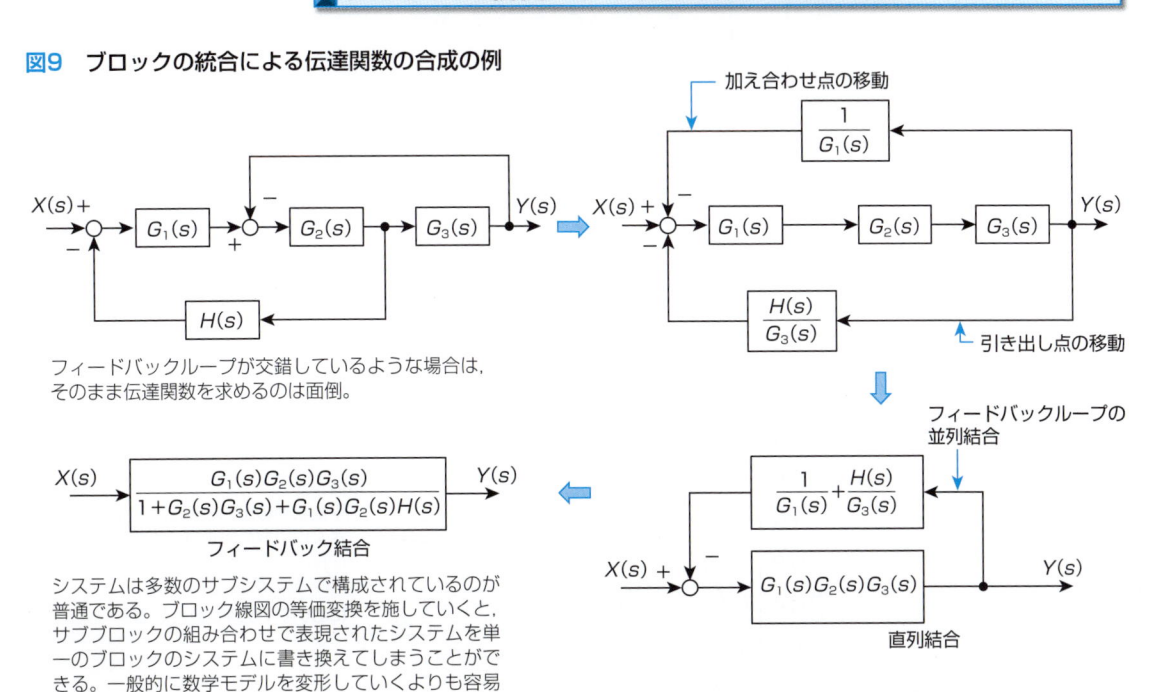

システムは多数のサブシステムで構成されているのが普通である。ブロック線図の等価変換を施していくと，サブブロックの組み合わせで表現されたシステムを単一のブロックのシステムに書き換えてしまうことができる。一般的に数学モデルを変形していくよりも容易に処理することができる。

加え合わせ点の移動

引き出し点の移動

フィードバックループの並列結合

直列結合

## 4 過渡応答

- 過渡応答 ⇒ 特定の入力（理論上は任意）に対する出力の時間的変化
  - ⇒ ステップ応答（インディシャル応答）
  - ⇒ インパルス応答
- 1次遅れ系 ⇒ 指数関数的応答，時定数
- 2次遅れ系 ⇒ 振動的応答（減衰係数＜1）

### ステップ入力とインパルス入力

図10 ステップ入力とインパルス入力

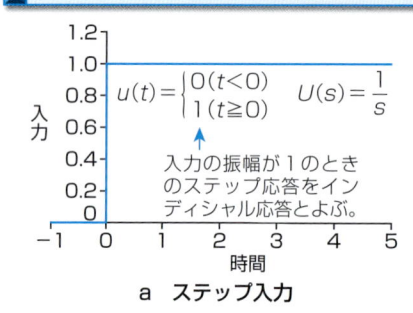

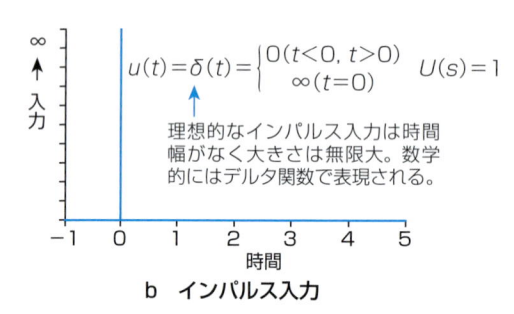

$$u(t) = \begin{cases} 0 & (t<0) \\ 1 & (t\geq 0) \end{cases} \quad U(s) = \frac{1}{s}$$

入力の振幅が1のときのステップ応答をインディシャル応答とよぶ。

a　ステップ入力

$$u(t) = \delta(t) = \begin{cases} 0 & (t<0, t>0) \\ \infty & (t=0) \end{cases} \quad U(s) = 1$$

理想的なインパルス入力は時間幅がなく大きさは無限大。数学的にはデルタ関数で表現される。

b　インパルス入力

### 1次遅れ系のステップ応答

- 出力は指数的に漸近線に近づいていく。
- 時定数が定義されるのが特徴で，時定数が大きいと応答速度が遅くなる。

図11　1次遅れ系のステップ応答

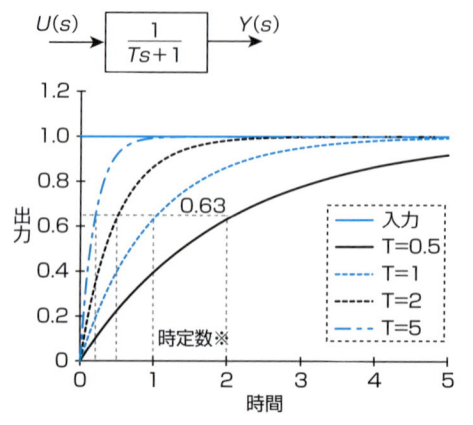

$U(s) \rightarrow \boxed{\dfrac{1}{Ts+1}} \rightarrow Y(s)$

※時定数
平衡状態の出力の約63%（1/e）となるまでの時間を時定数とよぶ。

$$G(s) = \frac{1}{Ts+1}$$

において$T$が時定数となる。

凡例：入力，T=0.5，T=1，T=2，T=5

## 2次遅れ系のステップ応答

- 出力は振動しながら一定値に収束していく。
- 固有(角)振動数，減衰係数が定義されるのが特徴である。固有振動数が大きくなると振動の周期が小さくなる。減衰係数が小さい場合には振動部分の振幅が大きくなる。減衰係数が大きくなると振動が小さくなり，1を超えると振動が見られなくなる。

**図12　2次遅れ系のステップ応答**

$$\frac{\omega_n^2}{s^2+2\zeta\omega_n s+\omega_n^2}$$

$U(s)$ → → $Y(s)$

$\omega_n$：固有角振動数(周波数)。単に固有振動数ということもある。
$\zeta$：減衰係数
　$\zeta=0$　単振動
　$0<\zeta<1$　減衰振動
　$\zeta=1$　臨界制動
　$\zeta>1$　過減衰(非振動)

減衰係数が数 $0<\zeta<1$ では，オーバーシュートし，振動的な応答をする。

減衰係数 $\zeta\geq1$ では，振動しない。

入力
0.4
0.7
1
1.5
2

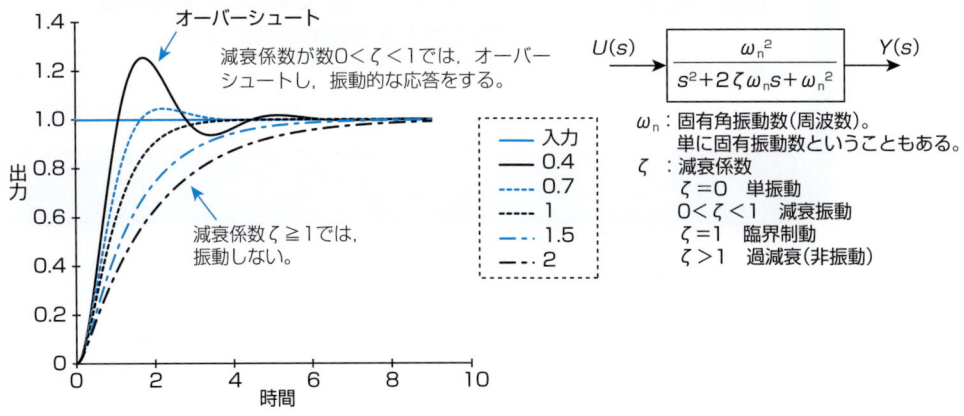

伝達関数の分母が $s$ の2次以上の多項式になると振動が現れる。振動するかどうかは減衰係数で決定される。ステップ応答が振動していなくても1次遅れだとは限らないが，振動していれば2次以上である。1次遅れではどのようなパラメーターであっても振動は現れない。

## 1次遅れ系のインパルス応答

- 単位インパルス関数のラプラス変換は，1であり，伝達関数そのものが出力となる。出力が0に漸近・収束することが特徴であると便宜的には考えてよい。

**図13　1次遅れ系，2次遅れ系のインパルス応答**

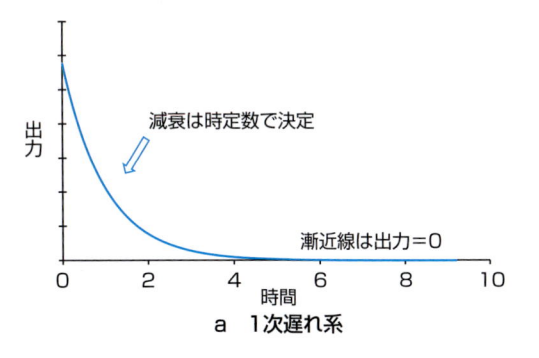

減衰は時定数で決定

漸近線は出力=0

**a　1次遅れ系**

$0<\zeta<1$ の場合は減衰振動

出力は0に収束

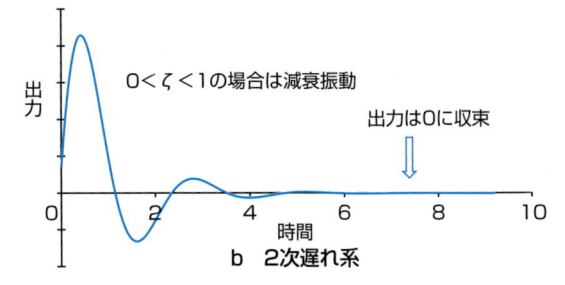

**b　2次遅れ系**

## 5 周波数応答

**TAP & TAP**

- ●周波数応答　　　⇒　入力波形は正弦波
　　　　　　　　　　⇒　出力も正弦波（古典制御論の範囲）
　　　　　　　　　　⇒　周波数を変化させて出力の振幅と位相を調べる
- ●周波数伝達関数　⇒　伝達関数の$s \to j\omega$（虚数単位×角周波数）
　　　　　　　　　　⇒　$\omega$を変数とする複素関数になる
- ●周波数応答の特性表示
　　　　　　　　　　⇒　ベクトル線図（ナイキスト線図），ボード線図

### 周波数伝達関数

- ●入力信号波形を正弦波として，その周波数を伝達関数の入力として考える。いわゆる周波数応答を表現したものである。
- ●便宜的には伝達関数の変数$s$を$j\omega$に置き換えればよい。

### 周波数伝達関数とベクトル線図

- ●周波数伝達関数は複素関数となり，複素平面上の曲線（直線を含む）で表現できる。
- ●周波数を決めると複素平面上の1点を表現することになり，原点からその点までの距離がゲイン（利得），実数軸との間で測った角度が位相である。
- ●周波数伝達関数は，　　$G(j\omega) = \alpha(\omega) + j\beta(\omega)$

ここで$\alpha(\omega)$，$\beta(\omega)$は実数関数とすると，

$$\text{ゲイン}\quad |G(j\omega)| = \sqrt{\alpha^2 + \beta^2} \qquad \text{位相}\quad \angle G(j\omega) = \tan^{-1}\frac{\beta}{\alpha}$$

図14　1次遅れ系のベクトル線図とゲイン・位相

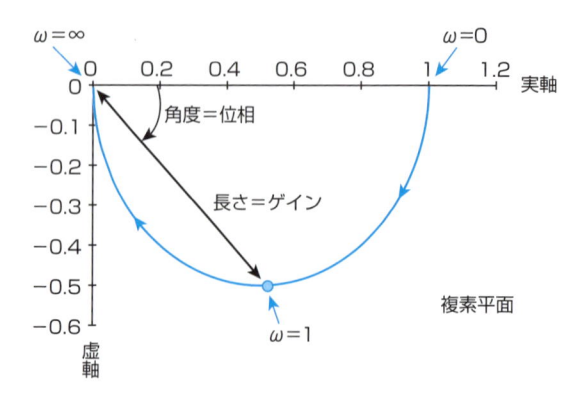

## ボード線図

● 周波数を変数として横軸にとり縦軸をゲイン（単位はdB）のグラフと縦軸を位相にとったグラフを一組としたものである。内容はベクトル線図と等価である。

## 1次遅れ系の周波数応答

伝達関数
$$G(s) = \frac{1}{1+Ts}$$

周波数伝達関数
$$G(j\omega) = \frac{1}{1+j\omega T}$$

ゲイン
$$|G(j\omega)| = \frac{1}{\sqrt{1+T^2\omega^2}}$$

位相
$$\angle G(j\omega) = -\tan^{-1}\omega T$$

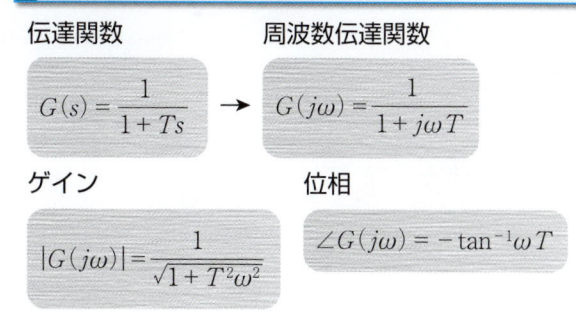

**図15** 1次遅れ系のボード線図の例

a ゲインの周波数特性

b 位相の周波数特性

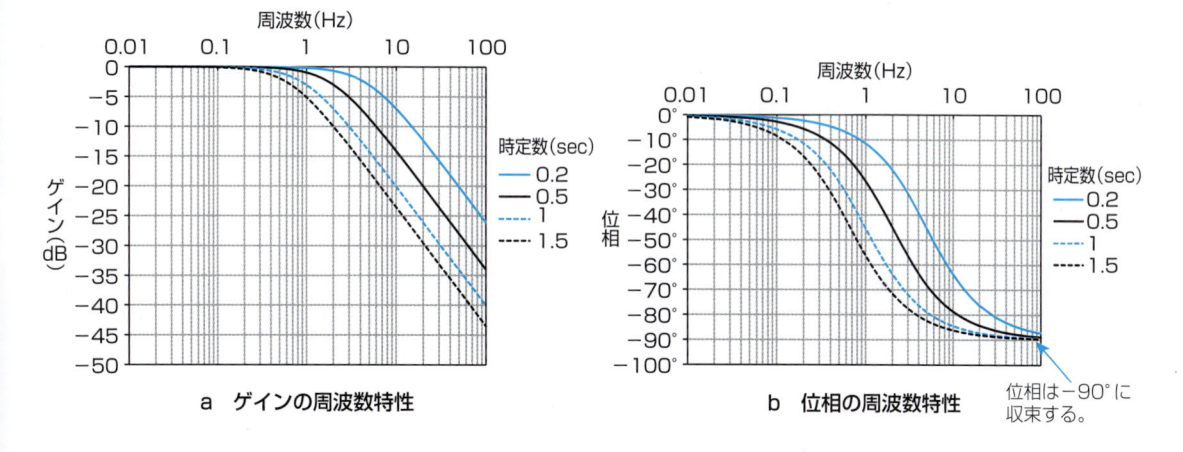

位相は－90°に収束する。

**図16** ボード線図における1次遅れ系の特徴

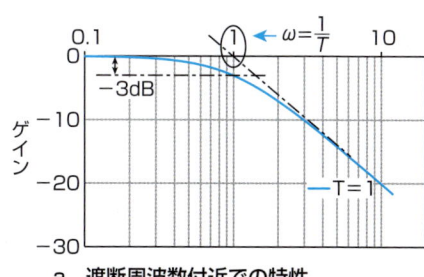

a 遮断周波数付近での特性

ゲインが－3dBになるときの角周波数（遮断周波数）の逆数が時定数である。周波数が高い領域ではほぼ直線で近似できるグラフになる。その接線の延長と0dBのラインとの交点の角周波数も時定数の逆数となる。

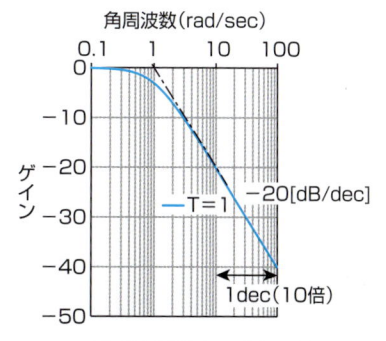

b 高周波数領域での減衰特性

1次遅れ系では，高い周波数の領域では周波数が10倍になると20dBゲインが小さくなる。

## 2次遅れ系の周波数応答

**伝達関数**
$$G(s) = \frac{\omega_n^2}{s^2 + 2\zeta\omega_n s + \omega_n^2}$$

→ **周波数伝達関数**
$$G(j\omega) = \frac{\omega_n^2}{\omega_n^2 - \omega^2 + 2\zeta\omega_n(j\omega)}$$

→
$$G(j\omega) = \frac{1}{1 - \left(\dfrac{\omega}{\omega_n}\right)^2 + 2j\zeta\dfrac{\omega}{\omega_n}}$$

**ゲイン**
$$|G(j\omega)| = \frac{1}{\sqrt{\left(1 - \left(\dfrac{\omega}{\omega_n}\right)^2\right)^2 + 4\zeta^2\left(\dfrac{\omega}{\omega_n}\right)^2}}$$

**位相**
$$\angle G(j\omega) = -\tan^{-1}\frac{2\zeta\dfrac{\omega}{\omega_n}}{1 - \left(\dfrac{\omega}{\omega_n}\right)^2}$$

図17 2次遅れ系のボード線図

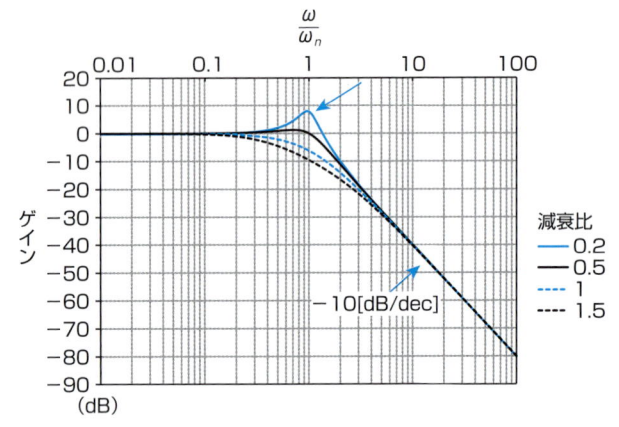

a ゲインの周波数特性

固有角周波数の付近では，減衰係数比が1以下だとゲイン曲線がピークを持ち，正の値となる。

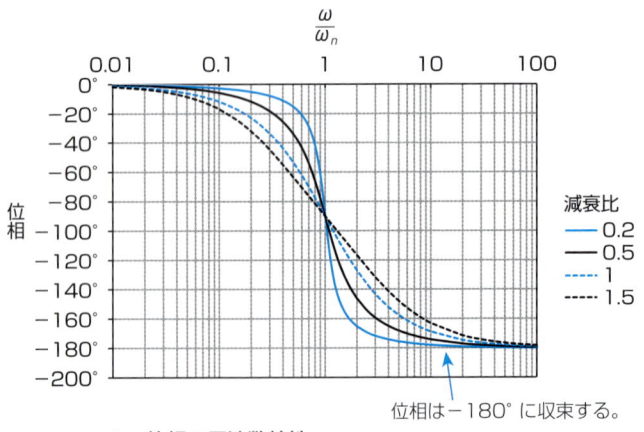

b 位相の周波数特性

位相は$-180°$に収束する。

## 6 システムの安定性

**TAP & TAP**

- 安定性 ⇒ さまざまな定義があるが，「システムが安定であれば，入力が一定であり続けるとき，出力もいつかは一定値になる」と考えておいてよい
- 特性方程式の定義 ⇒ 伝達関数の分母=0 （$s$の多項式=0）
- 極の定義 ⇒ 特性方程式の根。複素数
- 安定条件 ⇒ すべての極の実数部が負

### 極と安定性

- 線形システムの基本応答は，指数関数と三角関数の合成したものになる。
- 安定性は，指数関数の指数の符号で決まる。

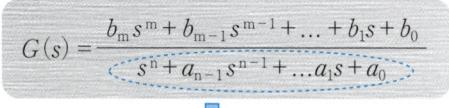

$$G(s) = \frac{b_m s^m + b_{m-1} s^{m-1} + \ldots + b_1 s + b_0}{s^n + a_{n-1} s^{n-1} + \ldots a_1 s + a_0}$$

特性方程式　$s^n + a_{n-1} s^{n-1} + \ldots a_1 s + a_0 = 0$

⇩ 因数分解

$(s - p_0) \ldots (s - p_i) \ldots = 0$

極　最大n個の複素数（実数を含む）　　$s = p_0, \ldots, p_i \ldots$　　$p_i = \alpha_i + j\beta_i$

実数部が負→安定
0→安定限界
正→不安定

**図18　指数関数と安定性**

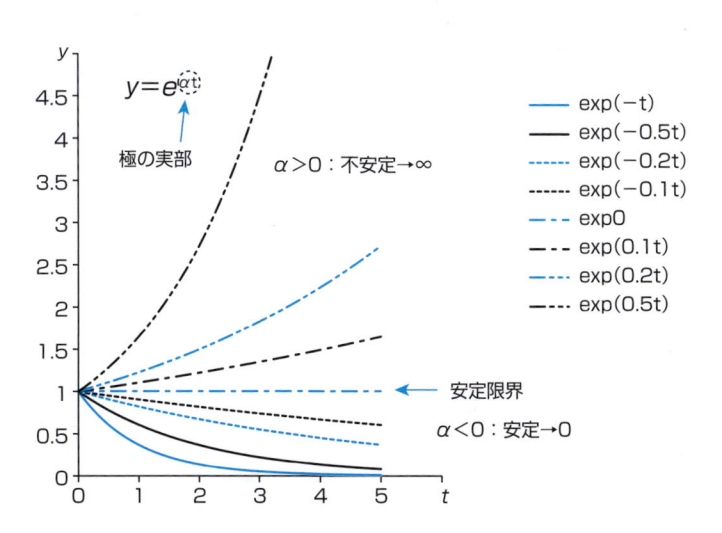

$y = e^{\alpha t}$

極の実部
$\alpha > 0$：不安定→∞
$\alpha < 0$：安定→0
安定限界

- exp(−t)
- exp(−0.5t)
- exp(−0.2t)
- exp(−0.1t)
- exp0
- exp(0.1t)
- exp(0.2t)
- exp(0.5t)

医用電気電子工学

表2　安定・不安定な系の応答の例

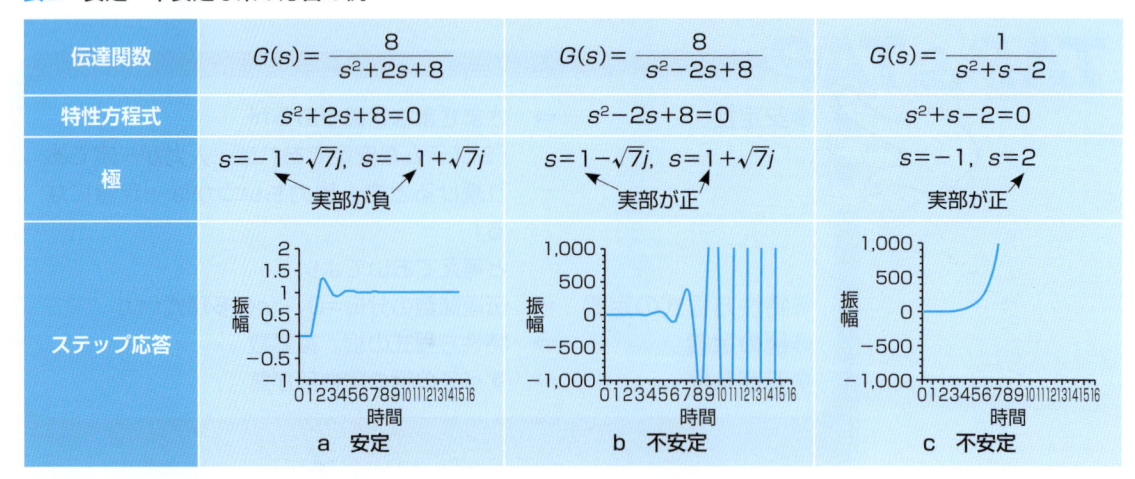

| 伝達関数 | $G(s)=\dfrac{8}{s^2+2s+8}$ | $G(s)=\dfrac{8}{s^2-2s+8}$ | $G(s)=\dfrac{1}{s^2+s-2}$ |
|---|---|---|---|
| 特性方程式 | $s^2+2s+8=0$ | $s^2-2s+8=0$ | $s^2+s-2=0$ |
| 極 | $s=-1-\sqrt{7}j,\ s=-1+\sqrt{7}j$ ←実部が負 | $s=1-\sqrt{7}j,\ s=1+\sqrt{7}j$ ←実部が正 | $s=-1,\ s=2$ ←実部が正 |
| ステップ応答 | a　安定 | b　不安定 | c　不安定 |

## 7 フィードバック制御系

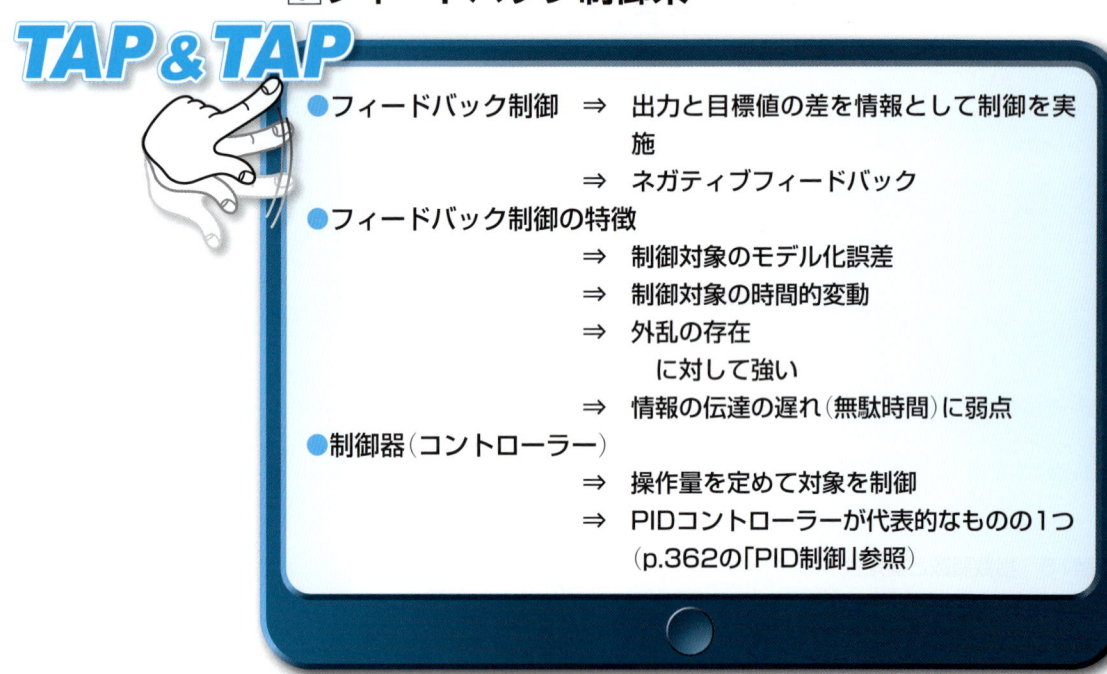

- ●フィードバック制御　⇒　出力と目標値の差を情報として制御を実施
  - ⇒　ネガティブフィードバック
- ●フィードバック制御の特徴
  - ⇒　制御対象のモデル化誤差
  - ⇒　制御対象の時間的変動
  - ⇒　外乱の存在
  - 　　 に対して強い
  - ⇒　情報の伝達の遅れ（無駄時間）に弱点
- ●制御器（コントローラー）
  - ⇒　操作量を定めて対象を制御
  - ⇒　PIDコントローラーが代表的なものの1つ
  - 　　（p.362の「PID制御」参照）

### フィードバック結合の信号の流れと伝達関数

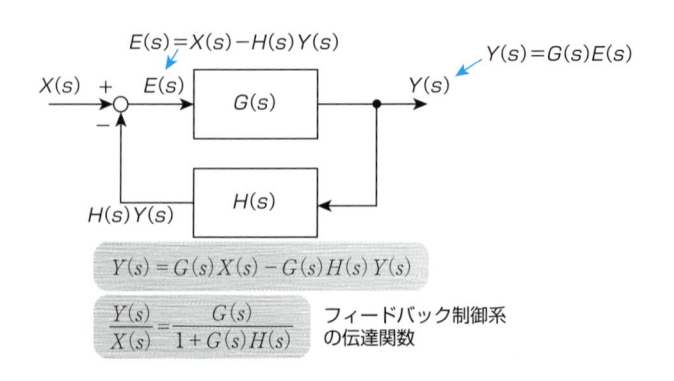

図19　フィードバック結合の信号の流れと伝達関数

$E(s)=X(s)-H(s)Y(s)$

$Y(s)=G(s)E(s)$

$Y(s)=G(s)X(s)-G(s)H(s)Y(s)$

$$\dfrac{Y(s)}{X(s)}=\dfrac{G(s)}{1+G(s)H(s)}$$

フィードバック制御系の伝達関数

## 一般的なフィードバック制御系と温度制御の構成例

図20　一般的なフィードバック制御系と温度制御の構成例

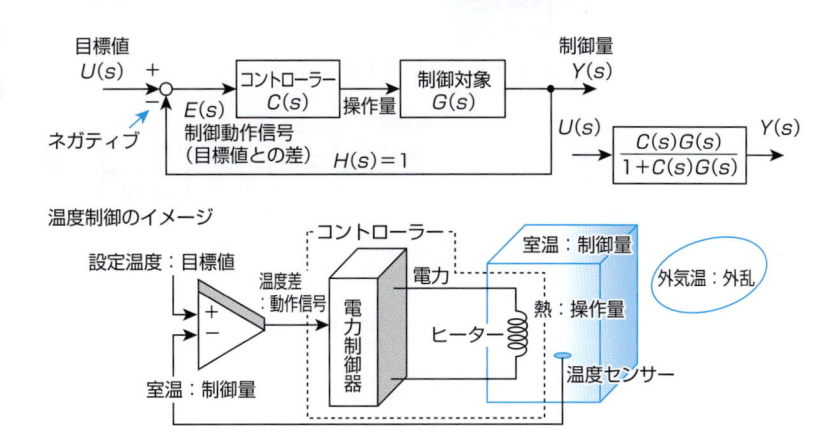

目標値 $U(s)$ → $+/-$ → $E(s)$ 制御動作信号（目標値との差）→ コントローラー $C(s)$ → 操作量 → 制御対象 $G(s)$ → 制御量 $Y(s)$

ネガティブ　　$H(s)=1$

$U(s) \rightarrow \boxed{\dfrac{C(s)G(s)}{1+C(s)G(s)}} \rightarrow Y(s)$

温度制御のイメージ

設定温度：目標値 → $+/-$ → 温度差：動作信号 → 電力制御器（コントローラー）→ 電力 → ヒーター → 熱：操作量 → 室温：制御量　外気温：外乱　温度センサー　室温：制御量

**フィードバック制御の流れ**
① 目標値（時間的に変化してもよい）と制御量（制御したい量）が一致していれば操作量は変化しない。
② 目標値と現在の制御量に差が生じていると，差に応じて
　・差が大きければ，操作量を大きく変える。
　・差が小さければ操作量を少し変える。
③ 差がなくなるまで繰り返す。

**温度制御でのイメージ**
① 部屋の中が寒い（外気温が低い）。
② 室温が設定値と大きく差がある間はどんどんヒーターに電力を供給して室温を早く上昇させる。
③ 室温が上がって設定温度との差が小さくなると，供給する電力の増加量を減少させて，室温の上がり方を遅くする（微妙な調節をしやすくする）。
④ 室温が設定値通りになると電力の増加を止める。
⑤ 設定値を室温が超えてしまったら供給電力を減らして室温を下げる。
⑥ 室温をチェックし続けて，差に応じて電力を調節する。

→ 人間にとって自然で理解しやすい動作

## フィードバック制御系の特徴

表3　フィードバック制御系の特徴

| フィードバック制御の利点 | 温度制御でのイメージ |
|---|---|
| ・外乱の影響の抑制<br>　想定していない変動（信号）が制御量などに加わってもその影響を自動的に軽減できる（ただし，フィードバックループに外乱が加わったときは影響が大きいので注意）。<br>・特性変動による影響の抑制<br>　制御対象やコントローラーの特性が変動したり，想定と異なっていても自動的に影響が軽減される。極端にいうと制御対象がまったく未知（ブラックボックス）でも制御可能なことが多い。<br>・制御対象の安定化<br>　本来，不安定なシステムにフィードバックを施すことで安定なシステムに変換できる場合がある。変動しやすいシステムの変動を抑えることができる。<br>・目標値追従<br>　目標値の変更に対して特殊な対応を考える必要がないので，（あらかじめ計画していなくても）所定の範囲で自由に変更できる。 | ・外乱の影響の抑制<br>　外気温が急に変化して室温が変化しかけても，設定温度との温度差に従って制御が働き，室温の変化を抑えることができる（ただし，温度センサーが狂うと，その分が直接バイアスとなってしまう）。<br>・特性変動による影響の抑制<br>　床を断熱すると電力と室温の関係が変わる。同じ電力を供給すれば室温が上がりすぎるわけだが，設定温度との差に基づいて動作しているので自動的に電力はカットされる。 |
| **フィードバック制御の欠点** | **外乱** |
| ・出力を測定してフィードバックする機構（センサーなどのハードウェア）がどうしても必要。<br>・フィードバックループへの外乱の影響<br>　フィードバックの経路に外乱が加わったときは影響が大きい。<br>・無駄時間による影響<br>　操作量の変化と制御量の応答に時間差があると制御不能になる場合がある。 | 制御量を変化させてしまうような本来想定していない現象およびそれによる信号。いわゆるノイズも外乱の一種になる。 |

### 補足

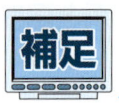

**フィードフォワード制御系**

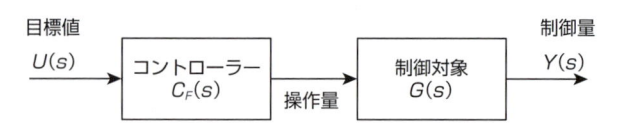

目標値 $U(s)$ → コントローラー $C_F(s)$ → 操作量 → 制御対象 $G(s)$ → 制御量 $Y(s)$

あらかじめ制御対象の特性を調べておき，コントローラーを設計して使う方式。制御量のフィードバックは行わないので，実際の制御結果はチェックされないのが原則（つまりやりっ放し）。

**フィードフォワード制御の利点**
・フィードバックを実現するハードウェア（制御量のセンサ等）が不必要でシンプルな構成ができる。
・本来外乱である部分まで含めてモデル化が完璧にできれば，実現しうる最高の制御性能が見込める。例えば「外乱に伴う結果」を予測して制御量の変動を実際に変化する前に消去してしまうことも不可能ではない。

**フィードフォワード制御の欠点**
・想定できなかった外乱やモデル化の誤差が制御結果に大きく影響してしまう。想定できないから外乱なのであるし，制御対象および周りの環境の完全なモデル化は現実には不可能である。
・制御量を測定しないので，どんなに誤差が大きくても一切修正ができない。

## 8 PID制御

- ●PID ⇒ P：比例　I：積分　D：微分
 （p.349の「システムの基本要素と伝達関数」参照）
- ●P：比例 ⇒ 速応性の向上
- ●I：積分 ⇒ 定常偏差の減少
- ●D：微分 ⇒ オーバーシュートの減少

### PIDコントローラー

- ●フィードバック制御のコントローラーとして現在も広く使用されている。
- ●目標値と制御量（出力）の差に対して，比例・積分値に比例・微分値に比例する操作量を計算してその和を最終の操作量とする。
- ●制御対象の性質によっては微分動作を省いたPI制御，積分操作も省いたP制御が用いられる場合もある。

図21　PID制御系の構成

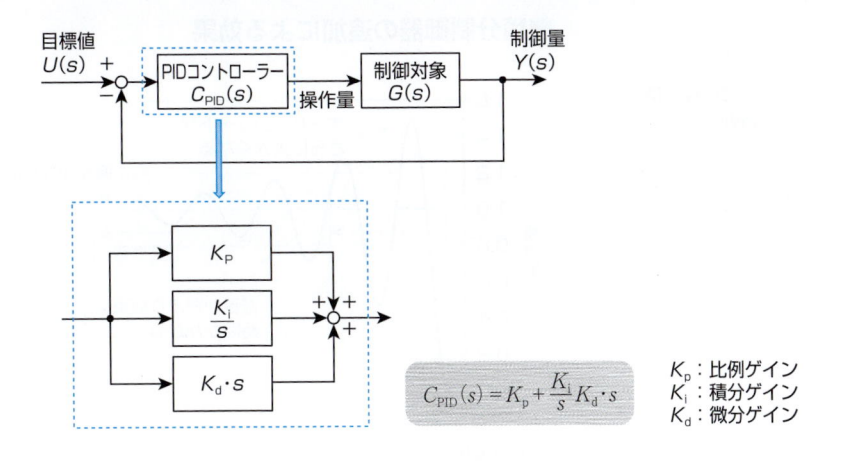

$$C_{PID}(s) = K_p + \frac{K_i}{s} + K_d \cdot s$$

$K_p$：比例ゲイン
$K_i$：積分ゲイン
$K_d$：微分ゲイン

## 比例動作・積分動作・微分動作の効果

### ■制御をかける前の応答

図22　2次遅れ系のステップ応答（制御していない）

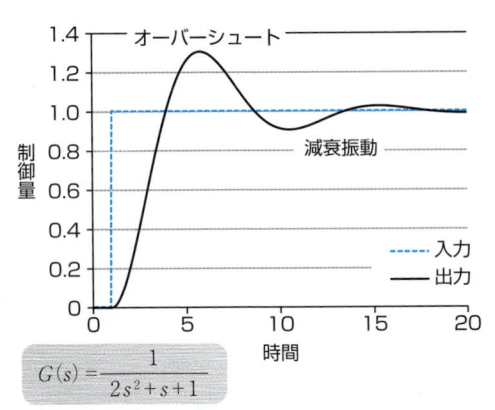

$$G(s) = \frac{1}{2s^2 + s + 1}$$

この例では，安定で減衰振動をしながら目標値に収束するシステムを例として挙げている。
より速く目標値に近づくことを目標として制御をかけていくことを考える。

### ■比例制御器のみのフィードバック制御

図23　P（比例）制御

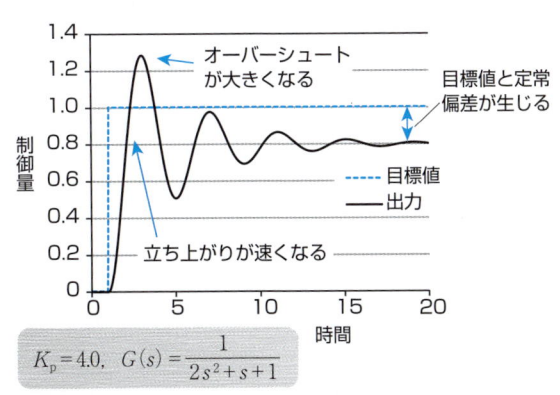

$K_p = 4.0$, $G(s) = \dfrac{1}{2s^2 + s + 1}$

フィードバックをかけ，比例制御器を追加した。
制御量の立ち上がりが速くなり，目標値に達する時間が大幅に短縮されている。
しかし振動が強くなり，オーバーシュートが増加している。そして最大の問題点として，定常偏差ができてしまう（いくら時間をかけても目標値に一定値以下に近づかない），という現象が起こる。
比例ゲインを大きくするほど応答は速くはなるが，より振動的になり偏差も拡大する。

## ■積分制御器の追加による効果

**図24** PI（比例＋積分）制御

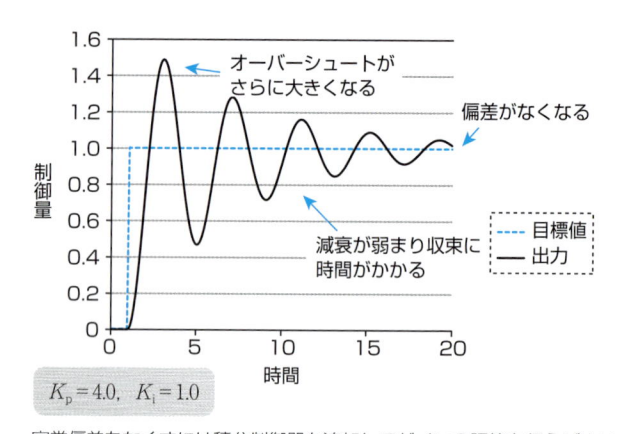

（グラフ：オーバーシュートがさらに大きくなる／偏差がなくなる／減衰が弱まり収束に時間がかかる、目標値・出力、$K_p = 4.0,\ K_i = 1.0$）

定常偏差をなくすには積分制御器を追加してゲインの調節を行えばよい。
しかしさらに振動成分が強くなり，オーバーシュートが増加していることがわかる。そして減衰が弱まって目標値への収束が遅くなっている。
積分器はシステムの安定性にはマイナスの効果があり，ゲインを大きくすると容易に発散してしまうことが多い。

## ■微分制御器の追加による効果

**図25** PID（比例＋積分＋微分）制御

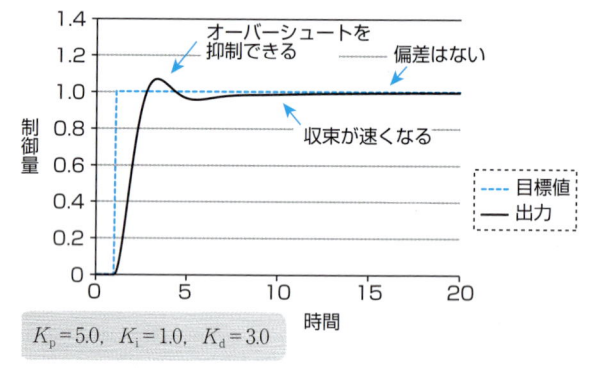

（グラフ：オーバーシュートを抑制できる／偏差はない／収束が速くなる、目標値・出力、$K_p = 5.0,\ K_i = 1.0,\ K_d = 3.0$）

オーバーシュートを抑え，目標値への収束速度を上げるには，微分制御器が有効である。
応答速度を犠牲にせずにオーバーシュートを軽減することができる。この例では比例ゲインを5.0としているが，さらに大きくして応答速度を上げていくことが可能である。また微分ゲインを大きくして過減衰の応答にすることもできる。
元のシステムで入力と出力の収束値に偏差があったり，不安定なシステムであったりしても，うまく制御器を設計してやれば制御可能となる。

# III 医用機械工学

# 1 力学の基礎

医用機械工学

## 1 力のつり合い

**TAP & TAP**

- 力の種類 ⇒ 「重力」・「ひもの張力」・「バネの力」・「摩擦力」
- 力の三要素 ⇒ 「大きさ」・「向き」・「作用点」
- 力の単位 ⇒ 単位は[N：ニュートン]
- ベクトルの分解 ⇒ ベクトルを$x$と$y$方向に分解する
- ベクトルの合成 ⇒ 平行四辺形を描いて，ベクトルをつなげる

### 力の分解

- 図1のように力のベクトル$F$は$F_x$と$F_y$に分解できる。
- 力$F_x$と$F_y$および力の向き$\theta$は，図1と以下の数式で表せる。
- それぞれ左右の対応関係をおさえること。

| 力の大きさと向き | | 半径と角度 |
|---|---|---|
| $F_x = F\cos\theta$ | ⇔ | $x = r\cos\theta$ |
| $F_y = F\sin\theta$ | ⇔ | $y = r\sin\theta$ |
| $\dfrac{F_y}{F_x} = \dfrac{F\sin\theta}{F\cos\theta} = \tan\theta$ | ⇔ | $\dfrac{y}{x} = \dfrac{r\sin\theta}{r\cos\theta} = \tan\theta$ |

図1 力のベクトル分解と合成および極座標の関係

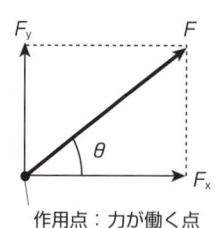

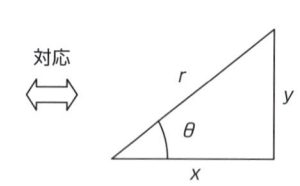

作用点：力が働く点

### 力の合成

- 力の分解とは逆に，$F_x$と$F_y$を合成すると$F$が得られる（図1）。
- 力の大きさ$|F|$と向き$\theta$は，半径$r$と角度$\theta$から以下のように表せる。

| 力の大きさと向き | | 半径と角度 |
|---|---|---|
| $|F| = \sqrt{F_x^2 + F_y^2}$ | ⇔ | $r = \sqrt{x^2 + y^2}$ |
| $\theta = \tan^{-1}\dfrac{F_y}{F_x}$ | ⇔ | $\theta = \tan^{-1}\dfrac{y}{x}$ |

## 力の合成に関する問題

● 図2に示すような力のベクトルの合成を例に示す。

図2 力の合成

a

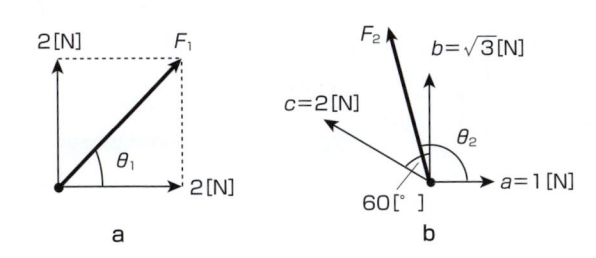

b

● 図2aは $2:2:2\sqrt{2}$ から $F_1=2\sqrt{2}$ [N]，角度 $\theta_1=45°$ になる。
● 図2bは $a$ と $b$ に注目する。$1:2:\sqrt{3}$ から $d=2$ [N] を60°方向に描ける。
● $d$ と $c$ の合成ベクトルは，図2aと同じように解けるので $F_2=2\sqrt{2}$ [N] となる。
角度 $\theta_2=60°+45°=105°$ になる。

### ONE POINT ADVICE
● 本項目に登場した数式は，とても重要な数式である。
● 左右の対応関係を理解すれば，覚える内容も少なくなる。
● ベクトルの分解と合成は国家試験に比較的出やすいのでおさえておくこと。

## ②位置・速度・加速度

### TAP & TAP
● 加速度・速度・変位 ⇒ ボールの投げ上げ（下ろし）3つの数式
● 放物運動の数式 ⇒ $x$ と $y$ 方向の運動それぞれに分けて考える
● 下記の解法1〜4 ⇒ ゼロになる点や2次方程式の解の公式の応用

### ボールの投げ上げと投げ下ろし

● 以下の3つの式は覚えておかなければならない。
● 数式は微分積分の関係がある。
● 規則性を理解すると簡単。基本的な微分積分の計算はおさえておくこと。
● 上向きは正，下向きは負として統一させておくのも大切である。

加速度：$a(t)=-g$ （重力加速度は不変とする）
速　度：$v(t)=-gt \pm v_0$ （初速 $v_0>0$：投げ上げ）
（$v_0<0$：投げ下ろし）
変　位：$y(t)=-\dfrac{1}{2}gt^2 \pm v_0 t + y_0$ （初期位置 $y_0$）

**図3** ボールの投げ上げ問題の解法

**解法1**
ボールが頂点に達すると，ボールの速度はゼロになる。つまり，$v(t)=0$
これより時間がわかり，その得られた時間から変位も求まる。

**解法2**
ボールが$y(t)=0$にあれば
$$y(t)=0=-\frac{1}{2}gt^2 \pm v_0 t + y_0$$
よって，2次方程式の解の公式[*1]を使って計算ができる。

## 用語アラカルト

*1 2次方程式の解の公式
$ax^2+bx+c=0$
$$x=\frac{-b \pm \sqrt{b^2-4ac}}{2a}$$

### 放物線運動

● 放物線運動はボールの投げ上げ・投げ下ろしの応用として考える。
● 図4のようにボールは$(x, y)=(0, y_0)$にある。初速$v_0$で角度$\theta$方向に投げる。
  速度$v_0$の$x$成分は$v_0\cos\theta$，$y$成分は$v_0\sin\theta$になる（p.366参照）。
● 表1は$x$方向および$y$方向の加速度，速度，変位を示している。

**表1** 放物運動の数式

| | $x$方向 | $y$方向 |
|---|---|---|
| 加速度 | $a_x(t)=0$ | $a_y(t)=-g$ |
| 速度 | $v_x(t)=v_0\cos\theta$ | $v_y(t)=-gt+v_0\sin\theta$ |
| 変位 | $x(t)=(v_0\cos\theta)\cdot t$ | $y(t)=-\frac{1}{2}gt^2+(v_0\sin\theta)\cdot t + y_0$ |

**図4** 放物線運動にかかわる問題の対策

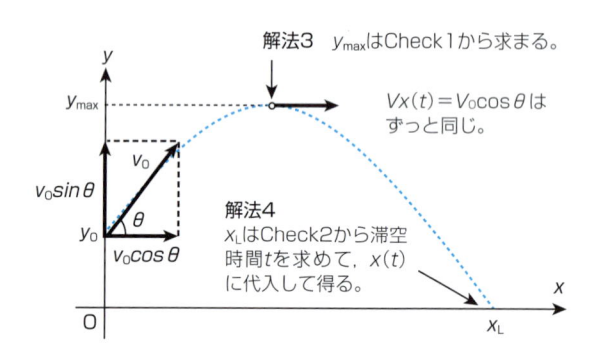

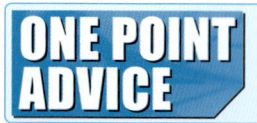

**解法3** $y_{max}$はCheck1から求まる。
$V_x(t)=V_0\cos\theta$はずっと同じ。

**解法4** $x_L$はCheck2から滞空時間$t$を求めて，$x(t)$に代入して得る。

## ONE POINT ADVICE

● 加速度→速度→変位は時間における積分の関係にある。
● 解法1～4の内容は問題を解くための手順として理解しておくとよい。
● 投げ上げ・投げ下ろしの問題は国家試験にも頻繁に出ている。

## 3 ニュートンの運動法則

- 第一法則（慣性の法則）
  ⇒ 外力が働かなければ，その運動を維持する
  加速度$a=0$であるが，速度$v=0$とは限らない
- 第二法則（運動方程式）
  ⇒ $m \cdot a = F$（「運動方程式」（p.370）で詳しく述べる）
- 第三法則（作用・反作用の法則）
  ⇒ 質点に力を与えるとき（作用），それに相当する力を質点から受ける（反作用）

### ニュートンの運動法則（図5）

- 質点　　　：質点は大きさのない質量をもった点である。
- 慣性の法則：外力と加速度がない状態は，
  - 物体が静止しているとは限らない。
  - 等速運動は速度が一定，加速度はゼロ。
- 作用・反作用：物体を力$F$で押してみると，
  - その押した力と等しい大きさで，
  - 反対方向
  
  に押し返される。

図5　ニュートンの運動法則

質点：質量$m$をもった点。形は考えないでよい。

慣性の法則：速度$v \neq 0$，加速度$a=0$で運動している。等速運動。加速度がゼロであることに注意。電車の慣性の法則はブレーキがかかったときに理解できる。

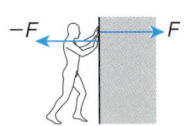

作用・反作用の法則：壁を力$F$で押す場合，同じ大きさの力で逆向きに押し返される。

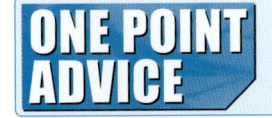

**ONE POINT ADVICE**
- 計算問題よりも用語の説明問題として出題される傾向が強い。特に慣性の法則は間違えやすいので注意が必要。身近にある現象と関連付けられると簡単。

## 4 運動方程式

**TAP & TAP**

- ●運動方程式　⇒　$ma = F = F_1 + F_2$
  質量：$m$，加速度：$a$
  力：$F$（$F_1$と$F_2$はお互い同じ方向の場合）
  左辺：質量$m$の質点の運動方程式なので$ma$と書く
  右辺：その物体に加わる力の関係を書く
  　　　（張力やバネの弾性力を考える）
- ●力のつり合い　⇒　$a = 0$
- ●バネの運動方程式
  　　　　　⇒　$ma = -kx$（バネ定数：$k$，位置：$x$）

### 運動方程式

- ●図6aと図6bはそれぞれの質点に加わる力関係を示している。
- ●同じ質量$m$の質点に加わる加速度$a$と$a'$では，$a > a'$の関係にある。
- ●図6bのように力のベクトルの向きが異なれば$F_1 - F_2$になる。
- ●同じ向きになれば$F_1 + F_2$になる。

図6　質点の運動方程式

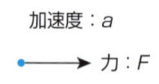

加速度：$a$
→ 力：$F$

$$\underbrace{ma}_{\text{質量}m,\ \text{加速度}a\text{の物体}} = \underbrace{F}_{F\text{の力をもつ}}$$

a　質点に加わる力が1つのとき

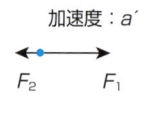

加速度：$a'$
← → 
$F_2$　$F_1$

$$\underbrace{ma'}_{\text{質量}m,\ \text{加速度}a'\text{の物体}} = \underbrace{F}_{F_1 - F_2\text{の力をもつ}} = F_1 - F_2$$

b　質点に加わる力が複数あるとき

### 束縛運動

- ●図7に示すように角度$\theta$の斜面を質量$m$の質点が滑り落ちている。
- ●摩擦係数$\mu$は質点の運動にかかわらず一定，重力加速度は$g$とする。

- この場合，質点に働く力 $F_1 \sim F_4$ は，

$$F_1 = mg, \qquad F_2 = mg \cdot \cos\theta$$
$$F_3 = mg \cdot \sin\theta \quad F_4 = \mu N = \mu \cdot (mg \cdot \cos\theta)$$

と表すことができる（Nは垂直抗力）。
- 運動方程式を立てる（斜面方向を加速度 $a$ とする）と，

$$m\boldsymbol{a} = F = F_3 - F_4 = mg\sin\theta - \mu mg\cos\theta = mg(\sin\theta - \mu\cos\theta)$$

と表すことができる。
- この質点が静止している場合，

「物体が静止している」 ＝ 「加速度 $a=0$ の状態にある」

つまり， $m \cdot 0 = mg(\sin\theta - \mu\cos\theta) = 0$ とも書ける。

図7 束縛運動

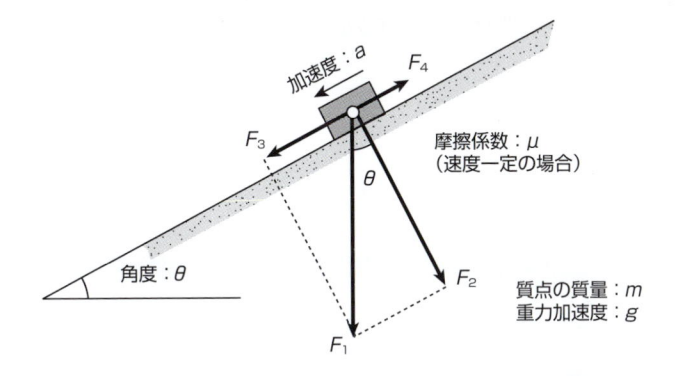

## ONE POINT ADVICE

- 国家試験には複雑な問題は出ない傾向にある。
- ベクトル分解と力のつり合い $a=0$ をおさえておくのは絶対に必要！

## 5 等速円運動

- 位置 ：$(x, y)$ ⇒ $(x, y) = (r\cos\theta, r\sin\theta)$ （$\theta$：角度[rad]）
- 角度 ：$\theta$ ⇒ $\theta = \omega \cdot t$ （$\omega$：角速度[rad/s]）
- 速度 ：$v$ ⇒ $v = r\omega$ （$r$：半径[m]）
- 加速度 ：$a$ ⇒ $a = r\omega^2$
- 力 ：$F$ ⇒ $F = ma = mr\omega^2 = m\dfrac{v^2}{r}$

### 等速円運動

- 図8に等速円運動の様子を示した。
- 等速円運動における質点の加速度は，中心点Oに向かうベクトルになる。
- 遠心力は見かけ上の力であり，実際に質点に働く力は向心力である。

図8　等速円運動

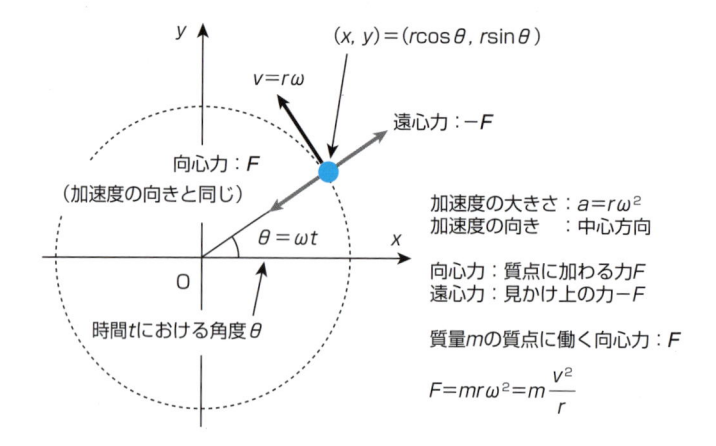

$(x, y) = (r\cos\theta, r\sin\theta)$
$v = r\omega$
遠心力：$-F$
向心力：$F$
（加速度の向きと同じ）
$\theta = \omega t$
時間$t$における角度$\theta$

加速度の大きさ：$a = r\omega^2$
加速度の向き　：中心方向

向心力：質点に加わる力$F$
遠心力：見かけ上の力$-F$

質量$m$の質点に働く向心力：$F$

$$F = mr\omega^2 = m\frac{v^2}{r}$$

## ONE POINT ADVICE

● 計算問題とともに文章題として出題される傾向にある。特に，加速度の向きはしっかり理解しておくこと。

## 6 モーメント

### TAP & TAP

- 力のモーメント：$M$ ⇒ 物体の回りやすさを表す
  別名：トルクとよばれるときもある
- モーメントの特徴 ⇒ ベクトルなので大きさと方向がある
  時計回り：$(-)$，反時計回り：$(+)$
- モーメントの数式 ⇒ ① $M = r \times F = rF\sin\theta$
  （モーメント）＝（腕の長さ）×（力）
  ② 単位：[N・m（ニュートン・メートル）]

### モーメントの計算

● 図9のような状態にあるとき，この天秤はどうなるかを考える。
● 点O回りのモーメント$M_1$と$M_2$をそれぞれ求めていく。
● モーメントとは，「回りやすさを意味し，時計回りは$(-)$，反時計回りが$(+)$」と定義される。
● 左側のおもりは，

$$M_1 = \boldsymbol{r}_1 \times \boldsymbol{F}_1 = (-r_1) \cdot (-mg) = mgr_1 > 0 \quad (反時計回り)$$

となる。
● 右側のおもりだけは，

$$M_2 = \boldsymbol{r}_2 \times \boldsymbol{F}_2 = r_2 \cdot (-2mg) = -2mgr_2 < 0 \quad (時計回り)$$

となる。

● $r_1 = r_2$ であれば，

$$|M_1| < |M_2|$$

となり，この天秤は時計回りに回転しようとする。

### モーメントのつり合い

● この天秤がつり合う場合を考えてみよう。モーメントがつり合うということは反時計回り $M_1$ と時計回り $M_2$ が

$$|M_1| = |M_2| \quad \text{もしくは，} \quad M_1 + M_2 = 0$$

の関係にある。$mgr_1 = 2mgr_2$ を経て，$r_1 = 2r_2$ になれば天秤はつり合う。

図9 力のモーメント

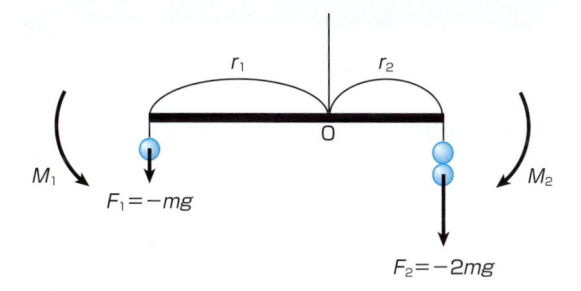

### 力のつり合い

● 図9に示した力 $F_1$ と $F_2$ はすべて下向きに働いている。
● 作用・反作用の法則に従えばもう1つ上向きの力が存在する。
　⇒点Oの位置に張力 $T = 3mg$（上向き）が存在する。

力のつり合いとモーメントのつり合いは，

$$T - mg - 2mg = 0 \quad : \quad \text{力のつり合い}$$
$$\text{（上向き：（＋），下向き（－））}$$
$$mgr_1 - 2mgr_2 + 3mg \cdot 0 = 0 \quad : \quad \text{モーメントのつり合い}$$
$$\text{（反時計回り：（＋），時計回り（－））}$$

と表すことができる。

● 張力 $T$ におけるモーメントは，点O回りの腕の長さが「$r = 0$」になるため，このモーメントはゼロになる。

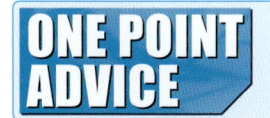

**ONE POINT ADVICE**
● 計算問題は国家試験によく出題される。モーメントの意味は覚えておくこと。

## 7 エネルギー

- 運動エネルギー：$V$ ⇒ $V=\dfrac{1}{2}mv^2$ （$m$：質量，$v$：速度）
- 位置エネルギー：$U$ ⇒ $U=mgh$ （$g$：重力加速度，$h$：高さ）
- 弾性エネルギー：$K$ ⇒ $K=\dfrac{1}{2}kx^2$ （$k$：バネ定数，$x$：変位）
- 力学的エネルギー保存則
  ⇒ $V_A+U_A+K_A=V_B+U_B+K_B$
  （状態Aと状態Bにおける各エネルギー）

### 代表的な力学的エネルギー

- 代表的な力学的エネルギーを表2にまとめた。
- 質量$m$の質点が速度$v$で運動しているとき ： 運動エネルギー$V$
- 質量$m$の質点が地上から高さ$h$の位置にあるとき：位置エネルギー$U$
- 質量$M$の質点がバネ定数$k$の物体につなげられて，
  $x=x_0$の位置に置いたとき ： 弾性エネルギー$K$

表2 代表的な力学的エネルギー

| 種類 | 図 | 数式 |
|---|---|---|
| 運動エネルギー：$V$ | $m \to v$ | $V=\dfrac{1}{2}mv^2$ |
| 位置エネルギー：$U$ | $m$, $h$ | $U=mgh$ |
| 弾性エネルギー：$K$ | $k$, $M$, $0$, $x_0$, $x$ | $K=\dfrac{1}{2}kx_0^2$ |

### 力学的エネルギー保存則

- 力学的エネルギー保存則は，「**状態AからBに変化しても，エネルギーの総和は保存される**」ということを意味する。数式では，

$$V_A+U_A+K_A=V_B+U_B+K_B$$

が成立する。

**図10** 力学的エネルギー保存則

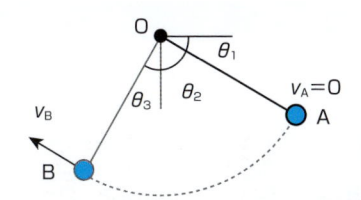

$A : V_A = 0$
$U_A = mgl(1-\sin\theta_1)$
  $= mgl(1-\cos\theta_2)$
$K_A = 0$

$B : V_B = \dfrac{1}{2}mv_B^2$
$U_B = mgl(1-\cos\theta_3)$
$K_B = 0$

- ここで，図10を使って，状態Bでの速度$v_B$を導く。長さ$l$の軽くて丈夫なひもが点Oに，一方は質量$m$の質点につながれている。
- 3つの力学的エネルギーは図10のように示すことができる。
- 角度$\theta_2$を用いると，力学的エネルギー保存則から

$$0 + mgl(1-\cos\theta_2) + 0 = \dfrac{1}{2}mv_B^2 + mgl(1-\cos\theta_3) + 0$$

となって，

$$v_B = \sqrt{2gl(\cos\theta_3 - \cos\theta_2)}$$

を得る。

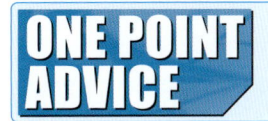

### ONE POINT ADVICE

- 力学エネルギー保存則はとても大切，電磁気学の仕事：$W=qV$と関係する。

## 8 機械的振動

### TAP & TAP

- 合成バネ定数 $k$ ⇒ 直列：$\dfrac{1}{k} = \dfrac{1}{k_1} + \dfrac{1}{k_2}$，並列：$k = k_1 + k_2$
- 振動にかかわる式 ⇒ 振動数 $f$：$\omega = 2\pi f$（$\omega$：角振動数），周期$T$：$T = 1/f$
- 単振動 ⇒ 一定の振動を繰り返す
- 減衰振動 ⇒ 抵抗成分によって振動が小さくなる
- 強制振動 ⇒ 外部から力を受け振動に影響が生じる 共振振動数（周波数）が存在する

### 合成バネ定数（表3）

- 合成バネ定数は，直列と並列では数式が異なる。
- 角振動数は下記のように数式展開できる。

$$ma = -kx \rightarrow a = -\dfrac{k}{m}x = -\omega^2 x, \text{ つまり}, \omega = \sqrt{\dfrac{k}{m}}$$

表3 合成バネ定数（直列と並列）

| | | 直列 | 並列 |
|---|---|---|---|
| バネの組み合わせ | (k, m) | ($k_1$, $k_2$, m) | ($k_1$, $k_2$, m) |
| バネ定数 | $k=k$ | $\dfrac{1}{k_A} = \dfrac{1}{k_1} + \dfrac{1}{k_2}$ | $k_B = k_1 + k_2$ |
| 角振動数 | $\omega = \sqrt{\dfrac{k}{m}}$ | $\omega_A = \sqrt{\dfrac{k_A}{m}}$ | $\omega_B = \sqrt{\dfrac{k_B}{m}}$ |

## 単振動・減衰振動・強制振動

- 振動の3種類を表4にまとめた。
- 図中の記号は，バネ定数：$k$，質量：$m$，抵抗：$\zeta$である。
- 単振動：一定の振動を繰り返す。「**振幅が一定**」なのが特徴。
- 減衰振動：抵抗成分によって「**振動が小さく**」なるのが特徴。
- 強制振動：外部の力$y_0(t)$を受ける。$y_0(t)$が**共振角振動数**（$\omega = \omega_c$）になると「**最大振幅**」になる。表4は角振動数特性を示している（振動数と周波数は同じ意味）。

表4 単振動・減衰振動・強制振動

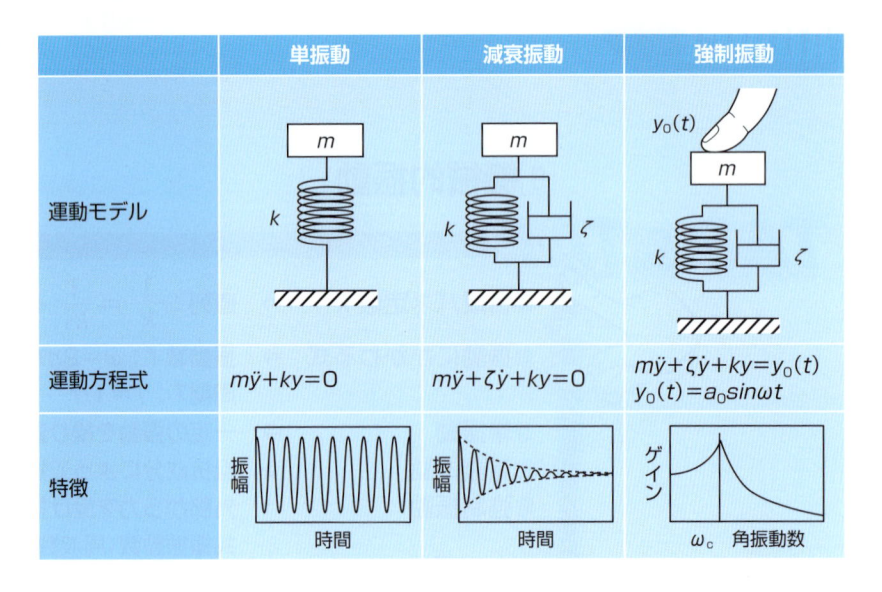

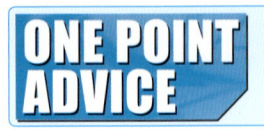

| | 単振動 | 減衰振動 | 強制振動 |
|---|---|---|---|
| 運動モデル | (m, k) | (m, k, ζ) | ($y_0(t)$, m, k, ζ) |
| 運動方程式 | $m\ddot{y} + ky = 0$ | $m\ddot{y} + \zeta\dot{y} + ky = 0$ | $m\ddot{y} + \zeta\dot{y} + ky = y_0(t)$<br>$y_0(t) = a_0 \sin\omega t$ |
| 特徴 | 振幅一定（時間に対して） | 振幅が減衰（時間に対して） | ゲインが$\omega_c$で最大（角振動数に対して） |

### ONE POINT ADVICE

- 合成バネ定数は，電気回路のコンデンサーと同じ考え方で計算できる。数式とともにその現象をイメージできると簡単。
- 3つの振動現象は，数式よりも運動モデルとその特徴をおさえておくこと。

## 医用機械工学

# 材料力学

### ① 応力・ひずみ・フックの法則

- **応力**：$\sigma$ ⇒ 物体内部に働く単位面積当たりの力の量
  単位は[N/m²]
- **ひずみ**：$\varepsilon$ ⇒ 力が物体に作用したときの単位長さ当たりの伸び量
  単位は無次元になる
- **縦弾性係数** ⇒ 縦弾性率やヤング率ともいう
  フックの法則 $\sigma = E \cdot \varepsilon$ における比例定数 $E$ であり、弾性変形における材料の性質を示す
  単位は[N/m²]

#### 応力とひずみ

- **応力とひずみ**は「垂直応力」と「垂直ひずみ」ともいう（図1）。
- 直径 $D$ の丸棒に引張（圧縮）力 $F$ を加えると応力 $\sigma$ が発生する。
- 丸棒は引張（圧縮）力によって、長さは $L$ から $L+\Delta L$、太さは $D$ から $D-\Delta D$ に変形する。
- 引張（圧縮）力と同じ軸方向のひずみ：$\varepsilon_L$（**縦ひずみ**）
  垂直方向のひずみ：$\varepsilon_D$（**横ひずみ**）という。
- **ポアソン比**：縦ひずみと横ひずみの関係式

$$v = \frac{\varepsilon_D}{\varepsilon_L} \rightarrow \varepsilon_D = v \cdot \varepsilon_L$$

と表すことができる。

図1 応力とひずみ

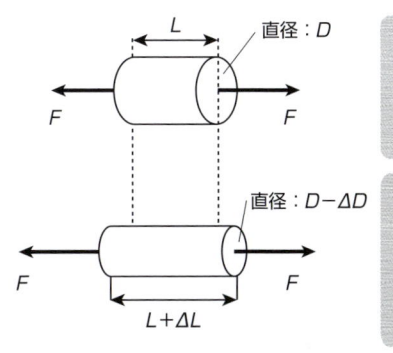

応力：
$$\sigma = \frac{F}{A} = \frac{F}{\frac{\pi D^2}{4}} = \frac{4F}{\pi D^2}$$

ひずみ：
$$\varepsilon_L = \frac{\Delta L}{L} \quad (縦ひずみ)$$
$$\varepsilon_D = \frac{\Delta D}{D} \quad (横ひずみ)$$

#### せん断応力とせん断ひずみ

- 図2aに示した丸棒を考える。
- 図2bは丸棒（灰色部分）の断面 $abcd$ を示している。
- 図2aの丸棒に図1と異なる方向にせん断力 $F$ を加える。

- 図2bに示した$abcd$は，図2cに示す$a'b'cd$へと変形する。
- このとき，図2cに示す**せん断応力**と**せん断ひずみ**が発生する。
  - せん断応力　　$\tau$：断面に対して平行な方向に働く。
  - せん断ひずみ　$\gamma$：図2cのように近似を使って定義される。

**図2　力の合成**

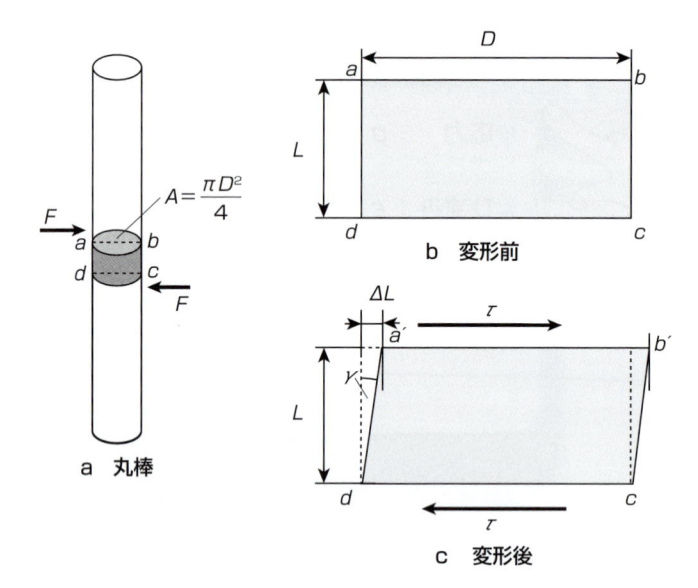

a　丸棒
b　変形前
c　変形後

$$\text{せん断応力}: \tau = \frac{F}{A} = \frac{4F}{\pi D^2}$$

$$\text{せん断ひずみ}: \Delta L = L\tan(\gamma) \fallingdotseq L \cdot \gamma$$

$$\gamma = \frac{\Delta L}{L} \quad \text{近似}$$

## フックの法則（図3, 4）

- 応力はひずみと比例関係にある。これをフックの法則という。
- フックの法則：$\sigma = E \cdot \varepsilon$　（垂直応力と垂直ひずみ）
  　　　　　　：$\tau = G \cdot \gamma$　（せん断応力とせん断ひずみ）
- 比例定数$E$を縦弾性係数という（縦弾性率やヤング率ともいう）。
- 比例定数$G$を横弾性係数という。

**図3　フックの法則（垂直応力と垂直ひずみ）**

応力：$\sigma = \dfrac{F}{A}$　　ひずみ：$\varepsilon = \dfrac{\Delta L}{L}$

$\sigma = E \cdot \varepsilon$　　縦弾性係数

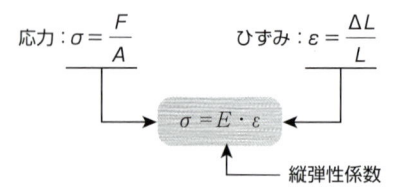

※上記の数式をさまざまな数式に展開できるようにすることが重要。

**図4　フックの法則（せん断応力とせん断ひずみ）**

横弾性係数

$\tau = G \cdot \gamma$

応力：$\tau = \dfrac{F}{A}$　　ひずみ：$\gamma = \dfrac{\Delta L}{L}$

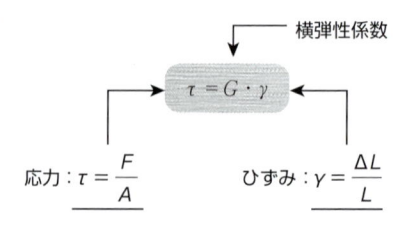

## ONE POINT ADVICE

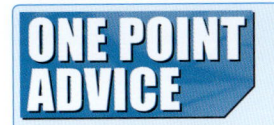

- 応力とひずみ，縦弾性係数を使ったフックの法則は国試によく出題されている。
- 図3に示した数式はさまざまなケースで出題される。数式の書き換えが重要！
- せん断応力とせん断ひずみに関しては文章題で出題されることがある。
- 図2をイメージできるようにすることが大切。

## 2 応力ひずみ線図

### TAP & TAP

- 応力ひずみ線図 ⇒ 横軸：ひずみ，縦軸：応力の材料特性を示すグラフ
  比例限度，弾性限界，降伏点，引張強さ，破壊点
- 弾性変形 ⇒ 荷重を除くと元の形状に戻る変形
- 塑性変形 ⇒ 荷重を取り去っても永久ひずみが残る変形

### 応力ひずみ線図

- 図5に軟鋼の応力ひずみ線図を示す。
- 応力ひずみ線図における点A〜Fを以下にまとめる。

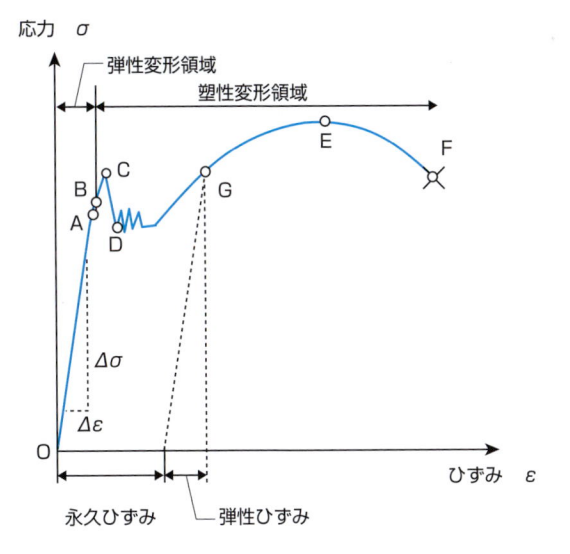

図5　応力ひずみ線図

表1 応力ひずみ線図の特徴点

| 点 | 用語 | 特徴 |
|---|---|---|
| A | 比例限度 | フックの法則$\sigma = E \cdot \varepsilon$が成立する。<br>図中の傾きOAは縦弾性係数$E$を表す。 |
| B | 弾性限界 | これ以下で応力を取り去れば，永久ひずみは発生しない。<br>この領域を『弾性変形領域』といい，これ以上を『塑性変形領域』という。 |
| C, D | 降伏点 | 点Cを上降伏点（点Dを下降伏点）という。<br>応力の変化に比べて，ひずみが著しく大きく変化する。 |
| E | 引張強さ | 応力の最大値で，最大応力ともいう。<br>これ以下の応力であれば，材料は破壊されない。 |
| F | 破壊点 | 材料が破壊される極限点。 |

### 専門用語

●以下に材料力学にかかわる用語をまとめる（表2）。

表2 材料力学にかかわる用語

| 用語 | 特徴 |
|---|---|
| クリープ現象 | 一定応力の下，材料が時間経過とともに変形していく現象。<br>応力ひずみ線図において点E近傍は示唆することもある。<br>応力がほぼ一定で，ひずみは増大している。 |
| 応力緩和現象 | 粘弾性物体に急速に一定ひずみを与える。<br>時間とともに応力が低下する現象。 |
| 弾性余効現象 | 弾性限界を超えない領域で応力を除去してもある一定時間，歪みが残る現象をいう。<br>復元するにはある有限の時間が必要となる。 |

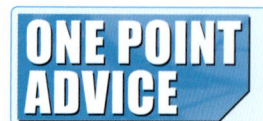

**ONE POINT ADVICE**
●応力ひずみ線図は用語とともに特徴を完全におさえておくこと。

## ③ 応力集中と安全率

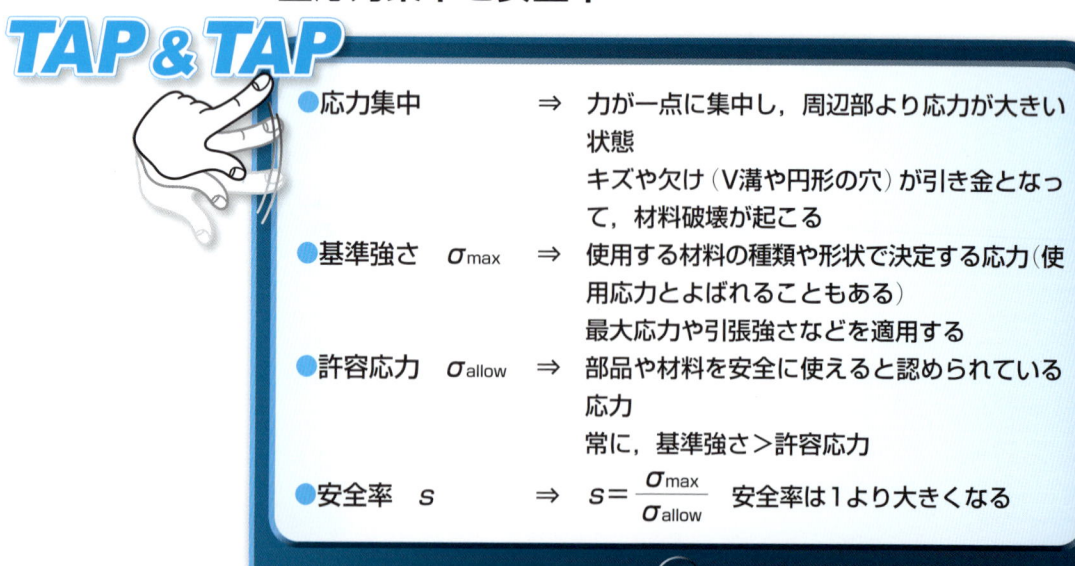

**TAP & TAP**

- ●応力集中 ⇒ 力が一点に集中し，周辺部より応力が大きい状態<br>キズや欠け（V溝や円形の穴）が引き金となって，材料破壊が起こる
- ●基準強さ $\sigma_{max}$ ⇒ 使用する材料の種類や形状で決定する応力（使用応力とよばれることもある）<br>最大応力や引張強さなどを適用する
- ●許容応力 $\sigma_{allow}$ ⇒ 部品や材料を安全に使えると認められている応力<br>常に，基準強さ＞許容応力
- ●安全率 $s$ ⇒ $s = \dfrac{\sigma_{max}}{\sigma_{allow}}$　安全率は1より大きくなる

## 応力集中

- 図6は応力集中の様子を示している。
- 応力の位置と大きさ：点$a〜d$の位置で応力を示す青矢印が最大になる。
- 応力集中の影響：応力集中が材料の破壊を引き起こす。

図6 応力集中

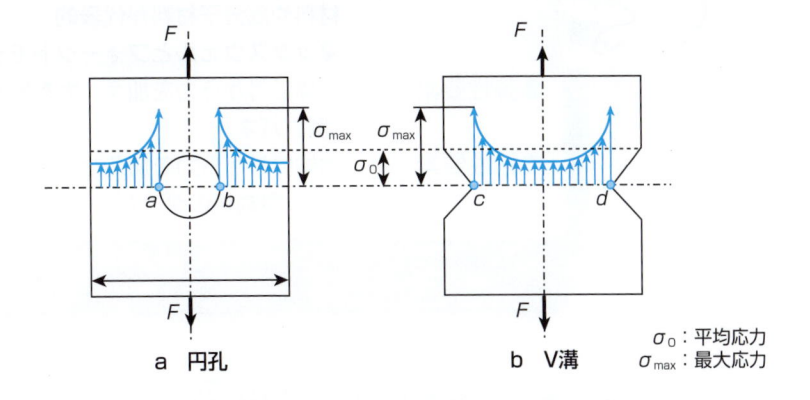

a 円孔　　b V溝

$\sigma_0$：平均応力
$\sigma_{max}$：最大応力

## 安全率

### ■基準強さ（使用応力）：$\sigma_{max}$
- 応力ひずみ線図における特徴点を利用する。材料によって決定している応力であり、最大応力などが代表的。

### ■許容応力：$\sigma_{allow}$
- 「この応力を加えても壊れない」と認められている応力。

### ■安全率
- $s = \dfrac{\sigma_{max}}{\sigma_{allow}}$
- 安全率は1より大きな数値となる。

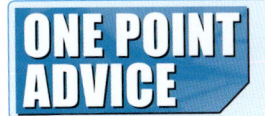

**ONE POINT ADVICE**
- 基準強さと許容応力の使い方を間違わないこと。
- 材料力学の基本計算と組み合わせて問題が解けるようにすること。

## 4 粘弾性

- ●粘弾性体　⇒　固体の性質と流体の性質が複合的に現れる材料（生体材料や高分子材料が代表的）
  マックスウェルとフォークトモデルの2種類がある
- ●弾性要素　⇒　物体に外から力を加え，力を取り除くと元に戻るもの
  （例：バネ）
- ●粘性要素　⇒　物体に外から力を加えたとき，その力を抑制するもの
  （例：自動車のダンパー）

### 弾性要素と粘性要素（図7）

- ●弾性要素：応力とひずみは**時間に対して一定**に保たれる。
- ●粘性要素：応力は**時間に対して一定**，ひずみは**時間に比例する**（図7b中の$a$は比例係数）。

図7　弾性要素と粘性要素の特徴

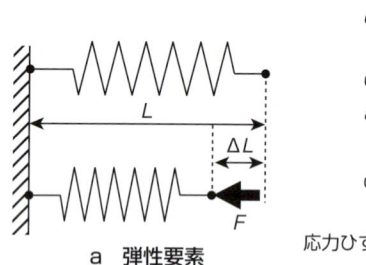

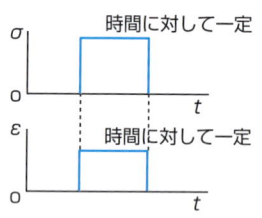

a　弾性要素　　応力ひずみの関係式：$\sigma = E \cdot \varepsilon$

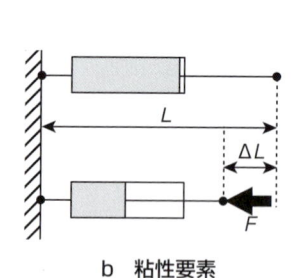

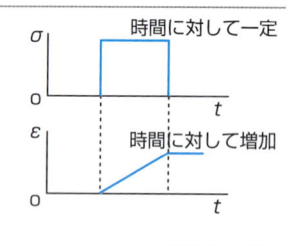

b　粘性要素　　応力ひずみの関係式：$\sigma = a \dfrac{d\varepsilon}{dt}$

### 粘弾性体のモデル

#### ■粘弾性体の挙動
- ●弾性と粘性の合わさった複雑な性質をもつ。

#### ■粘弾性体の基本的な種類
- ●マックスウェルモデル：弾性要素と粘性要素を**直列接続**したもの。
- ●フォークトモデル　　：弾性要素と粘性要素を**並列接続**したもの。

表3 粘弾性体モデルの特徴と時間特性

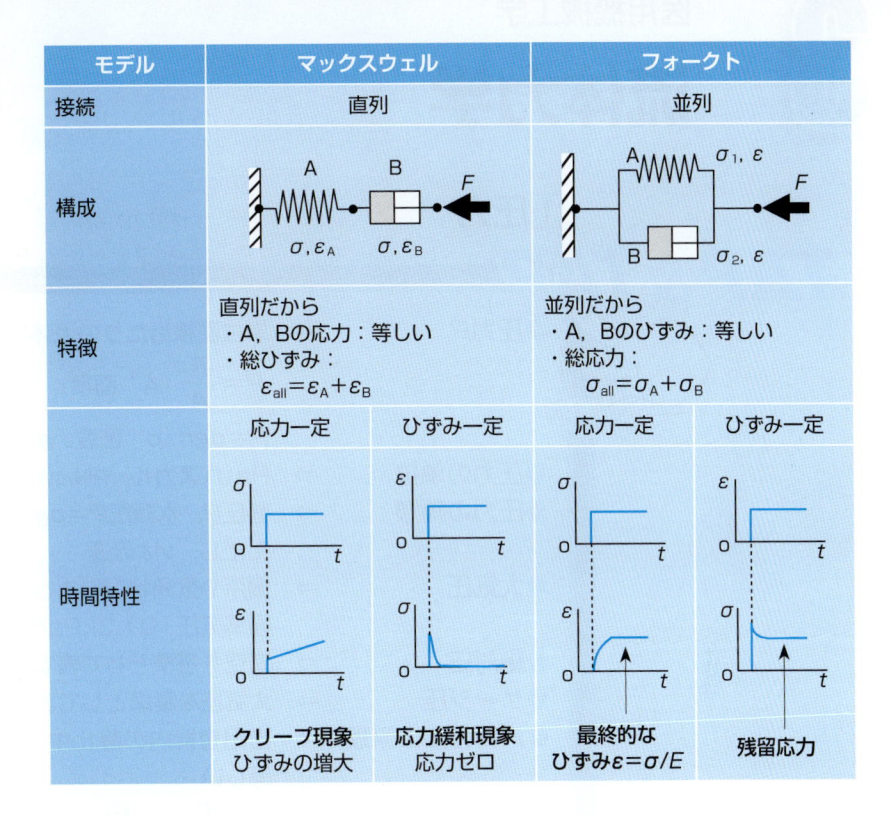

| モデル | マックスウェル | | フォークト | |
|---|---|---|---|---|
| 接続 | 直列 | | 並列 | |
| 構成 | A(ばね) σ,ε_A — B(ダッシュポット) σ,ε_B ← F | | A(ばね) σ_1,ε / B(ダッシュポット) σ_2,ε ← F | |
| 特徴 | 直列だから<br>・A，Bの応力：等しい<br>・総ひずみ：<br>　$\varepsilon_{all}=\varepsilon_A+\varepsilon_B$ | | 並列だから<br>・A，Bのひずみ：等しい<br>・総応力：<br>　$\sigma_{all}=\sigma_A+\sigma_B$ | |
| | 応力一定 | ひずみ一定 | 応力一定 | ひずみ一定 |
| 時間特性 | σ(ステップ)／ε(漸増) | ε(ステップ)／σ(減衰) | σ(ステップ)／ε(漸近) | ε(ステップ)／σ(減衰で残留) |
| | クリープ現象<br>ひずみの増大 | 応力緩和現象<br>応力ゼロ | 最終的な<br>ひずみ $\varepsilon=\sigma/E$ | 残留応力 |

## 粘弾性体の時間特性

●表3をまとめると，以下のようになる。

### ■マックスウェルモデル

●応力一定の場合：材料がズルズルと伸び，次第にひずみが増大する。
　⇒　クリープ現象
●ひずみ一定の場合：応力は徐々に減少(緩和)し，しばらくするとゼロになる。
　⇒　応力緩和現象

### ■フォークトモデル

●応力一定の場合：応力が与えられた瞬間は，ひずみはゼロ($t=0$)である。時間の経過とともに徐々にひずみは増加し，最終的に，
$\varepsilon = \sigma/E$
となる。
●ひずみ一定の場合：ひずみを与えた瞬間，瞬時に大きな応力が発生し，その後，応力の緩和が見られる。しかし，マックスウェルモデルと異なり，応力が残る(**残留応力**)。

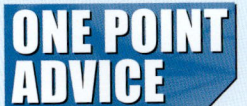

---

**ONE POINT ADVICE**
●粘性と弾性を同時に理解することが重要になる。
●図7で基本的なイメージをつかんだ後に，表3の時間特性を理解すること。

# 3 流体力学

医用機械工学

## ①圧力

- ●圧力$P$ ⇒ 単位面積当たりの流体に働く力$F$
  $$P=\frac{F}{A} \quad (A：面積)$$
  $$P=\rho gh \quad (\rho：密度，g：重力加速度，h：高さ)$$
- ●圧力の単位 ⇒ Pa（パスカル）やN/m$^2$（応力と同じ単位）
- ●圧力の種類 ⇒ 静圧$P$，水頭圧$P=\rho gh$，動圧$p=(1/2)\rho v^2$
  ただし，$v$は流速
- ●大気圧 ⇒ 場所や気象状況によって異なるが，標準気圧101.3kPaを1atmとしている
- ●絶対圧 ⇒ 真空を基準として表す圧力
- ●ゲージ圧 ⇒ 大気圧を基準として表す圧力
- ●パスカルの原理 ⇒ 密閉容器内の静止中の流体の圧力$P$はすべて等しい
  $$P=\frac{F_1}{A_1}=\frac{F_2}{A_2}=\frac{F_3}{A_3}=\cdots$$

### ゲージ圧と絶対圧

● 図1よりゲージ圧＝絶対圧－大気圧として表すことができる。

図1 ゲージ圧と絶対圧

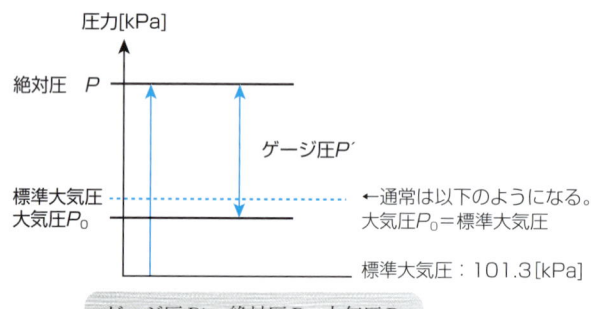

（図：圧力[kPa] 絶対圧$P$、ゲージ圧$P'$、標準大気圧、大気圧$P_0$
←通常は以下のようになる。
大気圧$P_0$＝標準大気圧
標準大気圧：101.3[kPa]
ゲージ圧$P'$＝絶対圧$P$－大気圧$P_0$）

### パスカルの原理

● 図2中の青い点で示された圧力は$P_1=P_2=P_3 \neq P_{\text{outside}}$となる。
● $P=\dfrac{F_1}{A_1}=\dfrac{F_2}{A_2}$ は数式を変形すると，以下のように表せる。

$$F_2=\frac{A_2}{A_1}F_1 \quad \text{or} \quad F_1=\frac{A_1}{A_2}F_2$$

断面積の比を考えると，

$$A_2/A_1 > 1, \quad A_1/A_2 < 1$$

よって，力の関係は**$F_2 > F_1$**となる。

**図2　圧力とパスカルの原理**

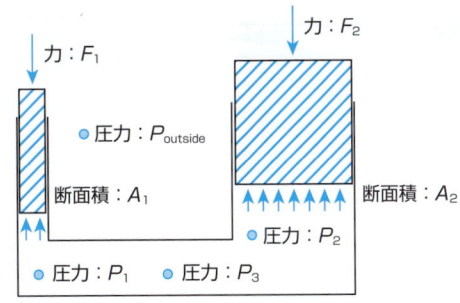

圧　力：　　$P_1 = \dfrac{F_1}{A_1} \quad P_2 = \dfrac{F_2}{A_2}$

パスカルの原理　　$P_1 = P_2 = P_3 = P_4 = \cdots$
　　　　　　　　　　$\neq P_{\text{outside}}$

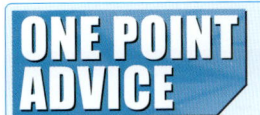

**ONE POINT ADVICE**　●流体力学を理解するには圧力をおさえておくことが大切。

## ②流体の種類と性質

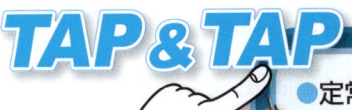

- ●定常流　⇒　流速や流量が時間に関係なく一定の流れ
- ●非定常流　⇒　流速や流量が時間に対して変化する流れ
  　　　　　　　拍動流：非定常流の中でも規則的な流れの1つ
- ●粘性　⇒　流体中を運動するとき物体の運動を妨げる抵抗
- ●圧縮性　⇒　圧力から体積$V$が変化し，密度$\rho$が変化する性質

  $$\rho = \dfrac{m}{V} \quad m：質量$$

- ●理想流体　⇒　圧縮性と粘性を無視した流体
  　　　　　　　完全流体ともいう
- ●層流　⇒　層状にきれいに流れる流体（流線が生じる）
  　　　　　　ニュートン流体の速度分布は放物線になる
- ●乱流　⇒　流線が入り乱れた流れ。流速分布はほぼ一定
- ●カルマン渦　⇒　物体を乱流中に置いたときできる渦

## 流れの種類

● 表1に層流と乱流の流れ方のイメージを示す。

表1 層流と乱流

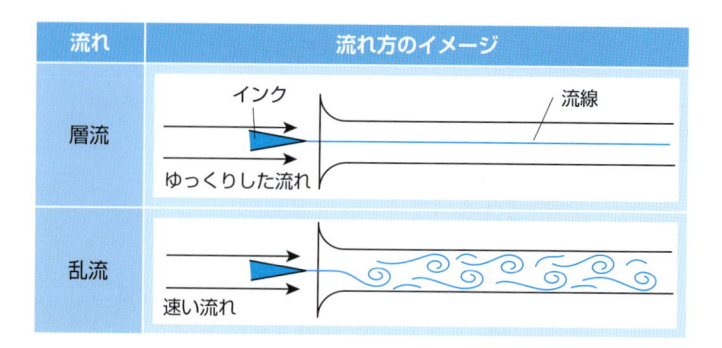

| 流れ | 流れ方のイメージ |
|---|---|
| 層流 | インク／流線　ゆっくりした流れ |
| 乱流 | 速い流れ |

**ONE POINT ADVICE**
● 用語の説明は漢字の意味を理解し，層流・乱流はイメージできるように！

## ③ 連続の式とベルヌーイの定理

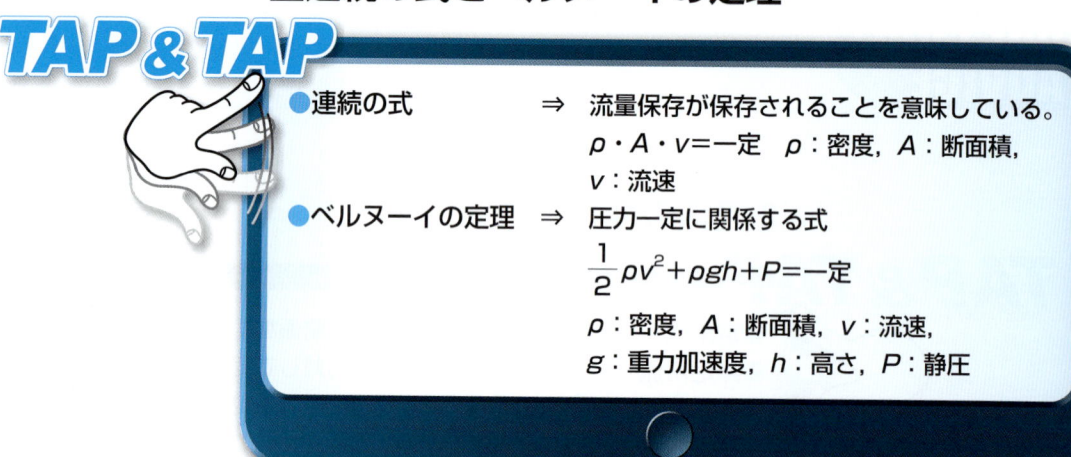

● 連続の式　⇒　流量保存が保存されることを意味している。
　　$\rho \cdot A \cdot v = $ 一定　　$\rho$：密度，$A$：断面積，$v$：流速

● ベルヌーイの定理　⇒　圧力一定に関係する式
　　$\dfrac{1}{2}\rho v^2 + \rho g h + P = $ 一定

　　$\rho$：密度，$A$：断面積，$v$：流速，
　　$g$：重力加速度，$h$：高さ，$P$：静圧

## 連続の式（図3）

● 質量流量一定[kg/s]：密度$\rho$，面積$A$そして流速$v$の積が等しい。
● 体積流量一定[m³/s]：密度が一定で，面積$A$と流速$v$の積が等しい。

**図3　連続の式**

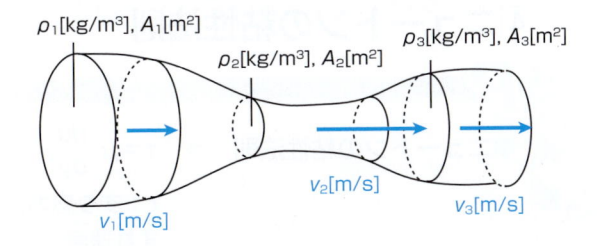

圧縮性流体の場合：
$$\rho_1 A_1 v_1 = \rho_2 A_2 v_2 = \rho_3 A_3 v_3$$
（単位はkg/sとなり，**質量流量一定**が成り立つ）

非圧縮性流体の場合：
$$A_1 v_1 = A_2 v_2 = A_3 v_3$$
（単位はm³/sとなり，**体積流量一定**が成り立つ）

## ベルヌーイの定理

- 図3のように動圧，水頭圧，静圧の3つの状態を考える。
- 状態1と状態2ではそれぞれの総圧は一定となる。
- 簡単のため，図4のベルヌーイの定理を考える。水頭圧が一定であるので，お互いに相殺する。連続の式から状態1と状態2の流速の大小が求まる（$v_2 > v_1$）。

$$\frac{1}{2}\rho v_1^2 + \rho g h_1 + p_1 = \frac{1}{2}\rho v_2^2 + \rho g h_2 + p_2$$

（左辺：小，右辺：大）

左辺と右辺で大小関係は等しいので，静圧 $p_1 > p_2$ が得られる。

**図4　ベルヌーイの定理**

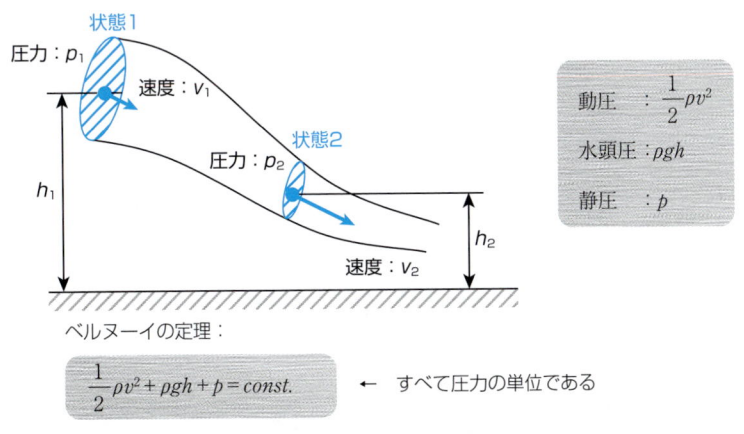

動圧　：$\frac{1}{2}\rho v^2$
水頭圧：$\rho g h$
静圧　：$p$

ベルヌーイの定理：
$$\frac{1}{2}\rho v^2 + \rho g h + p = const.$$
← すべて圧力の単位である

力学的エネルギー保存則：
$$\frac{1}{2}mv^2 + mgh + K = const.$$
← 運動エネルギー＋位置エネルギー＋弾性エネルギーの総和は一定

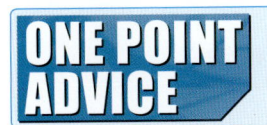

**ONE POINT ADVICE**
- トリチェリの定理やベンチュリー管もこれらが基本になっている。

## 4 ニュートンの粘性法則

**TAP & TAP**

- ●ニュートンの粘性法則 ⇒ $\tau = \mu \dfrac{du}{dy}$ … 層流時に成立する
  - $\tau$：ずり応力，$\mu$：粘性係数，$du/dy$：ずり速度
- ●完全流体 ⇒ 粘性を無視できる流体
- ●粘性流体 ⇒ 粘性を考慮した流体で2つに分類される
- ●ニュートン流体 ⇒ ずり応力とずり速度が比例関係の流体 層流のときに成り立つ（水や生理食塩水，血漿のみ，など）
- ●非ニュートン流体 ⇒ ずり応力とずり速度が比例しない流体（高分子水溶液や生体内液など）

### ニュートンの粘性法則

●ずり応力$\tau$とずり速度$du/dy$，粘性係数$\mu$は

$$\tau = \mu \dfrac{du}{dy}$$

となる。

#### ずり速度
●図5左のように上面を力$F$で移動させたとき，速度勾配（速度の差）のある速度（単位：[1/s]）。

#### ずり応力
●上記のように速度勾配が発生したときに発生する応力。材料力学におけるせん断応力に相当する（単位：[N/m$^2$]もしくは[Pa]）。

#### 粘性係数
●ずり速度とずり応力の比で表す（単位：[Pa・s]）。

図5 ニュートンの粘性法則

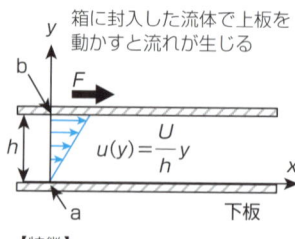

箱に封入した流体で上板を動かすと流れが生じる

$u(y) = \dfrac{U}{h} y$

【特徴】
・aにおける流速：$u(0) = 0$
・bにおける流速：$u(h) = U$

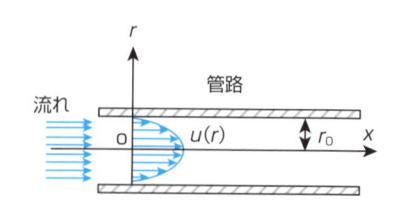

管路

$u(r)$

【特徴】
・流速分布：2次関数になる
・壁面：$u(\pm r_0) = 0$
・中央：$u(0) = u_{max}$

●図5左の解説
　①箱に封入された流体の上板を力Fで動かす。
　②流体は右方向に動く。その際，流体の速度は高さ方向で異なる。
　　a点では速度はゼロ，b点では速度がUになる。

●図5右の解説
　①管路内を流れる流体を考える。
　②流体の速度分布は2次関数になる。
　　壁面の流速はゼロ，管中央の流速は最大になる。
　　上記は層流のときに成立する。

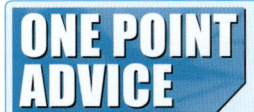

**ONE POINT ADVICE**
●ニュートンの粘性法則は単位も一緒に覚えておくこと。
●図5は材料力学のせん断応力，せん断ひずみと同じようなイメージをもつとよい。

## 5 ハーゲン・ポアゼイユの法則

- ●流量 ⇒ 時間当たりに流れる流体の量
  単位：[$l$/min]もしくは[$m^3$/s]
- ●流速 ⇒ 流体の流れる速度。単位：[m/s]
  （上記については，連続の式を参照すること）
- ●ハーゲン・ポアゼイユの法則
  ⇒ 円管内の流量Qは半径の4乗と圧力差$\Delta P$に比例し，粘性係数$\mu$と円管の長さLに反比例し，
  $$Q = \frac{\pi r^4 \Delta P}{8\mu L}$$
  と表すことができる。層流時に成り立つ
- ●管路抵抗
  ⇒ ニュートンの粘性法則に基づいた流体の抵抗。流量を減少させる

## ハーゲン・ポアゼイユの法則

●表2a～cに示すような半径と長さが異なる円管がある。

表2 ハーゲン・ポアゼイユの法則のイメージ図

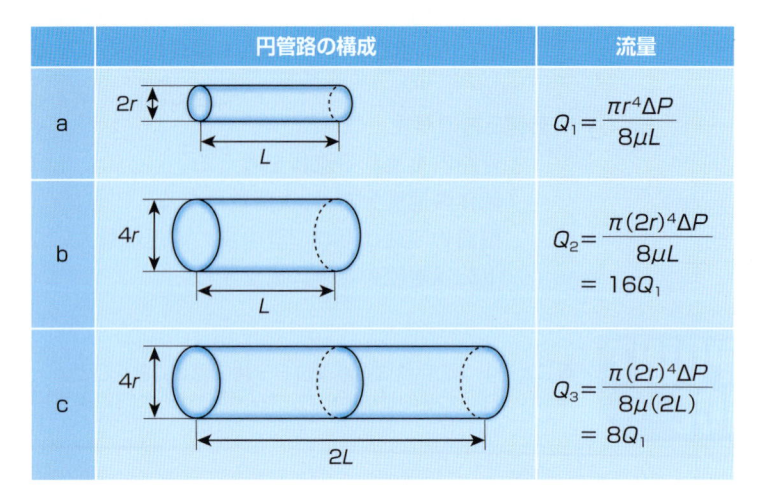

| | 円管路の構成 | 流量 |
|---|---|---|
| a | 2r、L | $Q_1 = \dfrac{\pi r^4 \Delta P}{8\mu L}$ |
| b | 4r、L | $Q_2 = \dfrac{\pi (2r)^4 \Delta P}{8\mu L} = 16 Q_1$ |
| c | 4r、2L | $Q_3 = \dfrac{\pi (2r)^4 \Delta P}{8\mu (2L)} = 8 Q_1$ |

ここで，円管内を流れる流量についてイメージすると，
●表2aと表2bを比較したとき：bのほうが，流量が大きい。
　⇒　理由：bのほうが，半径が大きいから。
●表2bと表2cを比較したとき：bのほうが，流量が大きい。
　⇒　理由：bのほうが，管路が短い。つまり，管路抵抗が小さい。

## 管路抵抗

●流体の流れは，電気回路のオームの法則と表3に示す対応関係がある。管路抵抗は，以下のように数式を変形しただけである。

$$Q = \dfrac{\pi r^4 \Delta P}{8\mu L} = \dfrac{\Delta P}{\dfrac{8\mu L}{\pi r^4}}$$

つまり，管路抵抗Rは円管の半径が小さく，管路長が長いほど大きい。

表3 電気回路と流体力学

| | 電気回路 | 流体力学 |
|---|---|---|
| 電流成分 | $I$ | $Q$（流量） |
| 電圧成分 | $V$ | $\Delta P$（圧力） |
| 抵抗成分 | $R = \rho \dfrac{l}{S}$ | $R = \dfrac{8\mu L}{\pi r^4}$（管路抵抗） |
| オームの法則 | $I = \dfrac{V}{R}$ | $Q = \dfrac{\Delta P}{\dfrac{8\mu L}{\pi r^4}}$ |

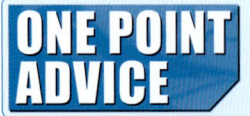

**ONE POINT ADVICE**
●臨床工学技士としても重要な箇所なので，イメージを膨らませること。
●ハーゲン・ポアゼイユの法則から流量とともに流速も導き出せる。

## 6 レイノルズ数

- ●レイノルズ数 ⇒ 密度$\rho$，流速$u$，管の直径$d$に比例し，粘性係数$\mu$に反比例する

  $Re = \dfrac{\rho u d}{\mu} = \dfrac{u d}{\nu}$　単位：（無次元）

  と表せる。動粘性係数$\nu$を使用する式もある

- ●臨界レイノルズ数 ⇒ 層流から乱流に遷移するとき，$Re=2000$〜3000として知られている

### レイノルズ数

● レイノルズ数$Re$は，密度$\rho$，流速$u$，管の内径$d$，粘性係数$\mu$，もしくは動粘性係数$\nu$を使って以下のように示すことができる。

レイノルズ数：[無次元数]　$Re = \dfrac{\rho u d}{\mu} = \dfrac{u d}{\nu}$

動粘性係数：[m²/s]　$\nu = \dfrac{\mu}{\rho}$ ← 粘性係数と密度の比

● レイノルズ数の意味は，下記のように数式を変形すると，

$$Re = \dfrac{\rho u d}{\mu} = \dfrac{\rho \cdot u \cdot d \cdot (u \cdot d)}{\mu \cdot (u \cdot d)} = \dfrac{\rho \cdot u^2 \cdot d^2}{\mu \cdot \dfrac{u}{d}(d^2)}$$

レイノルズ数の次元 $= \dfrac{kg \cdot m \cdot s^{-2}}{kg \cdot m \cdot s^{-2}}$ ← 力の次元：慣性力／力の次元：粘性力

レイノルズ数の分母・分子はそれぞれ力の次元になるため，

- 分子：慣性力
- 分母：粘性力

を表しているといえる。

# 4 生体における流体力学

医用機械工学

## 1 血液の流体特性

- ●非ニュートン流体 ⇒ 血液の粘性が流れの状態によって変化
- ●血管が太く，流速が大きい ⇒ ニュートン流体
  血管が細く，流速が遅い ⇒ 非ニュートン流体
- ●ヘマトクリット ⇒ 血液中の血球成分の割合
- ●粘性率とヘマトクリット ⇒ 赤血球（ヘマトクリットが高い）が多いと粘性率が高くなる
- ●集軸効果 ⇒ 細い血管では赤血球が血管中央に集中する現象
- ●シグマ効果 ⇒ 集軸効果から血液の粘性率が見かけ上小さくなること
- ●血液の流れ ⇒ 大動脈の一部を除いて層流として考えることができる

### 血液の流れ：血管が太く，流速が大きい場合

- ●図1に示すように，
  - ・赤血球は太い血管内を均一の濃度で流れる。
  - ・赤血球は血管内で均一な濃度の流体が流れる。
  - ・これにより，ニュートン流体として扱うことができる。
  - ・ハーゲン・ポアゼイユの法則に従って考えることができる。

図1 血液の流れ：
ニュートン流体
として扱う場合

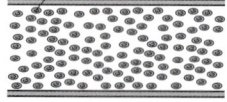

→血液の流れる方向

赤血球に比べて血管が十分太い場合
　→　ニュートン流体
　→　ハーゲン・ポアゼイユの法則
として考えることができる。

### 血液の流れ：血管が細く，流速が小さい場合

- ●図2に示すように，
  - ・赤血球は細い血管内の中心部に集まる。→　集軸効果
  - ・血漿は細い血管内の壁部にあるため，粘性率が全体的に小さくなる。
  　　　　　　　　　　　　　→　シグマ効果

- これらにより非ニュートン流体として扱うことができる。

図2 血液の流れ：非ニュートン流体として扱う場合

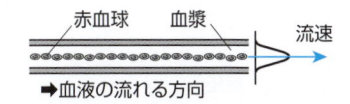

赤血球　血漿　流速
➡血液の流れる方向

赤血球の大きさが無視できないほど血管が細い場合
　　→　非ニュートン流体
として考えることができる。

集軸効果　　：赤血球が血管中央に集まる効果
シグマ効果：中央部と壁部で粘性率が異なる。
　　　　　　壁部からの抵抗が小さくなるので，
　　　　　　血液全体でみると粘性率が低下する効果

## ONE POINT ADVICE
- 集軸効果はベルヌーイの定理から中央部に赤血球が集まることを理解できる。

## 2 血圧

**TAP & TAP**
- 拍動流　　　　　　⇒　心臓から拍出される周期的な血液の流れ
- 最高血圧（収縮気圧）⇒　血圧波形の頂点
- 最低血圧（拡張気圧）⇒　血圧波形の最低点
- 脈圧　　　　　　　⇒　最高血圧と最低血圧との差
- 平均血圧　　　　　⇒　脈波成分を時間平均したもの
- 仰臥位での血圧測定　⇒　身体の各部位の動脈でほぼ等しい
- 立位での血圧測定　　⇒　測定部位の高さの影響から血圧が異なる

### 血圧の時間波形（図3）

- 平均血圧は，1心拍の血圧波形の時間平均で求められる。
- 血圧波形が取得できないとき，上腕動脈における最高・最低血圧から，

$$平均血圧 ≒ 最低血圧 + \frac{1}{3}脈圧$$

が使用されることもある。

図3 血圧の時間波形（1心拍分）

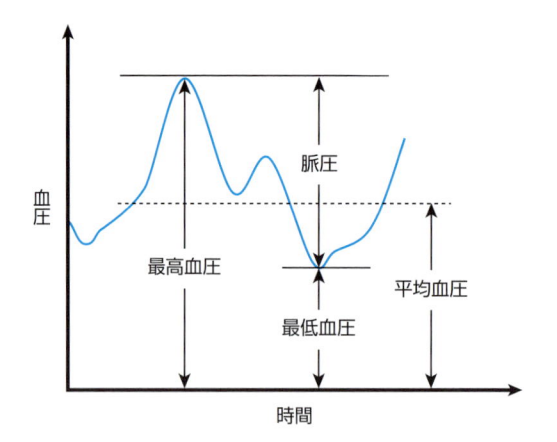

血圧／脈圧／最高血圧／最低血圧／平均血圧／時間

## 重力による血圧測定の影響（図4）

- 仰臥位になって血圧を測定すれば，身体各部で血圧はほぼ等しい。
- 立位において頭部と脚部では測定する高さの影響から，血圧が異なる。
- ベッドとは別に置かれたマノメータで血圧を測定する場合，ベッドの高さを高くすれば血圧は高く，ベッドの高さを低くすれば低い値として測定されてしまう。

図4 重力による血圧測定の影響

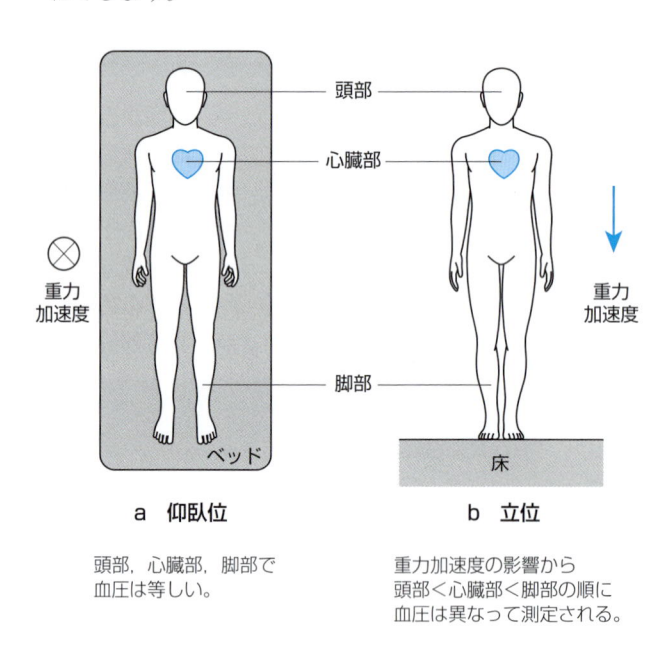

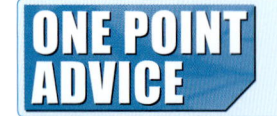

a 仰臥位
頭部，心臓部，脚部で血圧は等しい。

b 立位
重力加速度の影響から頭部＜心臓部＜脚部の順に血圧は異なって測定される。

**ONE POINT ADVICE**
- 重力加速度の影響は，流体力学における水頭圧を考えればよい。

## ③ 脈波伝搬速度(PWV)

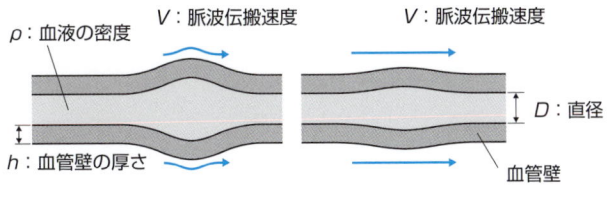

- 脈波伝搬速度 ⇒ 動脈中を脈波（圧力波）が伝搬する速度（pulse wave velocity）
  動脈の硬さを表すパラメータ等が含まれているため，動脈硬化などを診断することができる
- メーンズ・コルテヴェークの式（脈波伝搬速度 $V$）

$$V=\sqrt{\frac{Eh}{\rho D}}$$

$E$：ヤング率，$h$：血管壁の厚さ，$\rho$：血液の密度，$D$：血管の内径（直径）

### 脈波伝搬速度（図5）

- 血液の脈動（脈波）は血管の壁を伝わって，抹消部へと伝わる。この速度を脈波伝搬速度という。
- メーンズ・コルテヴェークの式から脈波伝搬速度 $V$ は，

$$V=\sqrt{\frac{Eh}{\rho D}}$$

と表すことができる。ここで，$E$：ヤング率，$h$：血管壁の厚さ，$\rho$：血液の密度，$D$：血管の内径（直径）である。

図5 脈波伝搬速度

a 血管がしなやかな場合：血管に弾力性があるので脈波が吸収されて，PWVは遅くなる。

b 血管が硬化している場合：血管が硬く，弾力性がないので脈波はそのまま伝わる。PWVはaに比べて速い。

表1 動脈硬化と脈波伝搬速度

| 現象 | イメージ | 脈波伝搬速度 |
| --- | --- | --- |
| ヤング率$E$が大きい | 血管が硬く伸展性が低下 | 速くなる |
| 血管壁$h$が厚い | 血管の伸展性が低下 | 速くなる |

- ●動脈硬化(血管が硬くなること)が進むと，
  - ①ヤング率$E$が大きくなる。
  - ②血管壁の厚みと直径の比$h/D$が大きくなる。

  これにより，脈波伝搬速度$V$が増加する。
- ●脈波伝搬速度は動脈硬化を診断するパラメータの一つに用いられている。
- ●動脈の弾性はフックの法則に従わないため，

$$V=\sqrt{\frac{\beta P}{\rho}}$$

と表すことも知られている。$\beta$：スティフネス・パラメータ，$P$：動脈圧，$\rho$：血液の密度である。ここで，スティフネス・パラメータ$\beta$は血管の硬さを示す定数である。
- ●上記の式から，
  - ①血圧が上昇
  - ②動脈血管の伸展性の低下

  により，脈波伝搬速度$V$が増加することがわかる。

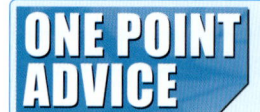

**ONE POINT ADVICE**
- ●図5のイメージがつけば，脈波伝搬速度の数式も理解しやすくなる。

# 5 波動と音波・超音波

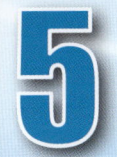

医用機械工学

## 1 縦波と横波

**TAP & TAP**

● 縦波 ⇒ 波の進行方向と同じ方向に振動する波（例：音）
● 横波 ⇒ 波の進行方向に対して直角方向に振動する波（例：光）

### 縦波と横波

- 図1aのように天井にひもとおもりがバネを介してつなげられている。
- 左端に力を加えると図1bのようにおもりが密になる部分と疎になる部分に分類される。
- 縦波の変位量は図1cのように示せる（変位ゼロとなる部分を考えるとイメージしやすい）。
- 横波の変位量は図1dのように示せる。

図1　縦波と横波

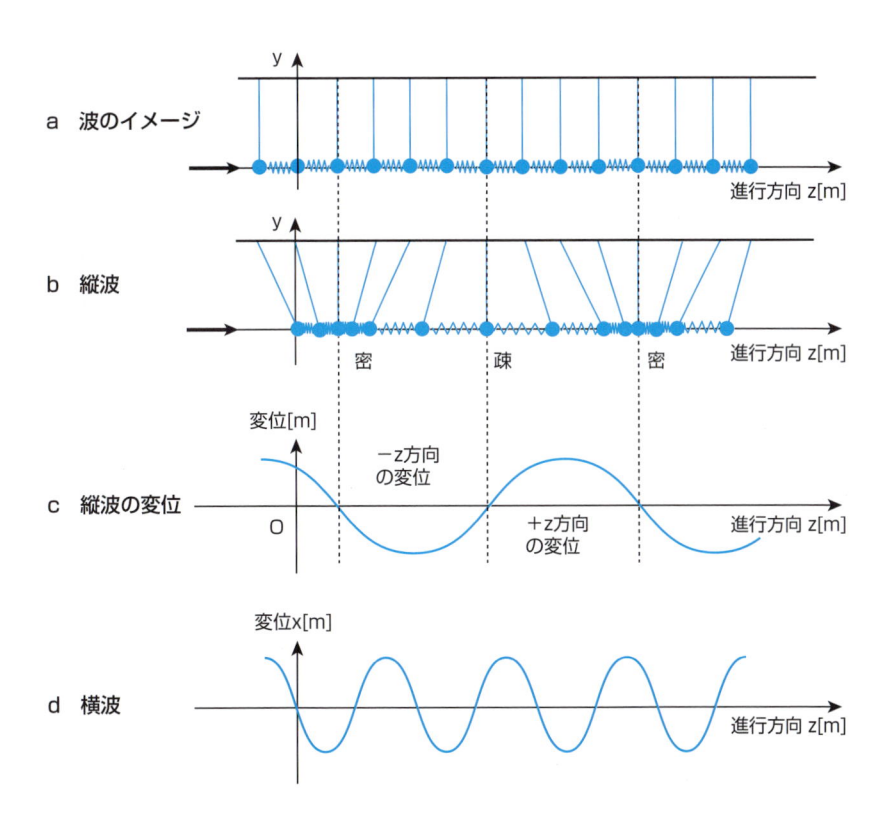

a　波のイメージ

b　縦波　密　疎　密

c　縦波の変位　−z方向の変位　＋z方向の変位

d　横波

## 2 波動の式

●波動の式

⇒ $y(x, t) = A + B\cos(\omega t - kx) = A + B\cos\left(\dfrac{2\pi}{T}\left(t - \dfrac{x}{C}\right)\right)$

●ここで，$y(x, t)$：座標$x$，時刻$t$における変位，$A$：バイアス，$B$：振幅，$\omega$：角振動数，$k$：波数，$T$：周期，$C$：音速とする

### 波動の式（図2）

●横軸が時間の場合は周期$T$が得られ，空間の場合は波長$\lambda$が求まる。
●波動の数式を求めるためには，
　①$A$，$B$，$T$もしくは$\lambda$を求める。
　②時刻$t_1 = 0$など具体的数値を入れて，その変位$y(t_1)$を求める。

図2　波動の式

a　時間特性

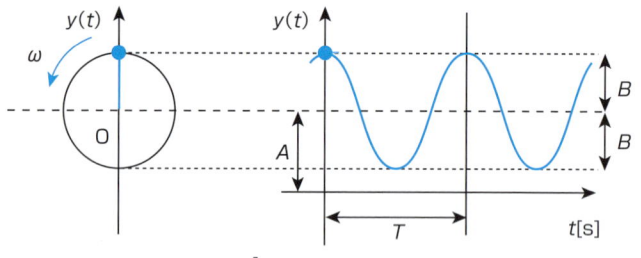

振動数（周波数）　：　$f = \dfrac{1}{T}$
時間$t$における変位：　$y(t) = A + B\cos(\omega t)$

b　空間特性

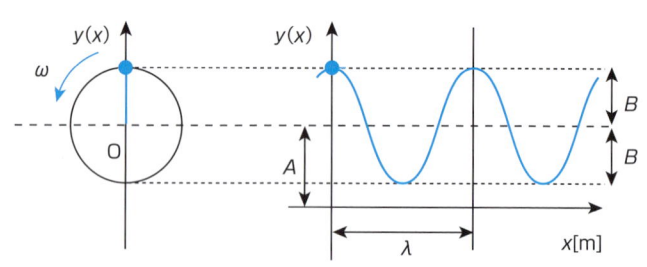

波長　　　　　　　：　$\lambda = vT$
座標$x$における変位：　$y(x) = A + B\cos(kx)$

## 3 音の三要素

**TAP & TAP**

- ●音の三要素 ⇒ 「音の高低」,「音の強さ」そして「音色や音質」
- ●音の高低 ⇒ 振動数(周波数)で区別できる
- ●音の強さ ⇒ 音の強さ$I$[W/m$^2$]は振動数$f$と振幅$B$に関係し,
  $$I=2\pi^2 f^2 pCB^2$$
  と表せる。ここで,$p$:媒質の密度,$C$:音速である
- ●音質や音色 ⇒ 音の高さや大きさが同じでも異なって聞こえる (ピアノとバイオリンの音色の違い)
- ●可聴振動数 ⇒ 人の聞こえる音の振動数(20Hz～20kHz)
- ●超音波 ⇒ 20kHz以上の音波をいう
- ●空気中の音速 ⇒ $C(t)=331+0.6t$[m/s] ($t$:温度[℃])
- ●ウエーバ・フェヒナの法則
  ⇒ 音の強度比率$N$は,
  $$N=10\log_{10}\left(\frac{I}{I_0}\right)=20\log_{10}\left(\frac{B}{B_0}\right)$$
  となる。ここで,可聴最小限となる音の強さは$I_0$である

### 音の三要素(図3)

- ●音の高低と強さは,その音の波形の縦軸と横軸に相当する。
- ●音色・音質は波形そのもの。FFTから周波数スペクトルが得られる。

図3 音の三要素

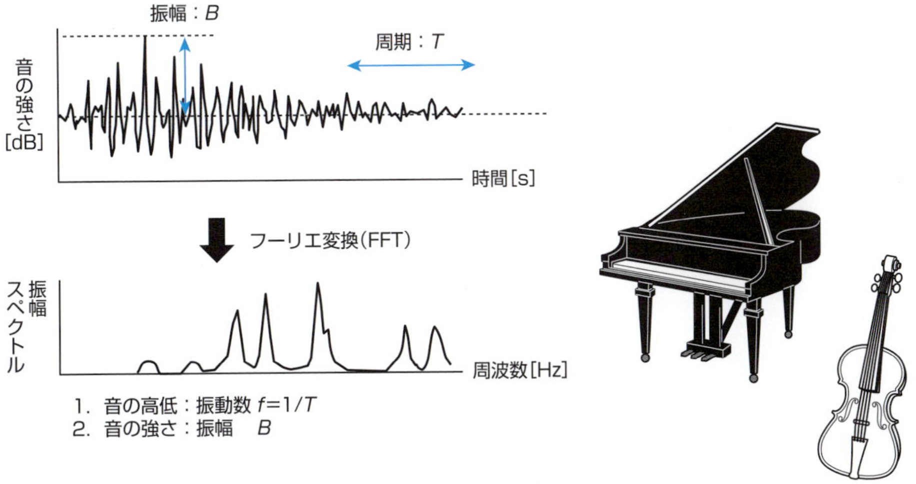

振幅:$B$
周期:$T$
音の強さ[dB]
時間[s]

フーリエ変換(FFT)

振幅スペクトル
周波数[Hz]

1. 音の高低:振動数 $f=1/T$
2. 音の強さ:振幅 $B$

医用機械工学

## 4 定常波

### TAP & TAP

● 定常波 ⇒ 同じ2つの波形（波長：λ，振幅：B）が逆向きに進むとき，腹と節を併せもつ波形が時間的に進行せず止まって振動しているように見える波をいう
定常波の振幅は2B，波長はλ/2になる

### 定常波（定在波）（図4）

● 波長λ，振幅Bの2つの同じ波形が逆向きに進むとき，時間経過によって波形は，①→②→③→④→③→②→①を繰り返す。
● 定常波：腹と節を併せもつ**時間的に進行しないその場に振動する波**をいう。
● 定常波の振幅は2B，波長はλ/2になる。

図4　定常波

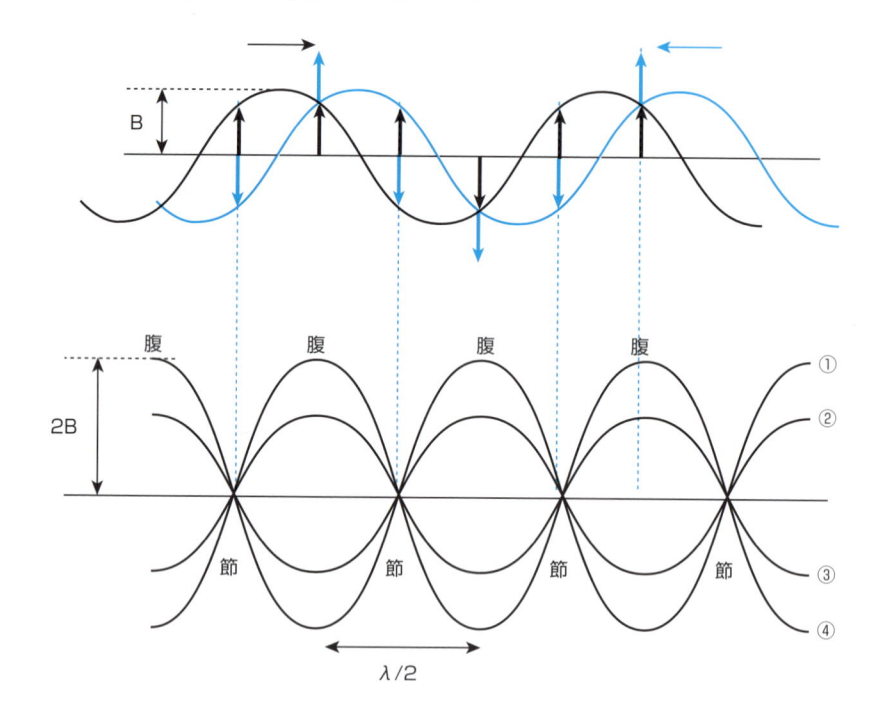

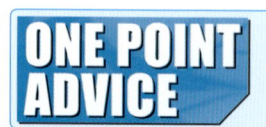

### ONE POINT ADVICE

● 波の振動において「腹」と「節」が存在する。
● 2つの同じ波の重ね合わせを理解すればよい。

## 5 音響インピーダンス

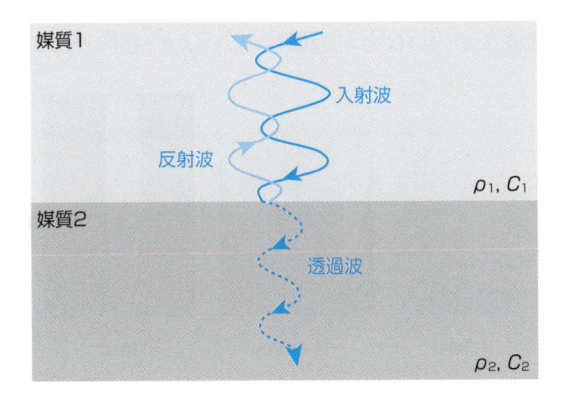

● 音響インピーダンス ⇒ 音波がある媒質から別の媒質に伝わるときの伝達のしにくさを表す指標。密度 $\rho$ と音速 $C$ から音響インピーダンス $Z$ は、

$$Z = \rho C$$

と表すことができる

### 音響インピーダンス（図5）

● 音響インピーダンス $Z$ は、媒質の密度 $\rho$ と音速 $C$ から

$$Z = \rho C$$

となる。

● 2つの媒質の音響インピーダンスの差 $(Z_1 - Z_2)$ が、

小さければ ： 透過する
大きければ ： 反射する

となる特性をもつ。

図5 音響インピーダンス

媒質1　$\rho_1, C_1$
入射波
反射波
媒質2　$\rho_2, C_2$
透過波

医用機械工学

### ONE POINT ADVICE

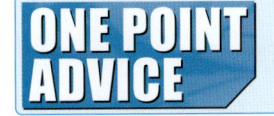

● 超音波診断装置の部分と合わせて理解しておくことが重要。

## 6 減衰と指向性

**TAP & TAP**

- ●医療用の超音波の振動数 ⇒ 1.5MHz以上
- ●超音波の音速 ⇒ 空気中の音波と同じ。体内の音速は水中の音速1,500[m/s]となる
- ●超音波の減衰特性 ⇒ 媒質中を超音波が伝搬するときの超音波強度の減弱性。吸収や拡散による減衰があり，周波数依存性を有する
- ●超音波の指向性 ⇒ 超音波の出力強度が方向によって異なる性質である

### 超音波の減衰特性と指向性（図6）

#### ■減衰特性
● 超音波は体の深部に至る過程で，
　①伝達距離に対して指数関数的に減衰する。
　②波長が短いほど（振動数が高いほど）減衰しやすい。

#### ■指向性
● 波長が短いほど（振動数が高いほど）指向性がよい。

図6　超音波の減衰と指向性

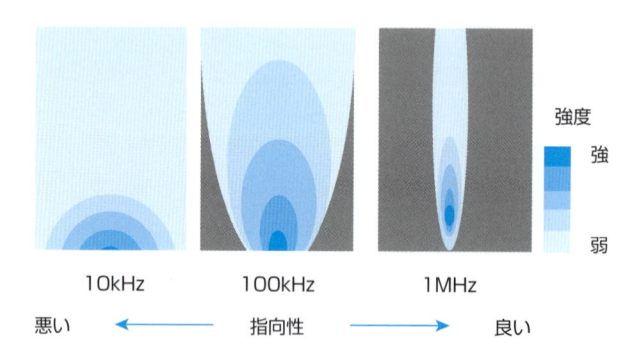

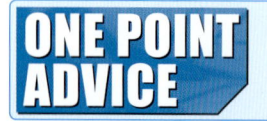

10kHz　　100kHz　　1MHz

悪い ← 指向性 → 良い

強度　強／弱

**ONE POINT ADVICE**
● 超音波の基本特性とともに超音波診断装置にも関連して覚えておくこと。

## 7 ドップラー効果

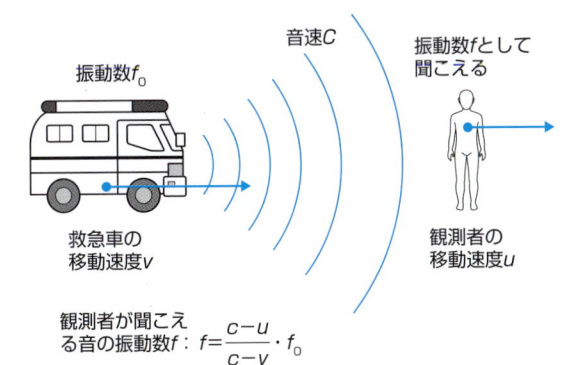

**●ドップラー効果**
⇒ 音源や観測者が移動していると,音波の振動数は音源とは異なる振動数に変化する現象をいう(例:救急車や消防車のサイレンで体験できる)
⇒ 観測者が速度$u$で,音速$C$,振動数$f_0$の音源が速度$v$で右側に移動していると,

$$f = \frac{C-u}{C-v} \cdot f_0$$

の振動数の音波を観測者は観測する

### ドップラー効果(図7)

●音速$C$,振動数$f_0$の音波を発している音源を考える。

#### Case 1
●観測者が速度$u$で,音源が速度$v$で右側に移動していると,

$$f = \frac{C-u}{C-v} \cdot f_0$$

の振動数の音波を観測者は観測する。左向きに移動する場合は,$u$もしくは$v$の符号を逆にすればよい。

図7 ドップラー効果

振動数$f_0$ / 音速$C$ / 振動数$f$として聞こえる
救急車の移動速度$v$ / 観測者の移動速度$u$

観測者が聞こえる音の振動数$f$: $f = \dfrac{c-u}{c-v} \cdot f_0$

### ◢Case 2

●観測者は静止（速度$u=0$）し，音源が速度$v$で右側に移動していると，

$$f=\frac{C-0}{C-v}\cdot f_0=\frac{C}{C-v}\cdot f_0$$

の振動数をもつ音波が観測者によって観測される。

| 音源が近づく場合 ： 振動数は高くなる |
| 音源が遠ざかる場合 ： 振動数は低くなる |

ことがわかる。

### ◢Case 3

●観測者が速度$u$で右側に移動し，音源が静止（速度$v=0$）していると，

$$f=\frac{C-u}{C}\cdot f_0$$

の振動数の音波を観測者は観測する。

| 観測者が遠ざかる場合（右側に進む） ： 振動数は低くなる |
| 観測者が近づく場合　（左側に進む） ： 振動数は高くなる |

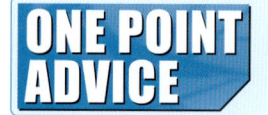

ことがわかる。

**ONE POINT ADVICE**
- ドップラー効果の数式は1つだけ覚えておけばよい。
- 分母分子がどちらかわからなくなる場合は，"人・物"で覚えておくこと。

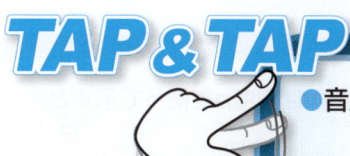

## 8 キャビテーション

- 音圧 ⇒ 音波による発生する圧力。大気圧との差をいう
- キャビテーション ⇒ 圧力の影響から気泡が発生・消滅する現象。空洞現象ともよばれている
気泡が消滅する過程で大きな衝撃波が加わる
これにより船舶のスクリューも破壊されることがある。一方で，結石の破壊治療にも利用されている

### キャビテーション（図8）

① 超音波を一点に集め，気泡が発生する。
② 等温で数$\mu$m〜数百$\mu$mの気泡に膨張させる。
③ 超音波の照射をやめると，気泡は溶媒に押しつぶされる。このとき，数百気圧の圧力が生じる。極めて大きな力（衝撃波）が一点に集まり，結石を破壊する。
④ 超音波を用いた結石破壊装置は①〜③を繰り返している。

図8 キャビテーション

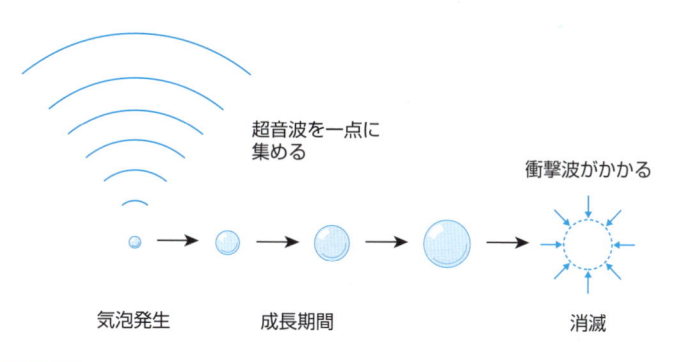

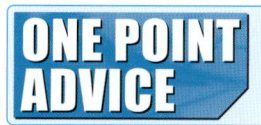

超音波を一点に集める → 気泡発生 → 成長期間 → 衝撃波がかかる → 消滅

**ONE POINT ADVICE**
- 超音波を用いた結石破壊装置の原理として覚えておくこと。

## 9 弾性波速度

- ●弾性波速度 ⇒ 弾性体を進む波の速度 $v$ は密度 $\rho$ を使って示すと,

  縦波： $v=\sqrt{\dfrac{E}{\rho}}$,　　横波： $v=\sqrt{\dfrac{G}{\rho}}$

  ここで, $E$ は縦弾性係数, $G$ は横弾性係数である
- ●縦波 ⇒ 波の進行方向に対して振動する波
- ●横波 ⇒ 波の進行方向に対して垂直に振動する波

### 弾性波速度（図9）

●弾性体を進む波の速度は,
　①縦波と横波で速度は異なる。
　②弾性係数の1/2乗に比例し, 密度の1/2乗に反比例する。

図9　弾性波速度

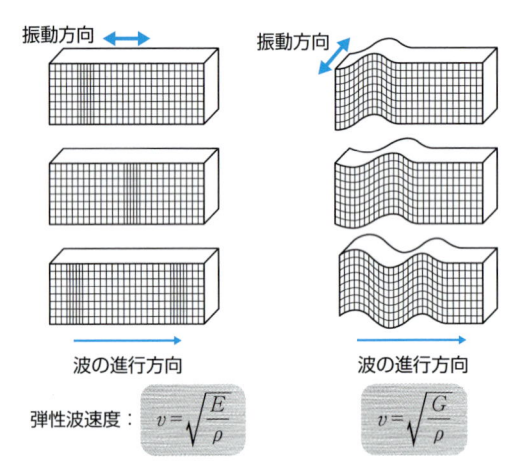

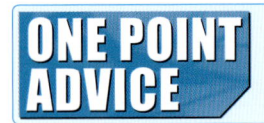

a　縦波の場合　　　　　b　横波の場合

振動方向　　　　　　　振動方向

波の進行方向　　　　　波の進行方向

弾性波速度： $v=\sqrt{\dfrac{E}{\rho}}$　　　$v=\sqrt{\dfrac{G}{\rho}}$

**ONE POINT ADVICE**
●生体における流体現象の脈波伝搬速度と合わせて覚えること。

# 6 熱と気体

医用機械工学

## 1 ボイル・シャルルの法則

**TAP & TAP**

- ボイル・シャルルの法則
  ⇒ $\dfrac{PV}{T} = $ 一定

- 理想気体の状態方程式
  ⇒ 理想気体の状態方程式を変形すれば、
  $PV = nRT$
  が求まる。ここで、$P$：圧力、$V$：体積、$n$：気体のモル数、$T$：絶対温度、$R$：気体定数（8.3 [J・mol$^{-1}$・K$^{-1}$]）

- 絶対温度 $T$ [K]
  ⇒ $T = t + 273.15$    $t$：摂氏温度 [℃]
  $t = -273.15$ [℃]、$T = 0$ [K] を絶対零度という

### ボイル・シャルルの法則

- 図1に示すように、
  - 初期状態と状態変化後の圧力 $P$、体積 $V$、温度 $T$ を考えればよい。
  - 圧力 $P$ を一定のまま容器を熱すれば、$T_2 > T_1$ から $T_2/T_1 > 1$ となる。$V_2 > V_1$ となって容器のふたは右側へと移動する。

図1 ボイル・シャルルの法則

① 初期状態
　圧力：$P_1$、温度：$T_1$、体積：$V_1$

② 圧力を一定のまま容器を温める。

③ 気体は膨張し、容器のふたを移動させる。
　圧力：$P_2 = P_1$、温度：$T_2$、体積：$V_2$

$$\dfrac{P_1 V_1}{T_1} = \dfrac{P_2 V_2}{T_2}$$

つまり、$V_2 = \left(\dfrac{T_2}{T_1}\right) V_1$ が得られる。

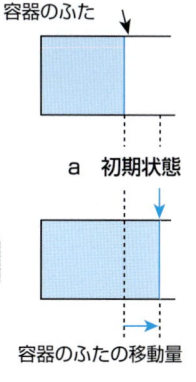

a 初期状態

b 最終状態（容器のふたの移動量）

## 理想気体の状態方程式

- ボイル・シャルルの法則の右辺は定数である。右辺の値を気体のモル数$n$と気体定数$R$で表して，数式変形すれば，

$$PV = nRT$$

が気体の状態方程式として得られる。

## 絶対温度と絶対零度

- 圧力一定で気体を温度変化させると，次式の関係が成り立つ。

$$\frac{V}{V_0} = 1 + \frac{t}{273.15}$$

ここで，$V$は$t[℃]$での気体の体積，$V_0$は0℃での体積である。
- 図2に示すように，温度を$-273.15℃$まで下げれば，右辺は0になる。つまり，これが物体の温度の到達しうる最低の温度に相当する。
- 絶対温度(単位[K])：$-273.15℃$を基点とし摂氏と同じ間隔で示す。

$$T[K] = t[℃] + 273.15$$

で計算することができる。

図2 絶対温度と絶対零度の関係

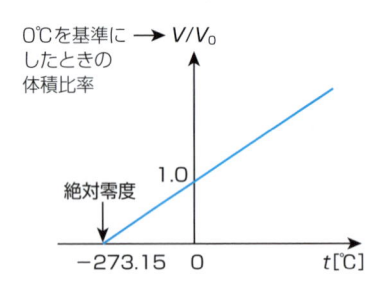

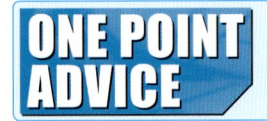

**ONE POINT ADVICE**
- ボイル・シャルルの法則と理想気体の状態方程式の関係を理解すること。
- ボイル・シャルルの法則は図1に示したもの以外も適用できること。

## 2 全圧と分圧

- ●混合気体 ⇒ 2種類以上の気体が混合した気体
- ●成分気体 ⇒ 酸素や窒素のような成分の気体
- ●全圧 ⇒ 混合気体が示す圧力で，$P$と表す
- ●分圧 ⇒ 混合気体における各成分気体が単独で全体積を占めるときの圧力をいう
- ●各成分の気体の圧力$P_A$, $P_B$, …とすると，$P=P_A+P_B+…$の関係にある
- ●各成分の気体の圧力$P_A$ ⇒ $P_A=(n_A/n)P$
- ●各成分の気体の圧力$P_B$ ⇒ $P_B=(n_B/n)P$
  ここで，$n$：全体のモル数，$n_A$：気体Aのモル数，$n_B$：気体Bのモル数

### 分圧の法則

- ●気体AとBの状態方程式の和は混合気体の状態方程式に等しい(図3)。
- ●分圧は全圧にモル分率をかけたものに等しい。

図3　全圧と分圧

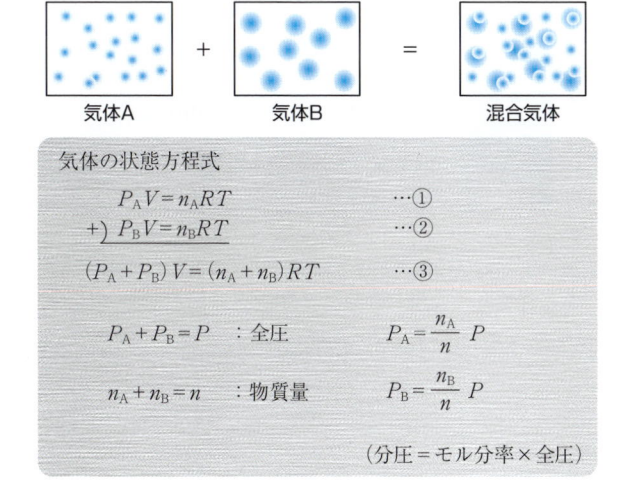

気体A ＋ 気体B ＝ 混合気体

気体の状態方程式

$$P_A V = n_A RT \quad \cdots ①$$
$$+)\ P_B V = n_B RT \quad \cdots ②$$
$$(P_A + P_B)V = (n_A + n_B)RT \quad \cdots ③$$

$P_A + P_B = P$ ：全圧　　$P_A = \dfrac{n_A}{n} P$

$n_A + n_B = n$ ：物質量　　$P_B = \dfrac{n_B}{n} P$

(分圧＝モル分率×全圧)

医用機械工学

## 3 気体の溶解

**TAP & TAP**

- ●溶解 ⇒ 液体に固体や気体が溶け込む現象
- ●固体の溶解 ⇒ 温度が上がると溶解度は増加する
- ●気体の溶解 ⇒ 温度が上がると溶解度は減少する
- ●ヘンリーの法則 ⇒ 気体の溶解度は気体の圧力に比例する
  ⇒ 溶媒に溶ける気体の体積は気体の圧力によらず一定

### ヘンリーの法則(図4)

- ●溶媒に溶ける気体の質量は、気圧に比例する。
- ●溶媒に溶ける気体の体積は、気圧によらず一定である。

図4 ヘンリーの法則

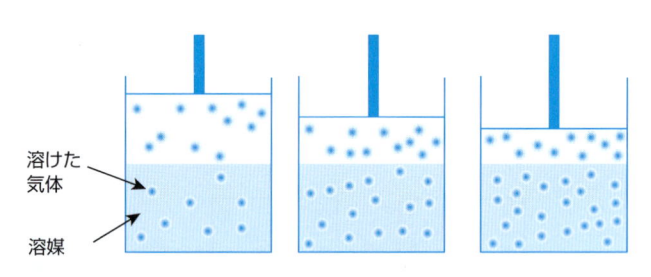

| 気圧 | 1atm | 2atm | 3atm |
|---|---|---|---|
| 質量 | m | 2m | 3m |
| 体積 | V | V | V |

【ヘンリーの法則】
一定温度、一定量の溶媒に溶ける気体の質量は圧力に比例する。
一定温度、一定量の溶媒に溶ける気体の体積は圧力に対し一定である。

$$\frac{P_1 V_1}{m_1} = \frac{P_2 V_2}{m_2} = \frac{P_3 V_3}{m_3} = RT$$

## 4 比熱と熱量

- 比熱 $c$ [J/(g・K)] ⇒ 1 [g] の物質を 1 [K] 上昇させるのに必要な熱量
- 熱量 $Q$ [J] ⇒ 比熱 $c$，質量 $m$ の物質が温度 $\Delta T$ だけ変化させるには，
  $$Q = mc\Delta T$$
  の熱量が必要となる
- 熱容量 $C$ [J/K] ⇒ 1 [℃] の温度変化によって物体の変化した熱量
- 熱量保存則 ⇒ 高温物質が放出した熱量と低温物質が吸収した熱量は保存される

### 熱量

- 1 [g] の水を 1 [℃] もしくは 1 [K] 上昇させるのに必要な熱量：1 [cal]
- 1 [kg] の水を 1 [℃] もしくは 1 [K] 上昇させるのに必要な熱量：1 [kcal]
- 1 [kg] の水を 1 [℃] 上昇させるのに必要な熱量：4.2 [kJ/(kg・℃)]
- 1 [kg] の水を 1 [K] 上昇させるのに必要な熱量：4.2 [kJ/(kg・K)]
- 比熱 $c$，質量 $m$ の物質が温度 $\Delta T$ がもつ熱量とヒーターの電力 $P$ との関係は，

$$Q = mc\Delta T = Pt$$

である。ここで，$t$ はヒーターの加熱時間である。

**図5 熱量と電力の関係**

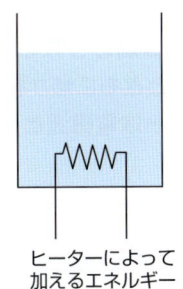

ヒーターによって加えるエネルギー

比熱 $c$ の物質が $T_1$ の温度で $m$ あった。これをヒーターで加熱すると，温度は $T_2$ [K] になった。ヒーターが与えた熱量 $Q$ は
$$Q = mc(T_2 - T_1)$$
と表すことができる。
一方，ヒーターが与える熱量 $Q$ は電力 $P$ と時間 $t$ で表すことができる。
$$Q = P \cdot t$$
と表すことができる。ここで，$Q$，$P$，$t$ の単位はそれぞれ [J]，[W] = [J/s]，[s] である。

### 熱量保存則

- 図6に示すように温度の異なる水を混ぜて熱平衡状態にする場合を考える。高温物質が放出した熱量と低温物質が吸収した熱量はそれぞれ保存される。つまり，

$$m_1 c_1 (T_3 - T_1) = Q = m_2 c_2 (T_2 - T_3)$$

が成り立つ。

図6 熱量保存則

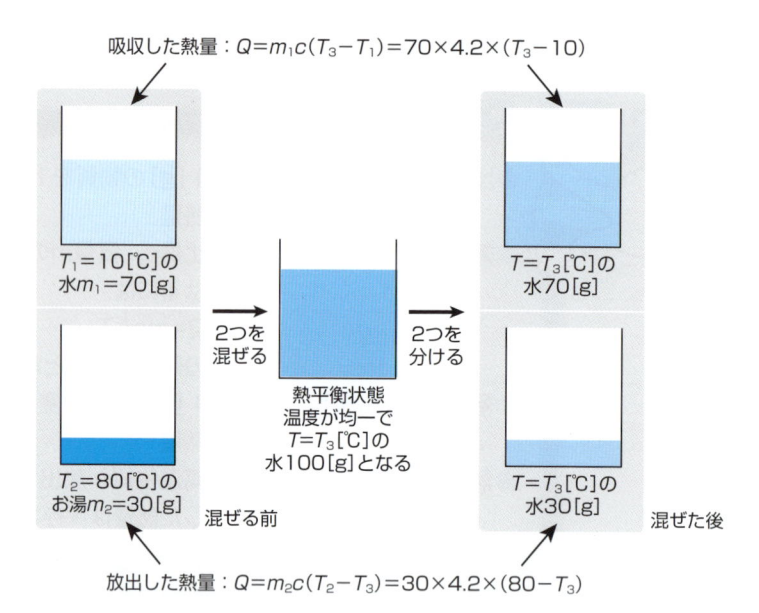

吸収した熱量：$Q = m_1 c (T_3 - T_1) = 70 \times 4.2 \times (T_3 - 10)$

$T_1 = 10[℃]$の水 $m_1 = 70[g]$

$T_2 = 80[℃]$のお湯 $m_2 = 30[g]$

2つを混ぜる → 熱平衡状態 温度が均一で $T = T_3[℃]$ の水100[g]となる → 2つを分ける

$T = T_3[℃]$ の水70[g]

$T = T_3[℃]$ の水30[g]

混ぜる前　　混ぜた後

放出した熱量：$Q = m_2 c (T_2 - T_3) = 30 \times 4.2 \times (80 - T_3)$

**ONE POINT ADVICE**
- 熱量と電力の関係を理解しておくこと。
- 「放出した熱量」＝「受け取った熱量」

## 5 伝熱の種類

- **伝熱** ⇒ 熱の伝わり方。熱伝導，対流，放射の3種類がある
- **熱伝導** ⇒ 温度の違う物質が直接触れていたり，物質内に温度差があるとき，高温部から低温部に熱が伝わる現象
- **対流** ⇒ 気体や液体は温められると上部へ移動する。このとき，流体とともに熱が移動する現象。
- **放射（輻射）** ⇒ 熱エネルギーは電磁波として真空を移動する（例：日光）

### 伝熱の種類（図7）

- 以下に伝熱の3種類を示す。
  ①熱伝導：銅板の片側を温めれば，熱は反対側にも徐々に伝わる。単位時間当たりの熱の移動量$Q$は，熱伝導率$k$，断面積$S$，温度差$\varDelta T$に比例し，厚さ$d$に反比例する。

$$Q = k \cdot S \cdot \frac{\varDelta T}{d}$$

  ②対流：鍋を火で温めれば，水は対流を起こして全体が温まる。
  ③放射：太陽光は電磁波となって地球上に熱を伝える。

## ステファン・ボルツマンの法則

●物体の放射するエネルギーの総和$E$は，物体の絶対温度$T$を用いて，

$$E = \sigma \cdot T^4$$

と表せる。ここで，$\sigma$はステファン・ボルツマン定数である。

図7 伝熱の種類

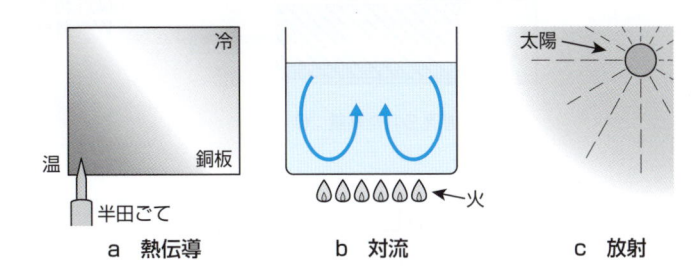

a 熱伝導　　b 対流　　c 放射

## 6 熱力学の法則

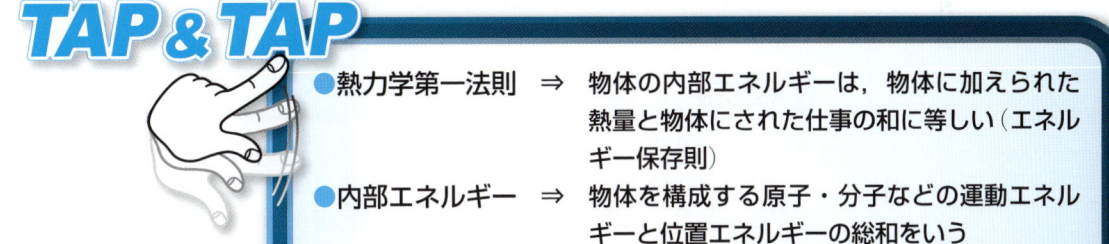

- ●熱力学第一法則　⇒　物体の内部エネルギーは，物体に加えられた熱量と物体にされた仕事の和に等しい（エネルギー保存則）
- ●内部エネルギー　⇒　物体を構成する原子・分子などの運動エネルギーと位置エネルギーの総和をいう
- ●エンタルピー　⇒　圧力と体積の積のエネルギーと内部エネルギーの総和で気体が保有するすべての熱エネルギー
- ●熱力学第二法則　⇒　熱の不可逆性を示した法則。熱は高温物体から低温物体に移るが，その逆は自然には起こらない

## 熱力学第一法則（図8）

●外部からピストンに加えられた力$F$に伴う仕事$W = F \cdot dL$と，シリンジに外部から加えられた熱量$Q$によって，ピストン内部のエネルギー変化量$\Delta U$は

$$\Delta U = Q + W$$

と表すことができる。

### 補足

●「仕事をする」のか「〜される」のか，「熱量を放出する」のか「〜吸収する」のかの定義をきちんと理解すること。

**図8　熱力学第一法則**

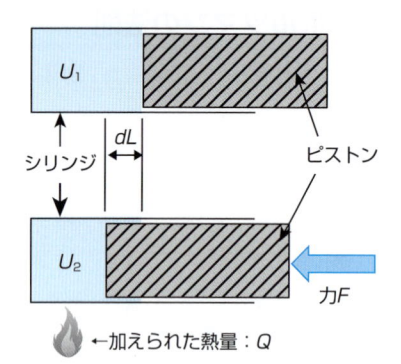

(a) 初期状態
　$U_1$：内部エネルギー

(b) 状態変化後
　$U_2$：内部エネルギー
　$Q$：外部から加わる熱量
　$W$：外部からされる仕事

$$\Delta U = U_2 - U_1 = Q + W = Q + F \cdot dL$$

## エンタルピー

- 圧力$P$と体積$V$の積のエネルギーと内部エネルギー$U$の総和を

$$H = U + P \cdot V$$

と表し，エンタルピー$H$とよぶ。
- 単位は[J(ジュール)]でエネルギーの単位をもつ。

## 熱膨張

- 内部エネルギー$U$を一定に保ちながらシリンジに熱量$Q$を加えると，ピストンは外に仕事をする。これは熱による物質の膨張を意味する。
- 熱膨張には，**線膨張**(長さの膨張)と**体積膨張**(体積の膨張)がある。
- 一般的には膨張係数の大きさは，「気体＞液体＞固体」 の関係がある。

## 熱力学第二法則(図9)

- 熱は高温物体から低温物体に移るが，その逆は自然には起こらない。
- 熱の不可逆性を示した法則。
- 熱をすべて仕事に変換することはできない。

$$W = Q_1 - Q_2$$

ここで，$Q_1$，$Q_2$，$W$はそれぞれ高温熱源から加えられる熱量，低温熱源へ捨てる熱量，そして，外部にする仕事である。

**図9　熱力学第二法則**

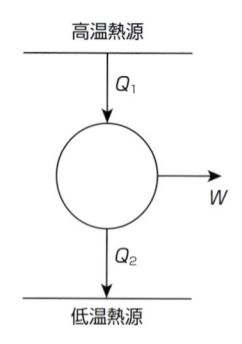

## ONE POINT ADVICE

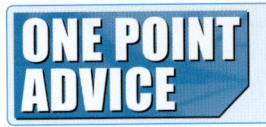

- 熱力学における大切な2つの法則。エンタルピーという用語は覚えておくこと。
- 熱力学第二法則は，熱機関と効率と関係する。

## 7 等圧・等積変化と等温・断熱変化

### TAP & TAP

- 等圧変化 ⇒ 圧力一定化における系の状態変化
- 等積変化 ⇒ 体積一定化における系の状態変化
- 等温変化 ⇒ 温度一定化における系の状態変化
- 断熱変化 ⇒ 熱の出入りがない条件下における系の状態変化

### 等圧変化（図10a）

- 加えた熱量$dQ$の分だけ，エンタルピーが増加する。
- エンタルピーの変化$dH$は定圧比熱$c_p$を用いて，

$$dQ = dH = m \cdot c_p \cdot (T_2 - T_1)$$

と表せる。ここで，$T_2 - T_1$は温度変化量を示している。

### 等積変化（図10b）

- 外部への仕事は$dL = 0$。
- 加えた熱量$dQ$の分だけ，内部エネルギーが増加する。
- 内部エネルギーの変化$dU$は定積比熱$c_v$を用いて

$$dQ = dU = m \cdot c_v \cdot (T_2 - T_1)$$

と表せる。また，$c_p$と$c_v$は以下の関係をもつ。

$$c_p - c_v = R（ガス定数），\frac{c_p}{c_v} = \kappa（比熱比）$$

図10 等圧・等積変化

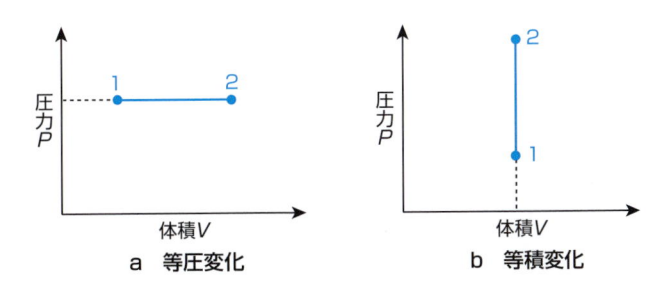

a 等圧変化

b 等積変化

医用機械工学

## 等温変化(図11)

- 等温変化なので，$T_2 - T_1 = 0$ となる。
- 内部エネルギーの変化量：$dU = m \cdot c_v \cdot (T_2 - T_1) = 0$
- エンタルピーの変化量　：$dH = m \cdot c_p \cdot (T_2 - T_1) = 0$
- 圧力$P$と体積$V$の関係　：$PV = $ 一定

## 断熱変化(図11)

- 断熱変化は熱の出入りを断っているので，$dQ = 0$ となる。
- 圧力$P$と体積$V$の関係　：$PV^\kappa = $ 一定

**補足**

- 等温変化と断熱変化では，圧力と体積の関係がよく似ている。しかし，$PV$曲線がもつ勾配(傾き)は断熱変化のほうが大きい。また，循環過程における仕事は図12の関係にある。

図11　等温・断熱変化

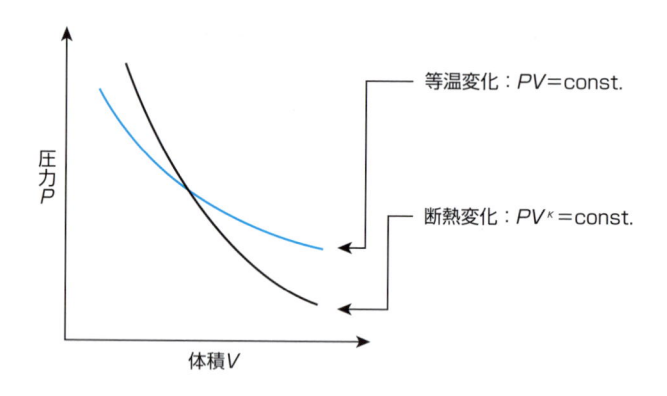

等温変化：$PV =$ const.
断熱変化：$PV^\kappa =$ const.

縦軸：圧力$P$，横軸：体積$V$

図12　循環過程における仕事と熱量

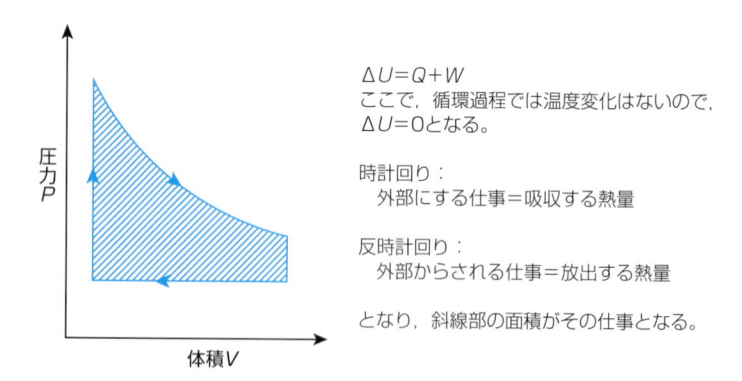

縦軸：圧力$P$，横軸：体積$V$

$\Delta U = Q + W$
ここで，循環過程では温度変化はないので，$\Delta U = 0$ となる。

時計回り：
　外部にする仕事＝吸収する熱量

反時計回り：
　外部からされる仕事＝放出する熱量

となり，斜線部の面積がその仕事となる。

## 8 熱機関と熱効率

- ●サイクル ⇒ 状態変化を繰り返し，再び元の状態に戻ること
- ●熱機関 ⇒ 熱源から熱エネルギーを受け，サイクルを行って，仕事を生み出すエネルギー変換できる機械
- ●有効エネルギー ⇒ 熱機関において，高温熱源から加えられた熱量$Q_1$のなかで仕事として利用できるエネルギーをいう
- ●無効エネルギー ⇒ 熱機関において，高温熱源から加えられた熱量のなかで捨て去るエネルギー$Q_2$をいう
- ●熱効率$\eta$ ⇒ 熱機関において，加えた熱量$Q_1$とその仕事$W$の比

### 熱機関のサイクル（図13）

- ●高温熱源から加えられた熱量$Q_1$と有効エネルギーを意味する仕事$W$は無効エネルギー$Q_2$を用いて，$W = Q_1 - Q_2$と表すことができる。
- ●$Q_1$に対して有効エネルギー$W$が大きいほど熱機関としては優れている。その優劣の尺度が熱効率$\eta$は，

$$\eta = \frac{L}{Q_1} = \frac{Q_1 - Q_2}{Q_1} = 1 - \frac{Q_2}{Q_1}$$

となる。

図13 熱機関のサイクル

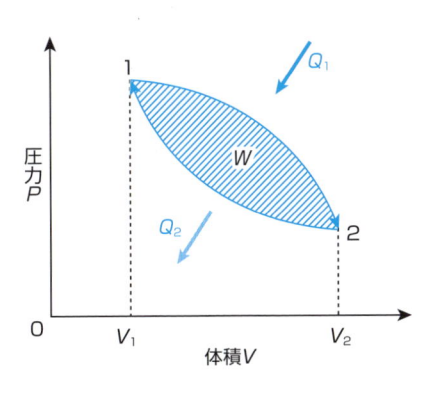

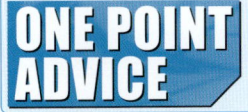

### ONE POINT ADVICE

- ●熱すべてを仕事に変換できる機関は存在しない。

# IV 生体物性材料工学

# 1 生体組織の物性の特徴

生体物性

## TAP & TAP

- ●一般の材料工学 ⇒ 特性の理想的な近似
  均質性，等方性，線形性など
- ●生体組織の物性 ⇒ 各種の特異性
  不均質性，異方性，非線形性，周波数依存性，温度依存性，経時変化，反射・散乱・吸収特性，個体差
- ●生体組織の能動特性 ⇒ 興奮（神経細胞，筋細胞，神経系），イオンポンプ（細胞膜）など
- ●生体組織に加わる外部エネルギー
  ⇒ 電流・電圧，電界・磁界，電磁波（光）・放射線，力・圧力（音波），熱など

### 各種工学における物性の理想化

- ●**均質性**：対象としている物体のどの場所でも同じ性質をもっていること。
- ●**等方性**：エネルギー等が加わる方向が異なる場合でも同じ性質を示すこと。
  - ⇒ 例えば，金属立方体を面に垂直な方向に引っ張るとその方向に伸びる。力のかかる面を変えるともちろん伸びる方向と力の向きは変わる。しかし伸びた長さは変わらない。これはフックの法則の等方性を意味する。
- ●**線形性**：入力（外部エネルギー）と応答の量が比例すること。
  - ⇒ 電気工学では電圧が抵抗と電流の積に比例するオームの法則，機械工学では応力がヤング率と歪の積に比例するフックの法則が代表例。抵抗値やヤング率が一定であることが線形性を意味する。
- ●生体組織ではこれらの成立を仮定することは難しい。

**図1 物体の仮想的な性質**

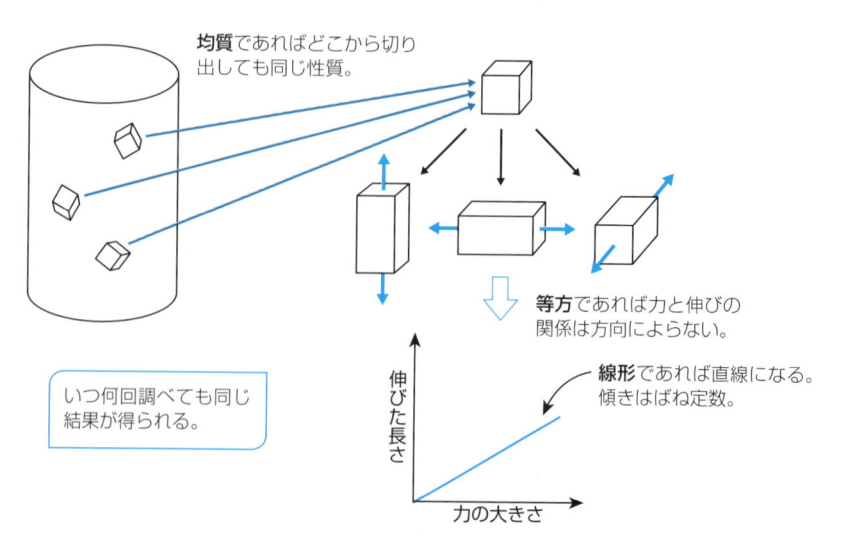

均質であればどこから切り出しても同じ性質。

いつ何回調べても同じ結果が得られる。

等方であれば力と伸びの関係は方向によらない。

線形であれば直線になる。傾きはばね定数。

（縦軸：伸びた長さ，横軸：力の大きさ）

## 生体物性の特異性（生体だけにみられる性質ではないことに注意）

- さまざまな物性に関して，一般的に不均質で異方性をもち，非線形性を示す。
- **周波数依存性**：加わるエネルギーが時間的に変化する場合，その周波数が異なる，つまりは変化する速度が異なると現れる性質が異なる。
- **温度依存性**：温度が違うときに熱以外のエネルギー等に対する性質が異なる（例えば，温めると軟らかくなる，といったイメージ）。
- **経時変化**：時間が経つと性質が変わってしまう。
- **反射・散乱・吸収特性線形性**：主に生体組織の「複雑さ」に起因して，光や音などの波に対する反射，散乱，吸収が単純に記述できないことが多い。
- **個体差**：同じ名称の組織であっても各個体によって必ず違いがある。

## 受動特性と能動特性

- **受動特性**：外部エネルギーによって引き起こされる現象。
- **能動特性**：外部エネルギーが刺激となるが，それ以外のエネルギーを積極的に利用して起こす現象。一般的に非線形現象となる。
- 受動特性は生体計測や安全性に関して基礎データとなる性質である。
- 能動特性は生命活動を支えている。

## 物理的エネルギーと医療

- 物理的エネルギーによって起こる現象は，医療の世界では計測・治療に欠かせないものであると同時に障害の原因にもなる。

**表1　物理的エネルギーと医療**

| 物理的エネルギー | | 計測 | 治療 | 障害 |
|---|---|---|---|---|
| 電気・電磁気 | 低周波 | 心電図，筋電図，脳波，心磁図，脳磁図 | ペースメーカー，除細動器，機能的電気・磁気刺激 | 感電（マクロショック，ミクロショック），熱傷 |
| | 高周波 | MRI | 電気メス，ハイパーサーミア（RF・マイクロ波） | |
| 電磁波・光 | | パルスオキシメトリ，レーザードップラー血流計測 | レーザーメス，温熱療法（赤外線） | |
| 力・圧力・衝撃波 | | 血圧，眼圧，筋力 | 歯列矯正，結石破砕，ウォータージェット | 外傷，骨折 |
| 音波 | 可聴域 | 心音，呼吸音 | | |
| | 超音波 | 画像（エコー・CT），ドップラー血流計測 | 結石破砕，超音波メス，ハイパーサーミア | |
| 熱 | | 深部体温，サーモグラフィー | 各種ハイパーサーミア，冷凍手術 | 熱傷，体温調節機能障害 |
| 放射線 | | X線撮影・CT，PET | 放射線治療（X線，ガンマナイフ，リニアック，重粒子線） | 発癌，奇形，遺伝子障害 |

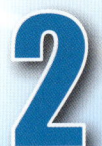

# 2 生体の受動的電気特性

生体物性

## TAP & TAP

- ●電気的特性 ⇒ 導電率，比誘電率で表す
  - ⇒ 細胞内液，細胞外液，細胞膜の3要素
  - ⇒ 細胞内液・細胞外液は高導電率の抵抗成分
  - ⇒ 細胞膜は容量性（コンデンサ）
- ●異方性 ⇒ 組織構造を反映して通電の向きによって導電率，比誘電率が変化
- ●周波数依存性 ⇒ 周波数が高くなるにつれて，導電率→増大，比誘電率→減少
  - ⇒ 分散の存在。α分散，β分散，γ分散
- ●組織依存性 ⇒ 導電率：血液（細胞外液）＞臓器組織，筋＞脂肪＞骨
  - ⇒ 比誘電率：血液，筋，臓器組織＞脂肪＞骨

## 細胞レベルの電気特性モデルと異方性

- ●一般に材料の電気特性は導電率と比誘電率で表現する。抵抗とコンデンサを並列に接続した回路でモデル化する。
- ●細胞内・外液は小さな抵抗と小容量コンデンサ，細胞膜は大容量コンデンサと高抵抗となる。
- ●特に低周波領域では電流は細胞膜で遮断され，細胞のまわりの細胞外液部を流れるので，細胞の形や分布の仕方が電流の経路長に影響する。

図1 細胞膜のモデル化

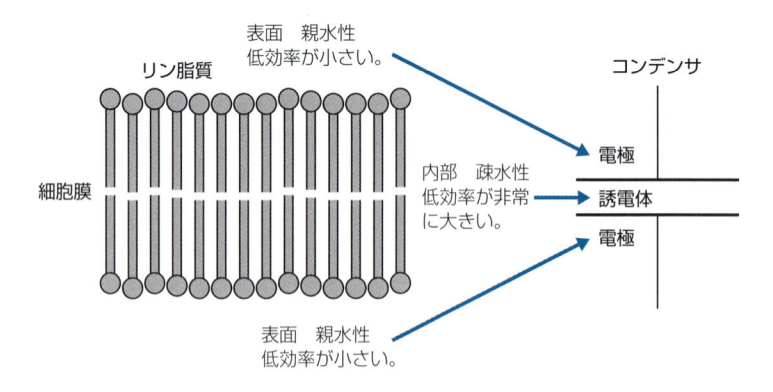

**図2 細胞の電気回路モデル**

細胞電気特性の回路モデル

等価回路

容量：大　抵抗：大

電流
細胞膜
細胞内液
細胞膜
容量：小　抵抗：小
細胞外液

生体組織電気特性の回路モデル

細胞
細胞膜
細胞内液
細胞外液

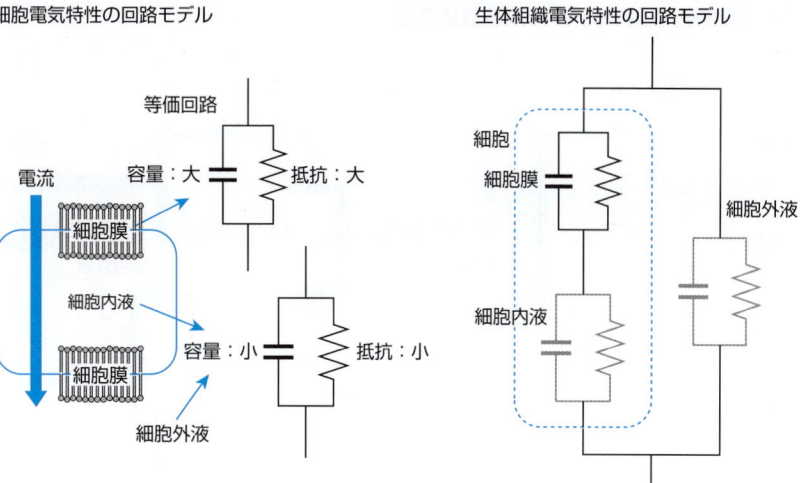

**図3 細胞群と異方性**

電気特性の異方性のイメージ

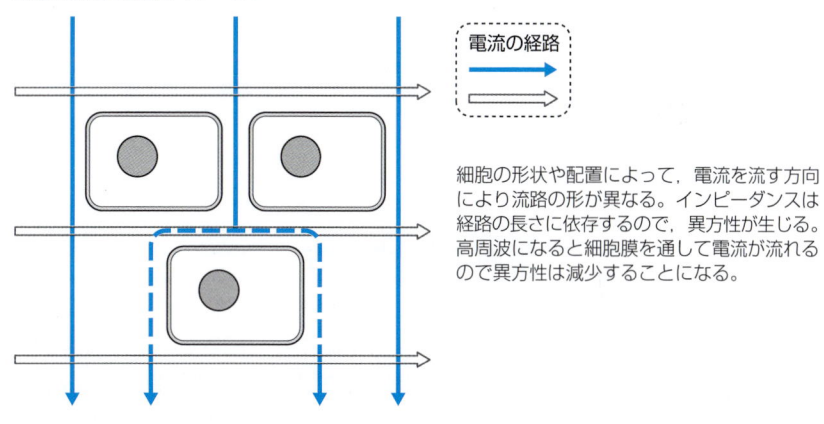

電流の経路

細胞の形状や配置によって，電流を流す方向により流路の形が異なる。インピーダンスは経路の長さに依存するので，異方性が生じる。高周波になると細胞膜を通して電流が流れるので異方性は減少することになる。

### 電気特性モデルと周波数依存性

- コンデンサの容量性リアクタンスは周波数に依存する。
- 低〜中周波数領域では，細胞内・外液は抵抗，細胞膜はコンデンサとして考えてよい。
- 高周波では，液体部分の容量成分（コンデンサ）も考慮しなければならない。
- 結果として周波数が高くなるとコンデンサを流れる電流が増加する。すなわち導電率が大きくなる。

生体物性材料工学

### 図4　細胞電気回路モデルの周波数依存性

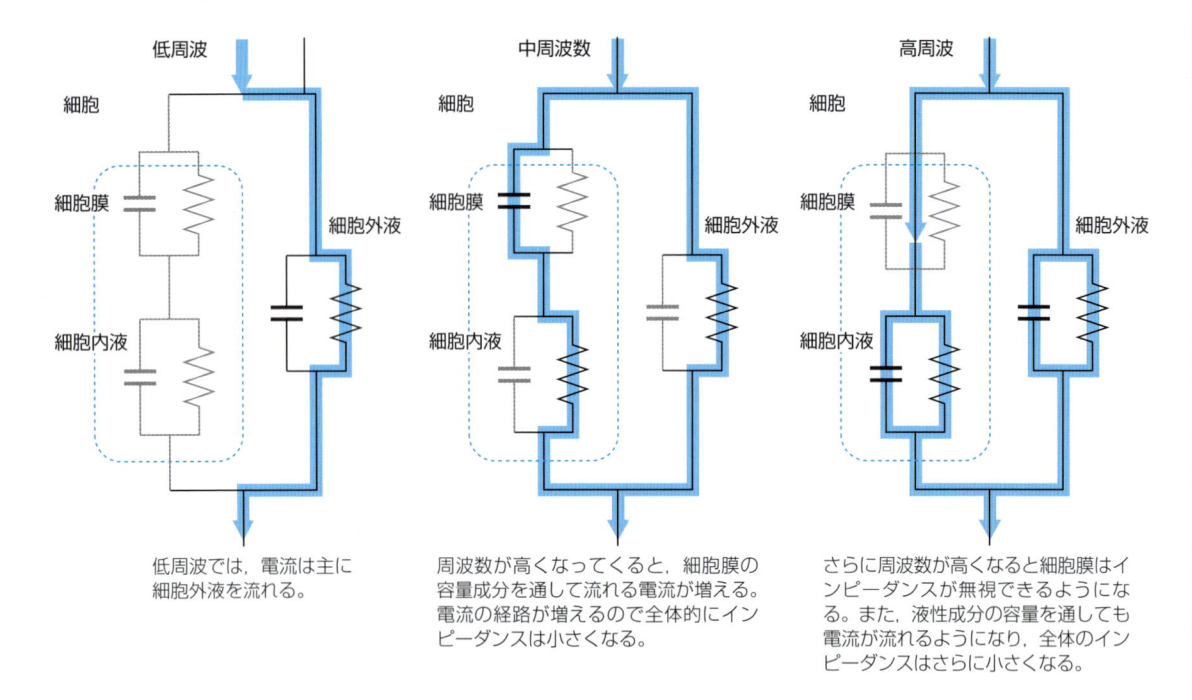

低周波では，電流は主に細胞外液を流れる。

周波数が高くなってくると，細胞膜の容量成分を通して流れる電流が増える。電流の経路が増えるので全体的にインピーダンスは小さくなる。

さらに周波数が高くなると細胞膜はインピーダンスが無視できるようになる。また，液性成分の容量を通しても電流が流れるようになり，全体のインピーダンスはさらに小さくなる。

## 周波数分散特性

- 分散特性とは，周波数の変化に対して電気的性質がより大きく変化する周波数帯が存在すること。図5でいえば傾きが相対的に急になっている部分を指す（周波数に対して単純に比例・反比例はしない）。
- 生体組織の周波数特性では3ヵ所に存在するとされており，周波数の低いほうから**α分散，β分散，γ分散**とよばれている。
- 上記の電気回路モデルで考えた周波数依存性はβ分散である。

### 図5　導電率・誘電率の周波数特性と分散

生体組織の周波数依存性実測値の例

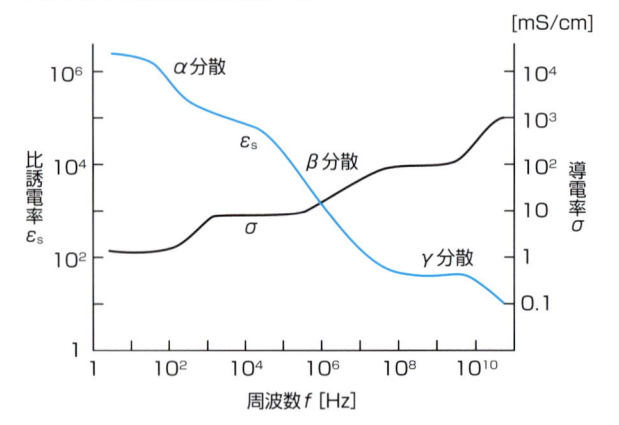

（池田研二，島津秀昭：臨床工学ライブラリーシリーズ2　生体物性/医用機械工学，p.23，秀潤社，2000．より引用）

表1 電気特性の周波数分散とメカニズム

| | 周波数帯 | メカニズム |
|---|---|---|
| α分散 | ＜数百Hz | 荷電粒子・分子の集散状態（イオン雰囲気）の電磁界への追従性の限界や細胞膜のイオン透過特性の変化で説明されている。 |
| β分散 | 数十kHz〜数MHz | 別名，構造分散。細胞の層状構造を反映しており，細胞の電気回路モデルで説明されている。医用工学で最も重視される分散現象。 |
| γ分散 | 約20GHz | 水分子の分極特性による水分子の電磁界への追従性（主に分極に伴う回転）の限界で説明されている。 |

※β分散は1MHz前後とされることが多い。

## 各生体組織と導電率

- 電流は「水分」が多ければ流れやすく，組織液が少ない組織では流れにくい。
- 半分強の成分が細胞外液の血液は電流が流れやすい。水分が少ない骨は電気抵抗が高い。脂肪は主成分が「油」で他の軟組織よりも電流が流れにくいが，含水率は20%あって骨よりも抵抗は小さい。
- 臓器によっても組織によって差はある。組織液を多く含むような組織は導電率が大きい。例えば肝臓は筋の倍程度の導電率をもち，比較的導電率が高い。

表2 組織別の周波数特性

| 特性 | 組織 | 周波数 | | | |
|---|---|---|---|---|---|
| | | 100Hz | 10kHz | 10MHz | 10GHz |
| 導電率σ (mS/cm) | 骨格筋 | 1.1 | 1.3 | 5 | 10 |
| | 脂肪 | 0.1 | 0.3 | 0.5 | 1 |
| | 肝臓 | 1.2 | 1.5 | 4 | 10 |
| | 血液 | 5 | 5 | 20 | 20 |
| 比誘電率$\varepsilon_r$ | 骨格筋 | $10^6$ | $6\times10^4$ | $10^2$ | 50 |
| | 脂肪 | $10^5$ | $2\times10^4$ | 40 | 6 |
| | 肝臓 | $10^6$ | $6\times10^4$ | $6\times10^5$ | 50 |
| | 血液 | $10^6$ | $1\times10^4$ | $10^2$ | 50 |

（中島章夫，氏平政伸 編：臨床工学講座 生体物性・医用材料工学, p.20, 医歯薬出版, 2010. より引用）

# 3 生体の能動的電気特性

生体物性

## TAP & TAP

- ●興奮現象 ⇒ 神経細胞，筋細胞でみられる非線形現象。神経パルスが代表的なものでmsecオーダーの現象。静止電位→外部刺激→脱分極→オーバーシュート→再分極→過分極（後過分極）→静止電位
- ●膜電位 ⇒ 細胞膜両側のイオン濃度分布により膜を挟んで電位差ができる
- ●静止電位 ⇒ 通常，細胞内は細胞外液に対して負電位。$-50 \sim -90$ mV
- ●活動電位 ⇒ 外部刺激に応答して起こる膜電位の変化。ピークで$30 \sim 50$ mV
- ●不応期 ⇒ 過外部刺激を受け付けない（絶対不応期），もしくは受け付けにくい（相対不応期）期間。非線形性
- ●全か無かの法則（all or none low）
  - ⇒ ある程度の強さの刺激がないと興奮しない
  - ⇒ 興奮したときは刺激の強さによらず同じ活動電位を示す
  - ⇒ 非線形性
- ●興奮の伝搬 ⇒ 細胞膜の一部で興奮→局所的イオン濃度分布の大きな変化→周囲のイオン分布に影響→「隣」の部位が興奮
- ●跳躍伝導 ⇒ 有髄神経での現象。髄鞘（ミエリン鞘）。ランヴィエ絞輪
  - ⇒ 興奮がランヴィエ絞輪から「隣」のランヴィエ絞輪へ「跳躍」。髄鞘は絶縁膜の働き
  - ⇒ 運動神経・感覚神経で$20 \sim 120$ m/sec程度の伝達速度。神経（$1 \sim 20\,\mu$m）が太いほど速く伝達

- ●方形パルス波による神経刺激
  - ⇒ パルスの持続時間が長いと興奮しやすい
  - ⇒ 基電流：興奮を起こすのに必要な電流の閾値
  - ⇒ クロナキシー：基電流の2倍の電流で興奮が起こるときの最短通電時間。クロナキシーのときの電流が刺激エネルギーの効率が最大となる

## 静止電位

- 細胞の内外ではNaイオンやKイオンの濃度分布の差が大きい（p.125の「体液」参照）。この差によるイオンの受動的拡散と能動的な排出および電気的な引力・反力が釣り合うイオン濃度分布の平衡状態が存在する。この状態での細胞膜を挟んだ電位差を静止電位という（p.122の「膜電位（静止電位）と活動電位」参照）。
- NaイオンとKイオンの濃度分布の差を維持しているのは，Na−Kイオンポンプによる能動輸送である。
- 静止電位は細胞膜透過性が相対的に大きいKイオン濃度分布によってほぼ決定されている。
- 静止電位には細胞の種類によってかなり幅がある。
- 一般的に骨格筋：−90mV，神経細胞：−60mV程度とされる。

## 脱分極

- 外部から十分な刺激が来ると細胞膜のNaイオンチャネルが開き，Naイオンが細胞内に急速に入ってくる（拡散と電位勾配）。正イオンの流入により細胞膜の電位が正の方向に急激に変化する。この現象を脱分極という（電位差が大きい状況が分極，その状態から脱するので脱分極）。

## オーバーシュート

- Naイオンの流入は短時間（<1msec）で止まるが，その間に膜電位はゼロ電位を超えて，正値にまでなる。この状態をオーバーシュートとよぶ。

## 再分極

- Naイオンチャネルが開いた後，遅れてKイオンチャネルが開く。Kイオンの流出により，細胞膜の電位は急速に下がり負に戻る。
- 脱分極から再分極の電位の変化を活動電位とよぶ。その後Na−Kイオンポンプにより細胞膜付近のイオンバランスが平衡状態に戻される。

## 過分極（後過分極）

- 再分極（Kイオンの流出）によって膜電位は負電位に戻るがKイオンチャネルの応答が遅く，膜電位が一時的に静止電位よりもさらに低くなる。この状態を過分極とよぶ。

## 不応期

- 脱分極開始後，Naイオンチャネルが不活性化状態となっているために刺激があっても応答しない時間が生じる。これを不応期とよぶ。どんなに大きな刺激があっても応答しない絶対不応期は再分極開始から2msecほどである。

図1　神経パルスの概要

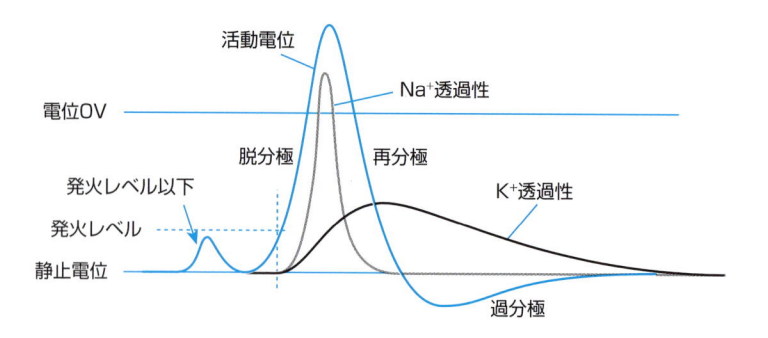

（図中ラベル：活動電位、Na⁺透過性、電位0V、脱分極、再分極、K⁺透過性、発火レベル以下、発火レベル、静止電位、過分極）

## 無髄神経

- イカの神経の巨大軸索が有名。ヒトでは直径$1\mu m$以下の交感神経や感覚神経でみられる。
- 細胞膜内側で興奮時にイオンチャネルが開いた部分では正方向に電位が変化する。
    - ⇒　「隣」は負電位のままなので電位差によって電流が流れる。正イオンが流れ込む方向なので「隣」の電位が上がる。
- 膜の外側では興奮部は負電位となり，「隣」は正電位のままである。
    - ⇒　電流は「隣」では流れ出す向きとなり，その結果，「隣」の電位が下がる。「隣」の膜の両側の電位差が小さくなり，閾値を超えると興奮する。「隣」と電流回路が形成された形となる。
- 電流は電位が同じならばなるべく近い場所を流れるので，「すぐ隣」が興奮することになり，その場所が次々と移動していく。
- 1カ所が興奮するのに数百$\mu sec$かかるので長い距離を伝搬するのには時間がかかることになる。

## 有髄神経

- ヒトでは軸索直径数$\mu m \sim 20\mu m$の運動神経や感覚神経でみられる。軸索表面は髄鞘（ミエリン鞘）で覆われ，1〜2mm間隔でくびれたランヴィエ絞輪がある。髄鞘は軸索を外液と絶縁している。ランヴィエ絞輪にはイオンチャネルが集中しており，有髄神経軸索での興奮はランヴィエ絞輪のみで起こる。
- 髄鞘部は電流が流れないので電流回路はランヴィエ絞輪とその次のランヴィエ絞輪との間で形成される。電位変化は瞬時に伝搬するので興奮はランヴィエ絞輪の間を「跳躍」することになる。1回の興奮現象当たりの伝搬距離を稼ぐことができ，パルスの伝達速度が格段に上がる。

図2　有髄神経と無髄神経

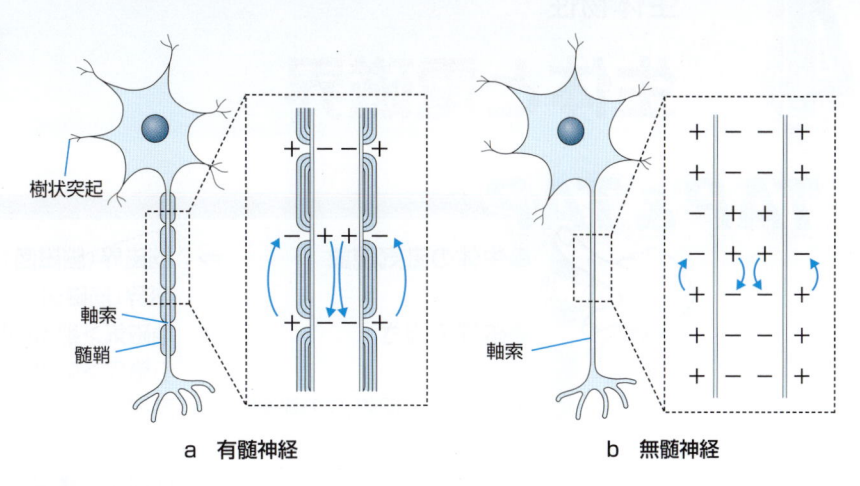

　　　樹状突起

　　　軸索
　　　髄鞘

a　有髄神経　　　　　　　　b　無髄神経

## 基電流とクロナキシー

- 外部からの電気・磁気刺激で電流を誘導して神経を興奮させる場合，方形波パルスを考えることが多い。単発のパルスによって興奮を引き起こす刺激電流の閾値は，通電時間(パルス幅)に依存する。大きな電流を流すのであれば短い通電時間でよい。
- **基電流**：電流が小さすぎると通電時間をいくら長くしても興奮を引き起こすことができない(非線形性)。興奮を引き起こすことのできる最小の電流を基電流という。
- **クロナキシー**：基電流の2倍の電流を流すとき，興奮を引き起こす最短の通電時間をクロナキシーという。

図3　基電流とクロナキシー

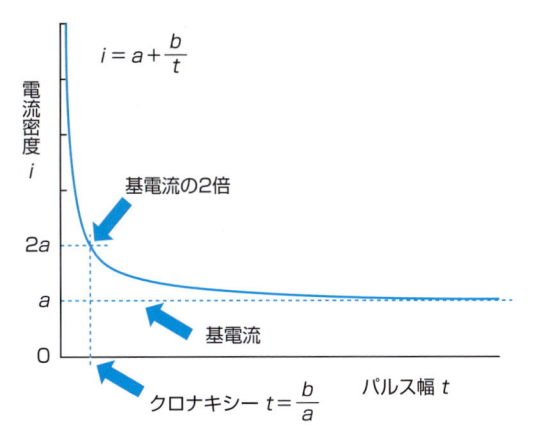

$$i = a + \frac{b}{t}$$

電流密度 $i$

基電流の2倍 … $2a$
基電流 … $a$
クロナキシー $t = \dfrac{b}{a}$
パルス幅 $t$

**補足**
- 図3の曲線はWeissの式で表現できることがわかっている。この式とジュールの法則を用いて消費電力を計算すると，クロナキシーのときに刺激に要するエネルギーが最小となる，という結果が出てくる。

生体物性材料工学

生体物性

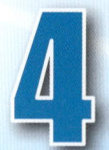

# 4 生体と電磁界

## TAP & TAP

- 生体の磁気現象　⇒　脳磁界（脳磁図），心磁界（心磁図），筋磁界（筋磁図），肺磁界（肺磁図）
- 磁界の強さ　⇒　地磁気＞都市の磁気雑音＞肺磁界＞心磁界＞脳磁界
- 電磁界・電磁波の影響　⇒　高周波：エネルギーの吸収による熱作用
　　　　　　　　　　　　⇒　低周波：誘導電流，渦電流（磁界）
　　　　　　　　　　　　⇒　周波数と吸収スポット

### 生体の能動作用に基づく磁気現象

- 神経や筋の活動電流によって磁界が発生する。
- 誘発磁界の測定などを利用する脳の活動領域の特定には脳波より優れた点も多い。心磁図でも，心電図では測定が難しい胎児のデータが得られている。
- 非常に微弱であり，SQUID（超電導量子干渉素子）を使用したマルチチャネル磁束計が使われる。なお，心磁図はシールドルームがなくても測定できる。

図1　活動電流と磁界の発生

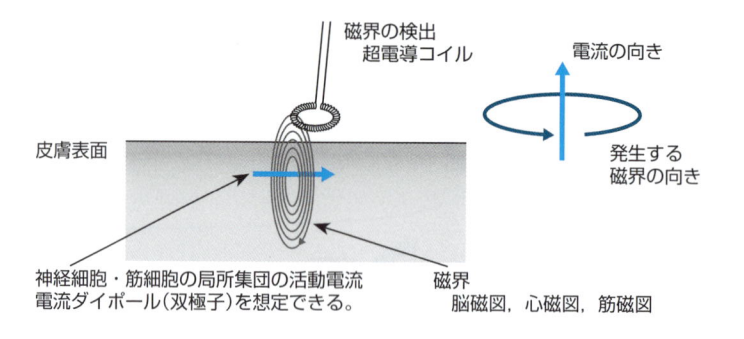

### 受動的な生体磁気現象

- 肺や消化管などに蓄積した磁性体（粉塵など）の磁気特性が測定できる。体外から直流磁界を印加した後の残留磁気を測定する。
- 鉱山労働者の塵肺の診断で有用性が認められた。胃，腸，肝臓などの測定例がある。

### 生体磁気現象の強度

- 生体から発生する磁界の強度は，地磁気や電子機器等のノイズと比べて微弱である。地磁気と比較すると1万分の1から1億分の1である。

### 表1　生体磁気の強度と計測

| | 地磁気 | 都市の磁気雑音 | 肺磁界 | 眼磁界 | 心磁界 | | 筋磁界 | 脳磁界 | |
| --- | --- | --- | --- | --- | --- | --- | --- | --- | --- |
| | | | | | 成人QRS | 胎児 | | α波 | 誘発脳磁界 |
| 磁束密度(T) | $10^{-5}\sim10^{-4}$ | $10^{-8}\sim10^{-7}$ | $10^{-9}\sim10^{-8}$ | $2\times10^{-10}$ | $5\times10^{-11}$ | $10^{-12}\sim10^{-11}$ | $1\times10^{-11}$ | $2\times10^{-12}$ | $3\times10^{-13}$ |
| 計測方法 | フラックスゲートで肺磁界は測定可能な範囲。SQUIDの限界感度は$10^{-14}$T以下で生体磁気計測に必須。 | | | | | | | | |

## 電磁界・電磁波の影響

- 1〜100kHz付近の周波数を境界にして低周波作用と高周波作用に分かれる。
- **低周波**
  - 誘導電流，分極（電界効果）。渦電流，誘導電界（磁界効果）。
  - 電流による刺激効果が主体。
  - エネルギーの吸収は微弱で熱的な影響は無視できる。
- **高周波**
  - エネルギーの吸収による熱効果が主体。
  - 周波数に依存して吸収部位等が変化（波長と同程度の長さの部位で吸収）。
  - 特に吸収が局所的（数cm以下）に顕著な場所をホットスポットとよぶ。

### 図2　電磁波と生体影響のメカニズム

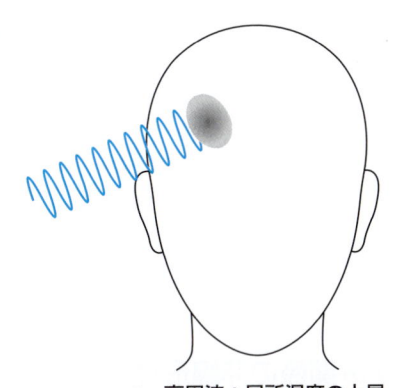

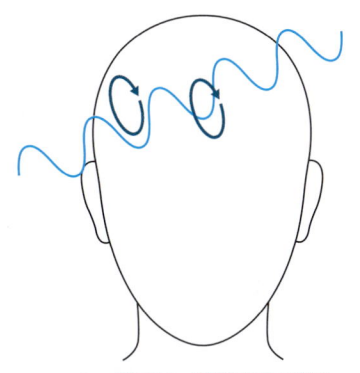

a　高周波：局所温度の上昇　　b　低周波：誘導電流の発生

### 表2　周波数と吸収部位

| 周波数(MHz) | 波長(m) | 概要 |
| --- | --- | --- |
| 〜30 | 10〜 | 表面での吸収が大きく，内部に行くほど減少する。周波数が低下すると吸収量が減少する。 |
| 30〜300 | 1〜10 | 全身共振。身長に共振する波長で吸収が大きくなる。 |
| 300〜400 | 0.75〜1 | 部分共振。頭部等の部分的な構造と一致する波長で吸収が大きくなる。 |
| 400〜2,000 | 0.15〜0.75 | ホットスポット。局所的にエネルギー吸収が最大になる。眼球，睾丸などの小器官で共振して起こる。 |
| 2,000〜 | 〜0.15 | 皮膚表面でほぼ吸収される。 |

**補足**

- 携帯電話等の発する電波では，SAR値（局所比吸収率）の安全許容値（2W/kg）が定められている。
- SARは，単位時間に単位質量の組織で吸収されるエネルギーである。

# 5 生体軟組織の機械的性質：応力－ひずみ特性

生体物性

## TAP & TAP

- 生体軟組織の特徴 ⇒ 不均質，異方性，非線形性，非圧縮性，粘弾性
- 生体軟組織の基本構造
  ⇒ 細胞＋細胞外マトリックス＋組織液（細胞外液）→不均質性
- 非線形性 ⇒ コラーゲン，エラスチンの複合的性質
- 異方性 ⇒ コラーゲン線維，筋線維などの配向
- 非圧縮性 ⇒ 「水」の性質
- 粘弾性 ⇒ クリープ，応力緩和，ヒステリシス

## 細胞外マトリックス

- 生体組織の構造を支えている。多様な成分で構成されているが，コラーゲン（膠原線維），エラスチン（弾性線維），レチクリン（細網線維）などのタンパク質線維やプロテオグリカンなどの糖タンパク質が主な成分である。
- 応力－ひずみ特性ではコラーゲンとエラスチンが大きな役割を示す。エラスチンは弾性的で150%ほどに伸びることができる。コラーゲンも弾性はもつがエラスチンの100倍ほどの硬さをもつ。組織の強度は主にコラーゲン線維が支えている。

## 応力－ひずみ関係の非線形性

- 血管などの生体軟組織では指数関数を使用して近似できる下に凸の曲線を示す。
- 荷重が小さく伸びも小さいうちはよく伸びるがある程度伸びると急に硬くなり伸びにくくなることを示す。
- 小変形ではエラスチンの性質，大変形ではコラーゲンの性質が現れていると考えられる。

**図1** 応力-ひずみ曲線とモデル

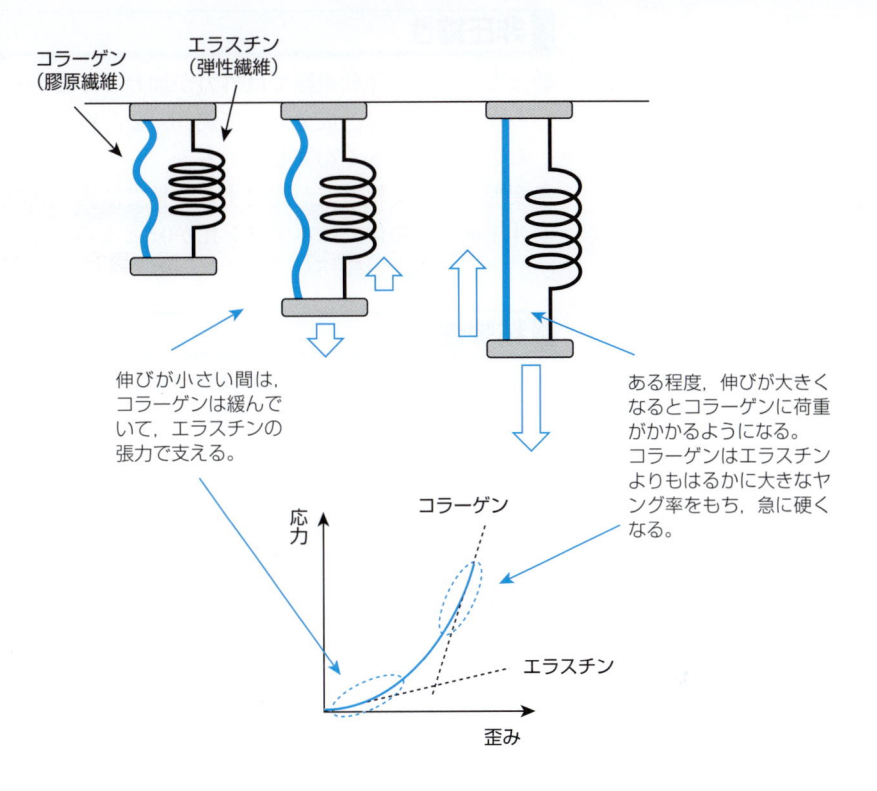

コラーゲン（膠原繊維）　エラスチン（弾性繊維）

伸びが小さい間は、コラーゲンは緩んでいて、エラスチンの張力で支える。

ある程度、伸びが大きくなるとコラーゲンに荷重がかかるようになる。コラーゲンはエラスチンよりもはるかに大きなヤング率をもち、急に硬くなる。

応力／歪み：コラーゲン、エラスチン

## 異方性

- 生体組織ではその目的に合うようにコラーゲンなどが配向して存在している。
- 靱帯や腱では運動で力がかかる方向にコラーゲンが配向して大きな荷重に耐えられるようになっている。しかし線維と直角方向に荷重がかかると簡単に裂けてしまう。スキーでの転倒などで靱帯断裂が起こりやすいのはこの異方性が原因である。
- 筋肉では筋線維が配向しており、線維の走行方向に伸びやすく、その直角方向は変形しにくい。そのほか皮膚、血管などにも異方性が顕著にみられる。

**図2** 靱帯の異方性（家兎膝蓋腱の力学的異方性）

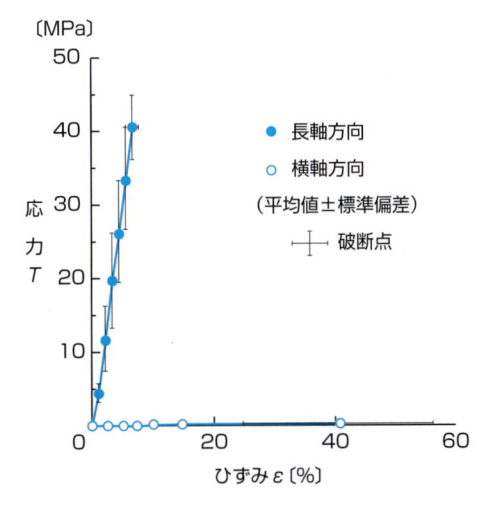

応力 $T$ [MPa]　ひずみ $\varepsilon$ [%]
● 長軸方向　○ 横軸方向
（平均値±標準偏差）
⊢ 破断点

（林　紘三郎：バイオメカニクス，p.35，コロナ社，2000. より引用）

生体物性材料工学

## 非圧縮性

- ほとんどの生体軟組織では外力が加わって変形してもほとんど体積は変わらない。これは，成分として約70%を占めている水が非圧縮性をもっていることから大きく影響している。
- 変形に伴って組織液が流出する軟骨では成り立たない。
- 非圧縮性の物体ではポアソン比が0.5となる。鉄などの金属では0.3である。

## 粘弾性

- 生体組織は巨大高分子が主材料であり，弾性的な性質と粘性的な性質（次章参照）の両方を併せもつ粘弾性体である。
- 粘弾性体でみられる現象
  - クリープ→一定の荷重（応力）でも時間が経過すると徐々に伸びる。
  - 応力緩和→伸び（歪）が一定に固定されている状態でも時間が経過すると応力が減少していく。
  - ヒステリシス→荷重を増やしていくときの応力-ひずみ曲線と荷重を減らしていくときの応力-ひずみ曲線が一致しない。弾性エネルギーが保存されない（エネルギーロスの存在）ことを意味する。
- 弾性部分はばね，粘性部分はダッシュポットでモデル化される。

**図3　マックスウェルモデル**

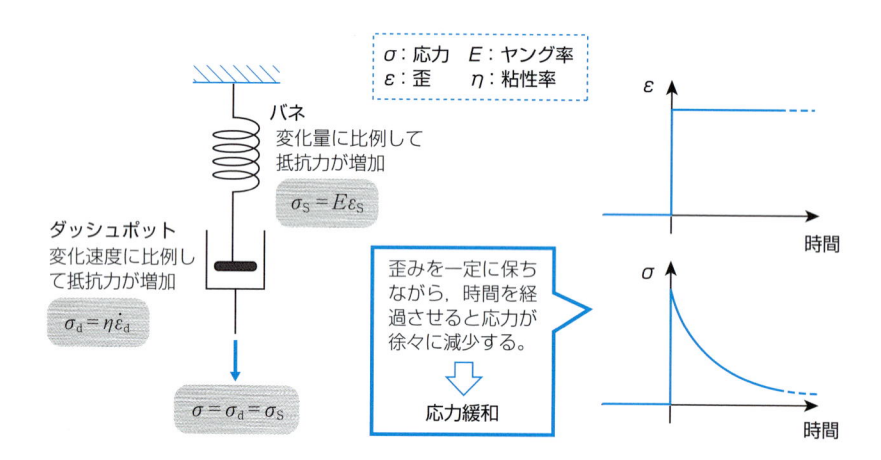

$\sigma$：応力　$E$：ヤング率
$\varepsilon$：歪　$\eta$：粘性率

バネ：変化量に比例して抵抗力が増加
$$\sigma_S = E\varepsilon_S$$

ダッシュポット：変化速度に比例して抵抗力が増加
$$\sigma_d = \eta\dot{\varepsilon}_d$$

$$\sigma = \sigma_d = \sigma_S$$

歪みを一定に保ちながら，時間を経過させると応力が徐々に減少する。
⇒ 応力緩和

**図4　フォークトモデル**

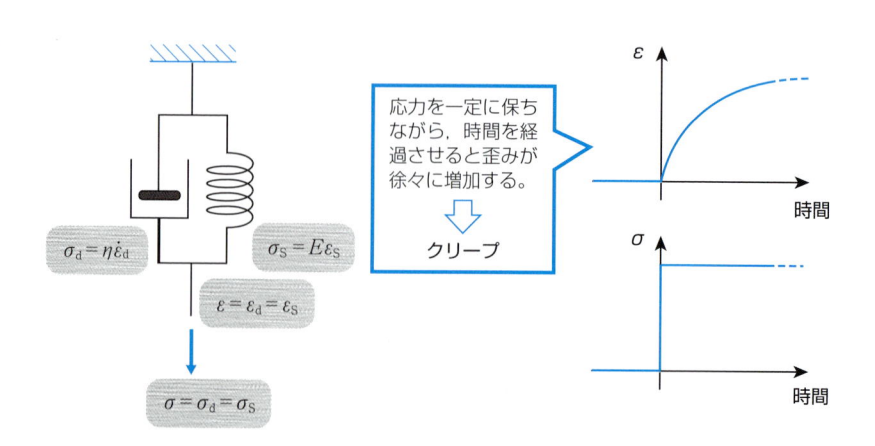

$$\sigma_d = \eta\dot{\varepsilon}_d \quad \sigma_S = E\varepsilon_S$$

$$\varepsilon = \varepsilon_d = \varepsilon_S$$

$$\sigma = \sigma_d = \sigma_S$$

応力を一定に保ちながら，時間を経過させると歪みが徐々に増加する。
⇒ クリープ

### 図5 3要素モデルの例

応力緩和もクリープも時間が経過するとヤング率が見かけ上低下する同じ現象であるが，マックスウェルモデルやフォークトモデルでは片方しか表現できない。実用的にはダッシュポットとバネを増やした要素数3〜6に増やしたモデルを基本構成にして，これを多数接続したモデルを用いる。

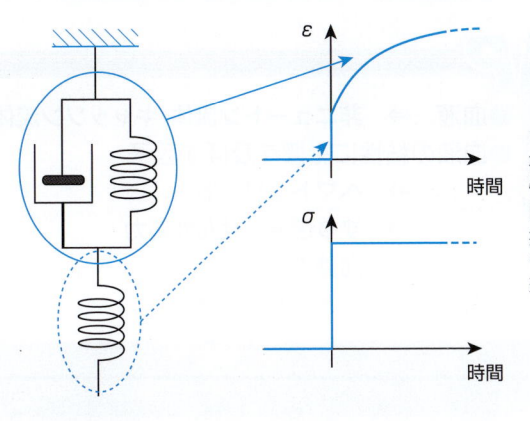

フォークトモデルでは，荷重が加わった瞬間の弾性的な伸びは表現できない。これにバネを直列に接続して実現した。このモデルでは応力緩和も表現できる。

### 図6 3要素モデルの例（ケルビンモデル）

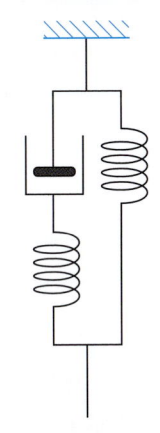

マックスウェルモデルでは，時間が経つと応力が0にいくらでも近づいて行ってしまう。ケルビンモデルでは図の右側のバネで応力が保たれる。このモデルではクリープも表現できる。

**補足**

● 金属工学等で扱われるクリープは，フォークトモデルで表現される領域よりも時間が経過した後の現象であり，歪みが図4のように一定値に収束しないことに留意。

生体物性材料工学

# 6 血液の機械的特性：粘性

生体物性

## TAP & TAP

- 血液 ⇒ 非ニュートン流体（キャッソン流体）
- 血液の粘性に影響を及ぼす因子
  - ⇒ ヘマトクリット
  - ⇒ ずり速度，せん断応力
  - ⇒ 血管の直径
- 血漿 ⇒ ニュートン流体

## 血液の非ニュートン性

- 血液の非ニュートン性は赤血球に起因する。血球成分を除いた血漿はニュートン流体の性質を示し，ヘマトクリットが高いほど粘性が高くなる。

## ずり速度の影響

- 血液は非ニュートン流体のなかでもキャッソン（Casson）の式で特性が表現されるキャッソン流体に分類される（図1）。
- 血液はずり速度に依存して粘性が大きく変化する（図2）。
- ずり速度が小さい範囲では高い粘性を示す。ずり速度が大きくなると急激に粘性は小さくなり，ニュートン流体に近づく。このとき5cps程度の粘性率となる。
- 静止した血液では赤血球が引き合って凝集し，連銭（図3）とよばれる弱い構造をもつようになり高い粘性を示す。ずり速度が非常に小さい領域ではこの構造が壊れるに従って粘性が低下していき，ずり速度がある程度大きくなって構造が壊れてしまえばニュートン流体に近い性質を示すと考えられる（構造粘性）。連銭はキャッソンプロットの降伏値の存在も説明できる。

**図1　Cassonの式とCassonプロット**

血液ではCassonの式がよくあてはまる。

$$\sqrt{\tau} = \sqrt{\tau_0} + \sqrt{\eta} \cdot \sqrt{\dot{\gamma}}$$

- $\tau$：せん断応力　　$\tau_0$：降伏値
- $\gamma$：せん断歪　　$\dot{\gamma}$：せん断歪速度
- $\eta$：粘性率（残留粘性率）

Casson プロット

傾き：$\sqrt{\eta}$

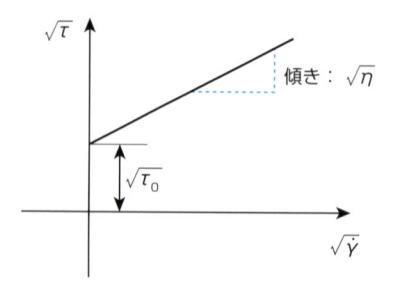

Casson流体では，せん断応力とせん断歪速度が比例する。しかし，流れ出す際に一定以上の応力が必要である。これをCasson降伏応力とよび，Cassonプロットの切片から求めることができる。

**図2** ずり速度－粘性の関係とヘマトクリットの影響

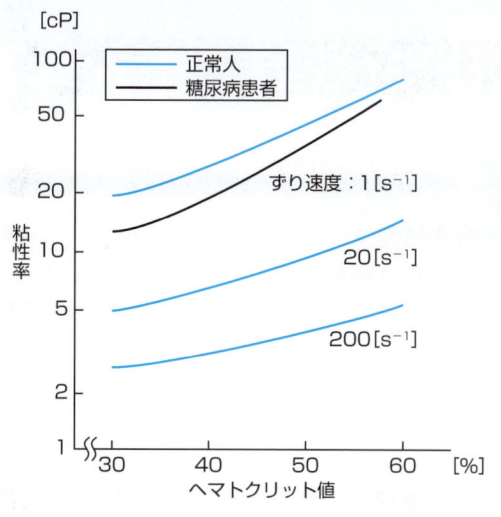

血液の粘性はずり速度が大きくなっていくと急激に減少する。
また、ヘマトクリットが大きくなると粘性は増加する。

（小野哲章：臨床工学技士標準テキスト，p.252, 金原出版, 2002. より引用）

**図3** 連銭

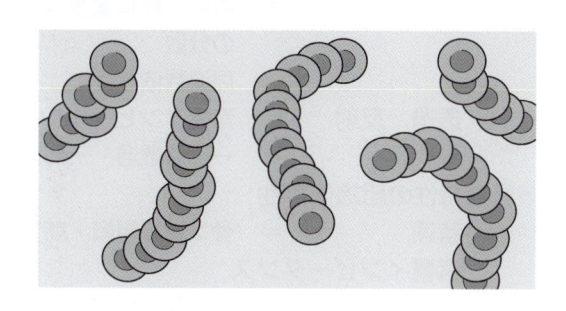

## 血管内径の影響

- 直径10～300μmの細動脈相当の血管内では顕著に粘性が低下する。この現象はファーレウス−リンドクヴィスト効果とよばれる。
- この効果は赤血球が血管の中央に集まって流れる集軸効果（シグマ効果）によって生じるとされる。管壁近くにはほぼ血漿成分だけになり（プラズマ分離流），見かけ上粘性が低下する。
- 直径10μm以下の毛細血管レベルでは，赤血球の直径のほうが大きく，赤血球は変形して血管壁をこすりながら流れることになる。この領域になると粘性は顕著に増加する（逆ファーレウス効果）。

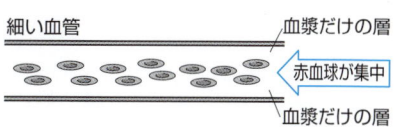

**図4** ファーレウス・リンドクヴィスト効果と集軸効果

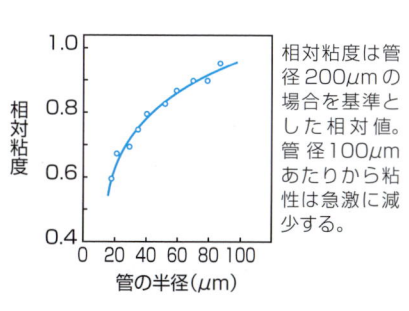

相対粘度は管径200μmの場合を基準とした相対値。管径100μmあたりから粘性は急激に減少する。

a　ファーレウス・リンドクヴィスト効果
b　集軸効果

（貝原　眞, 坂西明郎：バイオレオロジー, p.76, 米田出版, 1999. より引用）

生体物性材料工学

# 7 生体組織の音響特性

生体物性

## TAP & TAP

- ●音響特性
  - 音は空気の波 ⇒ 屈折，干渉，反射，ドップラー効果
  - 音速 ⇒ 体積弾性率の平方根に比例。密度の平方根に反比例
  - 音響インピーダンス
    - ⇒ 密度×音速。音の伝わりにくさの指標。透過，反射を決定
  - 減衰 ⇒ 深さに対して指数的に音圧が減少
    - ⇒ 吸収→熱に変換。拡散・散乱→エネルギーの分散
    - ⇒ 周波数依存性
  - 透過，反射 ⇒ 音響インピーダンスの異なる材質の界面で一部は透過，一部は反射
- ●音響特性の組織依存性
  - 音速 ⇒ 骨＞臓器組織・筋・水＞肺＞空気
  - 音響インピーダンス
    - ⇒ 骨＞臓器組織・筋・水＞肺＞空気
  - 減衰定数 ⇒ 肺＞骨＞臓器組織・筋＞水

## 音波・超音波

- ●音波・超音波は生体内では縦波を考えればよい。
- ●波の振幅を音圧という。
- ●超音波エコーは反射を利用して画像を構成している。
- ●血球からの反射のドップラー効果を利用して血流速度を測定できる。

## 音速

●音速を$c$，体積弾性率を$K$，媒質密度を$\rho$とすると，

$$c=\sqrt{\frac{K}{\rho}}$$ （粘性を無視して導かれているので注意）

●一般に音速は密度の影響よりも体積弾性率の影響が大きく，固体＞液体＞気体と考えてよい。

## 音響インピーダンス

●音響インピーダンスを$Z$，音速を$c$，媒質密度を$\rho$とすると，

$$Z = \rho c$$

- 反射率・透過率(音圧・振幅)音響インピーダンスは屈折率と同じ働きをする。音響インピーダンスの異なる境界で一部は反射し，一部は透過する。
- 音が境界面に垂直に入射する場合，

音圧の反射率は，$R_p = \dfrac{Z_B - Z_A}{Z_A + Z_B}$　　透過率は，$T_p = \dfrac{2Z_B}{Z_A + Z_B}$

エネルギーの反射率は，$R_E = \dfrac{(Z_B - Z_A)^2}{(Z_A + Z_B)^2}$　　透過率は，$T_E = \dfrac{4Z_A Z_B}{(Z_A + Z_B)^2}$

エネルギーの反射率と透過率の和は1になる。
- 超音波は細胞レベルでも反射する。生体内の微細な構造により極めて複雑な反射を繰り返す。これが散乱となる。

**図1** 音の反射と透過

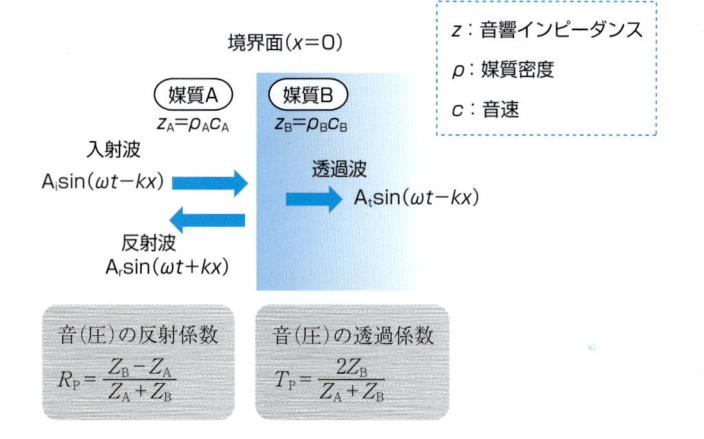

境界面($x=0$)

媒質A　$z_A = \rho_A c_A$
媒質B　$z_B = \rho_B c_B$

入射波　$A_i \sin(\omega t - kx)$
透過波　$A_t \sin(\omega t - kx)$
反射波　$A_r \sin(\omega t + kx)$

$z$：音響インピーダンス
$\rho$：媒質密度
$c$：音速

音(圧)の反射係数　$R_P = \dfrac{Z_B - Z_A}{Z_A + Z_B}$

音(圧)の透過係数　$T_P = \dfrac{2Z_B}{Z_A + Z_B}$

## 減衰

- 媒質内の音圧は伝搬距離に対して指数的に減少する。

$$P = P_0 e^{-ax}$$

音圧：$P$，体表面での音圧：$P_0$，表面からの距離：$x$，減衰定数：$a$
- 一般的に減衰定数は周波数の2乗に比例するが，生体軟組織において医用超音波の周波数範囲では周波数に比例するとして扱われる。
- 周波数が高いほど減衰が大きくなり深い部位までは到達しない。
- 減衰はほぼ吸収によるもので，熱に変わると考えてよい。

## 音響特性の組織依存性

- 生体軟組織の音速はほぼ水と同じ約1,500m/secであり，組織の違いによって数%程度の差がある。脂肪は他の軟組織より100m/secほど遅い。
- 固体である骨では4,000m/secとかなり速い。空気では約340m/secであり，この影響で肺での音速は他の組織の半分程度である。
- 音響インピーダンスは音速と質量の積で決まる。生体軟組織での大小関係は，ほぼ音速で決まると考えてよい。数値的には$1.5 \times 10^6$kg/(m$^2$sec)程度の値をもつ。差は小さいが，この違いを捉えて超音波エコー画像は構成さ

れている。空気の音響インピーダンスは非常に小さく$4×10^2$kg/(m$^2$sec)程度である。骨は約$8×10^6$kg/(m$^2$sec)と4〜5倍の値をもつ。気体を含む部位（外気，肺，ガスのたまった腸など）や骨との境界では強く反射し，透過率が非常に小さくなることがわかる。

● 吸収係数（減衰定数とほぼ等しい）については，生体軟組織では1dB/cm程度である。ただし他の音響物性と異なり血液では0.2dB/cmとかなり小さくなっている。また，水の吸収係数は$2×10^{-3}$dB/cm程度で非常に小さい。空気と骨では10dB/cm程度で一桁高い。音響インピーダンスと併せて考えれば，気体を含む部位や骨があるとその先に超音波は非常に届きにくいことがわかる。

**表1 組織別の音速，音響インピーダンス，吸収係数**

| | 音速 $c(×10^3$m/s$)$ | 音響インピーダンス $\rho c(×10^6$kg/m$^2$・s$)$ | 減衰定数 $\alpha/f$(dB/cm・MHz) |
|---|---|---|---|
| 脳 | 1.51 | 1.56 | 1.0 |
| 筋肉 | 1.57 | 1.68 | 1.3 |
| 脂肪 | 1.44 | 1.40 | 0.5 |
| 骨 | 3.36 | 6.0 | 14 |
| 肺 | 0.65 | 0.26 | 50 |
| 脱気蒸留水 | 1.52 | 1.51 | $2.5×10^{-3}$ |

（小野哲章：臨床工学技士標準テキスト, p.249, 金原出版, 2002. より引用）

**図2 生体組織の超音波減衰定数測定例**

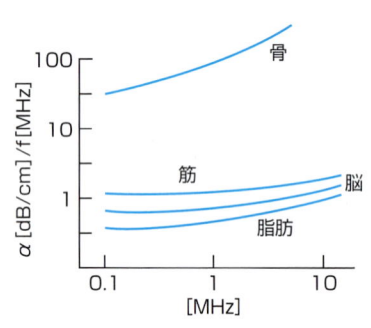

（小野哲章：臨床工学技士標準テキスト, p.249, 金原出版, 2002. より引用）

# 8 放射線とその種類

生体物性

## TAP & TAP

- 放射線　⇒　一般には電離を起こすほど高エネルギーの電磁波・粒子線。電離放射線
  - ⇒　広くは電磁波・粒子線の総称。非電離放射線（電波，光など）を含める
- 電離作用　⇒　放射線のエネルギーで原子がイオン化
- 放射線の分類
  - 電磁波　　　　⇒　X線，γ線
  - 荷電粒子線　　⇒　α線，β線，陽子線，重イオン線，陽電子線など
  - 非荷電粒子線　⇒　中性子線など
- 放射線の発生メカニズム
  - ⇒　放射性核種のα崩壊→α線，β崩壊→β線
  - ⇒　核分裂→中性子線
  - ⇒　核分裂，α崩壊，β崩壊など→原子核の励起→γ線
  - ⇒　電子（軌道電子）の励起→X線

## 電離作用

### ●電離

- 原子の軌道を回っている電子（軌道電子）が放射線から結合エネルギー以上の大きなエネルギーを吸収すると，原子核からの束縛が届かない範囲まで飛び出して，自由電子となることがある。
- 原子は電子を1個失って電気的に中性から正になってしまう。放射線が物質中を通過する際，周囲の原子がイオン化することを電離という。

図1　電離作用（イオン化）

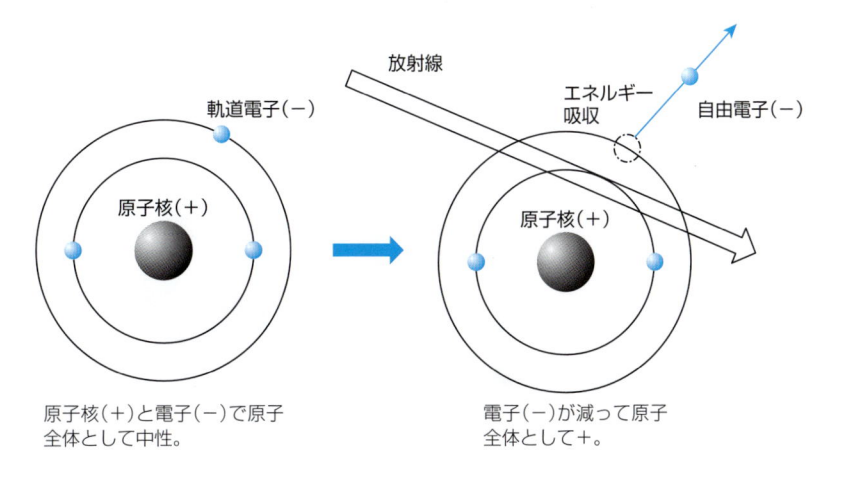

軌道電子（−）　　放射線　　エネルギー吸収　　自由電子（−）
原子核（＋）　　→　　原子核（＋）

原子核（＋）と電子（−）で原子全体として中性。　　電子（−）が減って原子全体として＋。

生体物性材料工学

## 放射線の分類

図2　放射線の分類

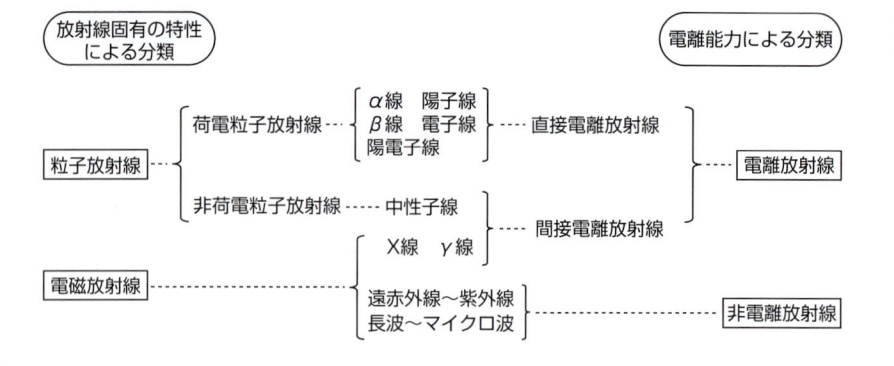

```
                                          ┌ α線  陽子線
                    ┌ 荷電粒子放射線 ……│ β線  電子線 ┐── 直接電離放射線 ┐
放射線固有の特性    │                 └ 陽電子線     │                    │
による分類       ──│ 粒子放射線                                          │── 電離放射線
                    │ 非荷電粒子放射線 …… 中性子線 ─┐                    │
                    │                 ┌ X線  γ線  ┘── 間接電離放射線 ─┘
                    └ 電磁放射線 ……  │
                                      │ 遠赤外線～紫外線 ┐
                                      └ 長波～マイクロ波 ┘── 非電離放射線
```

電離能力による分類

### ■直接電離放射線
● 荷電粒子放射線であり，原子や分子に束縛された電子に直接エネルギーを供給して自由電子化することができるもの。

### ■間接電離放射線
● 電荷をもたない放射線であり，原子や軌道電子にエネルギーを供給し，その結果2次的に発生した荷電粒子放射線により電離が発生するのが主な電離作用メカニズムであるもの。中性子線が代表的である（図5参照）。

### ■LET（線エネルギー付与：linear energy transfer）
● 放射線の飛跡に沿って単位長さ当たりに局所的に与えられるエネルギー量。大きいほうが，生体に与える影響が大きい。単位はkeV/$\mu$m。飛跡距離の単位が$\mu$mであるところが局所的の意味合いを示している。
  - 高LET放射線→α線，中性子線，陽子線など
  - 低LET放射線→X線，γ線，β線

## α線

● 原子核からHeの原子核に相当する各2個の陽子と中性子からなる分裂片が本体である。電離作用は大きいが透過力は小さい。

図3　α線

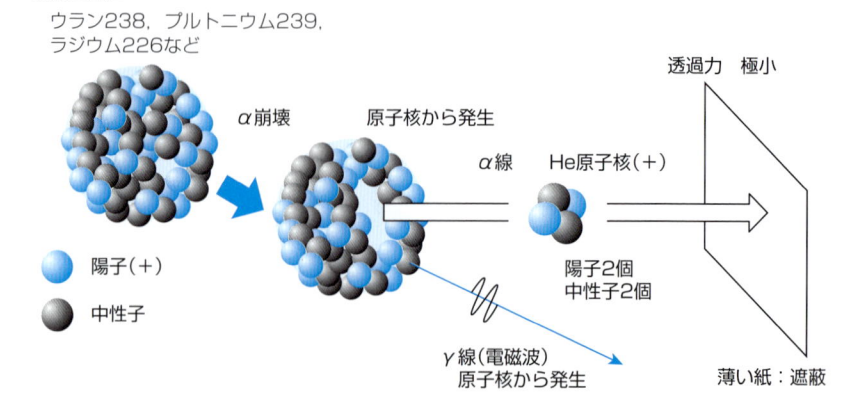

放射性核種
ウラン238，プルトニウム239，ラジウム226など

α崩壊　原子核から発生　α線　He原子核（＋）
陽子（＋）　中性子
陽子2個　中性子2個
γ線（電磁波）原子核から発生
透過力　極小
薄い紙：遮蔽

## β線

- 高速で運動する電子だが，発生源が原子核のβ崩壊である．電子を人工的に加速器で高速にしたものなどは電子線とよぶ．
- 陽電子が発生するβ＋線もある（図6参照）．

図4　β線

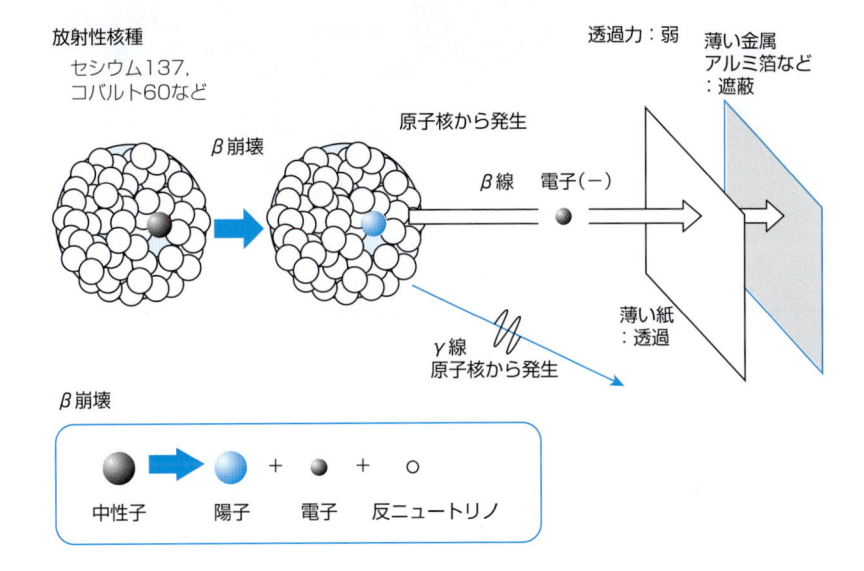

## 中性子線

- 核分裂で生じる非荷電放射線である．透過力が極めて大きい．
- ウラン235などでは1個の中性子で核分裂が起こると2個の中性子線が発生するので連鎖的に反応が進む．

図5　中性子線

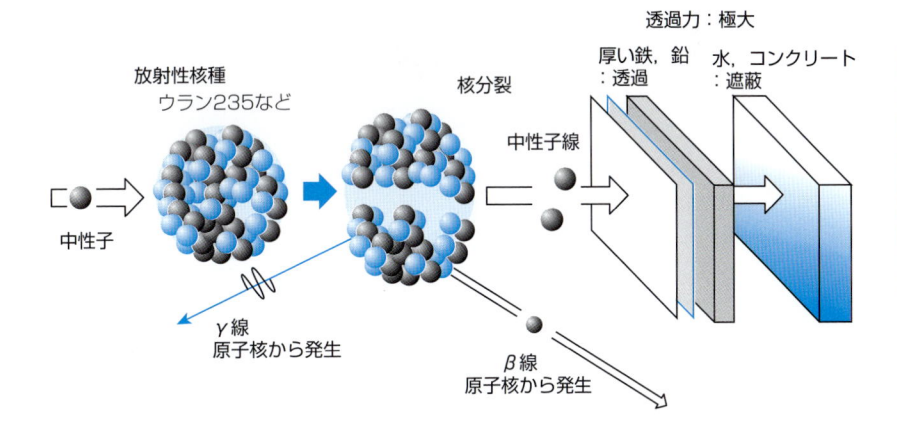

## γ線

- 核分裂，α崩壊，β崩壊などが起こった直後は原子核のエネルギーが非常に高い状態である．原子核から電磁波の形でエネルギーが放出されて安定化する．このときに出る電磁波がγ線である（図1〜3参照）．
- β＋崩壊で生じたポジトロン（陽電子）は，発生後すぐにまわりに多数ある電子と結びついて消滅する．この際180°の角度で2本のγ線が放射される．これを消滅放射線とよぶ（図6）．
- 波長は0.01nm以下である．

生体物性材料工学

図6　消滅放射線：γ線

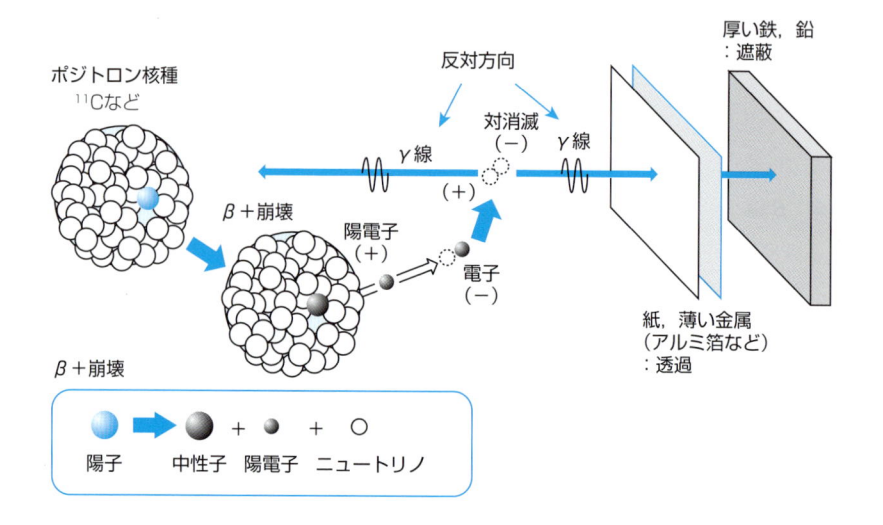

## X線

- γ線同様，高エネルギーで波長の非常に短い電磁波である。励起した軌道電子からのエネルギーで生じる特性X線や蛍光X線，外部からの電子線のエネルギーで発生する制動X線などがある。
- 原子核から発生したものではないことでγ線と区別される。波長は1pm～10nm程度でγ線の波長と重なる。

図7　特性X線

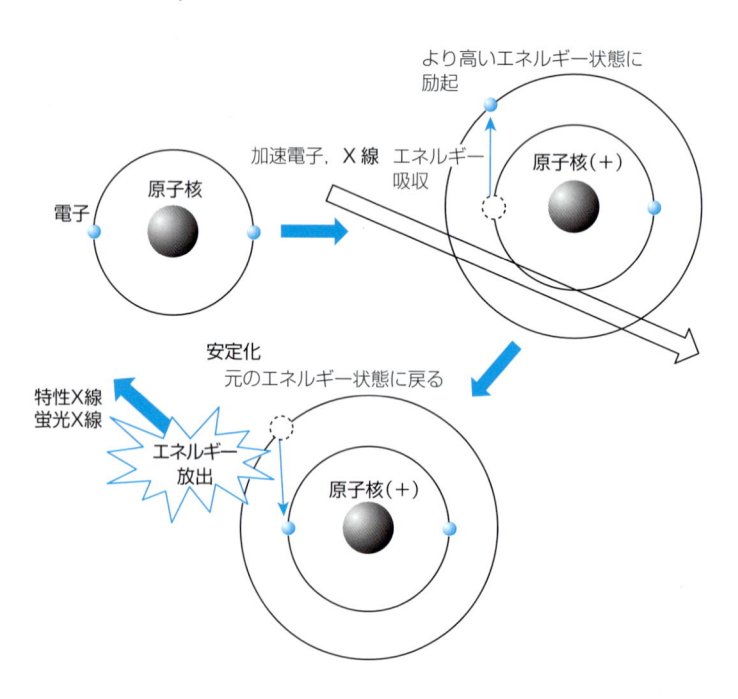

図8 制動X線

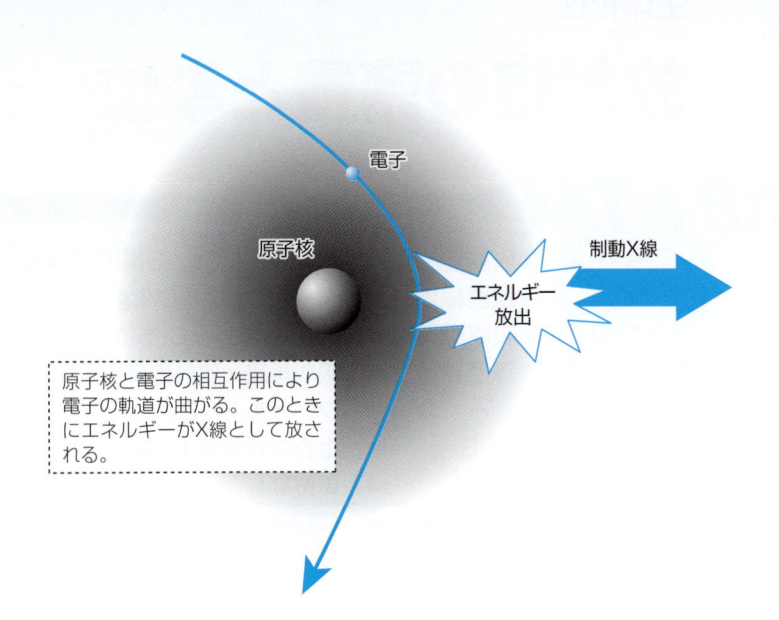

電子

原子核

エネルギー放出

制動X線

原子核と電子の相互作用により電子の軌道が曲がる。このときにエネルギーがX線として放される。

# 9 放射線の諸量と単位

生体物性

## TAP & TAP

- 放射能　　⇒　ベクレル：Bq，SI単位では$s^{-1}$
- 照射線量　⇒　クーロン/kg：C/kg
- 吸収線量　⇒　グレイ：Gy，SI単位ではJ/kg
- 等価線量　⇒　吸収線量×放射線荷重係数
　　　　　　⇒　シーベルト：Sv
- RBE　　　⇒　生物学的効果比（RBE）
　　　　　　⇒　単位なし
- 実効線量　⇒　（等価線量×組織荷重係数）の総和
　　　　　　⇒　シーベルト：Sv
- 半減期　　⇒　放射性核種の原子核の半数が崩壊するまでにかかる時間

### 放射能

- 放射性物質が放射線を出す能力。
- ベクレルは，1秒当たりに何個の原子核が崩壊（α崩壊，β崩壊など）して放射線を出すかを表す。放射線の種類や強さは関係しない。

### 照射線量

- X線およびγ線の強度を示す量。他の放射線では使用されない。
- 単位質量(kg)の空気を電離してできた電荷(C)の量で表す。
- 粒子放射線では単位面積を通過するエネルギーを考え，フルエンス：$J/m^2$を単位とする。

### 吸収線量

- 放射線が透過中に物質の単位質量当たりに与えたエネルギーの平均値。SI単位はJ/kgであるが，グレイ(Gy)という名称が付けられている。
- 吸収線量には，適用できる放射線や物質の種類に制限はない。しかし，物質が異なると同じ種類の放射線に対しても吸収線量の値は異なる。

### 等価線量

- ヒトの組織や臓器に対する放射線影響は放射線の種類やエネルギーによって異なるため，吸収線量で評価するのは難しい。そこで放射線種類によって吸収線量を補正した線量。単位は，シーベルト(Sv)を用いる。
- 補正には，放射線荷重係数を用いる。
「等価線量[Sv]＝吸収線量[Gy]×放射線荷重係数」で計算する。

**表1** 放射線補正荷重係数 ICRP（国際放射線防護委員会）勧告

| 放射線の粒子 | エネルギーの範囲 | 1990年勧告 放射線荷重係数 | 2007年勧告 放射線荷重係数 |
|---|---|---|---|
| 電磁波（光子） | 全範囲 | 1 | 1 |
| 電子 | 全範囲 | 1 | 1 |
| 中性子 | <10keV | 5 | 2.5〜20 エネルギーの連続関数として与えられる |
| 中性子 | 10keV〜100keV | 10 | |
| 中性子 | 100keV〜2MeV | 20 | |
| 中性子 | 2MeV〜20MeV | 10 | |
| 中性子 | 20MeV〜 | 5 | |
| 陽子 | 2MeV< | 5 | 2 |
| α粒子 | | 20 | 20 |

（ICRPでは1990年勧告の後に2007年勧告が発表され，陽子，中性子に関して修正があるが，日本の各種規制ではまだ採用が進んでいない）

## RBE

● 生物学的効果比（RBE：relative biological effectiveness）は，放射線の種類によって生物に与える影響度を表す指標である。基準となる放射線が同じ生物効果を与えるのに必要とする吸収線量との割合である。放射線荷重係数の基礎となっている。

$$\text{RBE} = \frac{(\text{ある生物効果を生じさせるのに必要な基準放射線の吸収線量})}{(\text{同じ生物効果を生じさせるのに必要な着目放射線の吸収線量})}$$

● 放射線医学で基準となるのは管電圧200kVのX線である。
● LETに依存する。

## 実効線量

● 等価線量が同じでも組織や臓器の種類によって放射線の影響は異なり，組織・臓器ごとの放射線感受性を考慮する必要がある。
● 放射線感受性の補正には組織荷重係数を用いる。
● 組織や臓器ごとに，（等価線量×組織荷重係数）を計算し，全身について合計する。
● 単位には等価線量と同じシーベルト（Sv）を用いる。
● 実効線量は，放射線の被曝管理に用いられる。

表2 組織荷重係数（ICRP1990・2007年勧告）

| 1990年勧告 | | 2007年勧告 | |
|---|---|---|---|
| 組織・臓器 | 組織荷重係数 | 組織・臓器 | 組織荷重係数 |
| 生殖腺 | 0.20 | | |
| 赤色骨髄, 結腸, 肺, 胃 | 0.12 | 赤色骨髄, 結腸, 肺, 乳房, 胃 | 0.12 |
| | | 生殖器 | 0.08 |
| 乳房, 肝臓, 食道, 甲状腺, 膀胱 | 0.05 | 肝臓, 食道, 甲状腺, 膀胱 | 0.04 |
| 皮膚, 骨表面 | 0.01 | 皮膚, 骨表面, 脳, 唾液腺 | 0.01 |
| その他の組織 | 0.05 | その他の組織の総計（14臓器の平均線量） | 0.12 |
| | | 総計 | 1 |

図1 実効線量の計算

胃の実効線量
 α線吸収線量 $ADG_\alpha$
 γ線吸収線量 $ADG_\gamma$   $(20 \times ADG_\alpha + ADG_\gamma) \times 0.12$

 ＋

肝臓の実効線量
 α線吸収線量 $ADL_\alpha$
 β線吸収線量 $ADL_\beta$   $(20 \times ADL_\alpha + ADL_\beta) \times 0.05$

 ＋

皮膚の実効線量
 α線吸収線量 $ADS_\alpha$
 β線吸収線量 $ADS_\beta$   $(20 \times ADS_\alpha + ADS_\beta + ADS_\gamma) \times 0.01$
 γ線吸収線量 $ADS_\gamma$

 ＋
 ⋮
全身で積算

放射線荷重係数
 α線：20
 β線：1
 γ線：1

組織荷重係数
 胃：0.12
 肝臓：0.05（0.04）
 皮膚：0.01

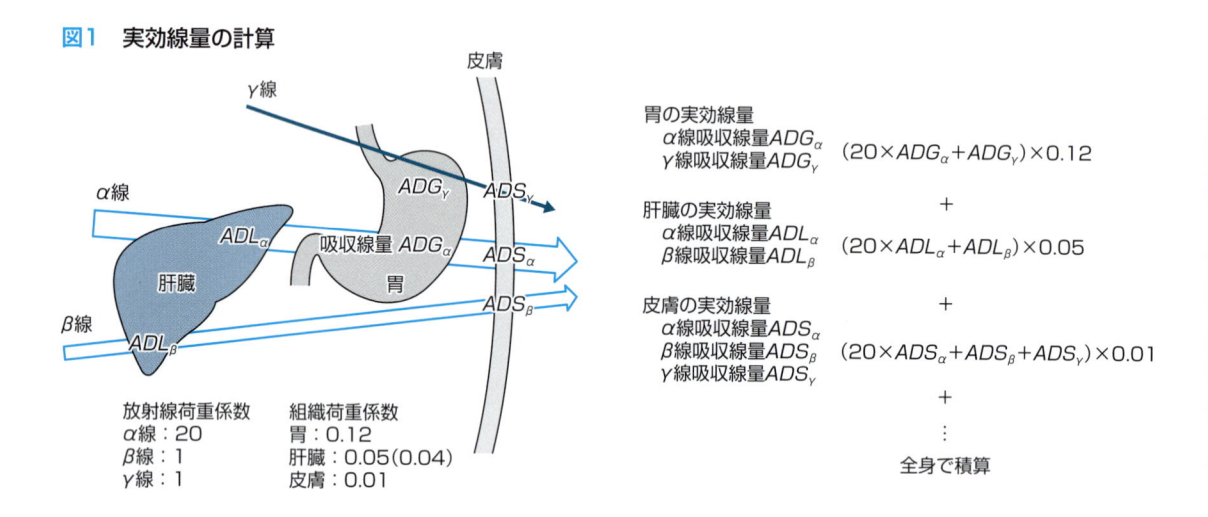

表3 放射線に関する新旧の用語・単位

| 現行用語 | 旧用語 |
|---|---|
| 等価線量 | 線量当量 |
| 実効線量 | 実効線量当量 |
| 放射線荷重係数 | 線質係数 |

| 現行単位 | | 旧単位 | |
|---|---|---|---|
| Bq ベクレル （放射能） | | Ci キュリー | Ci=3.7×10¹⁰[Bq] |
| C/kg （照射線量） | | R レントゲン | R=2.58×10⁻⁴[C/kg] |
| Gy グレイ （吸収線量） | | rad ラド | rad=0.01[Gy] |
| Sv シーベルト （等価線量, 実効線量） | | rem レム | rem=0.01[Sv] |

(Bq=3.7×10¹⁰ should read $Ci=3.7 \times 10^{10}$[Bq]; $R=2.58 \times 10^{-4}$[C/kg]; rad=0.01[Gy]; rem=0.01[Sv])

## 半減期

- 放射性核種の原子核の半数が崩壊するまでにかかる時間であり，この時間が経過すると放射能も半分になる。
- 半減期が1回で半数が崩壊し，同じ時間が経過すると残った放射性元素の半分，すなわち1/4が崩壊して元の1/4の量の放射性元素が残る。従って放射能は指数的に減少する。

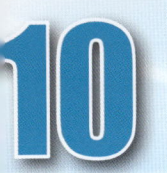

# 10 放射線の生体への影響

生体物性

## TAP & TAP

- 電離→イオン化・ラジカル化→化学結合に影響→DNA，タンパク質などの切断・変性→細胞・臓器への影響→個体の機能・構造や発癌性，遺伝に影響
- 細胞の放射線感受性　　　⇒　ベルゴニー・トリボンドーの法則
  - 分裂頻度が高い　　　⇒　感受性 高
  - 形態・機能が未分化　⇒　感受性 高
  - 将来の分裂回数が多い ⇒　感受性 高
- 組織・臓器の放射線感受性
  - ⇒　RBE，組織荷重係数
  - ⇒　ベルゴニー・トリボンドーの法則が基本となるが例外多数
- 個体レベルでの影響　　　⇒　急性障害，晩発障害，胎児被曝，体内被曝

## DNAの損傷

### 直接作用
- 放射線のエネルギーをDNAが直接吸収し，電離・励起によって損傷する。

### 間接作用
- 他の分子が電離・励起で活性化し，それがDNA分子に損傷を与える。主に水分子からOH−などのラジカルが発生し，DNAに損傷を与える。低LET放射線では間接作用が主体となる。

### 損傷の種類
- 1本鎖切断，2本鎖切断，塩基損傷，塩基遊離，架橋形成など。DNA損傷の多くは直ちに修復されるが，2本鎖切断まで起こると修復が難しい（DNAの塩基：アデニン，チミン，グアニン，シトシン）。

**図1　DNAと直接，間接**

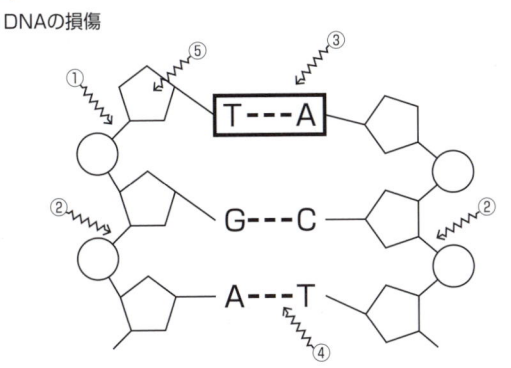

DNAの損傷

① 1本鎖切断（単鎖切断）
② 2本鎖切断
③ 塩基損傷，欠失
④ 水素結合の破壊
⑤ 糖の破壊

- 糖
○ リン酸
--- 水素結合

放射線によって糖−リン酸の結合（鎖）が切断されます。これを「DNA鎖切断」といいます。DNAは二重らせん構造になっています。
2本の鎖のうち，一方だけが切断されることを「1本鎖切断」といいます（①参照）。
2本の鎖が両方とも切断されることを「2本鎖切断」といいます（②参照）。

## 細胞の放射線感受性

- DNA損傷が修復されなかったり，誤修復された場合は細胞死に至る。
- 被曝したときの分裂周期によっても影響を受ける。G2からM期で高い。
- 放射線感受性について一般的にまとめたものが，ベルゴニー・トリボンドーの法則である。
  1. 分裂頻度が高い細胞ほど放射線感受性が高い。
  2. 形態・機能が未分化の細胞ほど放射線感受性が高い。
  3. 将来行う分裂回数が多い細胞ほど放射線感受性が高い。

表1 主な細胞の放射線感受性

| 放射線感受性 | 細胞 | 備考 |
| --- | --- | --- |
| 高感受性 | リンパ球，赤芽球，精原細胞，卵母細胞，精子細胞，骨髄細胞，破骨細胞，胃腺細胞，腸線窩細胞 | リンパ球は0.25Gyの被曝で24時間以内，1Gy以上では直後から減少する。 |
| 中感受性 | 骨細胞，赤血球，大血管内皮細胞，胃腸粘膜上皮細胞 | |
| 低感受性 | 神経細胞，筋肉細胞，線維細胞，軟骨細胞 | 神経細胞，筋細胞などは数十Gyの被曝で一度も分裂せずに細胞死する。 |

## 組織・臓器の放射線感受性

- 基本的にはベルゴニー・トリボンドーの法則が成立するが，組織・臓器はさまざまな細胞でできているため，例外も多い。

表2 主な組織・臓器の放射線感受性

| 放射線感受性 | 組織・臓器 |
| --- | --- |
| 最も高い | リンパ組織（胸腺，脾臓），骨髄，生殖腺（精巣・精原細胞，卵巣・卵母細胞） |
| 高い | 小腸上皮，粘膜，皮膚上皮，毛細血管，水晶体，毛嚢 |
| 中程度 | 腎臓，肝臓，肺，唾液腺 |
| 中程度～低い | 甲状腺，膵臓，副腎，筋肉，結合組織 |
| 最も低い | 骨，脂肪，神経細胞 |

## 急性障害

- **中枢神経死**：全身被曝中枢神経の機能が停止。1,000Gy以上で即死，100Gyでは48時間以内に死亡するとされる。15Gy以上で起こり，意識消失，異常反射，嘔吐，けいれん，などの症状がみられる。
- **胃腸死**：全身被曝で腸の機能が停止。感染症で10～20日で死亡するとされる。
- **骨髄死**：全身被曝3～5Gyで骨髄細胞が死滅。白血球，血小板，赤血球が減少。30～60日。
- **全身被曝**：3Svが50%致死量，7Svで100%致死量とされる。

**図2** 急性被曝の影響

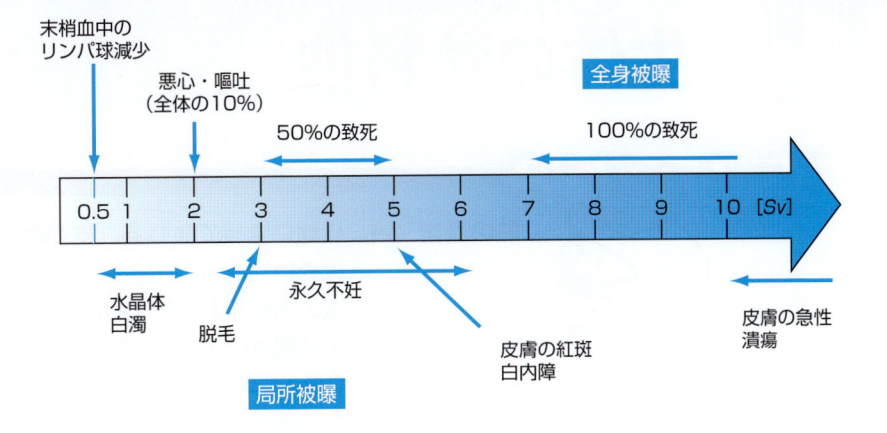

```
末梢血中の
リンパ球減少
        悪心・嘔吐
        （全体の10%）                                  全身被曝
                        50%の致死            100%の致死
     0.5  1    2    3    4    5    6    7    8    9    10  [Sv]
              ←→                                        ←—
              水晶体                                      皮膚の急性
              白濁  脱毛    永久不妊    皮膚の紅斑              潰瘍
                                    白内障
                         局所被曝
```

## 晩発障害

- 急性障害から回復しても数年～数十年たってから発生する障害をいう。
- 発癌，寿命短縮，白内障，再生不良性貧血などが主な障害である。

## 胎児の被曝

- **着床前期**：0.1Gyで流産する。
- **器官形成期**：0.15Gyで胎児の死亡や奇形の発生が起こる。
- **胎児期**：0.2～0.4Gyで精神的発達遅延，0.5～1Gyで形態的発達遅延が起こる。

## 体内被曝

- 放射性物質が体内に入ると排泄されないかぎり被曝し続けるため少量でも危険である。飛程の短い$\alpha$線，$\beta$線を発生する物質は特に注意が必要となる。
- 放射性物質の摂取経路は，吸入，経口，経皮である。
- **半減期**
  - 物理的な半減期とは別に，体外に排泄されることにより放射性物質量が1/2になる時間を生物学的半減期とよぶ。
  - 物理的半減期（$T_p$）と生物学的半減期（$T_b$）の両方を考え合わせ有効半減期（$T_e$）が提唱されている。

$$T_e = \frac{T_b \cdot T_p}{T_b + T_p}$$

# 11 生体の熱特性

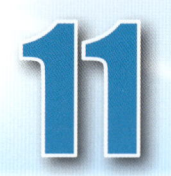

生体物性

**TAP & TAP**

- ●熱の産出 ⇒ 代謝によって生じる。安静時でも筋による発熱量が大きい
  - ⇒ 成人男性で1日約100W
- ●熱の伝達 ⇒ 生体組織の比熱 0.83kcal/(kg・℃)，脂肪・骨では 0.24kcal/(kg・℃)
  - ⇒ 生体組織の熱伝導率は水にほぼ同じ
  - ⇒ 体内での熱の運搬→99％が血流
- ●熱の放散 ⇒ 輻射：約60％　遠赤外線
  - ⇒ 蒸散：約25％　発汗，不感蒸泄（呼吸など）
  - ⇒ 対流：約12％
  - ⇒ 伝導：数％

## 熱の産出

- ●栄養素の代謝によって解放される化学エネルギーのうち60～80％は熱になる。
- ●炭水化物4.0kcal/g，脂肪9.5kcal/g，タンパク質5.3kcal/g。なお，ATPから発生するエネルギーは約8kcal/molである。
- ●成人男子の基礎代謝量は約1,400kcalである。これは換算すると約70Wになる。座位安静時では10～20％，代謝量が増加する。通常の生活では100～150W程度である。
- ●安静時は，骨格筋，肝臓，続いて脳で各20％ほどの熱の産出を占めている。運動時には最高で80％が骨格筋により産出される。
- ●外気温が下がって熱の放散が大きくなるとシバリング（いわゆる"ふるえ"）によって熱産生を増加させる。

表1　熱産生の組織分布

| 組織 | 発熱分布 |
| --- | --- |
| 骨格筋 | 約22％　運動時～80％ |
| 肝臓 | 約20％ |
| 脳 | 約18％ |
| 心臓 | 約11％ |
| 腎臓 | 約7％ |
| 皮膚 | 約5％ |
| 神経その他 | 約17％ |

## 熱の伝達

- 体内で生じた熱は，熱容量分(密度，体積，比熱で決まる)は蓄積され，残りは別の部位に移動し，ほとんどは体表面から外気に放出される(外気温が体温より低い場合)。
- 体内での熱の輸送は，体組織での熱伝導と血流による。
- 臓器・筋肉等の軟組織は，ほぼ水と同じ熱伝導率を示し，熱を伝えにくい。
- 体内の熱の99%は血流により輸送されるといわれている。

表2 生体組織の熱伝導率と比熱

| 物質・組織 | 熱伝導率 ×10⁻³cal/(cm·s·℃) | 比熱 cal/(g·℃) |
|---|---|---|
| 水(20℃) | 1.43 | 1 |
| 筋肉 | 1.3 | 0.86 |
| 脂肪 | 0.46 | 0.24 |
| 骨 | 0.46 | 0.24 |

## 熱の放散

- 主に体表面，皮膚と気道(呼吸)から放熱される。
- 熱輻射，蒸散，熱伝導，熱対流が主な放熱メカニズムとなる。
- 熱放散の約60%が熱輻射，約25%が蒸散，約12%が熱対流，熱伝導は数%とされている。

## 熱輻射

- 皮膚の放射率は0.98で，生体はほぼ黒体とみなせる。従ってステファン・ボルツマンの法則やウィーンの変位則を利用できる。
- 体表面から電磁波，主に遠赤外線(波長10μm弱)が放射される。ウィーンの法則が成り立っている。
- ステファン・ボルツマンの法則より，輻射エネルギーに対して温度(体表面温度，外気温)は4乗で影響する。また，熱輻射量は体表面積に比例する。
- 体が小さいと体重当たりの表面積は増えるので，熱輻射の影響が大きくなる。
- 衣服を着用しているときは衣服の表面温度で決まる。

### 補足

**ステファン・ボルツマンの法則**

- 絶対零度でないすべての物体は電磁波を放出している。これが熱輻射である。熱的に理想的な物体である温度黒体(放射率1)が絶対温度$T$[K]であるとき放出する電磁波の単位面積・単位時間当たりのエネルギー$I$[W/m²]は，環境温度を$T_{out}$[K]とすると，

$$I = \sigma(T^4 - T_{out}^4)$$

ここで $\sigma = 5.67 \times 10^{-8}$[W/(m²K⁴)] はボルツマン定数である。
従って輻射エネルギーは温度4乗(の差)に比例する。

**ウィーンの法則**

- 黒体からの熱輻射のピーク波長$\lambda$[μm]は物体の絶対温度$T$[K]で決まる。

$$\lambda[\mu m] = \frac{2897}{T[K]}$$

## 蒸散

- 皮膚表面などから水分が蒸発するときに蒸発熱(気化熱)によって熱が奪われる。
- 水1gの蒸発熱は，37℃付近では約570cal。
- **不感蒸泄**：常時起こっている皮膚汗腺や呼吸による水分の蒸発で意識に上ることはない。1日当たり500〜1,500m$l$ の水分が蒸散されているといわれている。この水分が蒸発すると300〜900kcalの熱が放散されることになる。
- **温熱性発汗**：体温調節のための発汗。暑いとき，運動しているときにみられる。環境が厳しく発汗量が多い場合には1時間当たり1,000〜2,000m$l$，ときにはそれ以上にもなるといわれている。全身に分布しているエクリン汗腺からの発汗である。
- ほかに精神性発汗もあるが，体温調節にはほとんど関与しない。
- 湿度が高いと蒸散は抑制される。湿度100%では蒸散は起こらない。

## 対流

- 外気が皮膚表面で温められると上昇し，温度の低い空気が皮膚表面に流入する。
- 周囲流体の流れ，すなわち風があると熱の放散は大きく変わる。(対流熱伝達率の増加)。対流熱伝達率は，風速の0.3(風速小)〜0.8乗(大)に比例し，温度差にも依存するとされている。
- 風がまわる物体の太さ(代表径)が小さいほど対流熱伝達率は大きくなる。従って体幹よりも末端部，指などのほうが熱を奪われやすい。

## 熱伝導

- 水分を多く含む生体軟組織の熱伝導率は水に近く，$1.3×10^{-3}$cal/(cm・s・℃)程度とされる。脂肪，骨ではその半分以下で$0.46×10^{-3}$cal/(cm・s・℃)とされている。基本的に熱伝導率は大きくはない。
- 空気の熱伝導率は，$5.7×10^{-5}$cal/(cm・s・℃)と非常に小さいので，熱伝導ではほとんど外気へは熱が逃げていかない(だから空気を多く含む毛糸のセーターを着ると暖かい)。
- 冷えた金属など，熱伝導率の高い物体に広い面積で触れているような場合以外はあまり考慮する必要はない。

**図1 人体からの放熱**

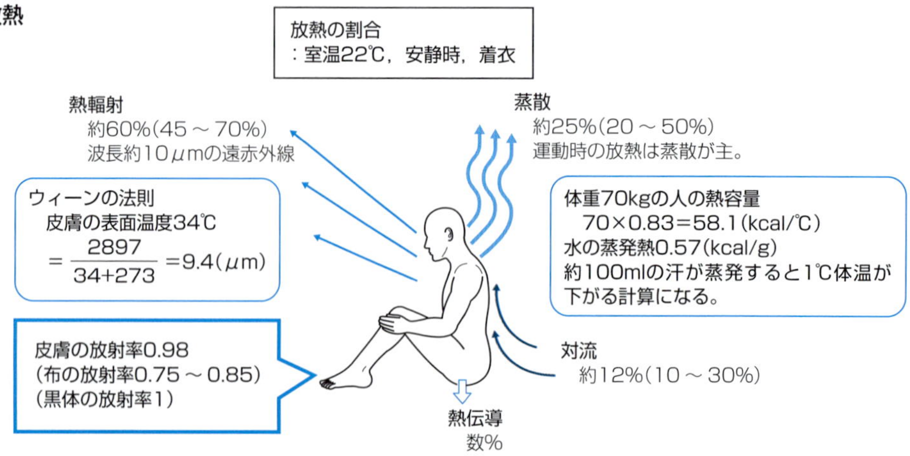

放熱の割合：室温22℃，安静時，着衣

熱輻射
約60%(45〜70%)
波長約10μmの遠赤外線

ウィーンの法則
皮膚の表面温度34℃
$= \dfrac{2897}{34+273} = 9.4(\mu m)$

皮膚の放射率0.98
(布の放射率0.75〜0.85)
(黒体の放射率1)

蒸散
約25%(20〜50%)
運動時の放熱は蒸散が主。

体重70kgの人の熱容量
70×0.83=58.1(kcal/℃)
水の蒸発熱0.57(kcal/g)
約100mlの汗が蒸発すると1℃体温が下がる計算になる。

対流
約12%(10〜30%)

熱伝導
数%

# 12 生体組織と温度

生体物性

**TAP & TAP**

- ●体温の恒常性　⇒　酵素反応の最適温度の保持
- ●全身の加熱・冷却　⇒　生存の限界：直腸温　25〜45℃
- ●温度の影響　⇒　タンパク質の変性が主原因とされる
  酵素の失活，コラーゲンの変性などは40℃強から
  低温でも酵素は失活する
  深部体温35℃で異常状態。32℃以下は重症
- ●高温加熱　⇒　レーザーなどで局所的にエネルギーを集中
  ⇒　凝固，蒸発，炭化，融解（歯）

## 体温の変化

- ●運動などを考えると正常範囲は36〜38℃，強度の筋作業では40℃強まで体温が上がるとされる。それ以上になると体温の調節機能が損なわれる。
- ●体温が35℃を下回ると調節機能が損なわれ，30℃以下になると調節機能が喪失する。
- ●低体温側では23℃，高体温側では44℃が生存限界とされる。

## 局所的な変化

- ●42℃程度からタンパク質の種類によっては変性が起こり始め，酵素が失活したりする。結合組織の主成分の1つであるコラーゲンも変性が始まる。60℃を超えると多くのタンパク質が完全に変性し，凝固がみられる。70℃では血液が凝固するとされる。
- ●**熱傷**
  - 発赤：皮膚の一部が赤くなった状態を指す炎症の代表的な症状の1つ。表皮のみ。通常発赤はその部分の毛細血管が拡張・充血することにより発症する。
  - 水泡：真皮まで損傷が及んでいる。水泡は障害を受けた血管から血液成分が血管外に漏れ出てきて表皮と真皮の間に浸出液がたまってできたもの。
- ●90℃を超えると水分の蒸発が盛んになり，組織中の水分が減って脱水，乾燥状態になる。止血効果も生む。
- ●100℃以上になると水分が急激に蒸発して膨張圧力による損傷がみられる。生体組織中の水分が沸騰して水蒸気となって膨張する。これによって細胞膜などが断片となって水蒸気とともに吹き飛び，組織が消失する。この現象を蒸散とよんでいる。また，乾燥が進んだ組織では，分子構造が保てなくなり炭化が起こる。

生体物性材料工学

- 低温熱傷：低温熱源でも長時間直接接触すると，熱傷が起こる。接触部の温度が44℃で約6〜10時間で受傷するとされる。湯たんぽや電気毛布による受傷は近年でも多発している。
- 腫瘍組織は正常組織よりも熱に弱く生存限界温度が1〜2℃低い。また，同じ温度であれば短時間で壊死する（ハイパーサーミア）。

図1 人体に対する温度の影響

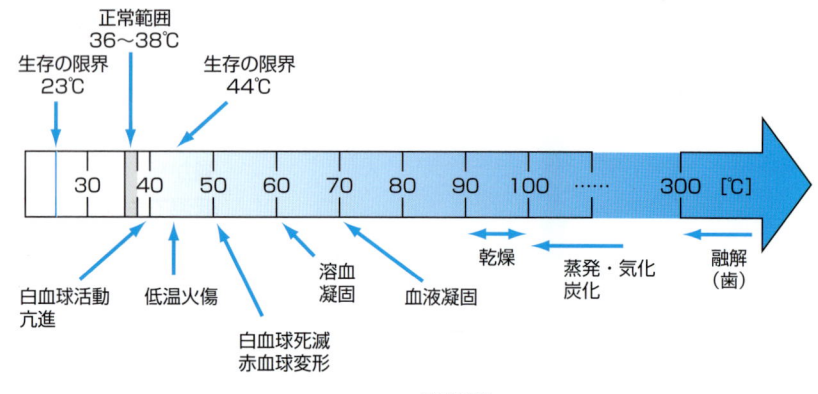

生存の限界 23℃
正常範囲 36〜38℃
生存の限界 44℃

白血球活動亢進
低温火傷
白血球死滅 赤血球変形
溶血凝固
血液凝固
乾燥
蒸発・気化 炭化
融解（歯）

局所加温

# 13 生体物性

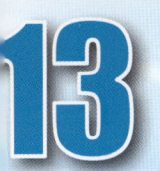

## 生体組織における光の吸収・散乱・反射

**TAP & TAP**

- 生体組織の光学的特性 ⇒ 散乱・吸収・反射
- 光の反射・散乱・吸収 ⇒ 波長(周波数)に大きく依存
- 光の減衰 ⇒ 吸収と散乱による
  ⇒ 光の透過距離に対して指数的に減少
  ⇒ ビア・ランバートの法則
  　(Beer - Lambert law)

### 皮膚への光の入射と反射・散乱

- 皮膚表面における直接的な反射光のエネルギーは入射光のエネルギーの約5%とされる。
- 眼球等の一部の例外を除いて他の生体組織は強い散乱と吸収を示す。
- 散乱は細胞内小器官のレベルでも起こり,組織レベルでは,散乱が繰り返えされる多重散乱となる。
- 皮膚表面で反射されずに透過してきた光の中にも多重散乱によって皮膚から出て行ってしまうものが相当量存在する。後方散乱光といわれるこの光も反射光として扱われている。
- 多重散乱による反射光は約20〜50%とされ,直接反射光よりもはるかに多い。
- 反射量は入射光の波長に依存する。可視光・近赤外光では反射量が多く,紫外線・遠赤外光では反射は小さい。

### 生体組織における光の減衰

- 生体組織内の光の減衰は,散乱と吸収による。
- 吸収によって強度は光の透過距離に対し,指数的に減少する。これをビア・ランバートの法則(Beer-Lambert law)という(ランベルト・ベールの法則という記載もよくある)。
- ビア・ランバートの法則に基づき,光強度が1/e(約37%)にまで減少する距離の逆数を,吸収係数とよぶ。単位は$cm^{-1}$などが使われる。
- 散乱があるとその分光路長が延びるので同じ厚さの物体であっても減衰が大きくなる。
- 散乱についても吸収と同等に扱って拡散係数が決められる。
- 生体組織ではビア・ランバートの法則に散乱も含めて拡張して用いる。
- 臓器等の拡散係数の値は,10〜20$cm^{-1}$程度である。近赤外など吸収の少ない波長の光であれば,数cm程度の厚みの組織を十分に透過できる。ただし,可視光ではないし,組織内で散乱してしまっているので原理的にはX線のようには用いることができない。

**図1** 皮膚への光の入射と伝搬

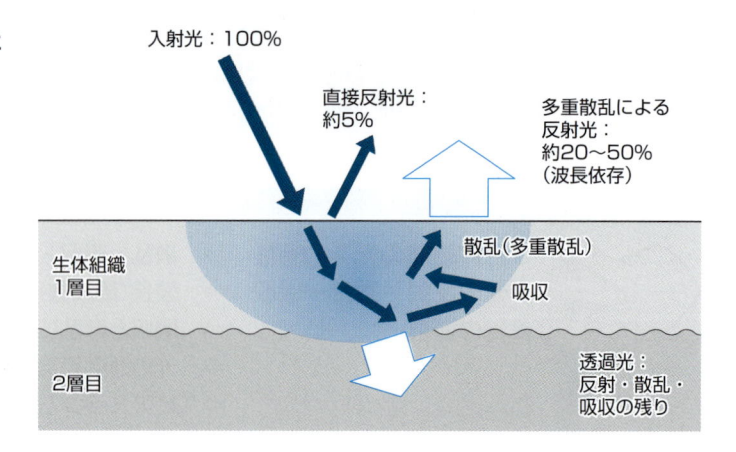

入射光：100%
直接反射光：約5%
多重散乱による反射光：約20〜50%（波長依存）
生体組織 1層目
散乱（多重散乱）
吸収
2層目
透過光：反射・散乱・吸収の残り

**図2** ビア・ランバートの法則

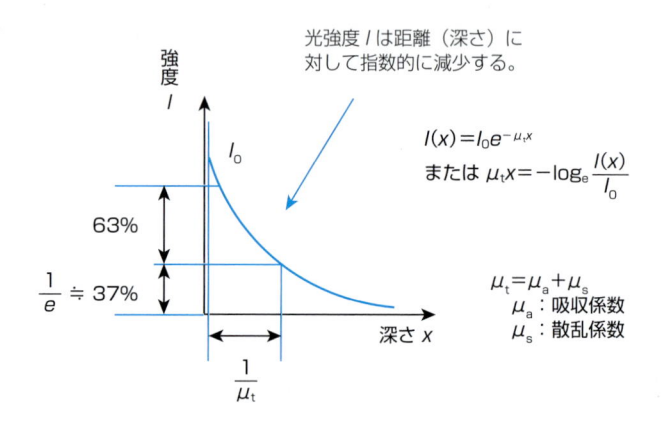

光強度 $I$ は距離（深さ）に対して指数的に減少する。

$$I(x) = I_0 e^{-\mu_t x}$$

または $\mu_t x = -\log_e \dfrac{I(x)}{I_0}$

$\mu_t = \mu_a + \mu_s$
$\mu_a$：吸収係数
$\mu_s$：散乱係数

強度 $I$、$I_0$、63%、$\dfrac{1}{e} \fallingdotseq 37\%$、深さ $x$、$\dfrac{1}{\mu_t}$

## 光のエネルギー

- 光のエネルギーは波長の短いものほど高い。これは光子のエネルギーが高いという意味で一般に「強い光」を意味する光量、明るさとは別の概念である。
- 紫外線はエネルギーが高くタンパク質の構造に損傷を与えたりするが、赤外線は熱によって変性はさせられるが、直接分子の結合を切断するようなことはできない。
- 光のエネルギー $E$ は、周波数を $\nu$、波長を $\lambda$、光速を $c$、プランク定数を $h$ とすると、

$$E = h\nu = h\dfrac{c}{\lambda}$$

である。
ただし、$h \fallingdotseq 4.14 \times 10^{-15}$ [eVs] $\fallingdotseq 6.63 \times 10^{-34}$ [Js]

## 生体組織中の光(電磁波)の速度

- 光速は真空中で299,792,458m/s(≒30万km毎秒)である。
- 光速$c$は,真空の透磁率$\mu_0$,真空の誘電率$\varepsilon_0$を用いると,

$$c = \frac{1}{\sqrt{\mu_0 \cdot \varepsilon_0}}$$

である。

- 物質中では,透磁率や誘電率に応じて光速が変化する。ある物質中の光速$Vc$は,物質の比透磁率が$\mu_s$,比誘電率が$\varepsilon_s$のとき,

$$Vc = \frac{1}{\sqrt{\mu_s \cdot \varepsilon_s}}$$

この比が屈折率である。

$$屈折率 = \frac{c}{Vc} = \sqrt{\mu_s \cdot \varepsilon_s}$$

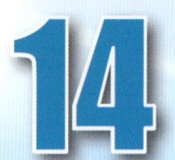

# 14 光の波長と生体組織に対する影響

生体物性

- ●光の吸収 ⇒ 水とヘモグロビン，メラニン，ミオグロビン等の色素が吸収
- ●水による吸収 ⇒ 水は電磁波領域（X線領域〜ミリ波帯まで）をよく吸収する
  - ⇒ 波長400〜1,400nm帯の光はよく透過する
- ●生体の窓 ⇒ 光が最もよく生体組織を透過する波長帯。主に水とヘモグロビンの吸収特性による
  - ⇒ 波長600〜1,200nm付近を指すが，700〜900nmは特に透過率が高い
- ●紫外線 ⇒ タンパク質に吸収され，エネルギーが高いと損傷を与える
  - ⇒ メラニン等の皮膚色素でも吸収される
  - ⇒ 波長によってUVA，UVB，UVCに分類される
  - ⇒ 日焼け等の原因になり，皮膚癌の原因の1つとされる
- ●可視光線 ⇒ ヘモグロビン，ミオグロビン，メラニン等，各種色素で吸収される
- ●赤外線 ⇒ 波長780〜1,400nmを近赤外線，それ以上を遠赤外線とよぶ
  - 近赤外線 ⇒ 生体の窓の範囲をほぼ含んでいて，水分やヘモグロビンによる吸収が少ない
  - 遠赤外線 ⇒ 水で強く吸収されるほか，各種の生体物質に吸収されて，熱作用を示す
- ●レーザーの生体作用
  - ⇒ 単一の波長で通常の光と比べて非常にエネルギー密度が高い
  - ⇒ エネルギーと照射時間（パルス幅，繰り返し周波数）が重要
  - ⇒ 光化学反応，熱作用，光蒸散，プラズマ蒸散

## 1 光を吸収する生体物質

### 水

- ●色素はなく透明であるが，エネルギーは吸収する。生体内に広く分布し，放射線を含む電磁波（X線領域〜ミリ波帯まで）をよく吸収するが，400〜1,400nmの波長帯の光はよく透過する。

### ◼ ヘモグロビン
- 赤血球中の色素タンパクで酸素を運搬する機能をもつ。400～480nmの紫から青の波長帯をよく吸収し，600nm以上の赤の波長帯をほとんど吸収せず反射するので赤く見える。透過率の高い近赤外の波長帯において酸素との結合の有無（酸化ヘモグロビン，還元ヘモグロビン）による吸収スペクトルの違いを利用して酸素飽和度が測定されている。

### ◼ ミオグロビン
- ヘモグロビンと構造が似ているが筋肉中に存在し，酸素を貯蔵する機能をもつ。酸素と結合していないミオグロビンは暗赤色，酸化ミオグロビンは鮮赤色である。

### ◼ ビリルビン
- 胆汁に含まれる色素でヘモグロビンが分解されてできる。455nm付近の波長が吸収のピークであり，状態によって黄色から茶色の色相を示す。黄疸の色の原因である。

### ◼ メラニン
- 皮膚，毛，虹彩（瞳）の色を決めている色素である。ユーメラニン（黒褐～黒色）とフェオメラニン（黄～赤褐色）の2種類がある。
- 波長の増加とともに吸収係数は減少していくが，紫外から赤外まで幅広い波長帯の光をよく吸収する。

### ◼ ロドプシン，ヨドプシン
- 杆体視細胞，錐体視細胞に含まれる色素タンパク質で，これらによる光の吸収が視覚，色覚の起点といえる。ロドプシンは500nmに吸収のピークがある。ヨドプシンには3種類存在して，それぞれの吸収ピークは青（437nm），緑（533nm），赤（564nm）で光の3原色に対応している。

### ◼ その他
- シトクロム（チトクローム），ビタミンA，E，K，B2，B12など重要な機能をもつ色素は多数あるが，生体組織の光学特性にはほぼ関与しない。

図1 生体色素の吸収スペクトル

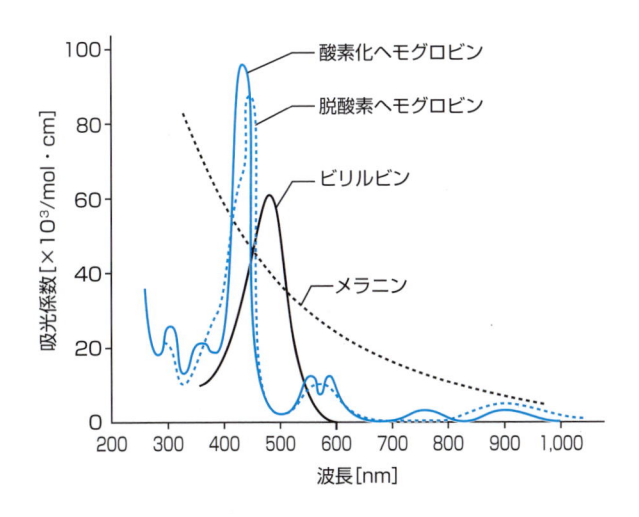

## 紫外線の分子レベルでの作用

- 生体中の高分子は紫外線をよく吸収する。波長300nm以下の紫外線のエネルギーは，C−H，C−C，C−C，O−Oなどの結合を解離できるので，タンパク質やDNAなどに直接作用を及ぼす。254nmの紫外線は最も殺菌力が高いとされ，殺菌に用いられる。

## 紫外線の皮膚に対する作用

- 紫外線は波長の長いほうからUVA，UVB，UVCに分類される。皮膚に対する作用はそれぞれ特徴がある。

### ■UVA（波長320～400nm）

- 太陽光線由来のもののうち，5.6％が大気を通過する。皮膚の表皮・真皮層に作用し，メラニン細胞を活性化させる作用をもつ。
- 10分以内に起こり，数時間以内に消滅するメラニンによる着色（即時黒化）を起こす。UVAによって起こるものは，赤や炎症は伴わず，下記の火傷を伴うものと区別してサンタン（suntan）とよばれる。
- また，UVBによって生成されたメラニン色素を酸化させて褐色に変化させる。24時間経過以降，メラニン色素沈着が起こり，数週間続く黒い日焼けである（遅延型黒化の増強）。
- 皮膚内で活性酸素を産生し，真皮層ではコラーゲン，エラスチンなどを変性させる。これが，しわの原因となって老化を促進するといわれ，沈着したメラニンはしみの原因といわれており，UVAは現在美容の大敵とみなされている。
- なお，UVAは血行や新陳代謝などを促進する作用ももつ。

### ■UVB（波長290～320nm）

- 太陽光線の由来のもののうち，0.5％が大気を通過する。真皮まで到達するが主に表皮層に作用する。直接的な細胞障害作用が強く，皮膚癌の原因になるとされる（活性酸素も生じる）。障害作用を防御するために色素細胞がメラニンを生成し，結果として日焼けが起こっている（遅延型黒化の原因）。
- UVBによる日焼けは，発赤（紅斑）や火傷を伴うものでサンバーン（sunburn）とよばれるタイプである。紫外線を浴びてから数時間後に赤くなりヒリヒリするのがUVBによるものである。
- なお，UVBは皮膚中に蓄積されたビタミン$D_2$をビタミン$D_3$に変換する作用をもつ。

### ■UVC（波長190～290nm）

- オゾン層で守られている地表には通常は到達しない。強い殺菌作用があり，生体に対する破壊性が最も強い。地球温暖化等によりオゾン層が破壊されると，地表に到達してあらゆる生物に著しい影響が出ることが懸念されている。

図2　皮膚と紫外線

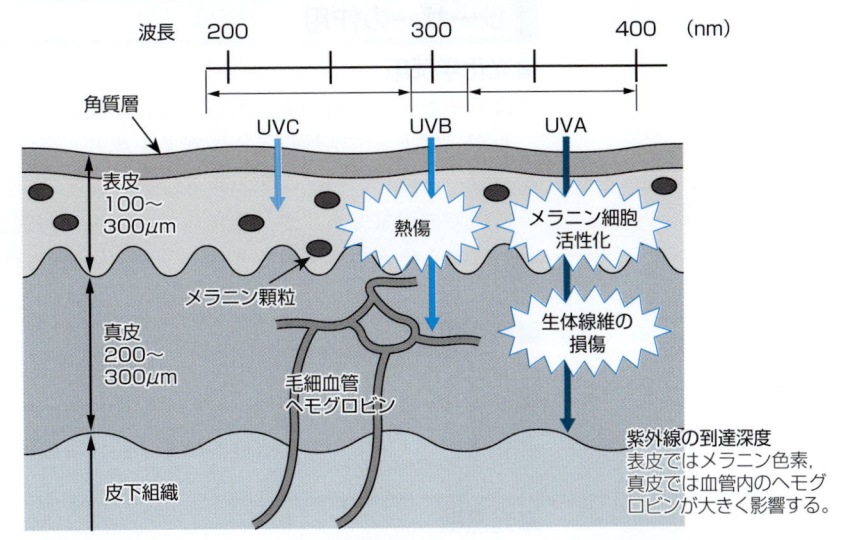

UVC：波長190～290nm
ほとんど地表まで到達できない。
最も障害性は高い。

UVB：波長290～320nm
真皮まで到達。
発赤，熱傷（サンバーン）
発癌性も高いとされる。
ビタミンDの合成。

UVA：波長320～400nm
真皮の奥まで到達。
メラニン細胞の活性化
生体線維の損傷
メラニン色素の沈着（サンタン）

紫外線の到達深度
表皮ではメラニン色素，真皮では血管内のヘモグロビンが大きく影響する。

## 紫外線の眼球に対する作用

- 紫外線のほとんどは角膜で吸収される。角膜を透過しても水晶体でさらに吸収され，網膜に達するのは約2％とされる。紫外線は網膜へはほとんど作用しないとされている。
- UVAは，水晶体のタンパク質変性を蓄積し，白内障の誘因の1つとされる。
- UVBは角膜で吸収される。強い紫外線を受けたときに（スキーなど），急性の角膜炎を起こすことがある。雪面反射による「雪目」がよく知られている。

## 可視光の作用

- 生体組織への作用で問題視されることは少ない。しかし，網膜に直接届くので強度と暴露時間によっては障害を起こす。
- 近年，可視光の刺激が自律神経の安定性やセロトニン，メラトニンなどの脳内ホルモンに影響を与える，という報告もある。

## 赤外線の作用

- 赤外線は吸収されると分子の運動にエネルギーを供給し，熱作用を示す。
- 生体の窓をはずれた波長では水に強く吸収されるので，遠赤外線はほとんどの生体組織で熱作用を示す。
- 強い赤外線は組織に火傷を引き起こすが，眼球に対する影響が特に大きい。
    赤外A（780～1,400nm）：白内障，網膜熱傷
    赤外B（1.4～3.0μm）：房水フレア，白内障，角膜熱傷
    赤外C（3.0～1,000μm）：角膜熱傷

## レーザーの作用

### 光化学反応
- 高分子などの物質が光を吸収して化学反応を起こす現象をいう。光のエネルギーによって活性分子や遊離基を生じ、反応が進むことが多い。
- パワー密度$1W/cm^2$以下の非常に低い強度で、熱的な作用の考えられない領域での現象であるが、生体内での作用は明確とはいえない。
- 外部から色素を導入する光線力学的治療法（PDT）で利用されている。

### 熱作用
- 光が生体組織に吸収されて熱に変換される。
- タンパク質の変性、凝固、乾燥・脱水、熱的蒸散、炭化などが起こる。
- レーザーメスなどの治療機器は主に熱作用を利用している。

### 光蒸散
- 被照射物質の分子結合が解離して気化する現象である。
- 光子のエネルギーの高い紫外光（波長200nm以下）で$10^7$〜$10^8 W/cm^2$以上のパワー密度で起こるとされる。
- 熱の発生がほとんどないままで組織が気化していくので周囲の組織が凝固などの熱的な影響をほとんど受けない。

### プラズマ蒸散
- 被照射物質がプラズマ化して気化する現象である。
- $10^{11} W/cm^2$以上のパワー密度のレーザーが必要とされる。波長は紫外領域でなくてもよい。
- 光蒸散と同様に周囲の熱的損傷がほとんど起こらない。
- レーザーの強度が大きすぎると衝撃波やキャビテーションが発生し、周囲の組織を損傷してしまう。

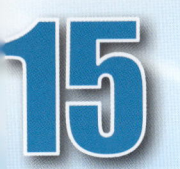

# 15 生体内の受動的物質輸送の物理

生体物性

## TAP & TAP

- ●生体内の物質輸送 ⇒ ガス，イオン，水，高分子
  - ⇒ 循環系（血管）←生体膜→組織
- ●輸送機構の分類 ⇒ 受動輸送と能動輸送
- ●受動輸送 ⇒ 自発的（自然発生的）な現象
  - ⇒ 対流，拡散，浸透流，濾過，イオン流（電位勾配）

## 対流

- ●物体の運動（流動）に伴って物質が運ばれることを指す。狭義には温度差によって密度が変化することによって流れが起こっている場合を指す。
- ●広義の意味での対流では，循環系における血流によるガス，高分子，血球などの輸送が代表的である。マクロなオーダーで非常に効率がよい。

## 拡散（受動拡散，単純拡散）の原理

- ●溶液中の物質粒子（溶質）が濃度の高い領域から低い領域に自ら広がっていき，溶液全体で粒子の濃度を均一にしようとする現象。例えばインク1滴をコップの水に垂らすと次第にコップ全体に広がっていき，最終的には均一になる。一度，拡散した物質が逆に自然に寄り集まって濃度差ができることはない（不可逆現象）。
- ●拡散はエントロピー増大の法則で説明される現象である。具体的には粒子と水分子の衝突によるランダム運動（ブラウン運動）によって起こっている。
- ●拡散の速度は粒子の大きさと媒質の粘性で決まる。小さいものほど速く拡散する。
- ●物質の移動量（正確にはフラックス）は，濃度勾配（濃度の距離に対する変化：正確には微分係数）に比例する。フィックの法則とよばれる。
- ●水中の拡散では，μmオーダーの距離の物質移動に有効で，細胞レベルの生体の物質輸送に大きくかかわっている（mmオーダーを移動するには時間がかかりすぎる）。
- ●肺や組織でのガス交換や細胞内での代謝物質の移動はこの現象による（「生体組織の受動的物質輸送現象」の項（p.468）参照）。

生体物性材料工学

図1　拡散

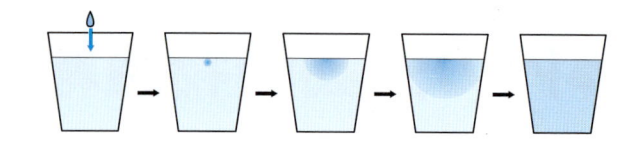

図2　拡散の原理

拡散
自然界では確率的に起こりやすい方向(乱雑さが増加する)に現象が進行する
⇒エントロピー増大の法則

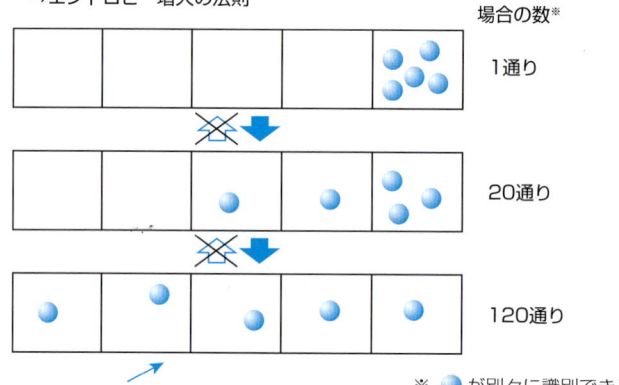

場合の数※
1通り
20通り
120通り

十分に時間がたつと分布が均一になる。逆向きの現象は起こらない。

※ ● が別々に識別できるものとしている。$5^5$で割れば確率になる。

表1　粒子直径と拡散係数・移動距離

| | 拡散係数D $(m^2/s)$ | 移動に要する時間 | | |
|---|---|---|---|---|
| | | $1\mu m$ | $10\mu m$ | $100\mu m$ |
| 直径0.1nm(イオンなど) | $5\times 10^{-9}$ | 0.1msec | 10msec | 1sec |
| 直径1nm(低分子) | $5\times 10^{-10}$ | 1msec | 0.1sec | 10sec |
| 直径10nm(タンパク質) | $5\times 10^{-11}$ | 10msec | 10sec | 16.7min |

### 濾過

- ●「孔」の開いた膜等の両側で圧力差があって，媒質が流れる際，孔の径よりも小さい物質は膜を透過する。しかし孔の径よりも大きい溶質は膜を通過できず，物質の大きさによって溶質の成分が分離される。
- ●濾紙で濾してごみ等をとるのと同じである。
- ●媒質分子と溶質分子の大きさに相応の差がないと難しい。
- ●毛細血管内外の水分移動や腎における糸球体濾過がこの現象による(p.470の「腎臓における物質移動」参照)。

図3　濾過

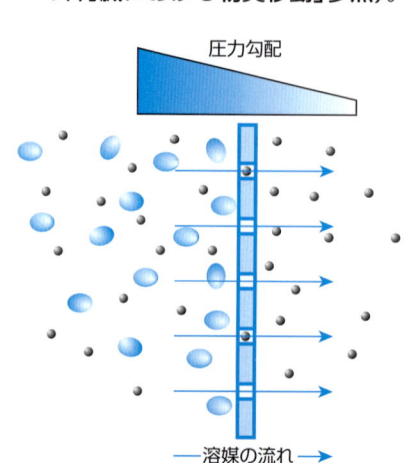

圧力勾配

「孔」の開いた膜等の両側で圧力差(重力を含む)があって媒質が流れる際，「孔」の径よりも大きい溶質は通過できず，成分が分離される。

溶媒の流れ

## 浸透

- 溶媒分子は通過できるが溶質分子は通過できない大きさの「小孔」の開いた膜，すなわち半透膜を挟んで濃度の異なる溶液が存在すると，濃度の薄い溶液側から濃度の濃い溶液側に溶媒が移動する。
- 溶媒の浸透は拡散が原動力で，両側の濃度が等しくなるような方向に媒質が移動している。
- 浸透を防ぐには濃度の高い側の圧力を上げればよい。バランスがとれて見かけ上媒質の移動がなくなったとき（平衡状態）の圧力を浸透圧という。
- 浸透圧の大きさは溶質の濃度（粒子数）に比例し，溶質の種類はほとんど影響しない。複数の溶質があっても同一視してよい。

**図4 浸透圧**

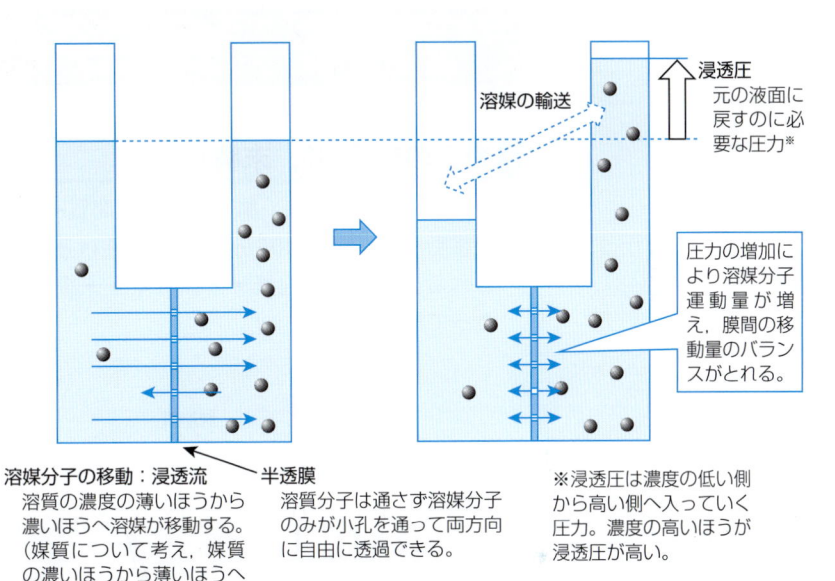

浸透圧　元の液面に戻すのに必要な圧力※

溶媒の輸送

圧力の増加により溶媒分子運動量が増え，膜間の移動量のバランスがとれる。

溶媒分子の移動：浸透流
溶質の濃度の薄いほうから濃いほうへ溶媒が移動する。（媒質について考え，媒質の濃いほうから薄いほうへ拡散すると考えてよい。）

半透膜
溶質分子は通さず溶媒分子のみが小孔を通って両方向に自由に透過できる。

※浸透圧は濃度の低い側から高い側へ入っていく圧力。濃度の高いほうが浸透圧が高い。

## イオン流

- 細胞膜電位のように電位差が生じて電位勾配（電界）がある場所では，電荷をもった粒子（イオン，極性分子）は力を受けて移動する。
- 細胞内への蓄積など，電位勾配によって濃度が増すように動く場合がよくあるが，このときは濃度拡散との兼ね合いで分布が決定されている。

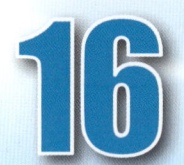

# 16 生体組織の受動的物質輸送現象

生体物性

## TAP & TAP

- 拡散　　⇒　肺のガス交換，毛細血管壁，細胞膜
- 濾過　　⇒　毛細血管，糸球体－ボーマン嚢
- 浸透　　⇒　水の移動－毛細血管（膠質浸透圧），溶血（体外）
- 能動輸送　⇒　細胞膜（「細胞膜における物質輸送」の項（p.471）参照）

## ガスの交換（肺，末梢）

- 酸素や二酸化炭素は，肺胞⟷細胞間質⟷血管壁⟷血漿の経路を拡散で移動する．間隙は0.3μm，通過時間は運動時で0.25秒，安静時で0.75秒とされる．末梢では血漿⟷血管壁⟷細胞間質⟷細胞の経路を拡散によって移動する．

図1　ガス交換

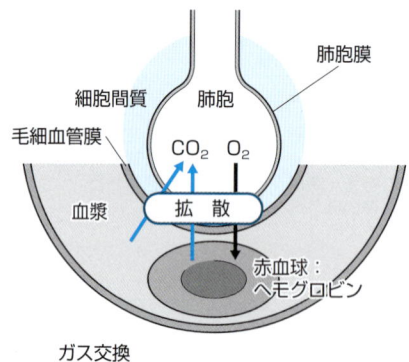

ガス交換
肺でのガス交換では，酸素や二酸化炭素は毛細血管膜－細胞間質－肺胞膜などを拡散で移動する．

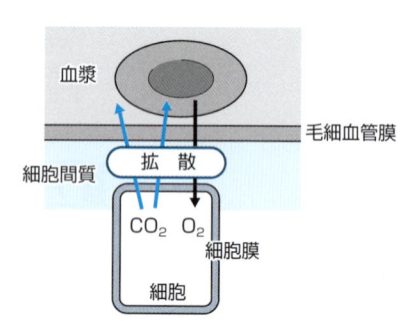

末梢での血漿－毛細血管膜－細胞間質－細胞への酸素の供給，逆経路の$CO_2$の回収も拡散による．

## 血液中の酸素と二酸化炭素

- 血液中では，酸素は物理的な溶解とヘモグロビンの結合によって輸送される．37℃酸素分圧100mmHgでは，酸素の溶解量は血漿1l当たり3ml程度である．同じ条件ではヘモグロビンによる結合量は約65倍になるとされる．
- 二酸化炭素は，血液中では，物理的溶解，炭酸水素イオン（$HCO_3^-$）カルバミノヘモグロビン（ヘモグロビンとの複合体）の3形態で輸送される．その割合は，溶解：10%，炭酸イオン：60%，カルバミノ複合体：40%といわれている．

## 浸透圧による水の移動

### 毛細血管における水の移動

- 末梢血管と組織の水の出入りは血圧と浸透圧のバランスで決まる。毛細血管壁には水が出入りできる間隙（～10nm）が開いており，血圧は水を血管から押し出す濾過の圧力源となる。
- 一方，浸透圧は血管内に水を移動させる働きをする。動脈側では水は排出，静脈側では吸収されるのが基本である。このバランスが崩れると浮腫等が生じる。
- イオン等の小分子は水とともに出入りできるが，タンパク質などの高分子は血管内からそのままでは移動できない。従って膠質浸透圧が重要となる。

### 血球における水の移動

- 細胞に対する水の浸透現象でよく知られているのは，赤血球の破裂による溶血現象である。低張液中では，浸透圧によって水が血球内に移動して膨満し，それでもバランスが取れないときには膜が破れてしまい，ヘモグロビンなどの血球内の物質が外に流出してしまう。これが溶血現象である。逆に高張液中では血球内の水が外部に移動して脱水現象が起こる。

図2 毛細血管における水の移動

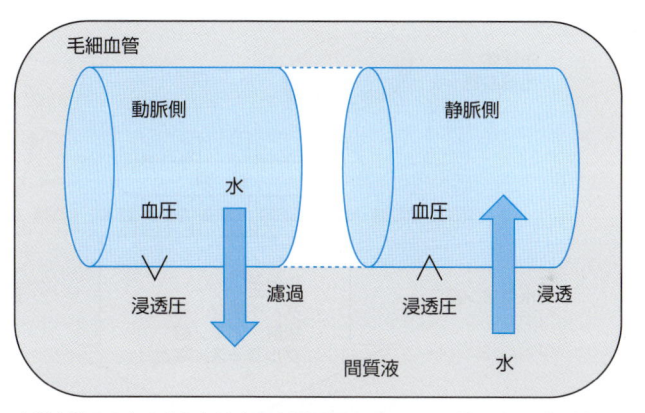

末梢血管での水の出入りは血圧と浸透圧のバランスで決まる。毛細血管壁には水が出入りできる間隙（～10nm）が開いており，血圧は水を血管から押し出す濾過の圧力源となる。一方，浸透圧は血管内に水を移動する働きをする。
イオン等の小分子は水とともに出入りできるが，タンパク質などの高分子は血管内からそのままでは移動できない。

図3 赤血球における水の浸透現象

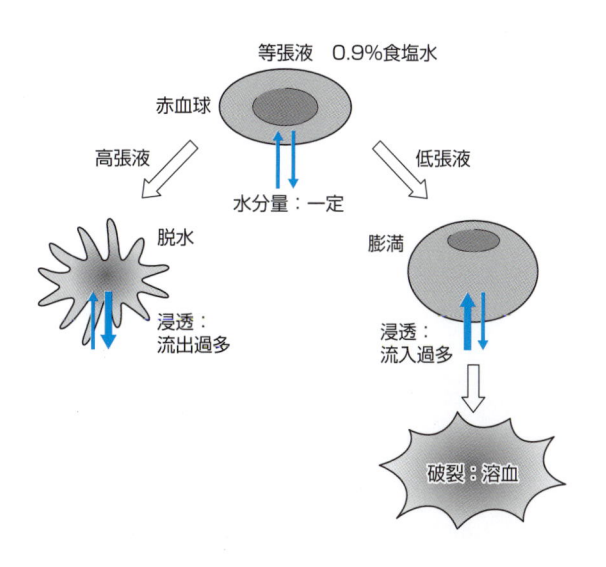

## 腎臓における物質移動(「腎・泌尿器」の項(p.174)参照)

- 腎臓の働きのうち,水・電解質の調節,酸塩基平衡の調節,タンパク質代謝物の排出にはさまざまな物質移動がかかわる。糸球体における濾過と尿細管による再吸収がこれらの機能を実現している。

### 糸球体における濾過

- 糸球体毛細血管壁の小孔のサイズ効果と基底膜の陰性荷電による正荷電粒子の排除効果により大きいタンパク質成分(分子量7万以上)以外の物質は濾過される。
- 生体に不必要な老廃物とともにグルコースなどの有用な物質も濾過される。

### 尿細管における再吸収

- 糸球体で濾過された有用物質は近位尿細管,ヘレンループ,遠位尿細管で再吸収される。水は主にヘレンループにおいて浸透によって再吸収される。グルコースやペプチド,アミノ酸等は近位尿細管において輸送体による能動輸送(「細胞膜における物質輸送」の項(p.471)参照)で再吸収される。

図4 糸球体における濾過

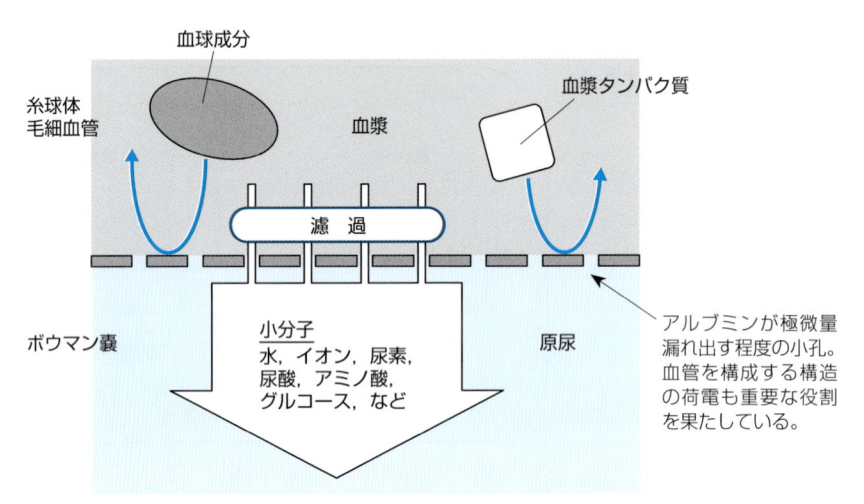

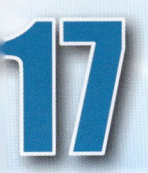

# 17 細胞膜における物質輸送

生体物性

**TAP & TAP**
- 脂質2重層によるバリア ⇒ イオン，高分子類は阻止
  ⇒ 担体（膜タンパク質）を使用して輸送
- 受動輸送 ⇒ 単純拡散，促進拡散（担体）
- 能動輸送 ⇒ エネルギー（ATP）を必要とする担体輸送。食作用等の変形を伴うもの

## 脂質2重層と受動的な物質透過

- 細胞膜は，イオン濃度の維持など，細胞外の環境から細胞内の環境を独立に保持する役割をもち，生命にとって本質的な構造の1つである。
- 細胞膜は主にリン脂質からなる脂質2重層とそこに埋め込まれた膜タンパク質から構成されている。
- 脂質2重層は，イオン，電荷をもった分子や大きな分子は実質的に通さない。細胞内外のイオン濃度差，膜電位の保持等はこの性質によるところが大きい。しかし，疎水性の分子，電荷をもたない小型の極性分子は容易に透過できる。その移動は拡散によるものである。

図1 脂質2重層の物質透過性

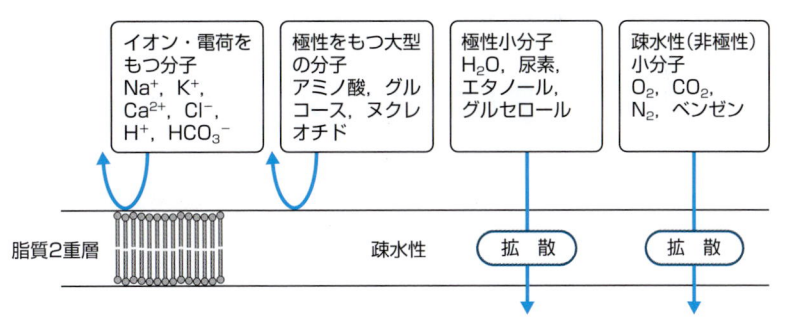

| イオン・電荷をもつ分子 | 極性をもつ大型の分子 | 極性小分子 | 疎水性（非極性）小分子 |
|---|---|---|---|
| $Na^+$, $K^+$, $Ca^{2+}$, $Cl^-$, $H^+$, $HCO_3^-$ | アミノ酸，グルコース，ヌクレオチド | $H_2O$，尿素，エタノール，グリセロール | $O_2$, $CO_2$, $N_2$，ベンゼン |

脂質2重層 　　疎水性　　拡散　　拡散

脂質2重層は，電荷をもった分子や大きな分子は実質的に通さない。疎水性の分子，電荷をもたない小型の極性分子は容易に透過できる。水はイオンの$10^9$倍も透過しやすいとされる。

## 担体（膜タンパク質）による輸送

- 脂質膜を透過せずに膜タンパク質を利用して物質を輸送する経路が存在する。物質輸送の動力源が濃度勾配による受動輸送とATPを消費して濃度勾配に逆らって輸送を行う能動輸送がある。

## チャネルによる輸送

- タンパク質の内部に膜を貫通する方向に細孔をもつ。細孔の構造により移動するイオン等に選択性をもつ。開閉にはエネルギーが必要だが物質の移動は濃度勾配による。膜に孔が開いて拡散していく形態の輸送である。

生体物性材料工学

**図2　イオンチャネルによる物質輸送**

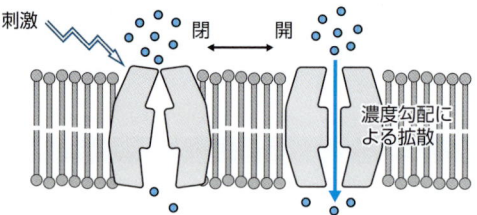

チャネルは内部に親水性の細孔をもち，イオン等が選択的に移動する。開閉にはエネルギーが必要だが物質の輸送は濃度勾配により，エネルギーは使わない。

## キャリアによる輸送

●キャリアは，タンパク質内部に選択的な物質結合部位をもつことが特徴である。結合によってタンパク質の形態が変化して逆側に物質を遊離する。この変形にはほとんどエネルギーを消費しないため，濃度勾配により進行する受動輸送に分類される。

**図3　キャリアによる物質輸送**

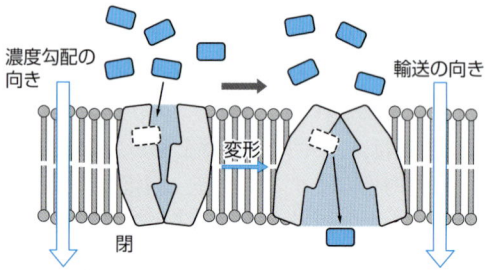

キャリアは選択的な輸送物質の結合部位をもつ。そこに対象物質が結合するとキャリアタンパク質の構造が変化して膜の反対側に輸送される。変形には外部からのエネルギーはほとんど消費しない。濃度勾配にしたがって輸送が起こる受動輸送である。

## トランスポーター（イオンポンプ）による輸送

●イオンポンプに代表されるトランスポーターはATPのエネルギーを利用し，濃度勾配に逆らって選択的に物資を輸送できる。これを1次性能動輸送とよぶ。

●細胞内外のイオン濃度の不均衡を維持するナトリウム－カリウムポンプ，グルコースポンプに代表される。トランスポーター自体はATPを消費しないが，イオンの濃度差など電気化学的ポテンシャルを利用して濃度勾配に逆らう輸送も能動輸送に分類される（2次性能動輸送）。

**図4　トランスポーター（イオンポンプ）による物質輸送**

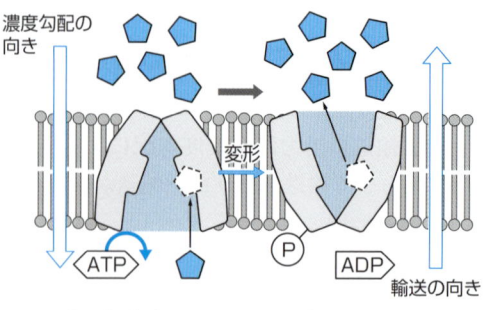

イオンポンプに代表されるトランスポーターはATPのエネルギーを利用して濃度勾配に逆らって選択的に物資を輸送できる（1次性能動輸送）。トランスポーター自体はATPを消費しないがイオンの濃度差など電気化学的ポテンシャルを利用して濃度勾配に逆らう輸送も能動輸送に分類される（2次性能動輸送）。

表1 細胞膜を介する輸送のまとめ

|  | 受動輸送 | | | 能動輸送 |
|---|---|---|---|---|
|  | 単純拡散<br>(溶解拡散) | 促進拡散<br>(制限拡散) | | |
| 輸送経路 | 脂質膜 | チャネル<br>(水, イオン) | トランスポーター<br>(キャリア) | トランスポーター<br>(ポンプ, キャリア) |
| 輸送原理 | 濃度勾配 | 濃度勾配 | 濃度勾配 | ATP消費,<br>電気化学ポテンシャル<br>濃度勾配に逆らう |
| 代表的な輸送物質 | 水・酸素・二酸化炭素・アルコール・脂溶性分子 | 水, イオン | アミノ酸,<br>グルコース | イオン, アミノ酸,<br>グルコース |
| 濃度による飽和現象 | なし | なし | あり | あり |

注)チャネルによる輸送を単純拡散に分類している資料もある
注)チャネルとキャリアとポンプを担体(輸送体)として担体輸送という区分けをすることもある

## エンドサイトーシス(食作用・飲作用)とエキソサイトーシス(開口放出・開口分泌)

- 細胞膜の変形〜小胞の分離によって栄養素・タンパク質などの細胞内への取り込みを行うもので,すべての細胞でみられる(飲作用)。
- 特に免疫細胞では自身と同程度の大きさの異物を取り込むこともでき,食作用とよばれる。
- 飲作用・食作用は,サイズ以外にも取り込み対象によって膜の変形メカニズムが異なることが知られているが,まとめてエンドサイトーシスとよばれる。
- 逆に細胞内の小胞が細胞膜に融合して内部の物質を細胞外に排泄・分泌する機能をエキソサイトーシスとよぶ。
- いずれもATPを使用する能動輸送である。

図5 エンドサイトーシスと細胞膜の変形

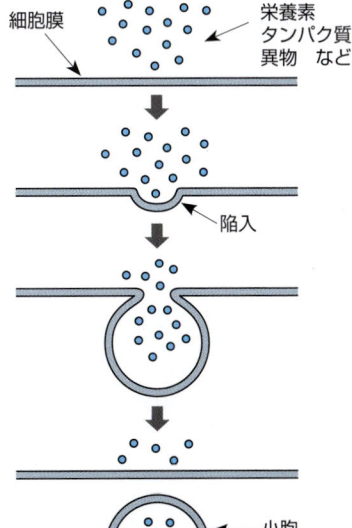

エンドサイトーシス
細胞膜の変形〜小胞の分離によって栄養素・タンパク質などの細胞内への取り込みを行うものですべての細胞でみられる(飲作用)。特に免疫細胞では自身と同程度の大きさの異物を取り込むこともでき,食作用とよばれる。これらは,サイズのみならず取り込み対象によって膜の変形メカニズムが異なるが,まとめてエンドサイトーシスとよばれる。
逆に細胞内の小胞が細胞膜に融合して内部の物質を細胞外に排泄・分泌する機能をエキソサイトーシスとよぶ。
いずれもATPを使用する能動輸送である。

小胞
食胞:直径250nm以上
飲作用小胞:直径約100nm

医用材料

# 1 医用材料の条件

**TAP & TAP**

- 医用材料に求められる条件
  ⇒ 生体適合性，機能性，可滅菌性，非毒性，耐久性
- 滅菌法
  ⇒ 高圧蒸気滅菌法，エチレンオキサイドガス滅菌法，$\gamma$線滅菌法，電子線滅菌法

## 医用材料に求められる基本条件（必要条件）

- 医用材料に求められる基本条件（必要条件）は，機能性，非毒性，可滅菌性，耐久性，生体適合性である（図1）。

### ■機能性
- **機能性**とは，医用材料がその目的を果たすために必要な機能を有する性質である。

### ■非毒性
- **非毒性**とは，医用材料が生体に対し毒性（発熱，溶血，炎症など）を与えない性質である。

### ■可滅菌性
- **可滅菌性**とは，医用材料が変質を伴わず滅菌されることが可能である性質である。

### ■耐久性
- **耐久性**とは，医用材料が目的とする期間において目的とする機能を果たす性質である。

### ■生体適合性
- **生体適合性**とは，「医用材料と生体が互いに悪い影響を及ぼすことなく，その材料が目的とする機能（役割）を長期にわたって行える性質」である。
- 生体適合性は図1に示すように細分類される。

#### ①力学的整合性
- 医用材料の力学的な性質（弾性率や剛性など）が生体と適合する性質。

#### ②形態デザイン適合性
- 医用材料の形態（形状）やデザインが生体と適合する性質。

### ③機械的非刺激性
- 医用材料が機械的(物理的)に生体(組織)を刺激しない(傷つけない)性質。

### ④組織結合性(硬組織・軟組織)
- 医用材料と生体組織の結合の程度を示す性質。目的により高い結合性が求められる場合と低い結合性が求められる場合とがある。
- 一般的に硬組織において用いられる医用材料には高い結合性,軟組織において用いられる医用材料には低い結合性が求められる。

### ⑤非異物性
- 医用材料が異物として認識されない性質。
- 生体は医用材料を異物と認識すると補体の活性化,血栓形成(血液凝固,血小板凝集),カプセル化,石灰化などさまざまな生体反応を起こす。
- 生体の異物認識は,生体材料表面に吸着したタンパク質を介して行われていると考えられている。

**図1　医用材料の基本条件**

医用材料の基本条件
- 機能性(生体機能代行性,一時的治療補助,薬物送達補助など)
- 非毒性(非発熱性,非溶血性,非慢性炎症性など)
- 可滅菌性
- 耐久性
- 生体適合性
  - 力学的適合性
    - 力学的整合性
    - 形態デザイン適合性
  - 界面的適合性
    - 機械的非刺激性
    - 組織結合性
      - 硬組織
      - 軟組織
    - 生体非活性(非異物性)
      - タンパク質非吸着性
      - 補体非活性
      - 抗血栓性
      - 非カプセル化性
      - 非石灰化性

(筏 義人:生体材料学,産業図書,1994.より引用)

## 用語アラカルト

**\*1　滅菌**
滅菌は,すべての種類の微生物(胞子や芽胞を含む)をすべて死滅させるまたは除去すること。滅菌後,微生物による新たな汚染がない限り微生物は発生しない。殺菌は,単に微生物を死滅させることを意味し,微生物の種類や死滅した微生物の数は考慮されない。
消毒は,ヒトに有害な微生物(病原性微生物)を死滅または除去し,ヒトに対して無害な状態にすること。

**\*2　タンパク質の変性**
タンパク質の高次構造が変化し,そのタンパク質の性質が変化することをタンパク質の変性という。タンパク質,特に酵素はその機能を発現するために独自の高次構造(立体構造)を保たれなければならない。このため,タンパク質が変性すると,そのタンパク質は機能を発現できなくなる(失活)。

## 医用材料の滅菌*1

- 医用材料の滅菌法として,**高圧蒸気滅菌法,エチレンオキサイドガス滅菌法,γ線滅菌法,電子線滅菌法**がある。

### ■高圧蒸気滅菌法(オートクレーブ滅菌法)
- 飽和水蒸気による滅菌法。医用材料を圧力釜に入れ,加圧($1.0 kg/cm^2$)された高温の飽和水蒸気によって行う。
- **原理**:熱によるタンパク質の変性*2。
- **条件**:115℃(30分),121℃(20分),126℃(15分)。
- **長所**:水による滅菌であるため無臭・無害である(残留毒性がない)。大がかりな施設を必要とせず簡便に安価で行える。
- **短所**:高温の熱によって変質しやすい医用材料には適用できない。

**補足**

**高圧蒸気滅菌法を適用できない物質**
- 生体組織などの生体に由来する材料,およびポリエチレン,ポリスチレン,ポリカーボネート,エポキシ樹脂などの合成高分子材料。

## ■エチレンオキサイドガス（EOG：ethylene oxide gas）滅菌法
- EOGを医用材料に曝露することによる滅菌法。
- **原理**：EOGは，微生物のタンパク質分子や核酸分子に結合することによりこれらの分子の機能を失わせ，その結果，種々の生体反応を阻害し微生物を死に至らしめる。
- **条件**：40～60℃（4～6時間）。
- **長所**：低温で行えるため耐熱性に乏しい医用材料に適用できる。包装材の一部にEOG透過性の材料を用いることにより，最終包装状態での滅菌が可能。
- **短所**：EOGは毒性が強いため残留EOGを除去する必要がある。EOGは引火爆発性の化合物であるため取扱いには注意を要する。

### 補足

**EOGによる生体反応の阻害**
- 環状構造のエチレンオキサイドは開裂し，タンパク質や核酸分子に存在する水酸基，カルボキシル基，アミノ基，メルカプト基に図2のように結合する。この結合によりタンパク質や核酸による正常な生体反応が阻害され，微生物は死に至る。

**図2　エチレンオキサイドの反応**

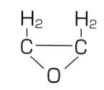

エチレンオキサイドガス（環状 $C_2H_4O$）

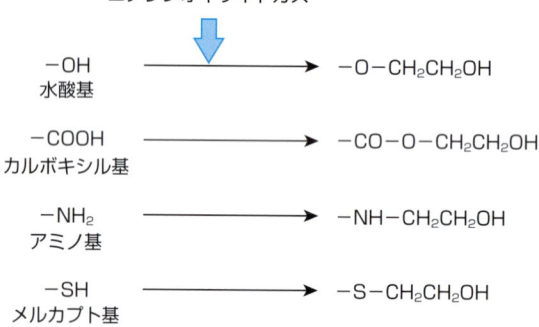

- $-OH$（水酸基） → $-O-CH_2CH_2OH$
- $-COOH$（カルボキシル基） → $-CO-O-CH_2CH_2OH$
- $-NH_2$（アミノ基） → $-NH-CH_2CH_2OH$
- $-SH$（メルカプト基） → $-S-CH_2CH_2OH$

**残留EOGの除去の例**
- 塩化ビニルを素材とする医用材料に対して，60℃では8時間，50℃では12時間，37℃では32～36時間のエアレーションが推奨されている。

### 用語アラカルト

**\*3　γ線**
放射線の一種。原子核から放出される波長の短い（約 $10^{-16}$～$10^{-11}$ m）電磁波である。物質を透過する性質が高い。

**\*4　Gy（グレイ）**
物質によって吸収された放射線のエネルギーを表す単位。1Gyは，放射線を照射された物質1kg当たりに1Jのエネルギーが吸収されたことを示す。

## ■γ線滅菌法
- γ線[*3]を医用材料に照射することによって行う滅菌法。
- **原理**：微生物のDNAを損傷させ微生物を死に至らしめる。
- **条件**：10～30kGy[*4]（数時間）。
- **長所**：最終包装状態での滅菌が可能。残留毒性がない。
- **短所**：滅菌作業者へのγ線被曝を防止するために特別な設備と厳格な管理体制が必要。医用材料の素材によっては，分解や劣化が生じる。

### 補足

**γ線滅菌を適用できない物質**
- ポリテトラフルオロエチレン（テフロン）。

### ■電子線滅菌法
- 電子線を医用材料に照射することによって行う滅菌法。
- 原理：微生物のDNAを損傷させ微生物を死に至らしめる。
- 条件：20kGy（数秒）。
- 長所：最終包装状態での滅菌が可能。残留毒性がない。滅菌に要する時間が短い。
- 短所：大がかりな設備が必要。医用材料の素材によっては，分解や劣化が生じる。

## 滅菌による材料の変性

- 各種滅菌法による医用材料の変性として次のことが知られている。
① 高圧蒸気滅菌法：熱による医用材料の変形。
② $\gamma$ 線滅菌法：電離作用[*5]によって生じたラジカルの反応による医用材料の劣化や着色。

**用語アラカルト**

*5 電離作用
放射線が物質を透過するとき，放射線はその物質を構成している原子にエネルギーを与え，原子から電子を分離させる作用。

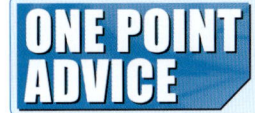

**ONE POINT ADVICE**
- 「医用材料に求められる条件」を理解することは，医用材料学を学ぶにあたっての最重要な項目の1つである。国家試験にも頻出している。

# 2 安全性テスト

医用材料

**TAP & TAP**

- 物性試験 ⇒ 機械的強度や耐熱性を評価
- 溶出物試験 ⇒ 材料から溶出する物質について調べる試験
- 生物学的試験 ⇒ 細胞毒性，感作性，刺激性/皮内反応，急性（亜急性）全身毒性，遺伝毒性，発熱性，埋植，血液適合性に関する試験
- 無菌試験 ⇒ 無菌状態を確認する試験

## 用語アラカルト

***1 偶力**
大きさの等しい2つの力（F，－F）が1つの物体の異なる作用点に互いに平行に働くとき，この1対を偶力という。偶力により，物体はねじれる。

### 物性試験

- 物性試験の項目として，表面性状，寸法精度，弾性，耐圧性，耐摩耗性，耐熱性，包装の確実性などがある。
- 具体的には，機械的強度の試験として引張試験，曲げ強さ試験，耐衝撃試験などの試験方法がある。機械的強度とは，医療機器（医用材料）の外力（引張力，圧縮力，せん断力，偶力*1）や摩耗などに対する強さである。

### 溶出物試験

- 溶出物試験は，体液や薬液と接したときに医療機器（医用材料）から溶出する物質について調べる試験である。
- 溶出する可能性があると考えられる物質として下記のものが挙げられる。
  ①金属材料：金属イオン
  ②合成高分子材料：モノマー，重合開始剤，可塑剤，硬化剤，着色剤など
- 具体的には，医療機器（医用材料）から調製した抽出液のpH，重金属溶出濃度，蒸発残留物重量などの測定が知られている。

### 補足

- 可塑剤，硬化剤，着色剤は，**副資材（添加剤）**である。

## 生物学的試験

●厚生労働省の通知によれば，医療機器の製造販売の承認申請に必要な生物学的安全性評価は表1のようになっている。

表1 医療機器の生物学的安全性評価における考慮すべき評価項目

| 医療機器の分類 | | 接触期間（累積） | 細胞毒性 | 感作性 | 刺激性/皮内反応 | 急性全身毒性 | 亜急性全身毒性 | 遺伝毒性 | 発熱性 | 埋植 | 血液適合性 |
|---|---|---|---|---|---|---|---|---|---|---|---|
| 接触部位 | | A：一時的接触（24時間以内）<br>B：短・中期的接触（24時間を超え30日以内）<br>C：長期的接触（30日を超える） | | | | | | | | | |
| 非接触機器 | | | | | | | | | | | |
| 表面接触機器 | 皮膚 | A | ○ | ○ | ○ | | | | | | |
| | | B | ○ | ○ | ○ | | | | | | |
| | | C | ○ | ○ | ○ | | | | | | |
| | 粘膜 | A | ○ | ○ | ○ | | | | | | |
| | | B | ○ | ○ | ○ | | | | | | |
| | | C | ○ | ○ | ○ | | ○ | ○ | | | |
| | 損傷表面 | A | ○ | ○ | ○ | | | | | | |
| | | B | ○ | ○ | ○ | | | | | | |
| | | C | ○ | ○ | ○ | | ○ | ○ | | | |
| 体内と体外とを連結する機器 | 血液流路間接的 | A | ○ | ○ | ○ | ○ | | | ○ | | ○ |
| | | B | ○ | ○ | ○ | ○ | | | ○ | | ○ |
| | | C | ○ | ○ | ○ | ○ | | | ○ | | ○ |
| | 組織/骨/歯質 | A | ○ | ○ | ○ | ○ | | | | | |
| | | B | ○ | ○ | ○ | ○ | ○ | ○ | | ○ | |
| | | C | ○ | ○ | ○ | ○ | ○ | ○ | | ○ | |
| | 循環血液 | A | ○ | ○ | ○ | ○ | | | ○ | | ○ |
| | | B | ○ | ○ | ○ | ○ | ○ | ○ | ○ | ○ | ○ |
| | | C | ○ | ○ | ○ | ○ | ○ | ○ | ○ | ○ | ○ |
| 体内植込み機器 | 組織/骨 | A | ○ | ○ | ○ | ○ | | | | | |
| | | B | ○ | ○ | ○ | ○ | ○ | ○ | | ○ | |
| | | C | ○ | ○ | ○ | ○ | ○ | ○ | | ○ | |
| | 血液 | A | ○ | ○ | ○ | ○ | | | ○ | ○ | ○ |
| | | B | ○ | ○ | ○ | ○ | ○ | ○ | ○ | ○ | ○ |
| | | C | ○ | ○ | ○ | ○ | ○ | ○ | ○ | ○ | ○ |

（厚生労働省医薬食品局：医療機器の製造販売承認申請時に必要な生物学的安全性評価の基本的考え方について．薬食機発0301第20号，2012．より引用）

### 補足

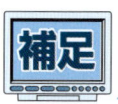

**表2　医療機器の分類と接触時間（累積）について**

①医療機器の接触部位による分類
　ア）非接触機器　　　　：患者の身体に直接的にも間接的にも触れない医療機器
　イ）表面接触機器
　　　○皮膚　　　　　　：健常な皮膚にのみ接触する医療機器
　　　○粘膜　　　　　　：健常な口腔，食道，尿道などの粘膜器官に接触する医療機器
　　　○損傷表面　　　　：傷ついた皮膚あるいは粘膜器官に接触する医療機器
　ウ）体内と対外とを連結する機器
　　　○血液流路間接的　：血管と一点で接触し，血管に薬液などを注入する医療機器
　　　○組織/骨/歯質　　：組織，骨，歯髄又は歯質と接触する医療機器
　　　○循環血液　　　　：循環血液と接触する医療機器
　エ）体内植込み機器
　　　○組織/骨　　　　　：主として組織又は骨と接触する医療機器
　　　○血液　　　　　　：主として血液と接触する医療機器

②接触期間による分類
　　　○一時的接触　　　：単回又は複数回使用され，その累積接触期間が24時間以内の
　　　　　　　　　　　　　医療機器
　　　○短・中期的接触　：単回又は複数回使用され，その累積接触期間が24時間を超え
　　　　　　　　　　　　　るが30日以内の医療機器
　　　○長期的接触　　　：単回又は複数回使用され，その累積接触期間が30日を超える
　　　　　　　　　　　　　医療機器

(厚生労働省医薬食品局：医療機器の製造販売承認申請時に必要な生物学的安全性評価の基本的考え方について．薬食機発0301第20号，2012．より引用)

### 用語アラカルト

*2　コロニー
培養細胞が増殖して作る細胞の集団。

### ■細胞毒性試験

● 医療機器から溶出する物質の毒性について評価する試験。
● 試験試料（最終製品または原材料）そのもの，あるいは試験試料から抽出した液をげっ歯類（マウス，ハムスター）の培養細胞と接触させ，細胞が形成するコロニー*2の形成能を調べる。

### ■感作性試験

● 医療機器または原材料が感作性（遅延型アレルギー反応の1つ）を生じさせる可能性を評価する試験。
● 試験試料（最終製品または原材料）あるいは試験試料からの抽出物を溶解させた液をモルモットの皮膚に皮内注射し感作させる。再度，この液を皮膚に接触させ，皮膚反応（紅斑，痂皮および浮腫の形成）について観察し評価する（maximization test，モルモットを用いるものを特にGPMT法という）。
● この他にA＆P法およびLLNA法がある。

### ■刺激性/皮内反応試験

● 刺激性試験として皮膚刺激性試験と眼刺激性試験とがある。

#### ①皮膚刺激性試験

● 試験試料（医療機器または原材料）の抽出液中に皮膚を刺激する物質が存在するかを確認する試験である。
● 試験試料（医療機器または原材料）の抽出液をしみ込ませた滅菌ガーゼをウサギの背部（擦過傷のある部分と無傷の部分）に貼付し，皮膚の状態（紅斑や浮腫の有無）を観察する。

#### ②眼刺激性試験

● 試験試料（医療機器または原材料）の抽出液が眼組織に及ぼす影響を評価す

る試験。
- 試験試料(医療機器または原材料)の抽出液をウサギの眼に点眼し,眼組織への影響(角膜,紅彩,結膜の状態)を観察する。

③皮内反応試験
- 試験試料(医療機器または原材料)の抽出液をウサギの皮内に投与し,組織傷害性や炎症誘発性の有無を確認する試験。

## ■急性全身毒性試験
- 試験試料(最終製品または原材料)の抽出液中に急性全身毒性(24時間以内に生じる毒性)を有する物質の有無を確認する試験。
- 試験試料(最終製品または原材料)の抽出液をマウスに静脈内投与あるいは腹腔内投与を行い,経過観察(体重変化,一般症状観察[*3])を投与72時間後まで行う。またマウスが死亡した際は直ちに剖検する。

## ■亜急性全身毒性試験
- 試験試料(最終製品または原材料)の抽出液中に亜急性全身毒性(24時間以降,28日間に生じる毒性)を有する物質の有無を確認する試験。
- 試験試料(最終製品または原材料)の抽出液をラットの静脈内に反復投与(14日目まで)し,経過観察(体重変化,一般症状観察)を行う。また,病理解剖学的検査や臓器重量の測定も求められる。

## ■遺伝毒性試験
- 1個の細胞に生じたDNA傷害が起因となり,細胞や個体レベルでの遺伝子突然変異や染色体の異常を生じさせる遺伝毒性物質の検出を行う試験。
- 細菌を用いる復帰突然変異試験,哺乳動物の培養細胞を用いる試験(染色体異常試験,小核試験,マウスリンフォーマTK試験)がある。

## ■発熱性試験
- 試験試料(最終製品または原材料)の抽出液中に原材料を由来とする発熱性物質(エンドトキシンおよび非エンドトキシン性発熱物質)の有無を確認する試験。
- 試験試料(最終製品または原材料)の抽出液をウサギの耳静脈に注射し,直腸の温度を注射後3時間まで30分以内の間隔で測定する。この測定した温度と注射前の温度とを比較し,発熱性物質の有無を評価する。

## ■埋植試験
- 体内植込み機器(最終製品)そのものまたはその一部を動物に埋植し,これらの物質が周囲組織に与える組織反応の種類と程度を肉眼的観察および組織学的観察によって評価する試験。
- 埋植する部位は,臨床適用部位に近い組織(一般的に筋肉内・皮下・骨内)である。

## ■血液適合性試験
- 血液に接触して使用される医療機器およびその原材料が,血液と接触した際に生じる反応について評価する試験。
- 評価する項目として,血栓形成(医療機器の表面や周囲血管の付着物の状態観察),血液凝固(血液凝固の遅延や障害の有無),血小板(血小板数の減

---

**用語アラカルト**

*3 一般症状観察
代表的な観察対象を示す。頻呼吸の有無,自発運動の増減,異常行動の有無,痙攣の有無,涙液の有無,除脈・頻脈・不整脈の有無,軟便・下痢の有無,浮腫・紅斑の有無など。

少の有無，試験試料表面に付着した血小板の状態，血小板顆粒物質の放出量），血液学的項目（赤血球数，白血球数，血小板数，ヘモグロビン量の測定），補体系の活性化である。

## ■発がん性試験，生殖/発生毒性試験，生体内分解性試験

- 厚生労働省の通知によれば**発がん性試験**[*4]，**生殖/発生毒性試験**（催奇形性試験）[*5]および**生体内分解性試験**[*6]は，必要性に応じて行われる試験である。
- 医療機器に対するこれらの試験の具体的方法ついては，厚生労働省から示されていないのが現状である。

## 無菌試験

- 滅菌処理後の医療機器が無菌状態になっていることを確認する試験である。
- 試験方法として，滅菌処理後の医療機器を培養液に浸し微生物の発生を確認する方法がある。
- 無菌性の保証は，**無菌性保証水準**[*7]が$10^{-6}$以下の値を達成することによって行われる。

---

### 用語アラカルト

**＊4　発がん性試験**
発がん性とは，生体にがん（腫瘍）をつくる性質である。発がん性試験とは，対象としている物質が発がん性（腫瘍形成性）を有するかを確かめる試験。一般的には，マウス（複数）には1年間，ラット（複数）には2年間，対象としている物質を投与し続け，がんの発生率を非投与のマウス（あるいはラット）と比較する。

**＊5　生殖/発生毒性試験**
生殖/発生毒性試験とは，対象としている物質が親の生殖機能および胎児の発生過程に及ぼす影響を調べる試験である。雄雌のラットを交配させ，親ラットの生殖器および出生した仔を観察し調べる。胎児の器官形成期に何らかの原因によって胎児の奇形を起こす性質を催奇形性という。

**＊6　生体内分解性試験**
材料によっては，生体内において分解あるいは劣化する。生体内分解性試験とは，この分解・劣化の機序，および分解物・劣化物の生体内分布・代謝・排泄などを *in vitro*（試験管内）や *in vivo*（生体内）で調べる試験である。

**＊7　無菌性保証水準**
無菌性保証水準が$10^{-6}$以下とは，生育可能な1個の微生物が滅菌後の製品上に存在する確率が100万分の1以下であること意味する。

---

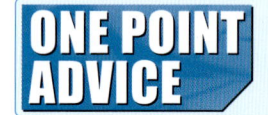

### ONE POINT ADVICE

- 表1に示す内容は，将来，変更される可能性が高い。薬事情報は独立行政法人　医薬品医療機器総合機構のホームページなどで公開されているので，定期的にチェックを行ってほしい。

# 3 医用材料 相互作用

## TAP & TAP

- 急性全身反応 ⇒ ショック
- 急性局所反応 ⇒ 炎症，血栓，壊死
- 慢性全身反応 ⇒ アレルギー
- 創傷治癒 ⇒ 一次治癒，二次治癒，(肉芽形成)
- 異物反応 ⇒ 器質化，被包化，(肉芽形成)
- 血液適合性 ⇒ 溶血，補体活性化

## 医用材料と生体との相互作用

- 生体は医用材料と接触すると表1に示すさまざまな反応を起こす。

表1 生体反応の発生時期と場合による分類

| | | |
|---|---|---|
| 初期反応(急性期) | 局所反応 | 急性炎症，組織壊死，血液凝固，血栓，貪食 |
| | 全身反応 | 発熱，ショック，即時型アレルギー，アナフィラキシー，補体の活性化 |
| 後期反応(慢性期) | 局所反応 | 慢性炎症，潰瘍形成，がん化，カプセル化，擬内膜形成，組織肥厚化，石灰化 |
| | 全身反応 | 遅延型アレルギー，臓器障害，催奇形性 |

(古薗勉，岡田正弘 著，新版 ヴィジュアルでわかるバイオマテリアル，秀潤社(2011年)から引用)

## ショック

- 末梢組織への血流量が減少することにより酸素を必要とするエネルギー産生が十分に行えず，その結果，臓器・組織の機能に障害が生じている状態をショックという。血液分布異常性ショック(**アナフィラキシーショック**など)，循環血液量減少性ショック(出血性ショックなど)，心原性ショック(心筋梗塞など)などに細分類されるが，いずれも低血圧，呼吸異常の症状を示す。
- 医用材料が原因となるショックとして，アナフィラキシーショック[*1]がよく知られている。

## 炎症

- 炎症は，有害な刺激(外傷・熱傷，ウイルスや細菌による感染，薬物・異物などによる刺激)に対する局所的(場合によっては全身的)な生体の防御反応であり，組織を修復するための過程である。
- 炎症を特徴づける徴候として**発赤**，**熱感**，**腫張**，**疼痛**があり，これらをケルススの4徴候という。また，ケルススの4徴候に機能障害を加えたものをガレノスの5徴候という。
- 炎症反応においては，次のような生体反応が生じる。

### 用語アラカルト

[*1] アナフィラキシーショック

即時型アレルギー反応(I型)で生じる重篤な病態。ある抗原に対するIgE抗体が産生された後，その抗原が再度体内に侵入したとき，肥満細胞や好塩基球からヒスタミンなどが放出されることによって生じる。症状として，悪心，耳鳴り，全身性蕁麻疹などの症状を示した後，血圧低下や意識障害を示す。死に至る場合もある。

①局所の血管拡張とこれによる血流の増加 → **発赤，熱感**
②毛細血管の透過性の亢進による血漿や血漿タンパク質の血管外への漏出 → 浮腫の形成，痛覚受容体の刺激 → **腫張，疼痛**
③炎症部位への白血球(好中球，単球)の遊走 → 貪食細胞(好中球，マクロファージ)による細胞片や細菌の貪食
④血液凝固因子とフィブリノゲンの血管からの漏出 → フィブリンの形成(炎症部位をフィブリンで囲むことによって炎症部位を正常組織から隔離し，細菌等の生体に有害な物質の広がりを防ぐ)

- これらの反応は，ヒスタミン*2，セロトニン*3，ブラジキニン*4，補体(後述)，凝固因子(後述)などの作用で生じる。
- 医用材料による炎症反応惹起の原因は次に示すことが考えられている。
  ①材料を生体に埋植する際の外科的手術による組織損傷
  ②材料(医療機器)の動きによる力学的刺激による組織損傷
  ③材料に付着していた微生物
  ④材料からの溶出物，材料の分解物などによる刺激

## 用語アラカルト

**\*2 ヒスタミン**
血液中の好塩基球および毛細血管周囲の組織にある肥満細胞から放出され，ショック，アレルギー，炎症を生じさせる物質。細動脈の拡張作用および毛細血管の透過性の亢進作用を有し，血漿タンパク質などが血液から組織に漏れ出て浮腫を生じさせる。また，平滑筋の収縮，胃酸分泌の刺激が知られている。

**\*3 セロトニン**
炎症を惹起する物質の1つ。また，血小板に含まれており，血小板が血管壁に粘着すると放出され，毛細血管を収縮させる作用があり止血に関与する。さらに，神経伝達物質の1つでもある。

**\*4 ブラジキニン**
カリクレイン(酵素)の作用によって血漿中のキニノゲン(タンパク質)から遊離するペプチド(9個のアミノ酸から構成される)。細動脈の拡張作用，毛細血管の透過性の亢進作用，内臓平滑筋の収縮誘導作用などの作用があり，浮腫を起こす。

## 血栓

- 血栓とは，血管腔内で生じた血液の塊である。
- 血栓の形成には，**血小板反応**と**血液凝固反応**が関与する。
- 血管の障害などがあると，最初に障害部位に血小板が付着・凝集し，血小板血栓("ゆるく"不安定な血栓)が形成される(血小板反応)。次に，血液凝固反応によって生成したフィブリン(繊維状の分子)が会合して網目構造のフィブリン網を作り，このフィブリン網が血小板血栓を覆って安定な血栓が形成される。

### 補足

**血小板反応と血液凝固反応**
- 止血においても重要な役割を果たしている。止血機構は以下の通り。

**血小板反応(図1)**
①血管の破損によって出血すると，血小板が血管内皮細胞下組織の細胞外マトリックス(コラーゲンなど)と接触する。この接触により，血小板は活性化する。
②活性化された血小板は，フォン・ウィルブランド因子(von Willebrand factor : vWF，タンパク質：血漿から漏出しコラーゲンと結合している)と糖タンパク質(血小板膜に存在)を介してコラーゲンと結合する。
③また，活性化された血小板からはアデノシン−2リン酸(ADP)，セロトニンおよびトロンボキサン$A_2$が放出され，他の血小板を活性化させる。
④新たに活性化された血小板は，お互いにあるいは元の活性化された血小板と結合(この結合は糖タンパク質とフィブリノゲンを介する)し，凝集する。
⑤上記の③と④が繰り返されることにより血小板の活性化と血小板の凝集が進行し，血管破損部位に血小板凝集塊が形成される。この血小板凝集塊によって応急的な止血がなされる。

**図1 血小板反応**

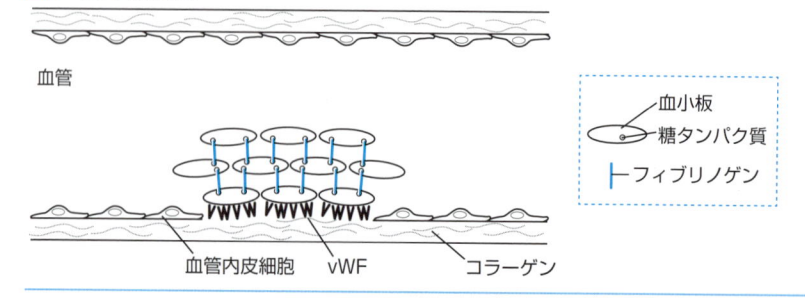

血管

血小板
糖タンパク質
フィブリノゲン

血管内皮細胞  vWF  コラーゲン

## 用語アラカルト

**＊5　血液凝固因子**
血液凝固反応に関与する物質。ローマ数字が付してある因子（Ⅰ～ⅩⅢ，ただしⅥは欠番）と，プレカリクレインと高分子キニノゲンがある。

### 補足

**血液凝固反応**
- 血液凝固反応は，複数の**血液凝固因子**[*5]が連続的に反応（カスケード反応）して，血中に含まれている水溶性のフィブリノゲンを不溶性のフィブリンに変換する反応である（図2）。
- 血液凝固反応には，外因系と内因系の2つの経路があるが，いずれも血液凝固因子の第Ⅹ因子を活性化する。この活性化された第Ⅹ因子は，血漿中のプロトロンビンを活性化しトロンビンを形成する。
- トロンビンは，フィブリノゲンをフィブリンにする。
- フィブリン（繊維状の分子）が会合して網目構造のフィブリン網を作り，このフィブリン網が血球と絡み合い血餅を形成する。血餅は，血管破損部位を覆い，完全な止血がなされる。

**図2　血液凝固反応**

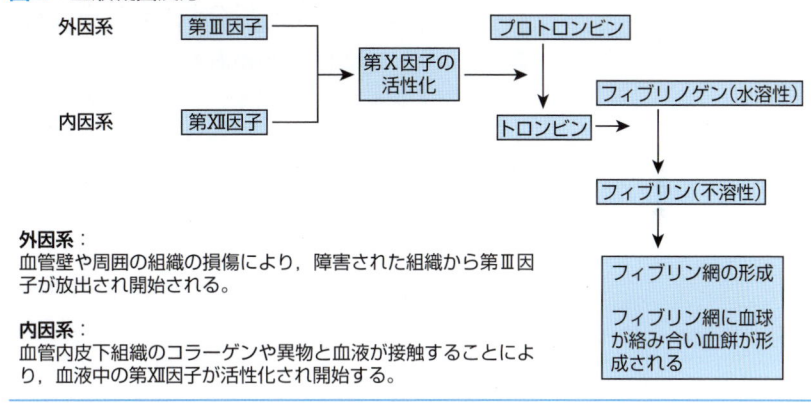

外因系　→　第Ⅲ因子　→　第Ｘ因子の活性化　→　プロトロンビン　→　トロンビン　→　フィブリノゲン（水溶性）　→　フィブリン（不溶性）　→　フィブリン網の形成／フィブリン網に血球が絡み合い血餅が形成される

内因系　→　第ⅩⅡ因子

**外因系**：血管壁や周囲の組織の損傷により，障害された組織から第Ⅲ因子が放出され開始される。

**内因系**：血管内皮下組織のコラーゲンや異物と血液が接触することにより，血液中の第ⅩⅡ因子が活性化され開始する。

## 医用材料による血小板反応と血液凝固反応の惹起

- 医用材料による血小板反応と血液凝固反応として次のようなことがある。
① 医用材料表面に吸着した血漿タンパク質を介した血小板凝集。
② 材料を生体に埋植する際の外科的手術による血管損傷による血小板反応や外因系の血液凝固。
③ 材料（医療機器）の動き（力学的刺激）による組織損傷が起因となる血小板反応や外因系の血液凝固。
④ 材料（特に陰性に荷電している材料）が血液と接触したときに生じる内因系の血液凝固。

### 補足

**血小板凝集**
- 医用材料が血液と接触すると，材料表面に血漿タンパク質（フィブロネクチンやフィブリノゲンなど）が吸着する。これらのタンパク質はRGD配列（アルギニン－グリシン－アスパラギン酸）といわれるアミノ酸配列を有する。一方，血小板の膜上にはRGD配列と結合可能な糖タンパク質があり，血小板は，この糖タンパク質部位において材料表面に吸着している血漿タンパク質と結合する。つまり，血小板は，血漿タンパク質を介して医用材料の表面に粘着する。粘着した血小板は，ADPなどを放出し，他の血小板を活性化させる。新たに活性化された血小板は，お互いにあるいは元の活性化された血小板と結合（この結合は糖タンパク質とフィブリノゲンを介する）し，凝集する。

## 壊死

- **壊死**とは，細胞が不可逆的な損傷を受けて生じる個々の細胞あるいは組織の死である。
- 壊死の原因として，血流障害による低酸素，ウイルスや細菌による汚染，毒物や放射線の作用などがある。
- 医用材料の溶解物や分解物などにより，医用材料の周辺の組織が壊死に至る場合がある。

## アレルギー

- 免疫反応が過敏になって生じる生体にとって不都合な反応を**アレルギー**という。
- アレルギーを生じさせる物質(抗原)を**アレルゲン**という。
- アレルギーには4つの型がある。
  - Ⅰ型アレルギー(即時型，アナフィラキシー型)：IgEが関与する。肥満細胞や好塩基球に結合したIgEに抗原が結合すると，これらの細胞から化学伝達物質(ヒスタミン，プロスタグランジン，ロイコトリエン)が放出され，組織傷害が起こる。
  - Ⅱ型アレルギー(細胞傷害型，細胞融解型)：IgG，IgMが関与する。細胞や組織に結合した抗原とIgGあるいはIgMが結合することにより補体が活性化する。その結果，細胞膜の溶解や貪食細胞による貪食が生じる。
  - Ⅲ型アレルギー(免疫複合体型，アルサス型)：IgGが関与する。IgG抗体が抗原と結合して免疫複合体が形成され，この免疫複合体が組織に沈着する。補体が活性化され，組織傷害が生じる。
  - Ⅳ型アレルギー(遅延型，細胞性免疫型)：感作T細胞と抗原とが反応し，感作T細胞からサイトカインが放出される。サイトカインはマクロファージや好中球を活性化し組織を傷害する。
- 医用材料に関連し，アレルゲンとなるものとして次に示すものが知られている。
  - 金属材料：溶出した金属イオン(アレルギーを引き起こしやすい金属として，水銀，ニッケル，スズ，コバルト，クロムがある)
  - 高分子材料：溶出した副資材や分解物

## 用語アラカルト

**＊6 肉芽組織**
傷害部位に向けてその近傍の非傷害部位から侵入した赤色調の柔軟な組織。血管内皮細胞と線維芽細胞の増殖によって形成される。
形成初期には毛細血管の新生が主であり，またマクロファージや好中球，好酸球，リンパ球などの血球細胞の浸潤がある。その後，血球細胞や毛細血管が減少・消失するとともに線維化が進み，最終的には**瘢痕組織**となる。

## 創傷治癒

- 創傷の治癒は次に示す過程により行われる。
  ① 血管の収縮や血液凝固による止血。
  ② 白血球による壊死細胞や組織片の融解・貪食。
  ③ フィブリン網が創面を覆う。
  ④ フィブリン網内にて毛細血管や線維芽細胞が増殖する(**肉芽組織**[*6]の形成)。
  ⑤ 線維芽細胞のコラーゲン線維産生に伴う肉芽組織の**瘢痕組織**への変化。
  ※表皮においては，上記の反応に並行して上皮細胞の細胞分裂と遊走が行われ，表皮が創面を覆う。

### 創傷の治癒形式
- 一次治癒：創に異物や壊死組織がなく，創面，創縁が正しく接着された(瘢痕がほとんどない)ときの治癒。
- 二次治癒：創傷による欠損部が肉芽組織によって充填された後，線維性の瘢痕組織に置換する治癒。大きな瘢痕がある。

## 器質化，被包化
- そのままの形では分解・吸収・排除できない異物(大きい，刺激性を有するなど)が生体内にあるとき，その異物は肉芽組織に取り囲まれる。肉芽組織に存在する貪食細胞(好中球，マクロファージなど)や酵素によって，異物は分解・吸収・排除され肉芽組織に置換される。これを**器質化**という。最終的に肉芽組織は線維性の瘢痕組織となる。
- 肉芽組織によっても分解・吸収できない異物は，コラーゲン(肉芽組織に含まれる線維芽細胞が産生する)を主成分とする膜で覆われ，周囲の生体組織から隔離される。これを**被包化**という。

## 溶血
- 赤血球の破壊を溶血という。

## 補体
- **補体系**は，血液中に含まれる約20種類のタンパク質から構成されている。補体系が活性化されると，これらのタンパク質が連続的に反応(カスケード反応)する。
- 補体系の生理的役割は異物(細菌，ウイルスなど)に対する防御であり，その作用は，①細胞膜の破壊，②白血球の遊走化，③**オプソニン作用**，④炎症反応の増強である。

### ①細胞膜の破壊
- 補体系の複数のタンパク質で構成される膜侵襲複合体($C5_b6789$)によって細菌などの標的細胞の細胞膜に孔をあける。その結果，標的細胞は破壊される。

### ②白血球の遊走化
- 補体系の活性化に伴い産生される物質(C5a)は，好中球やマクロファージを補体系の反応が生じているところ(ウイルスや細菌に感染しているところ)に引き寄せる。

### ③オプソニン作用(貪食機能亢進作用)
- 補体系の活性化に伴い産生される物質(C3b)は，細菌等の標的細胞に付着する。貪食細胞(マクロファージや好中球)はC3bに対する受容体を有しているため，貪食細胞はこの受容体を介して標的細胞に結合する。この結合により，貪食細胞の貪食作用は亢進する。

④**炎症反応の増強**
- 補体系の活性化に伴い産生される物質（C3a, C4a, C5a）は，肥満細胞や好塩基球を活性化させ，ヒスタミンを放出させる。このヒスタミンにより炎症反応が増強される。
- 医用材料による補体系の活性化
  - 水酸基（$-OH$）やアミノ基（$-NH_2$）を有する材料では，C3bがこれらの官能基と結合し，補体系が活性化する。
  - 材料表面に非特異的に吸着した抗体（IgGなど）とC1とが結合し，補体系が活性化する。

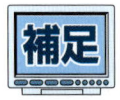

**補足**

**補体系を構成するタンパク質**
- 補体系を構成する主要なタンパク質はC1～C9，およびB因子とD因子の11のタンパク質である。C1～C9のCは，complement（補体の英語）の最初のアルファベットcに由来する。また，C3aやC3bは，C3が加水分解を受け生じた2つのフラグメント（断片）をそれぞれ示す。C4a，C5aも同様に，C4，C5が加水分解を受け生じたフラグメントを示す。

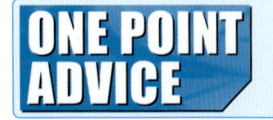

**ONE POINT ADVICE**
- 医用材料とここで述べた各生体反応とのかかわりを理解しながら学習を進めよう。

# 4 医用材料の種類

医用材料

- ●金属材料 ⇒ ステンレス鋼，コバルトクロム合金，チタン，チタン合金，形状記憶合金，貴金属
- ●無機材料 ⇒ バイオセラミックス，パイロライトカーボン，ジルコニア，アルミナ，ハイドロキシアパタイト
- ●有機材料 ⇒ 合成高分子材料
  （ポリエチレン，ポリプロピレン，ポリ塩化ビニル，ポリメタクリル酸メチルなど）
  ⇒ 天然高分子材料
  （コラーゲン，ゼラチン，セルロースなど）
- ●生体材料 ⇒ 生体弁
- ●再生工学 ⇒ ES細胞，iPS細胞

## 用語アラカルト

**\*1 導電性**
電気を通す性質。

**\*2 展性**
圧力，打撃などによって，物体が破壊されずに薄いシート状に広がる性質。

**\*3 延性**
引っ張りの力などによって，物体が破壊されず針金状に伸びる性質。

**\*4 弾性**
物体に外力をかけて変形させたとき，この外力を取り除くと元の形に戻ろうとする性質。

**\*5 腐食**
金属材料の腐食には，乾腐食と湿腐食がある。乾腐食は，金属材料と気体との相互作用によって，湿腐食は金属材料と液体との相互作用によって生じる。医療現場で問題となる腐食は，ほとんどが湿腐食によるものと考えられている。湿腐食の機序は，その金属のイオン化傾向が水素（H）より高いか低いかにより異なり，水素より高ければ水素置換型腐食，水素より低ければ酸化型腐食となる。水素置換型腐食は，金属がイオンとなり溶出し$H^+$と置換する腐食である。酸化型腐食は，金属が酸化され溶出する腐食である。

**\*6 金属疲労**
規則的または不規則な小さな外力を金属材料に長期間繰り返し加えることによって，金属材料内部において亀裂が成長し破壊に至る現象をいう。正式には，疲労破壊といわれる。

## 金属材料

### ■一般的事項

- ●金属は，自由電子によってその金属原子同士が規則正しく結びついている。この自由電子によって金属材料は，**導電性**[*1]，**光沢**，**展性**[*2]，**延性**[*3]の性質を有する。
- ●展性，延性に優れているため加工しやすい。また，力学的特性（強度，弾性[*4]）に優れる。
- ●金属材料の問題点として，**腐食**[*5]，**金属疲労**[*6]がある。

### ■医用材料として用いられる金属材料の種類

#### ①ステンレス鋼
- ●**組成**：鉄とクロムを主成分とし（クロムを12％以上含む），ニッケルやモリブデンなどを添加した合金[*7]。
- ●**特徴**：延性・展性に優れ，加工しやすい。表面に**不動態**[*8]**被膜**（酸化クロムの膜）が形成され，腐食されにくい。
- ●**用途**：縫合針，注射針，骨折固定材

#### ②コバルトクロム合金（商品名：バイタリウム）
- ●**組成**：コバルト（約60％）とクロム（約30％）を主成分とした合金。
- ●**特徴**：耐摩耗性に優れる。表面に不動態被膜（酸化クロムの膜）が形成され，腐食されにくい。
- ●**用途**：床義歯，人工股関節

#### ③チタン，チタン合金
- ●**組成**：
  チタン：酸素，鉄，炭素を微量含有する。

生体物性材料工学

## 用語アラカルト

**\*7 合金**
2種類以上の金属を溶融して混合させたもの。金属以外に少量の非金属を含むものもある。

**\*8 不動態**
金属の表面が酸化され，その結果生じた酸化物による被膜が内部を保護している状態。また，この被膜を不動態被膜という。

**\*9 塑性**
物体に外力を加え変形させたとき，この外力を取り除いても元の形に戻らない性質。

**\*10 靱性**
外力によって破壊されにくい性質。ねばり強さ。

**\*11 生体活性セラミックス**
生体と反応し，生体組織（特に骨組織）と結合できる材料。

**\*12 生体不活性セラミックス**
長期間にわたり生体内に埋植しても生体組織と結合せず，化学的な変化（分解や溶解など）が生じない材料。

---

チタン合金：医用材料として主に用いられるのはアルミニウム（6％：質量％）とバナジウムを加えたチタン-アルミニウム-バナジウム合金（Ti-6Al-4V）である。
- **特徴**：低弾性率。表面に不動態被膜（酸化チタンの膜）が形成され，腐食されにくい。低比重（軽い）。優れた骨組織との結合性。
- **用途**：人工骨，人工関節，歯科用インプラント

④ 形状記憶合金（チタン-ニッケル合金）
- **組成**：チタンとニッケルが約1：1（原子比）の合金。
- **特徴**：塑性*9変形を起こした後，加熱することにより元の形状に戻る（形状記憶効果）。表面に不動態被膜（酸化チタンの膜）が形成され，腐食されにくい。
- **用途**：ステント，歯科用矯正ワイヤー

⑤ 貴金属
- 比較的高価な金，銀，銅などを含む合金として，主に歯科用の材料として用いられる。

a）金合金（Au-Cu-Ag系合金）
- **組成**：金（Au）を主成分として，銅（Cu）と銀（Ag）が数％～20％弱含まれている。また，強度を高めるためパラジウム（Pd），白金（Pt），亜鉛（Zn）を数％ずつ含む。
- **特徴**：耐食性に優れる。展性・延性に優れる。
- **用途**：歯科用のインレー，クラウン，ブリッジ，および義歯床

b）金銀パラジウム合金（Ag-Pd-Cu-Au合金）
- **組成**：銀（Ag）を主成分（約50％）とする，金（Au），銅（Cu）とパラジウム（Pd）を含む合金。
- **特徴**：銀色
- **用途**：銀歯

## 無機材料

### 一般的事項
- 原料として無機材料を用い，成形した後高温で焼き固めた固体をセラミックスという。
- 医用材料として用いられるセラミックスは**バイオセラミックス**とよばれ，バイオセラミックスの多くは生体硬組織（骨，歯）を対象として用いられている。
- バイオセラミックスの共通する特徴として，硬いが脆い（靱性*10が劣る）が挙げられる。
- 生体と材料との間に相互作用がある材料は**生体活性セラミックス**\*11，逆に相互作用がない材料は**生体不活性セラミックス**\*12とそれぞれいわれる。

### 医用材料として用いられる無機材料の種類
① パイロライトカーボン
- **組成**：炭素（C）
- **特徴**：生体不活性材料。優れた抗血栓性。

- ●用途：人工心臓弁

②ジルコニア
- ●組成：$ZrO_2$
- ●特徴：生体不活性材料。優れた耐摩耗性と耐食性。
- ●用途：人工股関節骨頭，人工歯根

③アルミナ
- ●組成：$AlO_2$
- ●特徴：生体不活性材料。優れた耐摩耗性・耐食性。高弾性率。
- ●用途：人工股関節骨頭，人工歯根

④ハイドロキシアパタイト
- ●組成：$Ca_{10}(PO_4)_6(OH)_2$
- ●特徴：生体活性材料。骨組織との高い親和性（骨組織に埋植すると一体化する）。脆い。
- ●用途：金属製人工骨のコーティング剤

## 高分子材料

### 一般的事項
- ●高分子材料は，**モノマー（単量体）**[*13]が化学結合（共有結合）によって重合した**重合体（ポリマー）**であり，一般的に分子量は1万以上の化合物である。
- ●石油などを原料にして人工的に合成される高分子を**合成高分子**という。合成高分子化合物のうち塑性を有し任意の形に成形できる樹脂状のものは合成樹脂（プラスチック）という。合成樹脂には，熱可塑性樹脂（低温では硬く，加熱すると軟らかくなり自由に成形できる）と熱硬化性樹脂（加熱するとさらに硬くなる）がある。
- ●動植物から得られる高分子を**天然高分子**という。
- ●生体内で分解され吸収される高分子を**生体吸収性高分子**という。
- ●特定の目的を果たせるため高い付加価値を有する高分子を**機能性高分子**[*14]という。

### 合成高分子材料の特徴
- ●モノマーの化学構造を変化させることにより多様な性質を有する材料を作れる。
- ●一般的に比重が低く軽量であり，加工がしやすい。
- ●未反応ポリマーや重合時に用いられる添加剤（触媒，可塑剤，安定剤，着色剤）が溶出し，生体に悪影響を及ぼす可能性がある。

### 医用材料として用いられる合成高分子の種類（構造式は表1）
①ポリエチレン・ポリプロピレン
　a)高密度ポリエチレン，ポリプロピレン
- ・特徴：優れた耐水性と耐薬品性
- ・用途：ディスポーザブルの注射器，留置針，カテーテル

　b)超高分子量ポリエチレン
- ・特徴：高い耐摩耗性

---

**用語アラカルト**

*13 **単量体（モノマー）**
高分子化合物を合成するとき，基本単位となる低分子量の化合物。例えば，単量体であるエチレンが重合することにより重合体（ポリマー）であるポリエチレンができる。

*14 **機能性高分子**
化学組成を改良し材料表面におけるタンパク質吸着を抑制した高分子や，薬物伝達システム（drug delivery system：DDS）において薬物の徐放を高度に制御できる高分子などが挙げられる。

・用途：人工股関節のソケット部

②ポリ塩化ビニル
- ●特徴：固い素材であるが，可塑剤の添加により軟らかくできる（軟質ポリ塩化ビニル）。
- ●用途：軟質ポリ塩化ビニルとして，カテーテル，チューブ（輸血・輸液・体外循環用），輸液バッグに使用される。

③ポリメタクリル酸メチル（ポリメチルメタクリレート）
- ●特徴：高い透明度，常温で重合させやすい，優れた加工性。
- ●用途：コンタクトレンズ，人工水晶体，歯科用レジン，骨セメント

④ポリスルフォン
- ●特徴：高い耐熱性，$\beta_2$－ミクログロブリンの除去に優れる。
- ●用途：血液透析膜

⑤ポリエチレンテレフタレート
- ●特徴：優れた生体適合性，高い強度，低い吸水性。
- ●用途：縫合糸，人工靱帯，人工血管

⑥ポリテトラフルオロエチレン（商品名：テフロン®）
- ●特徴：優れた耐薬品性，タンパク質が吸着しにくい。
- ●用途：延伸ポリテトラフルオロエチレン[*15]として人工血管，縫合糸，外科用パッチ，癒着防止膜

⑦シリコーン（ポリジメチルシロキサン）
- ●特徴：生体内で安定（変性・劣化が起きにくい），優れた酸素透過性。
- ●用途：膜型人工肺のガス交換膜，カテーテル，人工乳房

## 用語アラカルト

**＊15 延伸ポリテトラフルオロエチレン**
延伸処理を行うことで多くの微細な穴を有するポリテトラフルオロエチレン。

## 補足

**ポリプロピレン**
- ●ポリプロピレン製の多孔質膜は，人工肺の膜材料として使用されている。

**テフロン®**
- ●熱に強いため高圧蒸気滅菌が可能。またEOG滅菌も可能。ただし，放射線滅菌には不適合。

### ⑧セグメント化ポリウレタン
- **特徴**：優れた機械的特性（強度・耐久性），抗血栓性。
- **用途**：人工心臓のダイヤフラム

### ⑨ポリアミド
- ポリアミドはアミド結合を主鎖内に有する高分子の総称であり，医用材料としてはナイロン6,6が有名である。
- ナイロン6,6の特徴：適度な弾力性，軽量かつ丈夫，生体内では劣化しやすい。
- ナイロン6,6の用途：縫合糸

### ⑩ポリグリコール酸
- **特徴**：生体吸収性高分子
- **用途**：縫合糸

### ⑪ポリ乳酸
- **特徴**：生体吸収性高分子
- **用途**：縫合糸，骨固定材料（ネジ，ピン，ワッシャ）

---

**補足**

**アミド結合**

$$-\underset{H}{\underset{|}{N}}-\underset{O}{\overset{\|}{C}}-$$

**ウレタン結合**

$$-O-\underset{O}{\overset{\|}{C}}-\underset{H}{\underset{|}{N}}-$$

---

**補足**

**セグメント化ポリウレタン**
- ポリウレタンは，ウレタン結合を主鎖内に有する高分子の総称である。

**ポリ乳酸**
- 乳酸は生体内に含まれる化合物である。ポリ乳酸は工業的には植物を原料として得られた乳酸を重合して合成される。具体的なプロセスは以下の通り。
  ① トウモロコシ・サトウキビなどから得られたデンプンに対し酵素処理を行いグルコースを生成する。
  ② グルコースを発酵させ乳酸を生合成する。
  ③ 乳酸を加熱重縮合し乳酸オリゴマーを合成する。
  ④ 乳酸オリゴマーを開環重合しポリ乳酸を合成する。

表1 合成高分子の構造式

| 高分子名 | 構造式 |
|---|---|
| ポリエチレン | $-(CH_2-CH_2)_n-$ |
| ポリプロピレン | $-(CH_2-CH(CH_3))_n-$ |
| ポリ塩化ビニル | $-(CH_2-CHCl)_n-$ |
| ポリメタクリル酸メチル | $-(CH_2-C(CH_3)(COOCH_3))_n-$ |
| ポリスルフォン | $-[C_6H_4-C(CH_3)_2-C_6H_4-O-C_6H_4-SO_2-C_6H_4-O]_n-$ |
| ポリエチレンテレフタレート | $-(OCH_2CH_2O-CO-C_6H_4-CO)_n-$ |
| ポリテトラフルオロエチレン | $-(CF_2-CF_2)_n-$ |
| シリコーン | $-(Si(CH_3)_2-O)_n-$ |
| ポリグルコール酸 | $-(O-CO-CH_2)_n-$ |
| ポリ乳酸 | $-(O-CO-CH(CH_3))_n-$ |

## 用語アラカルト

**＊16 アテロコラーゲン**
アテロコラーゲンは，コラーゲンから抗原性を有するテロペプチド（コラーゲンの末端部に存在）を酵素によって除去したものである。

### ■医用材料として用いられる天然高分子の種類

#### ①コラーゲン
- 結合組織に含まれるタンパク質である。
- 医療用に使用されるのは牛の真皮などから調製されるアテロコラーゲン＊16といわれるものである。
- **特徴**：生体吸収性高分子。
- **用途**：創傷被覆材，軟組織埋植材。

#### ②ゼラチン
- コラーゲンを加熱処理して得られるポリペプチド鎖。
- **特徴**：生体吸収性高分子，高い水溶性。
- **用途**：止血剤，軟組織埋植材，薬剤のカプセル。

#### ③絹（シルク）
- フィブロイン（タンパク質）を主成分とし，蚕の繭から得られる。
- **特徴**：生体非吸収性，優れた生体適合性。
- **用途**：縫合糸。

#### ④セルロース
- 植物の細胞壁の主成分である多糖類（グルコースが$\beta 1 \rightarrow 4$グリコシド結合で結合している：表2）。
- **特徴**：親水性（水になじむ），水に不溶，化学的に安定，強度の強い繊維となる。
- **用途**：ガーゼ，脱脂綿，包帯。

#### ⑤キチン・キトサン
- キチンは，甲殻類（エビやカニ）や昆虫類の外骨格を構成している多糖類。
- キトサンは，キチンからアセチル基（$-COCH_3$）を取り除いた化合物（脱アセチル化物）。
- **特徴**：
  キチン：水に不溶。創傷治癒促進効果を有する。生体吸収性高分子。
  キトサン：酸性水溶液に溶解。生体吸収性高分子（ただし，生体内での分解速度はきわめて低い）。
- **用途**：創傷被覆材。
- **補足**：キチンはN－アセチルグルコサミンのポリマーである。キトサンはグルコサミンのポリマーである。

#### ⑥ヒアルロン酸
- 結合組織，ニワトリのトサカに含まれる多糖類。
- **特徴**：高含水率，優れた保湿性，生体吸収性高分子。
- **用途**：創傷被覆材，関節炎の治療薬，眼科手術時の補助剤。

### 補足

**セルロース**
セルロースの水酸基（$-OH$）は，補体系を活性化することが知られている。そのため，この水酸基の水素をアセチル基（$-COCH_3$）で置換したセルローストリアセテートがダイアライザの中空糸として使用されている。

生体物性材料工学

表2 天然高分子およびその誘導体の構造式

| 高分子名 | 構造式 |
|---|---|
| セルロース | |
| (セルローストリアセテート)※ | |
| キチン | |
| (キトサン)※ | |
| ヒアルロン酸 | |

※( )は誘導体

## 生体弁

- 心臓弁としてブタ大動脈弁およびウシの心膜を薬品(グルタールアルデヒド)で処理したものが使用されている。
- 三葉弁(心臓の三尖弁と同じ構造)であるため,優れた血流動態を示す。
- 抗血栓性に優れているものの,耐久性に劣る。

## 再生工学

- 再生工学とは，何らかの原因で細胞・組織・臓器が障害され，その機能を十分に果たせなくなったとき，工学的な手法によって失われた機能を代替する方法と技術について研究開発および考察する学問と考えられる。
- 従来は，人工的な素材を組み合わせた人工臓器の研究開発が活発に行われていたが，現在は生体由来の細胞を用いた研究開発が主流となっている。また，臨床では，患者から得た皮膚細胞を生体外においてシート状に培養し，この人工皮膚を熱傷部位に移植する方法や，患者さんから得た軟骨細胞を生体外において培養して軟骨欠損部に移植する方法が行われている。
- さらに**ES細胞**，**iPS細胞**，**体性幹細胞**（組織幹細胞）などの幹細胞を用いた研究も活発に行われており，さまざまな取り組みがなされている。

### ONE POINT ADVICE

**チタン・チタン合金の特徴**
- ステンレス鋼やコバルトクロム合金に比べヤング率（弾性）が約1/2と低いため，皮質骨のヤング率に近い。また，骨との適合性も良好であるため，硬組織に関する材料として多用される。

**生体吸収材料**
- ポリグルコール酸，ポリ乳酸，コラーゲン，ゼラチン，キチン，（キトサン），ヒアルロン酸。

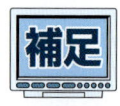

### ES細胞（embryonic stem cells：胚性幹細胞）
- ES細胞は，受精卵が何回か分裂した胚盤胞から取り出される細胞であり，人体のあらゆる種類の細胞へと分化するものと考えられている。ヒトのES細胞を得るには，受精卵あるいは胚盤胞までの段階の初期胚（これらは，ヒトになり得る）を破壊するため，ヒトのES細胞を用いた研究や治療においては倫理的な問題が生じる。
- また，受精卵を得るためには男性の精子と女性の卵子が必要であり，たとえ患者自身がどちらかを提供したとしてもES細胞には患者以外の人の遺伝情報が含まれる。このため，ES細胞を用いた治療においては免疫的な問題が生じるものと予想されている。
- 現在，ヒトES細胞を用いる再生医療は研究段階にあり，臨床には応用されていない。

### iPS細胞（induced pluripotent stem cells：人工多能性幹細胞）
- iPS細胞は，ES細胞と同様にさまざまな組織や臓器の細胞に分化する能力を有する細胞であり，分化する能力を失った体細胞に遺伝子を導入することによって作製される。京都大学の山中伸弥教授が2006年にマウスの皮膚細胞からマウスiPS細胞を，2007年にヒトの皮膚細胞からヒトiPS細胞をそれぞれ作製した。その後の研究により，iPS細胞が分化し，さまざまな細胞（肝細胞，心筋細胞，血小板など）になることが証明されている。
- また，iPS細胞は，受精卵を用いないこと，および患者本人の細胞を利用できることから倫理的な問題や免疫的な問題を克服できるものと期待されている。一方，iPSから分化した細胞を生体に移植すると，腫瘍を形成する可能性があることが問題点としてある。

### 体性幹細胞
- ヒトの体は約270種類，約60兆個の細胞で構成されていると考えられている。しかし，これらの細胞のもとは1個の受精卵である。受精卵から体の各組織・臓器の細胞に分化するとき，

    受精卵 → 胚性幹細胞 → 体性幹細胞 → 各組織・臓器の細胞

  の過程を経る。このように，体性幹細胞とは，各組織・臓器の細胞になり得る細胞である（例：体性幹細胞の1つである造血幹細胞は，赤血球，白血球，血小板に分化する）。また，体性幹細胞は大人になっても体の組織中に存在することが知られている。
- 体性幹細胞を応用する臨床例として，造血幹細胞を含む骨髄の移植がある。

# 5 材料化学の結合

医用材料

## TAP & TAP

● 結合の種類 ⇒ イオン結合，共有結合，金属結合，水素結合

## 用語アラカルト

**\*1 静電気力（クーロン力）**
電荷を有する2つの物質間に働く力。

**\*2 電気陰性度**
原子が化学結合を形成するとき，原子が電子を引きつける強さの程度を数値で表したもの。この値が大きい程，電子を引きつける性質が強い。代表的な元素の値を記す。
F(4.0), O(3.5), N(3.0), Cl(3.0), C(2.5), Au(2.4), H(2.1), Ag(1.9), Cu(1.9), Fe(1.8), Zn(1.6), Mg(1.2), Ca(1.0), Na(0.9), K(0.8)

**\*3 不対電子**
原子中の最外殻電子で対になっていない電子。最外殻電子とは，原子の中で最も外側の電子殻\*4に存在する電子であり，原子間における化学結合の形成に重要な役割を果たしている。最外殻電子は対（2個の電子で1対）になることで安定する。

## イオン結合

● **イオン結合**とは，陽イオンと陰イオンとの間での静電気力（クーロン力\*1）による結合である（図1）。
● 一般的に，電気陰性度\*2の差が大きい原子間ではイオン結合が形成されやすい。
● クーロン力には方向性がないため3次元的に力が働き，イオン結合は飽和されない。

**図1 Na⁺とCl⁻のイオン結合**

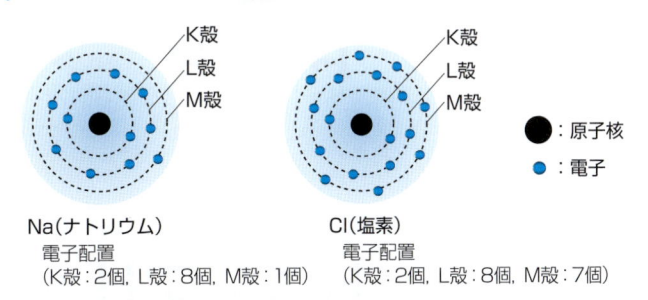

Na（ナトリウム）
電子配置
（K殻：2個, L殻：8個, M殻：1個）

Cl（塩素）
電子配置
（K殻：2個, L殻：8個, M殻：7個）

●：原子核
●：電子

Na原子とCl原子が出合うと，Na原子のM殻の電子がCl原子のM殻に移動し，Na⁺（Naイオン）とCl⁻（Clイオン）になる。

静電気力による結合

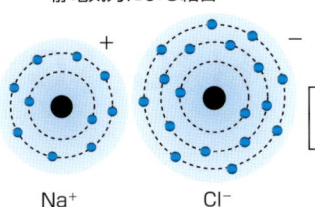

Na⁺, Cl⁻ともに最外殻電子数が8個であり，安定な電子配置である。

## 共有結合

● **共有結合**とは，**不対電子**\*3を有する2つの原子間において電子を共有することによって生じる結合である（図2）。
● 単結合，二重結合，三重結合がある（図3）。

生体物性材料工学

## 用語アラカルト

**\*4 電子殻**

原子内では，原子番号に等しい数の電子がいくつかの軌道に分かれて原子核のまわりを動いている。この電子の軌道を電子殻という。電子殻は，原子核に近い順にK殻，L殻，M殻，N殻，O殻，P殻，Q殻があり，そのエネルギー準位は原子核に近い電子殻ほど低い。

電子は，原則としてエネルギー準位の低いK殻から順に配置されていく。また，それぞれの電子殻に配置される電子の最大数は決まっており，例えばK殻では2個，L殻では8個，M殻では18個，N殻では32個である。

さらに，それぞれの電子殻における電子の軌道は，オービタルとよばれる軌道に分かれている。例えば，K殻には1s，L殻には2sおよび2p，M殻には3s，3pおよび3d，N殻には4s，4p，4dおよび4fのオービタルが存在する。

**図2 共有結合**

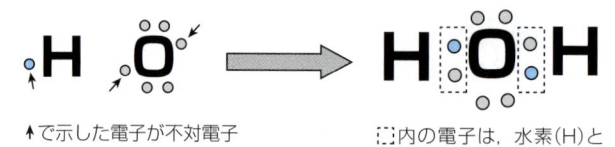

↑で示した電子が不対電子

☐内の電子は，水素(H)と酸素(O)で共有するようになる

これが **共有結合** である

**図3 共有結合の種類**

$CH_4$：メタン　単結合

$C_2H_4$：エチレン　二重結合

$C_2H_2$：アセチレン　三重結合

## 用語アラカルト

**＊5 自由電子**
金属原子の最外殻にある電子は，原子核の束縛から解放されやすいため特定の金属原子の軌道に固定されず，金属原子間を自由に動き回れる。この自由に動き回れる電子を自由電子という。

### 金属結合

● **金属結合**とは，**自由電子**＊5 を介した金属原子間の結合である（図4）。

**図4 金属結合**

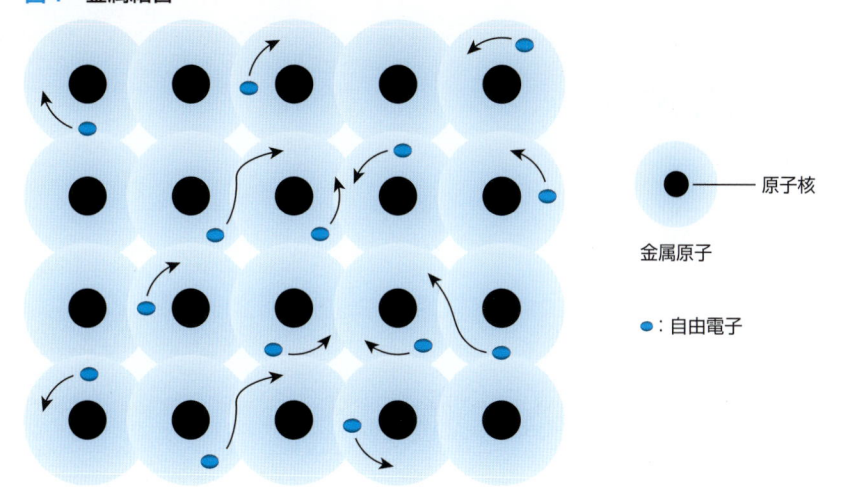

- ●：原子核（金属原子）
- ●：自由電子

### 水素結合

● 正の電荷を弱く帯びた水素が，周囲にある負の電荷を帯びた原子との間で生じる静電的相互作用による結合（図5）。

**図5 $H_2O$の水素結合**

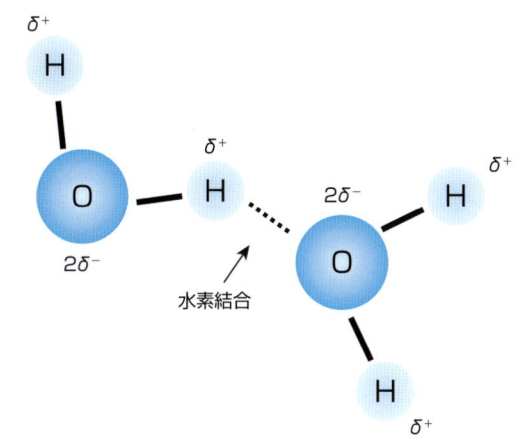

酸素(O)原子は水素原子(H)より電気陰性度が高いため，水素原子の電子を引き寄せる。
このためH原子は正の電荷($\delta^+$)を帯び，O原子は負の電荷($2\delta^-$)を帯びる。

### ファンデルワールス力

● 分子間に働く弱い力を**ファンデルワールス力**という。

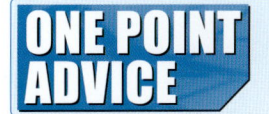

---

**ONE POINT ADVICE**

● 金属特有の性質（延性，展性など）は，自由電子に起因する。

生体物性材料工学

# Index 和文●欧文

## あ

アイントーベンの三角形……154
亜急性全身毒性試験……481
悪性腫瘍の検査……109
アクチンフィラメント……132
アシドーシス……183
アスパラギン酸アミノトランスフェラーゼ（AST）……106
アセチルコリン……189
アセンブリ言語……326
圧縮ファイル……339
圧力センサ……310
アデノシン二リン酸（ADP）……484
アデノシン5'-三リン酸（ATP）……66
アテロコラーゲン……495
アドレナリン……202
アナフィラキシーショック……483
アナログ通信……312
アナログ変調……314
アプリケーションソフト……327
アポトーシス……84, 241
アミノ酸……59
アラニンアミノトランスフェラーゼ（ALT）……106
アルカローシス……183
アルゴリズム……327
アルドース……56
アルブミン……74, 160
アルミナ……491
アレルギー……97, 486
──の検査……109
安全性テスト……478
安全率……381
アンチトロンビン……172
アンテナ……314
アンペールの力……252
安楽死……7

## い

胃……186
──抑制性ペプチド（GIP）……192
胃液……189
イーサーネット……331
イオン化……441
イオン結合……499
イオンチャネルによる物質輸送……472
イオンポンプ……472
イオン流……467
異化……65
胃回盲反射……188
異方性……433
閾値……122, 205
異型性……100
医師法……47
移植……97
移植片宿主反応（GVHD）……98
位相……264
──差……264
──偏移変調（PSK）……318
──変調（PM）……317
位置エネルギー……374
一次応答……229
一次止血……172
一次予防……24
胃腸死……450
胃直腸反射……188
一酸化炭素中毒……168
一酸化窒素……157

一般検査……105
一般廃棄物……42, 53
遺伝子……122
──検査……111
遺伝毒性試験……481
移動平均処理……344
イヌリン……178
医の倫理……2
イマジナリショート……298
イメージスキャナ（OCR）……320
医薬品……50
医用材料……474
──と生体との相互作用……483
──の基本条件……475
──の種類……489
医療安全管理……11
医療機器……50
医療事故……10
医療者の安全……12
医療の質……8
医療廃棄物……13
医療法……49
医療保険……36
陰極線管（CRT）……323
インシデント……10
インスリン……198, 202
──と糖尿病……203
インターネット接続サービス……329
インダクタンス……265
インタプリタ……326
咽頭……139, 185
院内感染対策……13
インバータ……280
インパルス応答……355
インパルス入力……354
インピーダンス……267
インフォームド・コンセント……4

## う

ウィーンの法則……453
ウイルス感染症の検査……110
ウィルソンの中心電極……155
上行路（脊髄視床路）……214
うず電流……254
うっ血……88
運動エネルギー……374
運動方程式……370

## え

栄養所要量……189
エイリアシング……341
疫学調査法……19
疫学の意義……18
液晶ディスプレイ（LCD）……323
液性免疫……96, 227
エキソサイトーシス……473
壊死……84, 486
エチレンオキサイドガス滅菌法……476
エネルギー……374
──代謝……66
エノコサイド……61
エミッタ接地増幅回路……295
エラスチン……433
エリスロポエチン……178
嚥下……188
演算増幅器……296
遠視……218
炎症……91, 483

──の経過……92
──の原因……91
──マーカーの検査……108
延伸ポリテトラフルオロエチレン……492
延性……489
エンタルピー……414
円電流……251
エンドサイトーシス……473

## お

横隔膜……134
黄体刺激ホルモン（LH）……199
嘔吐……186
応力……377
──緩和……434
──緩和現象……380, 383
──集中……381
──-ひずみ曲線……433
オートクレブ滅菌法……475
オーバーシュート……427
オームの法則……256
音の三要素……399
オプソニン作用……487
オペアンプ……296
オペレーティングシステム（OS）……325
音響インピーダンス……401, 438
音響特性……439
音速……438
温度センサ……310
温熱性発汗……454
音波……438

## か

外呼吸……140
介護保険……35
介在板……150
外側膝状体……217
回腸……186
解糖系……120
外部記憶装置……322
外分泌腺……197
ガウスの定理……246
蝸牛……219
核……116
核酸……62
──の生合成……120
──の代謝……191
拡散……465
角周波数……263
核小体……116
角度変調……315
過形成……85
加算回路……305
加算器……344
加算平均処理……344
可視光……463
下垂体後葉ホルモン……199
下垂体前葉ホルモン……199
ガス交換……143, 468
ガストリン……189, 192
ガスの運搬……143
化生……85
画像検査……113
仮想短絡……298
画像ファイルの種類……339
加速度……367
画素数……324
滑液……129

学校保健······29
活性化部分トロンボプラスチン時間
　(APTT)······106, 173
活動電位······122
カテコールアミン······195
過渡現象······277
　——の定量的解法······278
過渡状態······277
過分極······427
可変容量ダイオード······288
ガラクトース······57
体循環······156
体性感覚······222
体性神経系(SNS)······208
顆粒球······169
カルシトニン······201
ガレノスの5徴候······483
簡易メール転送プロトコル(SMTP)······332
眼球の構造······217
環境基準······43
環境作用······17
幹細胞······171
感作性試験······480
患者(症例)・対照研究······19
癌腫の組織型······100
含水炭素代謝障害······86
慣性の法則······369
関節······129
関節軟骨······129
間接電離放射線······442
汗腺······224
感染経路······93
　——別予防策······14
感染症······93
　——に関する法律(感染症法)······52
　——の3大要因······23
　——の検査······108
　——の届出······52
　——の予防対策······25
　——法に基づく分類······25
感染性廃棄物······13, 53
感染対策チーム······13
肝臓······187
　——の栄養血管······187
　——の機能······191
　——の機能血管······187
　——の組織······187
癌胎児性抗原(CEA)······101
眼底写真撮影検査······113
間脳······209
肝門脈······165
管路抵抗······390
緩和ケア······6

## き

キーゼルバッハの部位······139
記憶装置······321
気管······139
気管支······139
貴金属······490
奇形······102
器質化······85, 487
記述疫学······19
基準強さ······381
基礎代謝······191
　——率(BMR)······231
キチン······495
拮抗薬······77
基電流······429

キトサン······495
機能検査······112
機能性高分子······491
機能的残気量(FRC)······143
逆転写······120
キャッソンの式······436
キャパシタンス······265
キャビテーション······405
キャリアによる物質輸送······472
嗅覚······221
吸収線量······446
嗅神経······221
急性障害······450
急性全身毒性試験······481
急性被曝の影響······451
胸腔······140
凝固因子······172
凝固・線溶系検査······106
共振······271
　——曲線······271
　——条件······271
強制振動······376
胸部誘導······154
業務独占······46
共役複素数······266
共有結合······499
寄与危険度······19
極······359
極座標······266
虚血······88
虚数単位······266
拒絶反応······98
許容応力······381
キルヒホッフの法則······262
筋······132
　——組織······124
筋原線維······132
菌交代現象······94
筋細胞の種類と特徴······137
近視······218
均質性······420
筋収縮機構······136
金属結合······501
金属材料······489
金属疲労······489

## く

空腸······186
偶力······478
クーロンの法則······244, 250
クーロン力······245, 499
矩形波······277
駆出期······153
クプラ······219
グリア······205
クリアランス······178
クリープ······434
　——現象······380, 383
グリコーゲン······57, 191
グリコシド結合······58
クリニカル・パス······10
グルカゴン······202
グルコース······57
クレアチン······136
クレアチンキナーゼ(CK)······107
クロナキシー······429

## け

頸椎······129
経口適用······71
形質細胞······171
形状記憶合金······490
ゲイン······343
ゲージ圧······384
ゲートウェイ······332
劇物······54
血圧······152, 393
　——の調節······157
血液······167
　　　——・胎盤関門······74
　　　——・尿関門······176
　　　——のpH······182
　　　——・脳関門······74
　　　——の貯蔵······191
　　　——の流体特性······392
血液型······170
血液凝固······170, 172
　　　——因子······485
　　　——系カスケード······173
　　　——の阻止······172
血液形態······105
血液検査······105
血液適合性試験······481
結核······27
血管作動性腸管ペプチド(VIP)······192
血管透過性の亢進······225
血管内圧······160
血管の構造······149
血球数算定······105
血球成分······166, 168
月経······233
結合組織······124
血行力学······160
　　　——の公式······159
血色素······168
血漿······167
　　　——浸透圧······126
血小板······170, 172
　　　——凝固反応······485
　　　——凝集······486
　　　——数(PLT)······105
　　　——反応······484
血清······167
血栓症······88
血中尿素窒素(BUN)······106
結腸ヒモ······187
血餅······167
ケトース······57
解毒作用······191
下痢······186
ケルビンモデル······435
ケルススの4徴候······483
健康······81
　　　——の定義······17
健康食品······50
健康診断······29, 32
健康増進対策······32
健康増進法······51
健康日本21······32
減算回路······304
減衰······439, 457
　　　——振動······376
　　　——特性······402
減数分裂······122
検体検査······104

## こ

- 高圧蒸気滅菌法 475
- 広域ネットワーク (WAN) 330
- 好塩基球 169
- 公害 43
  - ——発生地域 43
- 光化学オキシダント 43
- 睾丸 236
- 交感神経 195
- 合金 490
- 口腔 185
  - ——内適用 71
- 高血圧症 90
- 抗原抗体反応 227
- 膠原線維 124
- 抗原提示 227
- 抗コリン薬 189
- 交差適合試験 109
- 好酸球 169
- 膠質浸透圧 126, 160, 167
- 鉱質コルチコイド 201
- 公衆衛生の概念 17
- 高周波 261, 431
- 甲状腺 200
  - ——刺激ホルモン (TSH) 199
  - ——刺激ホルモン放出ホルモン (TRH) 200
  - ——ホルモン 200
- 高水準言語 326
- 合成インピーダンス 267
- 合成高分子材料 491
- 合成高分子の構造式 494
- 合成抵抗 256
- 合成バネ定数 375
- 酵素 65
  - ——反応 65
- 梗塞 89
- 高速フーリエ変換 (FFT) 343
- 後天性免疫不全症候群 (AIDS) 98
- 喉頭 139
  - ——筋群 139
  - ——隆起 138
- 構内ネットワーク (LAN) 330
- 高尿酸血症 191
  - ——に関する検査 107
- 降伏電圧 287
- 高分子材料 491
- 抗利尿ホルモン (ADH) 199
- 交流回路 264
- 交流電動機 283
- 交流電力 270
- 交流発電機 282
- ゴールドバーガーの誘導 155
- 小型計算機システムインタフェース (SCSI) 324
- 呼吸 138
  - ——運動 142
  - ——中枢 145
  - ——の調節 145
- 呼吸器の構造 138
- 国民医療費 36
- 国民健康・栄養調査 32, 51
- 鼓室 219
- 個人情報保護法 16
- 骨 127
  - ——の形状 127
  - ——の構造 127
  - ——の生理機能 128
  - ——の発生 127
- 骨格筋 132
  - ——の収縮 136
  - ——の特徴 133
- 骨髄死 450
- 骨盤 130
- コドン 120
- コバルトクロム合金 489
- コホート研究 19
- コラーゲン 433, 495
- ゴルジ装置 118
- コレシストキニン 192
- コレステロール 61, 191
- コロトコフ音 158
- コロニー 480
- コンダクタンス 261, 269
- コンデンサ 248
  - ——の容量と比誘電率 247
- コンバータ 281
- コンパイラ 326
- コンピュータ 320
  - ——ネットワークの伝送路 328
- 根本原因解析 (RCA) 11

## さ

- サーボモータ 284
- サーミスタ 310
- 細気管支 140
- 催奇形因子 102
- 催奇形性試験 482
- 細菌検査 110
- 細菌性食中毒 45
- 再生工学 497
- 最大吸気量 (IC) 143
- 再分極 427
- 細胞 114
  - ——の形と大きさ 119
  - ——の機能 119
  - ——の増殖 122
  - ——の電気回路モデル 423
  - ——の放射線感受性 450
- 細胞外マトリックス 432
- 細胞周期 122
- 細胞性免疫 97, 227
  - ——機能検査 108
- 細胞毒性試験 480
- 細胞内小器官 118
- 細胞膜 114
  - ——の構造 115
  - ——のモデル化 422
  - ——を介する輸送 473
- サイリスタ 309
- 材料力学 377
- サセプタンス 269
- 差動増幅回路 304
- 差動増幅器 303
- 差分位相偏移変調 (DPSK) 318
- 作用・反作用 369
- 作用薬 77
- 酸・塩基平衡 182
  - ——の反応 182
- 産業廃棄物 42, 53
- 産業保健 29
- 残気量 (RV) 143
- 三重結合 499
- 算術論理演算装置 (ALU) 321
- 三次予防 24
- 酸素 468
- 三層性胚盤 239
- 酸素解離曲線 143
- 酸素分圧 145
- サンプリング 341
- 散乱 457
- 残留応力 383

## し

- 磁界 249
- 紫外線 462
  - ——の眼球に対する作用 463
- 視覚 217
- 磁気記憶装置 323
- 磁気共鳴画像 (MRI) 検査 113
- 磁気現象 430
- 色素代謝障害 87
- 子宮 234
- 糸球体 175
  - ——における濾過 470
  - ——濾過バリア 176
  - ——濾過量 (GFR) 178
- 死腔 142
- シグマ効果 392
- 刺激性試験 480
- 刺激伝導系 150
- 自己相関関数 344
- 自己免疫疾患 97
  - ——の検査 108
- 支持組織 124
- 脂質 61
  - ——2重層 471
  - ——に関する検査 106
- 脂質代謝 191
  - ——障害 86
- 磁石 249
- 四肢誘導 154
- 視床下部 200
- 視神経乳頭 217
- システム 346
- 磁性体 250
- 耳石 219
- 下気道 139
- 下行路（錐体路） 214
- シックハウス 42
- 実効線量 447
  - ——の計算 448
- 実効値 264
- 質点 369
- 疾病発生 17
- 質量作用の法則 182
- 時定数 277
- シナプス 136, 206
- 時分割多重 (TDM) 319
- 脂肪酸 61
- 死亡統計 21
- 社会福祉 35
- 社会保障 35
- 斜角筋隙 133
- 射精 239
- 遮断角周波数 275
- 遮断周波数 275
- 縦隔 140
- 周期 263
  - ——検出 344
- 住居 42
- 絨毛性性腺刺激ホルモン (hCG) 240
- 充血 88
- 集軸効果 392
- 終生免疫 229
- 自由電荷 246
- 自由電子 501

| | | |
|---|---|---|
| 終動脈 | 156 | |
| 十二指腸 | 186 | |
| 周波数 | 263 | |
| ──応答 | 356 | |
| ──伝達係数 | 274 | |
| ──特性図 | 271 | |
| ──分割多重（FDM） | 319 | |
| ──分散特性 | 424 | |
| ──偏移変調（FSK） | 318 | |
| ──変調（FM） | 316 | |
| ──変調指数 | 316 | |
| 絨毛性性腺刺激ホルモン | 240 | |
| ジュールの法則 | 258 | |
| 受精 | 238 | |
| 出血 | 89 | |
| 出力装置 | 323 | |
| 受動特性 | 421 | |
| 受動免疫 | 229 | |
| 受動輸送 | 116 | |
| ジュネーブ宣言 | 2 | |
| 守秘義務 | 6, 46 | |
| 腫瘍 | 98 | |
| ──の構成成分 | 99 | |
| ──の定義 | 99 | |
| ──の分類 | 99 | |
| ──マーカー | 101 | |
| 循環器系 | 148 | |
| 循環障害 | 87 | |
| 瞬時値 | 264 | |
| 消化 | 184 | |
| ──管の運動 | 188 | |
| ──管ホルモン | 192 | |
| ──器の構造 | 185 | |
| 上気道 | 139 | |
| 蒸散 | 454 | |
| 照射線量 | 446 | |
| 小腸 | 186 | |
| 消毒 | 39 | |
| 小脳 | 210 | |
| ──核 | 210 | |
| 上皮組織 | 124 | |
| 情報開示 | 8 | |
| 小胞体 | 118 | |
| 情報表現 | 337 | |
| 静脈 | 149 | |
| 消滅放射線 | 443 | |
| 職業病 | 30, 41 | |
| 食中毒 | 45 | |
| 食道 | 186 | |
| ──の生理的狭窄部 | 186 | |
| 食品衛生法 | 45 | |
| 食品の安全性 | 45 | |
| 女性生殖器 | 232 | |
| ショック | 90, 483 | |
| ショットキーバリアダイオード | 288 | |
| シリコン制御整流素子（SCR） | 310 | |
| 自律神経 | 195 | |
| 磁力線 | 250 | |
| シルク | 495 | |
| ジルコニア | 491 | |
| 心音 | 151 | |
| 心機図 | 151 | |
| 腎機能に関する検査 | 107 | |
| 真菌検査 | 110 | |
| 心筋梗塞 | 149 | |
| 心筋の収縮 | 137 | |
| 腎クリアランス | 178 | |
| 神経筋接合部 | 136 | |
| 神経叢 | 216 | |
| 神経系（ANS） | 208 | |
| 神経線維 | 206 | |
| 神経組織 | 124 | |
| 神経伝達物質 | 205, 216 | |
| 神経の興奮 | 208 | |
| 神経パルス | 428 | |
| 神経分泌 | 199 | |
| 腎血漿流量（RPF） | 178 | |
| 信号 | 311 | |
| 人工循環 | 161 | |
| 信号処理 | 341 | |
| 人口静態統計 | 20 | |
| 人工多能性幹細胞 | 498 | |
| 人口動態統計 | 21 | |
| 心室 | 148 | |
| 心周期 | 151 | |
| 進数変換 | 335 | |
| 靱性 | 490 | |
| 真性半導体 | 285 | |
| 心臓 | 148 | |
| ──における血液の流れ | 150 | |
| ──の収縮 | 150 | |
| 腎臓 | 174 | |
| ──における物質移動 | 470 | |
| シンチグラフィ | 113 | |
| 心電図 | 151 | |
| 浸透 | 467 | |
| 振動 | 41 | |
| 浸透圧 | 126, 463 | |
| 心肺蘇生法（ABC） | 156 | |
| 心拍出量 | 153 | |
| 振幅 | 263 | |
| ──偏移変調（ASK） | 318 | |
| ──変調（AM） | 314 | |
| 心房 | 148 | |
| 心房性ナトリウム利尿ペプチド | 157 | |

## す

| | |
|---|---|
| 膵液 | 190 |
| 水質基準 | 40 |
| 水腫 | 89 |
| 髄鞘 | 206 |
| 膵消化酵素 | 193 |
| 水晶発振回路 | 312 |
| スイスチーズモデル | 11 |
| 膵臓 | 187, 202 |
| ──の機能 | 193 |
| 水素結合 | 62, 501 |
| 錐体 | 217 |
| 数学モデル | 347 |
| スカルパの三角 | 135 |
| スクロース | 57 |
| スタンダード・プリコーション | 14 |
| ステップ応答 | 354 |
| ステップ入力 | 354 |
| ステファン・ボルツマンの法則 | 413, 453 |
| ステロイドホルモン | 61 |
| ステンレス鋼 | 489 |
| スパイログラム | 142 |
| スパイロメーター | 142 |
| スライス回路 | 291 |
| ずり応力 | 388 |
| ずり速度 | 388 |
| スルーレート | 302 |

## せ

| | |
|---|---|
| 精液検査 | 105 |
| 生活環境 | 36 |
| 生活習慣病 | 33 |
| 制御装置（CU） | 321 |
| 正弦波電流 | 263 |
| 静止電位 | 122, 427 |
| 精子発生 | 237 |
| 生殖管の分化 | 239 |
| 精神保健 | 28 |
| ──反射 | 210, 213 |
| 精巣 | 236 |
| 生体活性セラミックス | 490 |
| 生体吸収材料 | 497 |
| 生体磁気現象 | 430 |
| 生体色素 | 65 |
| ──の吸収スペクトル | 461 |
| 生体適合性 | 474 |
| 生体内分解性試験 | 482 |
| 生体不活性セラミックス | 490 |
| 生体物性 | 421 |
| 生体弁 | 496 |
| 成長 | 241 |
| 成長ホルモン（GH） | 199 |
| ──放出ホルモン（GRH） | 200 |
| ──抑制ホルモン（GIH） | 200 |
| 静電エネルギー | 248 |
| 静電界 | 247 |
| 静電気力 | 499 |
| 静電シールド | 247 |
| 静電誘導 | 247 |
| 静電容量 | 247 |
| 制動X線 | 445 |
| 正のフィードバック機構 | 203 |
| 生物学的効果比（RBE） | 447 |
| 生物学的試験 | 479 |
| 生物学的半減期 | 76 |
| 性ホルモン | 201, 203, 237, 241 |
| 生命科学 | 3 |
| 生理検査 | 112 |
| 世界保健機関（WHO） | 6, 17 |
| セカンド・オピニオン | 5 |
| 咳 | 139 |
| 赤外線 | 463 |
| 脊髄 | 210 |
| 積分回路 | 277, 307 |
| 積分制御器 | 364 |
| 積分要素 | 350 |
| セキュリティ | 333 |
| セグメント化ポリウレタン | 493 |
| セクレチン | 192 |
| 舌 | 185 |
| 絶縁体 | 246 |
| 赤筋 | 132 |
| 赤血球 | 168, 463 |
| ──数（RBC） | 105 |
| 接合型FET（J-FET） | 292 |
| 絶対圧 | 384 |
| 絶対温度 | 408 |
| 絶対値 | 266 |
| 絶対零度 | 408 |
| ゼラチン | 495 |
| セルロース | 57, 495 |
| セロトニン | 484 |
| 線エネルギー付与（LET） | 442 |
| 全か無かの法則 | 122, 205 |
| 線形性 | 420 |
| センサ | 310 |
| 穿刺液検査 | 105 |
| 染色体 | 116, 122 |
| ──異常 | 103 |
| 全身被曝 | 450 |
| 腺組織 | 124 |
| せん断応力 | 377 |

| | |
|---|---|
| せん断ひずみ | 377 |
| 先天異常 | 102 |
| 蠕動運動 | 188 |
| 全肺気量(TLC) | 143 |
| 全波整流回路 | 290 |
| 線膨張 | 414 |
| 線溶 | 172 |
| 前立腺 | 176 |
| ──肥大 | 237 |

## そ

| | |
|---|---|
| 騒音 | 41 |
| 臓器提供意思カード | 55 |
| 臓器の移植に関する法律(臓器移植法) | 55 |
| 双極誘導 | 154 |
| 造血機構 | 171 |
| 相互誘導 | 281 |
| 創傷治癒 | 85, 486 |
| 相対危険度 | 19 |
| 増幅度 | 274 |
| 層流 | 386 |
| 塞栓症 | 88 |
| 速度 | 367 |
| 束縛運動 | 370 |
| 束縛電荷 | 246 |
| 鼠径管 | 135 |
| 鼠径靱帯 | 135 |
| 組織 | 124 |
| ──荷重係数 | 448 |
| 塑性 | 490 |
| 措置入院 | 28 |
| ソマトスタチン | 202 |
| ソレノイド | 251 |
| 尊厳死 | 7 |

## た

| | |
|---|---|
| 第1相反応 | 75 |
| 第2相反応 | 75 |
| 体液 | 125 |
| ──の調節 | 181 |
| ダイオード | 287 |
| 体温 | 230 |
| ──調節 | 230 |
| ──の変化 | 455 |
| 大気 | 38 |
| 胎児循環 | 161 |
| 代謝 | 65, 74 |
| ──障害 | 85 |
| ──水 | 181 |
| 大十二指腸乳頭 | 186 |
| 体循環 | 164, 165 |
| 大食細胞 | 225 |
| 体性幹細胞 | 498 |
| 体積膨張 | 414 |
| 大腿三角 | 135 |
| 大腸 | 186 |
| 体内動態 | 73 |
| 体内被曝 | 451 |
| 大脳 | 208 |
| ──基底核 | 209 |
| ──の機能局在 | 211 |
| 胎盤 | 239 |
| 対流 | 412, 454, 465 |
| 唾液 | 189 |
| 多重化装置(MUX) | 319 |
| 脱水 | 181 |
| ──現象 | 463 |
| 脱分極 | 427 |

| | |
|---|---|
| 縦波 | 397 |
| 痰 | 139 |
| 単極誘導 | 154 |
| 単結合 | 499 |
| 胆汁 | 187, 191 |
| ──酸 | 61 |
| 単振動 | 376 |
| 炭水化物 | 56 |
| 弾性 | 489 |
| ──エネルギー | 374 |
| ──線維 | 124 |
| ──波速度 | 406 |
| ──要素 | 382 |
| ──余効現象 | 380 |
| 男性生殖器 | 236 |
| 担体 | 471 |
| 単糖の構造 | 58 |
| 単糖類 | 190 |
| 断熱変化 | 416 |
| 胆囊 | 187 |
| タンパク質 | 59 |
| ──に関する検査 | 106 |
| ──の合成 | 120 |
| ──の種類 | 59 |
| ──の変性 | 475 |
| タンパク質代謝 | 191 |
| ──障害 | 86 |
| 単量体 | 491 |

## ち

| | |
|---|---|
| 地域医療支援病院 | 49 |
| チーム医療 | 15 |
| 力の合成 | 366, 378 |
| 力のつり合い | 373 |
| 力の分解 | 366 |
| チタン | 489 |
| ──合金 | 489 |
| チトクロムP450 | 74 |
| 中央処理装置(CPU) | 320 |
| 注射 | 71 |
| 中心小体 | 118 |
| 中枢神経系(CNS) | 208 |
| 中枢神経死 | 450 |
| 中性子線 | 443 |
| 中性脂肪 | 61 |
| ──の構造 | 62 |
| 腸液 | 190 |
| 超音波 | 438 |
| ──検査 | 113 |
| 聴覚 | 219 |
| 腸管出血性大腸菌 | 45 |
| 直接電離放射線 | 442 |
| 直腸 | 186 |
| ──内適用 | 72 |
| 直並列接続 | 257 |
| 直流回路 | 256 |
| 直流電源 | 257 |
| 直流電動機 | 283 |
| 直流発電機 | 282 |
| 直列接続 | 257 |
| 直角位相振幅変調(QAM) | 319 |
| 治療薬血中濃度モニタリング(TDM) | 76 |
| チレンオキサイドガス(EOG) | 476 |
| 鎮痛薬 | 6 |

## つ

| | |
|---|---|
| 通信 | 311 |
| ──理論 | 311 |

| | |
|---|---|
| ツェナー電圧 | 287 |

## て

| | |
|---|---|
| 定期予防接種 | 27 |
| 抵抗 | 256 |
| ──率 | 261 |
| 低周波 | 261, 431 |
| 定常状態 | 262 |
| 定常波 | 400 |
| 定電流ダイオード(CRD) | 288 |
| データ圧縮 | 339 |
| デジタル化 | 343 |
| デジタル加入者線(DSL) | 330 |
| デジタル信号 | 341 |
| デジタル総合サービス網(ISDN) | 330 |
| デジタル通信 | 312, 317 |
| デジタルフィルタ | 343 |
| デジタル変調 | 314 |
| デジタルマルチメータ | 259 |
| テスタ | 259 |
| テフロン® | 492 |
| 電圧 | 257 |
| ──計 | 259 |
| 電位 | 257 |
| 電荷 | 244, 246 |
| ──保存則 | 245 |
| 電界 | 244 |
| ──効果トランジスタ(FET) | 292 |
| 電気陰性度 | 499 |
| 電気力線 | 246 |
| 電磁界 | 431 |
| 電子殻 | 500 |
| 点磁極 | 250 |
| 電子計算機 | 320 |
| 電磁シールド | 254 |
| 電子線 | 443 |
| ──滅菌法 | 477 |
| 電子伝達系 | 119 |
| 電磁波 | 255, 431 |
| ──の速度 | 255, 459 |
| 転写 | 120 |
| 電磁誘導 | 253 |
| 電磁力 | 252 |
| 展性 | 489 |
| 伝送制御プロトコル(TCP) | 331 |
| 伝達関数 | 347 |
| ──の合成 | 353 |
| 点対点方式(PtoP) | 331 |
| 点電荷 | 245 |
| 電動機 | 282 |
| 伝導率 | 261 |
| 伝熱 | 412 |
| 天然高分子 | 495 |
| ──の構造式 | 496 |
| 電波 | 312 |
| デンプン | 57 |
| 電離 | 441 |
| ──作用 | 477 |
| 電流 | 256 |
| ──計 | 258 |
| ──密度 | 261 |
| 電力 | 258 |
| ──量 | 258 |

## と

| | |
|---|---|
| 等温変化 | 416 |
| 等圧変化 | 415 |
| 同化 | 65 |

等価回路　262
等価線量　446
等方性　420
糖原病　86
糖質　56
　──コルチコイド　201
　──に関する検査　106
同相信号除去比(CMRR)　304
等積変化　415
等速円運動　371
導体　246
糖代謝　191
導電性　489
導電率　424
糖尿病　33, 86
動脈　149
等容性拡張期　153
等容性収縮期　153
特異的生体防御機構　227
特性X線　444
特定機能病院　49
特定健康診査　33
特定保健指導　33
毒物　54
　──及び劇物取締法(毒劇法)　54
特別管理廃棄物　42
ドップラー効果　403
ド・モルガンの法則　340
トランジスタ　292
　──の静特性　294
トランスポーター　472
トリアシルグリセロール　61
努力肺活量(FVC)　143
トロンビン・アンチトロンビンⅢ複合体 (TAT)　106
トロンボテスト(TT)　106
トロンボポエチン　170
トロンボモジュリン　172
貪食機能亢進作用　487

## な

ナイキストの標本化周波数　341
内呼吸　140
内耳の構造　219
内臓感覚　222
内尿道括約筋　176
内部抵抗　258
内分泌腺　197
ナチュラルキラー(NK)細胞　227

## に

二位相偏移変調(BPSK)　318
肉芽組織　486
二酸化炭素　468
　──分圧　145
二次応答　229
二次止血　172
二次性徴　241
二重結合　499
二次予防　24
二糖類　190
ニモニックコード　326
乳酸脱水素酵素(LD)　106
入射　457
入出力インターフェース　324
乳腺刺激ホルモン(PRL)　199
ニュートンの運動法則　369
ニュートンの粘性法則　388

ニュートン流体　392
乳び槽　163
ニューロン　205
尿　174
　──検査　105
　──生成のメカニズム　176
　──の異常　180
　──の貯蔵　180
尿管　176
　──の生理的狭窄部　176
尿細管　176
　──における再吸収　470
尿酸　191
尿素　191

## ぬ

ヌクレオチド　62
　──の構成成分　63
　──の構造　63

## ね

ネイピア数　277
熱画像検査　113
熱機関のサイクル　417
熱産生　452
熱傷　455
熱中症　231
熱伝導　412, 454
ネットワーク　328
　──接続機器　332
熱の伝達　453
熱の放散　453
熱輻射　453
熱膨張　414
熱力学第一法則　413
熱力学第二法則　414
熱量　411
　──保存則　411
ネフロン　175
粘性係数　388
粘性要素　382
粘弾性　434
　──体　382

## の

脳下垂体　199
脳幹　209
脳関門(BBB)　74
脳室　208
脳脊髄液　208
　──検査　105
能動特性　421
能動免疫　229
能動輸送　116
ノルアドレナリン　202
ノロウイルス　45

## は

歯　185
ハーゲン・ポアズイユの式　159
ハーゲン・ポアゼイユの法則　390
ハードウェア　320
ハードディスク装置　323
肺　140
　──活量(VC)　143
　──コンプライアンス　146

　──循環　145, 156
肺胞　140
　──上皮細胞　141
バイアス回路　294
バイオアベイラビリティ　73
バイオセラミックス　490
バイオハザードマーク　53
廃棄物処理　42
　──法　53
胚性幹細胞　498
排泄　75
バイト　337
ハイドロキシアパタイト　491
排尿障害　180
灰白質　209
ハイパスフィルタ　273, 275, 276
バイポーラトランジスタ　292
　──の静特性　294
倍率器　259
パイロライトカーボン　490
ハインリッヒの法則　10
測温抵抗体　310
白質　209
パケット通信　330
播種性血管内凝固症候群(DIC)　88
パスカルの原理　384
波長分割多重(WDM)　319
発がん性試験　482
白筋　132
白血球　168
　──数(WBC)　105
発光ダイオード(LED)　288
発振回路　312
発電機　282
発熱　231
　──性試験　481
バッファ　301
波動の式　398
ハブ　332
ハムストリングス　135
ハムフィルタ　344
パラアミノ馬尿酸　178
パリティチェック　338
パルス位置変調(PPM)　317
パルス振幅変調(PAM)　317
パルス幅変調(PWM)　317
パルス符号変調(PCM)　318
　──方式　343
パルス変調　317
半減期　448, 451
瘢痕組織　486
反射　133
搬送波感知多重アクセス/衝突検出方式(CSMA/CD)　331
反転増幅器　299
半導体記憶装置　321
バンドエリミネイトフィルタ　273
バンドパスフィルタ　273, 275
半波整流回路　289
晩発障害　451

## ひ

非圧縮性　434
ビア・ランバートの法則　458
ヒアルロン酸　495
ピーククリップ回路　290
ピエゾ素子　310
比較器　297
皮下脂肪　224

光記憶装置……323
光センサ……310
光のエネルギー……458
光の速度……459
光ファイバ……313
非観血的血圧測定法……158
鼻腔……139
微小循環……160
皮静脈……165
ヒスタミン……484
ヒステリシス……434
ひずみ……377
微生物検査……110
皮相電力……270
肥大……84
非対称デジタル加入者線(ADSL)……330
ビタミン……66
　　──D……178
　　──の過剰症……67
　　──の欠乏症……67
　　──の分類……67
必須アミノ酸……59
必須脂肪酸……61
ビット……311, 337
非特異的生体防御機構……225
非ニュートン流体……393, 436
泌尿器系……174
被曝……451
非反転増幅器……300
非必須アミノ酸……59
皮膚……224
　　──の機能……225
　　──の構造……224
微分回路……277, 308
微分制御器……364
微分要素……350
被包化……487
ヒヤリハット事例……10
比誘電率……247
病因……81
病院機能の評価……9
病気……81
　　──の種類……82
標準予防策……14
表皮……224
　　──効果……254
標本化……341
表面張力……141
病理学……81
病理検査……110
ビリルビン……191, 461
鼻涙管……139
比例制御器……363
比例要素……349
貧血……168

## ふ

ファーレウス-リンドクヴィスト
　効果……437
ファイヤウォール……333
ファイル転送プロトコル(FTP)……332
ファラデーの電磁誘導の法則……253
ファンデルワールス力……501
フィードバック制御……360
　　──系の特徴……361
フィードフォワード制御系……362
フィブリノゲン……172
フィブリン分解産物(FDP)……106
フィルタ……273

　　──の周波数特性……275
ブール演算……339
フール・プルーフ……11
フェイル・セーフ……11
不応期……427
フォークトモデル……382, 434
フォトカプラ……309
フォン・ウィルブランド因子(vWF)……484
負荷線……295
不感蒸泄……181, 454
負帰還……298
不規則性抗体スクリーニング……110
腹腔……188
副交感神経……195
副甲状腺……201
副資材……478
副腎……201
　　──髄質ホルモン……202
　　──皮質刺激ホルモン(ACTH)……199
　　──皮質刺激ホルモン放出ホルモン
　　　　(CRH)……200
複製……120
複素アドミタンス……269
複素数……266
複素電圧……267
複素電力……270
複素平面……266
復調……313
フグ毒……45
副鼻腔……139
腹膜……188
符号化……312
符号分割多重(CDMA)……319
浮腫……181
腐食……489
不対電子……499
フックの法則……378
物性試験……478
不動態……490
プライバシーの尊重……6
ブラジキニン……484
プラズマ球……171
プラズマ蒸散……464
プラズマディスプレイパネル(PDP)……323
プラスミン……172
　　──・プラスミンインヒビター
　　　　複合体(PIC)……106
プラセボ効果……79
プラチナバンド……313
ブリッジ……332
ブリッジ回路……260
フルクトース……57
フレミング左手の法則……252
フローチャート……327
プログラミング……327
　　──言語……326
ブロック線図……352
プロトロンビン……172
　　──時間(PT)……106, 173
プロリン……59
分圧の法則……256, 409
分化度……100
分極……248
分析疫学……19
分節運動……188
分娩……240
分流器……258
分流の法則……256

## へ

平滑筋……137
平均血圧……393
平均赤血球ヘモグロビン濃度
　(MCHC)……105
平均赤血球ヘモグロビン量(MCH)……105
平均赤血球容積(MCV)……105
平衡覚……219
平衡条件……260
並列接続……257
ヘーリング・ブロイウェル反射……145
壁細胞……186
ベクトル線図……356
ヘパプラスチンテスト(HPT)……106
ヘパリン……172
ペプシン……186
ペプチド結合……59, 60
ヘマトクリット値(Ht)……105
ヘム……65
ヘモグロビン……105, 168, 461
ヘルシンキ宣言……3
ベルヌーイの定理……387
変圧器……281
変位……367
辺縁系……208
偏角……266
変換器……281
便検査……105
変性……84
ヘンダーソン・ハッセルバルヒの式……182
変調……313
　　──方式……314
便秘……186
ヘンリーの法則……410

## ほ

ポアソン比……377
ボイル・シャルルの法則……407
方形波……277
抱合……75
膀胱……176
傍糸球体装置(JGA)……176
放射線……41
　　──感受性……450
　　──の分類……442
　　──補正荷重係数……447
放射能……446
放出ホルモン(RH)……200
紡錘体……122
放送……311
放物線運動……368
ボーア効果……144
ボード線図……357
保健師助産師看護師法(保助看法)……48
保健指導……51
補酵素……65
母子保健……28
保守点検の外部委託……49
補体……487
骨……127
　　──の形状……127
　　──の構造……127
　　──の生理機能……128
　　──の発生……127
ポリアミド……493
ポリエチレン……491
ポリエチレンテレフタレート……492
ポリ塩化ビニル……492

ポリグルコール酸……………………493
ポリスルフォン………………………492
ポリ乳酸………………………………493
ポリプロピレン………………………491
ポリペプチド…………………………60
ポリメタクリル酸メチル……………492
ホルモン………………………………197
　――の検査………………………107
　――の作用機序…………………197
　――の生理作用…………………198
　――の調節………………………198

## ま

埋植試験………………………………481
膜タンパク質…………………………471
マクロファージ…………………96, 225
マックスウェルモデル…………382, 434
末梢神経系(PNS)………………208, 215
マニフェストシステム………………53
マルチレンジ電圧計…………………259
マルトース……………………………57
慢性炎症………………………………92

## み

ミオグロビン…………………………461
ミオシンフィラメント………………132
味覚……………………………………221
水…………………………………39, 460
　――・電解質の検査……………107
ミトコンドリア………………………118
ミネラルの過剰症……………………69
ミネラルの欠乏症……………………68
ミネラルの分類………………………67
耳………………………………………219
脈波伝搬速度(PWV)…………………395
脈拍……………………………………158
味蕾……………………………………221

## む

無機材料………………………………490
無機物代謝障害………………………86
無菌試験………………………………482
無菌性保証水準………………………482
無効電力………………………………270
無髄神経………………………………428
無線通信………………………………313

## め

名称独占………………………………46
メーンズ・コルテヴェークの式……395
メタボリックシンドローム…………86
メチシリン耐性黄色ブドウ球菌
　(MRSA)……………………………111
滅菌……………………………475, 477
メモリ…………………………………321
メラニン………………………………461
免疫異常………………………………95
免疫グロブリン………………………228
　――・補体の検査………………108
免疫血清検査…………………………107
免疫不全症候群………………………98

## も

毛細血管………………………………149
網状赤血球(Ret)………………………105

盲腸……………………………………186
網膜……………………………………217
網様体…………………………………209
モーメント……………………………372
　――のつり合い…………………373
モールス信号…………………………311
文字コード……………………………338
文字表現………………………………338
モデム…………………………………329
モノマー………………………………491
門脈……………………………………156

## や

薬事法…………………………………50
薬物受容体……………………………77
薬物代謝酵素…………………………74
薬物伝達システム(DDS)……………491
薬物の効果……………………………77
薬物の体内動態………………………73
薬物の適用経路………………………70
薬物の排泄……………………………75
薬物の臨床試験………………………80
薬効を規定する因子…………………78

## ゆ

有機EL…………………………………323
有効電力………………………………270
ユーザインタフェース………………328
有糸分裂………………………………122
有髄神経………………………………428
有線通信………………………………312
誘電体…………………………………246
誘電率…………………………………424
誘導体…………………………………56
誘導電動機……………………………283
誘導リアクタンス……………………265
輸血・移植検査………………………109
輸送……………………………………114

## よ

溶血……………………………………487
　――現象…………………………463
溶出物試験……………………………478
用量反応曲線…………………………78
容量リアクタンス……………………265
抑制ホルモン(IH)……………………200
横波……………………………………397
ヨドプシン……………………………461
予備吸気量(IRV)………………………143
予備呼気量(ERV)………………………143
予防医学………………………………24
四位相偏移変調(QPSK)………………318

## ら

ラインスキャナ(OMR)………………320
ラクトース……………………………57
ラプラスの式…………………………141
ラプラス変換…………………………347
　――の定義と変換法……………348
ランヴィエ絞輪………………………428
卵管……………………………………234
ランゲルハンス島………………193, 202
卵巣……………………………………233
卵胞……………………………………234
　――刺激ホルモン(FSH)………199
乱流……………………………………386

## り

力学的エネルギー……………………374
　――保存則………………………374
力率……………………………………270
リスボン宣言…………………………3
理想気体の状態方程式………………408
立毛筋…………………………………224
利得……………………………274, 343
リピータ………………………………332
リボソーム………………………118, 121
リミッタ回路…………………………291
リムーバブルメディア………………322
流体力学………………………………384
量子化……………………………341, 343
リン脂質………………………………61
臨床化学検査…………………………106
臨床検査………………………………104
臨床工学技士の業務…………………46
臨床工学技士法………………………46
　――施行規則……………………46
リンパ管………………………………162
リンパ球混合培養法(MLC)…………110
リンパ細胞傷害試験(LCT)…………110
リンパ節………………………………162
リンパの循環…………………………163

## る

ルータ…………………………………332

## れ

レイノルズ数……………………159, 391
レーザー………………………………464
レニン…………………………………178
連銭……………………………………437
連続の式………………………………386
レンズの法則…………………………253

## ろ

老化……………………………………241
老人保健………………………………29
労働者災害補償法(労災法)…………29
ローパスフィルタ………273, 275, 276
ローレンツ力…………………………253
濾過……………………………………466
濾過率(FF)……………………………178
ロドプシン……………………………461
論理演算………………………………339

## わ

ワード…………………………………337
ワルダイエルの咽頭輪………………185

## A

ABO血液型··········170
　──検査··········109
acquired immunodeficiency syndrome (AIDS)··········98
action potential··········122
activated partial thromboplastin time (APTT)··········106
adenosine diphosphate (ADP)··········484
adenosine 5'-triphosphate (ATP)··········66
　──産生··········119
ADME··········76
adrenal gland··········201
adrenocorticotropic hormone (ACTH)··········199
AD変換··········341
alanine aminotransferase (ALT)··········106
amplitude modulation (AM)··········314
amplitude shift keying (ASK)··········318
angle modulation··········315
antidiuretic hormone (ADH)··········199
antigen-presentation··········227
apoptosis··········241
arithmetic and logic unit (ALU)··········321
asparate aminotransferase (AST)··········106
asymmetric digital subscriber line (ADSL)··········330
atrial natriuretic peptide··········157
autonomic nervous system (ANS)··········208
$aV_R$··········155

## B

basal metabolic ratio (BMR)··········231
binary coded decimal code··········337
binary phase-shift keying (BPSK)··········318
bitmap (BMP)··········339
blood brain barrier (BBB)··········74
blood urea nitrogen (BUN)··········106
BMI··········33
　──体格指数··········189
bridge··········332
broad casting··········311
B細胞··········96

## C

carcinoembryonic antigen (CEA)··········101
carrier sense multiple access with collision detection (CSMA/CD)··········331
Cassonの式··········436
cathode ray tube (CRT)··········323
central nervous system (CNS)··········208
central processing unit (CPU)··········320
centriole··········118
chorionic gonadotropin··········240
chromosome··········116
code division multiple access (CDMA)··········319
codon··········120
common-mode rejection ratio (CMRR)··········304
communication··········311
control unit (CU)··········321
corticotropin-releasing hormone (CRH)··········200
creatine kinase (CK)··········107
current regulative diode (CRD)··········288
$C_x(H_2O)_y$··········56

## D

DICOM··········329
differential phase-shift keying (DPSK)··········318
digital subscriber line (DSL)··········330
disseminated intravascular coagulation (DIC)··········88
DNA··········56, 62, 116
　──の構造··········64
　──の損傷··········449
　──の複製··········117
domain name server (DNS)··········332
dots per inch (dpi)··········323
drug delivery system (DDS)··········491
dynamic RAM (DRAM)··········322

## E

EEPROM··········322
effective dose 50% (ED50)··········78
electroluminescence (EL)··········323
electron transfer system··········119
EPROM··········321
erythropoietin··········178
ES細胞··········497, 498
ethernet··········331
ethylene oxide gas (EOG)··········476
expiratory reserve volume (ERV)··········143

## F

fast Fourier transform (FFT)··········343
fiber distributed data interface (FDDI)··········331
fiber to the home (FTTH)··········330
fibrin degradation products (FDP)··········106
field effect transistor (FET)··········292
file transfer protocol (FTP)··········332
filtration fraction (FF)··········178
follicle stimulating hormone (FSH)··········199
forced expiratory volume 1.0 (sec)% ($FEV_{1.0}$%)··········143
forced expiratory volume 1.0 (sec) ($FEV_{1.0}$)··········143
forced vital capacity (FVC)··········143
frequency division multiplexing (FDM)··········319
frequency modulation (FM)··········316
frequency shift keying (FSK)··········318
functional residual capacity (FRC)··········143

## G

gastric inhibitory polypeptide (GIP)··········192
gateway··········332
glomerular filtration rate (GFR)··········178
glycolysis··········120
Golgi apparatus··········118
graft-versus-host reaction (GVHD)··········98
graphical user interface (GUI)··········328
graphics interchange format (GIF)··········339
growth hormone (GH)··········199
growth hormone inhibiting hormone (GIH)··········200
growth hormone releasing hormone (GRH)··········200

## H

Hagen-Poiseuilleの式··········159
heart type fatty acid-binding protein (H-FABP)··········107
hematocrit (Ht)··········105
hemoglobin (Hb)··········105, 168
hepaplastin test (HPT)··········106
Hering-Breuer reflex··········145
high-pass filter (HPF)··········273, 276
HLA抗原検査法··········110
hub··········332
human chorionic gonadotropin (hCG)··········240

## I

inhibitory hormone (IH)··········200
inspiratory capacity (IC)··········143
inspiratory reserve volume (IRV)··········143
insulin··········198
integrated services digital network (ISDN)··········330
internet message access protocol (IMAP)··········332
internet protocol (IP)··········331
iPS細胞··········497, 498

## J

joint photographic expert group (JPEG)··········339
junction FET (J-FET)··········292
juxtaglomerular apparatus (JGA)··········176

## L

lactate dehydrogenase (LD)··········106
LC発振回路··········312
lethal dose 50% (LD50)··········78
light emitting diode (LED)··········288
linear energy transfer (LET)··········442
liquid crystal display (LCD)··········323
local area network (LAN)··········330
low-pass filter (LPF)··········273, 276
luteinizing hormone (LH)··········199
lymphocyte cytotoxicity test (LCT)··········110

## M

mean corpuscular hemoglobin (MCH)··········105
mean corpuscular hemoglobin concentration (MCHC)··········105
mean corpuscular volume (MCV)··········105
methicillin-resistant staphylococcus aureus (MRSA)··········111
mitochondria··········118
mitotic spindle··········122
mixed lymphocyte culture (MLC)··········110
modulator and demodulator (MODEM)··········329
MOS型FET··········292
motion picture expert group (MPEG)··········339
mpeg audio layer-3 (MP3)··········339
mRNA··········62, 120
muelin sheath··········206
multiplexer (MUX)··········319

## N

nervous excitation··············································208
nitric oxide(NO)················································157
NK細胞································································169
nucleolus······························································116
n型半導体··························································285

## O

olfactory nerve····················································221
open system interconnection(OSI)···············331
optical character reader(OCR)·····················320
optical mark reader(OMR)····························320

## P

parity check·······················································338
PDCAサイクル·······················································9
peripheral nervous system(PNS)··············208
personal handyphone system(PHS)·······330
phase modulation(PM)·································317
phase shift keying(PSK)·······························318
photo coupler····················································309
PIDコントローラー············································362
placenta······························································239
plasma display panel(PDP)··························323
plasmin-plasmin inhibitor complex(PIC)
　·············································································106
platelet count(PLT)········································105
point to point(PtoP)······································331
post office protocol(POP)····························332
p-p値·····································································263
programmable ROM(PROM)······················321
prolactin(PRL)·················································199
prothrombin·······················································172
　── time(PT)············································106
pulse amplitude modulation(PAM)·········317
pulse code modulation(PCM)···················318
pulse position modulation(PPM)·············317
pulse width modulation(PWM)·················317
p型半導体··························································286
P制御····································································363

## Q

QOL·········································································14
quadrature amplitude modulation
　(QAM)······························································319
quadrature phase shift keying(QPSK)
　·············································································318

## R

random access memory(RAM)··················321
read only memory(ROM)····························321
red blood(cell)count(RBC)························105
redundant array of inexpensive disks
　(RAID)·······························································322
relative biological effectiveness(RBE)
　·············································································447
releasing hormone(RH)······························200
renal plasma flow(RPF)·································178
renin·····································································178
repeater·······························································332
residual volume(RV)········································143
resting potential···············································122
reticulocyte(Ret)·············································105
reticulum····························································118
Reynolds number(Re)····································159

Rh血液型·······························································170
　──検査···························································109
　──不適合妊娠···············································170
Rh抗原(Rh因子)················································170
ribosomal ribonucleic acid(rRNA)············62
ribosome····························································118
RNA·······················································56, 62, 116
　──の構造·························································64
root cause analysis(RCA)································11
router···································································332

## S

sensor··································································310
sex hormone······················································237
shield twisted pair(STP)·······························328
silicon controlled rectifier(SCR)················310
simple mail transfer protocol(SMTP)
　·············································································332
small computer system interface(SCSI)
　·············································································324
solid state drive(SSD)·····································322
somatic nervous system(SNS)·················208
specific defense system·······························227
spinal reflex························································210
static RAM(SRAM)·········································322
stem cell·····························································171

## T

tagged image file format(TIFF)················339
therapeutic drug monitoring(TDM)·······76
thrombin antithrombin Ⅲ complex
　(TAT)·································································106
thrombo test(TT)············································106
thyroid stimulating hormone(TSH)····199
thyrotropin-releasing hormone(TRH)
　·············································································200
tidal volume(TV)·············································143
time division multiplexing(TDM)··········319
total lung capacity(TLC)······························143
transmission control protocol(TCP)···331
transport····························································114
tRNA····································································120
T細胞······································································96
Tリンパ球····························································169

## U

universal serial bus(USB)·····························324
unshield twisted pair(UTP)························328

## V

vascular hyperpermeability·························225
vasoactive intestinal polypeptide(VIP)
　·············································································192
vital capacity(VC)············································143
von Willebrand factor(vWF)·······················484
$V_R$·········································································155

## W

wavelength division multiplexing
　(WDM)·······························································319
Weissの式····························································429
white blood(cell)count(WBC)··················105
wide area network(WAN)······························330
World Health Organization(WHO)··6, 17
worldwide interoperability for
　microwave access(WiMAX)···············330

## X

X線········································································444

## 数字・記号

1回換気量(TV)··················································143
1次遅れ要素·························································351
1秒率·····························································142, 143
1秒量·····························································142, 143
2次遅れ要素·························································351
2進数····································································334
3相回転磁界························································283
3相かご型誘導電動機·······································284
8進数····································································334
10進数··································································334
16進数··································································334
50％致死量(LD50)·············································78
50％有効量(ED50)·············································78
α-アミノ酸·····················································59, 60
α線······································································442
αフェトプロテイン(AFP)·······························101
β線·······································································443
γ線·······································································443
　──滅菌法·······················································476
％肺活量······························································143

臨床工学技士
## ブルー・ノート　基礎編

2013年9月30日　第1版第1刷発行
2023年3月20日　　　　第7刷発行

- ■編　集　見目恭一　けんもく　きょういち
- ■発行者　吉田富生
- ■発行所　株式会社メジカルビュー社
  〒162-0845 東京都新宿区市谷本村町2-30
  電話　03(5228)2050(代表)
  ホームページ　https://www.medicalview.co.jp

  営業部　FAX　03(5228)2059
  　　　　E-mail　eigyo@medicalview.co.jp

  編集部　FAX　03(5228)2062
  　　　　E-mail　ed@medicalview.co.jp

- ■印刷所　シナノ印刷　株式会社

ISBN 978-4-7583-1465-7　C3347

©MEDICAL VIEW, 2013. Printed in Japan

- ・本書に掲載された著作物の複写・複製・転載・翻訳・データベースへの取り込みおよび送信（送信可能化権を含む）・上映・譲渡に関する許諾権は，（株）メジカルビュー社が保有しています．
- ・JCOPY〈出版者著作権管理機構 委託出版物〉
  本書の無断複製は著作権法上での例外を除き禁じられています．複製される場合は，そのつど事前に，出版者著作権管理機構（電話 03-5224-5088，FAX 03-5224-5089，e-mail：info@jcopy.or.jp）の許諾を得てください．
- ・本書をコピー，スキャン，デジタルデータ化するなどの複製を無許諾で行う行為は，著作権法上での限られた例外（「私的使用のための複製」など）を除き禁じられています．大学，病院，企業などにおいて，研究活動，診察を含み業務上使用する目的で上記の行為を行うことは私的使用には該当せず違法です．また私的使用のためであっても，代行業者等の第三者に依頼して上記の行為を行うことは違法となります．

医療機器について「何をする装置？」「類似装置」「付属する機器」「日常のお手入れ」について箇条書きスタイルで簡潔に解説した臨床の場で即役立つ実践書!!

## 編 集

川崎忠行　前田記念腎研究所 臨床工学部 部長
田口彰一　新橋病院 ME 管理室 部長

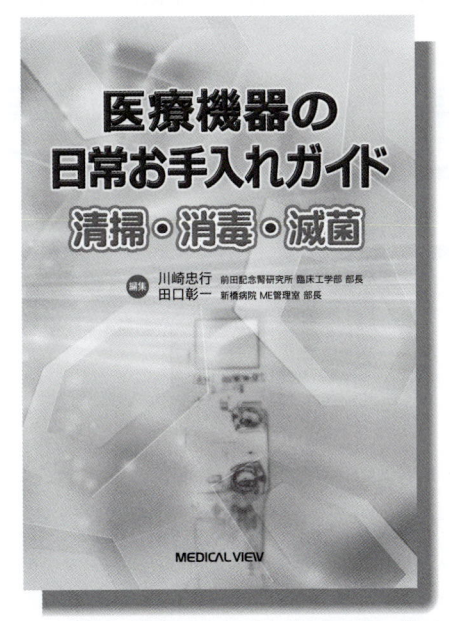

**医療機器の日常お手入れガイド　清掃・消毒・滅菌**

■B5判・260頁・定価4,180円（本体3,800円＋税10%）

### 本書の特徴

★臨床の場において必要とされる「医療機器の清掃・消毒・滅菌」に関する知識を箇条書きスタイルで網羅し羅列しました。
★医療機器〔代謝関連機器，呼吸器関連機器，循環器関連機器，IVR関連機器，手術関連機器，高圧酸素治療関連機器，その他の関連機器（内視鏡など）〕ごとに，「清掃・消毒・滅菌」のみならず，「何をする装置なのか」「装置に付属する機器や各部の名称」「日常のお手入れ」についても簡潔に記述してあります。
★本文はできるだけ要点のみ箇条書きスタイルでまとめました。
★写真，イラストを積極的に用いて，視覚的に理解できるよう工夫を凝らしてあります。
★「MEMO」「補足」「One Point Advice」として，臨床の場で実際に役立つポイントやアドバイスを的確に示す内容を欄外に配置しました。
★「注意」「警告」などで，感染防止のために「やってはいけないこと」や「必ず行わなければいけないこと」について簡潔に記してあります。

メジカルビュー社

〒162-0845　東京都新宿区市谷本村町 2-30
TEL 03-5228-2050(代)
URL：www.medicalview.co.jp/

## 国試突破の最強ノート!!

### 日々の講義から学内試験・国試対策まで活用できる!

編集　見目恭一　埼玉医科大学保健医療学部医用生体工学科 教授

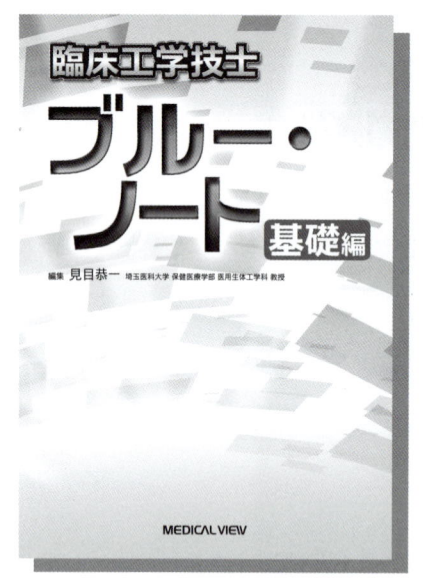

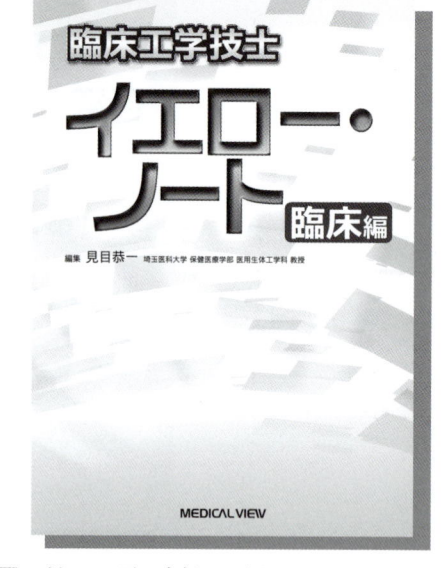

**臨床工学技士 ブルー・ノート 基礎編**
■B5判・544頁・定価7,480円(本体6,800円+税10%)

**臨床工学技士 イエロー・ノート 臨床編**
■B5判・824頁・定価7,480円(本体6,800円+税10%)

### ■本書の特徴

☆「平成24年版　臨床工学技士 国家試験出題基準」に準拠しています。
☆『ブルー・ノート　基礎編』では専門基礎科目を，また『イエロー・ノート　臨床編』では専門科目をそれぞれカバーしています。
☆過去の国家試験出題傾向にもとづきながら，学生さんにとって最低限おさえておかなければならない項目につき簡潔に解説してあります。
☆イラストを積極的に盛り込み，できるだけ視覚的に理解できるよう工夫しました。
☆各項目の冒頭に「TAP&TAP」として各単元の重要項目を箇条書きにしてまとめてあります。
☆補足的な解説を記載した「補足」，国試合格に必要なポイントなどを記した「One Point Advice」，専門用語を解説する「用語アラカルト」を適宜掲載してあります。
◎「+α」の知識を欄外の余白に書き込むことで，自分だけのオリジナルノートを作ることができます!!

**メジカルビュー社**

〒162-0845　東京都新宿区市谷本村町2-30
TEL 03-5228-2050(代)
URL：www.medicalview.co.jp/